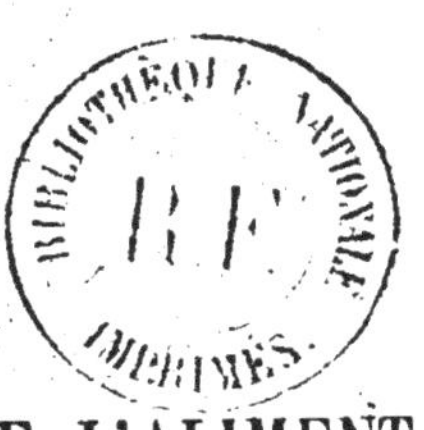

TRAITÉ

DE L'ALIMENTATION ET DE LA NUTRITION

A L'ÉTAT NORMAL ET PATHOLOGIQUE

TRAITÉ
De l'Alimentation et de la Nutrition
A L'ÉTAT NORMAL ET PATHOLOGIQUE

PAR

Le Dr É. MAUREL

Médecin principal de la Marine en retraite,
Professeur à la Faculté de Médecine de Toulouse,
Membre correspondant de l'Académie de Médecine.

QUATRIÈME ET DERNIER VOLUME

ALIMENTATION PENDANT LES MALADIES

I. — Etude des divers régimes.
(LEUR ACTION PHYSIOLOGIQUE, LEURS PROCÉDÉS, PRINCIPALES APPLICATIONS)

II. — Etude de l'alimentation pour chaque maladie.
(EN SUIVANT L'ORDRE CLASSIQUE DES DIVERS APPAREILS)

III. — Alimentation par les voies anormales.

IV. — Alimentation des malades en commun.

PARIS

O. DOIN, EDITEUR

8, PLACE DE L'ODÉON, 8

1912

PRÉFACE

Dans le PREMIER VOLUME, paru en 1906, j'ai essayé de suivre la matière vivante dans son évolution, depuis sa formation jusqu'à sa destruction complète. En partant des corps simples qui la composent et en les prenant dans le règne minéral, j'ai montré comment le végétal s'assimile ces corps pour les faire entrer dans la matière vivante, en constituant surtout les matières organiques sans lesquelles la vie ne saurait exister ; et aussi en adjoignant à ces dernières d'autres substances, qui, tout en conservant leur caractère minéral, participent cependant forcément à l'évolution de celles qui vivent. Puis, après avoir exposé comment le végétal constitue surtout la matière organique, j'ai indiqué comment l'animal la détruit, en complétant ainsi le cycle incessant que parcourent les corps divers qui la composent, en passant successivement de l'état minéral à l'état végétal, de celui-ci à l'état animal, enfin en revenant de ce dernier à l'état minéral. L'idée principale de ce volume a pu être résumée dans cette courte phrase : *Le végétal organise et l'animal minéralise.*

Mais dans ce volume, la matière vivante, et plus spécialement celle de nature animale, a été envisagée dans son ensemble, et, pour ainsi dire, à un point de vue purement théorique. J'ai essayé de montrer comment se constitue une *quantité quelconque* de matière végétale ; puis, ce que deviennent les divers corps simples constituant cette substance végétale en passant dans l'organisme animal ; et enfin dans quel état ce dernier organisme les restitue au règne minéral.

Mais, fait biologique capital, cette évolution exposée pour une quantité donnée quelconque de matière vivante, prise dans sa grande généralité, s'applique à la totalité de la matière végétale et à la totalité de la matière animale. Cette évolution domine la question de formes, si variées soient-elles. Elle est indépendante d'elles; et c'est là véritablement ce qui, en même temps, fait son importance et impose la nécessité à tout physiologiste, à tout hygiéniste et à tout médecin de bien la connaître. Comment, en effet, s'ils l'ignoraient, les premiers pourraient-ils savoir si cette évolution se fait bien ou mal; et comment le dernier pourrait-il la ramener à ce qu'elle doit être, s'il ne connaissait pas ses conditions normales? Vivre, pour toute forme animale, il faut que cette pensée nous reste toujours présente. c'est minéraliser; et tandis que bien minéraliser assure la santé, mal minéraliser fait la maladie. Or, il est évident, que vu les conditions si multiples dans lesquelles se fait l'évolution de la matière animale, sa minéralisation peut se faire bien ou se faire mal; et, cela étant, le but du physiologiste doit être de bien la connaître. celui de l'hygiéniste de lui préparer de bonnes conditions d'exécution, et enfin celui du médecin de ramener ces conditions, quand, pour une cause quelconque, elles ont cessé d'exister.

L'influence morbide, quelle qu'elle soit, il est vrai, ne pourra pas faire que la matière organique, après avoir pénétré dans l'animal, ne marche pas vers la minéralisation; mais elle pourra faire que les transformations successives qui doivent conduire cette matière à l'état minéral, se fassent ou trop vite, ou trop lentement, ou enfin qu'elles se fassent par des voies anormales. Je ne saurais vraiment pas admettre qu'on puisse faire de la médecine, c'est-à-dire diriger nos diverses fonctions aussi bien à l'état de maladie qu'à l'état de santé, sans connaître cette évolution.

Tel a été le but du premier volume. Mais jusque là, dans cette étude, j'avais suivi l'évolution de la matière animale, je l'ai dit, indépendamment de sa forme, de sa quantité, ainsi que de toutes autres conditions ; et, par conséquent, sans me demander quelle était la quantité de matières organiques qui devait être minéralisée par chacune de ses formes pour que cette minéralisation se fît dans de bonnes conditions.

Or, la clinique déjà, et aussi mes observations personnelles sur l'hygiène alimentaire m'avaient convaincu qu'une des conditions les plus importantes pour que la minéralisation de la matière organique se fasse bien dans notre organisme, est que la quantité de cette matière soit fournie à ce dernier le plus exactement possible suivant ses besoins. Vu les conditions surtout de la température ambiante, pour nous maintenir à notre température normale, nous avons besoin de minéraliser une quantité minima de matière organique. En recevoir moins nous condamne à nous autophagier, ce qui constitue un état morbide ; et l'autophagie, du reste, trouve rapidement sa limite. En recevoir trop, outre que les organes digestifs en souffrent, nous met dans l'obligation de la mettre en réserve par des procédés divers qui nous deviennent de plus en plus nuisibles, et qui, presque dès le début, créent également un état morbide.

Vu ces deux conséquences forcées de l'insuffisance ou de l'excès des matières organiques mises à la disposition de notre organisme, on conçoit toute l'importance qu'il y a à fixer cette quantité.

De plus, les besoins variant non seulement d'après la température ambiante, mais aussi d'après bien d'autres conditions, tels que l'âge, le travail, etc., il m'a paru évident que dans toutes ces conditions, cette loi devait rester la même : que pour que la minéralisation se fît bien, il fallait que les matières organiques fussent toujours en rapport avec les besoins. De là découlait donc aussi la nécessité de fixer ces quantités selon chacune de ces conditions.

Enfin, toutes les substances organiques et les diverses matières minérales qui les accompagnent, ne correspondent pas aux mêmes besoins ; et ceux-ci pouvant varier l'un sans l'autre, il devenait aussi nécessaire d'évaluer les besoins séparément pour chaque substance organique et pour chaque matière minérale. Or, ce sont ces questions multiples que j'ai cherché à résoudre, *en ce qui nous concerne*, à partir du DEUXIÈME VOLUME, publié en 1908. Sortant des généralités exposées dans le premier, mais en m'en inspirant, il s'est agi d'appliquer les lois de l'évolution de la matière animale à nous-mêmes ; et en même temps en précisant, je viens de le dire, quelles sont les quantités de chaque catégorie de matières organiques que nous devons minéraliser pour que cette minéralisation se fasse dans les meilleures conditions, celles qui assurent notre santé.

Mais, vu les influences si multiples qui nous sont propres et dont chacune peut modifier nos divers besoins, il a fallu, pour arriver à une évaluation au moins suffisamment approximative, simplifier ce problème si complexe, et sérier les différentes questions qui en relèvent. J'ai dû procéder du simple au complexe, en appréciant d'abord les besoins *d'un homme moyen vivant dans des conditions moyennes.*

J'ai été ainsi conduit à prendre comme type : *l'homme adulte, vivant dans la zone tempérée, pendant les saisons intermédiaires et n'ayant à faire, comme dépenses physiques, que celles que comportent la plupart des professions libérales.*

C'est à la quantité de matières organiques, ainsi qu'à la quantité des diverses substances minérales, qui doivent traverser notre organisme et après leur utilisation en sortir à l'état minéral, que correspond ce que j'ai désigné sous le nom de *ration moyenne d'entretien.*

De plus, l'homme moyen correspondait à celui du poids normal de 65 kilos environ ; mais ce poids pouvant varier beaucoup, j'ai ramené cette ration à celle d'un kilogramme du *poids normal ;* et, dès lors, il est devenu facile d'évaluer celle d'un sujet quelconque, quel que soit son poids.

C'est en restant dans ces conditions que j'ai ensuite cherché à fixer successivement nos besoins, en albuminoïdes, en ternaires et en substances minérales. Pour toutes ces substances, j'ai étudié ces besoins en me prenant souvent comme sujet d'expériences. Vu l'importance que des études récentes ont donnée aux substances minérales dans notre nutrition, je me suis attaché, d'une manière spéciale, à fixer nos besoins pour chacune d'elles à l'état normal. C'est là une étude qui me paraît avoir un grand intérêt.

Enfin, après avoir fait cette étude pour l'homme, j'en ai fait l'application à la femme.

Cette *ration moyenne d'entretien* ainsi fixée, je l'ai prise comme point de départ pour apprécier ce qu'elle devient sous les influences multiples qui peuvent faire varier nos besoins ; et j'ai commencé par une des plus importantes, parmi ces influences, celle de l'*âge*. J'ai fixé ainsi, autant que nos connaissances biologiques le permettent, nos besoins d'abord, depuis la naissance jusqu'à l'âge adulte. et ensuite depuis ce dernier jusqu'à l'extrême vieillesse.

L'étude de ces différentes rations a fait l'objet du deuxième volume.

La première partie du TROISIÈME VOLUME, terminé en 1909, a été consacrée à l'étude des autres influences qui peuvent modifier nos besoins. J'ai examiné successivement ces besoins pendant la *grossesse*, pendant l'*allaitement*, pendant le *travail physique* et *intellectuel*.

Enfin, j'ai indiqué les modifications que leur imposent la *température ambiante*, qu'elle soit due aux climats, aux saisons et à l'altitude, et aussi celles qui sont dues aux *vents*, à l'*habitation* et aux *vêtements*.

Je crois avoir ainsi compris, dans ces différentes études, toutes les causes qui peuvent faire varier nos besoins. La deuxième partie de ce volume a été consacrée à l'étude de tous nos *aliments*.

J'ai passé successivement en revue toutes les substances d'origine animale, et toutes celles d'origine végétale qui entrent dans notre alimentation. Pour chacun de ces aliments, j'ai donné sa composition organique et minérale ainsi que sa valeur nutritive. Mais, de plus, j'ai indiqué également les modifications qu'il subit sous l'influence des divers modes de conservation et de préparation. Enfin, en m'appuyant sur de nombreuses recherches personnelles, j'ai indiqué pour chacun d'eux les déchets qu'il subit avant d'être soumis à la cuisson ; et aussi ceux qu'il subit pendant cette dernière.

Quelques conseils généraux sur l'alimentation des *collectivités*, crèches, écoles maternelles, collèges, lycées, armée, marine, restaurants et la famille, viennent ensuite. Enfin, quelques considérations faisant ressortir la grande production alimentaire de la France, production qui dépasse sensiblement les besoins de sa population, terminent ce volume.

Le troisième volume complétait ce qui a trait à l'alimentation à l'état normal ; et avec les deux premiers, il pouvait suffire à l'hygiéniste. Mais, dès le début, ainsi que l'indique le titre même de ce traité, j'étais dans l'intention d'aller plus loin. Après avoir exposé l'alimentation et la nutrition à l'état de santé, je voulais les exposer pendant les maladies. Les premières, dans ma pensée, devaient ainsi servir de base, de point de départ, pour les secondes. Tel a été le but de ce QUATRIÈME VOLUME.

Les conditions que crée la maladie, et qui font varier les besoins de l'organisme sont encore beaucoup plus nombreuses que celles qui les modifient à l'état de santé. Les affections, en effet, sont déjà très nombreuses ; et, en outre, que chacune d'elles modifie les besoins d'après leur nature, elle les modifie aussi suivant les périodes successives de son évolution. De plus, condition sur laquelle j'ai insisté au début de ce volume, l'alimentation dans ces maladies assez souvent n'a pas seulement pour but d'alimenter le malade ; mais aussi, fait important, elle devient un véritable agent thérapeutique. Enfin, vu toujours l'état morbide, les proportions des divers aliments organiques et minéraux entre eux, les relations nutritives que j'avais établies pour l'état normal, doivent être modifiées selon la nature des affections. Les unes demandent que les albuminoïdes soient augmentés, et les autres qu'ils soient diminués ; les unes exigent que les liquides ou les matières salines dépassent les quantités normales, et les autres, au contraire, qu'ils restent au-dessous Enfin, quelques-unes commandent une alimentation composée surtout par telle catégorie d'aliments, et d'autres par tels autres.

Vu la grande variété de ces conditions, l'exposé de l'alimentation dans les maladies, même en renonçant à être complet, et en réunissant dans des groupes celles qui paraissent relever des mêmes indications, reste encore des plus difficiles. J'ai pu le constater, il y a trois ans, quand j'ai voulu faire de cet exposé l'objet de mes leçons. Pour étudier les divers régimes dans leur ensemble, en leur donnant l'étendue que comporte leur importance, et aussi pour éviter de longues et inutiles répétitions, j'ai divisé ce quatrième volume en quatre parties. Dans *la première*, j'ai exposé les principaux régimes, applicables à l'état morbide, tels qu'ils découlent de mes études à l'état normal, en plaçant après l'étude de chacun d'eux l'alimentation de quelques-unes des maladies qui en relèvent le plus directement. Ce sont là comme des exemples. J'ai étudié ainsi successivement : 1º les régimes hypoorganique et hyperorganique ; puis les régimes hydrique et salin ; et enfin, les régimes composés par des aliments d'origines animales (régime carné et lacté), et ceux composés seulement par des aliments d'origine végétale.

Pour chacun de ces régimes, j'ai donné successivement sa composition, ses procédés et surtout son action physiologique. La connaissance de cette dernière permettra donc de voir quels sont les cas pathologiques auxquels ils sont applicables. Telle est la première partie qui est la plus longue.

Ces études faites, dans une *deuxième partie*, j'ai parcouru le cadre pathologique, par appareils, dans l'ordre classique ; et j'ai donné, au moins pour la plupart de ces maladies, les indications alimentaires qui leur sont propres, en renvoyant aux régimes qui m'ont paru le mieux leur convenir.

J'ai voulu ainsi donner à ce volume, que je considère comme le plus important pour les jeunes praticiens, d'abord l'avantage d'un traité didactique de l'alimentation à l'état pathologique, ce que l'on trouvera dans la première partie consacrée à l'exposé des régimes ; et, de plus, celui d'un véritable dictionnaire de diététique, et c'est à ce but que correspond la deuxième. Voulant connaître l'alimentation que je considère comme la mieux indiquée dans une affection, il suffira de chercher cette affection dans la table ; et, outre quelques indications qui lui sont propres, on trouvera là des renvois aux régimes dont elles relèvent dans les différentes périodes de son évolution.

Dans une *troisième partie*, j'ai exposé les voies anormales d'alimentation en insistant plus spécialement sur la voie rectale.

Enfin, dans une *quatrième*, après avoir rappelé les aliments qui conviennent le mieux aux malades, j'ai donné quelques indications pratiques sur l'alimentation dans les hôpitaux.

L'alimentation, je l'ai dit, dans des affections assez nombreuses a un double but, d'abord celui de satisfaire les besoins du malade dans les meilleures conditions ; et, de plus, celui de devenir un véritable moyen thérapeutique. Or, c'est dans cette pensée que souvent j'ai fait précéder les indications diététiques de quelques considérations étiologiques qui les justifient.

On trouvera peut-être que j'ai donné trop d'étendue à l'alimentation de certaines affections, comme la tuberculose, le diabète, les maladies fébriles, ou aussi à certains régimes comme les régimes hydrique, salin, carné et lacté.

En ce qui concerne la tuberculose et le diabète, j'ai cru devoir entrer dans ces longs développements parce que j'avais à conseiller une alimentation qui n'est pas celle généralement acceptée ; et j'ai dû justifier celle que je proposais. L'étendue donnée aux maladies fébriles, me paraît justifiée par la fréquence, la gravité des cas auxquels s'appliquent les indications que j'ai données. La longueur des études consacrées aux régimes hydriques ou salins a été rendue nécessaire, d'abord par la grande importance que je leur ai donnée dans l'alimentation des maladies, et aussi par la faible part qu'on leur avait faite dans leur régime jusqu'à présent. J'ai insisté beaucoup sur le régime carné, parce que j'ai cru indispensable de bien établir ses dangers dans l'alimentation des malades, dès qu'il devient prépondérant. Enfin, je me suis étendu également beaucoup sur les régimes lacté et lacto-ovo-végétarien, parce que plus encore que pour l'homme sain, ils me paraissent constituer les régimes de choix pour les malades.

En terminant, je fais remarquer que me conformant au titre que j'avais choisi, d'abord dans les trois premiers volumes en traitant de l'état normal, et ensuite dans ce dernier en traitant de l'état morbide, je ne me suis pas contenté d'indiquer l'*alimentation* qui convient le mieux dans ces différentes conditions, mais aussi que, le plus souvent, j'ai également exposé la *nutrition*. J'ai essayé d'établir ainsi, autant que je l'ai pu, le rapport entre les ingesta et les excreta, en tenant compte surtout des modifications que l'état morbide impose à ce rapport. Or, souvent, ce sont les modifications de ce rapport qui ont justifié l'alimentation à laquelle j'ai été conduit.

Tel est le volume qui vient compléter le traité de *l'alimentation et de la nutrition à l'état normal et pathologique ;* et j'espère que mes jeunes confrères pourront trouver, surtout dans le dernier volume, quelques indications utiles. Après avoir vu leurs malades et avoir donné tous les détails nécessaires sur la médication à suivre, la famille, jusqu'à présent, a peut-être été obligée de leur demander ce qu'il fallait leur donner comme nourriture. Eh bien! j'ai voulu d'abord que, désormais bien convaincu du rôle important que joue l'alimentation dans le traitement, ils n'attendissent plus cette question; et ensuite, qu'au lieu d'y répondre par quelques indications banales *de régime léger*, dans lequel j'ai vu des familles faire entrer jusqu'au bifteck, ils prescrivissent un régime raisonné, précis et méthodique, comme pour leurs prescriptions médicamenteuses. J'ai voulu que chacune des parties de ce régime, comme quantité et qualité, eût sa raison d'être. J'ai voulu, enfin, que ces jeunes confrères s'habituassent à compter sur le régime comme moyen de traitement. C'est pour atteindre ces divers buts que je me suis longuement étendu sur l'action de certains régimes, et que souvent je suis descendu dans de minutieuses indications en ce qui concerne la manière de les faire suivre. La pratique, on le sait, vit de détails; et les meilleurs principes qui peuvent l'inspirer, resteraient souvent inutiles sans eux. Est-ce à dire, malgré le soin que j'ai mis à la préparation de ce volume et à sa rédaction, qu'il ne présente ni imperfection ni lacune; et que, le considérant comme tel, j'en sois satisfait? Je suis, au contraire bien loin de cette pensée. L'alimentation des malades est un sujet si vaste, les questions qu'elle soulève sont si variées, pour certaines maladies elles sont encore si loin d'une solution définitive, enfin les publications que cette alimentation a suscitées depuis une dizaine d'années sont si nombreuses, que d'abord j'ai dû sûrement oublier des travaux et même importants; et que, de plus, j'ai dû négliger certains points qui auraient dû être étudiés. Il est même possible que quelques-unes de mes indications doivent être dans la suite modifiées. Aussi, je l'avoue, la satisfaction d'avoir enfin parcouru tout le cadre que je m'étais tracé, se trouve, en terminant, fortement combattue par la crainte d'être resté au-dessous de la tâche que je m'étais imposée. Je m'excuse donc, d'avance, de mes oublis, de mes imperfections et surtout de mes erreurs si j'en ai commises. Je n'ai pu faire mieux.

Cependant, tels qu'ils sont, j'espère encore que les trois volumes précédents et surtout ce dernier volume, pourront, je le répète, rendre des services aux jeunes confrères ; et que l'utilité qu'ils en retireront les rendra indulgents pour les défauts qu'ils pourront y trouver. Les volumes précédents ont été reçus avec tant de bienveillance par le corps médical, qu'il m'a donné confiance ; et c'est en comptant sur la même bienveillance, que je lui offre le quatrième et le dernier.

NÉCESSITÉ D'ÉTUDIER L'ALIMENTATION ET LA NUTRITION

A L'ÉTAT PATHOLOGIQUE

Dans les deux volumes précédents, j'ai essayé d'évaluer de mon mieux les *besoins* de notre organisme, d'abord dans les conditions moyennes de la vie de l'adulte, et ensuite dans les conditions multiples d'âge, d'habitat, de travail ou de repos, qui peuvent s'imposer à chacun des deux sexes. Mais dans ces études, quelque nombreuses qu'aient été les conditions envisagées. j'ai toujours eu en vue des sujets en état de santé. Or, il me reste, pour compléter le cadre que je me suis tracé, à étudier nos besoins dans les conditions également multiples créées par l'état pathologique.

Mais dès l'abord de cette étude, ces questions se présentent : Est-il réellement nécessaire de fixer l'alimentation des malades ? Peut-il y avoir des inconvénients à exagérer cette alimentation ou à trop la restreindre; et l'instinct du malade, aidé du bon sens de son entourage, ne donne-t-il pas déjà des indications suffisantes ? En outre, l'alimentation doit-elle être différente au moins comme qualité de ce qu'elle était avant la maladie ? En admettant que les besoins du malade soient différents, pouvons-nous les évaluer, même approximativement, au milieu des conditions si diverses et parfois si opposées que crée l'état pathologique ? Enfin, en admettant aussi que les besoins du malade soient différents, et que, par conséquent, l'alimentation doive être modifiée, est-ce que les modifications subies par les divers aliments diffèrent de celles que ces mêmes aliments subissent à l'état de santé ?

Ce sont là autant de questions auxquelles je vais essayer de répondre.

1

On aurait pu hésiter au sujet de la première question avant que l'on ait démontré la nécessité de fixer l'alimentation chez l'homme sain. Mais cette nécessité étant maintenant universellement établie, il devient superflu de s'arrêter à la démontrer pour l'homme malade. Nous savons, en effet, maintenant que beaucoup de maladies reconnaissent pour principale cause les vices de l'alimentation, non seulement au point de vue de la qualité, mais même à celui de la quantité; et cela étant, comment pourrions-nous négliger de régler l'alimentation dans ces mêmes maladies! Ce dosage s'impose donc au moins pour ces cas. Mais, de plus, si une alimentation mal dosée peut être nuisible même à l'état de santé, n'est-il pas évident que les mêmes vices de l'alimentation peuvent devenir dangereux pendant la maladie? De là découle donc, pour la totalité des cas, la nécessité de ce dosage.

Ce qui précède répond également à la deuxième question. Si une alimentation mal dirigée a pu produire une maladie ou contribuer à son éclosion, comment ne pas modifier cette alimentation, quand la maladie, qui est sa conséquence, est apparue? L'alimentation a pu être nuisible par sa qualité ou par sa quantité; d'où la double nécessité de la régler à ces deux points de vue.

Enfin, si le sujet n'a pas su diriger son alimentation pendant l'état de santé, comment supposer qu'il le fera mieux quand il est malade?

Mais, me dira t-on, comment arriver à soumettre à des règles l'alimentation pendant les maladies, quand on sait combien celles-ci sont nombreuses, combien elles varient d'un sujet à un autre, et enfin combien sont différentes les conditions dans lesquelles elles peuvent placer les divers sujets?

On ne saurait le nier, le dosage de l'alimentation, déjà difficile quand il s'agit de l'état de santé, devient encore bien plus compliqué, quand il s'agit de l'état morbide. Mais cependant, à la condition de se contenter de certaines indications générales et approximatives, j'estime que l'on peut déjà en fournir des plus utiles. La clinique, dès maintenant, nous en a donné un certain nombre en ce qui concerne la qualité des aliments; et je pense que l'application des faits établis pour l'état de santé permettra d'en ajouter d'autres encore plus importantes au point de vue des quantités. J'espère que cette conclusion ressortira de l'étude de ce volume. Il faudra, certes, procéder avec méthode, aller des cas simples aux cas compliqués; et souvent ne s'en tenir qu'à une large approximation. Mais ces données, bien interprétées par le praticien, n'en acquerront pas moins pour lui une grande utilité.

Nous pouvons donc conclure, après ce court exposé, qu'il est indispensable de régler l'alimentation des malades ; qu'on ne saurait s'en rapporter ni à eux, ni à leur entourage ; et qu'enfin, au moins dans une certaine mesure, nous pourrons apprécier les besoins dans l'état morbide comme nous l'avons fait à l'état de santé.

Du reste, on le verra, la longue étude qui précède sur les besoins de l'organisme à l'état de santé, nous sera, pour fixer ceux à l'état de maladie, d'un précieux secours.

Les grands principes, en effet, resteront les mêmes. Il restera toujours vrai que les divers aliments devront être en rapport avec les besoins Il restera également vrai que la fixation des besoins devra porter sur les albuminoïdes et sur la valeur totale en calories pour les substances organiques; et qu'il faudra aussi tenir compte des matières minérales. Enfin il restera vrai que les ternaires pourront se suppléer, et qu'il en sera de même entre elles de quelques matières salines. Les différences porteront sur les besoins ; et je le répète, j'espère qu'on pourra les évaluer d'une manière suffisante, pour que ces évaluations, quoique approximatives. rendent déjà d'incontestables services.

Reste la question relative à la nutrition. Les transformations qui en dépendent, diffèrent-elles pendant l'état de santé et pendant l'état de maladie?

En principe, non; mais oui en application. De nouveau, de même que pour l'alimentation, les grandes lois du métabolisme restent les mêmes. Un gramme d'*albuminoïde*, par exemple, pour passer à l'état d'urée, exigera toujours, quel que soit l'état morbide, $1^{gr}748$ d'oxygène. sur lesquels $0^{gr}218$ sont déjà contenus dans sa constitution. Son oxydation complète, jusqu'à l'état d'urée, donnera dans toutes les maladies $1^{gr}721$ d'acide carbonique, $0^{gr}424$ d'eau et $0^{gr}33$ d'urée. Enfin ce gramme d'albuminoïde, s'il est complètement oxydé, fournira toujours $4^{cal}807$. Mais sa désagrégation, sous l'influence de l'hydratation et de l'oxydation, peut donner lieu, avant d'en arriver à sa minéralisation complète, à des groupements bien différents. Cette désagrégation peut marcher lentement ou rapidement; et, par conséquent, ainsi peuvent être augmentés ou diminués les produits intermédiaires, peptones, albumoses, etc., qui souvent sont nuisibles à l'organisme. La transformation de cette molécule albuminoïde peut donner une moindre quantité d'urée et une quantité plus élevée d'acide urique ou de produits xanthiques. Enfin les corps gras et les hydrates de carbone, qui peuvent résulter de sa désintégration et qui avec une nutrition normale sont oxydés, peuvent, les uns rester dans l'organisme sous forme de corps gras, et les autres être éliminés sous forme de glucose.

Les lois restent les mêmes, mais les résultats diffèrent.

Il en est de même pour les *corps gras* et pour les *hydrates de carbone.*

Pour les *premiers*, à l'état de maladie comme à l'état de santé, il leur faudra toujours la même quantité d'oxygène pour être minéralisés d'une manière complète; et, après cette minéralisation, ils fourniront toujours la même quantité d'eau et d'acide carbonique. S'il s'agit de la tripalmitine ($C^{51}H^{96}O^{6}$), par exemple, il faudra toujours 2^{gr}999 d'oxygène sur lesquels 0^{gr}119 font partie de sa constitution, pour chacun de ses grammes; et ce gramme donnera toujours 2^{gr}780 d'acide carbonique et 1^{gr}100 d'eau. Enfin, il développera toujours environ 9 calories. Mais la minéralisation de ces corps gras pourra s'effectuer plus ou moins rapidement. Dans les cas pathologiques, sous l'influence d'une insuffisance d'oxygène, par exemple, après avoir abandonné leur glycérine ($C^{3}H^{8}O^{3}$), probablement sous l'influence de l hydratation, leurs acides gras mis en liberté, au lieu d'être oxydés aussitôt, resteront plus ou moins longtemps à cet état d'acides gras si peu oxygénés, tels que l'acide stéarique $C^{18}H^{36}O^{2}$, l oléique $C^{18}H^{24}O^{2}$, le margarique $C^{16}H^{31}O^{2}$, et le butyrique $C^{4}H^{8}O^{2}$. Or il est évident que la présence de ces divers acides tendra à diminuer l'alcalescence normale du milieu organique.

Les *hydrates de carbone,* qu'ils soient utilisés pendant la maladie ou pendant la santé, exigeront toujours pour être minéralisés, s'il s'agit de la glycose, pour chaque gramme 1^{gr}603 d'oxygène, sur lesquels 0^{gr}533 font partie de sa constitution; et ce gramme donnera toujours 1^{gr}470 d'acide carbonique et $0^{gr}600$ d'eau ; enfin ce gramme aura toujours dégagé environ 4 calories. Mais si la molécule de glycose ne rencontre pas les douze molécules d'oxygène qui sont nécessaires à sa minéralisation ($C^6H^{12}O^6 + 12\,O = 6\,CO^2 + 6\,H^2O$), elle pourra donner naissance également à des acides faiblement oxygénés, tels que le valérique $C^5H^{10}O^2$, le caproïque $C^6H^{12}O^2$ et le lactique $C^3O^6O^3$, qui, comme les précédents, pourront diminuer l'alcalescence des liquides organiques.

De nouveau, les grandes lois du métabolisme restent ; mais les conditions changeant, les résultats diffèrent.

Telle est la réponse à la dernière question. Sans modifier les lois du métabolisme, les conditions pathologiques changent leurs résultats. Nos études de la nutrition à l'état normal nous ont fait connaître ses grandes lois ; et nous devrons, dans cette partie, étudier les modifications qu'imposent à leurs résultats les divers états pathologiques.

En résumé, j'arrive donc à ces conclusions :

1° Qu'il est indispensable de fixer les besoins à l'état de maladie ; et, par conséquent, d'évaluer la quantité d'aliments propres à les satisfaire ;

2° Qu'on ne saurait laisser ce soin, soit au malade, soit à son entourage ;

3° Que dès maintenant nous pouvons évaluer les besoins dans les divers états morbides d'une manière suffisante pour nous être utile dans la pratique ;

4° Que, tout en restant constantes, les lois qui régissent la nutrition, peuvent, vu les différences de conditions de milieu dues aux divers états pathologiques, donner des résultats différents ;

5° Qu'il y a gros intérêt à connaître ces modifications ; et que la connaissance des lois qui régissent l'état normal peut nous être d'une grande utilité dans la recherche de ces modifications.

BUTS DE L'ALIMENTATION DANS LES MALADIES

Dans les maladies l'alimentation peut avoir deux buts différents et tous les deux d'une grande importance.

Le premier, qui est constant, est de couvrir plus ou moins les besoins de l'organisme dans les conditions où le place chaque état morbide.

Les aliments qui la composent correspondent donc à la *ration d'entretien* dans chacune de ces conditions. Ce rôle de l'alimentation, on le conçoit, s'impose dans tous les cas pathologiques sans exception; et, par conséquent, il est indispensable de fixer au moins aussi approximativement que possible les quantités d'aliments correspondant à ces rations. Pour des raisons thérapeutiques, il pourra y avoir intérêt à rester au-dessous de ces rations ou à les dépasser. Mais, quelle que soit l'indication fournie par le traitement, la nécessité de fixer ces rations d'entretien ne s'impose pas moins. Comment, en effet, les conformer aux besoins, les exagérer ou les restreindre sans connaître ces besoins? Leur fixation constitue donc un point capital, indispensable même, dans l'étude de l'alimentation à l'état morbide. Aussi est-ce par leur détermination que doit commencer l'étude de l'alimentation des malades. Les rations d'entretien, ainsi fixées, deviendront la base des calculs faits pour chaque cas particulier.

Le second but de l'alimentation n'est pas constant, il est vrai, mais il est encore fréquent; et quand l'alimentation peut le remplir, ce rôle prend parfois une importance prépondérante. Elle agit comme agent thérapeutique.

Un grand nombre d'états morbides, en effet, sont fortement influencés, en bien ou en mal, par l'alimentation. Parmi ces états, un certain nombre relèvent si bien de l'alimentation que celle-ci prend la place la plus importante dans le traitement, et parfois même l'absorbe d'une manière complète. Tels sont les traitements de l'obésité, du diabète, de la goutte, des néphrites, de certains troubles digestifs, etc.

Dans ces divers cas, l'alimentation ne devra pas seulement se proposer de couvrir les dépenses de l'organisme, mais elle aura réellement un but thérapeutique; et, je le répète, l'importance de ce dernier est souvent telle qu'il l'emporte sur le premier.

Au fur et à mesure que, d'une part, on a mieux pénétré la pathogénie des maladies; et que, d'autre part, le rôle de l'alimentation organique et minérale a été mieux connu, l'importance de cette dernière dans le traitement a considérablement grandi. Dès maintenant son rôle, comme agent thérapeutique, est tel qu'il existe peu de maladies dans le traitement desquelles elle n'entre pour une part plus ou moins grande. Aussi, tandis que son étude comme ration d'entretien sera vite parcourue, en sera-t-il tout autrement de celle concernant son action thérapeutique.

Certes, dans tous ces cas, le rôle proprement alimentaire de l'alimentation n'en conservera pas moins son importance ; mais cette importance sera même dépassée par celle que lui donne son action thérapeutique.

Or, ce sont ces rations, ainsi modifiées d'après les indications du traitement, qui seront étudiées sous le nom de *régimes*.

En résumé, l'alimentation à l'état morbide peut remplir deux rôles différents : elle a d'abord un rôle constant, celui de constituer la *ration d'entretien* ; et c'est celui que je vais d'abord étudier ; ensuite un rôle seulement fréquent, mais non moins important, celui de devenir un moyen *thérapeutique* ; et ce rôle sera étudié dans les divers régimes.

FIXATION DE LA RATION D'ENTRETIEN DANS LES DIVERS ÉTATS MORBIDES

Cette ration d'entretien correspond à la quantité des divers aliments organiques et minéraux capables de couvrir les besoins d'un sujet dans les conditions où le place sa maladie. Pour être complète, cette ration devra donc contenir la totalité des substances nécessaires à ce malade pour couvrir ses besoins. J'insiste sur le mot besoins parce que, à l'état pathologique, comme à l'état normal, il est important de ne pas confondre les besoins avec les dépenses. Ces dernières, je me suis longuement arrêté sur ce point (2ᵉ volume p. 1), ne pourraient servir à fixer les besoins, et par conséquent l'alimentation.

Les conditions relevant de l'état morbide et pouvant modifier les différentes dépenses de l'organisme sont encore plus nombreuses que celles qui les font varier à l'état normal. Toutefois, à la condition de négliger des influences secondaires pour s'en tenir aux plus importantes, et aussi de se contenter d'évaluations seulement approximatives, on peut diviser tous ces malades, à ce point de vue spécial, en trois catégories :

1° *Ceux qui portent leur affection sur pied*, et qui peuvent même continuer la plupart de leurs obligations profession-nelles ;

2° *Ceux qui, par leur affection, sont condamnés à la chambre*;

3° *Enfin ceux qui doivent rester alités.*

Malades portant leur affection sur pied.

Ces malades sont encore assez nombreux. Parmi eux, je puis citer, sans chercher à être complet, ceux atteints de blessures peu graves du tronc et des membres supérieurs, d'affections cutanées et d'un certain nombre d'affections vénériennes ; ceux atteints des maladies de nutrition, l'obésité, le diabète, la goutte ; la plupart de ceux qui souffrent d'une affection non fébrile des voies digestives, et enfin beaucoup de ceux qui présentent une maladie nerveuse.

Comme on le voit, ces cas sont encore assez nombreux en pathologie. Or, tous les malades qui les représentent, vivent encore presque de leur vie habituelle, et peuvent satisfaire les obligations de leur profession. Ils restent soumis à l'influence importante de la température extérieure, et parfois à celle des travaux manuels. Aussi leurs besoins s'éloignent-ils peu de ceux de l'état normal. Néanmoins, pour peu que leur affection ait d'importance, leur activité est forcément diminuée, leur vie au grand air de moindre durée et les dépenses physiques ramenées à leur minimum. De là l'obligation de tenir compte de cette diminution des dépenses pour diminuer, au moins dans de nombreux cas, leur alimentation.

Pour ces malades, leur ration sera d'abord calculée d'après les conditions normales d'âge, de poids, de température ambiante et de travail physique ; et ensuite légèrement diminuée, en faisant porter cette diminution sur les azotés et les hydrates de carbone.

Si nous supposons ces malades dans les conditions que j'ai admises pour la ration moyenne d'entretien (tome II, p. 47), on pourrait abaisser les azotés à 1ᵍʳ25 par kilogramme au lieu de 1ᵍʳ50, et les hydrates de carbone à 4 grammes et même à 3ᵍʳ50 au lieu de 4ᵍʳ50. Le nombre de calories serait ainsi ramené entre 32 et 35 au lieu de 38.

Il sera très facile de faire cette réduction grâce aux divers régimes-types que j'ai donnés dans le deuxième volume.

Pour ces cas, le plus souvent, il n'y aura pas de raison pour modifier le genre d'alimentation. Il suffira de faire subir une légère diminution au régime-type correspondant au poids et à l'âge du sujet.

Pour l'adulte de 65 kilogrammes, par exemple, ses azotés devront être ramenés à 80 grammes environ au lieu de 97, ce qui sera facilement obtenu soit en supprimant le fromage des deux repas, ce qui donne 18 gr. d'albuminoïdes, soit en supprimant 100 grammes de pain et 30 grammes de fromage, ce qui donnera également 17 grammes de ces aliments. Les calories devront être diminuées de 300 en moyenne. Or, la suppression des deux fromages les diminuera déjà de 180, et pour compléter les 300, il suffirait de diminuer le vin de moitié, soit 140 calories, qui, ajoutées aux 180 du fromage, donneront un total de 320. La suppression de 100 grammes de pain et de 30 grammes de fromage arriverait sensiblement au même résultat pour les calories. soit : 240 pour le pain et 90 pour le fromage, avec un total de 330.

On le voit donc par cet exemple, la fixation de ces rations d'entretien est des plus faciles, même avec le régime ordinaire. Or, elle le serait encore davantage, si, pour une raison thérapeutique, le malade devait être mis au régime lacté. Il suffirait, dans ce cas, de donner 2ˡⁱᵗ200 de lait sucré à 60 grammes par litre, ce qui fournirait 2.200 calories et 77 grammes d'azotés.

Ce ne sont là jusqu'à présent que des diminutions peu marquées ; mais cependant elles sont déjà utiles. Car, grâce à elles, on pourra éviter un certain nombre d'embarras gastriques, qui apparaissent assez souvent dans ces maladies, quand les sujets conservent leur alimentation habituelle, qui arrive ainsi à dépasser sensiblement leurs besoins.

Malades condamnés à garder la chambre.

Ces cas sont moins nombreux, mais cependant ils méritent encore notre attention. Je puis citer : les affections portant sur les membres inférieurs (traumatisme, paralysies, etc.); les convalescences de nombreuses affections chirurgicales, et surtout une partie de celles qui suivent les affections fébriles.

Comme pour les groupes précédents, c'est encore la ration calculée d'après l'état normal qui servira de point de départ. Cette ration sera calculée d'après toutes les conditions que j'ai étudiées et notamment l'âge et le poids normal. C'est sur cette ration ainsi établie qu'il faudra faire porter la diminution. Celle-ci doit être forcément plus accentuée que pour les cas précédents. Le sujet condamné à la chambre, en effet, vit sensiblement dans une température moyenne de 15°. Dans nos climats, les appartements, pour peu qu'ils soient chauffés, arrivent facilement à 10°, et pendant nos étés ils ne dépassent guère 25°. De plus, ces sujets ne subissent pas l'influence des vents, dont j'ai fait ressortir l'importance au point de vue des dépenses (3ᵉ volume, p. 135). Les travaux physiques sont aussi suspendus ; et enfin, en général, le séjour au lit est plus prolongé. Toutes ces conditions, on le voit, tendent à diminuer les dépenses, et, par conséquent, les besoins. De là l'obligation de diminuer les apports dans la même proportion.

Ces diminutions devront porter de nouveau en partie sur les azotés et en partie sur les hydrates de carbone. Pour l'adulte, la diminution sera rendue facile en la faisant porter sur le pain et le vin. La réduction du pain diminue en même temps les azotés et les amylacés, et la réduction du vin sera rendue facile par le seul fait du séjour à la chambre. Néanmoins je ne crois pas que pour ces malades les azotés puissent être abaissés au-dessous de 1 gramme, et que la valeur calorifique puisse être descendue sensiblement au-dessous de 30 calories. Les azotés resteront donc entre 1 gramme et 1ᵍʳ25, et les calories avec la moyenne de 30 par kilogramme.

Pour l'adulte moyen de 65 kilogrammes, les azotés seront ramenés dans les environs de 80 grammes et les calories devront descendre à 2.000. Il suffirait donc d'ajouter aux diminutions précédentes celle des légumes, qui seraient réduits de moitié pour les deux repas, soit un total de 190 calories et de quelques grammes d'azotés. Si l'on devait établir le régime lacté, il suffirait de donner 2 litres de lait sucré, qui fournirait aussi exactement que possible les 2.000 calories et au moins 70 grammes d'albuminoïdes, quantités sûrement suffisantes dans les conditions envisagées.

Voilà pour les adultes. Quant aux enfants et aux vieillards, c'est dans la même proportion que leur ration devra être réduite. D'une manière moyenne et approximative, on peut évaluer la réduction nécessitée par le séjour à la chambre à un cinquième ou un quart, aussi bien pour les azotés que pour les calories.

Enfin, de même que pour le groupe précédent, en ce qui *concerne seulement la ration d'entretien*, je ne vois aucune raison pour modifier la composition du régime. Le malade pourra conserver le régime ordinaire. Toutefois je pense qu'il sera bon d'insister sur les légumes laissant des résidus, pour éviter la constipation qui s'établit facilement sous l'influence du repos auquel condamne la vie à la chambre.

Malades alités non fébricitants.

Je puis citer comme appartenant à ces cas les fractures des membres inférieurs, certains autres traumatismes, les suites d'une opération, celles de l'accouchement et aussi certaines affections du cœur et des voies respiratoires. Enfin on peut aussi y comprendre une partie de la convalescence des maladies infectieuses, après la chute de la fièvre.

Les conditions qui, dans les deux groupes précédents, tendent à diminuer les dépenses de l'organisme, se trouvent pour celui-ci encore exagérées Les dépenses dues aux mouvements sont encore moindres que pour les sujets ne faisant que garder la chambre ; et, de plus, ce n'est plus seulement dans une température de 15° que vit l'alité, mais pour la plus grande partie de son corps dans une température entre 33° et 35°.

Nous avons vu que c'est là, en effet, la température que, d'une manière constante, donne le lit (3ᵉ volume, p. 282).

Vu cette diminution marquée des dépenses, il est donc forcé de diminuer l'alimentation. Sans cette précaution, on arriverait facilement aux embarras gastriques. La réduction portera également sur les albuminoïdes ; mais, de nouveau, je ne crois pas qu'il soit nécessaire de les ramener au-dessous de 1 gramme. Les réductions les plus fortes porteront sur les ternaires, et comme celles opérées sur les hydrates de carbone devraient presque les supprimer pour être suffisantes ; il faudra les faire porter en même temps sur les corps gras et les boissons de table. Dans ces conditions, les calories devront se maintenir dans les environs de 25 calories par kilogramme du poids normal.

Ces réductions diverses pourront être même obtenues avec le régime type ; et, par conséquent, en conservant l'alimentation ordinaire. Toutefois il y aura lieu d'insister sur les légumes donnant des résidus ou légèrement laxatifs. On sait, en effet, quelle influence exerce le repos prolongé au lit sur la paresse de l'intestin.

Pour l'adulte moyen, la diminution des albuminoïdes nécessaire s'obtiendra facilement par la réduction d'une moitié d'un plat de viande, ce qui les fera baisser de 8 à 10 grammes et de 100 calories ; ou bien encore en réduisant le pain de 100 grammes environ, ce qui donnera une diminution de 8 grammes d'azotés et de 240 calories.

Si le malade devait être soumis au régime lacté, il suffirait de lui donner de 1.500 à 1.800 grammes de lait sucré, ce qui lui fournirait 1.500 à 1.800 calories et de 55 à 65 grammes d'azotés.

Telles sont les indications que je puis donner sur ces trois groupes de malades. Ce sont celles qui, au point de vue pratique, résultent surtout de mes observations dans les hôpitaux de la Marine, dans lesquels l'alimentation, graduée par quarts de la ration, peut être assez exactement évaluée ; et qui, en outre, correspondent aux calculs approximatifs auxquels je me suis souvent livré sur les dépenses de ces malades en tenant compte, autant que possible, des principales conditions de leur existence.

Dans tout ce qui précède, je ne me suis occupé que des aliments organiques. Mais j'ai déjà eu soin de le dire, la pratique nous a appris que, par une heureuse coïncidence, à la condition de suivre l'alimentation ordinaire, les substances salines sont contenues dans des proportions telles dans ces aliments que lorsque ces derniers sont diminués dans leur richesse en substances organiques, ils le sont aussi au point de vue de leurs matières salines. Ces matières ne donnent donc lieu à aucune indication spéciale. Elles seront suffisantes si les organiques le sont.

Quant à l'eau, les besoins resteront sensiblement les mêmes dans ces trois groupes et s'éloigneront peu de ceux de l'état normal. La quantité totale ne devra pas descendre au-dessous de 35 grammes en y comprenant l'eau résultant de l'oxydation de l'hydrogène alimentaire.

Enfin, en ce qui concerne l'oxygène, les quantités nécessaires resteront toujours en rapport avec les quantités d'aliments à ingérer ; et comme ceux-ci sont toujours diminués dans ces rations d'entretien, il est forcé que si l'oxygène était absorbé en quantité suffisante avant la maladie, son absorption reste suffisante dans le cours de celle-ci.

Jusqu'à présent, j'ai eu surtout l'adulte en vue. Mais les mêmes principes s'appliquent aux malades pendant la croissance et pendant la vieillesse.

Pour ces deux périodes de la vie, plus sujettes aux troubles morbides que la période adulte, les malades doivent également être divisés dans les trois mêmes catégories ; et c'est aussi en partant de leur ration normale que devra se faire la diminution pour arriver à leur entretien selon les besoins de leurs nouvelles conditions d'existence. Il faudra dans la fixation de ces nouvelles rations tenir compte, comme pour l'adulte, des aliments organiques (azotés et ternaires), ainsi que des aliments minéraux (eau, oxygène et matières salines) ; et j'espère que, grâce aux indications que j'ai données sur l'état normal, les réductions à faire seront toujours d'une appréciation facile.

Toutes ces données, je l'ai dit, sont seulement approximatives ; et, bien entendu, elles demanderont souvent à être interprétées par le clinicien. Celui-ci, du reste, en prenant ces rations comme *point de départ*, car c'est seulement ainsi qu'il faut les considérer, aura certains guides pour savoir s'il faut les augmenter ou les diminuer.

Ces moyens d'appréciation sont les suivants :

1° *La marche du poids.* Ces rations seront suffisantes, si les sujets pesés à 8 jours d'intervalle restent à leur poids initial.

La balance, ainsi que je le damandais dès 1890 (1) doit être d'un usage presque constant en clinique. Ses indications seront toujours utiles et dans des cas assez nombreux elles seront indispensables. Elle doit faire partie de tout matériel clinique un peu complet.

2° *L'examen des urines.* Celles-ci, par leur quantité, fixeront le praticien sur la suffisance ou l'insuffisance de l'eau ingérée, en se rappelant que la sécrétion urinaire à l'état normal doit donner de 15 à 20 grammes d'urine par kilogramme du sujet. Or, on le conçoit, si cette condition est déjà importante à l'état normal, elle doit l'être encore davantage à l'état pathologique, état dans lequel l'élimination des produits usés doit être encore mieux assurée qu'à l'état normal.

De plus, le dosage de l'urée indiquera si le sujet utilise les azotés ingérés. L'urée ne doit pas descendre au-dessous de 0^{gr}20 par kilogramme, et ne pas dépasser 0^{gr}30. Or, la présence de 0^{gr}20 d'urée indique que l'organisme transforme environ 0^{gr}60 d'azotés, et pour 0^{gr}30 d'urée qu'il en transforme 0^{gr}90.

Enfin l'acide urique doit rester sensiblement au-dessous de 0^{gr}01 par kilogramme, et réuni aux produits xanthiques ne pas dépasser cette quantité.

Telles sont les principales indications sur les rations d'entretien à l'état de maladie et les moyens propres à diriger la fixation de ces rations. Ce ne sont, je le répète, que des *points de départ basés sur des évaluations seulement approximatives.* Mais cependant elles seront encore d'une certaine utilité, ne serait-ce qu'en se rappelant les faits suivants qui découlent de ce qui précède :

1° Les conditions spéciales dans lesquelles vivent les divers malades tendent à diminuer leurs besoins ; et, par conséquent, leur ration d'entretien doit être également diminuée.

2° On peut à cet égard diviser les malades en trois groupes dont les besoins vont en diminuant :

(1) *Manuel de séméiologie technique*, Doin, Paris, 1890, p. 1.

a) Ceux qui portent leur maladie sur pied ;

b) Ceux qui sont condamnés à la chambre seulement ;

c) Ceux qui sont alités, mais non fébricitants. Ceux qui sont fébricitants feront l'objet d'une étude spéciale

3° Pour le premier groupe, la ration d'entretien pourra être descendue à 1ᵍʳ25 d'albuminoïdes et dans les environs de 32 calories.

4° Pour le deuxième groupe, les albuminoïdes resteront entre 1 gramme et 1ᵍʳ25 ; et les calories ne dépasseront pas 30 par kilogramme.

5° Enfin pour le troisième groupe, les albuminoïdes ne dépasseront pas 1 gramme et les calories resteront dans les environs de 25.

6° Bien entendu, surtout pour le premier groupe, cette ration de maladie devra également subir les modifications dues à la température ambiante et au travail physique.

ÉTUDE DES RÉGIMES

GÉNÉRALITÉS. — Les rations d'entretien, pour la fixation desquelles je viens de donner quelques indications, sont celles qui sont destinées à maintenir les malades à leur poids initial. Ce sont donc celles qui conviendront, quand l'état du malade n'exigera aucune modification au régime mixte ordinaire, tel que je l'ai fixé dans les régimes-types, et aussi tant qu'il n'y aura aucune indication pour rendre son alimentation soit supérieure, soit inférieure à ses besoins. C'est là leur première utilité ; mais elle n'est pas la seule. Dans tous les autres cas, en effet, ces rations d'entretien devront servir de point de départ pour établir toutes celles dans lesquelles il sera nécessaire, soit de dépasser les besoins, soit de rester au-dessous. Il est évident, en effet, que si l'on veut rendre l'alimentation d'un alité inférieure à ses besoins, il ne faudra pas se baser sur sa ration normale d'entretien ; car, nous l'avons vu, on pourrait, en partant de cette dernière, l'abaisser sensiblement, et cependant rester encore au-dessus des besoins tels qu'ils résultent des conditions créées par sa maladie. On peut estimer, en effet, que l'adulte moyen de 65 kilogrammes condamné au lit, mais non fébricitant, ne dépense guère plus de 1.500 à 1.800 calories, tandis que sa ration d'entretien est dans les environs de 2.200 à 2.400. La connaissance des rations d'entretien d'après les conditions d'existence du malade est donc d'une extrême importance, puisque ce sont ces rations qui doivent servir de point de départ pour calculer toutes les autres.

A ces deux points de vue, leur importance est donc considérable. Elles doivent rester constamment présentes à l'esprit du clinicien, s'il veut pouvoir régler l'alimentation de ses malades d'une manière scientifique.

Divisions. — Mais, nous le savons, couvrir les dépenses du malade, le maintenir à son poids initial, n'est pas le seul rôle que puisse remplir l'alimentation. A ce rôle, je l'ai dit, s'en ajoute souvent un autre, celui de contribuer au traitement. Or, le concours que l'alimentation peut apporter au traitement peut s'opérer dans les conditions les plus diverses; et pour favoriser l'étude de ses applications à ce point de vue, on est forcé de répartir ces dernières en des groupes différents. Je les établirai, en tenant compte surtout des modifications que, dans ce but, doit subir l'alimentation.

Pour aider le traitement, il pourra être nécessaire tantôt de dépasser la ration d'entretien du sujet en cause, tantôt de rester au-dessous. Ces modifications, en plus ou en moins, pourront, en outre, porter sur la totalité des aliments constituant la ration ou seulement sur une de ses catégories. Enfin il pourra être nécessaire d'exclure certains aliments, cependant admis dans le régime de l'homme sain, ou bien encore de s'en tenir à quelques autres d'une manière exclusive. La ration d'entretien peut donc varier en *quantité* et en *qualité*, par sa *totalité* ou par *chacune de ses parties*. Or, c'est en tenant compte de ces diverses indications que depuis assez longtemps j'ai été conduit à la division suivante, qui me paraît la moins imparfaite :

Je diviserai toutes ces alimentations, ces rations spéciales ayant pour but de contribuer au traitement, et auxquelles je donnerai le nom de *régimes*, en deux grands groupes :

1° Celles dans lesquelles une ou plusieurs catégories d'aliments organiques ou minéraux doivent être augmentées ou diminuées, le malade continuant, cependant, à utiliser les aliments ordinaires ;

2° Celles dans lesquelles le malade s'adresse plus spécialement à des aliments tirés de l'un des deux règnes.

C'est là une première grande division; mais de plus chacune d'elles a reçu des subdivisions.

Le premier groupe, selon que ce sont les substances organiques, l'eau ou les substances salines qui doivent être augmentées ou diminuées, comprend :

    a. — *Les régimes hypoorganiques et hyperorganiques ;*

    b. — *Les régimes hypohydriques et hyperhydriques ;*

    c. — *Les régimes hyposalins et hypersalins.*

Le second groupe, caractérisé par la nature des aliments auxquels on s'adresse, comprend :

    1° *Les régimes animalisés,* qui sont le *régime carné* et le *régime lacté ;*

    2° *Le régime végétalien,* avec sa modification le régime végétarien.

C'est donc en tout huit régimes principaux que j'aurai à étudier en exposant successivement pour chacun d'eux : leur *rôle physiologique* et leurs *applications thérapeutiques.*

RÉGIMES HYPOORGANIQUES

Définition. — J'étudierai sous ce nom les régimes ayant pour résultat de laisser les substances organiques, albuminoïdes et ternaires, au-dessous des besoins du malade, en tenant compte des conditions dans lesquelles le place son état morbide. C'est ce régime qui a reçu le plus souvent le nom de régime *insuffisant.* Mais étant donné que dans celui que j'étudie, ce sont les substances organiques qui doivent rester inférieures aux besoins, tandis que d'autres éléments de la ration doivent rester suffisants, j'ai adopté l'expression d'hypoorganique, comme précisant mieux le but que ce régime est appelé à remplir.

On pourrait, en plus, préciser encore davantage en divisant ce régime organique en hypoalbuminoïde et en hypoternaire. Mais je ne crois pas que jusqu'à présent il y ait un intérêt pratique sérieux à créer ces subdivisions, et surtout à leur donner assez d'importance pour les étudier séparément.

J'étudierai donc le régime hypoorganique pris dans son ensemble, me réservant, au cours de ses applications cliniques, de signaler les cas dans lesquels la restriction alimentaire devra porter plus spécialement sur une quelconque de ces deux catégories d'aliments.

Action physiologique. — Le propre du régime hypoorganique, tel que je le comprends dans cette étude, est de condamner le malade à compléter sa ration d'entretien, en prenant sur ses réserves.

Les avantages de ce régime, au moins momentanément insuffisant, sont les suivants :

1° Il diminue forcément le travail digestif.

Des organes digestifs fatigués, qui étaient devenus impuissants à digérer la quantité d'aliments nécessaires pour couvrir la totalité des besoins, pourront donc peut-être suffire à digérer une moindre quantité ; et en admettant qu'ils puissent en digérer davantage, ils trouveront un certain repos à en digérer moins.

2° Cette diminution des aliments organiques tendra à diminuer l'infection intestinale, ou à l'éviter si elle n'existait pas. Il est évident, en effet, que l'antisepsie due aux liquides digestifs, suc gastrique, bile et pancréatique, sera d'autant mieux assurée que ces liquides auront moins d'aliments à antiseptiser.

3° Les fonctions éliminatrices, et principalement l'excrétion rénale, seront allégées. Les reins surtout seront traversés par une moindre quantité d'urée, de produits xantho-uriques, et de matières salines. Ce premier bénéfice sera encore accru, si, tout en diminuant les divers produits, la quantité d'eau ingérée reste la même ; l'urine sera, en effet, ainsi moins irritante.

4° Les combustions intra-organiques seront mieux assurées, puisque la quantité d'oxygène pulmonaire restant la même, les aliments à oxyder seront diminués. La combustion sera ainsi plus rapide, et la quantité de produits intermédiaires forcément amoindrie.

C'est là une action des plus importantes dans de nombreux cas morbides qui, presque toujours, se compliquent de la formation de ces produits de combustion incomplète.

5° Les aliments organiques étant insuffisants et l'organisme, devant prendre sur ses réserves, il commencera par utiliser ses produits de combustion incomplète s'il s'en est formé. De plus, ces produits étant ainsi comburés, au grand bénéfice de l'organisme, celui-ci prendra ensuite sur ses réserves pour faire face à ses dépenses naturellement ramenées à ses besoins. Pendant ce temps, l'organisme vivra économiquement, ce qui le conduira à vivre dans les conditions les plus saines, puisque ses combustions laisseront moins de déchet.

On conçoit déjà les services que peut rendre ce régime dans les cas où les réserves seront en excès, comme dans la pléthore, l'obésité, la goutte, etc. ;

6° Les toxines et les ptomaïnes n'étant en somme que des substances azotées, il ne me paraît pas impossible que l'organisme, privé d'autres aliments, n'arrive à les oxyder pour compléter le calorique dont il a besoin.

Ce sont là autant d'avantages incontestables de ce régime. La clinique nous les fait constater tous les jours ; ce sont ceux que nous donne *la diète*, que nous sommes arrivés à prescrire, plus ou moins sévère, à la plupart de nos malades. Mais évidemment ce régime hypoorganique ne peut être ordonné qu'en s'aidant d'indications précises et pour un certain temps.

A côté de ses avantages, en effet, se trouvent ses inconvénients. Les albuminoïdes alimentaires ne sauraient être rendus insuffisants trop longtemps, sans obliger l'organisme à faire appel à ses albuminoïdes de constitution et le conduire ainsi à une dénutrition dangereuse. L'insuffisance de ces aliments aura bien l'avantage, en la maintenant pendant quelques jours, de faire disparaître les produits de combustion incomplète et peut-être même les produits microbiens, mais ces produits seront rapidement utilisés ; et après leur disparition, il serait imprudent de laisser longtemps les albuminoïdes au-dessous des besoins. Il est est de même, quoique à plus longue échéance, de l'insuffisance des ternaires. Il est bien établi que l'organisme manquant d'aliments de calorification utilisera d'abord ses corps gras. Mais même ceux-ci étant encore assez abondants, cette source supplémentaire de calorique n'est pas exclusive ; et bientôt les albuminoïdes participeront à cette utilisation des réserves. Tout d'abord, il est vrai, la part des albuminoïdes sera faible proportionnellement à celle des corps gras ; mais assez rapidement, surtout si ceux-ci ne sont pas très abondants, les albuminoïdes y participeront largement, ce qui nous sera prouvé par une élévation considérable de l'urée, si bien que l'azote urinaire arrivera à dépasser sensiblement l'azote alimentaire. Or, c'est là un danger qu'il faut à tout prix éviter. Notre régime hypoorganique aurait dépassé son but.

Mais heureusement que ses effets peuvent être surveillés, et que, grâce à la connaissance de certains signes cliniques, nous pouvons continuer à bénéficier de ses avantages tout en évitant sûrement ses inconvénients.

Ces signes sont : la *marche du poids*, le *dosage de l'urée* et l'*hématimétrie*.

Lorsque le régime hypoorganique devra se prolonger un certain temps, la *marche du poids* donnera des indications de grande importance. Les pesées, faites environ tous les huit jours et à la même heure, nous éclaireront sur la perte de poids subie par les sujets ; et grâce à elles, nous pourrons graduer ces pertes selon nos intentions.

Toutefois, les pesées ne nous fourniront qu'un résultat global qui demandera à être interprété. La perte de poids peut porter sur les corps gras, parfois sur les liquides de l'organisme, normaux ou épanchés, ou bien encore sur les albuminoïdes. Or, seule l'*analyse des urines* peut nous fixer à cet égard. Elle nous dira si la réduction porte sur les albuminoïdes en même temps que sur les autres substances constituantes de l'organisme.

Toutes les recherches faites pour déterminer notre dépense minima en albuminoïdes concordent, pour la fixer dans les environs de $0^{gr}18$ d'urée, soit à peu près $0^{gr}09$ d'azote par kilogramme de notre poids. Bouchard (1) est arrivé à $0^{gr}18$ d'urée, Rubner (2) à $0^{gr}17$, Biéder (3) à $0^{gr}18$, et moi-même (4) à $0^{gr}17$ ou $0^{gr}18$. Or, ces $0^{gr}18$ d'urée, je l'ai déjà expliqué, supposent la désintégration complète de $0^{gr}55$ à $0^{gr}60$ d'albuminoïdes ; de là cette première indication, de ne jamais faire descendre ces substances au-dessous de ces quantités. Le faire serait condamner sûrement l'organisme à ne pas pouvoir réparer ses pertes, cependant inévitables. Mais, j'ai également insisté sur ce point (1), il faut toujours compter d'abord sur un déchet intestinal et ensuite sur l'élimination en nature d'une certaine quantité d'albuminoïdes sous forme de mucus, de liquides digestifs et de produits épithéliaux. A combien faut-il évaluer l'ensemble de ces différentes pertes ? Je ne crois pas que ce soit à moins de $0^{gr}30$ et même de $0^{gr}40$ par kilo-

(1) Voir le deuxième volume, p. 37 et suivantes.

gramme. Ce qui, on le voit, élève les dépenses prévues en albuminoïdes à un minimum de 0^{gr}85 ou à 1 gramme.

Dans l'évaluation de ma ration d'entretien, j'ai fixé ces pertes à 0^{gr}50. Je les ai peut-être un peu exagérées, mais je tenais surtout à ne pas rester au-dessous de la réalité. Ce qui, du reste, est incontestable, ce qui résulte de toutes mes observations, c'est qu'en prenant 1^{gr}50 d'albumine par kilogramme de mon poids, j'éliminais 0^{gr}33 d'urée, soit 0^{gr}16 d'azote. Or, on le sait, une élimination de 0^{gr}16 d'azote indique toujours une désintégration de 1 gramme d'albuminoïdes. Si donc en ingérant 1^{gr}50 de ces substances, je n'en désintégrais que 1 gramme, c'est que 0^{gr}50 étaient ou bien non absorbés ou bien éliminés en nature, puisque les albuminoïdes désintégrés s'éliminent, presque exclusivement, sous forme d'urée et par la voie urinaire.

Concluons au moins de ce qui précède, que pour assurer à un organisme la quantité d'albuminoïdes nécessaires à son entretien dans les conditions normales, il faut en mettre à sa disposition dans les environs de 0^{gr}90 à 1 gramme. Si l'on en fournit moins intentionnellement, on peut évaluer que l'organisme prendra, sur ses albuminoïdes de constitution, ce qui manque dans sa ration.

Si l'on donne au moins de 0^{gr}90 à 1 gramme d'azotés, et si l'urée avec ces azotés ne dépasse pas 0^{gr}20, on peut compter que les pertes de poids portent exclusivement sur les corps gras ou sur les liquides. Mais si en donnant ces mêmes quantités d'albuminoïdes, on voit l'urée dépasser 0^{gr}25, atteindre 0^{gr}30 et 0^{gr}40, c'est que sûrement l'organisme brûle ses albumines de constitution. Pour faire le calorique qui lui est nécessaire, et c'est là une condition indispensable de son existence, ses réserves en corps gras étant devenues insuffisantes, il s'adresse à ses albuminoïdes.

Or, l'expérimentation m'a démontré que dans ces conditions l'organisme s'adresse de préférence aux réserves représentées par les liquides organiques, et plus spécialement à la sérine et à l'hémoglobine. C'est aussi ce que démontre la clinique et l'*examen du sang*. L'*hématimétrie* nous montrera que le nombre des globules rouges diminue, et la *chromométrie* qu'il en est de même de l'hémoglobine. Avant de faire appel à ses albuminoïdes protoplasmiques, l'organisme utilise ceux du liquide sanguin, qui, du reste, semble à l'état normal en contenir une certaine réserve.

L'examen du sang fait avant le régime hypoorganique et refait ensuite à certains intervalles nous fournira donc les premières indications sur les effets de ce régime ; il nous permettra de lui demander les réductions que nous nous proposons sans les dépasser et sans les rendre dangereuses.

En résumé, la clinique aura trois procédés pour surveiller et diriger le régime hypoorganique : la *pesée*, qui nous fournira un résultat global ; l'*analyse des urines, qui, rapprochée de la ration donnée,* nous indiquera si les albuminoïdes de l'organisme sont utilisées ou non ; et enfin l'*examen du sang*, qui nous indiquera les premières demandes faites par l'organisme à ses albuminoïdes.

Ses indications données sur l'action physiologique de ce régime et les moyens de suivre son action, je passe à ses différentes applications.

APPLICATIONS DU RÉGIME HYPOORGANIQUE

Division. — Les principales applications que la clinique peut faire du régime hypoorganique sont les suivantes :

1° *Dans les troubles assez légers des organes digestifs pour ne pas constituer réellement un état maladif;*

2° *Dans certaines grossesses pour obtenir la réduction du fœtus;*

3° *Dans les affections confirmées mais non fébriles du tube digestif;*

4° *Dans le grand groupe des maladies de surnutrition;*

5° *Enfin dans les diverses affections fébriles.*

PREMIER GROUPE

Troubles des organes digestifs mais assez légers pour ne pas constituer un état maladif.

Ces cas sont fréquents. Ils sont représentés par ces nombreux malaises qui suivent les repas trop copieux, l'exagération des boissons fermentées, les excès passagers du tabac, toutes conditions qui se rencontrent après les jours de fêtes telles que nos habitudes nous les font comprendre. Il en est peu, en effet, qui ne s'accompagnent d'une alimentation qui dépasse largement nos besoins. De plus, à cette exagération de l'alimentation s'ajoutent aussi souvent des fatigues et surtout des veilles plus prolongées. Sous ces diverses influences, la digestion se fait encore, mais elle se fait mal ; le sommeil est peu réparateur et le réveil nous trouve avec la langue saburrale, la tête lourde et même une grande paresse physique et intellectuelle. Ce même état peut être la conséquence des grandes fatigues, surtout quand l'entraînement ne nous y a pas préparés. C'est ce qui a lieu après les marches forcées des troupes, après la chasse quand elle se prolonge trop, après les travaux manuels accomplis par un soleil ardent et aussi après les efforts intellectuels trop prolongés.

Toutes ces conditions exposent à un véritable épuisement nerveux, qui se traduit par une légère élévation de température et évoluant à notre insu pendant la nuit. Ce sont ces accès de fièvre que j'ai observés sur moi-même après des journées de grandes fatigues ; et que j'ai fait connaît re sous le nom *d'accès nocturnes de fièvre méconnus* (1).

Un thermomètre placé à côté de soi dans le lit s'élève à 38°5, 39° et même 39°5. Le commencement de la nuit est marqué par de l'agitation et la difficulté à s'endormir. Puis le sommeil arrive et il est accompagné de sueurs assez abondantes.

Après ces nuits d'agitation, pendant lesquelles, je viens de le dire, notre température s'est élevée pendant quelques heures sensiblement au-dessus de la normale, le réveil peut se faire dans deux conditions différentes. Si le repas du soir a été léger, et d'une manière générale si la digestion s'est bien faite, un sommeil de quelques heures suffit pour qu'il soit réparateur ; et le réveil nous trouve dispos. Rien, si ce n'est le thermomètre, ne peut indiquer que nous avons eu un véritable accès de fièvre. Si, au contraire, le repas du soir ou ceux de la journée ont rendu la digestion difficile, le réveil est

(1) Société de Biologie, 1er juillet 1904, p. 45.

lourd, pénible ; et nous nous trouvons sans entrain pour le travail.

Les grandes douleurs morales arrivant brusquement, telles que les mauvaises nouvelles et les chagrins prolongés conduisent aux mêmes résultats, mais avec une pathogénie un peu différente. Ces influences morales exercent leur action sur les organes digestifs, dont probablement elles diminuent les sécrétions ; les digestions se font mal ; de l'infection intestinale se produit et celle-ci provoque la fièvre.

Dans tous ces cas, le symptôme le plus marqué et le plus fréquemment accusé est le manque d'appétit. Puis viennent, je l'ai dit, l'état saburral de la langue, parfois de la constipation ou une légère diarrhée, de la céphalalgie, de la tendance au repos physique et l'inaptitude au travail intellectuel.

Or, dans tous ces cas, si l'on veut que ce malaise soit de courte durée, si l'on ne veut pas voir ces malaises se prolonger et même s'exagérer, il faut franchement et résolument en venir au régime hypoorganique.

J'insiste beaucoup sur cette règle, d'une importance capitale, en hygiène alimentaire : ne *jamais forcer son appétit*. Si l'appétit fait défaut, tenons compte de cette précieuse indication de la nature. Adoptons pour la journée, et peut-être aussi pour le lendemain, un régime hypoorganique et d'une manière encore plus précise un régime hypoazoté, surtout hypocarné ; et dès le lendemain on verra tous ces malaises se calmer.

Bien entendu, comme dans ces divers cas le régime hypoorganique n'est établi que pour quelques jours, et s'il s'agit d'obtenir rapidement un résultat, on peut user largement de la réduction alimentaire.

Pour l'adulte, il faudra se contenter à chacun des deux principaux repas d'un potage gras ou maigre ou au lait, d'un légume frais de la saison préparé sans liaison et d'un fruit cuit. Chaque repas sera terminé par une infusion stimulante chaude. Le premier déjeuner pourra être constitué par une infusion de café ou par un thé au lait. Il sera bon de supprimer toute boisson de table.

Dans ces cas, les albuminoïdes représentés surtout par ceux du pain ne dépasseront pas 15 à 20 grammes pour l'adulte, et la valeur totale en calories arrivera entre 1.200 et 1.500.

Un régime de cette valeur peut être obtenu avec 100 à

150 grammes de pain par jour, un potage à chaque repas, 100 grammes de légumes frais et 100 grammes de fruits cuits.

S'il s'agit d'un enfant, l'alimentation ne différera que par la quantité de ces aliments. Entre huit et douze ans, les deux soupes et les fruits cuits pourront suffire; et au-dessus on y ajoutera les légumes cuits, mais en proportion avec l'âge.

Pour les jours suivants, et comme période intermédiaire, on y joindra un œuf au repas de midi, servi au goût du malade. Enfin, on ne reviendra que lentement au régime mixte ordinaire, surtout en ce qui concerne les viandes de boucherie.

Ce régime hypoorganique suffira le plus souvent pour faire disparaître tous les malaises dus à ces *maldigestions*. Si cependant ces malaises persistaient, il y aurait lieu de donner un purgatif pour débarrasser l'intestin des produits septiques, et de compléter le traitement par quelques antiseptiques, parmi lesquels je place en première ligne la poudre de charbon et la poudre de cannelle données en cachets à chaque repas.

DEUXIÈME GROUPE

Utilisation du régime hypoorganique pour la réduction du fœtus.

Depuis une cinquantaine d'années le régime hypoorganique a été utilisé à différentes reprises pour essayer de réduire le volume du fœtus, et faciliter ainsi l'accouchement dans les cas de bassins légèrement rétrécis.

L'observation clinique avait démontré depuis longtemps que les mères insuffisamment nourries n'ont, le plus souvent, que des enfants d'un faible poids. C'est en partant de cette observation que Depaul (1) en 1849 eut l'idée d'en faire une application scientifique. Il soumit donc les femmes à bassin rétréci à une alimentation qu'il jugeait insuffisante ; et, de plus, comme à cette époque la saignée était encore fort en honneur, il la joignit à l'hypoalimentation. Mais la pratique le convainquit bientôt que l'action de la saignée était très

____

(1) DEPAUL. — Influence de la saignée et d'un régime débilitant sur le développement du fœtus. *Bulletin général de thérapeutique*, 1849. Voir le 3e volume, page 2.

faible, qu'en outre elle n'était pas sans danger, et il la supprima, pour s'en tenir à la seule insuffisance de l'alimentation. Celle-ci, dans sa pensée, aurait dû être commencée dès le début de la grossesse, ou du moins il la commençait dès que la malade venait demander ses soins. Or, les résultats, au moins pour les bassins faiblement rétrécis, furent assez encourageants.

Devers, qui entra dans la même voie, exagéra la restriction alimentaire, à ce point que les inconvénients de cette exagération firent abandonner la méthode. Mais elle fut reprise quelques années plus tard par Prochownik. Son régime était en même temps un régime insuffisant et un régime sec. Ce dernier, du reste, ne pouvait que faciliter l'insuffisance. Ce régime était établi pendant les 3 derniers mois de la grossesse. Il était constitué par des viandes rôties, des légumes frais, du beurre et du fromage Mais il ne devait comprendre que peu de pain, peu de vin, et en étaient exclues : les sauces, l'eau et les pommes de terre. Ce régime se défendrait assez difficilement au point de vue scientifique. Il exclut en effet la pomme de terre, aliment réellement peu riche, et tolère le fromage. Il exclut les sauces et permet le beurre. Mais évidemment à la condition de restreindre les quantités, on peut faire de l'hypoalimentation avec tous les aliments, même les plus nutritifs.

Prochownik put citer quelques succès, et ce sont eux qui conduisirent Bokelmann à entrer dans cette voie. Son régime fut sensiblement le même que le précédent ; et après l'avoir utilisé pendant une période de 8 ans, l'auteur a fait connaître ses résultats en précisant bien ses indications (1).

Celles-ci sont au nombre de trois : 1° les rétrécissements du bassin à la condition qu'ils soient légers ; 2° les grossesses antérieures ayant donné de gros enfants rendant par leur volume l'accouchement difficile, et 3° les primipares ayant 30 ans et au-delà.

Malgré ce régime insuffisant, le fœtus acquiert sa taille normale, mais son poids est diminué, ses os sont plus frêles, ceux du crâne chevauchent plus facilement, et les parties

____

(1) *Presse médicale*, 25 janvier 1902. Analyse de Romme.

molles sont moins fermes, toutes conditions qui tendent à faciliter l'accouchement.

De plus, faits importants, l'utérus conserve toute sa vigueur, les suites de couche sont bonnes, et enfin l'avenir du nourrisson ne se ressent nullement de cette faiblesse native. Il reprend rapidement les dimensions de son âge et une résistance normale.

Évidemment ce sont là des résultats utiles à retenir. Par leur ensemble, ils nous prouvent au moins ce fait capital que l'alimentation de la mère a une influence marquée sur le volume du fœtus, que lorsque cette alimentation est insuffisante, le fœtus est moins développé ; et comme un corollaire forcé de cette première conclusion, je pense qu'on peut en déduire la suivante : qu'une alimentation exagérée de la mère doit probablement exagérer le volume de son produit.

Prochownik et Bokelmann appliquent le régime insuffisant pendant les 3 derniers mois de la grossesse, pensant que c'est pendant cette période qui correspond au développement le plus actif du fœtus, que doit correspondre aussi la plus forte alimentation de la mère. Or, j'ai déjà dit que mes observations expérimentales sur la cobaye et la lapine m'ont conduit à cette conclusion, qu'au moins pour ces deux espèces animales, c'est au début de la grossesse que l'alimentation dépasse le plus les besoins de l'organisme et qu'à la fin, au contraire, les femelles ne prennent que l'alimentation qui correspond à leur ration d'entretien. En tenant compte de ces observations et aussi de ce qui se passe chez la femme, j'en suis arrivé à penser que, pour cette dernière, ses réserves destinées au fœtus se font, sinon toujours pendant les 6 premiers mois, du moins pendant les 3 mois intermédiaires, quand les premiers ont présenté des troubles digestifs.

Cela étant, il me paraîtrait plus logique de faire porter l'insuffisance de l'alimentation plutôt sur les 6 premiers mois que sur les trois derniers. On y gagnerait peut-être de diminuer les troubles digestifs des trois premiers ; et il me semble que l'on atteindrait plus facilement le but poursuivi en restreignant les réserves que la mère doit faire avant les trois derniers mois.

Ces indications sont bien celles qui découlent de mes observations personnelles. Mais cette manière de comprendre l'évolution de la grossesse ne date que de quelques années, et mes observations, encore peu nombreuses, demandent à être confirmées.

Toutefois, en m'appuyant sur les notions générales de l'alimentation, je pense pouvoir donner quelques indications utiles en ce qui concerne la fixation de cette ration insuffisante chez la femme enceinte.

Je rappelle d'abord que, grâce à la longueur de la grossesse, l'augmentation des besoins dus à cet état est presque négligeable, puisqu'elle ne dépasse pas la valeur par jour de 100 gr. de lait (1). Même en limitant à 3 mois la période pendant laquelle se font les réserves, on n'arriverait pas à un demi-litre de lait à ajouter à la ration d'entretien. Pour obtenir un résultat, au point de vue de la réduction de l'alimentation, il faudrait peut-être descendre au-dessous de la ration normale d'entretien. Mais sur quels aliments doit surtout porter la réduction ? Je pense que c'est d'abord sur les deux catégories de substances organiques. Les albuminoïdes devront être diminués puisqu'ils représentent les éléments constitutifs les plus importants du fœtus ; et il en est de même des ternaires, puisque eux aussi par les corps gras font partie de ses éléments de constitution. Mais, de plus, il me paraît également important de diminuer les substances salines et notamment la chaux, la magnésie et l'acide phosphorique. Un des avantages attribués à ce régime, d'après Bokelmann, est le retard de l'ossification. Or, il me semble que cette condition doit pouvoir être obtenue surtout par une diminution de ces sels.

Je n'ai pas de donnée pour fixer la réduction à faire subir à la ration de la femme enceinte. Mais je ne crois pas qu'on puisse la faire descendre pour les azotés au-dessous de 1 gr. Je viens d'en donner les raisons. Il faudra donc s'en tenir entre 1 gramme et 1^{gr}25, de manière à assurer son entretien et à ne le dépasser que dans de faibles proportions pour restreindre les réserves qu'elle doit faire. La valeur totale en calories pourra être descendue un peu au-dessous de la ration établie d'après les conditions de température ambiante et autres dans lesquelles vit la femme. Mais je ne crois pas qu'elle

(1) Voir 3e volume, page 34.

puisse l'être sans danger au dessous d'un sixième ; et peut-être serait-il plus prudent de s'arrêter à un dixième.

Les matières salines subiront forcément, nous le savons, les mêmes réductions que les organiques. Mais surtout il sera capital de ne pas exagérer leur ration par l'administration des phosphates. Enfin, il me paraît également important de ne pas restreindre l'eau, pour que la femme puisse se débarrasser facilement de ses produits usés.

En résumé, les observations de Depaul, Devers, Prochownik et Bokelmann ont démontré :

1° Qu'en rendant l'alimentation de la mère insuffisante, on peut diminuer le volume du fœtus, et par conséquent favoriser l'accouchement ;

2° Que malgré cette alimentation insuffisante l'utérus conserve toute son énergie ;

3° Que cette diminution du volume du fœtus ne nuit pas à son développement ultérieur.

Ce sont là évidemment des faits à retenir. Quant aux règles qui doivent diriger la réduction de l'alimentation ; j'estime que l'on peut accepter les suivantes :

1° Il y aura lieu d'établir la ration de la femme en tenant compte de sa grossesse (voir le 3ᵉ volume, pages 1 et les suivantes) ;

2° Cette ration étant établie, on fera descendre les azotés entre 1 gramme et 1ᵍʳ25 par kilogramme ; et la valeur totale de la ration en calories pourra être diminuée de 1 dixième à 1 sixième ;

3° Ces deux réductions devront être faites plutôt pendant les six premiers mois de la grossesse que pendant les trois derniers ;

4° La réduction des matières salines se fera forcément par celle des aliments contenant les substances organiques ;

5° L'eau ne devra pas être modifiée ; elle devra toujours assurer de 15 à 20 grammes d'urine par kilogramme du poids réel de la mère ;

6° Mais la réduction des aliments devra être surveillée, et se rapprocher de la ration normale si l'état de la mère laissait trop à désirer.

TROISIÈME GROUPE

*Application du régime hypoorganique aux maladies non
fébriles du tube digestif.*

Généralités. — Il s'agit ici d'un groupe important par la
fréquence, par le nombre de ses formes et parfois aussi par la
gravité.

Parmi les affections qui lui appartiennent, je puis citer en
effet : pour les affections aiguës, les indigestions stomacales
et intestinales; et pour les chroniques, la dilatation de l'estomac et de l'intestin, les dyspepsies gastriques et intestinales,
les gastrites, l'ulcère rond, le cancer de l'estomac et de l'intestin, l'entéro-colite chronique des pays chauds, l'entéro-
colite muco-membraneuse et la gastro-entérite du nourrisson.

Dans toutes ces affections ou au moins pendant une partie
de leur durée, le régime hypoorganique s'impose par l'état
même du tube digestif, qui se trouve ramené à un état fonctionnel insuffisant. Ici, le régime n'a plus pour but, comme
dans le cas précédent, de rendre les apports insuffisants; sa
raison d'être est le repos relatif du tube digestif. La règle qui
domine son application à ces diverses maladies est de tenir
compte de son pouvoir fonctionnel.

Mais, en même temps, la réduction de l'alimentation peut,
dans ces divers cas, présenter d'autres avantages. C'est ainsi
que pour la dilatation de l'estomac, la réduction aura, en
outre, une action toute mécanique. Dans d'autres de ses affections s'accompagnant d'infection des voies digestives, la réduction des aliments tendra à la diminuer en favorisant leur digestion.

Enfin quelques autres, telles le cancer de l'estomac et certaines dyspepsies retentissent sur l'état général; et, pour elles,
le régime hypoorganique, nous l'avons vu, aura l'avantage de
modifier le milieu intérieur.

Ces faits, du reste, seront mieux appréciés en passant successivement en revue ces diverses affections.

Indigestions stomacales et intestinales. — Ces troubles digestifs peuvent être considérés comme de même nature

que ceux dont j'ai parlé au commencement de cette étude, mais plus accentués. Dans les premiers, il ne s'était agi que de maldigestions de l'estomac ou de l'intestin ; et ici il s'agit véritablement d'indigestions de ces mêmes segments du tube digestif. Que ce soit l'estomac ou l'intestin qui se débarrasse brusquement des aliments avant leur complète transformation, et quelle qu'en soit la cause, il s'agit toujours d'un moyen de défense de l'organisme. Celui-ci rejette au dehors des aliments nuisibles par eux-mêmes ou devenus nuisibles dans le tube digestif par une digestion incomplète ou vicieuse.

Nous avons donc tout d'abord à respecter cet effort de la nature et au besoin à l'aider. Vomissements et selles diarrhéiques devront donc être abandonnés à eux-mêmes, au moins au début. L'organisme se débarrasse ainsi d'abord des produits alimentaires en voie d'altération ; et ensuite, continuant son rôle de défense, il élimine par cette voie supplémentaire les produits qui ont pu pénétrer dans le torrent circulatoire et qui sont ramenés dans le tube digestif par l'exagération de toutes ses sécrétions, aussi bien de celles du foie et du pancréas que de celles des glandes de sa muqueuse (1).

Mais évidemment, d'une part, l'excitation de son plan mus-

---

(1) Depuis quelque temps, le rôle des *flux intestinaux* comme moyen de défense de l'organisme m'a été prouvé d'une manière indiscutable par des faits expérimentaux. J'ai appelé l'attention du monde médical sur ce point en collaboration avec mon préparateur, M. Arnaud, successivement pour l'arséniate de soude (1), la colchicine (2) et le bichlorure de mercure (3). Pour ces trois agents, on obtient la diarrhée par des doses moindres par la voie hypodermique que par la voie gastrique. De plus, pour les deux premiers, les doses capables de produire la diarrhée ont déjà altéré le rein, ce que prouve la présence de l'albumine dans les urines. Pour ces deux agents, la muqueuse intestinale suppléerait la voie rénale rendue insuffisante surtout par l'altération du rein.

Je l'ai dit, j'ai déjà fait connaître ces faits. Mais, de plus, dans des recherches sur le chlorure de baryum, que je viens de terminer (août 1911), outre que j'ai constaté, sur le lapin et sur le pigeon, un autre cas de flux intestinal se produisant à dose sensiblement plus faible par la voie hypodermique que par la voie buccale, j'ai observé sur le pigeon un fait identique en ce qui concerne le *vomissement*. Sur cet animal, le vomissement est provoqué par

(1) Société de Biologie, 27 novembre 1909, page 589, et en collaboration avec M. Arnaud, 5 mars 1910, p. 414.
(2) Société de Biologie, 24 décembre 1909, p. 768.
(3) Société de Biologie, 9 avril 1910, p. 608, et en collaboration avec M. Arnaud, 16 avril 1910, p. 675.

culaire, nécessité par le rejet de son contenu, ne cesse pas immédiatement et le rend peu tolérant; d'autre part, l'exagération momentanée des sécrétions digestives tend ensuite pour un certain temps à les diminuer. De plus, il est à craindre que ces troubles digestifs aient laissé, même après l'expulsion des aliments qui les ont provoqués, un peu d'infection intestinale. Enfin, il est possible qu'une certaine quantité de produits toxiques ait pénétré dans le torrent sanguin; et de là l'obligation ou de les éliminer ou de les détruire en les oxydant.

Ce sont ces différentes considérations qui doivent inspirer le traitement dans lequel le régime tient une des places les plus importantes. Depuis quelques années, on prescrit souvent le lait dès l'apparition de ces troubles digestifs. Or, il me semble que son emploi doit être un peu différé. C'est du moins ce que je fais, quelque prédilection que j'aie pour le régime lacté. Il en est surtout ainsi pour l'indigestion stomacale. Pour les deux indigestions, je prescris d'abord des bois-

la voie musculaire par des doses qui restent sans effet, même en les doublant, par la voie gastrique.

Enfin, frappé par cette observation, j'ai cherché dans mes notes, et j'ai trouvé le même fait en ce qui concerne le pigeon pour le bromhydrate neutre de quinine. Sous l'influence de ce sel de quinine, les vomissements sont provoqués par des doses plus faibles par la voie musculaire que par la voie gastrique.

Pour ces deux agents, on ne saurait invoquer une action de contact. Je pense donc que, dans tous les cas qui précèdent, les flux intestinaux et les vomissements représentent des voies supplémentaires d'élimination et doivent être considérés comme des moyens de défense de l'organisme.

Je me hâte d'ajouter que ces idées ne sont pas neuves en physiologie pathologique. La clinique, depuis longtemps, admet que surtout certains flux intestinaux sont des moyens de défense de l'organisme. Mais il me semble que ces cas sont plus nombreux qu'on ne l'admet généralement; et, comme conséquence, que trop souvent, dans la pratique, pour obéir à l'indication du symptôme, on combat les flux intestinaux et les vomissements, quand, au contraire, au moins pour un certain temps, on devrait les respecter. Les faits expérimentaux que je viens de citer me paraissent tout à fait en faveur de cette dernière opinion.

Au fur et à mesure que nous connaissons mieux la pathogénie des divers symptômes qui constituent tout complexus morbide, nous voyons augmenter le nombre et l'importance de ceux qui représentent les moyens de défense de l'organisme. Ces symptômes sont donc à respecter; et c'est parce que très souvent je les ai vu combattre que j'ai cru utile d'appeler l'attention du monde médical sur ce point.

sons aromatiques et quelques médicaments calmants et anti-septiques, notamment la menthe, la mélisse, la verveine pour les premières; l'éther sulfurique et la belladone pour les deuxièmes; et enfin, le charbon, la cannelle, le thym pour les dernières. S'il y a de la tendance au refroidissement, le malade est mis au lit, et j'ajoute à son traitement les excitants diffusibles : acétate d'ammoniaque et alcool.

Cette médication est à peu près la même pour les deux indigestions. Quant à l'alimentation, elle est un peu différente dans les deux cas.

En ce qui concerne l'*indigestion stomacale*, je donne de préférence, le premier jour, un bouillon de légumes préparé simplement au beurre, et même un bouillon de viande, sans que j'ai jamais vu à ce dernier de gros inconvénients. Si les vomissements se répètent, ces liquides sont facilement rejetés en entraînant encore probablement une partie des produits toxiques. Ce n'est que lorsque le plan musculaire est trop surexcité et qu'il y a de la douleur, que je m'adresse à l'opium.

Enfin quand l'éréthisme de l'estomac est calmé, au moins en grande partie, j'en viens aux potages aux pâtes ou au pain. Ceux-ci sont donnés quatre fois par jour : 8 heures, midi, 4 et 8 heures du soir. S'ils sont bien tolérés, j'ajoute un œuf et du pain à midi et à 8 heures du soir.

Le lendemain. je reviens aux trois repas, sauf pour l'enfant pour lequel le goûter est conservé.

Enfin les jours suivants, tout en continuant les potages. je tolère les légumes blanchis et les fruits cuits, puis la volaille et le poisson blanc à un des deux principaux repas en laissant un œuf au repas du soir. Le pain et la boisson de table habituelle sont donnés dès le lendemain. Enfin, si dès le troisième jour, les vomissements ne se sont pas reproduits, je reviens au régime ordinaire du malade. en le dirigeant toutefois au double point de vue de la qualité et des quantités.

Comme on le voit, le lait est exclu de ce traitement. Je l'ai vu, en effet, souvent assez mal supporté par l'estomac, quand son plan musculaire est excité ; et, de plus, les vomissements de lait sont très pénibles.

En ce qui concerne l'*indigestion intestinale,* je l'ai dit, le traitement est sensiblement le même le premier jour. J'estime qu'il y a lieu de respecter les évacuations intestinales comme celles de l'estomac. Elles présentent pour moi, comme ces dernières, un moyen de défense de l'organisme qui se débarrasse des produits toxiques élaborés dans son tube digestif, ou qui, dans d'autres cas, se sert des évacuations intestinales comme une voie supplémentaire d'élimination pour les produits toxiques absorbés ou formés dans ses tissus.

Mais pour les indigestions intestinales, j'en viens dès le second ou le troisième jour au régime lacté exclusif. L'estomac n'étant pas en cause, le lait, même s'il n'est pas toléré par l'intestin, ne peut avoir aucun inconvénient. Bien entendu, je le donne à une dose au-dessous même de la ration d'entretien pathologique. Pour l'adulte, je ne dépasse pas un litre au début; et je le fais prendre toutes les trois heures en commençant à 6 heures du matin pour terminer à 9 heures du soir. Le régime lacté exclusif est continué jusqu'à ce que les selles aient la consistance normale. Avec le lait, tout autre traitement est suspendu. Lorsque les selles sont normales, j'ajoute un œuf et 50 grammes de pain à midi et à 6 heures, avec la prise de lait. Si cette adjonction au régime est bien supportée, je passe rapidement aux viandes rôties maigres et bien cuites; puis successivement aux légumes bouillis ou sautés, aux fruits cuits, aux potages gras ou maigres; et enfin, en dernier lieu, ce qui constitue le criterium d'une guérison complète et solide, aux ragoûts.

Le lait doit être diminué au fur et à mesure que l'on ajoute d'autres aliments; et jusqu'à ce que la guérison soit bien prouvée, il est important de laisser la ration un peu au-dessous des besoins au double point de vue des azotés et des calories. Le passage aux divers aliments doit se faire en les substituant à une quantité presque correspondante de lait et non en les y ajoutant. C'est, du reste, là une règle générale pour tous les régimes de transition. J'y reviendrai plusieurs fois dans le cours de ce volume.

Dilatation de l'estomac et de l'intestin. Dyspepsies gastriques et intestinales hyposthéniques. — Pour diminuer le nombre des redites, auxquelles, du reste, je ne serai que trop souvent condamné dans le cours de ce volume, je présente ici les observations suivantes qui sont communes à ces affections.

Je place d'abord la dilatation de l'intestin à côté de celle de

l'estomac, parce qu'en effet, le plus souvent, quand la dilatation de l'estomac ne dépend pas d'une cause mécanique, telle
qu'une affection du pylore, il existe aussi de la dilatation de
l'intestin.

Dans les cas que j'envisage, en effet, la dilatation de l'estomac ne commence guère que lorsque son plan musculaire a
perdu de sa tonicité. Or, d'une manière générale, les mêmes
causes qui agissent sur le plan musculaire de l'estomac exercent aussi leur action sur le plan musculaire des deux intestins. Sous cette influence, l'estomac ne se débarrasse que lentement de son contenu, et le péristaltisme des deux intestins,
perdant également de son énergie, la dilatation gastrique
s'accompagne toujours de constipation.

Cette constipation, déjà fréquemment accusée par les malades
atteints de paresse stomacale, peut même exister chez des
malades qui cependant déclarent aller à la selle tous les jours.
Depuis longtemps, en effet, j'avais constaté, et j'ai appelé l'attention des cliniciens sur ce point, il y a quelques années (1),
que chez ces malades les aliments mettaient, pour parcourir le
tube digestif, un temps beaucoup plus long qu'à l'état normal.
La durée de ce parcours, en effet, est de 24 à 36 heures dans
les conditions ordinaires, Or, chez ces malades, elle arrive facilement à 48 et 60 heures. Ils vont bien à la selle tous les jours ;
mais toujours avec un retard de 12 à 24 heures sur l'état normal.

L'atonie du plan musculaire des deux intestins accompagne
donc presque toujours celle du plan musculaire de l'estomac ;
et dans la symptomatologie générale de la dilatation gastrique
entrent pour une part importante les symptômes dépendant de
celle des deux intestins. Du reste, tout le plan musculaire du
tube digestif étant constitué par les mêmes fibres lisses, on
comprendrait difficilement que les agents qui exercent leur
action sur un segment de ce tube n'agissent pas sur les autres.

Je rapproche aussi dans cette étude *les dilatations*, des *dyspepsies hyposthéniques*, parce que souvent encore les dyspepsies sont la conséquence, non point directement des dilatations, mais de l'atonie du plan musculaire, comme ces dilatations

____

(1) MAUREL

elles-mêmes. Or, le plan musculaire et le plan glandulaire ont des rapports si étroits d'irrigation sanguine et d'innervation que dès que l'un des deux perd de son activité et à plus forte raison s'il est altéré, il retentit sur l'autre.

Il peut se faire que ce soit le plan glandulaire qui soit le premier atteint. C'est ce qui a lieu après l'abus des condiments, y compris le sel, ou des liqueurs alcooliques. Dans ce cas, le plan musculaire ne tarde pas également à se prendre. Mais la dyspepsie précède la dilatation.

Dans d'autres cas, ceux dans lesquels il y a eu surtout abus des viandes en général ou un fréquent usage des viandes de haut goût, c'est le plan musculaire qui est le premier atteint. Les dilatations, dans ces cas, précèdent les dyspepsies. Enfin, lorsque l'organisme subit une déchéance générale, comme dans l'anémie, les suppurations prolongées, les affections cancéreures d'autres organes, les deux plans subissent cette influence en même temps.

Mais, on le voit, quel que soit le point de départ, dès que les causes se prolongent, on doit s'attendre à trouver réunies les dilatations et les dyspepsies hyposthéniques.

Enfin, à la dyspepsie gastrique hyposthénique se joint une dyspepsie intestinale, moins étudiée, mais qui ne complique pas moins souvent celle de l'estomac. L'atonie du plan musculaire des deux intestins retentit forcément sur leur plan glandulaire et lymphatique, et conduit à la diminution de leur pouvoir fonctionnel. Or, nous le savons, la secrétion intestinale joue encore un rôle important dans la digestion; et, par conséquent, son intégrité doit être des plus utiles au bon fonctionnement de ces organes.

De plus, quoique les rapports existant entre, d'une part, les plans glandulaire et musculaire de l'intestin, et, d'autre part, les glandes digestives, foie et pancréas, soient moins étroits, on ne doit pas moins admettre que tous ces organes devant, en dernière analyse, concourir au même but, doivent avoir des connexions physiologiques qui les font réagir l'un sur l'autre, l'intestin agissant sur ces glandes, et ces glandes agissant sur l'intestin.

Telles sont les raisons qui, cliniquement, me font rapprocher l'étude de ces diverses affections ; et ces explications portant surtout sur leur étiologie et leur pathogénie une fois données, voyons quelle est l'alimentation qui convient le mieux aux malades qui sont atteints de chacune d'elles.

Dilatation de l'estomac. — Etudiée d'abord par Duplay (père) en 1833, puis par Kussmaul (1869), qui fit entrer l'emploi de la sonde dans son diagnostic et son traitement, la dilatation gastrique a pris une grande importance en pathologie après les recherches de Bouchard et de Le Gendre (1886). Il est possible que cette importance ait été exagérée ; il est possible que son domaine ait été trop étendu au détriment de celui d'autres affections ; mais il ne faut pas moins reconnaître que les recherches de clinique et de laboratoire auxquelles leurs idées ont donné lieu, ont grandement contribué à mieux faire connaître les auto-infections ; et qu'à cet égard, la conception de Bouchard n'en a pas moins rendu de grands services (1).

Je viens de le dire, la dilatation gastrique, en dehors de celles de cause mécanique, n'existe que rarement seule ; celle de l'intestin existe souvent avec elle. Une partie importante de ses symptômes généraux relève des dyspepsies ; mais, en somme, la plupart de ces symptômes, qu'il s'agisse des dilatations ou des dyspepsies asthéniques, dépendent surtout de l'infection intestinale ; et la clinique a trouvé d'incontestables avantages à les connaître.

Bouchard, cherchant à remédier à la dilatation gastrique en partie d'une manière mécanique, réduisit surtout les liquides ; et comme conséquence conseilla les aliments qui en contiennent peu. Mais il n'arriva jamais à ce que l'on a désigné depuis sous le nom de *régime sec*. Le Gendre s'élevait encore contre cette expression et cette manière d'interpréter sa pensée (2), tout dernièrement, devant la Société de thérapeutique. Dujardin-Beaumetz (3) entra dans la même voie : repas largement espacés, indication formulée par Bouchard ; également réduction des liquides et, par conséquent, viandes et poissons bouillis (1), purées épaisses, etc. Munk et Ewald (p. 526), s'ils réduisent également les liquides, sont, au contraire, partisans des repas repétés, mais petits.

(1) LE GENDRE. — *Dilatation de l'estomac et fièvre typhoïde.* Thèse de Paris, 1885.

(2) LE GENDRE. — *Société de thérapeutique*, 1909.

(3) *Leçons sur l'hygiène alimentaire*, 3e édition, p. 215.

A. Gautier (p. 600) conseille une alimentation peu fermentescible, et sous une forme qui facilite leur dissolution : « viandes bouillies (bœuf, mouton, agneau), rôties ou légèrement fumées ou salées, mais toujours râpées... Eviter les purées et les légumes en grains. »

Enfin, de Grandmaison (p 133) s'élève avec raison contre la trop grande réduction des liquides, mais sans indiquer l'alimentation qui a sa préférence.

Comme on le voit, les tendances semblent rester en faveur des aliments solides, quand il s'agit de la dilatation gastrique traitée isolément. Or, en partant des idées que j'ai exposées au commencement de cette étude, j'en suis arrivé à une alimentation tout autre. De même que pour les dyspepsies hyposthéniques, je donne le régime lacté.

Mais cliniquement et au point de vue qui nous occupe ici, il faut forcément admettre plusieurs degrés dans la dilatation. J'exclus, bien entendu, de cette étude celles qui sont dues à une affection gênant le passage pylorique, telles que cancer du pylore ou du pancréas.

En dehors de ces lésions, la dilatation peut être accompagnée de fermentation odorante ; elle peut être telle que l'estomac ne se vide jamais ; enfin elle peut seulement retarder le passage du contenu de l'estomac dans l'intestin.

Dans le premier et le second cas, je conseille le lavage de l'estomac fait d'abord une fois par jour, puis tous les deux jours Si des vomissements existent, je profite de ce lavage pour introduire par la sonde environ 250 grammes de lait, et je ne commence le régime lacté qu'après ces premiers soins.

Dans le troisième cas, je le commence dès le début de ce traitement ; et ce régime en devient la partie la plus importante.

J'exposerai ce régime après avoir donné quelques indications sur les dyspepsies hyposthéniques.

Dyspepsies hyposthéniques. — Pour ces dyspepsies, qui, je le crois, correspondent à celles que Dujardin-Beaumetz désigne sous le nom de *dyspepsies par défaut de sécrétion* (p. 218), il conseille la viande et le bouillon, comme étant les meilleurs peptogènes. La viande sera pulpée ou remplacée par de la poudre de viande et aussi par les peptones. Mais il conseille également le lait, le vin et même l'eau-de-vie, à la condition de l'additionner d'eau.

En somme, Dujardin-Beaumetz ne donne la préférence ni à l'alimentation liquide, ni à l'alimentation solide. Il cherche seulement à réveiller la sécrétion gastrique.

Il en est de même de Munk et Fwald. Comme pour la dilatation de l'estomac, ils conseillent des repas répétés et peu copieux. Quant à la composition de ces repas, elle est des plus variées. A côté du lait et du vin rouge ou blanc, trouvent place le jambon, le ris de veau, le gibier et les côtelettes de veau. Mais ils défendent les amylacés et les aliments riches en cellulose et aussi les corps gras.

A. Gautier donne nettement la préférence aux aliments solides. « Aux hypochlorydriques conviennent les viandes « crues, rôties ou légèrement fumées, le bœuf, le poulet, le « porc, l'agneau, le jambon, les poissons maigres cuits à l'eau « et arrosés d'un peu de citron, le lait, s'il est bien supporté, « mieux encore le képhir ; les œufs sous toutes les formes, les « bouillons maigres ou gras. »

Comme aliments végétaux sont permis : les farines, les purées de céréales, les pommes de terre, les légumes cuits à l'eau, etc.

Sont défendus aux hypochlorydriques : les poissons gras, les viandes faisandées, la charcuterie, les choux, les crustacés, et enfin les condiments (pp. 598 et 599).

De plus, A. Gautier insiste beaucoup sur l'utilité des antiseptiques. « Ne pas craindre d'user des antiseptiques, car, « chez eux, le suc gastrique, en raison de sa faible acidité, « n'entrave pas suffisamment les fermentations stomacales « microbiennes, qui s'opposent ensuite à la sécrétion gas- « trique. »

Je le répète, si A. Gautier permet le lait, le bouillon et les boissons de table, il insiste plus spécialement sur les aliments solides. Son but est de réveiller, en les excitant, les fonctions sécrétoires et motrices de l'estomac.

Telle est aussi l'opinion de Bardet, qui a consacré au régime de cette affection une étude des plus complètes (1). Très par-

---

(1) BARDET. — Du régime alimentaire dans l'hyposthénie gastrique simple ou accompagnée de fermentations anormales. *Bulletin général de théra- peutique* 1907, tome II, p. 88.

tisan du régime lacté pour les dyspepsies hypersthéniques, il ne le donne aux hyposthéniques que lorsque le sujet ne supporte pas les aliments solides. Le lait ne produirait dans l'hyposthénie qu'une excitation insuffisante; et, de plus, il favoriserait les fermentations anormales. Il préfère donc le régime carné représenté surtout par les viandes rôties. Toutefois, il ne les donne qu'en faible quantité.

Dans les cas où la viande ne pourra pas être digérée, il arrive aux œufs, à la condition de les donner à l'état liquide. Il prescrit aussi les pâtes alimentaires et les farineux, mais défend les légumes verts. Il passe ensuite en revue, avec beaucoup de soin, la préparation des aliments, le dessert, les boissons et même l'ordre des mets pour chaque repas. Son étude mérite d'être lue avec soin; elle comprend de nombreuses indications à retenir.

Dans l'article *Dyspepsie asthénique* de la pratique médico-chirurgicale (1) dû à la plume d'Henriquez, l'auteur admet deux formes, l'une *neurasthénique* et l'autre *arthritique;* et cette différence étiologique dicte son traitement au sujet de l'alimentation.

Pour la première forme, il s'efforce de faire de la suralimentation, « même si la dilatation gastrique est très accentuée et si elle s'accompagne de troubles dyspeptiques accusés ».

Henriquez ajoute, avec beaucoup de raison : « Il va sans dire qu'on procédera d'une façon progressive et avec des aliments de choix. » Mais continuant, il ajoute : « Le mieux consiste à conseiller, en dehors des repas ordinaires, deux petits repas supplémentaires, le matin et l'après midi, avec des aliments tels que le lait, les œufs, le jambon, la viande crue, les crèmes cuites, et même au besoin la poudre de viande. »

Dans la forme arthritique, au contraire, il conseille un régime de réduction.

Plus récemment encore (1910), mon distingué collègue, M. Labbé, a consacré un excellent chapitre à *l'hyposécrétion et l'hypochlorhydrie* (p. 370).

Je relève d'abord avec plaisir ce passage, qui figure au début de son étude : « Presque toujours l'insuffisance sécrétoire

____

(1) Tome II, p. 598.

« est associée à l'insuffisance motrice et à un degré léger de
« dilatation gastrique... » ·

« En outre, l'insuffisance chlorhydrique laissant le champ
« libre aux fermentations secondaires, anormales, l'hypoaci-
« dité chlorhydrique est souvent associée à une hyperacidité
« de fermentation. »

Ces opinions sont tout à fait conformes à celles que je viens
d'exposer et qui ont été écrites avant la publication du traité
de M. Labbé.

En s'inspirant de ces idées, il formule les conseils suivants :

« 1° Offrir à l'estomac des aliments faciles à digérer, pour
« suppléer à l'insuffisance sécrétoire ;

« 2 Offrir des aliments faciles à évacuer, pour suppléer à
« l'insuffisance motrice ;

« 3° Fournir à l'estomac des aliments peu fermentescibles ;

« 4° Choisir des aliments qui excitent au maximum la sé-
« crétion chlorhydrique de l'estomac ;

« 5° Eviter, au contraire, les aliments qui retardent la
« sécrétion gastrique ;

« 6° Se placer, après le repas, dans la position la plus favo-
« rable à la digestion et à l'évacuation de l'estomac. (Demi-
« décubitus dorsal sur chaise longue et par intermittences sur
« le plan latéral droit » (P. Cornet.)

Enfin M. Labbé nous fournit d'excellentes indications pratiques en utilisant les recherches de Penzoldt, sur le temps de
séjour des divers aliments dans l'estomac. Or, parmi ces indications, les suivantes me paraissent les plus importantes :

1° Ce sont les liquides qui séjournent le moins longtemps
dans l'estomac : 200 grammes d'eau, de café, de bière, de vin,
de bouillon et de lait bouilli, y séjournent moins de deux
heures.

2° D'une manière générale, si ces mèmes liquides sont portés à 500 grammes, ils mettent de deux à trois heures pour
quitter l'estomac.

3° Il en est de même des vins fortement alcoolisés, comme
le malaga, ainsi que du café et du lait dès qu'on les mélange,
le premier avec de la crème et le second avec du cacao.

4° Parmi les aliments solides, c'est l'œuf cru ou peu cuit
qui reste le moins dans l'estomac. Les œufs n'y séjournent pas
deux heures. Si l'œuf est pris bouilli ou en omelette, il y séjour-

nera de deux à trois heures. La cervelle de veau, ainsi que le veau bouilli, traversent l'estomac, au moins aussi facilement ; et il en est de même de la carpe, de la morue et du brochet bouillis. La viande de bœuf, même crue et hachée, ne vient qu'après.

5° Parmi les légumes, ce sont les choux-fleurs, les asperges et les pommes de terre, qui, bouillis, traversent l'estomac le plus rapidement. Ils y mettent moins de trois heures. Le pain et même les biscuits en quantité égale le traversent moins vite.

6° La plupart des viandes, même rôties et prises en quantité correspondant à nos habitudes, ne viennent qu'après. Les plus grasses, comme celles d'oie et de canard, et les plus maigres, comme celle de pigeon, sont celles dont le séjour stomacal est le plus long.

7° Enfin la plupart des légumes, dans les environs de 150 gr. à l'état frais, carottes, épinards, haricots verts, riz bouilli, ainsi que les pois et les lentilles, même en purée, séjournent dans l'estomac plus de trois heures.

Telles sont les indications fournies par les recherches intéressantes de Penzoldt et que j'emprunte à M. Labbé. Or, cela étant, il y a lieu de supposer que quand il a fixé la composition de l'alimentation, mon jeune collègue a eu en vue surtout les cas légers, puisqu'il conseille « les viandes grillées et rôties, « chaudes ou froides, maigres et soigneusement dégraissées. « Choisir de préférence le bœuf, l'agneau, le mouton, le porc « frais, le maigre de jambon, le poulet, la dinde, le riz de « veau et la cervelle ».

Ces viandes, en effet, ne sauraient convenir à des hyposthénies et à des hypochlorhydries assez avancées ; et M. Labbé, en fixant son alimentation, a dû, je le répète, viser principalement les cas les plus fréquents et non les plus rebelles.

Telles sont les principales opinions émises sur l'alimentation dans l'hyposthénie gastrique. Or, on le voit, à quelques nuances près, ce sont surtout les aliments solides qui sont le plus souvent conseillés. Mais cependant ne serait-il pas permis d'en appeler de ce jugement général, au moins en ce qui concerne les hyposthénies les plus avancées, les plus rebelles, et celles pour lesquelles notre intervention s'impose le plus ?

Ces affections se présentent à nous avec des degrés bien différents de diminution des sécrétions et de la fonction motrice. Elles se développent aussi sur des terrains également
très dissemblables. Or, ces aliments solides dont les types
paraissent être les viandes rôties et le jambon fumé, convien-
nent-ils réellement dans tous ces cas? Henriquez en écarte déjà
les arthritiques pour ne pas les exposer à une suralimentation qui ne pourrait qu'aggraver leur état. Mais il me semble
que si des dyspepsies hyposthéniques peuvent cependant permettre à ceux qui en sont atteints de digérer une quantité
d'aliments solides supérieure à leurs besoins, c'est que ces dyspepsies sont en somme peu gênantes. Il ne peut s'agir dans ces
cas que de troubles légers se manifestant par quelques éructa-
tions, un peu de lassitude après les repas et par de la fatigue
au réveil. Ce sont là des cas dans lesquels la digestion peut
bien être un peu retardée, mais dans lesquels elle se fait encore
d'une manière suffisante; et, pour ces cas, j'accorde que l'on
puisse y remédier avec des aliments solides, viandes, poissons et purée de légumes, à là condition de les choisir et de
les donner en petites quantités. Mais, trop souvent, les troubles digestifs hyposthéniques ne s'arrêtent pas là. Quand la
plupart des malades viennent nous consulter, ils prenaient déjà
ces mêmes aliments; c'est sous leur influence, que ces troubles
se sont développés et qu'ils se sont aggravés. Je ne crois donc
pas qu'en dehors des cas légers, il suffise de diminuer les quantités de ces mêmes aliments ou de multiplier les repas pour voir
ces troubles disparaître.

L'hyposthénie gastrique, et sous ce nom, je le répète, je
comprends la diminution des sécrétions et de la motricité, est
souvent trop avancée pour permetlre la digestion de ces aliments même en petite quantité. Fréquemment aussi, je l'ai
dit, elle s'étend à l'intestin; et de plus, celle de l'estomac se
complique de dilatation. Or, dans ces cas, et je les ai trouvés
nombreux, je considère l'alimentation liquide et surtout le
régime lacté comme étant encore le moins mal accepté.

Du reste, n'est-ce pas là aussi l'opinion de Bardet : « On
« n'aura le droit de conseiller le lait à un malade en état d'in-
« suffisance gastrique que dans les moments assez rares où le
« sujet est dans l'impossibilité absolue d'absorber des aliments

« solides. Dans des cas semblables, il est bien évident que le
« devoir du médecin est de nourrir le malade dans les moins
« mauvaises conditions, et il pourra être indiqué jusqu'au
« jour où il sera possible de faire accepter d'autres ali-
« ments. » (P. 89.)

Je me rallie complètement à cette opinion ; mais toutefois
avec cette différence que je n'attends pas l'impossibilité absolue de digérer les solides, même en petite quantité, pour en
venir au régime lacté. Mais de nouveau et tout à fait d'accord avec Bardet sur ce point, je l'abandonne dès que le malade peut accepter les autres aliments.

Dans les cas légers, sans grave dilatation gastrique, sans participation de l'intestin, je me contente donc, après m'être enquis
de toutes les causes qui ont pu troubler les digestions, telles
que irrégularité des heures des repas, repas inégaux en quantité en suivant aveuglément l'appétit, défaut de mastication,
défaut d'exercice après le repas, aliments trop copieux ou trop
relevés, etc., de donner des conseils sur ces divers points en
en faisant ressortir l'importance. Puis je fixe un régime ordinaire, en tenant compte. autant qu'il m'est permis, des habitudes du malade. Je précise les heures des repas, la quantité
de pain qu'il doit prendre à chacun d'eux et la quantité approximative des divers aliments. J'indique même ceux qui
conviennent le mieux pour chaque repas, en tenant compte de
la saison. En général, je diminue beaucoup le repas du soir
en le limitant à un potage, un œuf et un fruit cuit. En somme,
je fixe une ration qui reste au-dessous des besoins, tels que je
puis les estimer.

Avec cette alimentation, je donne des antiseptiques : poudre de charbon, cannelle, benzo-naphtol, calomel, etc , ainsi que
quelques agents exerçant leur action sur les fibres lisses,
comme les amers, le séné, l'ipéca, à faibles doses. Enfin j'y
ajoute souvent aussi les excitants du système nerveux rachidien, tels que la noix vomique et la fève de saint Ignace.

Assez souvent. dans les cas légers, ce régime suffit pour que
les digestions se fassent mieux, que le sommeil devienne plus
réparateur et que le malade retrouve son activité. Mais aussi
les cas d'insuccès ne sont pas rares ; et, dès lors, après m'être
assuré que l'insuccès ne dépend pas d'une infraction au régime
prescrit, j'en viens au régime lacté.

C'est là, pour moi, le régime qui donne le moins d'insuccès. Je le prescris *exclusif* et *insuffisant*, en suivant les mêmes indications que pour les cas plus compliqués et que je vais exposer.

Pour ces cas, je commence le plus souvent par un litre et demi de lait que je donne en 6 fois, par quart de litre, à 6 heures, 9 heures du matin, midi, 3 heures, 6 heures et 9 heures du soir. Je permets au malade de le couper avec une infusion végétale fraîchement faite, ou de prendre ces infusions en dehors du lait. Il faut, en effet, favoriser la diurèse, et arriver au moins à 15 centimètres cubes d'urine par kilogramme du poids réel.

En général, la durée de ce régime ne dépasse pas 5 jours, et souvent trois jours suffisent. Du reste, même si l'amélioration ne s'est pas produite dans cette première période, je suspends le régime lacté pendant quelques jours, en le remplaçant par un régime ovo-végétarien. Mais je reviens de nouveau au régime lacté exclusif pour une période de même durée, et cela deux fois et même davantage si c'est nécessaire.

Pendant les périodes qui séparent les lactées, et qui, en général, ont la même durée, je supprime le lait d'une manière complète dans l'alimentation. Je cherche ainsi à éviter le dégoût que les malades pourraient avoir pour le lait, s'il était trop longtemps prolongé. Mais, au contraire, le lait continue à faire partie de l'alimentation, quand le mieux est obtenu et que je cherche à revenir d'une manière définitive au régime ordinaire. A partir de ce moment, le lait peut être d'abord porté à 2 litres et même à $2^{lit}1/2$; mais en le divisant toujours en six prises et aux mêmes heures. Ensuite je donne un œuf à midi et à 6 heures du soir, et 50 grammes de pain à prendre avec chaque œuf, et je diminue le lait de 500 grammes. Après deux ou trois jours de ce régime de transition, les repas sont ramenés à quatre, mais le régime reste surtout ovo-lacté. Les heures de ces repas sont : 8 heures, midi, 4 heures et 8 heures du soir, les deux principaux étant ceux de midi et de 8 heures du soir. Pendant que les deux autres sont composés par du lait, en ajoutant du pain à celui du matin, ceux de midi et de 8 heures du soir comprennent d'abord un œuf et du pain. puis un fruit cuit (pruneau, pomme, poire, abricot), et enfin un légume bouilli ou sauté.

J'arrive ainsi à un régime lacto-ovo végétarien, qui peut être très varié ; et qui peut être rendu plus ou moins nourrissant, soit en augmentant les quantités, soit en s'adressant à des légumes plus riches Grâce à cette facilité de le varier, comme qualité et comme valeur nutritive, ce régime peut être continué pendant longtemps.

Le lait, dont la quantité totale a été successivement diminuée, est pris aux deux petits repas ; et le reste aux deux principaux comme soupe ou comme boisson.

Dans une autre période, le lait de boisson est remplacé par une infusion végétale, le plus souvent amère, camomille, houblon, par une eau minérale non gazeuse ou même seulement par de l'eau pure. Ce n'est que tardivement que la boisson de table ordinaire, vin, bière ou cidre, est admise dans l'alimentation.

Les légumes au début. doivent être donnés autant que possible en purée, pour faciliter leur digestion Mais s'ils sont bien tolérés, il faut tendre à les donner avec leur cellulose et leurs trachées végétales, qui, par leur présence, exciteront le plan musculaire de l'intestin. Il y aura même lieu, plus tard, de donner la préférence à ceux des légumes et des fruits qui en contiennent le plus. Ils deviendront ainsi de véritables agents thérapeutiques.

Les légumes qui satisfont le mieux à cette indication sont, parmi les légumes secs : la lentille et le pois chiche, et parmi les légumes frais : les petits pois, le haricot vert, l'épinard, la chicorée cuite, le céleri, le salsifis. Tous ces légumes doivent être servis le plus simplement possible et être toujours blanchis. Quant aux fruits, ils seront au début donnés cuits, en compote ou en marmelade, et la préférence sera donnée à l'orange, à la mandarine, à la prune, aux raisins frais ou secs, dont seuls les pépins seront rejetés, à la figue fraîche ou sèche, et à la datte.

L'hyposthénie gastrique, en effet, je reviens sur ce point, s'accompagne très souvent de paresse intestinale et de constipation Or, la cellulose et les trachées végétales excitent, par leur présence, le plan musculaire de l'intestin, et, avec le temps, celui-ci reprend ses fonctions. Si, tout en étant bien tolérés, ces légumes n'arrivent pas à corriger la constipation. je leur ajoute l'usage, au moins dans les soupes, du pain complet. Ce n'est, enfin, qu'après avoir obtenu une amélioration notable par ces régimes successifs que je reviens, et toujours d'une manière modérée, à l'usage de la viande et du poisson, en commençant par ce dernier.

Dès lors, le lait est supprimé aux deux principaux repas, et pour l'adulte il en est de même du goûter. Le malade est ainsi ramené à une alimentation ordinaire, toutefois en la dirigeant encore pendant quelque temps, aussi bien au point de vue de la quantité que de la qualité. Avec l'usage de la viande, que je modère autant que possible, je reviens aussi à la boisson de table habituelle, toutefois en réglant les quantités.

Bien entendu, quelque importance que j'attribue à l'alimentation dans le traitement de ces affections, je n'exclus pas l'usage des médicaments. Quelques-uns, on le sait, ont une action directe sur la fibre lisse, tels sont : l'ipéca, le séné, l'ergot de seigle, le quassia, le colombo ; et leur emploi peut rendre de grands services. D'autres ont une action antiseptique ; et quoique le régime lacté ait déjà agi dans ce sens, on pourra utiliser dans ce but le naphtol, le benzo-naphtol, le thymol, le menthol, la cannelle, etc. Enfin les absorbants pourront aussi trouver leur utilité dans certains cas ; et la poudre de charbon végétal m'a souvent été, dans ce but, des plus utiles.

Quant aux cas les plus avancés, ceux dans lesquels il y a une stagnation gastrique très prononcée, dans ceux qui se compliquent d'une grande hyposthénie intestinale, j'en suis arrivé, après bien d'insuccès, à prescrire le régime lacté dès le début.

En insistant encore davantage que dans les cas précédents, je le prescris exclusif et en quantité d'autant moindre que le cas me paraît devoir être plus rebelle. Si la dilatation et la stagnation sont très marquées ; si les gaz sont odorants, je commence par le lavage de l'estomac, mais le régime lacté vient aussitôt que possible.

Selon la gravité des cas, je puis ne donner que 500 grammes à 750 grammes de lait sucré ; mais quelle que soit la quantité totale, elle est toujours divisée en 6 prises espacées de 3 heures, en partant de 6 heures du matin à 9 heures du soir. Pour les cas les plus anciens, existant chez des sujets affaiblis, je leur fais garder le lit au moins jusqu'à ce que j'ai vu le lait être bien supporté. Je trouve deux avantages à aliter les malades. D'une part, le lait est mieux toléré, et, d'autre part, le lit diminue beaucoup les dépenses, de sorte qu'on peut couvrir ces dernières parfois avec un litre de lait sucré, soit 1.000 calories. Je procède ainsi, surtout pour les malades qui ont déjà suivi certains traitements sans succès.

Autant que possible, le lait doit être donné, dans cette période du début, exclusif, et en suspendant tout agent thérapeutique. Ce n'est que devant des indications bien nettes que je donne les alcalins et, de préférence, la chaux.

En procédant ainsi, il est très rare que le lait ne soit pas toléré. S'il en est autrement, je le supprime pour un temps d'une manière complète ; et, sans y insister, je donne des purées légères faites avec des légumes secs, céréales ou légumineuses, ou des légumes frais. Je reviens au lavage de l'estomac, si j'en vois l'indication ; mais je reprends le régime lacté en redoublant de précautions sur sa pureté, sur sa fraîcheur, ainsi que sur ses variétés et ses quantités ; et j'arrive ainsi à le faire tolérer.

Cette tolérance, pour de petites doses, une fois obtenue, j'en augmente les quantités graduellement, sans dépasser 1 litre à 1^{lit}50, selon la taille du sujet. Arrivé à cette quantité, comme dans les cas précédents, j'ajoute les œufs à la prise de lait de midi et à celle de 6 heures du soir, et presque toujours en même temps avec 50 grammes de pain.

En somme, ces cas ne diffèrent des précédents que par la première période du traitement. Pour ces derniers, le lait, même à la dose de un litre et même de un litre et demi, est, le plus souvent, accepté dès la première fois. Pour ces cas-ci, au contraire, même en descendant le lait à un demi-litre, il n'est pas toujours toléré. Mais à partir du moment où cette tolérance est obtenue, la direction du régime, qui constitue presque tout le traitement, reste la même que précédemment ; et je crois inutile d'y revenir. Ce régime sera successivement ovo-lacté, lacto-ovo-végétarien, puis, enfin, mixte, avec prédominance végétarienne.

Pendant une longue partie de ce traitement, ces alimentations successives resteront presque sûrement au-dessous des besoins. L'insuffisance fonctionnelle des organes digestifs nous y condamne ; et c'est là une question qui ne doit pas être perdue de vue.

4

En ce qui concerne les albuminoïdes, ils seront en quantités probablement suffisantes dès que l'on arrivera à 1^{lit}1/2 de lait, 2 œufs et 100 grammes de pain. Ce qui nous donne à peu près 75 grammes de ces substances ; et il en sera de même pour les calories. Celles-ci, avec ce même régime, s'élèvent à 1 900, quantité suffisante pour des sujets condamnés presque au repos par leur affection. Cela étant, on conçoit que, lorsqu'on arrivera aux autres aliments, il faudra procéder par substitution et non par addition. Pour chaque nouvel aliment ajouté, il faudra retrancher une quantité de lait à peu près équivalente.

Les troubles dyspeptiques un peu avancés s'accompagnent, presque toujours, de quelques troubles de la nutrition ; il est important de s'assurer que la diurèse se fait dans de bonnes conditions. Il faudra donc s'assurer que les urines arrivent entre 15 et 20 grammes par kilogramme du poids réel ; et si cette quantité n'était pas atteinte, on donnerait, pour y arriver, des infusions végétales ou quelques eaux minérales faiblement minéralisées, telles que : Evian, Capvern, Vittel, Contrexéville, etc.

Enfin, il sera important de s'assurer que les matières salines, sans dépasser la normale, sont cependant données à l'organisme en quantité suffisante. Il en sera, du reste, probablement ainsi dès que l'on donnera les légumes, même après les avoir blanchis.

Telles sont les principales règles que je suis depuis longtemps pour l'alimentation de ces affections ; et en me basant sur ma pratique, à la condition de les suivre même dans leurs détails, j'espère qu'elles donneront toujours les mêmes bons résultats que j'en ai déjà obtenus.

Dyspepsies hypersthéniques. — Je grouperai sous ce nom les différents troubles gastriques dans lesquels on trouve, comme symptômes dominants, l'exagération de l'acide chlorhydrique (hyperchlorhydrie), celle de la sécrétion pepsique (hyperpepsie) et aussi l'exagération du plan musculaire de l'estomac, ou tout au moins celle de sa sensibilité.

Du reste, ces divers symptômes se trouvent souvent réunis. Il y a exagération de la sécrétion gastrique, intolérance de l'estomac et douleur.

Le traitement diététique tire ici sa principale indication de l'étiologie. D'une manière générale, ces dyspepsies reconnaissent pour cause une exagération fonctionnelle de l'estomac se répétant depuis un certain temps. Cette exagération fonctionnelle a pu être provoquée par un usage des viandes prises en quantité un peu supérieure aux besoins, ou par des excitants, tels que : le poivre, la moutarde, le sel, ou par des viandes de haut goût en y comprenant le gibier avancé. Sous l'influence de ces excitants divers, toutes les fonctions de l'estomac se sont accrues, aussi bien les sécrétoires que les motrices, pour s'adapter au travail qu'on leur imposait, si bien qu'elles ont fini par dépasser le but. Mais, de plus, ces adaptations ne se sont pas toujours faites en restant dans les proportions physiologiques, de sorte qu'à l'exagération de ces fonctions s'est jointe leur perversion. La sécrétion gastrique s'est accrue, et, de plus, sa composition s'est en même temps altérée ; le plan musculaire a augmenté d'énergie, mais ses contractions sont devenues anormales, en même temps que sa sensibilité s'est exagérée.

Ce sont ces dyspepsies que l'on trouve le plus souvent chez les coloniaux abusant des condiments : pickles, poivre de Cayenne, etc. On les trouve aussi chez les pléthoriques, la plupart des obèses et certains goutteux ; et enfin chez tous ceux qui usent souvent des alcools sous toutes leurs formes : liqueurs fortes, aromatiques ou apéritifs.

Ces formes sont généralement douloureuses. Outre le pyrosis qui en est un des premiers symptômes, il existe souvent des douleurs sourdes ou violentes se manifestant quelques heures après les repas et surtout après celui du soir.

Deux courants d'opinions se partagent le traitement de ces affections au point de vue de l'alimentation. Les uns, se basant sur ce fait d'observation fréquente qu'une alimentation azotée et surtout carnée calme, au moins momentanément, les douleurs, conseillent une alimentation composée surtout de viandes riches en substances albuminoïdes, le gibier frais, le jambon, le pigeon, etc. Ils utilisent ainsi la sécrétion exagérée de l'estomac ; et celle-ci étant, en effet, ainsi utilisée, et pour ainsi dire neutralisée, son acidité est corrigée, d'où moins de douleur. De plus, la digestion stomacale pouvant s'effectuer, les liquides gastriques passent avec les aliments dans l'intestin, d'où suppression des vomissements.

D'autres cliniciens, au contraire, cherchent à diminuer la sécrétion gastrique en supprimant ses excitants, ou tout au moins en s'adressant aux aliments qui la provoquent le moins, Les premiers combattent les symptômes et les seconds la cause.

La première opinion est surtout représentée par Ewald, et d'après A. Gautier, aussi par Boas, Penzoldt et Einhorn. « Comme traitement diététiqué, disent Munk et Ewald (1), « il est indiqué de donner, jusqu'à disparition du mal, de la « viande maigre en plus grande quantité, du gibier, de la « volaille, des œufs à la coque, du lait écrémé, peu de pain « blanc, du riz, des pommes de terre et du beurre frais. »

La seconde opinion a été défendue, dès 1886, par Dujardin-Beaumetz, et aussi, d'après A. Gautier, par Rosenheim, Flexner, Moritz et Bachmann. «Au point de vue du régime alimentaire, « dit Dujardin-Beaumetz (2), je divise les dyspepsies en « trois groupes : les dyspepsies par exagération de sécrétion « du suc gastrique, les dyspepsies par défaut de sécrétion, et « enfin les dyspepsies avec troubles sympathiques. »

« Pour les premiers, vous devez ordonner un régime pure- « ment végétal, composé de féculents, de légumes et de fruits. « Comme boisson vous ordonnerez le lait et permettrez quel- « quefois la bière, mais jamais le vin. »

D'une manière moins accusée en faveur du régime végétal, A. Gautier se range aussi à cet avis. « Quoi qu'il en soit, « dit-il (1), il faut modérer la viande, la manger autant que « possible bouillie ou en sauce blanche, et la remplacer au « besoin par la cervelle, les œufs, les laitages qui se digèrent « bien et excitent moins l'appétit (3). »

Le lait devient enfin la base de son traitement et il déclare que 2 litres à 2^{lit} 1/2 sont suffisants.

« En résumé (4) l'hyperchloridrique doit éviter tous les « excitants de l'estomac, tous les raffinements culinaires de

---

(1) MUNK et EWALD. — *Traité de diététique*, p. 524.

(2) *Leçons sur l'hygiène alimentaire*, 3ᵉ édit , p. 218.

(3) et (4) *Alimentation et régimes*, 3ᶜ édit., pp. 594 et 596.

« haut goût, tous les excès de table, se garder des boissons
« trop chaudes ou glacées et des repas trop hâtifs. »

Dans une courte note publiée en 1901, A. Robin se montre,
également, au début du traitement, partisan du régime lacté.
Il l'ordonne d'abord exclusif et en petites quantités. Mais, de
plus, il indique comment de ce régime on doit arriver au
régime ordinaire. Après le régime lacté, il passe à la première
étape du régime de transition qui, avec quelques indications
spéciales, correspond assez bien au régime ovo-lacto-végétarien.
Ces aliments étant bien acceptés, il passe à la seconde étape
qui comprend des poissons et des viandes bien cuites et sans
sauce ; et enfin, dans la *troisième étape*, le lait est supprimé, et
le malade revient lentement à son régime ordinaire (1).

Bardet est encore plus explicite (2). Dans une série d'articles parus en 1903 et 1904, il a exposé le traitement de ces
dyspepsies de la manière la plus complète, au double point
de vue scientifique et clinique. Pour lui, le lait devient également la base du traitement. Mais, de plus, il insiste sur la
nécessité de le rendre insuffisant. Il ne dépasse guère $1^{\text{lit}}1/2$
de lait sucré, donnant approximativement 1.500 calories, et
arrive à peine à une quantité en donnant 1.800. L'idée dominante est la suppression des aliments irritants ; et c'est là, du
reste, sa conclusion.

Cornet (3), traitant des dyspepsies en général, sans en poser
le principe, en arrive également pratiquement au régime lacté
et ensuite lacto-végétarien. Enfin, ce sont aussi les mêmes idées
qui inspirent l'alimentation de l'hyperchlorhydrie ou hyperpepsie conseillée par de Grandmaison (4); c'est le lait qui la
constitue tout d'abord. Puis vient, après amélioration, une

---

(1) A. Robin. — Du régime de transition entre le régime lacté absolu et
l'alimentation normale chez les dyspeptiques hypersthéniques avec hyper-
chloridrie. *Bulletin général de thérapeutique*, 1901, p. 710.

(2) Considérations générales sur le régime lacté et sur le régime ordinaire
chez les dyspeptiques par excitation ou hypersthéniques. — Importance de
la notion de quantité dans le régime, par Bardet. *Bulletin général de thérapeutique*, 1903, t. I, pp. 724, 756 et 837 et t II, p. 49.

(3) Cornet. — *Régime alimentaire des maladies*. Paris, 1909, pp. 381 et
suivantes.

(4) De Grandmaison. — *Les régimes* 1909, pp. 130 et suiv.

période lacto-ovo-végétarienne, et ce n'est qu'après la guérison. qu'il permet les viandes.

C'est également au lait que M. Labbé donne la préférence. « Dans les périodes de crises douloureuses, le régime lacté « s'impose » ; et comme période de transition, il rappelle que, d'après Bachmann, comme excitant de la sécrétion gastrique les aliments se placent dans l'ordre suivant, en commençant par ceux qui le sont le moins : lait, pain, pommes de terre, farines, œufs et viandes rôties. C'est en s'inspirant de ces idées qu'il conseille l'alimentation en général et qu'il fixe ses menus.

Telles sont les principales opinions qui se sont fait jour jusqu'à présent. Or, comme on le voit, les cliniciens français, au moins en grande majorité, se sont nettement prononcés pour le régime peu excitant ; et tous, comme aliment le moins excitant, ont donné la préférence au lait. Je me rallie entièrement à cette manière de voir au double point de vue du principe et de la pratique.

Etant donné que l'hypersthénie gastrique est le résultat ou bien d'excitants, tels les condiments ou l'alcool, ou d'un surcroît de fonction, comme l'exagération du régime carné, il me paraît peu logique de continuer ce régime, même si momentanément il calme les douleurs. J'estime qu'il vaut mieux, tout en diminuant les douleurs par les calmants, chercher à diminuer les sécrétions et l'excitabilité de l'estomac en ne mettant à sa disposition que des aliments ayant le moins d'action sur son plan glandulaire et sur son plan musculaire. Or, cet aliment, d'un avis unanime, est le lait.

De plus, comme la plupart des auteurs, et c'est Bardet qui a le plus insisté sur ce point, je le conseille, au moins au début, en petite quantité. Comme base, cette quantité doit être d'autant moindre que l'affection est plus ancienne et plus grave. Il m'est arrivé de m'en tenir à 1/2 litre par jour. Comme dans les hyposthénies, je commence toujours par le donner, je l'ai dit, en 6 prises, séparées par 3 heures, à partir de 6 heures du matin. J'arrive ensuite à 1 litre et 1^{lit} 1/2 ; mais ce n'est que rarement que je dépasse cette quantité. Dans les cas légers et peu anciens, quelques jours de ce régime, souvent moins d'une semaine, suffisent pour obtenir une amélioration que les malades prennent volontiers pour la guérison. Mais, évidemment, si les douleurs et les vomissements ne se reproduisent plus, c'est grâce à ce régime ; et ils reviendraient si l'on reprenait aussitôt le régime ordinaire.

A. Robin a insisté, avec raison, sur la nécessité des régimes de transition ; et ma pratique, sauf quelques détails, se confond avec la sienne. Après le lait exclusif, je donne les œufs aux prises de lait de midi et de 6 heures ; puis j'ajoute, à chacun de ces deux repas, 50 grammes de pain. Les purées de légumes blanchis viennent ensuite ; et presque aussitôt les diverses pâtes, mais en ayant soin de choisir les plus finement divisées. Le poulet rôti, les poissons maigres et blancs bouillis sont les premiers acceptés dans le régime. Les viandes de boucherie viennent ensuite en ayant soin de les donner rôties. Ce n'est qu'après s'être assuré qu'elles sont bien supportées que l'on tentera les ragoûts pour les viandes et les sauces pour les légumes. Quant aux boissons, pendant la première partie du traitement, elles seront représentées par le lait ; et il en sera ainsi même après l'adjonction des purées de légumes aux œufs et au pain. Avec ces aliments, le malade recevra encore environ 1 litre de lait, dont une partie sera prise comme boisson aux deux principaux repas. Mais avec les viandes, le lait devant être fortement diminué, il faut le remplacer aux repas par une infusion végétale servie tiède. Je donne souvent la préférence au thé léger, mais certaines personnes préfèrent la camomille ou une autre infusion aromatique : menthe, mélisse, etc. Assez fréquemment, du reste, l'état du malade indique une eau minérale, et le plus souvent les diurétiques ou les alcalines. Mais ce ne sont là que des boissons de transition ; et si les viandes sont bien supportées, il faut essayer d'en venir à la boisson habituelle du malade, au vin, au cidre ou à la bière, à la condition de les donner, surtout le vin, fortement coupé, et de donner la préférence au vin blanc sec.

Pendant tous ces régimes successifs, la thérapeutique, c'est bien entendu, ne perd pas ses droits ; et le médecin devra la mettre en œuvre concurremment avec le régime. Les calmants, et tout particulièrement la belladone, la jusquiame, trouveront souvent leur emploi. Outre leur action sur la sensibilité, elles en exercent une autre des plus importantes dans ces cas sur la fibre lisse. L'opium agit d'une manière plus active sur l'élément douleur, mais il a l'inconvénient de constiper. Pour pouvoir utiliser son action sur les nerfs sensitifs sans ce dernier inconvénient, je le réunis aux préparations de belladone dans la proportion d'un tiers d'opium et de deux tiers de cette dernière.

Contre l'exagération de l'acidité gastrique, les divers alcalins donnent de bons résultats : le bicarbonate de soude, la magnésie calcinée, l'eau de chaux et le carbonate de chaux sont souvent employés avec succès. Il est d'usage d'en réunir plusieurs dans la même formule.

De même que pour les dyspepsies hyposthéniques, il ne faudra pas perdre de vue les besoins de l'organisme. Mais évidemment, comme pour ces derniers, au début, on sera condamné à ne pas les couvrir. C'est là, du reste, pour la plupart de ces malades, un faible inconvénient. Souvent, en effet, ces affections apparaissent chez des pléthoriques, des obèses, qui ont des réserves en excès ; et pour lesquels une restriction alimentaire de quelque durée ne peut qu'être avantageuse. On sera donc moins pressé d'arriver à la ration d'entretien chez eux que chez les hyposthéniques. Cette restriction pourra porter, en même temps, sur les azotés et sur les ternaires. Mais il faudra veiller, plus encore que chez les hyposthéniques, à ce que la diurèse soit assurée. Il faut s'approcher de 20 grammes d'urine par kilogramme. Du reste, les eaux de faible minéralisation sont ici presque toujours indiquées par l'état général du malade ; et on pourra les donner non seulement pendant les repas, mais aussi dans la matinée, avant et après le petit déjeuner.

Quant aux matières salines, il faudra rester dans les limites des besoins et surtout restreindre sensiblement le chlorure de sodium, qui d'abord peut jouer un certain rôle dans la production de l'acide chlorhydrique, mais qui, de plus, sûrement, est un excitant de la muqueuse digestive. Sa quantité, dans les urines des 24 heures, ne doit pas dépasser 10 grammes.

Enfin, le malade étant revenu à l'état normal, il y aura lieu de fixer son régime d'après ses besoins en tenant compte des conditions de sa profession ; et cela d'autant plus que les rechutes, les mêmes causes se reproduisant, sont fréquentes.

Dyspepsie hystérique. — A côté de ces deux grands groupes de dyspepsies, je dois en placer un autre, qui, heureusement, est moins largement représenté dans la pratique ; mais qui ne mérite pas moins l'attention, à cause des grandes difficultés qu'il présente au point de vue de l'alimentation.

Certaines des dyspepsies, comprises dans les deux groupes précédents, peuvent voir s'accentuer les phénomènes de la sensibilité, soit au point de vue de la douleur, soit au point de vue des réflexes, et mériter le nom de *dyspepsies nerveuses*. Elles sont plus douloureuses qu'à l'ordinaire, et la muqueuse de l'estomac ou de l'intestin est si sensible, qu'à la moindre influence, elle devient le point de départ de contractions suivies soit de vomissements, soit de selles diarrhéiques impérieuses. Mais, par les autres caractères, ces dyspepsies restent le plus souvent nettement dépendantes d'un des deux groupes précédents. Il en est autrement de la *dyspepsie hystérique*. Celle-ci, tout en empruntant d'une manière prédominante tantôt les caractères de l'un de ces groupes et tantôt de l'autre, conserve une physionomie propre. Elle se développe, on peut dire toujours, sur un terrain hystérique. Les sujets qui en sont atteints présentent en même temps d'autres manifestations de cette névrose ou en ont présenté. C'est là, du reste, la principale indication pour son diagnostic. Les caprices de l'estomac et de l'intestin constituent sa note dominante. Ses localisations sur l'estomac sont plus fréquentes que celles sur l'intestin, quoique ces dernières accompagnent assez souvent les premières ; mais parfois avec des caractères différents et même opposés. Bien entendu, par leur nature même, ces dyspepsies sont plus fréquentes chez la femme que chez l'homme. Quelquefois, on les voit simuler les vomissements des premiers mois de la grossesse ; et s'il s'y joint quelques troubles menstruels, le diagnostic devient difficile. Mais, dans la forme la plus commune, les vomissements, qui constituent leur signe le plus constant, se produisent irrégulièrement. Chez quelques malades, c'est une fois par jour, tantôt après un repas et tantôt après un autre. Dans de nombreux cas, le premier déjeuner est bien supporté ; et cependant l'aliment qui le compose est rejeté au repas suivant. Plusieurs jours peuvent se passer sans vomissements, puis ils reviennent presque à tous les repas. Ces vomissements ont lieu le plus souvent très près du repas, et les aliments sont rendus tels qu'ils ont été pris. Les impressions morales semblent exercer une influence dominante sur leur retour, leur fréquence, et aussi sur leur disparition. Enfin, et c'est là le point qui nous intéresse ici plus particulièrement, on ne peut tirer aucune indication de la nature des aliments qui les provoquent ou les évitent. Tel aliment bien supporté à un repas ne l'est pas au suivant ; et il no le sera pas le lendemain au repas correspondant. Il en est ainsi également aussi bien pour les liquides que pour les solides. Le lait, qui réussit bien le matin, est rejeté aussitôt aux autres repas. Au contraire, certains aliments, en général de digestion laborieuse, sont gardés et digérés.

Avec cette intolérance de l'estomac, l'intestin peut conserver la régularité de ses fonctions, et cela pendant des mois Il peut aussi participer à la même excitabilité capricieuse ; et les aliments qui lui arrivent être rejetés presque sans être digérés. Le pronostic, dans ces cas, en est fortement aggravé. Mais, souvent aussi, avec l'intolérance de l'estomac existe de la constipation due à une contracture de l'intestin révélée par le petit calibre des matières fécales.

Les douleurs sont constantes, mais elles varient d'intensité et de caractère. Plus ou moins fortes en dehors des repas, elles sont en général augmentées par la prise des aliments. Leurs sièges les plus fréquents sont au creux épigastrique, à la région dorsale, entre les deux omoplates. Il peut y avoir aussi des coliques, et parfois très douloureuses.

Enfin, fait qui les caractérise aussi, malgré ces vomissements se répétant presque tous les jours pendant des mois et même des années, les malades ne dépérissent que bien lentement. Il est parfois difficile de comprendre qu'ils puissent se soutenir en prenant si peu.

On ne saurait, dans ces affections, régler d'avance l'alimentation. Le régime lacté, qui réussit si bien dans la plupart des cas précédents, peut, au contraire, dans ceux-ci, être moins bien toléré que tout autre régime, en provoquant des douleurs encore plus vives. On est condamné à procéder par tâtonnements. Toutefois, il m'a semblé que les purées épaisses et certains laitages étaient encore les aliments le moins souvent rejetés. Il faut donc y revenir de temps en temps dans le cours du traitement. A côté, se placent les viandes fumées, la langue et le jambon, à la condition de les servir en tranches minces et avec la gelée qui, souvent, les accompagne. On essayera de donner les aliments tantôt froids et tantôt chauds ; on pourra aussi changer les heures de repas, quand les vomissements se produisent plus spécialement au même. Enfin, il faudra s'inspirer aussi des préférences et même jusqu'à une certaine limite des caprices de la malade.

Comme hygiène générale, il m'a paru utile de faire vivre la malade dans un milieu calme, en lui évitant le plus possible les émotions et les impressions pénibles. Le repos au lit, prolongé pendant plusieurs jours, et, ensuite, gardé pendant 18 heures sur 24 donne de bons résultats. Il en est de même des travaux manuels qui peuvent captiver l'attention. Enfin, si l'état de fortune le permet, les voyages pourront donner de bons résultats ; mais à la condition de les faire sous la direction d'une personne calme et qui sache éviter les grands centres, les stations balnéaires et les plages mondaines, de manière à laisser reposer l'impressionnabilité de la malade.

Ces dyspepsies, si déroutantes au point de vue du traitement et surtout de l'alimentation, heureusement, le plus souvent, se terminent par la guérison, et cela sans que nous puissions nous en attribuer beaucoup le mérite. Cependant, déjà, pendant leur cours, nous aurons pu être utiles à la malade en calmant ses douleurs, en la dirigeant dans son hygiène générale et même dans son alimentation, enfin en la soutenant de nos conseils, et, par nos soins assidus, en lui faisant partager notre confiance dans sa guérison. Mais, de plus, notre rôle reprendra son importance dès les premières améliorations. Il faudra, en effet, en ce moment, tout en tenant compte de l'alimentation dans laquelle la malade a trouvé sa guérison, la diriger dans le sens de l'hygiène alimentaire générale. C'est là une direction assez difficile ; et qui, comme pendant le cours de l'affection, demandera des tâtonnements et des ménagements. Mais, dès qu'on le pourra, il faudra régler les azotés et les calories de telle manière que la malade puisse trouver dans sa ration d'abord les aliments nécessaires à son entretien et, ensuite, en ajouter une certaine quantité, lui permettant de revenir à son poids normal, poids au-dessous duquel elle est souvent tombée.

Ce ne sera pas toujours un rôle facile ; mais ce sera sûrement un des plus utiles.

Constipation. — J'en ai déjà dit quelques mots en traitant des dyspepsies hyposthéniques qu'elle accompagne souvent et dont elle n'est alors qu'une de leurs manifestations. Mais, en outre, comme d'abord elle se montre souvent isolée, précédant les autres symptômes dyspeptiques, qu'ensuite elle peut dans la symptomatologie des dyspepsies prendre la place la plus importante, et qu'enfin sa fréquence s'est considérablement accrue depuis quelques années, je crois devoir y revenir pour lui consacrer une courte étude spéciale.

Restée pendant longtemps l'apanage presque exclusif de la femme d'un certain monde, la constipation est devenue de plus en plus fréquente, d'abord chez la femme et ensuite chez l'homme. Or, au moins dans la plupart des cas, d'une manière plus ou moins directe, ses causes tiennent à un vice de l'alimentation ; et, par conséquent, son traitement doit résider surtout dans la réglementation de cette dernière. Son étude trouve donc tout naturellement sa place dans ce travail.

Il semble tout d'abord que tout le monde doit s'entendre, quand on parle de constipation ; et cependant, nous allons le voir, ce mot a besoin de quelques explications. Etre constipé, semble-t-il, c'est, simplement n'avoir de selles qu'à des intervalles assez éloignés les uns des autres, dépassant en général vingt-quatre heures. Mais on peut aussi l'être autrement. Et d'abord pour certains auteurs, la constipation peut ne consister que dans la dureté des matières fécales, celles-ci étant cependant rendues sans grands intervalles et d'une manière régulière. Enfin, j'ai déjà indiqué les cas dans lesquels les selles se produisent au moins une fois dans les vingt-quatre heures, et qui cependant doivent être considérés comme des cas de constipation ; c'est lorsque le bol alimentaire met, pour parcourir le tube digestif, plus de trente-six heures. (Soc. de Biol., 1903.)

Pour que les fonctions mécaniques de l'intestin soient considérées comme s'accomplissant dans de bonnes conditions, il faudra donc que les selles se produisent en moyenne toutes les vingt-quatre heures, et que le bol alimentaire parcoure le tube digestif dans une moyenne de trente-six heures. Une durée de ce parcours de quarante-huit à soixante heures devra être considérée comme de la constipation. Quant à la consistance, je considère que les fonctions digestives s'accomplissent encore dans de bonnes conditions, quand les matières fécales sont fermes et qu'elles exigent un certain effort pour leur expulsion. Souvent, en effet, avec cette consistance, elles sont sans odeur; et j'ajoute une grande importance à cette condition. Les selles moulées mais molles, au contraire, sont presque toujours fétides.

La constipation peut se manifester au moins sous trois influences. La plus fréquente est la paresse intestinale, due à la faiblesse du plan musculaire. Mais celle-ci peut être *native* ou *acquise*. On la trouve *native* chez des hérédo-pathologiques, et surtout chez certains hérédo-arthritiques. Ces sujets naissent avec un plan musculaire intestinal faible, si bien que l'on trouve la constipation même à leur période de nourrisson. Ces cas d'influence héréditaire ne sont pas rares. Dans d'autres cas, la paresse intestinale est *acquise*. Elle résulte d'un défaut de fonction; et elle peut être causée soit par l'habitude de résister au besoin d'aller à la selle, comme pour les lycéens et surtout les jeunes filles, soit par l'usage presque exclusif d'aliments laissant peu de résidus, tels que les purées, les viandes, le chocolat. La constipation produite par le régime lacté est bien connue.

Dans tous ces cas, il s'agit d'une véritable altération de la fibre musculaire lisse. Mais, de plus, dans d'autres cas, le défaut de contractilité de cette fibre me paraît devoir être encore simplement fonctionnel, et être sous la dépendance d'un agent produit dans l'intestin et la paralysant comme le ferait la belladone. C'est ce qui a souvent lieu dans l'embarras gastrique, dans de nombreuses affections fébriles et aussi sous l'influence de l'exagération de l'alimentation carnée.

Dans tous ces cas, la constipation native ou acquise, est due à l'atonie du plan musculaire. Or, indiquer ses causes, c'est indiquer son traitement. Il faut veiller préventivement à ce que les jeunes sujets satisfassent quotidiennement aux besoins de leur intestin; et pour cela, il faut leur fixer une heure. Il ne serait pas mauvais qu'au moins pour les jeunes enfants, les chefs d'institution y veillassent. De plus, et je me suis souvent expliqué à ce sujet, il est indispensable qu'à l'état normal, dans l'alimentation il entre une certaine quantité de substances indigestibles (1). Ces dernières sont surtout repré-

(1) Nécessité de matières indigestibles dans l'alimentation (Société de médecine de Toulouse du 11 février 1909).

sentées par la cellulose et les trachées végétales qui se trouvent dans les grains, les légumes verts et certains fruits.

C'est aussi par l'ingestion de ces mêmes substances, données d'une manière graduée, que l'on arrivera en grande partie à corriger cette constipation quand elle sera établie. J'ai déjà conseillé tout particulièrement, dans ce but, parmi les légumes, les lentilles en salade, l'épinard, la chicorée, le céleri, le salsifis et surtout le pain complet.

Assez fréquemment, je crois devoir le signaler, le retour à ces aliments, pour les sujets qui ne les prennent pas depuis longtemps, produit du malaise et même quelques troubles digestifs. Ce sont là des inconvénients dont il faut prévenir les malades ; mais qui ne doivent pas nous faire renoncer à ces aliments. A la condition de les continuer, en effet, ces troubles et ces malaises disparaîtront bientôt, et l'on aura tout le bénéfice de cette alimentation. Quant aux quantités à donner, on trouvera ces indications dans le troisième volume.

L'action de ce régime sera aidée par les agents thérapeutiques, agissant sur la fibre lisse et augmentant sa contractilité. Parmi ces agents, je signale tout spécialement le séné et l'ipéca.

Je donne le premier en infusion à la dose moyenne de 2 gr. à 3 grammes tous les soirs, lorsque la journée s'est passée sans selle naturelle ou provoquée. Cette infusion est prise avant de se coucher, et la dose doit être modifiée de manière à obtenir une seule selle le lendemain matin. Au séné, j'ajoute des plantes aromatiques, au goût du malade, menthe, mélisse, verveine, anis, etc. A la condition de le continuer régulièrement pendant assez longtemps, en le combinant avec le régime précédent, le séné donne les meilleurs résultats.

L'ipéca convient aussi dans les constipations dues à l'atonie intestinale. Je le prescris en cachets dans l'intervalle des repas, à très faible dose, deux à quatre fois par jour. Il ne faut guère dépasser 0^{gr}03 à 0^{gr}05 par prise, en le réunissant aux excitants de la moelle épinière, la noix vomique ou la fève de saint Ignace.

Enfin, vu les relations du plan glandulaire avec le musculaire, et l'action réciproque d'un de ces deux plans sur l'autre, je prescris volontiers par périodes quelques eaux minérales purgatives, mais à doses à peine laxatives, destinées seulement à exagérer les sécrétions intestinales.

Mais l'atonie intestinale, je l'ai dit, n'est pas la seule cause de la constipation ; elle peut aussi être due au spasme de l'intestin, ou au moins d'une de ses parties. Ce spasme peut être dû à l'irritation d'une partie de l'intestin ou à des corps étrangers, tels sont le sable intestinal, les vers intestinaux, ou encore des matières fécales anciennes et durcies.

Ce spasme peut aussi être essentiel, c'est-à-dire qu'il peut être sous la dépendance de toxines intestinales provoquant la contraction de la fibre lisse. Car, de même que dans les infections intestinales et dans les auto-infections provenant des tissus, il peut se former des produits paralysant la fibre lisse, il peut également s'en former qui l'excitent jusqu'à la contracturer.

Dans ces cas, ainsi que dans ceux qui relèvent d'une irritation locale ou de corps étrangers, le choix des aliments ne saurait suffire La part la plus importante du traitement revient à la thérapeutique. Il faudra donc s'adresser d'abord à la cause du spasme et établir un traitement en conséquence. Toutefois on devra aussi en même temps combattre le spasme par la belladone, la jusquiame, etc.

Le spasme, même celui que j'ai appelé essentiel, peut être tel que les purgatifs les plus sûrs restent impuissants. Aussi, quand il n'y a pas urgence, j'aime mieux retarder leur administration de vingt-quatre heures et employer ce temps à donner les solanées. Je prescris la belladone à la dose de $0^{gr}05$ à $0^{gr}10$ en pilules, ou la jusquiame à une dose double, à prendre toutes les trois heures et je restreins l'alimentation. Ce n'est que le lendemain que j'en viens au purgatif ; et il n'est pas rare de voir, sous l'influence des solanées, les selles s'établir, presque comme une débâcle, avant l'administration des purgatifs.

Dans ces cas, pendant les quelques jours qui suivent, il faut tenir compte de la tendance qu'a chez ces malades le plan musculaire à se contracturer et ne donner que des aliments qui ménagent son irritabilité. Ce sont surtout des aliments presque liquides, des purées peu épaisses, des hachis de poisson ou de viande et toujours préparés sans condiment. De plus, tout en diminuant les doses, on devra continuer l'usage des solanées.

Enfin si la cause est intestinale, il faudra la faire disparaître par un traitement approprié s'adressant au tube digestif ;

et si le spasme paraît dépendre d'une auto-intoxication due à la nutrition vicieuse, on devra la combattre par les boissons abondantes et diurétiques : infusions végétales ou eaux minérales.

Ce n'est qu'après avoir satisfait à ces indications et avoir constaté la disparition de l'irritabilité de l'intestin, qu'il faudra revenir au régime mixte, en s'inspirant, en même temps, des règles diététiques et des habitudes du malade.

Enfin, quoique plus rarement. la constipation peut être due à la modification des liquides digestifs, suc gastrique, bile, liquide intestinal et pancréatique. Il semble que ces liquides, ou au moins quelques-uns, excitent le mouvement péristaltique de l'intestin ; par conséquent, on conçoit que soit leur diminution soit leur altération, puisse nuire à la marche normale du bol alimentaire.

On devra y penser, quand l'examen du cas nous aura fait écarter les causes précédentes. Dans ces cas, il y aura le plus souvent avantage à s'adresser de préférence aux aliments végétaux riches en matières salines et pouvant ainsi exciter le péristaltisme. Ce sont les légumes frais laxatifs, épinards, chicorée, blette, non blanchis, et les lentilles qui remplissent le mieux ces conditions.

Mais, de plus, il faudra compter sur les moyens thérapeutiques et parmi eux les purgatifs salins à petites doses. Je donne souvent le sulfate de soude et le sulfate de magnésie en parties égales à la dose de 5 à 10 grammes de ce mélange, d'abord tous les deux jours, puis à intervalles de plus en plus grands. C'est aussi dans ces cas que trouvent leur indication certaines eaux minérales faiblement purgatives, telles que celles de Montmirail, Chatel-Guyon, Miers, etc. Si le sujet présentait du lymphatisme, les eaux chlorurées sodiques, en agissant sur l'état général, pourraient améliorer les différentes sécrétions.

En terminant, je crois devoir insister sur ce point, que le traitement de la constipation ne doit pas être considéré comme relevant surtout des purgatifs et des laxatifs. Ces agents thérapeutiques ne peuvent que remédier à des accidents immédiats. Pour la plupart, ils ne sont pas curatifs. Tout en reconnaissant leur utilité et même leur nécessité dans certains cas, je tiens à bien établir qu'il est bien rare que le traitement de la constipation puisse se passer des prescriptions alimentaires ; et qu'il est même assez rare que ces prescriptions au point de vue de la guérison définitive ne constituent pas la partie la plus importante du traitement, soit pour la faire cesser, soit pour en prévenir le retour.

Ulcère rond de l'estomac. — *Douleur* localisée au creux de l'épigastre et au niveau des dorsales moyennes, *vomissements* alimentaires et enfin *hématémèses* plus ou moins abondantes, tels sont les trois symptômes qui nous permettront de reconnaître l'ulcère rond de l'estomac. Mais, déjà, la persistance des deux premiers doit nous y faire penser. Cette présomption sera, de plus, accrue par l'existence de l'hyperchlorhydrie et par des vomissements glaireux. L'ulcère rond, en offet, existerait souvent dans la gastro-succhorrée de Reichmann.

L'ulcération, avec ces caractères bien connus, siège le plus souvent sur la face postérieure ; et ce sont les cas les plus heureux. On peut la trouver aussi sur la petite courbure et sur la face antérieure ; et c'est cette dernière qui expose le plus aux grandes hémorragies. Enfin. elle peut siéger dans les environs du pylore ; et, outre qu'elle est alors très douloureuse, elle expose à tous les accidents du rétrécissement du pylore, après la guérison.

Sans que ses causes puissent être bien précisées, on a attribué un certain rôle, d'abord à l'abus des épices, y compris le sel, à celui des liqueurs fortes et à l'usage d'aliments grossiers, toutes causes qui auraient pour résultat de produire une légère lésion de la muqueuse ; et celle ci. une fois produite, passerait à l'état d'ulcère rond. sous l'influence de l'autodigestion, due à l'exagération de l'acidité du suc gastrique. Les causes conduisant à l'hyperchlorhydrie entreraient ainsi dans l'étiologie de l'ulcère rond. Il est au moins certain que ce dernier coïncide souvent avec l'hyperchlorhydrie ; et comme celle-ci précède l'ulcère, il est logique de lui attribuer une part dans son développement.

Mais, tout en reconnaissant que l'abus des épices, de l'alcool ou du sel peut intervenir dans l'étiologie de l'ulcère rond, il faut bien admettre une autre cause, pour expliquer la lésion initiale, puisqu'il se présente le plus souvent chez la femme qui, en général, use moins de ces excitants que l'homme. Il en est de même pour l'hyperchlorhydrie, et, par conséquent, de son influence sur la lésion initiale pour la faire passer à l'état d'ulcère. La plus grande fréquence chez la femme, et surtout chez les neuro-arthritiques, me fait accorder une grande importance à des troubles trophiques. Au point de vue étiologique, il pourrait donc y avoir deux catégories d'ul-cères ronds : Ceux qui, pour ainsi dire accidentels, se produisent sous l'influence d'une alimentation vicieuse, capable en même tenps d'irriter la muqueuse gastrique et d'exagérer sa sécrétion en l'altérant ; et ceux qui sont dus surtout à des troubles trophiques, et pour lesquels les autres causes, si elles existent, ne jouent qu'un rôle secondaire. Ainsi, du reste, pourraient s'expliquer les différences d'évolution et de pronostic que peut présenter cette affection. Ce sont les premiers cas qui guériraient bien et d'une manière définitive ; et les autres qui, au contraire, demanderaient plus de temps, plus de soin pour se cicatriser et qui récidiveraient plus facilement.

L'alimentation qui convient le mieux dans cette affection a été fixée par Cruveilher lui-même, dès qu'il lui eut attribué une existence distincte de celle du cancer. L'ulcère rond relève du régime lacté. Tous les auteurs s'entendent sur ce point ; ils peuvent bien placer d'autres aliments à côté du lait, mais c'est ce dernier qui conserve toujours la prépondérance.

Toutefois, plusieurs cas peuvent se présenter. Il peut s'agir seulement d'un ulcère qui vient de s'affirmer par quelques légères traces de sang, après plusieurs mois de persistance des douleurs et des vomissements ; je prends ici le cas confirmé le plus simple. Dès cette constatation, le malade doit être condamné au lit et au repos horizontal. En même temps, il sera soumis à un traitement à l'ergot de seigle, soit par la voie gastrique, soit par la voie hypodermique. Par cette dernière, c'est l'ergotinine qui aura la préférence ; et elle trouvera son utilité surtout quand il y aura des vomissements assez répétés pour faire craindre que les préparations données par la voie gastrique soient rejetées. Dans les autres cas, je me suis toujours bien trouvé de l'ergotine de Bonjean, donnée en potion à la dose de 2 à 4 grammes, selon la gravité du cas. Je la fais prendre en 3 fois à une demi-heure ou une heure d'intervalle, et je me contente de quelques morceaux de glace pendant les premières 24 heures. Cette première potion prise, une autre doit être conservée auprès du malade pour la donner à la première indication. Elle sera, donnée au moins à 2 heures de distance de la première, et par cuillerée à soupe toutes les deux heures si l'hémorragie continue ou si elle reparaît peu après la première. Aux morceaux de glace, je joins, soit de l'eau de Vichy refroidie, soit, si les vomissements ont été très acides, une solution de bicarbonate de soude de 2 à 5 grammes pour 100 grammes, fortement édulcorée avec du sirop de gomme et donnée également refroidie.

A moins de grosses hémorragies, ces moyens suffisent ; et s'ils échouaient, on aurait recours aux divers hémostatiques, notamment à l'adrénaline et aussi dans les cas graves aux injections de sérums artificiels en s'adressant à des solutions dépassant 8 °/₀₀ (1).

Jusque là, la position horizontale dans le lit sera de rigueur ; et l'alimentation sera réduite à de la glace et aux boissons alcalines, et encore en petite quantité.

Si cette situation se prolongeait, la voie gastrique ne pouvant être utilisée pour l'alimentation, il faudrait recourir à la voie rectale en suivant les indications qui seront données, quand je traiterai de ce mode d'alimentation.

L'hémorragie étant arrêtée ou, du moins, fortement diminuée, on commencera le régime lacté exclusif et froid, donné de deux heures en deux heures, et en ne dépassant pas 25 grammes par chaque prise au début. D'une manière générale, on peut estimer que ce régime durera 24 heures ; et, s'il réussit, on arrivera à 50 grammes par prise toutes les 3 heures le jour suivant. Enfin, le 3ᵉ ou le 4ᵉ jour, on arrivera au régime lacté, tel que je l'ai formulé déjà plusieurs fois en espaçant les prises de 3 heures. Les quantités de lait, données dans les 24 heures, passeront ainsi successivement à 500 gr., à 750 grammes, à 1.000 grammes et à 1.500 grammes, quantité à laquelle on restera pendant un certain temps.

Pour y arriver, du reste, on aura mis de 10 à 15 jours au moins. Jusque-là, en dehors de toute autre considération, on aura eu pour but unique d'éviter le retour de l'hémorragie ;

---

(1) Aperçu général sur les sérums artificiels et sur leurs principales applications : hémorrhagies, deshydratation et lavage du sang (Académie des sciences de Toulouse, 31 déc. 1896. — Société de biologie, 23 fév. 1897. — Société de médecine de Toulouse, 2 avril 1897).

car, éviter l'hémorragie, c'est favoriser presque sûrement
la cicatrisation de l'ulcération. Après ce délai, si l'hémorragie
ne s'est pas reproduite, on peut s'occuper de fixer la ration
du malade d'après ses besoins.

Le séjour au lit, nous le savons, fait descendre nos besoins
dans les environs, selon les saisons, de 20 à 25 calories par
kilogramme de notre poids réel, et, aussi, à environ 1 gr.
de substances albuminoïdes. Or, il est important de ne pas
dépasser, de beaucoup la ration d'entretien, l'exagération de la
masse sanguine ne pouvant, en effet, que favoriser le retour
des hémorragies.

La ration totale, basée sur les besoins d'entretien, sera
d'abord donnée sous forme de lait sucré. Elle sera donc,
environ, de 1^{lit}1/2 pour un sujet de 60 kilogrammes du poids
normal. Mais, de plus, soit de l'eau alcaline, soit une infusion
végétale sera ajoutée au lait ou dans l'intervalle de ses prises,
ou enfin pendant la nuit, pour obtenir au moins 15 grammes d'urine par kilogramme du sujet. A cette même époque,
on pourra se montrer moins rigoureux pour la position
horizontale, et permettre au malade de s'asseoir dans le
lit. C'est aussi à partir de ce moment que l'on pourra arriver
à d'autres aliments, en commençant par les purées de légumes
frais, pommes de terre, carottes, épinards, etc., ensuite aux
purées beaucoup plus nourrissantes des légumes secs, lentilles
et pois, et enfin aux pâtes alimentaires, en donnant la préférence aux plus fines.

L'avantage des purées est de pouvoir être prises sans
pain. Mais, en même temps, on pourra donner les œufs en
omelette ou brouillés, ou sous forme de crème et de flan. Le
pain ne sera d'abord toléré que trempé dans le lait. Le bouillon et les potages, qui contiennent toujours une certaine
quantité de matières salines et notamment de chlorure de
sodium, ne viendront qu'après. Il en sera de même des viandes.
Celles-ci, et au début, de préférence, celles de basse-cour, seront
données en hachis et non épicées.

J'estime que pour un ulcère rond confirmé par les hémorragies et de moyenne gravité, il faut au moins de 15 à 20 jours
de repos au lit et un régime dans lequel le lait domine au
moins pendant un mois. Du reste, à la condition de présenter
les légumes en purée et les viandes hachées, on pourra donner.

au malade une alimentation assez substantielle et suffisamment variée. Ce régime pourra donc être continué sans inconvénient pendant assez longtemps, même quand le malade pourra sortir, et même quand il aura repris ses occupations. Il ne saurait être trop prudent sur ce point, car la moindre hémorragie l'obligerait à recommencer ce long et pénible traitement.

Mais, à la condition de suivre ces indications, surtout si l'alimentation est aussi bien dosée au point de vue des quantités que de la forme et de la qualité, on verra disparaître, non seulement les troubles digestifs qui coïncidaient avec l'hémorragie, mais aussi ceux qui l'ont précédée depuis assez longtemps, tels que l'hyperchlorydrie et l'exagération des sécrétions gastriques.

Les règles de ce dosage de l'alimentation sont celles que j'ai déjà exposées souvent et je n'y reviens pas. Qu'il me suffise d'ajouter que le malade devra s'y tenir d'autant plus rigoureusement que les récidives sont à craindre ; et il ne devra jamais l'oublier.

Cancer de l'estomac. — Nous retrouvons ici les trois principaux symptômes qui donnent de fortes présomptions pour l'ulcère rond ; mais, il est vrai, avec quelques différences pour chacun d'eux.

A la condition de rester dans la généralité des cas, en effet, on peut dire que la *douleur* est souvent moins vive, moins localisée que dans l'ulcère. Elle est plus diffuse, quoique cependant avec certaines prédominances suivant le siège du cancer. Les *vomissements* sont moins fréquents ; ils peuvent même faire défaut, sauf pour les cancers des ouvertures gastriques, cardia et pylore. Enfin les *hémorragies* sont également moins abondantes ; et quand elles existent, elles sont le plus souvent représentées par une poussière noirâtre rappelant le *marc de café*. Elles sont la conséquence d'un suintement.

Mais, en outre, d'autres signes nous permettent de préciser le diagnostic. Dans le cancer, nous trouvons de l'hypochlorhydrie. Il n'y a d'exception que pour ceux qui se sont développés sur l'ulcère rond. Les troubles dyspeptiques au début, sauf pour le cancer du cardia et du pylore, sont beaucoup moins prononcés. Ils peuvent même faire défaut. La tumeur produite par le cancer est aussi le plus souvent d'une constatation plus facile. Enfin, dans une période avancée, outre l'existence de foyers secondaires, ganglions, foie, péritoine, etc., le cancer entraîne une déchéance profonde de l'économie, se révélant par l'amaigrissement et la teinte jaune paille des téguments.

Le diagnostic de cancer une fois établi nous condamne à l'insuccès au point de vue de la guérison; mais cependant notre rôle n'en conserve pas moins encore une grande importance. Il peut se faire, ainsi que je l'ai dit, que les troubles digestifs soient peu accentués, et que l'estomac ait conservé ses fonctions. Or, il est évident, que plus encore dans ces cas que dans tous les autres, il sera nécessaire de régler l'alimentation, d'abord pour ménager l'estomac et ensuite pour mettre l'organisme dans les meilleures conditions de résistance contre la cachexie, que nous devons prévoir. Le mieux, dans ces conditions, est de s'en tenir à une ration d'entretien calculée d'après les besoins réels du malade, en choisissant autant que possible les aliments les moins irritants, lait, laitage, purée de légumes frais et de légumineuses, pâtes d'Italie, viande de basse-cour bien cuite et au besoin hachée.

En même temps, on surveillera le poids du sujet et les urines : le premier pour augmenter les aliments s'il diminuait; et les secondes pour savoir comment se fait la nutrition au point de vue de l'urée, de l'acide urique, de l'acide phosphorique et des chlorures.

Tous ces éléments doivent autant que possible être ramenés à la normale, s'ils s'en écartent. Nous pourrons ainsi sûrement permettre à notre malade de résister le plus longtemps possible.

Mais les cas ne présentant que des troubles digestifs peu marqués sont sûrement les plus rares, et le plus souvent le cancer s'accompagne de troubles gastriques. Ces troubles, dans la majorité des cas. sont ceux de l'hyposthénie; et il y a sûrement avantage à y remédier dans la limite du possible. Mais nous ne pouvons compter ici sur l'alimentation pour exciter soit les sécrétions, soit le plan musculaire. C'est seulement aux agents thérapeutiques que nous devons laisser ce soin. Quant à l'alimentation, tout en la maintenant autant que possible en rapport avec les besoins comme précédemment, nous devons veiller aussi à ce qu'elle irrite le moins possible le néoplasme Plus que jamais, c'est encore au lait, aux laitages, aux purées et aux hachis de viánde qu'il faudra donner la préférence. Mais dans le choix de ces aliments, nous ne devons pas perdre de vue l'issue fatale de l'affection et les difficultés inévitables de la fin. Le lait restera l'aliment de choix de la période terminale; il faut donc ne pas en fatiguer le malade au début. Il faut savoir le donner par périodes, le suspendre de temps en temps et le reprendre après, de telle manière que le malade l'accepte encore sans dégoût, quand il y sera condamné d'une manière presque exclusive.

Dès que l'alimentation, malgré nos soins, deviendra insuffisante, dès que le malade perdra de son poids, il faut lui faire passer la plus grande partie de la journée au lit et bien couvert, tout en aérant son appartement. La cure de repos, je l'ai expliqué, et surtout celle faite au lit, diminue sensiblement les dépenses de l'organisme, de telle sorte qu'une alimentation insuffisante quand le malade sortait, peut devenir suffisante s'il reste au lit.

Telles sont les quelques indications concernant le régime. On l'aidera encore en surveillant, comme je l'ai déjà dit, la digestion et la nutrition et toutes les autres complications qui sont fréquentes dans la période avancée du cancer.

On pourra ainsi d'abord prolonger la vie du malade, et aussi, diminuer ses souffrances, en lui épargnant toutes celles qui ne sont pas le propre de son implacable affection.

Entérite-colite muco-membraneuse. — L'*entérite-colite muco-membraneuse* a pour caractères essentiels l'*exagération des mucosités* intestinales, *des douleurs* siégeant surtout le long du gros intestin et des *périodes de constipation* interrompues par des *débâcles diarrhéiques.* Ce sont là trois symptômes qui lui appartiennent en propre et qui la constituent réellement.

Les *mucosités* peuvent rester à l'état glaireux et enrober seulement les matières durcies, ovillées, expulsées par le malade. Elles peuvent aussi être rendues à l'état glaireux après les selles; enfin elles peuvent également être émises sous forme de lanières, de filaments rappelant grossièrement soit le tœnia, soit les ascarides lombricoïdes.

Les *douleurs* suivent assez bien le trajet du gros intestin.

Elles peuvent ne se montrer qu'à certains moments, notamment pendant la défécation ; mais elles peuvent aussi exister dans leurs intervalles ; enfin presque toujours elles sont réveillées par la pression.

Enfin la *constipation*, parfois opiniâtre, cède difficilement aux laxatifs ; et, je l'ai dit, elle est souvent interrompue par une débâcle de diarrhée après laquelle elle se rétablit tout aussi rebelle qu'avant.

Ce sont là, je le répète, les symptômes constitutifs de cette affection. De plus, comme conséquence de cet état du gros intestin, on peut voir apparaître certains symptômes qui doivent logiquement lui être rattachés. Tels sont les hémorroïdes dues en partie à la gêne mécanique produite par le bol fécal ; la céphalalgie et certains malaises dus à la coprostase.

Mais, en somme, ces symptômes sont peu nombreux, surtout si on les compare à ceux si variés au milieu desquels apparaît cette affection. Les malades qui en sont atteints présentent, en effet, des troubles de presque toutes les fonctions : digestives, respiratoires, urinaires, génitales, nerveuses, etc. Mais, au moins, pour la grande majorité de ces manifestations morbides, je ne crois pas qu'on puisse établir un rapport de cause à effet entre elles et l'entérite muco-membraneuse. Celle-ci n'est pas sous leur dépendance, et ces manifestations ne dépendent pas d'elle. Je crois, au contraire, que tous ces troubles, y compris notre affection, sont dus aux mêmes causes, ou que, du moins, la même cause produit un certain nombre de ces troubles, et que ceux-ci, en vertu de la subordination des symptômes, en produisent eux-mêmes quelques autres, comme la constipation produit les hémorroïdes et la céphalalgie.

J'ai presque toujours vu, en effet, l'entérite muco-membraneuse apparaître sur un terrain arthritique. Elle est rare dans la première génération ; et dans tous les cas, elle n'arrive que tardivement. Mais elle est déjà plus fréquente dans la deuxième génération et surtout à partir de la troisième. Lorsqu'elle apparaît sur les sujets de la deuxième et de la troisième génération, elle coïncide surtout avec l'obésité, la gravelle, les coliques néphrétiques, la goutte, le diabète et les diverses mucorrhées. Chez les sujets appartenant aux périodes plus avancées de l'arthritisme, elle coïncide avec les ptoses, les vices de conformation du système circulatoire, ceux des organes génitaux et surtout avec les différentes affections nerveuses. Mais, je le répète, l'entérite muco-membraneuse ne doit pas plus être considérée comme la cause de ces divers troubles, que ces troubles ne doivent eux-mêmes être considérés comme sa cause. Les causes les plus fréquentes de l'entérite muco-membraneuse sont celles de l'arthritisme et surtout du neuro arthritisme. Toutefois, quoique avec moins de fréquence, certains cas doivent aussi être rapportés à l'hérédo-alcoolisme.

Le pronostic dépend de la génération à laquelle appartiennent les sujets. L'entéro-côlite muco-membraneuse guérit assez facilement chez le sujet de la deuxième et de la troisième génération; mais elle est des plus rebelles chez ceux qui appartiennent à celles qui les suivent. Dans le premier cas, en effet, comme les autres mucorrhées, elle peut être considérée comme un moyen de défense de l'organisme, qui se débarrasse, sous forme de mucus, d'une certaine quantité d'albuminoïdes qu'il ne peut comburer. Le dosage de l'alimentation, avec le temps, la fait disparaître comme les autres sécrétions exagérées. Mais dans les autres générations, il s'agit d'une disposition particulière de l'intestin, reçue nativement; et pour peu que l'affection soit marquée, on ne peut guère compter que sur des améliorations.

Dans le premier cas, il s'agit habituellement de sujets ayant toutes les apparences d'une bonne santé, souvent obèses ou goutteux; et chez ces sujets on peut largement restreindre l'alimentation, puisque en soignant l'affection intestinale, on soigne également l'état général. Les albuminoïdes seront descendus dans les environs de 1 gramme par kilogramme; on pourra même pour quelques jours aller au-dessous; et les calories seront également ramenées environ d'un cinquième au-dessous de la ration d'entretien, calculée d'après les conditions dans lesquelles vit le malade.

De plus, outre cette question de quantité, il faudra tenir compte de la qualité pour éviter tous ceux qui pourraient être irritants, soit mécaniquement, soit par leur composition. On donnera donc la préférence aux purées, aux légumes blanchis, aux pâtes alimentaires et aux soupes de lait.

Ces cas sont ceux qui guérissent le plus facilement. Il en est tout autrement de ceux qui se montrent dans les périodes avancées de l'arthritisme, tels que chez les neuro-arthritiques ou chez les hérédo-alcooliques. Chez eux, en effet, cette hypersécrétion intestinale coïncide avec l'atonie de l'intestin et avec un état de débilité générale. Cette hypersécrétion trouve sa principale cause dans un état natif du plan glandulaire du gros intestin. C'est pour ainsi dire un vice de conformation. De là une première explication de la résistance de l'affection. Mais, de plus, l'état de faiblesse de ces sujets ne permet pas de réduire les aliments dans la même proportion que précédemment, et l'on ne peut guère compter que sur la qualité des aliments. Chez les premiers, la constipation présente plutôt le caractère spasmodique; chez les autres, elle est atonique.

Cependant avec le temps et la persévérance dans le régime, on arrive à améliorer ces états. Pendant les crises, les sujets seront mis au repos dans la position horizontale et largement aérés. Les aliments seront les mêmes que précédemment et donnés au moins quatre fois par jour; mais leurs quantités resteront sûrement au-dessous des besoins. Ce régime, réduit aux purées et aux pâtes d'Italie, sera continué jusqu'à la disparition des douleurs, en remédiant à la constipation par des lavages intestinaux.

L'exagération des mucosités persistera encore, il est vrai, assez longtemps; mais l'état du malade sera déjà sensiblement amélioré.

Pour faire disparaître la constipation, il faudra ensuite, avec ménagement, en venir aux légumes frais bouillis et aussi aux légumes secs également bouillis, mais non en purée. Il faudra laisser aux légumes leur cellulose et leurs trachées végétales pour exercer le plan musculaire de l'intestin. Cette période de transition demande beaucoup d'attention, pour laisser la prédominance dans le régime, tantôt aux pâtes et aux purées, tantôt aux légumes simplement bouillis.

Enfin la constipation étant ainsi améliorée, on en viendra à un régime mixte; mais en laissant la prépondérance aux végétaux et en demandant les substances animales azotées au lait et aux œufs.

Pour cette seconde catégorie de malades, ce sera là leur régime habituel. Ils ne pourront s'en écarter qu'accidentellement et pour quelques repas seulement. Pour les premiers, au contraire, à la condition de ne pas dépasser leurs besoins, ils pourront adopter le régime mixte et le continuer souvent sans voir leur affection revenir.

Les douleurs et même la constipation seront améliorées par l'usage d'une ceinture soutenant les organes abdominaux. Les différentes ptoses, je l'ai dit, sont fréquentes chez ces sujets.

Enfin, surtout pour l'entéro-côlite existant chez les neuro-arthritiques et les hérédo-alcooliques, on se trouvera bien des agents agissant sur le plan musculaire de l'intestin, et parmi ces agents, c'est le séné que je considère comme le mieux indiqué. Il pourra être donné, comme je l'ai déjà dit, en tisane associé à des plantes aromatiques, mélisse, menthe, etc. Dans plusieurs cas, je me suis bien trouvé de le donner en lavements à la dose de 3 à 4 grammes, tous les soirs des jours passés sans aller à la selle.

Entérite aiguë, côlite aiguë, entéro-côlite chronique (1). — Les recherches de ces dernières années tendent à faire admettre deux formes distinctes de côlites aiguës, surtout par leur étiologie. L'une, d'origine amibienne *(amœba dysenterica ou entamœba histolytica,* de Schaudinn), existe surtout dans les régions élevées de la zone intertropicale ; et l'autre d'origine bacillaire (bacille dysentérique de Chantemesse-Shiga), quoique pouvant être observée dans les pays chauds, l'est surtout dans les tempérés, mais pendant leur saison chaude.

J'insiste sur ces points :

1° La dysenterie des pays chauds sévit surtout dans les hauteurs de ces régions et moins sur leur littoral. Sur ce dernier, c'est l'entérite, passant facilement à l'état chronique, qui domine. La dysenterie est fréquente dans les hauteurs de la Guadeloupe et de la Martinique, elle est rare sur le littoral de la Guyane et de la Cochinchine, qui, au contraire, surtout cette dernière, sont les foyers de l'entérite chronique.

---

(1) L'alimentation, pendant l'entérite aiguë, doit être dirigée d'après les mêmes idées que celle de l'indigestion intestinale. (Voir les pp 31 et 34.)

Indigestions intestinales et entérites aiguës relèvent, du reste, souvent des mêmes causes. Celles-ci, pour les deux affections, ne diffèrent que par la durée de leur action et leur intensité. J'estime même qu'avec les fortes indigestions intestinales, il doit y avoir fréquemment de l'inflammation.

2° En dehors des conditions d'encombrement, de surmenage, de mauvais campement et de mauvaise alimentation qui se rencontrent chez les troupes en temps de guerre, la dysenterie, dans les pays tempérés, se montre surtout pendant l'été et dans leur partie chaude : le sud de la France, de l'Italie, de la Grèce, et tout le bassin méditerranéen.

3° Qu'il s'agisse de la forme amibienne ou de la bacillaire, souvent la suralimentation entre pour une part importante dans l'étiologie.

4° Qu'il s'agisse de l'une ou de l'autre de ces deux formes, quand elles se prolongent ou qu'elles subissent des rechutes, il est fréquent de voir le processus anatomique passer du gros au petit intestin ; de sorte que ces affections, qui d'abord n'ont été que des côlites, deviennent avec le temps des entéro-côlites.

5° Il en est également ainsi, du reste, des entérites lorsqu'elles se prolongent ou qu'elles subissent de nombreuses rechutes ; par continuité de tissu ou par infection secondaire, elles deviennent aussi des entéro-côlites.

6° Dans l'entérite chronique, surtout celle des pays chauds, le foie, presque toujours, est diminué de volume et les complications hépatiques sont rares.

7° Avec la dysenterie, au contraire, surtout celle des pays chauds, il est fréquent de constater une augmentation du volume du foie. Cette augmentation existe plus rarement quand le sujet est atteint peu de temps après son arrivée dans la zone inter-tropicale. Elle devance souvent la dysenterie, quand le sujet est dans cette région depuis un certain temps, et qu'il y a continué le régime européen, surtout s'il l'a augmenté, ce qui arrive souvent. Cette tuméfaction du foie, du reste, qui peut s'accompagner d'une pesanteur dans la région hépatique, n'est pas toujours pathologique. Elle peut n'être qu'une adaptation du foie au surcroît de fonction qui lui est imposé par l'infection intestinale due à la suralimentation. Il suffit, en effet, de doser l'alimentation d'après la température ambiante, pour voir le foie revenir à ses limites normales et sa sensibilité disparaître. Le passage dans une température plus élevée, comme le retour en France, conduit au même résultat. De plus, les personnes qui suivent un régime réglé selon les climats, même dans les pays chauds, ne présentent pas cette tuméfaction.

8° Enfin, et c'est là un point important dans cette étude, si l'introduction de la sérothérapie dans le traitement de la forme bacillaire a différencié son traitement de celui de l'amibienne, les règles de l'alimentation restent les mêmes pour les deux.

Dans la dysenterie des pays chauds, si l'on peut prendre l'affection dès le début, il faut, avant tout autre traitement, *réchauffer le malade et le faire suer.*

Je ne saurais trop insister sur cette première indication. En 1882, pendant une ascension que je faisais à la Soufrière (Guadeloupe), je fus brusquement atteint de dysenterie. De 5 heures du matin à 3 heures de l'après-midi, j'eus plus de dix selles. Les premières furent diarrhéiques ; et les autres complètement muqueuses, sanguinolentes s'accompagnèrent du ténesme le plus pénible. Assez inquiet sur l'issue de cette affection, je me couchai en arrivant au Camp Jacob ; je me couvris beaucoup et je me fis servir un thé punché chaud et légèrement laudanisé. Les sueurs furent profuses et je dus changer plusieurs fois de linge. Or, sous cette influence, les selles s'arrêtèrent, si bien que dès le lendemain je pus descendre à la Basse-Terre ; et avec quelques ménagements, surtout au point de vue de l'alimentation, je pus reprendre immédiatement mon service sans rechute.

Les mêmes troubles intestinaux se montrèrent dans une autre ascension faite au même volcan quelques mois après et sensiblement avec la même intensité. J'usai des mêmes moyens ; et avec un résultat aussi complètement satisfaisant.

D'autant plus surpris de ces heureux résultats constatés deux fois sur moi-même que je voyais tous les jours combien la dysenterie était tenace chez les malades qui arrivaient quatre à cinq jours après le début de leur maladie, j'ai suivi la même pratique pour les malades que j'ai pu voir dès le début, et sinon toujours avec le même succès, au moins avec un grand bénéfice ; si bien que depuis j'ai fait du séjour au lit et de la sudation une des principales conditions du traitement de ces affections, même dans les formes chroniques. Assez souvent même, pour obtenir les sueurs, j'emploie la tisane de jaborandi.

Enfin, après avoir utilisé cette indication aux Antilles et en

Extrême-Orient, je l'ai conservée en France ; et cela aussi bien pour les entérites et les entéro-côlites coloniales que pour celles de nos climats, c'est-à-dire celles probablement à forme bacillaire.

Ainsi, la première condition pour guérir ces affections est de mettre le malade au lit, de provoquer une sudation et ensuite de l'y conserver au moins pendant quelques jours en moiteur.

Pour la forme bacillaire, on emploiera le sérum antidysentérique aux doses de 20 centimètres cubes pour les formes légères, de 40 à 60 centimètres cubes pour les formes moyennes, et l'on ira jusqu'à 100 centimètres cubes, donnés en deux fois, pour les formes les plus graves. On devra même revenir à ces injections les jours suivants dans les dernières en diminuant graduellement la dose. Les succès obtenus par cette médication nous font un devoir désormais de l'employer.

Mais il ne faudrait pas nous croire désarmés si le sérum antidysentérique nous manquait. Il nous resterait toujours le traitement par l'ipéca, auquel, après de nombreux essais, j'ai donné la préférence, depuis 1881 (1), sur les autres médications purgatives, par les sels et la manne.

Depuis près de trente ans environ, je suis la même médication ; et vu ses succès constants, on conçoit que je n'ai pas cherché à la changer. Je m'y fie aujourd'hui aveuglément.

Après avoir mis le malade au lit au moins pendant 24 heures et l'avoir mis au bouillon, je fais prendre soit une macération soit une infusion d'ipéca concassé à 8 grammes, 6 grammes ou 4 grammes selon les cas.

La macération est faite en laissant séjourner la racine pendant 12 heures dans 120 grammes d'eau à la température de l'appartement ; et l'infusion en jetant cette même quantité d'eau bouillante sur la racine, en laissant refroidir et en filtrant. Selon l'intensité des cas, la macération ou l'infusion est faite deux ou trois fois avec la même racine d'ipéca.

La macération ou l'infusion est additionnée de 20 grammes de sirop de gomme et donnée en six fois, de trois heures en

____

(1) Du traitement de la diarrhée et de la dysenterie chroniques par le régime lacté pur et par le régime mixte gradué. *Bulletin général de thérapeutique*, 15 mars 1881, p. 199.

trois heures, pendant le jour. Le malade n'en prend pas pendant la nuit. Pendant ces deux ou trois jours, il ne reçoit comme aliment que du bouillon donné dans l'intervalle de l'ipéca.

Sous l'influence de ce dernier, surtout pendant le premier jour, il y a souvent des vomissements et les selles augmentent. Mais, dès le second et au moins pendant le troisième jour, les vomissements se calment ou disparaissent, et les selles deviennent plus rares.

Selon la gravité de l'affection et le résultat du traitement, l'ipéca est donné pendant un jour seulement ou continué pendant deux jours ou au plus trois jours.

Après la suppression de l'ipéca, j'en viens au régime lacté ; et dès lors, dans la grande majorité des cas, je renonce à tout médicament. Dans les cas anciens, et surtout dans les cas d'inobservance du régime, je dois revenir à l'ipéca, mais alors à une dose moindre que la première ; et souvent aussi un seul jour suffit.

Le point sur lequel j'insiste, est qu'à partir de ce moment tout le traitement incombe d'une manière exclusive au régime. Je l'ai divisé, depuis le régime lacté insuffisant qui marque son début jusqu'à la viande bouillie et la soupe au choux, en sept périodes.

Pendant la première, le malade ne reçoit que du lait cru ou peu bouilli ou stérilisé (1). Je ne donne guère, suivant le cas, que 1/2 ou 3/4 de litre les premiers jours. et j'arrive à 1 litre, 1^{lit} 1/2 et au maximum 2 litres à la fin de cette période. Le lait, quelle que soit la quantité, est toujours donné en six fois, à trois heures d'intervalle, en commençant à 6 heures du matin.

Or, grâce à ce régime, les selles passent de huit ou dix à deux et souvent à une seule dans quatre à cinq jours ; et avant la fin de la semaine, cette selle est moulée et ferme.

Le lait, une fois arrivé à 1^{lit} 1/2, ne doit être augmenté qu'à cette condition. Arrivé à 2 litres et au besoin à 2^{lit} 1/2, selon la taille du sujet, je commence le régime mixte qui comprend six étapes. Après bien des essais, faits à l'époque où j'avais

____

(1) Au moins dans les entérites et les colites chroniques, c'est le lait *cru*, à la condition qu'il soit frais, qui m'a paru être le mieux digéré.

toujours de nombreuses dysenteries ou de diarrhées chroniques dans mes services, je me suis arrêté à l'ordre suivant :

1° Les œufs ; 2° les viandes rôties, le poulet, les côtelettes d'agneau ou de mouton ; 3° le pain et le vin, donnés successivement ; 4° les légumes bouillis ou frits, frais ou secs ; 5° les ragoûts faits, soit avec les diverses viandes, soit avec des légumes. C'est une des étapes les plus difficiles à franchir (1). 6° Enfin, j'avais constitué la dernière étape avec le bœuf bouilli et la soupe au choux qui étaient à l'époque le régime quotidien de la caserne ; et que je faisais prendre par les malades, préparés comme ils devaient les trouver dès leur retour à leur service.

La durée moyenne de chacune de ces périodes est de trois jours.

Tel est l'ordre des aliments à donner successivement et que j'avais fixé à l'époque. Or, de même que pour l'emploi de l'ipéca, je n'ai rien eu à y changer depuis.

Les indications suivantes me paraissent suffisantes pour faire suivre ce régime et diriger le traitement de ces affections :

1° Dans les dysenteries bacillaires, employer le sérum antidysentérique ; mais ne pas négliger la sudation, surtout dans les cas pris au début.

2° Dans toute dysenterie, surtout celles des pays chauds, examiner l'état du foie et en tenir compte dans le traitement.

3° Parmi les médications purgatives, laisser la préférence à l'ipéca, qui a une action élective sur la fibre lisse et dont l'action décongestionnante a été prouvée cliniquement et expérimentalement (2).

4° Dans les cas graves, s'accompagnant de selles séreuses fréquentes et abondantes, l'organisme subit rapidement une grande déshydratation. Or, dans ces cas, il peut être nécessaire d'en venir aux injections de sérum artificiel, ou mieux, peut-être, de sérum marin. Or, quand on fait les injections

---

(1) Le mouton rôti, la pomme de terre bouillie et le beurre frais, constituent un repas généralement bien supporté Mais, fait que j'ai souvent montré aux médecins placés sous mes ordres, si, avec ces mêmes aliments, je faisais faire un ragoût, presque à coup sûr, les selles redevenaient molles. Les corps gras cuits pendant longtemps deviennent indigestes. Les lentilles en salade sont bien supportées ; cuites avec une liaison, elles provoquent des rechutes.

(2) Constatation expérimentale de l'action décongestionnante du chlorhydrate d'émétine (Société de biologie, 19 octobre 1901).

dans ces conditions, il faut les faire à un titre au moins égal au sérum normal et même un peu au-dessus, soit à environ 10 °/₀₀. Sans cette précaution, l'injection est aussitôt éliminée, soit par l'intestin, soit par les urines.

5° Donner le lait exclusif et en quantités d'autant moindres que le cas paraît devoir être plus rebelle.

6° Dans l'évaluation des besoins du malade tenir compte des conditions de son existence, selon qu'il est alité, qu'il garde la chambre ou qu'il sort.

7° Se rappeler que 3 litres de lait constituent la ration d'entretien dans les conditions moyennes d'activité.

8° Quand on ajoute un nouvel aliment au régime, retrancher une quantité équivalente de lait. --

9° Ne passer d'un régime à un autre que lorsque les selles auront acquis une consistance normale. Une période de 3 jours environ est nécessaire pour constater les effets d'un régime.

10° Ne considérer le sujet comme guéri que lorsqu'il a pu supporter le régime mixte ordinaire pendant plusieurs jours.

11° Pendant les périodes pendant lesquelles on donne des régimes insuffisants au point de vue organique, il faut veiller à ce que la quantité d'urine arrive au moins à 15 grammes par kilogramme du poids normal. Si cette quantité restait au-dessous pendant plusieurs jours, il faudrait ajouter au régime une décoction de céréales : orge, froment, riz, de manière à atteindre cette quantité.

12° Enfin, comme toujours, il faudra, après la guérison, fixer la ration d'entretien dans les conditions propres à chaque sujet.

13° Pendant tout le traitement il faut surveiller le foie. On le trouve souvent diminué de volume dans l'entérite chronique des pays chauds (Cochinchine). Dans ces cas, le régime lacté agit de la manière la plus avantageuse, non seulement sur l'intestin, mais aussi sur le foie. Celui-ci reprend son volume, et ses sécrétions, diminuées pendant l'entérite, redeviennent normales. J'ai pensé que le lait excitait et réveillait la fonction biliaire par sa richesse en matières grasses. Deux litres de lait contiennent déjà 80 grammes de beurre, tandis que le régime mixte habituel n'en contient guère que 60 gr.

14° Mais dans la dysenterie aiguë, je l'ai dit, le foie est

souvent augmenté de volume ; et j'ai vu assez souvent un régime lacté trop prolongé exagérer cette tuméfaction et la rendre menaçante. Le régime lacté, dans ces cas, doit donc être surveillé avec soin. Il ne peut être fait que par courtes périodes, en les intercalant avec un régime de pâtes et de purées. Néanmoins, bien surveillé, il peut encore rendre de grands services en ce qui concerne le nombre et la nature des selles.

Engouement cœcal, typhlite, périty phlite, appendicite, périappendicite. — Chacune de ces expressions représente un état morbide distinct ; et j'estime que la possibilité de leur existence doit rester toujours présente à l'esprit du praticien. Les travaux sur l'appendicite nous ont rendu le grand service de mieux préciser la pathogénie de l'ensemble des troubles compris sous ces différentes expressions ; ils ont fait perdre. avec raison, beaucoup d'importance aux autres, mais il me semble qu'ils ne lui permettent pas de tous les englober.

L'engouement cœcal, constitué simplement par un amas de matières stercorales dans le cæcum, ne saurait être nié Qui de nous n'a constaté, dans la fosse iliaque droite de quelques femmes d'un certain âge, sujettes de longue date à la constipation, une masse assez dure, subissant l'influence de la pression, à peine un peu sensible, et qui disparaît sous l'influence de quelques laxatifs et, à la rigueur, d'un massage abdominal ? On trouve souvent aussi, dans ces cas, des masses dures, soit isolées soit formant un cylindre, dans la S iliaque. Ce ne sont là, incontestablement, que des arrêts de matières, dus le plus souvent à la paresse, mais aussi. parfois, à la contracture de l'intestin. La disparition de ces amas dans un jour ou deux, ainsi que celle du malaise qui les accompagnait, doit faire écarter toute idée d'un état plus grave, surtout d'une lésion ; elle n'admet pas d'autre explication

Mais on peut voir aussi, par la persistance de ces arrêts, par la nature des matières et surtout sous l'influence du microbisme, se développer l'inflammation de la muqueuse : c'est la *typhlite.* Dans la dysenterie aiguë, après S iliaque et le rectum, c'est dans le cæcum que se trouvent les lésions les plus graves. On peut donc admettre que, dans certaines conditions, la muqueuse cæcale puisse être atteinte seule, si les causes n'agissent que sur elle.

Enfin, si l'on admet la typhlite, on est également conduit à accepter la possibilité de la *pérityphlite* avec le même processus anatómique que pour la périappendicite.

Ainsi donc, je pense que, dans un ordre décroissant de fréquence, il peut exister de l'engouement cæcal, de la typhlite et de la pérityphlite. L'appendicite et la périappendicite réclament sûrement les cas les plus nombreux des troubles se passant dans la fosse iliaque droite ; mais il faut cependant laisser une place légère pour les trois autres.

L'*engouement* exige le même traitement diététique que la constipation, en y joignant le massage.

Quant à la *typhlite* et à la *pérityphlite*, les indications diététiques sont les mêmes que celles que je vais indiquer pour l'appendicite et la périappendicite.

Appendicite et périappendicite. — Les causes de l'appendicite sont d'ordres différents ; et à côté de quelques-unes dont l'influence est indiscutable, d'autres, et des plus importantes, sont encore fort discutées. Parmi les causes dont l'influence s'impose, se trouvent surtout les corps étrangers : arêtes, os, aiguilles, calculs, etc. ; mais, sûrement, les cas qui en relèvent sont les plus rares. Quant aux autres cas, et ce sont, je le répète, les plus nombreux, on a invoqué, tantôt une alimentation trop carnée et tantôt une alimentation trop grossière, comme le comportent certains aliments végétaux.

Or, sans pouvoir nier l'influence de cette dernière cause, je pense que c'est surtout l'abus des viandes qui doit être le plus souvent incriminé. Du reste, cette opinion gagne de plus en plus du terrain, si bien, qu'avec des explications diverses, l'appendicite est englobée dans le groupe des maladies arthritiques. Je ne crois pas que l'on puisse toujours aller si loin ; mais je pense qu'elle a, avec ces maladies, ce point commun qu'elle relève souvent de l'abus d'un régime trop carné.

Ce régime, en effet, peut agir dans sa production de deux manières. D'une part, comme j'ai déjà eu l'occasion de le dire, il conduit à la paresse du plan musculaire de l'intestin, soit seulement en paralysant les fibres lisses, soit par le défaut d'exercice en les atrophiant. Or, il est évident que, dans ces conditions, il doit se produire plus facilement de la stagnation cæcale et aussi de la stagnation appendiculaire. D'autre part, nous savons aussi que l'alimentation carnée favorise l'infection intestinale et que celle-ci est elle-même favorisée par la stagnation. On conçoit, dès lors, grâce au concours de ces deux causes, que l'infection de l'appendice se produise plus souvent chez les sujets ayant un régime surtout carné que chez les autres. Or, je ne crois pas qu'en ce moment, on puisse admettre l'apparition de l'appendicite sans infection. On peut discuter sur les causes de cette dernière, mais quelle que soit la cause admise, on accep'e toujours que, d'une manière plus ou moins directe, elle a conduit à l'infection Il en est sûrement ainsi des corps étrangers que j'ai cités, et qui, blessant mécaniquement, d'une manière brusque ou à la longue, la muqueuse de l'appendice, ouvrent ainsi la porte aux agents infectieux, et même créent presque forcément la stagnation Or, il se pourrait que certains produits ⸲ végétaux, pépins de raisins, grains de figue, débris de trachées, etc., puissent agir comme les corps précédents ; mais, en réalité, on ne les a trouvés que bien rarement dans le grand nombre d'appendices qui ont été examinés ; et il faut en conclure que s'ils ont pénétré assez souvent dans l'appendice, celui-ci, grâce à sa contractilité, a pu les éliminer.

Je conclus :

1° Que l'appendicite est toujours d'origine infectieuse ;

2° Que le régime carné, en conduisant à l'infection intestinale et à la stagnation cæcale et appendiculaire, constitue une cause prédisposante importante de l'appendicite ;

3° Que, quoique on puisse mettre à l'actif du régime végétarien certains cas dus à des corps étrangers d'origine végétale, d'abord les cas dus à des corps étrangers d'origine animale sont tout aussi nombreux ; et, qu'en outre, le régime végétarien, en maintenant l'énergie du plan musculaire de l'appendice, peut lui permettre d'éviter la pénétration de ces corps et de s'en débarrasser quand ils l'ont pénétré ; et enfin, qu'en diminuant les chances d'infection intestinale, le régime végétarien doit être plutôt considéré comme un moyen préventif contre l'appendicite.

Ce qui précède nous fixe sur la prophylaxie de cette affection qui se confond avec celle de la constipation.

Dès que l'appendicite est *soupçonnée,* deux indications s'imposent : le décubitus dorsal au lit et la suppression de tout aliment solide. Ce sont là des précautions d'attente ; et il vaut mieux les imposer dix fois inutilement que de les négliger une seule fois en laissant le mal s'aggraver.

Je combats la douleur par un mélange d'un tiers d'extrait d'opium et deux tiers d'extrait de belladone. J'évite ainsi la constipation produite par l'opium seul, et en même temps je lutte contre le spasme intestinal, par la belladone ; enfin le malade bénéficie de ces deux agents au point de vue des douleurs. Un large cataplasme placé sur la partie inférieure de l'abdomen complète ce traitement et contribue à calmer les douleurs. Comme aliment, je ne donne que des morceaux de glace que le malade laisse fondre par instant dans la bouche. Ce traitement et ce régime sont maintenus d'une visite à la suivante, soit moins de 24 heures. Parfois, il ne s'agit que d'un engouement cæcal, qui disparaît avec quelques selles ; et dès lors rassuré, on peut en venir, quoique cependant avec prudence, au lait, aux purées et ensuite au régime mixte ordinaire. Mais si le diagnostic d'appendicite se confirme, et, je l'ai dit, il en serait de même pour la typhlite, je remplace le cataplasme par une vessie remplie de glace concassée ; et je continue le même régime ainsi que les préparations d'opium et de belladone.

A partir de cette confirmation, les principales issues de l'affection sont les suivantes :

1° Marche vers la résolution en restant limitée à l'appendice lui-même ou au cæcum.

2° L'inflammation peut envahir le péritoine environnant ; mais grâce aux adhérences, il limite l'abcès qui peut se résorber lentement.

3° L'inflammation peut franchir ces premiers obstacles et s'étendre dans divers sens, mais cependant rester limitée par des adhérences péritonéales.

4° Enfin l'inflammation, soit qu'elle ne donne pas le temps aux adhérences de se former, soit qu'elle en triomphe, peut répandre ses produits plus ou moins septiques dans toute la cavité abdominale et provoquer une péritonite généralisée, presque toujours rapidement mortelle.

1° Les signes de la résolution seront : l'apaisement des douleurs spontanées, la suppression des vomissements et des nausées, et enfin la disparition de la douleur provoquée par la pression au point de Mac-Burney.

Tant que la résolution ne se sera pas établie par ces signes, le décubitus dorsal et l'alimentation liquide restreinte sont de rigueur. Ce liquide sera représenté seulement par des glaçons, comme je l'ai dit; il pourra l'être, quand l'amélioration est sensible, par du bouillon gras, du bouillon de légumes, des infusions végétales aromatiques. Ces liquides ont pour but, d'abord d'étancher la soif du sujet, ensuite d'assurer dans une certaine limite les fonctions d'élimination, et enfin de fournir à l'organisme les matières salines qui lui sont nécessaires. Dans le premier but, quand le cas se prolonge, on pourra faire rincer la bouche du malade avec l'eau pure ou avec l'eau d'Evian, d'Alet ou de Vichy ; et dans les deux autres, on pourra faire des injections de sérum artificiel.

L'amélioration s'étant encore accentuée, on pourra en venir au lait et aux potages en purée, aux décoctions de céréales et au vin blanc non gazeux coupé avec trois quarts d'eau.

Lorsqu'il ne restera que de la douleur à la pression profonde au point de Mac-Burney, on pourra ajouter des purées de pommes de terre et de légumineuses.

Mais dès cette époque, qui a pu être séparée du début par plusieurs semaines, il faut penser à faire revenir les selles, si déjà elles ne se sont pas produites spontanément d'elles-mêmes. Dans ce but, je supprime l'opium et ne donne que de la belladone ; et assez souvent sans autre intervention, dans les 24 ou 48 heures, les selles apparaissent.

Alors que toute douleur à la pression profonde a disparu, mais s'il reste encore un peu d'empâtement, on pourra ajouter les potages aux pâtes et au pain, les fruits cuits écrasés, les gelées, la crème, le flan, les œufs en omelette ou brouillés. On pourra aussi, pour faciliter les selles, employer les petits lavements ou les suppositoires à la glycérine. Si les selles ont repris leur cours, on pourra ajouter les hachis de poisson, de volaille et même de viandes de boucherie, à la condition de ne pas les épicer, et aussi, bien entendu, les purées de tous les légumes frais, épinard, chicorée, carotte, chou-fleur, etc.

La boisson sera prise en quantité normale, et enfin le malade sera autorisé à relever le tronc pendant les repas.

Enfin quand l'empâtement aura disparu, on autorisera le malade à se lever tout en continuant le même régime pendant quelques jours.

Dès lors, on peut considérer l'affection comme ayant achevé son évolution, et penser à éviter son retour même lointain.

Si l'évolution clinique nous fait admettre la première hypothèse ci-dessus, on peut regarder la guérison comme définitive et écarter toute idée d'intervention chirurgicale ultérieure. Je ne crois pas qu'il puisse y avoir de doute à cet égard. J'ai suivi de ces malades depuis plus de quinze ans sans aucune menace du retour. Parmi ces malades, se trouvent des jeunes filles qui se sont mariées, qui ont eu des enfants, et sans éprouver la moindre inquiétude du côté de leur appendice.

2° Dans la seconde hypothèse, qui, du reste, peut présenter bien de nuances, le doute est permis On peut compter sur la guérison définitive ou faire pratiquer l'opération à froid. On se guidera sur la durée de l'affection, sur les aggravations passagères intervenues dans le cours du traitement sans qu'elles soient nettement justifiées. enfin sur l'étendue présumée de la périappendicite. Le toucher rectal et le toucher vaginal pourront faire reconnaître des noyaux d'induration et des points douloureux, que le palper abdominal le plus attentif n'avait pas fait découvrir. Ce sont là autant d'indications qui plaideront en faveur de l'intervention. Celle-ci enfin s'imposera, si assez longtemps après, lorsque déjà le sujet a repris ses occupations, il éprouve des troubles digestifs, des constipations passagères, et si de temps à autre, il éprouve dans le flanc droit quelques douleurs, quelques vagues qu'elles soient.

3° Dans la troisième hypothèse, qui souvent sera suffisamment établie par la clinique, on ne pourra guère compter sur une guérison définitive sans intervention chirurgicale immédiate. Dans quelques cas heureux, il est vrai, chez des sujets jeunes, vigoureux, chez lesquels on a pu considérer l'appendicite comme accidentelle, en présence de la disparition de tous les symptômes que j'ai indiqués, on a pu surseoir ; et en somme, aucun signe ne venant faire douter de la guérison complète, on a pu se passer de l'intervention. Mais ce sont là, je le répète, des cas rares ; et j'ajoute dangereux par leur exemple rassurant, parce que dans d'autres cas, ils feront trop attendre et rendent l'opération inutile.

Mais déjà, dans ces cas, le plus souvent tout espoir de l'évolution vers la guérison fait défaut. La fièvre persiste, l'abdomen se ballonne, il devient douloureux dans une assez grande étendue ; si les vomissements se calment quelques heures, c'est pour reparaître ; et, dès lors, malgré les inconvénients d'opérer dans ces conditions, l'intervention s'impose, soit parce que le malade étant si peu alimenté et sans sommeil à cause des souffrances, perd ses forces, soit surtout parce que l'on doit craindre que la généralisation de la péritonite se fasse d'un moment à l'autre.

4° Enfin, dans la quatrième hypothèse, c'est dès sa confirmation que l'intervention immédiate s'impose. Le malade ne peut plus compter que sur elle.

Quelques que soient les conditions dans lesquelles on sera intervenu, l'alimentation sera, dès l'opération, celle que j'ai déjà indiquée ; et les différentes étapes seront les mêmes en exagérant encore la prudence. L'opération, en effet, a enlevé la cause du mal ; mais il faut donner à l'organisme le temps de réparer les pertes de substances, et aussi à ses tissus de cicatrice d'acquérir de la résistance et de reprendre leur souplesse.

Enfin quelle qu'ait été l'évolution de la maladie, que l'intervention ait été nécessaire ou non, il reste indispensable d'assurer au cæcum le retour complet de ses fonctions.

On y arrivera surtout par un régime gradué, allant du régime hydrique et des purées du début aux aliments riches en substances indigestibles, la cellulose et les trachées végétales. On veillera à ce que les selles soient quotidiennes, qu'elles aient une consistance normale et qu'elles soient rendues sans odeur.

Si la paresse intestinale et surtout cæcale persistait, on pourrait, pour hâter la guérison, employer la marche, le massage, les douches, l'électricité ; et grâce à tous ces moyens, méthodiquement employés, le régime végétarien continuant son œuvre, on peut espérer arriver avec le temps, sinon à une guérison complète et définitive, au moins à une amélioration appréciable.

Gastro-entérites aiguës et chroniques chez le nourrisson. — Les causes de ces affections, trop souvent si graves pour les nourrissons, c'est là désormais une opinion unanime, résident d'une manière presque exclusive dans les vices de l'alimentation; et, par conséquent, c'est aussi surtout sur l'alimentation que doit se concentrer notre attention dans leur traitement.

Je me suis arrêté longuement dans le deuxième volume sur les besoins des nourrissons de divers poids et de divers âges; j'ai fixé aussi quels sont leurs besoins en albuminoïdes, en calories, en eau, en oxygène et en matières salines (1). Or, ce sont ces données qui devront nous guider dans l'appréciation des causes produisant ces affections et aussi dans la fixation des régimes destinés à les guérir. Leur application sera, du reste, facilitée par l'étude des divers laits que j'ai faites dans le troisième volume (pp. 397 à 410).

Je rappelle, comme indication générale, que mes recherches sur les besoins du nourrisson et sur les laits m'ont conduit à cette règle que d'une *manière moyenne et approximative*, les besoins de l'enfant s'élèvent par kilogramme de son poids à environ 2^{gr}80 d'albuminoïdes et à 70 calories; et que ces deux conditions sont remplies par 100 grammes de lait de vache ou de femme. Enfin que, de plus, les mêmes quantités de ces deux laits assurent à l'enfant les quantités suffisantes d'eau et de matières salines.

Les principales causes de ces affections, en les énumérant par ordre de fréquence, sont les suivantes :

1° *La suralimentation réelle ou relative.* — On la trouve souvent même chez les enfants nourris au sein; chez eux, c'est même presque la cause unique de ces affections. Elle est encore plus fréquente, bien entendu, chez ceux qui sont élevés artificiellement. D'une manière générale, les enfants nourris au biberon prennent trop.

J'ai insisté d'une manière particulière. dans plusieurs travaux (2) sur ce que j'ai appelé la *suralimentation relative.*

(1) Deuxième volume, pp. 289 à 653.
(2) Notamment dans : *Hygiène alimentaire du nourrisson.* — Paris 1903, pp. 53 à 64 et de 108 à 120.

C'est celle qui est due au manque de précautions qu'ont les parents de ne pas diminuer l'alimentation en passant d'une saison froide à une saison plus chaude. La même quantité de lait qui couvrait juste les besoins pendant la première, devient de la suralimentation pendant la seconde.

2° *La richesse trop grande du lait de vache en caséine et en matières salines* — La première est le double de celle du lait de femme ; et les matières salines qui n'arrivent qu'à 4 grammes dans le lait de femme dépassent souvent 7 grammes dans celui de vache. D'où, d'une part, une plus grande difficulté pour digérer les albuminoïdes ; et aussi d'autre part, peut-être une action laxative produite par les sels.

3° *L'altération du lait.* — Elle peut exister, même chez la femme, après des émotions ou pendant la maladie ; mais ces cas sont rares. Elle existe bien plus souvent dans le lait de vache, soit qu'il ait subi la fermentation, soit qu'il ait été adultéré.

4° *L'ingestion d'autres aliments que le lait.* — Farines diverses, soupes au pain, etc.

5° *Les chaleurs de l'été.* — Mais elles peuvent agir de plusieurs manières. En général, elles rendent les fonctions digestives moins actives. Mais, de plus, elles favorisent l'altération du lait donné au biberon ; et enfin, elles diminuent les besoins de l'organisme et conduisent ainsi à la suralimentation relative dont je viens de parler.

6° Enfin, je crois pouvoir citer *l'influence à frigore.* Les refroidissements me paraissent, en effet, jouer un rôle important dans certaines de ces affections, surtout dans celles à début brusque. Contrairement aux prévisions, cette influence se fait sentir surtout pendant l'été ; parce qu'en effet, c'est pendant cette saison que l'on prend le moins de précautions pour éviter aux enfants le refroidissement produit par l'évaporation de la sueur.

Sous l'influence de ces diverses causes, et parfois plusieurs peuvent être réunies, il se produit d'abord de l'infection intestinale ; et, par une conséquence forcée de sa persistance, apparaît avec plus ou moins de gravité, l'inflammation de la muqueuse de l'estomac et de l'intestin. L'estomac peut être le plus atteint, et ce sont les vomissements et son intolérance qui dominent. D'autres fois, c'est le petit intestin; et il s'agit alors surtout de selles abondantes et liquides qui déshydratent l'enfant en quelques jours. Plus rarement enfin, c'est le gros intestin qui est le plus atteint; et nous nous trouvons en présence d'une gastro-entérite dysentériforme.

En outre, ces troubles, surtout sous l'influence d'une suralimentation modérée, peuvent s'établir, peu à peu, d'une manière insidieuse, et l'affection se constituera à l'état chronique d'emblée; ou bien, après quelques troubles digestifs négligés, elle éclatera brusquement avec toute sa gravité, comme dans le choléra infantile.

Je suis porté à croire que pour expliquer ces différences de gravité, de siège et d'évolution, il faut faire intervenir des causes microbiennes; mais je crois aussi que toutes ces causes peuvent avec le temps également conduire à toutes ces formes.

En présence de ces affections, qu'elles soient aiguës ou chroniques, à prédominances gastriques, entériques ou coliques, notre but doit être de laisser reposer les organes digestifs surmenés, mais en économisant autant que possible les réserves du nourrisson. Il faut savoir, en effet, que les besoins de l'enfant, ramenés au kilogramme, sont à peu près le double de ceux de l'adulte. et que ces réserves sont environ dix fois moindres.

Dans l'étiologie de ces affections des voies digestives, surtout de celles des deux intestins, entre toujours une influence microbienne. Les microbes en cause peuvent être d'origine exogène, quand les affections sont dues à des laits altérés, mais les microbes habituels de l'intestin peuvent parfaitement suffire.

J'ai montré, en effet, qu'il suffit de suralimenter des animaux *tout en leur laissant leur nourriture ordinaire* pour produire la diarrhée; et aussi, par contre, ce qui prend de l'importance ici, que tout en conservant les mêmes aliments, il suffit de ramener leur quantité au-dessous de la normale pour voir l'intestin reprendre ses fonctions (1).

(1) Diarrhée expérimentale de suralimentation. (Congrès pour l'avancement des sciences de Paris. — 7 août 1900 et Archives de médecine navale, septembre 1901). *Hygiène alimentaire du nourrisson.*

La suralimentation, même avec du lait irréprochable de la mère, peut donc à elle seule modifier la flore intestinale et la rendre pathogène. Mais que les microbes en cause soient venus du dehors ou que ce soient les microbes habituels, il y aura le plus souvent intérêt à les combattre. L'acide lactique, les ferments lactiques, le benzo-naphtol et le salicylate de bismuth, etc., pourront être utilisés dans ce but.

L'acide lactique conseillé en potion tout particulièrement par Hayem, serait encore plus utile, au moins dans certains cas, en le prenant dans le babeurre.

D'après les travaux de Rotch confirmés par ceux de Dunn (1), les entérites seraient dues tantôt à des agents microbiens exerçant leur action sur la muqueuse intestinale et tantôt à d'autres agents dont l'action serait limitée au contenu intestinal. Ces dernières ne seraient que des entérites *fermentatives*. Or, de leurs observations cliniques, il résulte que seules ces dernières sont modifiées par le *babeurre*. Toutefois, pour Cohendy (2), toutes les entérites relèveraient de la même médication (3).

Dans les cas où l'entérite domine, l'estomac étant respecté, on pourra dès le début évacuer l'intestin par un purgatif. La manne suffit souvent. L'huile de ricin est plus active et si les selles sont fétides, il vaudra mieux s'adresser au calomel.

Dans la forme dysentérique, comme pour l'adulte, j'ai obtenu de bons résultats avec l'ipéca donné dans les mêmes conditions voir le traitement de la diarrhée et de la dysenterie chroniques). Dans la forme cholériforme, l'important est de réchauffer l'enfant par les excitants diffusibles pris à l'intérieur, et à l'extérieur les bains chauds et même sinapisés.

Enfin quelle que soit la forme, quand les selles sont fréquentes et abondantes, et que les liquides pris par la voie gastrique n'arrivent pas à éviter la déshydratation de l'enfant, il faut recourir aux injections de sérum artificiel en ayant soin, comme je l'ai indiqué pour l'adulte, de le donner au moins au titre de 8 °/₀₀ et peut-être mieux à celui de 10 °/₀₀.

---

(1) DUNN. — *Archiv. of Pediatries* 1907, vol XXIV, n° 4, p. 241.

(2) COHENDY. — *Archiv. des maladies de l'appareil digestif*, vol. 1, n° 9, p. 533.

(3) *Presse médicale*, 19 octobre 1907, p. 683. Analyse de Romme.

Ce sont là les grandes lignes du traitement, en tenant compte de la forme de ces affections.

Mais quelque importance que l'on donne à ces médications, on ne peut compter sur elles qu'à la condition de les aider par une alimentation bien dirigée.

S'il s'agit d'un enfant ne dépassant pas 6 mois, il faudra autant que possible le mettre au sein s'il n'y est pas, et c'la en insistant d'autant plus qu'il est plus jeune. S'il dépasse 6 mois et qu'on puisse le mettre au sein, il y aura encore un avantage à l'y mettre, au moins jusqu'à 9 mois. A partir de ce moment, sans qu'il soit aussi avantageux de le remettre au sein, on devra néanmoins l'y laisser s'il y est encore, et revenir à cet allaitement exclusif si déjà il était à un allaitement mixte.

Dans les cas de moyenne intensité et sans intolérance de l'estomac, il suffira, si l'enfant peut être nourri au sein, de diminuer sensiblement les quantités de lait. En tenant compte des conditions dans lesquelles vit l'enfant et capables de modifier ses besoins, on descendra le lait à la moitié ou même à un quart de sa ration normale, soit pour les cas moyens à 50 grammes ou à 25 grammes de lait par kilogramme de son poids normal. Ces quantités seront appréciées d'une manière suffisamment approximative par quelques pesées faites avant et après la télée, en tenant compte de la durée de cette dernière. Après quelques tâtonnements, on arrivera à ne donner que les quantités voulues. Les tétées resteront aux mêmes heures que j'ai indiqué, en les espaçant toujours de trois heures (1).

Mais, de plus, comme l'enfant a besoin d'une assez grande quantité d'eau, on pourra, à chaque tétée, compléter la ration normale avec de l'eau lactosée bouillie à 5 %, donnée à la cuillère ou au biberon.

Dans ces cas moyens, surtout s'ils sont pris dès le début, le plus souvent cette diminution de l'alimentation, aidée de quelques antiseptiques, suffit pour permettre à l'intestin de reprendre ses fonctions; et l'on revient ensuite graduellement à la ration normale en ayant soin de ne pas la dépasser.

(1) Voir le 2ᵉ volume. pp. 513 et suiv., et *Hygiène alimentaire du nourrisson*, p. 121.

Dans les cas plus graves, et principalement dans ceux s'accompagnant d'intolérance de l'estomac, il faudra diminuer encore les quantités prises à chaque tétée et même en supprimer une sur deux, en remplaçant celle qui est supprimée par l'eau lactosée bouillie.

Enfin, si même en diminuant ainsi les quantités de lait, les vomissements persistent, il faut en venir à la *diète hydrique* pure ou au moins au bouillon de légumes.

La diète hydrique pure a prouvé ses bons effets dans ces cas graves. Sous son influence, l'estomac et l'intestin se calment; mais évidemment elle ne satisfait qu'à une des indications de l'alimentation, celle qui concerne la quantité d'eau nécessaire. Or, je l'ai dit, les dépenses de l'enfant s'élèvent à 70 calories environ par kilogramme de son poids, soit à environ 7 grammes de corps gras et à 2 grammes environ d'albuminoïdes; et dès lors, cette diète hydrique, il faut le savoir, ne peut guère être maintenue que pendant 24 ou au maximum 48 heures Aussi je crois que c'est **avec** raison que depuis quelque temps l'eau pure est remplacée, sur les indications de Mery et de Comby, par les *bouillons de légumes* (1). Mery a composé son bouillon avec un mélange de légumes secs et de légumes frais : *pommes de terre*, 60 grammes ; *carottes*, 45 grammes ; *navets*, 15 grammes ; *pois secs*, 6 grammes ; *haricots secs*, 6 grammes ; *sel*, 5 grammes, pour 1 litre d'eau. Faire bouillir pendant quatre heures et ajouter ensuite l'eau perdue de manière à obtenir un litre de bouillon.

Le bouillon conseillé par Comby (1) est fait sans légumes frais. Il est préparé avec trois céréales, *blé*, *maïs* et *orge*, et trois légumineuses sèches, *haricots*, *pois* et *lentilles*. La dose est de 30 grammes de chacune de ces graines pour 3 litres d'eau, additionnée de 20 grammes de *chlorure de sodium*. Ebullition pendant trois heures et réduction à un seul litre de bouillon. Ce bouillon, à la dose de 100 grammes environ, sert à faire des potages, avec une cuillerée à café de farine de riz, d'orge, d'avoine ou de blé.

La composition d'un litre de ce bouillon, d'après Comby, serait la suivante (2) :

(1) Alimentation dans les gastro-entérites infantiles. *Presse médicale*, 29 juillet 1905, p. 476.

(2) COMBY. — *Presse médicale*, 15 novembre 1905, p. 740.

Densité	1020	Cendres	17
Réaction	Légèrement acide.	Albuminoïdes..........	7^{gr}55
Eau	969	Sucre hydrolysable.....	8,72
Extrait sec	34	Sucre réducteur........	traces

Acide chlorydrique titré en Na^2Cl^3 = 16,23
Acide phosphorique... 0,025
Chaux ..../
Magnésie, etc.................... \   traces

Comme on le voit, la préparation de ces bouillons d'abord antiseptise leur eau par l'ébullition prolongée. Mais, de plus, outre que les légumes secs ou frais que l'on emploie, comme le prouve l'analyse de Comby, cèdent à cette eau une partie de leurs produits amylacés et aussi certains produits albuminoïdes, tels que la légumine, ils l'additionnent, en plus du chlorure de sodium, d'une partie importante de leurs matières salines, presque de la totalité de leurs sels solubles. Nos recherches, en effet, avec le Dr Carcanague (1), nous ont montré que d'une manière approximative 100 grammes de blé, d'orge, de maïs, de lentilles et de pois secs cèdent, pendant leur cuisson, environ 1^{gr}50 de matières salines, que les haricots blancs en cèdent 2 grammes et la pomme de terre 1 gramme. Comme on le voit, les bouillons de légumes contiennent une quantité encore fort appréciable de ces substances, et celles-ci peuvent, par conséquent, remplacer celles du lait.

Le bouillon de légumes satisfait donc à deux indications au point de vue de l'alimentation. Il assure à l'enfant la quantité d'eau et la quantité de matières salines qui lui sont nécessaires. Enfin, quoique dans de faibles proportions, il lui fournit aussi quelques substances organiques. On pourrait, du reste, augmenter sensiblement sa valeur à ce point de vue en y ajoutant de la lactose à 5 %, soit la proportion qu'elle a dans le lait.

Le bouillon de légumes, lactosé ou non, additionné de quelques farines, soit 5 grammes pour 100 grammes de bouillon, sera donné, dans les cas graves, avec intolérance de l'estomac, par cuillerées toutes les heures ; puis en augmentant les quantités et en espaçant les prises.

(1) Pertes subies par les céréales et les légumineuses pendant leur cuisson complète dans l'eau, par MAUREL et CARCANAGUE. — Société de biologie, 17 juillet 1909, p. 211.

Dès que l'estomac sera calmé, on essayera quelques courtes tétées ; et si elles sont bien supportées, on les continuera autant que possible toutes les trois heures. Quant au bouillon de légumes, il sera donné soit dans les intervalles, soit ensuite, quand on le pourra, après les tétées, de manière à les compléter. Enfin, quand les tétées seront bien supportées, on les prolongera graduellement jusqu'à ce qu'elles aient atteint leur durée normale et l'on supprimera le bouillon de légumes.

Si l'enfant est d'un âge plus avancé ou si pour une raison quelconque l'allaitement au sein ne peut avoir lieu, il faudra se rapprocher autant que possible de la pratique précédente avec l'allaitement artificiel. Dans ces cas, le lait d'ânesse, trait dans de bonnes conditions d'asepsie, pourra rendre des services. Il évitera le coupage qui s'impose pour celui de vache et qui n'est pas toujours fait aseptiquement.

Même pour les enfants qui déjà avaient commencé leur sevrage, la gastro-entérite, quelque bénigne quelle soit, les condamne au régime lacté exclusif ; et il faudra les y laisser pendant un certain temps avant de recommencer le sevrage. De plus, on devra y procéder avec d'autant plus de précautions que le premier aura présenté plus de difficultés.

La *diète hydrique*, les *bouillons de légumes* purs ou additionnés de farines diverses et le *babeurre*, seront utilisés avec avantage dans les cas graves, dans lesquels même les petites quantités de lait ne sont pas tolérées. Il arrive, en effet, sous des influences qui nous sont encore inconnues, que même le lait de femme, donné avec les meilleures précautions, est mal supporté. Dans ces cas, il est inutile de persévérer ; et c'est la diète hydrique, suivie pendant 24 heures, qui réussira le mieux. Les bouillons de légumes et le babeurre pourront servir de transition. Ce dernier vaut presque le lait comme valeur nutritive. Il en diffère surtout par la suppression de la plus grande partie du beurre. De plus, je l'ai dit, il agit comme agent antiseptique par son acide lactique provenant de la transformation de la lactose.

A ces modes de traitement, Gallois, Abrami et Blairon ont ajouté le régime par les *fromages frais*. Cette alimentation trouverait ses avantages dans les cas de gastro-entérites, dans lesquels ce sont les symptômes dyspeptiques qui dominent. Dans ces cas, la dilatation précédant l'entérite, il a paru logique à ces auteurs de s'adresser d'abord à la première, et ils l'ont fait avec succès en donnant une alimentation très riche sous un petit volume. L'aliment le plus important dans leur régime est le fromage frais; et celui qu'ils ont utilisé le plus souvent est le fromage dit *petit Suisse*. Leur alimentation, du reste, n'est pas toujours la même. Il n'y a de constant que l'idée qui les inspire d'alimenter le malade sous un petit volume (1).

Quel que soit celui de ces régimes qui ait été choisi, un des points difficiles du traitement est de savoir à quel moment on peut passer d'une de ses différentes étapes à l'autre. Aucun conseil ne peut, à ce point de vue, remplacer complètement la pratique. Cependant je crois pouvoir donner les suivants :

1° Le *régime hydrique* pur ne devra guère durer que 24 heures et au moins ne pas dépasser 48 heures.

2° Le régime moins sévère, constitué en partie par le *bouillon de légumes*, devra être maintenu au moins tant que les vomissements persisteront.

3° Il en sera de même, mais d'une manière moins rigoureuse, en essayant le lait, tant que les selles seront mal liées, grumeleuses, et surtout si elles contiennent des mucosités.

4° Il en sera de même également tant que l'enfant aura des coliques, ce qui est facilement constaté par ses pleurs, ses contorsions et la contraction de ses traits.

5° Lorsque les selles seront mieux liées, qu'elles seront ramenées à trois ou quatre dans les 24 heures, on pourra donner *la prédominance au lait*, tout en conservant le bouillon de légumes pour le compléter.

6° Lorsque les selles seront ramenées à deux dans les 24 heures, qu'elles seront bien liées et qu'elles ne seront plus vertes au moment de la défécation, on pourra en venir au *régime lacté exclusif*, tout en le laissant encore légèrement insuffisant.

7° On ne reviendra à la *ration complète* que lorsque les

---

(1) Régime sec dans les gastro-entérites d'origine dyspeptique des enfants, par P. GALLOIS, ABRAMI et BLAIRON. — *Bulletin général de thérapeutique*, 1905, p. 699.

7

selles ne dépasseront pas deux par jour, qu'elles seront moulées (1) et qu'elles ne deviendront plus vertes. On donnera alors. encore pour quelques jours, la quantité de lait qui correspond au poids *réel* de l'enfant ; et si le régime est bien supporté on en viendra à la ration de son poids *normal*, ce qui lui permettra de refaire ses réserves.

8° Si en passant d'une étape à l'autre, les selles deviennent moins bonnes, si l'excitabilité de l'estomac revient, il faut sans hésiter revenir au régime précédent qui avait été bien supporté.

9° Enfin, en ce qui concerne le *sevrage*, il faudra se rappeler que pour chaque nouvel aliment, il y aura lieu de retrancher une quantité de lait équivalente On pourra, pour procéder à ces substitutions, consulter le tableau que j'ai donné dans le deuxième volume en traitant de l'alimentation normale de l'enfant (2).

---

(1) Pour la consistance des selles voir : *Société de médecine de Toulouse* : Observation sur les selles du nourrisson, 21 juillet 1902 ; et *Archives médicales de Toulouse*, année 1902, t. VIII. p. 405 ; *Hygiène alimentaire du nourrisson*, Doin, Paris, 1903 ; pp. 193 et suiv. ; *Traité de l'alimentation et de la nutrition*, Doin, Paris, 1908, 2 volumes, p. 574.

(2) On trouvera ce tableau dans : *Hygiène alimentaire du nourrisson*, Doin, Paris, p. 165.

Budin. — *Manuel pratique d'allaitement ; Hygiène du nourrisson*, Doin, Paris, 1905, p. 168.

Maurel — *Traité de l'alimentation et de la nutrition*, 2ᵉ volume, 1908, p. 564.

INDICATIONS BIBLIOGRAPHIQUES
DU TROISIÈME GROUPE

Outre les indications bibliographiques que j'ai données au cours des études précédentes, je crois devoir signaler que l'on trouvera, au sujet du régime de ces différentes affections, des renseignements utiles dans les ouvrages suivants, que je donne dans l'ordre de leur publication :

1o 1886. DUJARDIN-BEAUMETZ. — Hygiène alimentaire. Conférences faites en 1885 et 1886, publiées en 1886. 3e édition en 1896. Doin, Paris.

2o 1897. *Traité de diététique*, de I. MUNK et EWALD. Traduit par J.-F. Heymans et P, Masoin. Bru elles, R. Lamartine; et Paris, Carré et Naud.

3o 1904. A. GAUTIER — *L'alimentation et les régimes chez l'homme sain et les malades*, 2e édition. Masson, Paris.

4o 1904. J. LAUMONIER. — *Hygiène de l'alimentation.* F. Alcan, Paris.

5o 1907. *Pratique médico-chirurgicale*, de BRISSAUD, PINARD et RECLUS. (Articles correspondant à ces affections dans lesquels les auteurs ont toujours fait une place importante à l'alimentation.)

6o 1909. F. DE GRANDMAISON. — *Les régimes. Alimentation rationnelle dans la santé et la maladie.* Maloïne, rue de l'Ecole-de-Médecine.

7o 1909. P. CORNET. — *Régime alimentaire des malades.* G. Steinheil, Paris.

8o 1910. Marcel LABBÉ. — *Régimes alimentaires*, bibliothèque de thérapeutique de Gilbert et Carnot, J.-B. Baillére et fils.

Ce sont là les auteurs que l'on consultera, je pense, avec le plus de fruit. Mais, bien entendu, la lecture de beaucoup d'autres pourrait être utile, surtout en ce qui concerne les articles séparés. Mais le nombre de travaux parus depuis quelques années sur l'alimentation dans les maladies est tel, qu'il est impossible de les citer tous. Je m'excuse donc si j'en oublie même d'importants. Peut être, du reste, aurais-je l'occasion de les citer dans la suite.

En utilisant les traités que je viens de citer, on pourra compléter l'étude des affections précédentes avec les indications bibliographiques suivantes :

Dilatations de l'estomac et de l'intestin. — DUJARDIN-BEAUMETZ, p. 215 ; — MUNK et EWALD, p. 526 ; — A. GAUTIER, p. 524; LAUMONIER, p. 276 ; — *Pratique médico chirurgicale*, article, Dilatation : ENRIQUEZ, p. 846 ; — DE GRANDMAISON, p. 133 ; — LABBÉ (Marcel), p. 387

Dyspepsies. — DUJARDIN-BEAUMETZ, p. 218 ; — MUNK et EWALD, pp 473, 521, 522 et 525 ; — A. GAUTIER , pp. 515 et 516 ; — LAUMONIER, pp. 273 et 283 ; — ENRIQUEZ (article, Dyspepsies, p. 576, et article, Dilatations, p. 846). — *De la pratique médico-chirurgicale*, MATHIEU et ROUX ; — *Inanition chez les dyspeptiques et les nerveux*, P. CORNET, p 381 : LABBÉ (Marcel), pp 362 et 672.

Constipation. — DUJARDIN-BEAUMETZ, p. 219 ; — MUNK et EWALD p. 529 ; — A. GAUTIER, p. 528 ; — LAUMONIER, p. 285 ; — ENRIQUEZ et GRENET (article, Constipation, de la *Pratique médico chirurgicale*. p. 138 ; — P. CORNET, p. 367 ; LABBÉ (Marcel), p. 398.

Ulcère rond de l'estomac. — DUJARDIN-BEAUMETZ, p. 214 ; — MUNK et EWALD, p. 526 ; — A. GAUTIER, p. 526 ; — LAUMONIER, p 274 ; — A. BAUER, article, Constipation, de la *Pratique médico chirurgicale*, p. 880 ; — DE GRANDMAISON , p. 130 ; — LABBÉ (Marcel), p. 377.

Cancer de l'estomac. — DUJARDIN-BEAUMETZ, p. 213 ; — MUNK et EWALD, p. 528 ; — A. GAUTIER, p. 427 ; — LAUMONIER, p. 274 ; — A. BAUER (article, Cancer de l'estomac, de la *Pratique médico-chirurgicale*, p. 836) ; — DE GRANDMAISON, p. 128. - LABBÉ (Marcel), p. 389.

Entérite muco-membraneuse. — ENRIQUEZ et GRENET (article, Entérite muco-membraneuse, de la *Pratique médico chirurgicale*, p. 744) ; — DE GRANDMAISON, p. 144.

Entérite aiguë et chronique. Côlite aiguë et chronique. — DUJARDIN-BEAUMETZ, p. 220 ; MUNK et EWALD, pp. 487, 496 et 531 ; — A. GAUTIER, pp. 516, 529, 530 et 594 ; — LAUMONIER p. 286 ; — Ch DOPTER, *Pratique médico-chirurgicale*, p. 561 ; — P. CORNET, p. 372 ; — LABBE (Marcel), pp. 390 et 529.

Appendicite. — MUNK et EWALD, p. 490 ; — A. GAUTIER, p. 529 ; — VEAU (Victor) (article, Appendicite, de la *Pratique médico-chirurgicale*, p. 393) ; — DE GRANDMAISOE, p. 139 ; — LABBE (Marcel), p. 403.

Gastro-entérite du nourrisson. — DUJARDIN-BEAUMETZ, p. 485 ; — MUNK et EWALD, p. 485 ; — 1899. MARFAN, *Traité de l'allaitement*, Steinheil, Paris, p. 399 ; — BUDIN, *Le nourrisson.* Doin, Paris. 1900, et *Manuel pratique d'allaitement*, 1905. Doin, Paris ; - A. MAUREL, *Hygiène alimentaire du nourrisson*, 1903. Doin, Paris ; — A. GAUTIER, p. 594 ; — P. LONDE (article gastro-entérite du nourrisson de la *Pratique médico-chirurgicale*, p. 271 ; — DE GRANDMAISON, p. 135 ; — LABBÉ (Marcel), pp. 498 et 500.

QUATRIÈME GROUPE

MALADIES DE SURNUTRITION

Aperçu historique de la conception générale de l'arthritisme.
— Pour suivre l'évolution des idées que le monde médical a
successivement admises sur l'arthritisme pour en arriver à la
conception à laquelle il s'est arrêté aujourd'hui, au moins
d'une manière générale, il y aurait un gros avantage à prendre connaissance des travaux suivants que je cite d'après la
date de leur publication (1).

De nombreux autres travaux, bien entendu, ont· été faits
sur ce groupe d'affections ; et, parmi eux, quelques-uns sont
importants. Mais il me semble cependant que ceux que j'indique dans ces notes bibliographiques peuvent suffire pour faire

---

(1) 1853. GINTRAC. — *Cours théorique et clinique de pathologie interne,*
t. II, pp. 366 et suiv. Germer-Baillère, Paris.

1868. BAZIN. — *Leçons théoriques et cliniques sur les affections cutanées
d'origine arthritique et dartreuse,* 2ᵉ édition. Delahaye, Paris.

1879 et 1880. BOUCHARD. — *Leçons sur les maladies par ralentissement de
la nutrition.* Masson, Paris.

1883. LANCEREAUX. — *Traité de l'herpétisme.* Adrien Delahaye et Emile
Lecrosnier, Paris

1893. HANOT. — Considérations générales sur la cirrhose alcoolique :
Leçon faite à l'hôpital Saint-Antoine. *Semaine médicale,* 1893, p. 209.

1894. Ch. FÉRÉ — *La famille névropathique.* Alcan, Paris.

1895. CAZALIS. — *Contribution à la pathogénie de l'arthritisme.* Doin,
Paris.

1896. MAUREL. — Influence de l'arthritisme sur la Dépopulation de la
France : Académie des sciences de Toulouse, 25 février 1896, et *De la dépopulation de la France — Etude sur la natalité.* Doin, Paris.

1903. BRACHET. — *Pathologie mentale des rois de France. — Louis XI et
ses ascendants. — Une vie humaine étudiée à travers six siècles d'hérédité,
de 852 à 1483.* Hachette, Paris.

1903. MAUREL. — Rapport sur l'obésité. Congrès français de médecine de
Paris.

1906. A. MATHIEU. — *Hygiène de l'obèse.* Masson, Paris.

comprendre comment, avec le temps, le groupe arthritique a été envisagé, comme je le fais dans ce traité.

Ces différents travaux, qui presque tous ont apporté une contribution importante à la conception actuelle, peuvent être rapidement résumés ainsi qu'il suit :

1° Sans remonter plus loin, en 1853, Gintrac (1) voit les rapports qui existent entre un certain nombre d'affections, en apparence éloignées les unes des autres, mais qui toutes relèvent plus ou moins directement de la *bonne chère*, aidée de l'*hérédité*.

2° Bazin (1868) (2) constate la grande influence de l'arthritisme sur les maladies cutanées ; et il établit le rapport entre ces dernières maladies et celles qui forment le fond reconnu de cette diathèse.

3° Bouchard (1879-1880) (3), dans ses mémorables leçons, agrandit le groupe arthritique. Il démontre cliniquement le rapport entre les différentes manifestations de cette diathèse, d'une manière indiscutable ; et il leur donne, comme un lien commun, le *ralentissement de la nutrition*. Ses recherches cliniques et sa conception marquent une date capitale dans l'histoire de l'arthritisme.

Ce groupe pathologique, grâce à ses travaux, est désormais nettement et solidement constitué au double point de vue clinique et scientifique.

1907. Pascault. — *Arthritisme par suralimentation.* Maloïne, Paris.

1908. Laumonier. — La question de l'arthritisme par suralimentation. *Bulletin général de thérapeutique*, t. II, pp. 481, 529, 571, 597.

1910. Bergmann et Labbé (Marcel). — Traitement diététique et physiothérapique de l'obésité. Rapporteurs au Congrès de physiothérapie de Paris, 1910. Rapports, p. 407. Discussion, p. 1049.

(1) *Cours théorique et clinique de pathologie interne*, t. II, pp. 366 et suiv. Germer Baillère, Paris, 1853.

(2) *Leçons théoriques et cliniques sur les affections cutanées d'origine arthritique et dartreuse*, 2ᵉ édition. Delahaye, Paris, 1868.

(3) *Leçons sur les maladies par ralentissement de la nutrition*. Masson, Paris, 1879 et 1880.

L'herpétisme de Lancereaux (1) (1883) se confond pour beaucoup de ses manifestations avec l'arthritisme ; et, en réalité, en voulant créer un groupe nouveau de maladies constitutionnelles, l'auteur a surtout agrandi celui dont il voulait le distraire.

En somme, les travaux de Gintrac, Bazin, Lancereaux et surtout de Bouchard ont définitivement constitué le groupe arthritique, au point de vue clinique ; et Bouchard y a ajouté un lien scientifiquement établi, celui du ralentissement de la nutrition.

Mais, de plus, en 1891, Cazalis, dans un premier travail, Hanot, en 1893 (2) et de nouveau Cazalis en 1895 (3) ont apporté une idée nouvelle : celle du tissu conjonctif comme étant le substratum anatomique de cette diathèse. Ce serait même surtout par ce tissu que se transmettrait l'influence héréditaire se continuant à travers les siècles.

Féré en 1894 (4), dans sa *Famille névropathique*, avait encore étendu le domaine de l'arthritisme, en lui adjoignant les affections qui sont devenues en grande partie depuis le neuro-arthritisme ; et c'est la même idée qui, quelques années après (1903), a inspiré Brachet (5), dans sa Pathologie mentale des rois, étude des plus consciencieuses, qui établit l'influence héréditaire, se continuant à travers les siècles.

Dès 1896, en m'inspirant des travaux précédents et surtout de ceux de Bouchard, mais aussi de mes observations cliniques portant sur plusieurs générations (6), je ne me contentais pas d'affirmer les rapports entre les différentes manifestations arthritiques, mais j'en fis une véritable famille, en établissant *l'ordre de leur apparition*, non seulement chez le même sujet,

(1) *Traité de l'herpétisme*. Delahaye et Lecrosmes, Paris, 1883.

(2) Considérations générales sur la cirrhose alcoolique, *Semaine médicale*, 1983, p. 209.

(3) *Contribution à la pathogénie de l'arthritisme*. Doin, Paris, 1895.

(4) *La Famille névropathique*. Alcan, Paris, 1894.

(5) *Pathologie mentale des rois de France* : Louis XI et ses ascendants. Une vie humaine étudiée à travers six siècles d'hérédité (852 à 1483). Hachette, Paris, 1903.

(6) *De la dépopulation de la France : Étude de la Natalité*, Doin, Paris, pp. 68 et suiv., 1896.

mais en suivant ces manifestations chez ses descendants et chez ses ascendants. J'établissais ainsi la *loi de succession*.

De plus, guidé par mes travaux sur les besoins de notre organisme en substances albuminoïdes, et par mes observations sur l'abus de la viande dans l'alimentation (1), comme Gintrac, j'en vins à considérer la suralimentation azotée, soit personnelle soit agissant par hérédité, comme la cause indispensable de tout ce groupe d'affections.

J'écrivais dès cette époque : « *Sans suralimentation, l'arthritisme n'existerait pas (Dépopulation*, p. 991). » Je crois devoir faire remarquer que la *suralimentation*, dans ma pensée à l'époque, correspondait à l'exagération des *substances absorbées*, c'est à-dire à ce que j'ai désigné depuis 1898, sous le nom plus précis de *surnutrition*.

Cette étiologie me conduisit naturellement, en outre, à compléter le groupe arthritique en y ajoutant la *pléthore*, comme étant la conséquence la plus immédiate et forcée de cette surnutrition. Ce fut la pléthore qui, dans ma pensée, devint le point de départ inévitable de tout arthritisme. Elle fut ce que j'ai désigné plus tard sous le nom de *souche de cette diathèse*.

J'avais ainsi déjà complété la famille arthritique en lui ajoutant son début, sa première période ; mais, de plus, mes observations me la firent compléter au point de vue de son extinction, en montrant que l'hérédo-arthritisme conduit à l'infécondité : « *La fécondité d'une famille saine*, disais-je en m'appuyant sur mes observations, *ne resiste pas à cinq générations de suralimentation (Dépopulation*, p. 95. »

L'évolution de l'arthritisme était ainsi complète, et sa conception, il me semble, désormais de compréhension facile.

Il naissait avec la pléthore, se manifestait par ses formes multiples, acquises ou héréditaires, et s'éteignait par l'infécondité. Sa cause était la surnutrition personnelle ou héréditaire ; et son substratum anatomique, le tissu conjonctif, par lequel se transmettait surtout l'influence des ascendants.

Ce fut ainsi que je l'exposai dans mon premier travail d'en-

---

(1) *Conditions d'une bonne nutrition et moyens cliniques de la reconnaître* (Congrès pour l'avancement des sciences de Bordeaux. Section de médecine, août 1895).

semble sur cette question en 1896, dans mon livre sur *la Dé-population* (1) (pp. 78 et suiv.).

Mais, peu après, en réfléchissant sur les principales formes arthritiques ; et d'une part, en partant de cette idée, dont j'étais de plus en plus convaincu, que leur cause est bien la sur-nutrition, et d'autre part que certaines de ces formes exagèrent les dépenses, j'en vins à penser que peut-être ces formes représentent des moyens de défense de l'organisme. Ce fut le 1er mai 1897 que j'émis cette hypothèse pour la première fois. Je le fis devant la Société de médecine de Toulouse dans une communication sur *le régime lacté dans le traite-ment du diabète arthritique*. Je disais, en effet, en résu-mant ce travail : « *Il est possible que le diabète arthriti-que ne soit qu'un moyen de défense de l'organisme pour se débarrasser des produits destinés aux échanges, quand ces produits lui arrivent en trop grand quantité. (2)* »

Peu après, du reste, j'exprimais la même opinion et sous la même forme d'hypothèse, dans un travail publié sur le même sujet dans le *Bulletin général de thérapeutique* (3).

J'écrivais :

« Cette conclusion s'en dégage que le diabète n'est peut-être qu'un moyen de défense de l'organisme, mis en œuvre par lui contre les effets de la suralimentation, et qu'il cesse d'utiliser, quand par la suppression de la suralimentation, les conséquences de cette dernière cessent de le menacer. »

Et j'ajoutais :

« Je tiens dans ce travail à laisser à cette idée sur la nature intime du diabète cette forme hypothétique et concise. Mais on la trouvera plus longuement développée, et aussi, je l'es-père, mieux appuyée, dans un travail sur l'arthritisme en général dont je m'occupe en ce moment. »

Ce travail ne se fit pas trop attendre ; et je le résumai dans

(1) *De la dépopulation de la France*, Doin, Paris, 1896 Influence de l'ar-thritisme sur la dépopulation de la France, Académie des Sciences, Inscrip-tions et Belles-Lettres de Toulouse, 25 février 1896.

(2) Du régime lacté dans le traitement du diabète arthritique. *Bulletin de la Société de medecine de Toulouse*, p. 104, séance du 1er mai 1897.

(3) Traitement du diabète par le dosage de l'alimentation et particulière-ment par le régime lacté. *Bulletin général de thérapeutique*, 15 et 30 juillet, 15 et 30 août et 15 septembre 1897, et Société de thérapeutique de Paris.

deux communications faites au Congrès français de médecine de Montpellier en avril 1898.

Dans la première (13 avril), *Arthritisme et surnutrition* (1), outre que j'insistais sur le rôle de la surnutrition comme cause indispensable de l'arthritisme, je divisais son évolution en trois périodes ; de *constitution*, de *résistance* et de *déchéance*, que j'ai conservées depuis.

Ce fut également à partir de ce moment que j'adoptai l'expression de *surnutrition* pour indiquer le surcroît des aliments absorbés sur ceux dépensés : *la suralimentation restait fonction du pouvoir des organes digestifs, et la surnutrition devenait fonction des besoins de l'organisme.*

Dans la seconde communication, faite deux jours après au même Congrès, sur les *moyens de résistance de l'organisme contre la surnutrition,* ce ne fût plus en hésitant et sous forme d'hypothèse, comme précédemment, mais d'une manière ferme que je divisai les diverses manifestations arthritiques en deux catégories : celles dépendant réellement de la cause morbide et relevant surtout de la *sclérose,* et celles qui constituent des *moyens de résistance de l'organisme;* et parmi ces dernières je citai : l'*obésité,* le *diabète gras,* l'*albuminurie arthritique* et les *hypersécrétions muqueuses et cutanées* (2).

En 1903, appelé de nouveau à faire l'exposé de mes idées sur l'arthritisme dans mon rapport sur l'*obésité* pour le Congrès français de médecine de Paris, j'ai donné à cet exposé plus de développement qu'à ceux de 1896 et de 1898 ; mais je n'ai eu qu'à confirmer mes idées antérieures sur l'étiologie, l'évolution et la pathogénie de ce groupe d'affections, en maintenant aussi l'idée de moyens de défense pour quelques-unes d'entre elles. J'ai seulement placé les différentes lithiases à côté des scléroses comme manifestations morbides, et depuis je n'ai rien changé à cette dernière conception.

Enfin, au cours de ces dernières années, j'ai eu la satisfaction de voir la plupart de ces idées être acceptées par de nombreux

---

(1) Arthritisme et surnutrition. Mémoires et discussions du Congrès français de médecine de Montpellier, p. 175.

(2) Moyens de résistance de l'organisme contre l'arthritisme. Congrès français de médecine de Montpellier, Mémoires et discussions, p. 506, 15 avril 1898.

auteurs, et, parmi eux, je suis heureux de pouvoir citer : en 1906, A. Matthieu dans son précis si clair de l'hygiène de l'obèse (1) ; en 1907, Pascault dans son remarquable traité sur l'arthritisme par suralimentation (2) ; en 1908, Laumonier dans une étude des plus complètes sur la question de l'arthritisme par suralimentation, parue dans le *Bulletin général de thérapeutique* (3) ; et enfin en 1910, au Congrès de physiothérapie, Bergmann et Labbé (Marcel) dans leurs consciencieux rapports sur l'obésité (4).

Ces idées, au moins dans leur ensemble, me semblent donc désormais généralement acceptées ; et aussi me contenterai-je de les résumer rapidement dans quelques conclusions.

Généralités. — Ce groupe d'affections est un de ceux pour lesquels l'étude de l'alimentation est des plus importantes, parce que, pour la plupart de ces maladies, l'alimentation n'a pas seulement pour but de faire face aux besoins d'entretien du malade ; mais que, de plus, le régime constitue, en même temps, leur moyen thérapeutique le plus actif et même indispensable. Pour ces affections, dont la cause principale, je viens de le dire, est l'excès des recettes sur les dépenses, la base du traitement est forcément représentée par un régime, dans lequel, au moins pour un certain temps, ce sont les dépenses qui l'emportent sur les recettes. C'est donc là une des applications les mieux indiquées du régime hypoorganique dont je traite en ce moment.

Mais avant d'aborder l'étude du régime des diverses manifestations arthritiques, je crois utile de compléter ce que je viens de dire à leur sujet, en ajoutant quelques explications :

1° Sur ce que j'entends par le mot *surnutrition ;*

2° Sur les rapports entre les maladies qui en dépendent

---

(1) A. MATTHIEU. — *Hygiène de l'obèse.* Masson, Paris, 1906.

(2) PASCAULT. — *Arthritisme par surnutrition.* Maloïne, Paris, 1907.

(3) LAUMONIER. — La question de l'arthritisme par suralimentation. *Bulletin général de thérapeutique*, tome II, pp. 481, 529, 571 et 597.

(4) BERGMANN et LABBÉ (Marcel). — Rapport fait par chacun d'eux, séparément, au Congrès de physiothérapie de Paris, sur la diététique et la physiothérapie de l'obésité. Résumé des rapports, p. 407, et Résumé des communications et discussions, p. 1049.

directement ou héréditairement avec l'*arthritisme* et avec les *maladies par ralentissement de la nutrition* ;

3° Sur la manière d'interpréter les différentes manifestations arthritiques ;

4° Sur l'*évolution* des résultats morbides dus à la surnutrition, en suivant cette évolution sur plusieurs générations.

1° *Surnutrition.* — *La surnutrition, d'après mes vues, je l'ai dit, est constituée par l'absorption d'une quantité d'aliments supérieure à celle des besoins.* — Si le surcroît de ces aliments ne dépasse que de peu les besoins, l'organisme, grâce à la possibilité qu'il a d'augmenter ses dépenses dans une certaine mesure, peut encore établir l'équilibre. Mais si ce surcroît est trop élevé, les apports dépassent les dépenses, et il y a réellement *surnutrition.*

Par contre, j'ai conservé l'expression de *suralimentation* pour indiquer *l'ingestion d'une quantité d'aliments supérieure au pouvoir fonctionnel des organes digestifs.*

Comme on le voit, ces deux expressions correspondent à deux états spéciaux de l'organisme; et qui diffèrent l'un de l'autre, non seulement par leur étiologie, mais aussi par leur symptomatologie. Au point de vue de leur étiologie, ainsi que je l'ai dit depuis longtemps (1), *la suralimentation est fonction de l'état des organes digestifs et la surnutrition est fonction des besoins de l'organisme.* Au point de vue de leurs manifestations morbides, la suralimentation conduit surtout à des troubles digestifs, tandis que la *surnutrition* conduit d'abord à la pléthore, et ensuite, grâce à l'hérédité, à toutes les manifestations morbides comprises sous le nom *d'arthritisme.*

J'ajoute que si chez certains sujets on peut rencontrer en même temps la suralimentation et la surnutrition, le plus souvent ces deux états sont séparés. Les troubles digestifs, provoqués par la suralimentation, rendent la surnutrition difficile Celle-ci, en effet, ne peut guère s'établir que grâce à des organes digestifs en parfait état.

De ce qui précède découle donc la nécessité de distinguer

(1) Arthritisme et surnutrition. (Congrès français de Médecine de Montpellier, 13 avril 1898.)

ces deux états; et ainsi, me semble-t-il, se trouve justifiée la nouvelle expression de *surnutrition,* qui permet de faire cette distinction.

2° *Rapports des maladies de surnutrition avec l'arthritisme et les maladies par ralentissement de la nutrition.* — Le groupe des *maladies arthritiques,* surtout avec l'extension qu'on lui avait donnée depuis quelques années, était constitué par des manifestations morbides si nombreuses, et souvent si éloignées par leur siège et leurs lésions anatomiques, qu'il paraissait impossible de fixer ses limites. C'était en vain que l'on cherchait les rapports existant entre ces différentes maladies qui peuvent atteindre tous les organes, tous les tissus, et avec des processus anatomiques différents. Pour comprendre l'arthritisme et saisir les liens existant entre ses diverses manifestations, il a fallu remonter à son étiologie. Or, je viens de le rappeler (1), je crois avoir pu rattacher toutes ses manifestations à la surnutrition, telle que je viens de la définir; et en y joignant l'influence de l'hérédité, avoir pu ainsi établir les liens qui les réunissent et en font un tout bien défini, une véritable famille pathologique.

Grâce à cette conception, le groupe arthritique est, au contraire, il me semble, facilement compris; et il devient un des groupes les plus naturels de la pathologie. Avec le concours de ces deux influences, la *surnutrition* et *l'hérédité,* on peut concevoir comment ses manifestations se succèdent dans un ordre toujours sensiblement le même; si bien que j'ai pu montrer qu'il y a un *ruban arthritique* comme il y a un *ruban syphilitique.*

La surnutrition est donc la cause prochaine ou héréditaire des différentes manifestations de l'arthritisme; et ainsi se trouve établie l'identité entre les maladies de surnutrition et l'arthritisme.

De là découlent également les rapports entre une partie des maladies de surnutrition avec le groupe si magistralement

---

(1) *De la Dépopulation de la France,* pp. 60 et suiv., Doin, Paris, 1896. — Voir aussi le rapport sur l'Obésité. (Congrès français de Paris, octobre 1903, pp. 15 et suiv.).

constitué par Bouchard, sous le nom de *maladies par ralentissement de la nutrition* (1).

Je dis seulement une partie, parce qu'en effet le groupe de
Bouchard ne correspond qu'à la période avancée de la surnutrition héréditaire. Ce groupe commence avec la période
que j'ai désignée sous le nom de période de *résistance*, période
pendant laquelle la surnutrition agit surtout héréditairement.
Les maladies de surnutrition, prises dans leur ensemble, ont
largement une période de plus, celle qui est remplie par les
manifestations pléthoriques, et dont l'influence, après une ou
deux générations, prépare le groupe de Bouchard. Ce groupe
se rencontre donc chez les surnourris héréditaires; et les maladies de surnutrition, outre ce groupe, comprennent celles
observées sur les générations qui les ont précédés.

3°. *Division des manifestations dues à la surnutrition entre
les troubles morbides et les moyens de défense de l'organisme.*
— Je pense qu'il y a eu déjà une réelle utilité à établir les liens
étiologiques qui réunissent entre elles les manifestations parfois
si disparates comprises sous le nom d'arthritiques et aussi
de montrer leur véritable cause. Mais, de plus, au cours
de mes observations sur ces affections, j'ai été conduit, j'ai
dit comment, à considérer un certain nombre de ces manifestations, et non des moins importantes, non plus comme des
troubles morbides dépendant directement de la surnutrition,
mais, au contraire, comme des moyens de défense mis en
œuvre par l'organisme pour éviter ou atténuer ses conséquences.

Ainsi, fait capital, les manifestations observées chez les
sujets surnourris devraient être divisées en deux catégories.
Les unes seraient produites par la surnutrition; et celles-ci
seraient représentées surtout par les *scléroses vasculaires et
viscérales* et par les différentes *lithiases*. Les autres, au contraire, auraient pour but d'éviter les dangers de la surnutrition; et il en serait ainsi de *l'obésité*, du *diabète gras*, des
séborrhées et des *mucorrhées*, etc. On voit toute l'importance que prendrait cette conception, si j'étais assez heureux
pour voir sa confirmation devenir générale.

(1) *Maladies par ralentissement de la nutrition*, Paris, 1879 et 1880.

4° *Évolution des maladies de surnutrition*. — L'évolution des maladies de surnutrition, telle que je la comprends, a été décrite plusieurs fois, notamment dans mon travail sur la *dépopulation* et dans mon rapport sur *l'obésité*. Je me contenterai donc d'en donner ici un rapide résumé :

1° La surnutrition chez un sujet qui ne la compte pas dans ses antécédents héréditaires conduit à la *pléthore*. Mais, ensuite, par les modifications qu'elle crée chez ce sujet, celui-ci transmet à ses descendants certaines prédispositions, qui sont encore exagérées si ces derniers se soumettent à la même influence.

2° Ces prédispositions se font sentir surtout dans le tissu conjonctif, qui, dans les premières générations, se montre plus apte à se transformer en tissu adipeux, et qui, dans les suivantes, montre au contraire une grande résistance à cette transformation et de la tendance vers la sclérose.

3° Ces prédispositions du tissu conjonctif, adiposité d'abord et sclérose plus tard, représentent les influences héréditaires les plus marquées de la surnutrition.

4° Comme dépendant aussi de la surnutrition, il faut ajouter à ces modifications du tissu conjonctif, les différentes lithiases, urique, biliaire, oxalique et calcaire avec leurs nombreuses localisations.

5° La surnutrition, en se continuant sur plusieurs générations, altère la reproduction et conduit à l'infécondité.

6° D'après mes observations, il n'y a pas de fécondité qui puisse résister à cinq générations de surnutrition. Dès la troisième ou la quatrième, il y a prédominance de filles, souvent une fille unique, ou des malformations.

7° Dans son évolution sur plusieurs générations, la surnutrition peut se diviser en trois périodes : une période de *constitution*, une période de *résistance* et une période de *déchéance*.

8° La période de constitution comprend surtout la première génération, et peut-être la deuxième. Elle est caractérisée surtout par la pléthore et les troubles qui en dépendent.

9° La période de résistance comprend surtout la deuxième et la troisième génération. Elle se traduit surtout par *l'obésité*, le *diabète*, la *goutte*, les *séborrhées* et les *mucorrhées* qui, d'une manière plus ou moins directe, sont des moyens de défense de l'organisme. Mais, de plus, après l'âge adulte, on trouve chez les représentants de ces deux générations l'artério-sclérose, les diverses scléroses viscérales et aussi les différentes lithiases.

10° Dans la période de déchéance, comprenant surtout la quatrième et la cinquième génération, on trouve les malformations, les déséquilibrations, les insuffisances des divers organes, et surtout celles des centres nerveux et des organes génitaux.

11° Bien entendu, cette évolution peut être activée par l'exagération de la surnutrition ou retardée par sa suppression pendant une ou plusieurs générations. Elle peut être aussi beaucoup modifiée par les alliances.

12° Parmi les manifestations de la surnutrition, point capital et sur lequel je me permets de revenir, les unes en relèvent directement ; et ce sont les *modifications du tissu conjonctif* et les *lithiases* ainsi que leurs conséquences. Ce sont là ses manifestations réellement morbides. Les autres manifestations, au contraire, l'*obésité*, le *diabète*, les *séborrhées* et les *mucorrhées*, etc., ne sont que des moyens de défense de l'organisme. Elles n'apparaissent que pour éviter les inconvénients de la surnutrition ; et lorsque cette dernière n'a pas encore produit des lésions irrémédiables, ces moyens de défense disparaissent, si elle-même disparaît.

13° L'observation de l'évolution des deux groupes de manifestations de la surnutrition, *morbides* et de *défense*, permet de constater qu'elles apparaissent dans un ordre donné, ce qui m'a fait admettre une *loi de succession*.

De plus, la même observation m'a fait constater que souvent certaines de ces manifestations des deux groupes, morbides ou de défense, existent chez le même sujet ; et j'en suis arrivé à formuler une *loi de coïncidence*.

Ce résumé trop rapide laissera peut-être quelques points obscurs pour le lecteur. Il ne suffira pas pour lui faire saisir toute ma pensée sur ce groupe important d'affections. J'ai exposé mes idées, je l'ai dit, déjà plusieurs fois sur ce sujet ; il les trouvera avec des détails suffisants, je suppose, d'abord dans mon premier travail sur la Dépopulation (1), ensuite dans

____

(1) *De la dépopulation de la France.* Doin, Paris, 1896.

mon travail sur le diabète arthritique (1), et enfin dans mon rapport sur l'obésité (2).

Ces explications données, j'aborde la diététique des différentes manifestations de la surnutrition.

Pléthore. — La pléthore, à laquelle la doctrine physiologique avait, au commencement du siècle dernier, accordé un rôle si important dans la production des maladies, a vu, sous l'influence des doctrines qui se sont succédées, cette importance diminuer à ce point que pendant un certain temps elle n'a plus figuré dans les traités classiques. Mais depuis quelques années, on s'accorde généralement à reconnaître que l'exagération de la masse sanguine peut conduire à des troubles morbides; et, pour une partie du corps médical, ces troubles seraient même fréquents. On admet que d'une manière générale *nous mangeons trop;* et la pléthore est une des manifestations morbides les plus immédiates de cet excès de l'alimentation. Il suffit, en effet, de regarder autour de soi pour constater souvent des sujets pléthoriques. Ce sont des sujets au teint fortement coloré, ayant déjà un embonpoint qui confine à l'obésité, migraineux souvent, exposés aux embarras gastriques, hémorroïdaires, suant au moindre effort et parfois même au repos. Un examen plus attentif fait constater que leur tension sanguine est exagérée, que le nombre de leurs hématies dépasse la normale, que le second bruit du cœur est retentissant, enfin que leur urine donne souvent un dépôt d'acide urique.

Tel est le pléthorique, qui, malgré cet ensemble de symptômes, peut bien ne pas être considéré comme un malade pour le public; mais qui, cependant, n'est plus en état de santé, puisqu'une faible exagération de ces symptômes peut en faire un obèse, un graveleux, un goutteux ou même un cardiaque.

Or, quand on se rend compte des causes qui ont pu conduire

(1) Traitement du diabète arthritique par le dosage de l'alimentation (Congrès français de médecine de Nancy, 8 août 1896). — Traitement du diabète arthritique par le dosage de l'alimentation et notamment par le régime lacté (Société de thérapeutique de Paris, juin 1897 ; et *Bulletin général de thérapeutique*, 15 et 30 juillet, 15 et 30 août, et 15 septembre 1907).

(2) Congrès français de médecine de Paris, 1903. Rapport sur l'obésité.

à cet état, on arrive toujours à constater un excédent des recettes sur les dépenses, d'où exagération de la richesse sanguine.

Beaucoup d'autres causes, certes, pourront être relevées. Telles sont souvent, la vie sédentaire après une vie active, comme chez les retraités, ou une amélioration marquée dans l'état de fortune ou seulement dans l'alimentation Telle est aussi, chez la femme, la ménopause. Mais toutes ces causes, quand on les examine attentivement, ont toujours pour résultat, soit de diminuer les dépenses soit d'augmenter les recettes, et dans des proportions suffisantes pour que ces dernières l'emportent sur les premières.

Pour cet état, dont l'étiologie est si nette, seule une modification dans le régime, on le conçoit, peut conduire à un bon résultat ; et c'est sûrement en vain qu'on chercherait à le faire disparaître sans cette condition.

Cette modification, le plus souvent, doit être faite en deux sens : au point de vue de la qualité et à celui de la quantité.

Quel que soit le sujet, quels que soient son poids, son âge, son sexe et les conditions de son existence, les indications qui doivent inspirer son régime sont les suivantes :

1° Condition indispensable : on calculera la ration du sujet en fixant les albuminoïdes, le nombre de calories, et l'eau qui sont nécessaires pour couvrir ses besoins, en tenant compte de toutes les conditions de poids, d'âge, de sexe et de température ambiante, etc., qui peuvent les modifier.

2° En partant de ces données, au moins pour un certain temps, qui doit être d'une à deux semaines, il faudra ramener l'alimentation d'une manière très sensible au-dessous des besoins.

3° Après cette première période, l'alimentation devra rester encore au-dessous des besoins, mais d'une manière moins marquée ; et cette seconde période devra se prolonger jusqu'à ce que le sujet soit revenu à l'état de santé parfaite.

4° Dans certains cas plus tenaces, on pourra prescrire plusieurs périodes de fortes réductions, en les entrecoupant d'autres à réductions plus faibles.

5° Les réductions devront porter en principe sur les albuminoïdes et sur les ternaires.

6° En général, c'est surtout l'exagération des albuminoïdes

et notamment de ceux provenant de la viande qui aura conduit à la pléthore. Il y a donc lieu de restreindre, et au besoin de supprimer ces aliments.

J'ai l'habitude de défendre, au moins au début, *tout ce qui sort dé chez le boucher et tout ce qui sort de chez le charcutier*. Le malade devra donc demander de préférence ses aliments au lait, aux œufs, au pain et surtout aux légumes frais.

7° Mais, de plus, la quantité de ses albuminoïdes sera ramenée sensiblement au-dessous de celle qui correspond à ses besoins, soit d'un tiers dans la première période et d'un cinquième dans la seconde.

8° Les ternaires devront être aussi diminués dans la proportion d'un tiers, comme les albuminoïdes dans la première période. Mais, de plus, pour ces aliments, la réduction pourra rester la même pendant la seconde période.

9° Pour l'eau, on se basera sur la quantité d'urine, qui ne devra pas descendre au-dessous de 15 grammes par kilogramme du poids réel.

10° Quant aux matières salines, je ne crois pas qu'il y ait lieu de s'en occuper, celles prises avec les aliments étant momentanément suffisantes.

11° On pourrait trouver de sérieux avantages à s'adresser au régime lacté sucré exclusif pour établir commodément un régime correspondant à ces diverses indications; mais la plupart des sujets s'y résolvent difficilement. On peut, du reste, avec un peu d'habitude laisser le sujet au régime ordinaire. en utilisant les divers régimes types que j'ai donnés pour l'adulte et les divers âges. (2ᵉ volume, pp. 337 et 620). Toutefois, même en se basant sur ces régimes, je conseille de tendre vers le régime lacto-ovo-végétarien, tel que je l'ai exposé. (2ᵉ volume, page 331).

12° Enfin, après ces deux périodes, marquées par une réduction notable des aliments, on arrivera graduellement à un régime qui corresponde aux besoins sans les dépasser.

13° C'est surtout sur la réduction de l'alimentation que l'on devra compter pour remédier aux troubles pléthoriques. Je la considère comme indispensable. Mais, de plus, on pourra l'aider, s'il s'agit de sujets assez jeunes, par les exercices physiques faits en plein air et provoquant la sudation.

14° Je signale aussi les bons et rapides résultats que peut

donner l'usage de la bicyclette ou de l'automobile découverte, en exagérant la radiation cutanée. (Rapport sur l'obésité, p. 314).

15° On sera guidé sur le moment auquel le régime doit redevenir normal et les exercices être modérés par la disparition des troubles morbides ; par la balance qui indiquera que le poids est revenu normal ; par l'examen du cœur et de la tension sanguine ; par l'examen des urines ; et aussi par le sommeil qui sera revenu réparateur.

Troubles nerveux dus à la pléthore. — La pléthore, telle que je l'ai présentée, est la plus fréquente. Ses inconvénients, en effet, le plus souvent ne dépassent pas ceux que j'ai décrits. Mais dans certains cas, et sans que je puisse l'expliquer, il n'en est pas ainsi. A ces troubles morbides viennent s'en joindre d'autres plus graves, et dont l'origine semble n'avoir rien de commun avec l'alimentation.

J'ai constaté plusieurs fois chez le nourrisson des convulsions, que la suite de l'affection et le traitement m'ont prouvé être dues exclusivement à la surnutrition. Il s'agissait de nourrissons que l'on avait nourris au biberon et sans compter ; et qui, sous cette influence, grâce au bon état de leur tube digestif, étaient devenus obèses. C'étaient des nourrissons, véritables triomphes du biberon, qui subitement avaient été pris de convulsions ayant, avec raison, jeté l'alarme dans la famille. Or, pour ces nourrissons, il a suffi de ramener immédiatement l'alimentation sensiblement au-dessous des besoins, pour que les convulsions, sans aucun traitement, ne se soient pas reproduites. Quelques-uns de ces nourrissons ont maintenant 15 ou 20 ans ; et depuis, rien n'a prouvé que ces convulsions pussent avoir une autre origine.

J'appelle donc l'attention sur ces cas, qui pour moi, ne me laissent aucun doute sur la possibilité de voir la surnutrition produire chez le nourrisson des phénomènes convulsifs.

J'ai vu également la surnutrition, et surtout la surnutrition carnée, produire des accès simulant l'épilepsie. Dans un de ces cas, il s'agissait d'un enfant de 10 à 12 ans, appartenant à des parents pauvres ; mais qui, par amour pour leur enfant, lui faisaient prendre, tous les jours, une côtelette en plus des aliments qui leur étaient communs. Or, cet enfant avait présenté des accès convulsifs rappelant si bien l'épilepsie qu'il avait été renvoyé de tous les établissements scolaires. Quand il me fut présenté, il avait le teint rouge, la face congestionnée, le regard sans vivacité ; il était très apathique, me dit le père qui l'accompagnait. Or, les parents, mettant cette apathie et ce défaut d'intelligence sur le compte de l'anémie, insistaient plus que jamais sur la viande saignante ; et les accès allaient toujours se rapprochant.

Je crus je l'avoue, d'après les renseignements, à de véritables accès épileptiques. Cependant, comme cette alimentation ne me paraissait en rien justifiée par l'état du malade, qui présentait, au contraire, tous les signes de la pléthore, je prescrivis un régime complètement opposé, presque exclusivement végétarien et sûrement très insuffisant Or, à ma satisfaction, à celle de ses parents, et aussi à ma surprise, les accès ne reparurent plus pendant plusieurs années, et tant qu'il suivit un régime en rapport avec ses besoins. Mais, environ trois ans après, la croissance s'étant faite, les parents poursuivis par l'idée de la faiblesse, revinrent au régime carné ; et les accès se reproduisirent. Conduit de nouveau chez moi, je remis le jeune homme au régime lacto-végétarien insuffisant ; et avec le même succès que la première fois. Les accès, du reste, ne se sont plus reproduits, si bien qu'il a pu faire son service militaire.

J'ai tout récemment publié un autre cas d'accès épileptiformes survenus chez un homme de la campagne approchant la cinquantaine, sous la même influence et ayant complètement disparu par la réduction du régime. Ces accès simulaient exactement ceux de l'épilepsie : perte prolongée de connaissance, survenant la nuit, morsures de la langue, convulsions toniques, puis cloniques, et stertor, etc. Or, ces accès, qui allaient se rapprochant, ont cessé immédiatement sous l'influence de périodes lactées, à dose d'abord insuffisantes, entrecoupées de périodes de régime ovo-végétarien. Le régime a été ensuite mis en rapport avec les besoins ; et la guérison se maintient maintenant depuis plus d'un an (1).

La surnutrition même par le lait peut donc produire des phénomènes convulsifs. Quel est l'agent de ces convulsions ?

(1) De l'alimentation dans les accès épileptiformes et dans l'épilepsie (Société de médecine de Toulouse, 11 février 1911).

Quelles sont les conditions de sa production? Je ne puis répondre à aucune de ces deux questions. Mais cette origine, pour quelques-uns de ces accès, n'est pour moi plus douteuse; et je pense qu'il faut y songer, quand en même temps que ces accès, on constate les preuves de la surnutrition.

Certes, même dans les cas où la surnutrition sera établie, on n'obtiendra pas toujours des résultats aussi satisfaisants. Mais on peut toujours cependant compter sur la disparition de certains troubles dus exclusivement à la surnutrition, et améliorer d'autant l'état des malades, même pour ceux chez lesquels une alimentation méthodiquement réglée n'aura pas fait disparaître les troubles nerveux.

Les règles à suivre, dans tous ces cas, sont les mêmes que celles que j'ai indiquées pour les pléthoriques, et celles que je donnerai à propos de l'obésité, si le pléthorique est en même temps obèse.

Obésité. — Lorsqu'elle est acquise, l'*obésité* est, après la pléthore, la première manifestation de la surnutrition ; et elle constitue aussi, dans ces conditions, un des premiers moyens de défense pour éviter ses inconvénients. L'organisme met en réserve, sous forme de corps gras, le surcroît d'aliments qu'il ne peut dépenser. Elle peut aussi apparaître plus tard, l'hérédité joignant son action à celle de la surnutrition. Les caractères extérieurs, surtout dans les périodes avancées de l'arthritisme, sont souvent alors modifiés, mais sa cause essentielle reste toujours la surnutrition ; et elle reste toujours aussi un moyen de défense.

Le traitement de l'obésité, comme celui de la phéthore, est presque tout entier dans le régime et dans un régime insuffisant. Je reste ferme à cet égard dans les conclusions que j'ai exposées dans mes divers travaux sur l'arthritisme, et notamment dans mon rapport sur *l'Obésité* au Congrès français de médecine de Paris en 1903 (1) ;

« *1° L'obésité est toujours le résultat de la surnutrition ;*
« *2° elle constitue un moyen de défense de l'organisme contre*
« *cette dernière ; 3° elle ne disparaît que sous l'influence de*
« *l'insuffisance de l'alimentation* » (p. 192).

(1) Rapport sur l'obésité. Congrès français de médecine de Paris, 1903.

Du reste, si quelques doutes pouvaient exister encore à cette dernière époque sur la première et la troisième de ces propositions, ils ont. maintenant, sûrement disparu. Tous les travaux publiés depuis les ont acceptées comme hors de discussion (1). Quant à la deuxième de ces conclusions, elle n'a pas été combattue; et j'espère qu'elle sera admise comme les autres. Du reste. elle ne porte que sur une question d'interprétation et d'ordre théorique; et quoique j'y tienne autant qu'aux deux autres, le point important, pour la pratique, c'est que les deux autres soient acceptées parce qu'elles nous fixent d'une manière définitive sur le traitement.

L'obésité résulte donc toujours, quelles que soient les nombreuses conditions héréditaires ou personnelles au milieu desquelles elle apparaît, de l'excédent des recettes sur les dépenses. J'ai exposé longuement que cet excédent de recettes peut se produire pour une quelconque des trois catégories des aliments organiques; et que ces trois catégories d'aliments, corps gras, albuminoïdes et hydratés de carbone, peuvent se transformer non seulement en corps gras, mais aussi en corps gras de notre organisme (p. 28 du rapport).

En résumant, dans mon rapport, l'évolution de l'arthritisme, j'ai indiqué les places différentes que l'obésité peut occuper dans cette évolution et aussi les différences d'aspect qu'elle présente selon la période de son apparition (p. 15). Je dois ajouter que la date de son apparition joue un rôle important dans les résultats obtenus par le traitement. L'obésité acquise obéit mieux au traitement que l'héréditaire. Dans cette dernière, on doit lutter contre un appétit impérieux, un pouvoir digestif exceptionnel, une fonction adipogénique des plus actives, et enfin souvent aussi contre une diminution native des dépenses. Néanmoins, l'indication fondamentale du traitement n'est pas changée; et c'est encore par l'insuffisance de l'alimentation que seront obtenus les meilleurs résultats, si bien que sans elle, on ne peut s'attendre qu'au plus complet insuccès.

(1) Je puis citer entr'autres : MATHIEU, *Hygiène de l'Obésité*, 1906; OULMONT et RAMOND, *Obésité*, 1907 ; Marcel LABBÉ, *Revue scientifique*, juillet 1908, des *Régimes alimentaires*, 1910, et Rapport sur la diététique et la physiothérapie de l'obésité (Rapport au Congrès de physiothérapie de Paris, 1910.

D'une manière tout à fait conventionnelle, mais qui a été adoptée par la plupart des auteurs depuis, j'ai admis quatre degrés dans l'obésité en basant ces degrés sur le poids normal du sujet, soit celui qui est en rapport avec sa taille. D'après ces vues, l'obésité commencerait dès que le poids réel dépasserait le poids normal d'un *dixième*, soit 66 kilogrammes pour le sujet de 60 kilogrammes comme poids normal. Le premier degré correspondrait aux augmentations de *1 dixième à 3 dixièmes ;* le deuxième degré, aux augmentations de *3 dixièmes à 5 dixièmes ;* le troisième degré aux augmentations de *5 dixièmes à 7 dixièmes ;* et enfin le quatrième degré recevrait toutes les augmentations *au-dessus de 7 dixièmes.*

Or, de même que l'hérédité, les degrés avancés ont leur influence sur le traitement. Ils lui cèdent moins facilement, si bien qu'assez souvent, nous devrons nous contenter, comme je l'ai dit, d'un succès incomplet, en nous arrêtant, par exemple, au premier degré de l'obésité, quand le malade était arrivé au quatrième.

Le principe de l'insuffisance de l'alimentation, comme étant le plus efficace des moyens pour combattre l'obésité, étant admis, il me paraît inutile d'exposer les divers traitements qui ont été proposés successivement. Dans mon rapport sur l'obésité, déjà cité, j'ai donné longuement ceux de Dancel, d'Harvey-Bantin, de Saint-Germain, d'Ebstein, d'Œrtel, de Dujardin-Beaumetz, de Bouchard, de Mokricki, de Tarnier (de Belgique), de Le Menant des Chenais, d'Hirschfeld, de Pfeiffer, de A. Robin, de Schwninger, de Debove, et enfin celui de Leven (pp. 144 et suiv.). En même temps que je donnais ces régimes, je les ai discutés ; et j'ai montré que tous, sauf celui de Leven, malgré leurs diversités et leurs différences, conduisent à ce même résultat : *l'insuffisance de l'alimentation.* Mais, de plus, en m'inspirant des données scientifiques et de ma pratique, il m'a paru nécessaire de bien méthodiser cette insuffisance de l'alimentation, de fixer ses limites selon les cas, et aussi d'indiquer sur quelles catégories d'aliments cette insuffisance doit surtout porter. Enfin j'ai précisé, autant que la clinique permet de le faire, les différents détails pratiques de ce traitement ; et ce sont ces règles, qui depuis plus de dix ans servaient de base à ma pratique, que j'ai exposées à la fin de mon rapport (p. 170). Or, après huit nouvelles années de pratique, je n'ai rien à y changer.

Quant aux idées de Leven qui, même depuis mon rapport, a fourni des travaux importants sur cette question, je regrette de rester, sur sa manière de comprendre la pathogénie et le traitement de l'obésité, dans la même opinion qu'il y a sept ans.

Leven a donné comme épigraphe à son traité de l'obésité (1) : « *L'obèse doit maigrir en mangeant à sa faim, en buvant à sa soif, sans surmenage physique.* » Il pense d'autre part : 1° que « *l'aliment peut provoquer l'obésité lorsqu'il est indigeste, quelle que soit sa valeur calorique ou sa formule chimique* », et 2°, par contre, que « *l'aliment ne provoque pas l'obésité, lorsqu'il n'est pas indigeste, quelle que soit sa valeur calorique ou sa formule chimique* ».

Toute autre considération scientifique écartée, la pathogénie de l'obésité serait donc tout entière contenue dans la *digestibilité* ou l'*indigestibilité* des aliments ; et avec cette indication qui, je l'avoue, m'étonne, que ce sont les aliments indigestes qui conduisent à l'obésité. Or, je ne puis me dégager de cette pensée que j'exprimais dès 1903, que le défaut de digestibilité doit forcément diminuer la quantité d'aliments absorbés ; et dès lors, comment la diminution des aliments absorbés peut-elle conduire l'organisme à augmenter ses réserves ?

J'avoue ne pouvoir accepter une semblable pathogénie de l'obésité, d'abord au point de vue scientifique, car tout ce que nous savons parle en sens contraire ; et, ensuite, je suis conduit, par ma pratique, à lui donner aussi une tout autre explication. Ce sont sûrement des sujets qui digèrent bien qui deviennent obèses ; et ce n'a été jamais qu'en ramenant leur alimentation au-dessous de leurs besoins que je les ai vus maigrir.

Je pense donc que les idées de M. Leven demandent à être expliquées ; et je reste convaincu que s'il obtient des succès sur ces obèses, ce dont je ne doute point, c'est qu'il y a quelques différences qui m'échappent entre les vues théoriques précédentes et les régimes qu'il leur prescrit.

Je regrette d'avoir, sur ce point, à me séparer de Leven, dont j'apprécie beaucoup les travaux ; mais, en ce qui me concerne, les principales indications qui doivent inspirer le

----

(1) Gabriel LEVEN. *L'Obésité et son traitement.* A. Joanin et Cⁱᵉ, Paris, 1904.

régime des obèses restent celles que j'ai exposées en 1903. Ce sont les suivantes :

1º *Fixation de la ration normale de l'obèse.* — Le point de départ du régime de l'obèse doit être son poids normal, qui est donné d'une manière suffisamment exacte par sa taille, en lui donnant en kilogrammes le nombre de centimètres qui, dans sa taille, dépassent le mètre. Le poids normal d'un sujet ayant 1ᵐ70 de taille, sera donc 70 kilogrammes.

C'est d'après le poids normal, qu'en tenant compte de toutes les conditions qui peuvent faire varier les dépenses, on établira *la ration d'entretien de l'obèse.* Je rappelle que ces conditions sont surtout l'âge, le sexe, la température ambiante, qu'elle soit due au climat, à la saison ou à l'altitude, et sa vie plus ou moins active. A ces conditions j'ajoute celles de son degré d'obésité et aussi celle qui dépend de l'hérédité.

2º *Fixation de la ration de cure de l'obèse.* — La ration d'entretien ainsi établie serait celle qui permettrait au sujet de conserver son poids normal, s'il ne l'avait pas dépassé. Mais cette ration devra être diminuée d'abord pour obliger l'organisme à compléter ses dépenses en prenant sur ses réserves ; et ensuite parce que l'obésité peut diminuer à ce point la radiation cutanée que les dépenses peuvent devenir inférieures à celles que le sujet avait à son état normal.

3º *Causes qui font varier les besoins de l'obèse.* — J'ai étudié (deuxième et troisième volume) l'influence de l'âge, du sexe, de la température ambiante, du travail physique, des vents sur les dépenses de l'organisme, et il est inutile d'y revenir. Toutefois je crois devoir m'arrêter quelques instants sur les deux conditions suivantes qui sont propres à la femme. Peut-on la soigner contre l'obésité d'abord pendant qu'elle est enceinte, et ensuite pendant qu'elle nourrit ?

Je ne vois aucun inconvénient à soumettre la *femme enceinte* à une cure de réduction pour combattre son obésité. En tenant compte du développement du fœtus et de ses annexes, le surcroît de dépenses occasionné par la grossesse n'est guère que de 50ᵍʳ de lait jusqu'au cinquième mois ; il s'élève à 160ᵍʳ pendant le cinquième et le sixième, et ne dépasse pas 200ᵍʳ de lait jusqu'à la fin du neuvième. Ce n'est donc là qu'un surcroît de dépenses bien peu important. Je viens, du reste, de rappeler que l'alimentation insuffisante a été employée, non sans quelques succès, dans le but de réduire le volume du fœtus ; et nous avons vu que les femmes même non obèses avaient pu la supporter sans inconvénient. Il est donc probable que cette insuffisanc, de l'alimentation serait tout aussi bien supportée, pendant leur grossesse, par les femmes obèses qui peuvent prendre sur leurs réserves. Peut-être même y aurait-il de sérieux avantages à faire ce traitement. L'obésité, en effet, comporte toujours une nutrition qui laisse à désirer ; et je suis porté à croire que l'amélioration de cette dernière pourrait être utile aussi bien à la mère qu'au fœtus. Certains chirurgiens, avant d'opérer les obèses, les font maigrir pour les mettre dans de meilleures conditions de résistance à l'acte opératoire. Ne pourrait-il pas en être de même de l'accouchement? Mais à quel moment de la grossesse conviendrait-il le mieux de faire ce traitement? Nous avons vu, en traitant de l'alimentation pendant la grossesse, qu'au moins chez la lapine, c'est au début de la grossesse que la mère met en reserve les substances organiques qui serviront au développement des fœtus, dont l'accroissement est cependant d'autant plus actif que l'on approche davantage de la naissance. Ensuite, en faisant l'application raisonnée de ces faits expérimentaux à la grossesse de la femme, je suis arrivé à considérer comme probable que cette mise en réserve a lieu chez elle dans la période intermédiaire de la grossesse, soit de la fin du deuxième au commencement du septième mois ; et, dès lors, en partant de cette hypothèse, y aurait-il une période pendant laquelle le traitement devrait être appliqué de préférence? Je suis porté à croire que si l'on avait ce choix, il faudrait le faire au commencement ou à la fin, et respecter davantage la partie moyenne, celle dans laquelle la femme est condamnée, par l'évolution même de la grossesse, à faire des réserves. De plus, je crois utile d'indiquer qu'il faudra faire porter la réduction surtout sur les ternaires. La femme, en effet, doit faire des réserves pour les albuminoïdes et pour le corps gras. Or, si elle peut demander ces derniers aux réserves qui font son obésité, elle ne pourrait demander les albuminoïdes qu'à ceux de ses tissus de constitution ; et il me semble que ce ne serait pas sans préjudice pour sa santé.

Je conclus donc : 1° que le traitement de l'obésité par l'alimentation insuffisante, au moins dans les cas les plus nombreux, peut être appliqué aux femmes enceintes ; 2° qu'il me paraît préférable de faire le traîtement au commencement ou à la fin de la grossesse que pendant les trois mois intermédiaires ; 3° enfin que la réduction devra porter sur les ternaires en réglant les albuminoïdes d'après les besoins.

Le *nourrissage* condamne à une conduite plus prudente. Dès le premier mois, en effet, le nourrissage augmente les dépenses de 250 calories. Ce surcroît de dépenses s'élève déjà à 375 calories pendant le cinquième mois ; à 560 pendant le septième mois, et à 675 à partir du dixième mois. Or, si nous supposons une nourrice de 1m55, dont la ration ne dépasserait guère 2.000 calories, on voit que ses besoins sont augmentés presque d'un cinquième dès le milieu du nourrissage, d'un quart à partir du septième mois, et d'un tiers à partir du dixième. Or, ce sont là des surcroîts de dépenses qui demandent qu'on en tienne compte. Si donc l'on était conduit à traiter une nourrice, il faudrait se montrer très réservé sur la réduction ; et il est probable qu'on obtiendrait un résultat déjà suffisant en adoptant une ration intermédiaire entre celle d'entretien et celle correspondant à son nourrissage.

4° *La réduction doit être d'autant plus marquée au début que l'obésité est plus avancée ;* et quoique je ne puisse donner que des indications approximatives, je puis formuler les suivantes qui règlent ma pratique.

La réduction, évaluée en calories, sera de 1/10 pour le premier degré d'obésité ; de 2/10 pour le deuxième degré ; de 3/10 pour le troisième degré, et de 4/10 pour tous les cas du quatrième degré.

Pour l'homme du poids normal de 65 kilogrammes, dont la ration moyenne d entretien serait de 2.470 calories, ces réductions ramèneraient les calories respectivement à 2 200 calories, 1.950, 1.690 et 1.450.

C'est au moins par ces réductions que l'on commencera ; et l'examen du sujet, fait surtout par la balance, nous fixera sur l'opportunité de les augmenter ou de les restreindre.

5° *Les réductions doivent varier avec les progrès du traitement.* La réduction qui aura été des 4/10 pour un obèse arrivé au 4e degré d'obésité, sera ramenée à 3/10 quand le sujet, grâce au traitement, ne sera plus qu'un obèse au 3ᵉ degré, et ainsi de suite dans le cours du traitement.

6º *Malgré ces réductions évaluées en calories, au moins après un certain temps de traitement, les azotés devront rester sensiblement ceux du poids normal, toutefois en les ramenant à 1ᵍʳ 25.* L'obésité a toujours été précédée par la pléthore ; et, au moins pour les obésités acquises, elles coïncident toujours avec un sang riche et abondant. Ces sujets peuvent donc prendre sur leurs albuminoïdes en excès au début de leur traitement. Mais dans la suite, surtout si, grâce à la diminution de l'obésité, ils deviennent plus actifs, il sera bon de leur laisser des albuminoïdes suffisants pour couvrir leurs besoins. Je puis ajouter cette indication, qu'on pourrait continuer la réduction des azotés, si les urines continuaient à être riches en acide urique et en produits xanthiques.

7º *Sur quels ternaires doit porter la réduction ?* La pratique conduit presque forcément à la faire porter sur les deux, en nous obligeant à laisser une certaine quantité de chacun d'eux dans notre alimentation. On ne peut supprimer d'une manière complète ni les corps gras, ni les hydrates de carbone. Les premiers sont indispensables pour la préparation des aliments, et les autres sont contenus dans le pain, les légumes et les fruits, qui doivent aussi forcément entrer dans les régimes de réduction. Une des réductions les plus faciles à faire subir aux hydrates de carbone, est celle de la boisson fermentée. La mode aidant, depuis quelque temps c'est là un sacrifice assez facilement consenti. Or, la suppression d'un demi-litre de vin constitue une diminution d'au moins 300 calories ; c'est plus qu'il n'en faut pour le traitement de l'obésité au premier degré.

Quant aux autres amylacés et aux corps gras, ils devront être réduits sensiblement dans la même proportion. On arrivera facilement à respecter ces proportions en supprimant le lait, s'il entrait dans l'alimentation.

8º *Les urines de l'obèse ne doivent pas descendre au-dessous de 15 grammes par kilogramme de son poids réel.* C'est là un point important ; et, de plus, j'estime que la densité ne doit pas dépasser 1.025. Il serait bon d'augmenter les boissons si ce chiffre était dépassé. Je suis donc loin de conseiller un régime hypohydrique. Je le considère, au contraire, comme dangereux, étant donnée la faible quantité de liquide que contient l'organisme de l'obèse, faible quantité qui forcément élève le titre des matières salines dans son milieu intérieur, ainsi que celui des produits toxiques qui pourraient y être contenus.

9° *Quantité de poids que doit perdre le malade.* Je peux donner à cet égard les indications approximatives suivantes : pour le premier degré, je me contente d'une perte quotidienne moyenne de 25 gramme par jour ; pour le deuxième degré, je vais jusqu'à 50 grammes ; enfin, pour les troisième et quatrième degrés, je ne crois pas qu'il faille dépasser une perte moyenne respectivement de 75 et 100 grammes par jour.

Ces pertes paraîtront bien faibles à quelques-uns de mes confrères et surtout à beaucoup de malades ; mais j'estime qu'il faut savoir s'en contenter, si l'on veut que la diminution de l'obésité se fasse sûrement sans accident. Ces diminutions, je dois le faire remarquer, sont celles que donnent les réductions précédentes en les évaluant, par exemple, par semaines et après les premiers jours. Au début, en effet, la réduction est beaucoup plus marquée ; mais cette réduction porte surtout sur les liquides ; et même avant la fin de la première semaine, on trouve les vraies réductions. celles qui portent sur les réserves en albuminoïdes et surtout en corps gras. Ces pertes. de poids, du reste, conduisent déjà à des résultats très appréciables Elles arrivent, pour un mois, respectivement à 750 grammes, à 1.500 grammes, à 2.250 grammes, et à 3.000 grammes.

De même que pour les réductions d'aliments, les diminutions de poids devront varier au fur et à mesure que le sujet passera d'un degré de l'obésité à un autre.

10° *Evaluation possible de la perte de poids correspondant à l'insuffisance de l'alimentation.* A la condition de ne demander qu'une évaluation approximative, je crois cette évaluation possible. Il est évident que l'organisme devra prendre sur ses réserves une quantité de corps gras capable de compléter les calories fournies par les aliments pour arriver au total nécessaire. Si un organisme a besoin de 2.000 calories, et que les aliments ne puissent lui en fournir que 1.500, il est forcé que l'organisme prenne sur ses réserves une quantité de corps gras pouvant donner 500 calories. Or chaque gramme de corps gras fournissant 9 calories, pour obtenir ces 500 calories, il faudra 55 grammes de corps gras. Le poids de cet organisme aura donc baissé au moins de 55 grammes. On peut donc accepter comme un principe que *la perte de poids est fixée par la différence entre le nombre de calories représentant les besoins de l'obèse et la valeur, également en calories, des aliments qu'il reçoit, cette différence étant elle-même évaluée en corps gras.*

Cela étant admis, si l'on veut obtenir une perte de poids de 25 grammes, il faudra que les aliments donnés fournissent un nombre de calories inférieur de 225 à celui qui représente les besoins du sujet.

Mais, bien entendu, on ne peut demander à ce calcul que de nous donner un point de départ ; et c'est la balance qui nous fixera d'une manière définitive et après quelques tâtonnements sur la réduction à faire subir.

11° *Nécessité des interruptions dans le cours du traitement.* J'ai déjà marqué ma tendance aux petites diminutions quotidiennes ; et, pour les mêmes raisons, je considère comme utile et parfois indispensable d'interrompre le traitement par l'insuffisance de l'alimentation. Il faut se défier des résultats trop rapides. L'état général ne concorde pas toujours avec la balance. Celle-ci fait constater une diminution notable de poids ; mais le sujet se trouve moins bien qu'avant. Il faut tenir compte, en effet, que, chez l'obèse, l'organisme, grâce à son pouvoir d'adaptation, a pris certaines habitudes qui étaient nécessitées par l'obésité. Or, ce n'est pas dans quelques jours que ces habitudes, ces adaptations pourront disparaître. Il faut donner le temps à l'organisme de s'adapter à ses nouvelles conditions. Le traitement de l'obésité demande donc à être suivi. Il faut au moins une fois par semaine au début, et plus tard tous les quinze jours, examiner tous les organes du malade. Il faut savoir comment se font les digestions, ausculter le cœur, le poumon, prendre la tension sanguine, examiner le foie et les urines. Je suis toujours conduit à interrompre le traitement au moins dès que l'on dépasse le deuxième degré, et cela sans qu'il y ait de complication. Je trouve de sérieux avantages à laisser l'organisme s'affermir sur la position conquise. Pendant

ces interruptions, le malade reçoit une ration suffisante pour
le maintenir au même poids ; et, en général, il trouve une
grande satisfaction à ce repos, dans lequel il puise le courage
pour franchir une nouvelle étape.

Une des raisons qui m'ont fait le plus souvent interrompre
le traitement, c'est la flaccidité des téguments qui succède
aux pertes un peu importantes de poids, surtout chez les personnes âgées. Dans ces cas, le tissu cellulo-adipeux a disparu,
et la peau, insuffisamment rétractée, est devenue trop large.
A la face, ce défaut de rétraction est des plus disgracieux.
Il faut donc laisser aux téguments le temps de reprendre leur
tonicité, et, grâce à elle, de se rapprocher des parties profondes.
Ce n'est qu'à la condition de laisser aux divers organes et aux
divers tissus le temps de revenir peu à peu à leur état primitif
qu'ils reprendront le jeu régulier de leur fonction.

12° *Limites de la cure d'amaigrissement.* Devons-nous
toujours chercher à faire revenir un obèse à son poids normal ?
Je ne le pense pas. Ce résultat peut être obtenu, et assez facilement, pour les obésités acquises chez des sujets relativement
jeunes et arrivés seulement au premier degré ou au commencement du deuxième. Mais dès le troisième degré, j'estime
qu'il ne serait pas prudent de le faire, et encore moins, bien
entendu, pour le quatrième degré, surtout s'il s'agit d'obèses
ayant dépassé la cinquantaine.

Enfin, pour les cas dans lesquels l'influence héréditaire est
très marquée, mon opinion est encore plus formelle : *on doit
se contenter de diminuer l'obésité.* Je reviens, en effet, à
l'idée que j'ai déjà exposée. On n'arrive à ces degrés qu'après
quinze ou vingt ans d'obésité. Les organes se sont adaptés
forcément, dans une certaine mesure, à ces conditions nouvelles ; ils ont franchi dans cet état toute la période de la
vie pendant laquelle leur puissance d'adaptation était naturellement à son maximum ; et, en saine logique, pouvons nous leur
demander, alors que leur vitalité est sûrement diminuée, de
faire dans un an et même dans deux un retour en arrière aussi
marqué ? Autant vaudrait-il leur demander de redevenir
jeunes.

J'estime donc que nous devons considérer comme suffisant
de ramener d'une manière approximative le quatrième degré

au deuxième, le troisième et le deuxième au premier, et ne chercher à ramener dans les limites du poids normal que le premier degré. Faire plus n'est souvent pas possible ; et le tenter, en y mettant de l'obstination, serait imprudent.

Du reste, je puis rassurer mes jeunes confrères qui ne seraient qu'incomplètement satisfaits de ces derniers résultats. J'ai toujours vu les malades s'en contenter. L'amélioration est telle pour les obèses qui passent du quatrième degré au deuxième, ou du troisième au premier, qu'ils se considèrent comme revenus à leur état normal. Si l'on y réfléchit, en effet, ils sont, sous tous les rapports, sensiblement mieux qu'ils n'étaient depuis quinze ou vingt ans. Ils se trouvent rajeunis.

Le traitement, en même temps qu'il a fait diminuer l'obésité, a fait disparaître toute une série de troubles morbides qui l'accompagnaient et qui aggravaient ses inconvénients : tels sont l'exagération des sécrétions des différentes muqueuses, catharre bronchique, coryza chronique, flueurs blanches, parfois des affections cutanées (intertrigo, eczéma), et aussi des troubles des voies urinaires, gravelle, catarrhe vésical, toutes manifestations morbides, qui, comme l'obésité, étaient sous l'influence de la surnutrition. Enfin, les troubles digestifs fréquents dans l'obésité avancée ont aussi disparu ; et grâce à cette amélioration des voies digestives, en même temps que le corps est devenu plus alerte, le sommeil est devenu plus réparateur et l'esprit plus dispos. Ces sujets, quoique conservant encore un certain degré d'obésité, trouvent dans leur nouvel état, je l'ai dit, un véritable rajeunissement.

INDICATIONS PRATIQUES. — Je viens d'indiquer quelles sont les indications à satisfaire dans l'établissement de l'alimentation de l'obèse, mais une question importante reste à traiter : quel est le régime qui convient le mieux, ou, si l'on veut, quels sont les aliments qui permettront le plus facilement de régler l'alimentation d'après ces indications ?

On peut y arriver par tous les régimes. On peut s'en tenir à un régime calqué sur les régimes types de l'adulte ou des divers âges (1), ou en venir soit à un régime lacté plus ou moins

(1) Voir le 2e volume : pour l'adulte. page 337, et pour la période de croissance, page 620 et suivantes.

modifié, soit au régime végétarien. Avec l'habitude de ces régimes on peut s'adresser à tous ; et, avec tous, avoir un bon résultat. J'en ai acquis la conviction.

Si l'on laisse le malade au régime ordinaire, il faudra d'abord régler son alimentation d'après le régime type et ensuite ramener les quantités d'aliments de ce régime à celles qui lui sont nécessaires. Ce calcul devra être fait séparément pour les albuminoïdes, la valeur totale des calories, l'eau et les matières salines.

Je le répète, avec l'habitude du dosage de l'alimentation et une connaissance suffisante de la composition des divers aliments, on peut ainsi fixer un régime satisfaisant aux diverses indications. Mais, évidemment, c'est là un calcul assez minutieux, demandant beaucoup d'attention, et qui devra être refait assez souvent pour suivre la marche du traitement. Mais, de plus, si le médecin, grâce à ses connaissances, peut triompher de ces difficultés, il en trouvera bien d'autres du côté du malade. Comment ce dernier pourra-t-il s'assurer qu'il ne prend que 50 grammes de viande, 100 grammes de tels légumes, et aussi comment pourra-t-il remplacer un aliment, s'il vient à lui faire défaut, par un autre de même valeur ?

En pratique, le régime ordinaire ne peut être suivi qu'à la condition de le rendre uniforme et en conservant tous les jours presque les mêmes aliments. Et même en agissant ainsi, à combien d'erreurs le malade reste encore exposé ! Aussi est-on condamné, pour être sûr d'arriver à un résullat, de ramener le régime considérablement au-dessous de ce qui est nécessaire, ce qui peut le rendre très pénible pour le malade.

Ce sont ces difficultés pratiques qui, depuis de longues années, m'ont fait m'adresser au *régime lacté*. Ce n'est pas, certes, que j'attribue au lait une propriété spéciale quelconque contre l'obésité. Mais je trouve à son emploi une si grande commodité pour le médecin et pour le malade, que j'en suis arrivé à le conseiller de préférence à tout autre. Au moins au début du traitement, pendant cette période qui nous condamne forcément à des tâtonnements, je ne saurais m'en passer.

Rien, en effet, n'est plus facile, quand on a calculé la ration de l'obèse, que de la donner avec le régime lacté sucré. La relation nutritive de ce lait étant de 1 à 5, il suffit, pour que le malade prenne un régime correspondant à notre calcul, de s'arrêter au nombre de calories. On sera sûr, ainsi, de satisfaire à toutes les indications relatives aux substances organiques.

Les indications à retenir de la part du malade deviennent si simples qu'il n'y a plus place à l'erreur. Comment ne comprendrait-il pas, quand nous lui dirons : vous prendrez un litre ou un litre et demi de lait en ajoutant à chaque litre 50 grammes de sucre.

Les tâtonnements du début seront ainsi bien simplifiés. La quantité donnée produit-elle une diminution de poids insuffisante, on la diminue ; et on l'augmente, dans le cas contraire. Mais dans les deux cas, il n'est question que du même lait sucré ; et ces modifications sont tout aussi faciles à graduer pour le médecin qu'à comprendre de la part du malade.

La période de tâtonnements franchie, on s'assurera, par l'examen de l'urine, que l'eau donnée est suffisante ou non ; et si elle ne l'est pas, on pourra y remédier soit par une décoction végétale, soit par une eau faiblement minéralisée, Evian, Capvern. Vittel, etc.

Quant aux matières salines, on pourra, si leur insuffisance était constatée, les ajouter au lait à la dose de 2 à 5 grammes, soit de chlorure de sodium, soit du mélange salin comprenant tous les sels qui nous sont nécessaires ; et qui, dans ce mélange, sont réunis dans les proportions de nos besoins pour chacun d'eux (1).

La quantité de lait une fois bien fixée, il sera facile, en suivant les indications que j'ai données (2), de remplacer une partie de ce lait d'abord par. des œufs et ensuite par des légumes. On arrivera ainsi d'abord au régime ovo-lacté et bientôt au régime lacto-ovo-végétarien, qui, nous le verrons dans la suite, est celui qui convient le mieux, au moins pendant longtemps, à tout sujet qui subit l'influence fâcheuse de la surnutrition.

---

(1) La composition du *sel complet* pour 100 grammes sera donnée avec les régimes salins.

(2) Quant à la pratique du régime lacté exclusif, et des régimes ovo-lacté et lacto-ovo-végétarien, elle sera la même dans l'obésité que dans les autres affections dans lesquelles ces régimes sont prescrits (V. 2ᵉ vol , p. 323)

Telles sont les idées théoriques et les indications pratiques que j'avais exposées dens mon rapport sur l'obésité en 1903. J'ai dû écourter beaucoup les premières dans ce travail. Aussi je pense que la lecture de ce rapport présentera quelque intérêt pour ceux qui voudraient étudier d'une manière plus complète la pathogénie de cette affection, et aussi les raisons qui m'ont dirigé dans le choix que j'ai fait des moyens utilisés dans son traitement. La plupart de ceux qui ont traité de l'obésité s'en sont plus ou moins inspirés ; ou ce qui plaide encore mieux en faveur de ces idées, ils y ont été conduits par leurs propres observations et leurs propres recherches.

Je puis citer Mathieu (1) (1906), Oulmont et Ramond (2) (1909), de Grandmaison (3) (1909), P. Cornet (4) (1909), Marcel Labbé (5) (1910) et A. Robin (6) (1911).

Quant aux conseils pratiques, ils sont restés les mêmes qu'en 1903 ; et j'ai été heureux de me voir à leur égard en complète conformité de vues avec A. Robin (6) et aussi avec Maurice de Fleury (7) dans les deux travaux qu'ils ont présentés cette année même à l'Académie de médecine.

En se basant sur les échanges organiques comparativement chez les sujets sains et chez les obèses, A. Robin est arrivé à formuler un régime, qui, du reste, me paraît s'éloigner assez peu de celui qu'il avait indiqué dès 1897 (8), et qui surtout a conservé ce caractère essentiel d'être insuffisant, comme lui-même le fait remarquer dans sa communication. La valeur en azotés et en calories du régime de 1897 n'avait pas été indiquée ; mais en la calculant, il est vrai, d'une manière approximative, j'étais arrivé entre 1.200 et 1 300 calories (p. 160 de mon rapport). C'était donc un régime insuffisant, et quoi-

---

(1) MATHIEU. — *Hygiène de l'obèse*. Masson, Paris, 1906.

(2) *L'Obésité*. P. OULMONT et F. RAMOND. Doin, Paris, 1907.

(3) *Les régimes*. DE GRANDMAISON. Maloïne, Paris, 1909.

(4) *Le régime alimentaire des malades*. P CORNET. Steinhel, Paris, 1909.

(5) *Régimes alimentaires* Marcel LABBÉ. J.-B. Baillère, Paris, 1910.

(6) A. ROBIN. — Académie de médecine, 11 avril 1911. *Traitement pratique de l'obésité fondé sur l'étude des échanges organiques*.

(7) *Les écueils des cures d'amaigrissement*. Maurice DE FLEURY. Académie de médecine, 25 avril 1911.

(8) Traitement de l'obésité. *Bulletin général de thérapeutique*, 30 octobre 1897, p. 337.

que un peu augmenté, il le reste encore fortement tel qu'il le formule aujourd'hui.

« Quoique le régime alimentaire ci-dessus ne semble pas « tenir compte de la valeur des aliments ou calories, non plus « que de leur quantité pondérale, dit Robin, l'observation « m'a montré qu'un obèse soumis à un tel traitement et man- « geant à peu près à sa faim ne parvient à consommer qu'une « petite quantité d'aliments représentant au plus 1.500 à « 1.600 calories, alors que sa dépense excède 2.500 calories. »

Comme on le voit, l'insuffisance dans ce régime atteint les deux cinquièmes. Je ne suis jamais allé si loin ni en théorie ni en pratique.

De plus, j'ai constaté avec plaisir que je me trouve aussi en conformité de vues avec lui sur l'importance de la quantité d'urine, et sur le rapport de l'azote alimentaire avec l'azote urinaire, celui-ci devant toujours rester sensiblement au-dessous du premier.

Je fais aussi la même constatation en ce qui concerne les idées principales émises dans la communication de Maurice de Fleury, faite en partie pour appuyer les idées de Robin. Je cite notamment les suivantes : « La cure d amaigrissement ne « doit pas être une cure de dénutrition ; elle doit être sur- « veillée de près et conduite de façon lentement progressive. »

La sixième et septième de mes indications prévoient le danger de cette dénutrition ; et la neuvième indique assez le soin que je donne à la surveillance.

« D'autre part, dit aussi de Fleury, constatons que nombre « de cures que nous conduisons, s'arrêtent en chemin, demeu- « rent incomplètes, que tel malade trop gras de 20 kilogram- « mes, ayant maigri d'une dizaine, cesse de perdre de son « poids, comme s'il était désormais blasé sur les effets d'un « régime autrefois efficace. »

Mes onzième et douzième indications sont inspirées par les mêmes idées : de la nécessité d'aller lentement dans les cures d'amaigrissement et aussi celle de ne pas les pousser trop loin.

En somme, ces divers travaux, que leurs auteurs se soient inspirés des miennes ou qu'ils aient été conduits à leurs opinions par leurs propres observations, confirment les opinions que j'ai émises dès 1903, en ce qu'elles ont d'essentiel, aussi bien au point de vue théorique qu'au point de vue pratique; et c'est, par conséquent, avec encore plus de confiance que dans mon premier travail, que je viens de les résumer de nouveau en m'en tenant, vu la nature de ce traité, surtout au point de vue de l'alimentation.

J'ajoute, en terminant, qu'en ce qui a trait aux autres agents propres à combattre l'obésité, le lecteur pourra trouver leur appréciation dans mon rapport de 1903; et qu'en ce qui concerne les aliments qui conviennent le mieux dans cette affection, il trouvera toutes les indications nécessaires dans le troisième volume.

Diabète. — En suivant l'ordre nosologique, l'alimentation du diabète devrait faire immédiatement suite à celle de l'obésité. Ces deux affections non seulement appartiennent au même groupe de maladies, mais, de plus, elles relèvent de la même étiologie, elles reconnaissent la même pathogénie, et toutes les deux constituent des moyens de résistance de l'organisme contre la surnutrition. Enfin, le diabète arthritique qui nous intéresse plus particulièrement ici, apparaît surtout chez les obèses. L'obésité semble même être une condition indispensable de son apparition. Elle constitue le terrain sur lequel se développe le *diabète gras*. Néanmoins, malgré toutes ces raisons de placer ces deux alimentations à côté l'une de l'autre, je crois devoir renvoyer celle du diabète après l'étude du régime carné. Beaucoup d'auteurs, en effet, ont admis ce régime comme étant celui qui convient le mieux aux diabétiques. Or, ayant à m'élever contre cette pratique, j'ai pensé qu'il serait plus utile, pour présenter les considérations que j'ai à faire valoir pour justifier mon opinion, de n'exposer l'alimentation du diabète qu'après avoir fait l'étude physiologique du régime carné. Je renvoie donc l'alimentation du diabète après l'étude de ce régime.

Scléroses. — Les modifications acquises ou héréditaires du tissu conjonctif, je l'ai dit, constituent les lésions fondamentales des maladies de surnutrition. Ce sont ces modifications qui, à travers les générations, constituent leur lien principal.

Je crois bien que l'hérédité arthritique peut faire sentir son action sur d'autres éléments anatomiques; et que, par exem-

ple, un sujet chez lequel la surnutrition aura modifié le foie,
le rein ou le cœur, pourra transmettre à ses descendants une
tendance vers cette même modification. Mais je crois aussi
que, de tous les tissus, c'est le conjonctif qui est de beaucoup
le plus apte à subir les modifications de la surnutrition et
aussi à les transmettre.

Cette plus grande sensibilité du tissu conjonctif me paraît,
du reste, facilement expliquée par ce que nous savons sur
l'électivité des agen's thérapeutiques et toxiques pour les éléments anatomiques (1). Or, cette idée générale étant admise,
la prédominance des lésions conjonctives sous l'influence de
la surnutrition, se trouve naturellement expliquée par l'élec-
tivi'é des produits de cette dernière sur le tissu conjonctif et
ses dérivé-. Chaque agent toxique a un élément anatomique
électif ; et les produits de la surnutrition azotée ont leur électivité sur ce tissu.

Pendant qu'un organisme est sous l'influence acquise ou
hérédi'aire de la surnutrition, son tissu conjonctif peut subir
deux modifications.

L'une, le plus souvent la première en date, se localise
plus spécialement- sur la *cellule conjonctive*. Cette cellule
acquiert une grande tendance à passer à l'état de *cellule adipeuse*. Je viens de le dire en traitant de l'obésité. Mais cette
modification me paraît ne représenter réellement qu'un acte
défen-if. Elle relève de l'organisme se mettant en état de
défense, et non directement des produits de surnutrition.
L'organisme transforme en corps gras les substances organiques qu'il ne peut dépenser ; et il met ces corps gras en
réserve dans ses cellules conjonctives.

L'autre modification, plus tardive en général, porte sur tous
les éléments du tissu conjonctif et sur ses principaux dérivés,

---

(1) 1° Essai sur les lois qui régissent l'action des agents thérapeutiques et
toxiques. *Bulletin général de thérapeutique*, 15 et 30 octobre ; 15 et 30 novembre 1901.

2° Application à la pathologie et à la thérapeutique des lois qui paraissent
régir l'action générale des agents thérapeutiques et toxiques. *Bulletin général de thérapeutique*, 1er février, mars et avril 1902.

3° Lois qui paraissent régir l'action générale des agents thérapeutiques et
toxiques. Société de biologie, 19 juin 1910, page 1046, et 2 juillet 1910, page 5.

les tissus fibreux et cartilagineux, et les fait tendre vers la sclérose. Or, contrairement à la modification précédente, celle-ci me paraît dépendre directement des produits de surnutrition. Ses résultats sont d'ordre essentiellement morbide.

J'ai étudié la première modification avec l'*obésité*; il me reste à étudier celle qui conduit à la *sclérose.*

Je me propose donc, dans cette étude, de jeter un coup d'œil d'ensemble sur les diverses scléroses; mais, bien entendu, en les envisageant au point de vue spécial qui nous occupe ici, c'est-à-dire à celui de la diététique, et en m'inspirant autant que possible de leur étiologie qui doit régler cette dernière.

Les scléroses existent si souvent au cours des principales formes de l'arthritisme, qu'il est difficile de ne voir dans cette existence simultanée, qu'une simple coïncidence. Leur fréquence est telle, pendant ces affections ; et les autres cas dans lesquels nous les trouvons en dehors de cette influence, sont si rares, que l'on est forcément conduit à voir dans cette concordance, une relation de cause à effet. Nous arrivons donc ainsi à cette première présomption, que *la surnutrition et les scléroses doivent avoir des rapports étiologiques communs ;* et l'on ne saurait hésiter sur la manière dont il faut interpréter ce rapport.

Nous pouvons relever pendant les différentes périodes de l'arthritisme, l'artério-sclérose, la phlébo-sclérose, la sclérose cardiaque, la sclérose hépatique, la sclérose pancréatique, la sclérose gastrique et intestinale, la sclérose rénale, la sclérose bronchique et pulmonaire, la sclérose des aponévroses, la sclérose articulaire, la sclérose linguale, la sclérose du tympan, et probablement aussi quelques-unes de celles qui servent de substratum anatomique à certaines affections du système nerveux périphérique, de la moelle épinière et de l'encéphale.

Quelque longue qu'elle paraisse, cette énumération doit cependant encore être restée incomplète Nous savons, en effet, que lorsqu'un agent exerce son action sur un élément anatomique, cette action s'étend à cet élément partout où il se trouve (Travaux déjà cités). Nous devons donc nous attendre, quand nous constatons que le tissu conjonctif d'un organe est sclérosé, à trouver presque sûrement d'autres scléroses. Il se peut, il est vrai, que la sclérose ait atteint un seul organe, mais c'est là un fait exceptionnel. C'est que, pour une cause quelconque, cet organe a été seul exposé à l'agent sclérogène, ou bien encore qu'il a été tellement plus exposé que les autres, que son altération a beaucoup devancé la leur.

C'est ce qui se passe assez souvent pour la sclérose de foie, sous l'influence de l'alcool. Le foie, dans ces cas, non seulement est le premier à subir l'influence de l'alcool, mais en même temps, il l'a subi pendant que l'alcool est à un titre plus élevé. L'alcool, en effet, s'étend au fur et à mesure qu'il se répand dans le torrent circulatoire. Mais en dehors de ces cas, et, je le répète, ils sont rares, la loi reste vraie. *Un agent qui exerce son action sur un élément anatomique agit sur cet élément partout où il se trouve.*

Nous devons donc en conclure, je le répète, au point de vue de la pratique, que lorsque nous constaterons de la sclérose sur un organe, nous devrons la rechercher sur d'autres, puisque le tissu conjonctif entre dans la constitution de tous.

Cela étant, on conçoit l'utilité qu'il peut y avoir à embrasser, dans une étude d'ensemble, toutes les scléroses qui s'observent au cours des maladies arthritiques; et qui, par conséquent, doivent relever des mêmes agents.

Certes, même celles qui dépendent de l'arthritisme ne suivent pas toutes dans leur évolution une marche parallèle. Sous certaines influences, quelques organes sont plus influencés que d'autres ; mais pour l'être moins, ils le sont fréquemment d'une manière assez marquée, pour qu'on puisse reconnaitre la même lésion. Parmi les scléroses qui se présentent les premières figurent d'abord *l'artério sclérose*, qui est une des mieux étudiées et la *phlebo-sclérose* se manifestant surtout par les varices. Puis viennent, à peu près sur le même plan, la *sclérose hépatique* et la *sclérose rénale*; et enfin, les suivant de très près comme fréquence, la *sclérose cardiaque* et la *sclérose pulmonaire.*

Pendant la période de résistance de l'arthritisme, et à un âge avancé des sujets, il est fréquent de trouver plusieurs de ces scléroses réunies. Outre les symptômes essentiels de l'obésité, de la goutte ou du diabète, on trouve, en effet, souvent sur le même sujet : l'artério-sclérose, les varices, la cirrhose, la néphrite interstielle, la myocardite et l'emphysème pulmonaire.

De plus, à ces scléroses, peuvent se joindre celles de la vessie, de la prostate, de l'estomac, et dans le cas de diabète ancien, celle du pancréas.

.Ce sont là des faits cliniques, je crois inutile d'y insister, que l'on rencontre tous les jours.

Or, cela étant, voyons quels peuvent être les agents, qui, au cours de l'arthritisme, sont capables de modifier ainsi le tissu conjonctif.

Avec la plupart des auteurs, je pense que les agents qui interviennent dans la production de ces scléroses, relèvent surtout de la surnutrition. L'action de cette dernière dans leur production peut s'exercer d'une manière plus ou moins directe et avec plus ou moins d'activité, mais elle est sûrement la plus importante.

De plus, la surnutrition qui paraît donner naissance aux agents les plus actifs est celle due aux substances albuminoïdes d'origine animale. Peut-être même pourrait-on préciser davantage, en faisant jouer le rôle le plus important aux nucléo-albumines. Les albuminoïdes d'origine animale n'en conserveraient pas moins la prépondérance, puisque ce sont ces substances qui de beaucoup contiennent le plus de produits nucléiques, Mais certaines substances végétales, telles que les légumineuses, prendraient leur part dans l'étiologie ; et cette dernière, je le répète, acquerrait ainsi plus de précision.

Toutefois, je ne crois pas, que même pour ce qui concerne les substances albuminoïdes des deux règnes, les nucléo-albumines, origine des produits xantho-uriques, soient les seules à intervenir dans cette modification du tissu conjonctif. Je pense que les produits moins avancés de la désintégration des matières albuminoïdes, tels que les albumines hydratées à divers degrés, dont les albumoses et les peptones font partie, doivent aussi y concourir. Ces derniers produits se rencontrent souvent dans les manifestations les plus nettes de la surnutrition, telles que l'obésité, la goutte, le diabète ; et je suis porté à croire qu'elles ne doivent pas rester étrangères aux modifications que le tissu conjonctif présente presque toujours au cours de ces affections. Or, ces albumines hydratées peuvent provenir de toutes les substances albuminoïdes, quelle que soit leur origine. Elles doivent même se former constamment à l'état normal, et représenter la première phase de la désintégration de toute molécule albuminoïde. Mais dans les conditions normales de la nutrition, elles n'existent qu'en petite quantité et leur existence n'est que passagère ; de sorte que passant rapidement à un état plus avancé de désintégration, elles n'apparaissent pas dans l'urine. Elles n'y apparaissent probablement que lorsque par l'exagération de leur formation, leur évolution par l'hydratation et par l'oxydation est retardée. Or, ces substances étant dialysables, elles s'exosmosent en passant dans le filtre rénal. Mais leur existence avec ces fortes proportions dans l'organisme étant anormale, il est probable qu'elles doivent produire une action irritante sur tous les tissus ; et la clinique nous conduit à admettre qu'elles agissent plus spécialement sur le conjonctif.

Ainsi l'exagération des substances albuminoïdes, quelles qu'elles soient, donnerait lieu à deux séries de produits pouvant exercer leur action sur le tissu conjonctif : ceux qui dérivent des nucléo-albumines et ceux qui proviennent seulement de l'exagération des produits normaux de la désintégration de toute matière albuminoïde.

Mais, de plus, je considère aussi comme probable, que les acides gras ou autres produits qui résultent du dédoublement des substances albuminoïdes devant fournir les corps gras de réserve, et aussi ceux qui sont formés dans le même but par les hydrates de carbone, doivent également exercer leur action sur les divers tissus, et encore notamment sur le conjonctif.

Ensuite la surnutrition va souvent avec la fatigue des organes digestifs et avec l'infection intestinale ; et, de nouveau, les produits gazeux et liquides de cette dernière, doivent aussi agir dans le même sens.

Enfin, à ces agents qui exercent leur action sur le sujet lui-même, et qui par conséquent dépendent de sa propre alimentation, il faut joindre, pour expliquer la fréquence des scléroses arthritiques, une autre influence puissante, celle de l'hérédité. Le tissu conjonctif, je l'ai dit, subit, en effet, cette influence plus que tout autre. Une fois qu'il a été modifié chez un sujet par un agent sclérogène, cette influence se transmet presque fatalement à ses descendants ; et si rien ne l'arrête, elle va toujours en s'accentuant.

L'hérédo-arthritique des dernières générations naît donc

avec un tissu conjonctif prédisposé à la sclérose, si bien que ce tissu subit cette modification sous l'influence de causes qui fussent restées insuffisantes chez des sujets indemnes de cette diathèse. Une des modifications les plus faciles à saisir de cette influence héréditaire est la résistance qu'offre la cellule conjonctive sous-cutanée pour passer à l'état de cellule adipeuse. Le fils de l'obèse de la deuxième génération a ses mêmes cellules conjonctives si disposées à devenir adipeuses, que nous voyons ce sujet devenir obèse dès son jeune âge ; et, au contraire, dans les dernières générations, je viens de le dire, le contraire a lieu. Mais, de plus, le tissu fibreux, cette autre forme du tissu conjonctif, a une telle tendance à la sclérose, que souvent presque par la seule influence héréditaire, nous le voyons, s'indurer, se raccourcir ; et, quand il s'agit de celui qui constitue les ligaments, diminuer considérablement les mouvements des articulations et les déformer. Dans ces cas, cette tendance du tissu conjonctif à la sclérose est manifeste ; mais quoique moins facile à constater, il est indiscutable qu'elle doit exister aussi pour celui des divers organes, foie, rein, cœur, poumon, et aussi des vaisseaux. Enfin, c'est probablement aussi à cette tendance du tissu conjonctif vers la sclérose qu'il faut attribuer la fréquence dans les dernières périodes de l'arthritisme, des affections nerveuses, bien systématisées ou mal définies, dont le substratum anatomique existe dans ce tissu. C'est presque tout le neuro-arthritisme.

En résumé, les nombreuses scléroses que l'on relève pendant les différentes générations arthritiques et surtout dans les dernières, me paraissent devoir reconnaître pour causes : 1° la surnutrition ; 2° l'infection intestinale, qui accompagne souvent cette dernière ; et 3° enfin l'hérédité qui exerce son action d'une manière puissante dans les dernières générations.

Telles sont les principales influences résultant de la surnutrition, de l'infection intestinale et aussi de l'hérédité auxquelles on peut attribuer les différentes scléroses, qui, je l'ai dit, constituent les lésions fondamentales de l'arthritisme.

A ces influences sclérosantes peuvent venir s'en adjoindre d'autres telles que le tabac, le café, le plomb, et notamment l'alcool. Mais l'analyse attentive des observations cliniques me laisse convaincu que la surnutrition azotée et l'infection intestinale qui l'accompagne souvent, restent les causes les plus importantes.

On le voit donc, c'est aux produits azotés de désagrégation incomplète et aux produits d'auto-infection que je donne la prépondérance dans la production des scléroses, même sur l'alcool. Ce n'est pas que je veuille innocenter ce dernier ; mais je demande qu'on examine les faits de près, maintenant que nous connaissons quels sont les vrais besoins de l'organisme ; et l'on verra que ce n'est que rarement, en dehors des scléroses atrophiques du foie, que l'alcool puisse être seul incriminé. Les forts buveurs sont en même temps souvent fort mangeurs : et des deux excès, ce n'est peut-être pas ce dernier qui est le moins coupable.

Mais, de plus, depuis longtemps, j'ai insisté sur ce point. Ce ne sont pas les excès de table qui conduisent le plus souvent à la surnutrition. Ceux-ci conduisent plutôt aux embarras gastriques et aux dyspepsies. La surnutrition, au contraire, s'établit avec toutes les apparences d'une hygiène alimentaire irréprochable. Pour la produire, en effet, il suffit *d'une bouchée de trop prise à chaque repas* Mais en pratique, elle va souvent plus vite. Ses victimes se font un scrupule de boire un petit verre de liqueur. Elles ne boivent que du vin dont elles sont sûres ; mais elles en prennent facilement 1 litre ou 1^{lit} 1/2 par jour, soit 100 à 150 grammes d'alcool pur donnant de 700 à 1.050 calories !! Elles ne mangent qu'à leur appétit ; mais cet appétit leur fait facilement prendre 120 à 150 grammes d'albuminoïdes par jour. Quelques-unes même, pour faire de la bonne hygiène, ajoutent à leur alimentation ordinaire environ 1 litre de lait, etc. !!

Ce sont là des faits d'une observation de tous les jours. La surnutrition la plus fréquente, il faut donc le savoir, s'établit d'une manière insidieuse ; et grâce à ses apparences d'une bonne hygiène. ses effets n'en sont que plus sûrs.

De tout ce qui précède, j'arrive donc à ces deux conclusions capitales en ce qui concerne l'étiologie et la pathogénie de la sclérose prise dans son ensemble.

1° Que la transformation scléreuse du tissu conjonctif et de ses dérivés, quel que soit l'organe où elle se présente, est due surtout aux produits de la surnutrition et de l'infection intestinale personnelles ou des ascendants.

2° Que cette transformation scléreuse constitue la lésion anatomique essentielle des maladies dues à la surnutrition que j'ai identifiées avec celles de l'arthritisme.

3" Que c'est cette modification, se transmettant par hérédité, qui constitue le principal lien qui unit entre elles les différentes manifestations morbides de cette diathèse.

4° Enfin, que les agents sclérogènes se développant sous l'influence de la surnutrition, étant contenus dans la totalité du milieu intérieur, il est forcé que leur action s'exerce sur de nombreux points du tissu conjonctif. Ceci nous explique que les scléroses soient rarement isolées. La constatation d'une sclérose doit en faire supposer ou prévoir d'autres ; et un examen attentif souvent nous fera reconnaître au moins des *polyscléroses,* si ce n'est *une pansclérose.*

L'alimentation dans toutes les scléroses, quel que soit leur siège, vaisseaux, organes, tissus, se déduit naturellement de ce qui précède ; et je conseille de s'inspirer des indications suivantes avec d'autant plus de soin que c'est sur l'hygiène alimentaire beaucoup plus que sur les agents thérapeutiques, que l'on peut compter pour combattre le processus sclérosant dans sa marche inéluctable :

1° Eviter la surnutrition, surtout la surnutrition azotée, et plus particulièrement encore la surnutrition carnée, en maintenant la ration albuminoïde pendant quelque temps au-dessous des besoins et dans la suite ne jamais les dépasser.

2° Eviter l'infection intestinale et tout ce qui pourrait la favoriser, telle que la suralimentation azotée, les viandes avancées et tout aliment de facile altération.

3° Comme moyen préventif. éviter les alliances entre hérédo-arthritiques.

4° L'action que j'ai indiquée des nucléo-albumines doit faire donner la préférence aux aliments qui en contiennent le moins, soit au lait et aux œufs sur la viande; et aux légumes frais, sur les légumes secs.

5° Eviter, parmi les autres influences sclérosantes, surtout l'alcool, qu'il se présente sous forme de liqueurs ou de boissons de table et notamment comme vin généreux.

6° Eviter aussi les autres influences exerçant, quoique à un degré moindre, la même action. telles que l'usage du tabac, l'abus du café, du thé ou des differentes épices.

7° Assurer les fonctions d'élimination, notamment celle par la voie rénale, en faisant entrer dans l'alimentation, une quantité d'eau suffisante pour arriver dans les environs de 20 grammes d'urine par kilogramme du poids réel. Utiliser dans ce but l'eau pure, les infusions végétales ou des eaux fai·blement minéralisées.

8° Entretenir la souplesse du tissu conjonctif, principalement du tissu fibreux, par des exercices méthodiques, gymnastique et massage, dès le jeune âge chez les prédisposés.

9' Surveiller les divers organes à ce point de vue spé-cial, et diriger sur eux les efforts de l'hygiène et de la théra-peutique dès que nous les trouverons menacés.

10° Enfin fixer la valeur nutritive du régime d'après le poids réel du sujet en suivant les conditions dans lesquelles il vit.

Telles sont les principales indications que l'on peut formu-ler pour éviter ou combattre les scléroses. Or, si l'on tient compte des plus importantes, il est facile de voir que le régime qui peut le mieux les satisfaire est le régime lacté. et d'une manière un peu moins rigoureuse mais plus pratique, le régime lacto-ovo-végétarien.

'Chez les sujets qui en sont seulement menacés par leurs antécédents héréditaires, ce dernier régime tempéré par l'usage modéré, exceptionnel. de quelques repas de viande par semaine, peut suffire. Pour les sujets qui ont déjà subi l'influence sclérosante, le régime lacto ovo-végétarien est presque de rigueur. Enfin, ceux chez lesquels la sclérose a déjà diminué le pouvoir fonctionnel de quelque organe, outre ce régime comme base de l'alimentation, doivent faire sou-vent des périodes lactées pures. Ils doivent aussi écarter de leur hygiène toutes les influences capables de favoriser la sclérose, alcool, tabac, épices, et même les fatigues excessives qui, on le sait, donnent lieu à des produits toxiques. Enfin, tout en exerçant l'organe ou le tissu compromis, ils se gar-deront de le surmener pour ne jamais dépasser son pouvoir fonctionnel.

Ce sont là les indications diététiques que je crois propres à retarder l'apparition ou l'évolution de la sclérose. Ces indications seront-elles suffisantes pour l'éviter ou l'arrêter ? Je ne le pense pas. Pour juger de la puissance de la transformation scléreuse, quand une fois elle atteint le tissu conjonctif, il suffit de voir ce qui se passe dans le tissu de cicatrice. Rien n'arrête sa tendance à la rétraction. Je ne crois donc pas que même la diététique la mieux comprise et la plus rigoureusement suivie puisse éviter la sclérose chez ceux qui héréditairement en sont menacés, ou surtout la faire rétrocéder chez ceux chez qui elle a commencé. Mais je suis convaincu que c'est encore cette alimentation qui peut le plus retarder son apparition ou sa marche; et que même elle peut le faire dans des proportions largement suffisantes pour nous faire passer par dessus les petites privations qu'elle peut nous imposer.

Lithiases. — Les lithiases, je l'ai dit, représentent avec les diverses scléroses, les manifestations réellement morbides relevant de la surnutrition. Mais est-ce à dire, que ce soient là les seules lésions et les seuls troubles morbides qui puissent reconnaître cette influence ? Je ne le pense pas. Depuis longtemps, en m'occupant du mode d'action des agents thérapeutiques et toxiques, j'ai insisté sur ce point que l'*électivité n'est pas exclusive*.

J'admets, certes, que les produits sclérogènes dus à la surnutrition ont une action élective très marquée sur le tissu conjonctif et ses dérivés; mais j'admets aussi, que ces mêmes produits peuvent et doivent exercer également leur action sur d'autres éléments anatomiques, tels que les diverses fibres musculaires, les divers épithéliums, etc. Les produits de la surnutrition ne sauraient faire exception à la loi générale.

Tout en agissant d'une manière plus active sur le tissu conjonctif, ils doivent aussi agir sur d'autres éléments anatomiques. Toutefois, d'une part, ces produits me paraissent avoir une électivité si marquée pour le tissu conjonctif ; et, d'autre part, la surnutrition me semble aussi avoir une influence si importante dans la production des lithiases que, pour le moment, ce sont ces deux groupes d'affections que je considèrerai comme résumant les manifestations morbides qui dépendent le plus directement de cette influence ; et après avoir fait l'étude des scléroses, je vais aborder celle des lithiases.

Lithiases en général. — *Division*. — Les différents calculs se formant dans les tissus ou le plus souvent dans les voies naturelles, peuvent être divisés, d'après les substances qui dominent dans leur composition, en *calculs d'acide urique*, en *calculs de cholestérine*, en *calculs calcaires* et en *calculs oxaliques*.

Généralités. — Comme on le voit, au point de vue de leur composition, et par conséquent aussi de leur provenance probable, ces calculs diffèrent considérablement les uns des autres. Les uriques proviennent des substances albuminoïdes ; ceux de cholestérine, probablement surtout des matières grasses ; les calcaires, des sels de chaux et de magnésie et principalement des phosphates et carbonates ; et enfin les oxaliques, sans que leur provenance soit sûrement établie, pourraient, au moins d'après leur composition, provenir soit des oxalates alimentaires, soit de la combustion incomplète des divers aliments et surtout des hydrates de carbone.

De plus, à cette grande différence de composition et d'origine, se joint probablement une différence de leur pathogénie. Au moins pour certains dépôts d'acide urique, ceux qui se forment pendant la goutte, et surtout pour ceux des tissus cartilagineux, on doit, il me semble, pouvoir écarter toute influence microbienne. En est-il de même des dépôts qui se forment dans les tissus fibreux, et, pendant les périodes avancées de la goutte, dans le tissu conjonctif periarticulaire ? Je me permets d'exprimer quelques doutes à cet égard. Depuis quelques années, j'ai été frappé de voir que certains accès de goutte coïncidaient toujours avec quelque infection. Ce sont celles des voies urinaires que j'ai observées le plus souvent. Mais j'ai vu aussi la même coïncidence se produire avec des suppurations fortuites soit du tissu conjonctif, soit des différentes muqueuses. Il se pourrait donc que les agents microbiens ne fussent pas étrangers même à la formation de ces dépôts et plus spécialement de ceux des tophus volumineux.

Mais, quoiqu'il en soit de l'influence microbienne pour les dépôts d'acide urique ou d'urates dans les tissus cartilagineux, fibreux et conjonctif périarticulaire, cette influence ne me paraît pas contestable pour beaucoup de calculs se formant dans la

vessie, et peut-être aussi dans les voies urinaires supérieures.
Elle ne me paraît pas contestable non plus pour les calculs
des voies biliaires. Il faut, certes, que sous certaines influences
exerçant leur action soit directement sur ces voies, ou par une
modification de la nutrition agissant sur la composition de la
bile, la fonction biliaire soit troublée. Mais je crois qu'au
moins le plus souvent, les troubles de cette fonction ont aussi
pour résultat l'envahissement de ces voies par les agents microbiens; et que c'est en somme sous ces deux influences que se
forment le plus souvent ces calculs.

Enfin, l'influence microbienne me paraît encore moins discutable et même plus active dans la formation des deux autres
catégories de calculs surtout dans celle des calcaires.

Ainsi, d'une part, j'admets l'intervention des agents microbiens, et probablement de nature différente, dans la formation
de presque toutes ces lithiases; et, d'autre part, j'ai déjà
indiqué leur grande différence au point de vue de leur composition ; et cependant, malgré ces différences si importantes,
l'observation clinique les fait constater si fréquemment au
cours de l'arthritisme, et au contraire si rarement en dehors
de son influence, que cette concordance établit déjà de fortes
présomptions pour faire admettre qu'il y a entre la surnutrition et ces lithiases un rapport étiologique.

Ce rapport, je l'ai déjà dit et je vais y revenir, n'est pas
douteux quand il s'agit de la lithiase urique. La surnutrition
exagère les produits de combustion incomplète, et l'acide
urique est le plus important de ces produits. Il en est de
même de la lithiase hépatique. Sans que sa pathogénie soit
aussi bien connue, la clinique nous montre qu'elle n'existe
guère que chez les surnourris. Il en est de même, au moins
fréquemment, de la lithiase oxalique. Enfin, quoique l'influence microbienne joue un rôle plus important dans la
lithiase calcaire, l'observation des faits m'a également montré
qu'à cette influence peut se joindre soit l'exagération des
matières calcaires, soit une modification des liquides due à la
surnutrition.

Ces différents rapports, je l'espère, ressortiront mieux des
observations que je vais présenter pour chacune de ces lithiases.

La lithiase urique, outre ses dépôts dans le tissu cartilagineux, fibreux et conjonctif périarticulaire qui caractérisent la goutte, comprend aussi, comme formes les plus fréquentes, les différents degrés de la gravelle, ainsi que les calculs rénaux et vésicaux. Mais, de plus, elle peut avoir d'autres localisations; l'acide urique peut être éliminé même par la surface cutanée.

La lithiase urique, par ses manifestations diverses, appartient à toutes les périodes de l'arthritisme. Elle se montre sous la forme de sable rouge dès la première génération, à la fin de l'âge adulte. Elle fait, sous cette forme, rarement défaut dans la vieillesse. Assez souvent même, elle prend à cet âge la forme de la gravelle. Elle conserve les mêmes caractères pendant la seconde génération, mais parfois aussi elle se manifeste par la goutte. Pendant la troisième génération, avec les formes précédentes, apparaissent souvent, surtout si une influence microbienne est intervenue, les gros calculs rénaux et vésicaux.

Enfin, je l'ai dit, dès la troisième génération, on peut compter trouver la goutte, toutefois dans les dernières avec des caractères moins aigus. Mais quelque soit le siège de ces dépôts et la période pendant laquelle ils apparaissent, les conditions qui président à la formation de l'acide urique sont toujours les mêmes.

Pendant longtemps, l'acide urique avait été considéré seulement comme le résultat d'une combustion incomplète des albuminoïdes. Il représentait une phase de la désintégration de leur molécule, moins avancée que l'urée. Son exagération était mise par les uns sur le compte d'un défaut d'activité de la nutrition, et par d'autres, au moins dans certains cas, elle était expliquée par la trop grande quantité d'albuminoïdes à comburer dans un temps donné. Mais, d'après ces deux explications, l'acide urique pouvait provenir de toutes les substances albuminoïdes.

Or, d'après des travaux assez récents, dus surtout à Fischer (1), Haig (2), et en France à P. Fauvel (3), l'acide urique

---

(1) E. FISCHER. — Synthesin in d Puringruppe (Ber. d. diat. chem. Geseltschaft, 1899).

(2) HAIG — Uric and as a factor in the causation of disease, 8º, p. 497, 6ᵉ edition. Churchill, London, 1903.

(3) P. FAUVEL a fait sur cette question des recherches des plus conscien-

aurait une origine beaucoup plus restreinte. Il ne pourrait provenir que des *purines*, qui elles-mêmes ne pourraient provenir que des nucléo-albumines. Les purines fournies par les nucléo-albumines alimentaires formeraient l'acide urique *exogène* ; et celles provenant de nos propres nucléo-albumines formeraient l'acide urique *endogène*. Mais qu'il soit endogène ou exogène, l'acide urique aurait toujours une origine nucléique. Les autres substances albuminoïdes n'interviendraient pas dans sa formation.

J'avoue que quelque confiance que m'inspirent les auteurs de ces travaux. et tout en accordant une grande importance théorique et pratique à leurs recherches, je renonce difficilement aux idées qui les ont précédées ; et surtout avec la forme exclusive des nouvelles. J'accepte fort bien qu'une partie de l'acide urique provienne des nucléo-albumines, et même qu'il représente un mode de choix, et, si on le veut, forcé de leur désintégration. Mais il me paraît difficile d'enlever aux autres albuminoïdes, qui se désintègrent, la possibilité de donner lieu à de l'acide urique.

Certaines expériences faites sur moi-même, et sur lesquelles je reviendrai en m'occupant de la goutte, m'ont prouvé que l'acide urique peut être sérieusement augmenté par l'exagération des substances albuminoïdes, même pauvres en purines. De plus, la clinique fait constater l'influence de l'exagération de tous les azotés sur l'augmentation de cet acide ; et il en est de même de l'alimentation azotée insuffisante sur sa diminution. On m'excusera donc si je fais ici quelques réserves sur l'origine unique de l'acide urique par les purines. Cette opinion, au moins jusqu'à présent, me paraît trop exclusive. Je reviendrai, du reste, je l'ai dit, sur cette question en traitant de la goutte. C'est également à propos de cette affection que je donnerai les indications que cette pathogénie inspire pour sa diététique.

Mais, en outre de la goutte, la lithiase urique intervient souvent dans d'autres affections qui donnent lieu à quelques indications spéciales pour l'alimentation telles que les coliques

cieuses et du plus haut intérêt. Je me propose de les utiliser plus tard. Je me contente de citer ici celui que je viens de viser plus spécialement « sur *l'excrétion* des *xantho-uriques*. (Société de biologie, 13 octobre 1906, p. 278.)

néphrétiques et les calculs vésicaux ou rénaux ; et je vais m'arrêter quelques instants sur leur diététique.

Pendant les *coliques néphrétiques*, les vomissements étant fréquents ou au moins facilement provoqués, il faut suspendre toute alimentation, et s'en tenir à des décoctions chaudes et calmantes (tilleul, verveine), et encore prises par petites quantités. De même que pendant l'accès de goutte, et comme nous le verrons dans les coliques hépatiques, l'alimentation doit céder la place aux agents thérapeutiques.

Comme on doit toujours supposer le spasme des uretères pendant le passage des calculs, il faudra s'adresser aux antispasmodiques et tout spécialement à la belladone et à sa succédanée la jusquiame. On pourra y joindre les bromures comme calmant le système nerveux. Mais ces agents mettant toujours un certain temps à agir, pour apaiser les douleurs parfois atroces de cette période, on pourra user des injections de morphine, d'héroïne, et même des inhalations d'anesthésiques.

L'alimentation proprement dite ne commencera que lorsque la crise aura cessé. On ajoutera alors une certaine quantité de lait aux décoctions végétales, et on en viendra à donner ces dernières toutes les trois heures. Puis le lait sera augmenté peu à peu, sans atteindre toutefois la quantité qui correspond à la ration des alités ou des malades à la chambre. Enfin, après quelques jours de régime lacté exclusif, on passera aux régimes ovo-lacté et lacto-ovo-végétarien, en suivant les règles que l'on trouvera dans la suite, et en s'inspirant des conditions qui peuvent naître de chaque cas particulier.

La présence constatée de *calculs vésicaux, et celle présumée de calculs rénaux*, indique le régime lacté sucré exclusif comme base de l'alimentation ; et la quantité de lait sera réglée en tenant compte de toutes les conditions qui font varier les besoins. C'est l'alimentation qui a le plus de chance de favoriser l'action des antiseptiques dirigés contre les infections, qui existent presque toujours dans ces conditions ; et aussi de mettre l'organisme, en régularisant la nutrition, dans les meilleures conditions de résistance.

Je considère ce régime comme nécessaire, dans les dix à quinze jours qui précèderont une intervention chirurgicale, si on en a le temps. Mais, dans les autres cas, tout en faisant de ce régime, comme je l'ai dit, la base de l'alimentation, je conseille de permettre des périodes intercalaires, de cinq jours sur quinze, par exemple, pendant lesquelles le malade sera mis au régime ovo-végétarien. Ces courtes périodes intercalaires, fort bien acceptées par le malade, ne feront pas perdre les bénéfices du régime lacté ; et, de plus, elles permettront de le continuer pendant fort longtemps sans provoquer un dégoût, que parfois les plus fortes volontés n'arrivent pas à surmonter. Or, les suppurations rénales ou vésicales, entretenues par les calculs, constituent, pour moi, une des conditions qui exigent le plus l'antisepsie des voies intestinales et urinaires, et aussi l'absence dans l'organisme de tous produits d'oxydation ou d'hydratation incomplète, deux conditions que le régime lacté assure mieux que tout autre.

Lithiase hépatique. — Cette lithiase est constituée soit par un simple dépôt grenu (boue biliaire), soit par des calculs petits et irréguliers (gravelle biliaire), soit par des calculs multiples ou solitaires. Le volume de ces derniers atteint souvent plusieurs centimètres en tous sens ; il peut même dépasser celui d'un œuf de poule.

La boue biliaire ne se trouve guère que dans la vésicule. Quant aux calculs, petits ou gros, ils peuvent exister soit le plus souvent dans la vésicule où ils se forment, soit dans le canal cystique ou le cholédoque, soit même dans le canal hépatique et ses branches d'origine.

La cholestérine est la substance dominante de la plupart de ces calculs. Sa richesse en carbone et en hydrogène, ainsi que sa pauvreté en oxygène, $C^{26}H^{44}O^2 + H^2O$, semble la rapprocher des corps gras, mais c'est un alcool mono-atomique. Vu sa composition, elle rappelle les produits de désagrégation de la molécule albuminoïde après la séparation de l'azote. Son origine est encore discutée. Il serait cependant important de la connaître ; car elle pourrait nous donner des indications pour le traitement et notamment pour l'alimentation.

Avec la cholestérine, ces calculs contiennent toujours des pigments biliaires, et aussi, mais surtout dans les parties périphériques, des sels de chaux. Mais, c'est le plus souvent la cholestérine qui forme le noyau central ; et qui, par conséquent, semble avoir été le point de départ du calcul. Les sels de chaux, au contraire, je viens de le dire, se trouvent plutôt à la périphérie. Or, ces derniers se précipitant surtout sous l'influence des agents microbiens, il semblerait que ces agents n'interviennent que lorsque déjà la cholestérine a constitué la partie centrale.

De sorte que, tout en acceptant les conclusions de Gilbert et de ses élèves « *que tout lithiasique est un infecté des voies biliaires* », je crois cependant encore qu'une part importante de cette lithiase revient à un vice de la nutrition. Ce serait à ce dernier qu'il faudrait attribuer le noyau des calculs, et ce serait peut-être ce calcul qui faciliterait l'arrivée dans les voies biliaires des agents microbiens.

Mais quoi qu'il en soit de cette dernière interprétation, l'influence de la surnutrition dans la production de cette lithiase me paraît être rendue probable d'abord par la fréquence de cette lithiase pendant les maladies relevant de la première. On trouve, en effet, les calculs biliaires dans l'obésité, le diabète, et aussi dans les périodes plus avancées de l'arthritisme. De plus, la suralimentation, en exagérant le microbisme intestinal, doit favoriser l'infection des voies biliaires. Or, nous le savons, une alimentation exagérée coïncide souvent avec la surnutrition. Enfin l'influence de la surnutrition est également prouvée par l'heureuse influence du dosage de l'alimentation sur cette lithiase.

Je conclus donc que tout en acceptant que d'autres causes, et notamment l'infection des voies biliaires, interviennent dans la production de cette lithiase, je considère la surnutrition, comme jouant dans son étiologie, d'une manière plus ou moins directe, un rôle encore assez important; et de là découle, comme une conséquence forcée, l'utilité de bien doser l'alimentation pour éviter soit sa première apparition soit son retour.

Pendant les crises douloureuses, constituant les coliques hépatiques, de même que pour les coliques néphrétiques, l'alimentation doit céder le pas aux agents thérapeutiques. Le malade ayant souvent des vomissements ou en étant menacé, il faut se contenter, comme pendant les coliques néphrétiques, de quelques décoctions calmantes données très chaudes, en petite quantité et souvent. La thérapeutique du moment consistera surtout dans l'emploi des antispasmodiques et des paralysants de la fibre lisse, parmi lesquels j'ai déjà placé en première ligne la belladone et la jusquiame. Ces deux agents pourront être utilisés *intra* et *extra*. Mais, en outre, en attendant que ces agents aient eu raison du spasme des canaux excréteurs, cystique, cholédoque et peut-être même hépatique, ce qui demande toujours un certain temps, on s'adressera aux bromures pour diminuer la sensibilité, et, au besoin, aux injections de morphine ou d'héroïne, et même aux inhalations de chloroforme ou d'éther. On se trouvera bien aussi des larges cataplasmes chauds laudanisés sur la région hépatique ; et, si on le peut, de bains un peu chauds prolongés.

Pendant toute la durée de la crise douloureuse due au passage des calculs à travers les canaux. je l'ai dit, on ne donnera au malade que des décoctions calmantes. Il me paraît important, pendant cette période, d'éviter les vomissements qui exaspèrent beaucoup les douleurs et sans bénéfice pour la marche des calculs. Il semble même que les vomissements ne font qu'augmenter le spasme des canaux. Je ne donne donc des aliments que lorsque les douleurs sont bien calmées.

Le lait, dans des cas assez nombreux, n'est pas bien accepté par les malades, et surtout par ceux qui après la crise conservent un état nauséeux ou de l'embarras gastrique. Or, ces cas sont assez fréquents ; et j'avoue que, dans ces conditions, je n'insiste pas beaucoup pour le faire accepter. Si le lait, en effet, a l'avantage indiscutable de combattre le microbisme intestinal et probablement aussi celui des voies biliaires, il a l'inconvénient de produire de la constipation ; et après la crise, pendant laquelle la bile n'est pas arrivée dans l'intestin, il est capital de rétablir la régularité des selles et même d'exagérer leur nombre. Je consens donc volontiers à attendre quelques jours pour en venir au régime lacté ; et je prescris des bouillons aux herbes et des purées légères faites de préférence avec des légumes frais. J'en donne quatre par jour, en leur ajoutant des fruits laxatifs cuits à midi et le soir. Mais, de plus, je prescris pendant ces quelques jours des laxatifs végétaux, de manière à obtenir deux ou trois selles par jour ; et à ces laxatifs, j'ajoute souvent quelques prises de calomel. C'est là un régime d'attente qui prend de trois à cinq jours. Puis, en ajoutant les pâtes aux purées, elles-mêmes rendues plus épaisses, je continue ce régime jusqu'à ce que les selles aient leur couleur normale, si elles ont été décolorées.

Ce régime, exclusivement végétal. sans modifier aussi rapidement le microbisme intestinal que le régime lacté, agit cependant dans le même sens, et cela d'autant plus qu'il est en même temps insuffisant.

Ce n'est qu'après cette période que j'en viens au régime lacté sucré, mais en laissant sa quantité au dessous des besoins. Le malade étant souvent encore condamné à la chambre, je ne dépasse pas un litre, soit 1000 calories. Tant que le lait reste dans ces proportions, je le donne pur. On ne fournit, en effet, avec un litre, que 40 grammes de corps gras, soit environ un tiers en moins que dans l'alimentation ordinaire. Mais si la quantité est augmentée, je veille à ce que les corps gras ne dépassent pas la quantité normale, soit environ 60 grammes Cette quantité est donnée en moyenne par un litre et demi. Aussi je ne dépasse pas cette quantité, qui, du reste, est presque suffisante pour couvrir les besoins tant que le malade garde la chambre. Ce régime lacté peut donc être continué, si c'est nécessaire, facilement pendant une semaine. Cette durée, nous le savons, est suffisante pour diminuer d'une manière sensible le microbisme intestinal ; et on peut le remplacer ensuite par un régime lacto-végétarien, quand le malade reprend ses sorties.

Mais, dans ce régime, je cherche à laisser les corps gras autant que possible au-dessous de la quantité normale, et au moins à ne pas la dépasser. J'y arrive facilement en baissant le lait à un demi-litre, et en m'adressant au pain, aux légumes secs ou frais et aux fruits pour compléter l'alimentation. Ce n'est qu'assez longtemps après, soit environ quinze jours, que je permets les œufs. riches en corps gras, et rarement un peu de poisson maigre et à chair blanche.

Ce régime, du reste facile à suivre, devra être continué pendant un mois environ ; et ce n'est qu'après, que le malade pourra faire entrer dans son régime la viande de basse-cour ; mais évidemment en la substituant à une partie de ces aliments et non en la leur ajoutant.

Le sujet qui a été atteint une première fois par la lithiase biliaire doit surveiller son régime. C'est la condition la plus importante s'il veut éviter le retour de ses crises ; et les indications les plus importantes de ce régime me paraissent être les suivantes.

En se basant sur son poids normal :

1° Fixer les azotés entre 1 gramme et $1^{gr}25$ par kilogramme de son poids. Il se pourrait, en effet, que la cholestérine put provenir des albuminoïdes en excès.

2° Surveiller les corps gras en les baissant sensiblement au-dessous de 1 gramme par kilogramme ; et, pour y arriver, éviter les sauces et aussi les pâtisseries, ainsi que les fromages frais.

3° Fixer la valeur totale en calories à son minimum, en tenant compte des conditions dans lesquelles vit le malade.

4° S'assurer que les urines arrivent au moins à 15 centimètres cubes par kilogramme de son poids.

5° Si le malade est obèse, ce qui est fréquent, surtout chez la femme, diminuer l'obésité par un régime approprié. L'obésité, en effet, me paraît être une des causes adjuvantes les plus actives de toutes les lithiases, et notamment de celle que je viens d'étudier.

Lithiase oxalique. — Cette lithiase, sous forme de calculs, est rarement pure. Elle ne se présente guère à l'état pur que dans l'urine, où elle existe à l'état d'oxalate de chaux, cristallisé sous forme d'octaèdres brillants, très réguliers, transparents et réfractant fortement la lumière. Les angles de ces cristaux sont très accusés. Vus normalement, ils offrent la forme d'un carré ou d'un losange traversé par deux lignes diagonales saillantes qui leur donnent l'apparence du côté ouvert d'une enveloppe.

A l'état normal, les urines contiennent seulement $0^{gr}02$ d'acide oxalique par vingt quatre heures ; mais sous différentes influences, cette quantité peut être notablement augmentée, et constituer ainsi l'oxalurie. Dans ces dernières conditions, cet acide peut contribuer à la formation des calculs rénaux et vésicaux. En combinaison, surtout avec la chaux, mais assez souvent formant des couches qui alternent avec les sels calcaires, l oxalate de chaux, comme je viens de le dire, entre dans la formation des calculs du rein et de la vessie. Ce sont les calculs les plus durs, et qui ont reçu le nom de calculs *mûraux.*

L'oxalate de chaux existe également assez souvent dans la partie moyenne ou extérieure des calculs biliaires. Il est aussi, dans ce cas, mélangé à d'autres sels de chaux. Enfin on peut le rencontrer, quoique plus rarement et plus faiblement représenté, dans d'autres calculs et surtout dans ceux contenant des phosphates et des carbonates calcaires.

Dans un travail récent communiqué au Congrès international d'urologie, le Dr Raffin (1) a donné une statistique portant sur 46 calculs du rein, ayant été soumis en même temps à l'analyse chimique et à l'analyse bactériologique. Or, la première de ces analyses lui a fait constater que sur ces 46 calculs, 39 contenaient une quantité plus ou moins grande d'acide oxalique, et 9 étaient formés exclusivement par de l'oxalate de chaux. Ce sont là des constatations d'un haut intérêt pour la pathogénie de la lithiase, et qui prouvent que, au moins pour les calculs du rein, selon la conclusion de l'auteur, l'oxalate de chaux joue un grand rôle dans leur formation. J'ajoute, ce qui augmente encore l'intérêt de cette constatation, que le rôle de l'acide oxalique, pour la formation de ces calculs, est ainsi devenu plus important qu'on ne le supposait.

Enfin, l'analyse bactériologique, tout en établissant que ces calculs d'oxalates peuvent être aseptiques, prouve que cependant les infections sont fréquentes. Sur 39 calculs, 14 étaient aseptiques et 25 infectés. Or, il s'agit ici de calculs rénaux ; et nous devons supposer que. les cas d'infections doivent être encore plus nombreux, quand il s'agit des vésicaux.

La chaux peut provenir soit des aliments, soit des os dans les cas de dénutrition osseuse ; et cette dernière peut s'observer pendant la tuberculose, et aussi dans certaines cachexies telle que celle du cancer.

Quant à l'acide oxalique ($C^2H^2O^4 + 2H^2O$), il peut avoir deux origines. Il peut provenir soit directement des aliments dans lesquels il existe tout formé ; ce serait l'acide oxalique *exogène ;* soit se former dans l'organisme, à la suite de vices de la nutrition encore mal connus, mais qui cependant semblent tous avoir de commun une insuffisance de l'oxydation. C'est là l'acide oxalique *endogène.* Dans ce dernier cas, les trois caté-

(1) *Province médicale,* 7 octobre 1911, p. 401. De l'oxalate de chaux comme agent constituant les calculs du rein.

gories d'aliments doivent probablement pouvoir lui donner naissance. Il résulterait de la désagrégation d'une de leurs molécules dont une partie serait arrêtée dans sa voie de minéralisation. Mais quel que soit son mode de formation, la clinique a mis hors de doute l'influence d'une mauvaise nutrition sur sa formation.

De ces deux origines de l'acide oxalique découlent des indications de deux ordres, les unes concernant l'alimentation et les autres la nutrition.

Pour les premières, vu la participation possible de l'acide oxalique à toutes les lithiases, il y a lieu, surtout pour les sujets lithiasiques, quel que soit la nature de la lithiase, de diminuer autant que possible les aliments riches en acide oxalique; et je reproduis ci-après un tableau donné par Marcel Labbé (p. 321).

Richesse des aliments en acide oxalique par kilogramme de substance fraîche.

ALIMENTS	QUANTITÉS	ALIMENTS	QUANTITÉS
	Grammes.		Grammes.
Cacao.	3.50 / 4.50	Asperges.	0.028 / 0.044
Chocolat.	0.724 / 4.90	Tomates.	0.002 / 0.030
Thé noir.	1.34 / 3.75	Figues sèches.	0.270
Infusion de thé.	2.06	Cerises.	0.025
Poivre.	3.25	Pruneaux.	0.120
Infusion de café	0.13	Prunes.	0.070
Oscille.	2.74 / 3.63	Oranges.	0.030
		Citrons.	0.030
		Pommes.	0.010
Epinard.	1.91 / 3.17	Foie.	0.006 / 0.010
Rhubarbe en branche.	2.47	Chair.	traces
Haricots verts.	0.06 / 0.28	Choux fleurs.	»
		Seigle.	»
Haricots blancs.	0.31	Lentilles.	»
Betteraves	0.39	Petits pois.	»
Pain blanc.	0.047 / 0.13	Cresson.	traces
		Laitue.	»
Choux de Bruxelles.	0.02	Radis	traces
Pommes de terre.	0.05	Raisins.	»
Pois chiches.	0.425	Ris de veau.	0.011 / 0.250
Chou-rave.	0.311		
Chicorée.	0.10	Raisins.	traces
Escarole.	0.02	Vin rouge.	»
Concombre.	0.251	Lait.	»

Mais il faut tenir compte que parmi les aliments en contenant le plus, comme le cacao, le chocolat, le poivre et le thé, les quantités ingérées en une fois réduisent beaucoup l'importance de celles qui sont rapportées au kilogramme. Nous ne prenons guère plus de 25 grammes de cacao ou de chocolat à la fois. Les quantités du tableau doivent donc être divisées par 40. La même observation, et encore à plus forte raison, doit être faite pour la rhubarbe donnée comme médicament. Mais il n'en est plus de même pour l'oseille, l'épinard, et aussi pour la rhubarbe quand on la prend comme légume. Il faut environ 200 grammes de ces légumes pour faire une portion ; et, par conséquent, cette dernière contient en moyenne $0^{gr}50$ d'acide oxalique. C'est déjà une quantité importante ; et même en admettant un déchet intestinal de 50 %, vu le caractère insoluble de l'oxalate de chaux, nous arrivons encore à une absorption de $0^{gr}25$ d'acide oxalique, qui, éliminé par les urines, décupleraient la quantité qu'elles contiennent normalement ($0^{gr}02$).

L'acide oxalique se trouvant combiné presque exclusivement à la chaux, je rappelle que les sels de chaux ne sont pas enlevés aux aliments, même par leur cuisson complète dans l'eau ; tandis que, au contraire, mes recherches avec le Dr Carcanague nous font croire que la cuisson dans les corps gras les leur font perdre presque en totalité (1).

Un choix judicieux des aliments, et surtout la suppression de ceux qui précèdent, pourrait restreindre beaucoup l'acide oxalique *exogène* ; et c'est là déjà une indication importante pour l'alimentation de tous les lithiasiques. Mais, de plus, la clinique nous conduisant à cette conclusion que l'acide oxalique *endogène* résulte d'un défaut d'oxydation, pour expliquer ce défaut d'oxydation, nous sommes forcément amenés à une de ces deux hypothèses : ou bien que l'oxygène absorbé est insuffisant, ou bien que la quantité d'aliments à comburer est trop abondante. Il y aura donc lieu de chercher, dans les cas d'oxalurie, quelle est celle de ces deux hypothèses qui correspond le mieux au cas observé.

Il faudra penser à la première, quand on constatera l'étroitesse du thorax ou des mouvements respiratoires insuffisants, ou encore des productions adénoïdes. Il en sera de

(1) Recherches encore inédites.

même dans le cas de lésions pulmonaires ou pleurales, dans la tuberculose, l'emphysème, la pneumonie, la broncho-pneumonie, la pleurésie avec épanchement et enfin dans toutes les affections pouvant diminuer le champ de l'hématose. Dans tous ces cas, la suppression ou du moins la diminution de l'oxalurie dépend du traitement de ces affections.

Quand aucune de ces causes ne peut être invoquée, il faut penser à la surnutrition, qui, après un examen méthodique, sera constatée plus souvent qu'on ne le croit; et cela parfois au grand étonnement du malade. Ne vous en tenez pas aux premiers renseignements qu'il vous donne, du reste. de très bonne foi, sur son régime. Faites-lui énumérer ce qu'il prend à chacun de ses repas ; après la nature des aliments, interrogez-le sur les quantités ; et bien souvent vous serez emmené à cette conclusion, qu'il se surnourrit. La preuve vous en sera donnée souvent par de la pléthore, par de l'obésité ou toute autre manifestation de la surnutrition.

Vous en viendrez donc dans ces cas, au moins pour quelque temps, à une alimentation insuffisante, tout en laissant le sujet, autant que possible, à son régime habituel. Bien entendu. l'attention devra se porter d'abord sur les albuminoïdes et sur les corps gras. Ces deux dosages faits, il suffira souvent de réduire la boisson de table ou le pain ou le dessert, pour arriver à un régime mieux équilibré avec les dépenses et voir l'oxalurie disparaître ; et celle-ci ayant disparu, on élèvera graduellement le régime au niveau des besoins, en écartant, bien entendu, l'acide oxalique exogène.

En résumé, la lithiase oxalique a deux origines, l'une exogène et l'autre endogène ; mais les deux peuvent le plus souvent être diminuées ou supprimées par une alimentation bien comprise ; et j'espère que les indications qui précèdent seront suffisantes pour la diriger dans de bonnes conditions.

Lithiases calcaires. — La lithiase calcaire a des sièges multiples. On la trouve d'abord comme tartre dentaire et dans les conduits salivaires ; nous venons de la voir participant, avec la cholestérine et les pigments biliaires, à la constitution des calculs hépatiques; c'est d'elle dont relèvent principalement les calculs pancréatiques et aussi le sable intestinal. Elle peut exister également dans les voies aériennes; dans la vessie et dans les reins, elle se réunit souvent à la lithiase urique pour former les calculs rénaux et vésicaux. Dans toutes les cavités naturelles, bouche, vagin, vessie, elle dépose ses sels sur tous les corps étrangers qui y séjournent un certain temps : dentiers, pessaires, fragment de sonde dans la vessie. Elle apparaît aussi dans les tissus, comme participant au travail d'enkystement des corps étrangers ; et c'est à ce processus de défense que l'on peut rattacher d'abord la crétification des tubercules, et aussi la production de ces masses calcaires qui se déposent sur les os, dans les fractures ouvertes. Enfin,- la chaux intervient dans la transformation athéromateuse des vaisseaux.

La lithiase calcaire peut donc apparaitre dans les cavités naturelles et aussi au sein des divers tissus et de tous les organes. Or, fait important, quel que soit son siège, la composition de ses dépôts reste sensiblement la même. On y trouve toujours comme prédominants le phosphate et le carbonate de chaux. La chaux se combine souvent aussi avec l'acide oxalique, nous venons de le voir. A la chaux enfin se trouve souvent réunis les sels de magnésie ; et, quel que soit le siège de ses dépôts, ils contiennent toujours une faible quantité de matières organiques.

Cette lithiase, d'une manière à peu près constante, me paraît relever d'une action microbienne. Plus généralement encore peut-être que pour la lithiase biliaire, on peut affirmer que *tout lithiasique calcaire est un infecté.*

La clinique, aidée de la bactériologie, nous montre que plusieurs microbes interviennent dans la production de ces dépôts. On peut au moins citer : le colibacille, les microbes de la suppuration et aussi le bacille de la tuberculose.

Mais, de plus, étant donné que dans les cavités naturelles. aussi bien que dans les tissus, toutes les fois que les microbes y apparaissent, on voit en même temps y arriver les leucocytes ; on peut se demander si ces éléments, qui jouent un rôle si actif dans la défense de l'organisme et notamment contre les microbes, ne participent pas d'une manière quelconque à la formation de ces dépôts, qui, dans certains cas, représentent nettement un moyen de défense.

C'est peut-être même par l'intervention active des leucocytes que l'on pourrait expliquer l'uniformité de composition de ces dépôts. Les microbes ne feraient que provoquer l'action des leucocytes.

Mais, outre l'action microbienne et peut-être aussi celle des leucocytes, peut-on invoquer d'autres causes en dehors de la présence de corps étrangers dans les cavités naturelles ou les tissus, telles que la composition des mucus, des liquides, ou des milieux où se forment ces dépôts ? Peut-on admettre, par exemple, que la formation de ces dépôts est favorisée par l'exagération des sels de chaux ou de magnésie dans l'organisme ? et, dès lors, pourrait-on éviter ou ralentir la formation de leurs dépôts en diminuant ces sels dans l'alimentation ?

Je suis porté à le croire. Je considère comme probable que l'exagération des sels de chaux et de magnésie dans l'alimentation doit faciliter la formation de ces dépôts, et qu'elle doit permettre de les rendre plus abondants. Mais je ne crois pas que l'on puisse accorder un rôle très important à la proportion plus ou moins grande de ces matières salines dans l'organisme. Peut-être aussi les dépôts de ces sels trouveraient-ils une condition favorable dans la diminution des liquides, ce qui a lieu chez l'obèse. Tout en restant normale, la quantité de chaux contenue dans l'organisme se trouverait ainsi à un titre plus élevé, plus près de sa saturation, et ses dépôts seraient plus faciles. Mais le rôle le plus actif, et peut-être *sine qua non*, me paraît revenir aux agents microbiens ou peut-être aux leucocytes. Bien entendu, les uns et les autres ne peuvent créer ni la chaux ni la magnésie ; et, pour former ces dépôts, il faut qu'ils trouvent ces matières salines dans le milieu intérieur et autour d'eux. Mais je crois, et c'est là un fait capital, que pour que leur action se manifeste, la quantité de ces sels normalement contenue dans l'organisme à la rigueur peut leur suffire.

La conclusion qui se dégage de ce qui précède est que le meilleur moyen pour éviter cette lithiase est d'assurer l'antisepsie des cavités naturelles et des tissus.

Toutefois, vu la part d'influence que je crois pouvoir encore accorder à l'exagération des matières salines dans l'organisme, j'estime qu'il y a lieu de ne pas les exagérer dans l'alimentation, surtout quand les sujets sont atteints par une de ces lithiases. Or, ces matières salines n'étant pas de celles que nous ajoutons à nos aliments, et celles que nous absorbons n'étant que celles qui entrent dans la constitution de ces derniers, on pourra, pour se guider dans leur choix, consulter les indications que

j'ai données à cet égard dans le premier volume (1). On y
trouvera la composition saline complète de la plupart de nos
aliments ; mais je puis ici rappeler les points suivants en ce
qui concerne spécialement la chaux, et en m'en tenant à ceux
qui en contiennent le plus. Pour 100 grammes des aliments
végétaux suivants : le froment en contient $0^{gr}052$; le riz, $0^{gr}027$;
les haricots, $0^{gr}23$; la laitue, $0^{gr}10$; la fève, $0^{gr}15$; la pomme
de terre, seulement $0^{gr}026$; les châtaignes, $0^{gr}118$; et la fraise,
$0^{gr}12$. D'une manière générale, les aliments d'origine animale
sont moins riches : les viandes de bœuf et de veau ne dépassent pas $0^{gr}01$ pour 100 grammes ; le poisson de mer arrive
à $0^{gr}045$; la viande de porc, à $0^{gr}075$, et le lait de vache atteint
le maximum avec $0^{gr}16$.

Enfin, après ces indications, je reviens à la suivante : que,
d'après des recherches faites avec le Dr Carcanague, il résulterait que les sels de chaux restent presque intacts dans les aliments végétaux et animaux, malgré leur blanchiment et même
après leur cuisson complète dans l'eau ; tandis qu'au contraire
ils disparaissent en très grande partie après leur cuisson dans
les corps gras, et au moins dans l'huile et dans le beurre.

Il y aura donc peut être quelque avantage à tenir compte de
ces dernières indications dans l'alimentation des lithiasiques
calciques.

CONCLUSIONS. — 1° La lithiase calcique, composée par les
phosphates et carbonates, peut se former dans les cavités naturelles et dans les tissus.

2° Elle semble nécessiter, pour apparaitre, la présence d un
corps étranger soit vivant, soit n'agissant que par une action
mécanique

3° Elle me parait être le plus souvent l'œuvre d'un agent
microbien.

4° Peut-être les leucocytes interviennent-ils également dans
sa production.

5° L'exagération des matières calciques et magnésiennes
dans l'organisme peut favoriser sa formation ; mais cette exagération ne me paraît pas indispensable à son apparition.

6° Toutefois, il sera prudent de restreindre ces sels d'abord

(1) Volume I, p. 123 pour les substances végétales, et p. 179 pour les substances animales.

chez ces lithiasiques calciques; mais, de plus, vu la participation de la chaux à la plupart des lithiases. chez tous les
lithiasiques.

Hyperhidrose. — La sudation est un moyen physiologique
souvent employé par l'organisme pour établir l'équilibre entre
ses apports, quand ils sont en excès, et ses dépenses, en augmentant ces dernières. Chaque gramme de sueur qui passe à
l'état de vapeur d'eau au contact de nos téguments lui enlève
une demi-calorie. Cette soustraction de calorique se produit
souvent dans les conditions qui restent physiologiques; et même
en conservant ce caractère, elle peut augmenter les dépenses. en les portant au delà de nos besoins d'une manière très
sensible. La quantité d'eau évaporée à notre surface dans les
conditions normales moyennes peut être évaluée (1) au moins
à 500 grammes. Mais elle s'élève facilement, en atteignant
les limites physiologiques, à 1.000 grammes. Enfin quand elle
arrive à constituer un état pathologique, elle peut dépasser
1.500 grammes. En restant physiologique, elle peut donc augmenter nos dépenses de 250 calories; et à l'état pathologique,
ce surcroît de dépenses peut arriver à 750 calories, soit le
tiers environ de notre ration totale. En supposant que les
aliments ainsi dépensés eussent été mis en réserve sous forme
de corps gras, notre organisme aurait dû en immobiliser, chaque jour, environ 28 grammes pour l'état physiologique et
83 grammes pour l'état pathologique, ce qui donne une augmentation mensuelle de poids de environ 800 grammes dans
le premier cas et 2.500 grammes pour le second.

Ces quelques données nous montrent donc l'importance que
peut atteindre la sudation comme moyen de régulation des
dépenses, et les services qu'à ce titre elle peut rendre à l'organisme.

Aussi l'hyperhidrose se rencontre-t-elle, on peut le dire,
toujours chez les surnourris des premières générations. Elle est
constante dans la pléthore et constante aussi chez les obèses
et les goutteux des deux premières générations; chez leurs
sujets, elle existe souvent avec la séborrhée, celle ci cependant
n'apparaissant qu'après l'hyperhidrose.

(1) Deuxième volume: Quantité d'eau nécessaire à l'organisme, p. 188.
Elimination de l'eau par la voie cutanée, p. 199; Conclusions, pp. 243 et suiv.

L'hyperhidrose ayant atteint les limites pathologiques est facilement reconnue, car elle existe même en dehors de toutes les conditions habituelles de la sudation En serrant la main des sujets qui en sont atteints, on la trouve moite et comme grasse; et cela même quand il ne sont pas dans des conditions pour suer. De plus, au moindre travail physique, à la moindre marche un peu rapide, on voit la sueur perler sur leur front et tomber goutte à goutte. Ces sujets, quand ils appartiennent à un certain monde, vivent un mouchoir à la main et ne cessent de s'éponger. Dans les pays chauds et même pendant les étés de la partie méridionale de la France, l'hyperhidrose devient un supplice pour eux, parce qu'elle se complique de bourbouilles (*lichen tropicus*), envahissant presque tout leur tronc, et d'intertrigo aux aisselles, dans le pli génito-crural, dans le sillon fessier et chez les femmes sous le sein.

Dans les pays intertropicaux, comme dans les pays tempérés, du reste, la cause principale reste toujours la surnutrition.

L'hyperhidrose, je l'ai déjà dit, est souvent suivie et compliquée par une séborrhée déjà passée à l'état d'acné, donnant un aspect gras et bourgeonnant à la face de ses sujets, et pouvant aussi envahir le cou et le tronc dans sa région dorsale.

Jusqu'à présent, j'ai envisagé l'*hyperhidrose généralisée*; et c'est, en effet, celle qui existe dans les premières générations de l'arthritisme. Mais dans les suivantes, si les cas sont plus rares, ils sont en même temps plus tenaces.

L'hyperhidrose semble relever d'une malformation des glandes sudoripares et en même temps des glandes sébacées. Contrairement au cas précédent, elle est seulement *locale* (*épidrose* d'Audry) et atteint surtout les extrémités. C'est dans ces cas qu'entrent les *osmidroses*, les *bromidroses*, les *chromidroses* et l'*uridrose* toutes affections existant assez souvent chez les hérédo-arthritiques de la deuxième à la quatrième génération.

Déjà, du reste, chez les sujets de cette dernière, il n'est pas rare de constater, en même temps que ces hyperhidroses localisées, une diminution marquée de la sueur pour l'ensemble de l'organisme.

Enfin, tout à fait dans les dernières périodes de l'arthritisme et notamment chez les neuro-arthritiques, on peut trouver des sujets atteints d'*anidrose*, c'est-à-dire ne suant pas ou ne pouvant suer que très difficilement.

Dans un cas que j'observe depuis quelques années, je n'ai jamais pu provoquer la sueur, même en donnant le jaborandi aux doses répétées à quelques jours d'intervalle de 4, 6 et 8. grammes. Avec ces doses, dont les plus faibles sont presque toujours suivies de sueurs abondantes, je n'ai pu produire chez cette malade qu'un fort picotement de tout le tégument et des plus pénibles. Je dois ajouter que des bains chauds élevés graduellement jusqu'à 42 degrés n'ont pas donné de meilleurs résultats. La peau rougit, se tuméfie presque, mais ne sue pas. C'est là le cas d'anidrose la plus accentuée que j'ai vue; mais les hypohidroses, assez marquées pour ne laisser aucun doute sur une insuffisance native du système sudoripare, sont assez fréquentes chez les hérédo arthritiques des dernières générations, surtout pour les neuro-arthritiques, en donnant à ce mot, son sens le plus large.

Je m'excuse de ces explications un peu longues, mais elles m'ont paru nécessaires d'abord pour bien établir le rapport de ces affections avec les maladies de surnutrition; ensuite pour expliquer, par la période de ces maladies à laquelle appartiennent ces troubles sudoraux, les modifications si considérables qu'ils peuvent présenter; et enfin pour montrer pourquoi ces mêmes troubles peuvent être influencés par l'alimentation et dépendent ainsi de mon sujet.

Pour les *hyperhidroses généralisées* existant dans les premières générations, leur amélioration sera facile et même rapide grâce à une réduction alimentaire, faisant descendre la ration sensiblement au dessous des besoins. Cette réduction devra porter, bien entendu, sur les substances organiques, mais aussi, fait important, sur la quantité des liquides. L'eau, y compris les 5 grammes provenant de l'oxydation de l'hydrogène des aliments, ne devra pas dépasser 25 grammes. Les matières salines devront donc aussi être diminuées; et pour y arriver, il faudra restreindre les chlorures.

Mais si les hyperhidroses généralisées sont facilement améliorées par le régime, il en est malheureusement autrement des *hyperhidroses localisées* et des *anidroses*. Celles ci, en effet, je l'ai dit, dépendent le plus souvent d'une malformation du système sudoripare et sébacé; et, à ce titre, il faut compter surtout sur le traitement local. Toutefois, je pense

qu'il y aura encore avantage à doser l'alimentation comme
quantité et à faire adopter un régime lacto-ovo-végétarien.
D'une part, en effet, on pourra ainsi modifier la nutrition, si
elle laissait à désirer ; et d'autre part, s'il s'y mêlait de l'hyperhidrose fonctionnelle, elle disparaîtrait ainsi. Ce serait
toujours là une amélioration appréciable.

L'anidrose elle-même me paraît pouvoir bénéficier de ce
même régime, surtout si, comme pour les épidroses, ce régime
est appliqué dès l'enfance et dès que ces vices sudoraux sont
constatés. On ne saurait croire tout le bénéfice que peut donner un régime alimentaire bien dosé comme quantité et qualité, quand il est commencé dès l'enfance et longtemps suivi.
Il n'y a pas d'agent modificateur qui puisse lui être comparé.

Albuminuries arthritiques. — Au cours de l'arthritisme,
pris dans son ensemble, les urines peuvent devenir albumineuses dans trois conditions différentes ; et, bien entendu, je
n'envisage ici que les cas relevant de la même cause que l'arthritisme, soit de la surnutrition. J'écarte donc les cas dans
dans lesquels il s'agit, par exemple, d'une néphrite épithéliale
succédant à une infection étant venue s'ajouter accidentellement à l'arthritisme.

1º Je crois d'abord que l'on peut rencontrer, quoique excep-
ceptionnellement, de véritables néphrites épithéliales dues
aux divers produits résultant d'un défaut de combustion ou
tout autre vice de nutrition dû à la surnutrition. La plupart
de ces cas, il est vrai, appartiennent anatomiquement aux néphrites mixtes, mais l'élément donnant la caractéristique à la
symptomatologie est l'épithélium.

L'albumine est assez abondante : elle atteint et peut dépasser 2 grammes, et la plus grande partie est précipitée par la
chaleur et les acides. De plus, ses manifestations symptomatiques sont celles de la néphrite épithéliale succédant aux
infections, œdème des paupières, anasarque, présence de cylindres, etc.

Mais l'alimentation dans ces cas devant être la même que
pour la néphrite infectieuse, j'en traiterai avec cette dernière.

2º L'albuminurie arthritique de beaucoup la plus fréquente
relève surtout de la néphrite interstitielle Je rappelle, en effet,
que la conséquence la plus constante de la surnutrition, quand

elle se prolonge sur plusieurs générations, est la sclérose ; et que cette modification du tissu conjonctif a de la tendance à se faire sentir sur celui de tous les organes. Il en est surtout ainsi pour ceux qui sont le plus surmenés par la surnutritition : les vaisseaux, le rein, le cœur et le foie.

La néphrite interstitielle, plus ou moins marquée, existe au moins à partir de la deuxième génération chez presque tous les hérédo-arthritiques qui ont dépassé la cinquantaine.

L'albumine, dans ces cas, dépasse rarement 1 gramme dans les 24 heures ; et c'est à elle qu'appartiennent, quand elle est un peu prononcée, les signes du *petit brightisme*, si utilement signalés par Dieulafoy.

Mais je refais ici une observation que j'ai faite déjà plusieurs fois pour des cas analogues. Je ne crois pas que tous ces symptômes relèvent de l'affection rénale. Ils relèvent, dans ma pensée, au moins pour certains d'entre eux, de la même cause qu'elle : la sclérose. Tels sont : le *doigt mort*, les *troubles auditifs*, les *crampes du mollet*, l'*épistaxis matutinale*, la *cryesthésie*, le *signe de la temporale*. Pour tous ces signes, leurs rapports avec la sclérose sont faciles à saisir. D'autres, au contraire, me paraissent dépendre de l'insuffisance rénale. et je puis citer le *pollakiurie*, les *démangeaisons* et les *secousses électriques*.

L'apparition successive de ces signes et leur accentuation graduelle, jointe à une albuminurie peu abondante, ne laissent aucun doute sur la néphrite interstitielle, qui elle-même presque toujours relève de la surnutrition.

Le pronostic de la néphrite interstitielle, à la condition qu'on sache s'inspirer de ses indications, n'est pas très grave. Non que l'on puisse facilement la faire disparaître, ce qui est, au contraire, difficile ; mais parce qu'elle peut rester longtemps dans des limites qui ne menacent pas la vie du sujet. Toutefois, et j'insiste sur ce point, la lenteur et la bénignité de son évolution ne pourront être obtenues qu'à la condition de suivre un régime. Ses écarts, au contraire, conduiraient facilement à la néphrite mixte et à tous ses dangers.

3° Les cas qui entrent dans le troisième groupe sont les moins connus ; et cependant ils me paraissent mériter de l'être. Ce sont ceux dans lesquels les substances albuminoïdes ou albuminosiques passent à travers le filtre rénal sans que celui-ci présente de lésion anatomique importante ni de son épithélium, ni de son tissu conjonctif.

Dans ces cas, les substances d'origine albuminoïde qui existent dans l'urine, sont représentées non par la sérine ou une albumine analogue, mais par des *albumines hydratées*.

Dans ses leçons sur le *ralentissement de la nutrition*, en 1879, Bouchard signalait déjà que dans le diabète, il peut exister une albuminurie, qu'il étudia sous le nom d'*albuminurie diabétique*, et qui était caractérisée, entre autres signes, par la non rétraction du coagulum de cette albumine après sa précipitation.

Il y eut donc dès cette époque deux albumines, l'une *rétractile* et l'autre *non rétractile* (1).

A la même époque, sans connaître les travaux de Bouchard, puisque ses leçons n'étaient pas encore terminées, je communiquais, le 3 janvier 1880 (2), une note à la Société de Biologie dans laquelle je signalais que l'albumine que l'on trouve au cours de la fièvre typhoïde et de quelques autres maladies fébriles, est différente de celle qui existe dans les néphrites et dans les affections du cœur.

Ces dernières, ainsi que la sérine et le blanc d'œuf, donnent *à froid* une coloration violette avec la liqueur cupro-potassique; tandis que les albumines que j'appelais *modifiées* donnent une coloration verte due à cette liqueur, quand elle est étendue d'eau.

En août 1883, je revins sur cette question au Congrès de de Rouen (3). Mais d'abord avec des faits beaucoup plus nombreux ; et de plus, avec ces deux précisions : que la *modification* subie par ces albumines l'était dans le sens de la *peptonisation*, et que leur passage pouvait se faire sans lésion du rein.

En 1889, devant la Société de médecine de Toulouse, j'utilise les beaux travaux de A. Gautier sur l'hydratation de l'albumine ; et j'assimile ces albumines aux *hydro-*

---

(1) Maladies par ralentissement de la nutrition. Leçons faites pendant l'année scolaire 1879 1880. Masson, Paris, 3ᵉ édition : pp. 203 et suiv.

(2) MAUREL. — Note sur une réaction propre à l'albumine de la fièvre typhoïde et de quelques autres maladies fébriles. (Société de Biologie, 3 janvier 1880.)

(3) Des variétés d albumine et d'un réactif pour les reconnaître (Congrès pour l'avancement des sciences de Rouen, août 1883).

albumines (1), ce qui confirme mes premières vues quand j'écrivais qu'elles étaient modifiées dans le sens de la peptonisation. De plus, dès cette époque, en étudiant la pathogénie de ces hydro-albumines, je leur reconnais trois origines : 1° la *digestion des albumines en excès ;* 2° l'influence microbienne et 3° l'oxygénation insuffisante des albumines de l'organisme. Comme on le voit, dès ce travail je considérais la surnutrition azotée comme leur cause principale.

Mais ce fut surtout au Congrès français de Nancy en 1896 (2), que dans une communication ayant pour titre : *De l'albuminurie arthritique,* je fis nettement entrer ces *hydroalbuminuries* dans le groupe des maladies arthritiques, en reconnaissant, du reste, à celles-ci, la *suralimentation* (3) comme leur principale cause ; et qu'aussi j'arrivai à considérer ces hydroalbuminuries comme un moyen de défense de l'organisme.

L'année suivante, dans deux travaux sur le diabète arthritique présentés l'un à la Société de médecine de Toulouse (4) et l'autre à la Société de thérapeutique de Paris (5), je signalai de nouveau l'hydroalbuminurie arthritique comme jouant ce même rôle.

De plus, en résumant devant le Congrès français de médecine de Montpellier, en 1898, mes idées sur l'*arthritisme* que j'identifiai avec les maladies de *surnutrition,* et sur les *moyens de résistance* contre cette dernière (6), d'une part, je séparai la

---

(1) Note sur les albumines urinaires modifiées dans le sens de la peptonisation ou hydroalbumines et leur mode de formation dans l'organisme. (Société de médecine de Toulouse, 21 novembre 1889).

(2) De l'albuminurie arthritique (Congrès français de médecine de Nancy, 10 août 1896).

(3) Jusqu'à cette époque, le mot suralimentation avait deux sens. Il correspondait en même temps à une quantité d'aliments dépassant le pouvoir digestif et aussi à l'absorption d'une quantité de ces aliments dépassant les besoins. C'est dans ce dernier sens qu'il faut le prendre ici.

(4) Du régime lacté dans le traitement du diabète arthritique. (Société de médecine de Toulouse 1er mai 1897. p. 104.)

(5) Traitement du diabète arthritique par le dosage de l'alimentation et notamment par le régime lacté. (Société de thérapeutique de Paris, juin 1897 et *Bulletin général de thérapeutique*, 15 et 30 juillet, 15 et 30 août, et 15 septembre 1897.)

(6) Arthritisme et surnutrition, 13 avril 1898, p. 175. Moyens de résistance de l'organisme contre l'arthritisme. 15 avril 1898 p. 506, et Académie des sciences de Toulouse, 21 avril 1898

suralimentation de la *surnutrition* et, d'autre part, j'attribuai une place aux albumines hydratées parmi ces moyens de défense.

Enfin, en 1899 et au commencement de 1900, j'ai repris la question d'une manière complète devant la Société de médecine de Toulouse ; et j'ai présenté *l'étude clinique de l'hydroalbuminurie*, en établissant ses différences avec l'albuminurie au point de vue successivement de l'étiologie, de la symptomatologie, du diagnostic, du pronostic et du traitement (1).

Je puis résumer ces différents travaux ainsi qu'il suit :

1° Qu'en outre des deux groupes des cas précédents dans lesquels on rencontre de l'albumine, dans les maladies de surnutrition, il existe un troisième groupe de cas dans lesquels la substance dérivant des albumines est à l'état d'hydratation plus ou moins avancée ;

2° Que ces cas sont encore assez fréquents et coïncident surtout avec l'obésité, le diabète et la goutte ;

3° Que dans ces cas, les hydroalbumines peuvent dialyser a travers le filtre rénal sans que celui-ci soit lésé ;

4° Que ces cas sont, par conséquent, beaucoup moins graves que ceux des deux autres groupes ;

5° Que relevant surtout de la nutrition, ils trouvent leur guérison dans la réduction des aliments.

Je viens d'insister sur ces cas d'hydroalbuminurie, parce que je crois que jusqu'à présent on ne leur a pas donné l'importance qu'ils méritent au double point de vue de la physiologie pathologique et de la pratique. Je sais bien qu'un certain nombre de ces cas sont compris dans la *peptonurie* et dans *l'albumoserie*, que l'on décrit depuis quelque temps comme des variétés de l'albuminurie, le type de cette dernière étant fourni par la *sérinurie* (2). Les *albumoses* et les *peptones* sont bien, en effet, des albumines plus ou moins hydratées, des hydroalbumines. Mais d'abord, il me semble que la fréquence

(1) Etude clinique de l'hydroalbuminurie. (Société de médecine de Toulouse, 22 décembre 1899 et 22 janvier 1900.)

(2) F. RATHERY : Article albuminurie, de la *Pratique médico-chirurgicale*, 1907, Masson, Paris.

des hydroalbuminuries, prises dans leur ensemble, est plus grande que celle que l'on attribue aux deux variétés précédentes, ensuite qu'il y a un gros avantage à toutes les réunir dans une même étude ; et enfin je n'ai pas vu que ces hydroalbumines eussent été rattachées à leur cause la plus importante, à la surnutrition.

L'alimentation des cas dans lesquels l'albuminurie relève d'une lésion *épithéliale du rein* exige surtout le régime lacté ; et j'en traiterai, je l'ai dit, quand je m'occuperai de la néphrite épithéliale.

Dans les cas relevant de la *néphrite interstitielle* et qui s'accompagnent toujours de quelques autres scléroses, on se trouvera bien de faire chaque mois une période lactée, d'une semaine au moins, par exemple, en adoptant comme base de l'alimentation un régime lacto-ovo-végétarien rendu en même temps légèrement hyposalin (1).

De plus, je rappelle que la néphrite interstitielle a une grande tendance à devenir mixte ; et dans ces cas, le régime doit se rapprocher de celui de la néphrite épithéliale.

Malgré un régime bien suivi, je l'ai dit, on ne peut guère compter sur une disparition complète de l'albumine. Le résultat sera plus marqué dans les cas mixtes. Mais, grâce à ce régime, on pourra au moins retarder beaucoup l'évolution de la sclérose rénale et rendre son existence peu gênante.

Enfin les hydroalbuminuries, surtout celles qui dépendent de la surnutrition azotée, sont celles sur lesquelles le régime aura le plus d'action. Il y aura lieu de le rendre tout d'abord largement insuffisant, pour le conduire ensuite à la ration normale. Pour faciliter le dosage, je commence souvent par le régime lacté, et je fais des périodes lacto-ovo-végétarienne comme intermédiaires.

Dans les cas d'hydroalbuminurie pure, les résultats sont complets et rapides. Mais trop souvent la surnutrition dont elle dépend a déjà produit des modifications du tissu rénal interstitiel et parfois aussi épithélial ; de sorte que le bénéfice de la réduction alimentaire ne porte que sur l'hydroalbuminurie. Dans ces cas, cette dernière est réunie à une certaine

---

(1) Voir ce régime dans la suite.

quantité de sérine. Cette constatation faite, le régime sera celui de l'albuminurie, c'est-à-dire que la prédominance restera au régime lacté.

Séborrhée. — Au moins depuis 1898, je suis arrivé à considérer l'exagération de la sécrétion sébacée comme une manifestation non douteuse de la surnutrition (1); et dès cette époque aussi j'ai fait entrer cette hypersécrétion parmi les moyens de défense de l'organisme contre elle.

Déjà, il est vrai, dans ses remarquables leçons *sur les maladies par ralentissement de la nutrition* (1879 et 1880), Bouchard avait compté les séborrhées et l'acné qui en dérive, dans ce groupe d'affections (2). Mais, d'une part, Bouchard, je l'ai dit, visait surtout les périodes avancées de l'arthritisme ; et, d'autre part, il se contentait de signaler ces séborrhées chez les sujets à nutrition ralentie, mais sans donner leur signification. Or, depuis 1898, l'observation des faits cliniques a confirmé l'opinion que j'émettais alors. L'exagération de la sécrétion sébacée, en effet. se rencontre déjà assez souvent chez les pléthoriques représentant la première génération de l'arthritisme ; elle est surtout fréquente dans la période de résistance, même sur les sujets jeunes ; et elle peut aussi se rencontrer, quoique moins souvent, pendant la période de déchéance. Mais, de plus, elle dépend si bien de la surnutrition, que, se développant après elle, elle disparaît après elle. Quant au rôle de moyen de défense que je lui ai attribué, il me paraît résulter de ce fait que la matière grasse qui est ainsi éliminée diminue d'autant les apports à oxyder, quand ceux-ci sont en excès Quoique de peu d'importance, ce rôle n'en existe pas moins.

La séborrhée peut se présenter à l'état simple, comme un pur phénomène de physiologie pathologique. Elle n'est alors constituée que par l'exagération de la sécrétion sébacée, et

---

(1) Evolution et causes des maladies arthritiques ou maladies de surnutrition.

Moyens de résistance de l'organisme contre les maladies arthritiques ou de nutrition. — Aperçu général sur ces maladies. — Congrès français de Médecine de Montpellier. — Mémoires et discussions. p. 508.

(2) *Maladies par ralentissement de la nutrition.* Masson, Paris, 3ᵉ édit., 1890, p. 78.

cette exagération ne peut dépendre que d'une hyperfonction de ses glandes, celles-ci ne présentant aucune lésion pathologique. C'est probablement par cette hypersécrétion du cuir chevelu qu'il faut expliquer la fréquence de la calvitie chez les hérédo-arthritiques.

Dans les mêmes conditions, on rencontre cependant chez les sujets surnourris ayant au moins de l'embonpoint, l'hypersécrétion des parties génitales, surtout dans l'espace balano-préputial et entre les petites lèvres et le clitoris. On.trouve là, chez ces sujets, une accumulation de smegma prenant facilement l'odeur caractéristique des acides gras. Le manque de soins exagère sans doute ces dépôts; mais chez les sujets surnourris, les soins de propreté n'arrivent pas à supprimer l'abondance de cette sécrétion.

Chez les mêmes sujets, les glandes sébacées des parties velues ont souvent aussi une sécrétion exagérée qui peut se compliquer de microbisme. Mais cette complication est encore plus fréquente sur d'autres régions, telles que : la face, le cuir chevelu, le dos, etc. C'est parmi ces formes qu'il faut placer les croûtes de lait, qui, j'en ai acquis souvent la conviction, relèvent de la surnutrition, et qui ne guérissent guère qu'en la supprimant. Sur ces points, à l'hypersécrétion sébacée s'ajoute, on peut dire toujours; l'influence microbienne. C'est au moins le micro-bacille de Sabouraud qui vient infecter le sebum, et souvent aussi un staphylocoque plus ou moins virulent faisant passer la séborrhée à l'état d'acné avec ses formes variées.

Or, je pense que c'est surtout dans le passage de la séborrhée simple à l'état de séborrhée infectée, soit à l'acné, qu'intervient l'infection intestinale. Celle-ci, on ne saurait le nier, joue un rôle important dans la production de l'acné, qui, je l'ai dit, a pour terrain la séborrhée ; et ce qui le prouve c'est que l'acné guérit ou au moins s'améliore, sous l'influence de l'antisepsie intestinale ; c'est là un fait clinique d'une observation fréquente. J'ignore comment agit l'infection intestinale, mais ce qui me paraît bien établi, c'est qu'elle favorise le microbisme.

Du reste, l'infection intestinale n'est probablement pas seule à favoriser l'infection du sebum. Certains vices de la nutrition semblent pouvoir également l'y conduire. Mais, de nouveau, le mécanisme m'échappe. Si donc la surnutrition peut suffire pour produire l'exagération de la sécrétion sébacée, il faut. de plus, pour voir apparaître l'acné, l'intervention du microbisme ; et c'est dans l'envahissement de la glande sébacée par les agents' microbiens qu'interviendrait l'infection intestinale et aussi les vices de la nutrition dont le rôle, dans la production de l'acné, est aussi bien démontré par la clinique.

Quant à l'influence de la surnutrition sur la séborrhée et comme une conséquence sur l'acné, elle m'a été démontrée bien souvent, je l'ai dit, par sa disparition ou sa grande amélioration sous l'influence de la réduction alimentaire. J'ai vu d'abord les différentes formes d'acné guérir chez les pléthoriques, les obèses. les diabétiques et les goutteux, au fur et à mesure que ces manifestations arthritiques s'amélioraient sous l'influence du dosage de l'alimentation. De plus, j'ai obtenu les mêmes résultats chez des sujets chez lesquels l'acné était la maladie principale.

Enfin j'ai vu se produire des manifestations cutanées d'origine séborrhéique chez le cobaye expérimentalement surnourri; j'ai pu faire disparaître cette lésion cutanée en ramenant l'alimentation au-dessous des besoins, sans changer la nature des aliments. En les augmentant une seconde fois, la maladie de peau est revenue ; et, de nouveau, je l'ai fait disparaître en les ramenant momentanément au-dessous des besoins. Ces résultats expérimentaux m'ont paru si nets que je les ai fait connaître (1).

En résumé :

1° La séborrhée simple reconnait pour cause la plus fréquente la surnutrition personnelle, telle que je l'ai définie Je ne saurais dire si toutes les substances organiques peuvent y conduire. Mais la chose est probable puisque toutes, nous le savons. peuvent former des corps gras (2). Cependant les faits cliniques semblent incriminer les albuminoïdes de préférence.

2° Dans ces conditions, par la perte des corps gras qui sont ainsi éliminés sans être utilisés, la séborrhée peut être considérée

(1) Influence d'une alimentation surazotée sur une affection cutanée chez le cobaye. — Société de biologie, 10 décembre 1904, p. 533.

(2) Voir premier volume, pp. 76 et suiv., et le rapport sur l'obésité, pp. 28 et suiv. — Congrès français de Médecine de Paris, 1900.

comme tendant à rétablir l'équilibre entre les apports et les dépenses ; et c'est pourquoi je l'ai considérée comme un moyen de défense contre la surnutrition.

3° Mais, dans d'autres cas, lorsqu'elle arrive dans les dernières générations de l'arthritisme, elle peut dépendre d'un vice de conformation du système sébacé, qui peut être atteint comme tous les autres organes sous l'influence de la déchéance arthritique.

4° Le plus souvent les glandes sébacées à sécrétion exagérée sont envahies par des agents microbiens; et c'est sous cette influence qu'apparait l'acné avec ses formes multiples. Celles-ci peuvent être non suppurées, suppurées et hypertrophiques ou nécrobiantes ; mais, d'après l'opinion générale, elles ne se développent, le plus souvent, que dans les glandes sébacées atteintes d'hypersécrétion.

De ce qui précède sur l'étiologie de la séborrhée découle son traitement, qui doit dépendre surtout de l'alimentation. On ne saurait la traiter sans réduction alimentaire. Il en est ainsi même de celle qui s'est compliquée de microbisme, et qui se présente avec les différentes formes de l'acné. Mais, pour celles-ci, à côté de la réduction alimentaire se place, avec une importance presque égale, l'antisepsie intestinale et celle du milieu intérieur. Du reste, la réduction de la ration au-dessous des besoins, en même temps qu'elle remédiera à la surnutrition, contribuera aussi puissamment à cette double désinfection.

A ces deux indications capitales du traitement, il faut en joindre une troisième : les soins de propreté, en s'inspirant des principes qui dirigent la toilette chirurgicale Cette dernière facilitera beaucoup l'action des agents antimicrobiens dont le principal paraît être le soufre précité.

Le résultat sera complet pour les séborrhées simples et même celles compliquées de microbisme, quand elles existent dans les premières générations de l'arthritisme. Mais même pour celles qui apparaissent dans les dernières générations, il y aura toujours avantage à mettre les mêmes moyens en œuvre, c'est-à-dire une alimentation dosée selon les besoins, l'antisepsie de l'intestin et les soins de rigoureuse propreté, moyens sans lesquels les agents thérapeutiques resteraient sans action.

Mucorrhées. — Je crois utile de réunir sous le nom de mucorrhées les hypersécrétions des différentes muqueuses se montrant au cours des diverses maladies de surnutrition, et cela sans la participation d'aucune influence inflammatoire. L'étude en commun de ces hypersécrétions me paraît justifiée au double point de vue de la pratique et de leur pathogénie. A ce dernier point de vue, elles dépendent toutes de la surnutrition ; et elles concourent à ce même résultat, d'éliminer, sous forme de mucus, une certaine quantité de substances albuminoïdes que l'organisme n'est pas ainsi obligé à comburer. Or, étant donné que cette élimination se produit dans les cas d'absorption trop considérable de substances alimentaires, j'ai été conduit, depuis longtemps (1), à considérer ces hypersécrétions comme favorables à l'organisme, et, par suite, à leur donner une place parmi les moyens de résistance qu'il emploie pour éviter les dangers de la surnutrition.

Ces hypersécrétions, en effet, je l'ai déjà indiqué, présentent ce caractère spécial d'apparaître en dehors de tout processus inflammatoire. Elles sont exclusivement composées de mucus ; et, sauf quand elles se compliquent de ce dernier processus, elles ne contiennent pas de fibrine.

Les types de ces hypersécrétions sont le catarrhe bronchique, et aussi celui des voies génitales de la femme, les flueurs blanches. Quant elles sont exemptes de toute complication, ces hypersécrétions sont représentées par un mucus filant, transparent et rappelant le blanc d'œuf, mais surtout dont la quantité dépasse beaucoup celle de l'état normal. Toutes les muqueuses peuvent en être le siège, telles sont la pituitaire, celle de l'estomac et de l'intestin. Mais à cause même de l'abondance de ces sécrétions, et probablement aussi à cause de la modification de leur composition chimique sous la même influence qui les produit, les muqueuses qui leur donnent naissance s'infectent facilement ; et, au moins par périodes, nous voyons les produits de l'inflammation être mêlés à ceux de l'hypersécrétion. C'est ce qui a lieu surtout pour la pituitaire, la muqueuse bronchique et la muqueuse

______

(1) Voir Congrès français de Montpellier, 1898 : Moyens de résistance de l'organisme contre la surnutrition ; et comptes rendus de l'Académie des sciences de Toulouse, 1898.

utéro-vaginale Mais la nature et la pathogénie de ces hypersécrétions ne sont pas pour cela changées ; ces hypersécrétions se sont simplement compliquées ; et, de plus, j'ajoute que leur résultat reste le même, puisque l'inflammation ne fait qu'augmenter les pertes des albuminoïdes sous forme de pyine et parfois aussi sous forme d'albumines hydratées.

Trouvent place dans ce groupe :

1" L'hypersécrétion de la *pituitaire*, souvent représentée par le coryza chronique ou à répétition.

2º L'hypersécrétion des *bronches*, qui peut se montrer pure, mais qui se trouve souvent réunie au processus inflammatoire, et donne alors lieu à certaines formes de bronchites que l'on a décrites sous les noms de bronchite séreuse (1), catarrhe pituitaire, bronchite des asthmatiques, des goutteux, des diabétiques, des brightiques et aussi des cardiaques.

3º L'hypersécrétion de l'estomac se manifestant par la pituite du matin, mais pouvant aller jusqu'à la gastrorrhée, avec ses vomissements abondants.

4º L'hypersécrétion de la muqueuse intestinale, l'entérocôlite-muco-membraneuse (2), restant souvent exempte de toute inflammation, ainsi que le prouve la composition des mucosités, et qui se manifeste alors sous deux formes principales. Tantôt elle n'est représentée que par l'exagération du mucus intestinal restant transparent, clair et glaireux ; tantôt, au contraire, les mucosités, probablement sous une influence microbienne, sans cesser d'être purement muqueuses, se concrètent, et, pour ainsi dire, se coagulent, pour donner naissance à des mucomembranes, plates, rubanées ou cylindriques, et assez résistantes pour conserver leur forme assez longtemps après leur émission (3). Mais au cours de cette hypersécrétion, qui tant qu'elle conserve les caractères précédents et qu'elle coïncide avec de la constipation reste exempte de toute inflammation, on voit de temps en temps _cette dernière influence se joindre à la première ; et dès lors l'hypersécrétion se manifeste

---

(1) GRENET. Article : Bronchite chronique de la *Pratique médico-chirurgicale*, p. 767.

(2) Cette affection a déjà été étudiée page 71.

(3) ENRIQUEZ et GRENET. Article : Entéro-côlite, de la *Pratique médicochirurgicale*, p. 752.

par des flux diarrhéiques, dont les caractères ne laissent aucun doute sur la double influence de leur origine.

5° A ces hypersécrétions s'ajoute celle de la muqueuse utérine et de la vulve, la leucorrhée, pouvant aussi conserver ses caractères normaux, d'être claire, filante et transparente ; mais se compliquant aussi souvent d'inflammation, et pouvant s'accompagner de lésions qui l'aggravent.

6° Quoique avec moins d'importance et d'une manière moins directe, on peut rattacher à ce groupe l'hypersécrétion pharyngienne relevant des granulations au développement desquelles, du reste, la surnutrition ne reste pas étrangère.

7° Enfin je crois pouvoir y rattacher aussi certains écoulements uréthraux, qui, quoique gonococciques à leur début, se montrent particulièrement rebelles chez les arthritiques.

Telles sont les différentes hypersécrétions muqueuses que j'ai cru devoir grouper sous le nom de *mucorrhées* ; et qui toutes, avec plus ou moins de fréquence, peuvent, soit rester pures, soit se compliquer d'inflammation. Or, quand on étudie leur étiologie dans les classiques, on voit, en effet, que pour toutes, avec plus ou moins de précision, figure l'arthritisme. Parfois, c'est la diathèse dans son ensemble qui est invoquée, et d'autres fois seulement une de ses manifestations, telles que l'obésité, la goutte et le diabète, ou une des lithiases.

Il est vrai qu'à côté de cette cause on en trouve souvent d'autres. C'est qu'il me semble que l'on n'a pas assez distingué les formes pures de ces hypersécrétions d'avec celles qui sont compliquées d'inflammation. Or, c'est presque toujours aux causes de cette inflammation que ces hypersécrétions sont rapportées.

En ce qui me concerne, tout en rattachant, comme je l'ai dit, ces hypersécrétions à l'arthritisme et à ses complications, je leur donne une étiologie un peu différente. Je ne les considère pas comme dépendant de la goutte, du diabète ou de l'obésité, etc., mais comme des conséquences directes de la surnutrition, comme le sont également la goutte, le diabète et l'obésité. Entre les hypersécrétions et ces dernières, il n'y a pas une relation de cause à effet ; les unes et les autres reconnaissent au même titre la même cause : la surnutrition. Enfin, de plus, j'y reviens, au moins dans certains cas et dans une certaine mesure, elles me paraissent représenter un effort de l'organisme et devoir être considérées de sa part comme un moyen de défense.

Je vise ici, comme moyen de défense, l'élimination d'une certaine quantité d'albuminoïdes transformée en mucine, et dont l'organisme se débarrasserait ainsi, quand il a des albuminoïdes en excès. Ce serait un moyen pour lui d'établir l'équilibre entre ses apports et ses besoins. Mais, en outre, certaines recherches faites récemment me font penser qu'avec cette utilité, l'organisme pourrait en trouver une autre : celle d'éliminer par ces différentes muqueuses des substances nuisibles. Le doute n'existe plus pour les diarrhées apparaissant sous l'influence de l'arsenic, du bichlorure de mercure et même de la colchicine (1). Or, ne se pourrait-il pas que ces différentes hypersécrétions reconnussent la même pathogénie et eussent le même but? Sous l'influence des faits expérimentaux de Gouget, d'abord, de Roger et Tremolière, ensuite, et aussi des observations cliniques de Combe de Lausanne, Enriquez et Grenet (2) accordent une réelle importance à cette interprétation en ce qui concerne les hypersécrétions intestinales ; et mes recherches personnelles, sur les moyens de défense de l'organisme, me rendent tout disposé à étendre à toutes les hypersécrétions muqueuses le rôle qu'Enriquez et Grenet tendent à accorder à celles de l'intestin.

Ces différentes hypersécrétions apparaissent à différentes époques de l'évolution de l'arthritisme.

On ne les trouve guère sur la première génération ; et quand elles y apparaissent, ce n'est qu'après l'obésité et un âge avancé. C'est, dans ce cas, le catarrhe bronchique chez l'homme et les flueurs blanches chez la femme qui sont les plus fréquents. Mais ces hypersécrétions acquièrent leur influence maximum chez la deuxième et la troisième génération, c'est à-dire celles qui représentent la période que j'ai appelée de *résistance*. Les hypersécrétions de la pituitaire, des bronches et du canal utéro-vagino-vulvaire coïncident avec l'obésité, avec la goutte, avec le diabète et avec les lithiases. Il est rare

(1) Voir à ce sujet la note de la page 32.
(2) Article : Entéro-côlite-muco-membraneuse, de la *Pratique médico-chirurgicale*, par E. ENRIQUEZ et Th. GRENET.

de ne pas constater quelques-unes d'entre elles en même temps que ces différentes manifestations arthritiques.

L'hypersécrétion de la muqueuse intestinale, au contraire, quoique pouvant se montrer avant, m'a paru plus fréquente chez les dernières générations. Elle semble coïncider plus souvent avec la période de déchéance.

Régime. — D'après les vues que j'ai exposées, toutes ces hypersécrétions dépendant de la surnutrition, on conçoit que je les fasse relever de l'alimentation. Celles de la pituitaire, des bronches et des voies génitales de la femme, qui existent en même temps que l'obésité, le diabète et la goutte disparaissent le plus souvent sous la seule influence du régime, tel que je l'ai établi pour chacune de ces manifestations. Elles bénéficient surtout du début de ce régime qui correspond toujours à une alimentation insuffisante. Or, c'est là, je me permets d'y insister, une preuve que je crois évidente de l'étiologie et du rôle que je leur attribue. Nées sous l'influence de la surnutrition et pour y remédier, elles disparaissent avec elle et sans aucune autre intervention. Elles ne donnent donc lieu, en ce qui concerne le régime, à aucune indication spéciale. Il suffira, pour compléter leur guérison, d'un traitement local ou général, si elles ont été compliquées par l'inflammation. Le régime rendra, du reste, le retour de cette complication moins facile. Le traitement prendra plus d'importance, tandis que le régime en perdra, quand les hypersécrétions se seront compliquées de lésions anatomiques. Telles sont les granulations pour la pharyngite et la métrite, ainsi que les lésions du plan glandulaire et musculaire pour l'estomac et l'intestin. La pharyngite et la métrite relèvent surtout d'un traitement local ; et quant aux hypersécrétions de l'estomac et de l'intestin, je renvoie à l'étude des dyspepsies hypersthéniques (page 50), et de l'entérite muco-membraneuse (page 71).

Je puis résumer ce qui a trait aux mucorrhées dans les propositions suivantes :

1° On peut réunir sous le nom de *mucorrhées* les diverses hypersécrétions muqueuses dans la production desquelles n'intervient pas l'inflammation.

2° Ces hypersécrétions sont composées seulement de mucine, sans mélange de fibrine. Mais assez souvent, pendant leur cours, elles se compliquent d'un processus inflammatoire, et, dès lors, elles deviennent muco-fibrineuses.

3° Au moins la plupart de ces mucorrhées se développent sous l'influence plus ou moins directe de la surnutrition. Dans ces cas, elles ne dépendent pas des manifestations arthritiques existant en même temps qu'elles, obésité, goutte ou diabète; mais elles sont dues à la même cause que ces dernières.

4° Elles ont ces caractères communs, d'augmenter les dépenses en albuminoïdes et peut-être aussi de favoriser l'élimination de substances nuisibles.

5° Le dosage de l'alimentation, surtout en la rendant momentanément insuffisante, suffit pour faire disparaître celles de ces mucorrhées qui apparaissent pendant les premières périodes de l'arthritisme. Les hypersécrétions de la pituitaire, des bronches et des organes génitaux de la femme sont celles qui appartiennent le plus souvent à cette période.

6° L'hypersécrétion de la muqueuse intestinale (entérite muco-membraneuse) appartient le plus souvent à la dernière période de l'arthritisme, et elle se montre plus rebelle au régime et au traitement que les autres. Néanmoins un dosage de l'alimentation bien méthodisé peut encore rendre des services dans son traitement (Voir page 71.)

Goutte. — Je viens, dans ce qui précède, d'exposer et de justifier, de mon mieux, les indications diététiques pour les principales entités morbides relevant de l'arthritisme. Après avoir étudié l'alimentation dans les manifestations les plus directes de la surnutrition, la *pléthore*, la *sclérose* et les *lithiases*, je me suis occupé des moyens qu'emploie la nature pour diminuer autant que possible les dangers de cette surnutrition, l'*obésité*, le *diabète* (1), l'*hyperhidrose*, les *albuminuries*, les *hydroalbuminuries*, les *séborrhées* et les *mucorrhées*: et il me reste, pour compléter cette étude, à traiter de la *goutte.*

Or, c'est intentionnellement que j'ai placé son exposé après celui des précédentes affections. Le complexus morbide, en effet, que l'on décrit sous ce nom, peut sur le même sujet comprendre en même temps toutes les manifestations précédentes; et on ne peut bien le saisir qu'après l'exposé de ces

(1) Le diabète, je l'ai dit, sera traité après l'exposé du régime carné.

dernières fait isolément. On peut le considérer comme le point de rencontre de toutes les formes arthritiques.

Sa pathogénie est d'autant plus difficile à comprendre que ses lésions anatomiques et ses expressions symptomatiques peuvent présenter des différences telles qu'il est parfois difficile de les considérer comme relevant de la même étiologie et du même processus morbide. C'est aussi ce qui rend la description de cette affection particulièrement difficile ; et cette difficulté d'exposition est encore augmentée par la complexité de sa symptomatologie dépendant des différentes affections microbiennes, qui s'ajoutent souvent à son propre complexus morbide, déjà si riche et si varié par lui-même

Toutes les formes de ce complexus ne sauraient être envisagées ici ; mais je pense pouvoir donner des indications suffisantes, en étudiant ses deux formes principales. correspondant sensiblement à la *forme aiguë* et à la *forme chronique* des classiques ; mais que j'aime mieux différencier d'après la période de l'arthritisme pendant laquelle ce complexus apparaît avec ce que l'on a considéré comme son symptôme caractéristique, le dépôt d'acide urique.

La goutte, en effet, peut apparaître à des périodes différentes de l'évolution de l'arthritisme ; et selon la période elle le fait avec des caractères extérieurs pour ainsi dire tout opposés.

D'une manière générale, tant qu'elle appartient aux premières générations de cette diathèse, on voit la goutte évoluer sur un terrain richement pléthorique. Ses sujets, dans ces conditions, ont un teint fortement coloré et leur peau est le plus souvent au moins moite. Doués toujours d'embonpoint, s'ils ne sont pas obèses, ils ont une large poitrine et d'excellents organes digestifs. Tout en eux respire donc la santé, telle que le public la comprend habituellement ; et il semble qu'ils n'auraient rien à désirer à cet égard, si ce n'était ces accès douloureux qui de temps en temps viennent leur rappeler qu'ils sont réellement malades.

Quand elle se montre, au contraire, dans les dernières générations, au moins à partir de la quatrième, ses sujets se présentent sous un aspect bien différent. Tout en eux témoigne de la déchéance dont ils sont atteints. Leur teint est pâle ; leur taille est restée au-dessous de celle de leurs parents ; ils sont plutôt maigres; leur poitrine est étroite et souvent déformée; leur peau manque de vitalité et ne sue que difficilement. Leur chair est flasque, et leur tissu adipeux, pour peu qu'il soit abondant, est comme œdématié. Enfin ils sont souvent tourmentés par des troubles digestifs, tels que la constipation et les dyspepsies de préférence hyposthéniques.

Tout dans l'extérieur de ces deux groupes de sujets est donc opposé; et cependant, tous les deux relèvent du même mal. Tous les deux présentent certains troubles qui constituent les caractères essentiels de leur maladie, dont le plus saillant est la formation de l'acide urique en excès, qui, sous forme d'urate de soude, se dépose dans les tissus. C'est d'abord le tissu cartilagineux qui est le siège de ce dépôt, puis vient le tissu fibreux et enfin le tissu conjonctif périarticulaire.

Ce dépôt, je l'ai dit, est la lésion caractéristique de la goutte. Il constitue sa signature anatomique.

Toutefois, je dois immédiatement le faire remarquer, ce serait bien mal comprendre l'étiologie de la goutte et l'ensemble de son processus que de mettre la première tout entière dans la formation de l'acide urique, et le second tout entier dans ses dépôts.

La goutte a une étiologie et un complexus anatomique et symptomatique autrement complexes. Je viens de le dire, on peut rencontrer chez le goutteux toutes les manifestations, morbides et de résistance, de la surnutrition. Le dépôt de l'acide urique, sous forme d'urate de soude, dans le tissu cartilagineux et les symptômes qui en dérivent, ne représentent que la lésion anatomique et les symptômes, qui, parmi les manifestations arthritiques, spécialisent la goutte. Mais sa cause dépend en même temps de toutes les conséquences de la surnutrition que j'ai étudiées avec la pléthore (p. 113), les scléroses (p. 134) et les lithiases (p. 145). Quant aux dépôts uratiques, je l'ai dit, ils individualisent la goutte parmi les autres manifestations arthritiques; mais son complexus morbide, anatomique et symptomatique, ne comprend pas moins, on ne peut pas moins comprendre, d'une part, toutes les lésions dues à la surnutrition, notamment les scléroses, et, d'autre part, tous les symptômes relevant aussi bien des troubles réellement morbides dus à cette dernière, que de ses moyens de résistance.

Ce n'est qu'en envisageant la goutte avec tout cet ensemble

que l'on peut arriver à comprendre son étiologie, son évolution, la complexité de ses lésions et de ses symptômes, et en même temps diriger son traitement et surtout sa diététique.

Il faut donc qu'il soit bien entendu, dès maintenant, que quelque importance que l'on puisse donner, dans l'étude de la goutte, à la formation de l'acide urique et à ses dépôts, son étiologie, ses lésions et ses symptômes, sont beaucoup plus complexes, et que tous relèvent de la surnutrition prise dans son ensemble.

Toutefois le rôle de l'acide urique dans l'étiologie de la goutte, quoiqu'ainsi limité par ce qui précède, n'en conserve pas moins une réelle importance, puisque ce sont ces dépôts qui, je l'ai dit, l'individualisent parmi les autres manifestations de l'arthritisme ; et que, de plus, beaucoup d'auteurs ont attribué à la formation de l'acide urique un rôle prépondérant dans la pathogénie de cette affection. Or, cela étant, voyons quelles sont les conditions propres à exagérer l'acide urique et à favoriser ses dépôts.

Pendant longtemps la cause principale et même la seule que l'on invoquât pour cette affection, était surtout ce que l'on désignait sous le nom de *bonne chère*, soit une alimentation riche en viandes de haut goût et en vins généreux. Puis la *suralimentation*, dans l'esprit des auteurs, avait remplacé la bonne chère ; et j'avais cru devoir remplacer la suralimentation par la *surnutrition*. Mais la surnutrition, comme la suralimentation, conduisait à la même explication pour la formation de l'acide urique, qui était considéré comme le résultat d'une oxydation incomplète de la molécule albuminoïde. Les opinions variaient quand il s'agissait d'expliquer la combustion incomplète. La plupart des auteurs, avec Bouchard, invoquaient un vice de la nutrition caractérisé par son *ralentissement ;* d'autres, venus plus tard, pensaient que cette combustion incomplète dépendait, au moins dans certains cas, de l'exagération des albumines à comburer. La désintégration des albuminoïdes marchait plus lentement, et les produits de désintégration incomplète étaient augmentés, parce que l'organisme, dans un temps donné, avait à demander la quantité de calories qui lui était nécessaire, à une quantité plus grande d'albuminoïdes.

L'explication de l'exagération de l'acide urique différait donc sur ce point ; mais les défenseurs de chacune des deux opinions s'entendaient sur la suivante : *que l'acide urique provenait de tous les albuminoïdes et qu'il se formait en totalité dans l'organisme.*

Telle était l'opinion généralement admise ; et, je vais le rappeler, les faits cliniques, l'expérimentation, étaient venus l'appuyer. Certaines données chimiques semblaient même l'expliquer.

Mais depuis quelques années, je l'ai dit en traitant de la lithiase urique, sous l'influence des travaux de Haig (1), de Fischer (2), et, après eux, de P. Fauvel, une autre opinion a apparu et tend à remplacer la première.

Les travaux qu'elle a inspirés, parfois, il est vrai, avec des résultats contraires, sont déjà nombreux ; et aussi, vu l'importance qui s'attache à cette question, j'ai cru devoir la choisir (3) parmi celles qui devaient faire l'objet d'un rapport pour la section d'hygiène, en demandant ce rapport à P. Fauvel qui, mieux que personne en France, l'a étudiée. Je le remercie ici, de nouveau, d'avoir bien voulu accepter mon offre ; et c'est son rapport concis, mais si complet et si clair, que je vais utiliser pour résumer l'état de cette question (4) :

1° Sous le nom de *purines*, on comprend une série de com-

---

(1) Haig. — *Uric acid in causation of disease.* London, 1897.

(2) E. Fischer. — *Synthesin in d. Puringruppe* (Ber. d. Diat. chem. Gesellschaft, 1899, tome XXXII, p. 435

(3) Comme président de la section d'hygiène du Congrès de l'Association française pour l'avancement des sciences de Toulouse. Août 1910.

(4) Parmi les travaux publiés sur les purines en rapport avec notre alimentation, je puis citer les suivants :

1903. Hall. — *The purin bodies of food stuffs.* London, 40 p.

1903. Haig. — *Uric acid as a factor in the causation of disease*, in-8°, 947 p., 6e édition, Churchill, London.

1904. Mouneyrat. — La purine et ses dérivés. Collection Scientia, 1904, n° 18. C. Naud, Paris.

1904 Haig. — *Uric acid an epitome of the subject*, in-8°, 158 p. Churchill, London.

1906. Labbé et Furet. — Société de biologie, 28 juillet 1906.

1908. H. Labbé. — La diathèse urique. *Actualités médicales*, J.-B. Baillière et fils, 1908.

A ces travaux, il faut ajouter ceux de P. Fauvel :

1905. Les idées de Haig sur l'acide urique et les maladies dont il est la cause. *Archives médicales* d'Angers, 1905, n° 8.

Influence du régime alimentaire sur l'acide urique. Association française

posés appartenant à la même famille que l'acide urique et renfermant tous le noyau de la purine (C^5Az^4).

2° Les principales purines sont : la *purine*, l'*hypoxanthine*, la *xanthine*, l'*acide urique*, l'*adénine* et la *guanine*.

3° « L'acide urique provient du dédoublement des nucléines « de l'organisme ou des aliments. C'est finalement un produit « d'oxydation des bases xanthiques ou purines. »

4° Au point de vue de la formation de l'acide urique, les albumines doivent être divisées en trois catégories :

a) Les albumines proprement dites, constituant le protoplasma des cellules vivantes, qui ne renferment pas de phosphore et qui ne donnent pas d'acide nucléique dans leurs produits de dédoublement. Tels sont : le blanc d'œuf, l'albumine des muscles, la légumine, le gluten, la maïsine et diverses protéines végétales. Ces albumines ne pourraient pas donner l'acide urique.

b) Les para-nucléines (vitelline du jaune d'œuf, caséine du lait) qui renferment un peu de phosphore, mais qui ne donnent pas non plus d'acide nucléique ni de bases xanthiques, et par consequent pas d'acide urique.

c) Les nucléines ou nucléo-albumines, riches en phosphore, et qui par dédoublement donnent naissance d'abord à l'acide

pour l'avancement des sciences. Congrès de Cherbourg, août 1905, et *Archives médicales* d'Angers, n° 21, 1905.

Influence du chocolat et du café sur l'acide urique. Académie des sciences, 5 juin 1906.

Sur quelques agents modifiant l'excrétion de l'acide urique et des purines. Société de biologie, 21 juillet 1906, p. 91.

Sur l'excrétion des xantho-uriques. Société de biologie, 13 octobre 1906, p. 278.

Action du bicarbonate de soude sur l'excrétion urique (Régime sans purines). Société de biologie, 28 mars 1908, p. 587.

Action du bicarbonate de soude et de la piperazine sur l'excrétion urique. (Régime avec purines). Société de biologie, 9 mai 1908, p. 823.

Action de la piperazine sur l'excrétion urique (Régime sans purines). Société de biologie, 4 avril 1908, p. 590.

Action de l'acide chlorydrique sur l'excrétion urique. Société de biologie, 2 mai 1908, p. 736.

Action du chocolat et du café sur l'excrétion urique. Société de biologie, 16 mai 1908, p. 854.

Les idées modernes sur l'acide urique et les purines chez l'homme. Association française pour l'avancement des sciences : Rapport à la section d'hygiène, août 1910.

nucléinique, puis à des bases xanthiques et enfin à de l'acide urique.

5° Seules donc, d'après ces vues, les nucléo-albumines pourraient donner naissance à l'acide urique. Mais ces nucléo-albumines peuvent provenir soit de nos propres tissus donnant lieu à l'acide urique *endogène*, soit de nos aliments, et ces dernières produiraient l'acide urique *exogène*.

6° Fauvel insiste sur ce point que ses conclusions s'appliquent à *l'homme sain*. Mais pour ce dernier, même l'exagération des deux premiers groupes de substances albuminoïdes ne pourrait augmenter ni l'acide urique, ni les autres produits xanthiques.

7° Toutefois certains travaux semblent indiquer que le métabolisme des goutteux présente des différences avec celui de l'homme sain, notamment en ce qui concerne le pouvoir d'oxydation des purines qui serait fortement diminué chez ces malades.

Cette différence a été nettement établie par Henri Labbé et V. Hancû, d'abord dans un cas de goutte saturnine (1) et ensuite « chez une femme arthritique et goutteuse atteinte de « rhumatisme polyarticulaire avec ostéo-arthropathie déformante des doigts des deux mains (2) ».

L'acide urique, je l'ai dit, représente la forme la plus avancée dans la voie d'oxydation des nucléo-albumines et aussi des produits xanthiques. Or, tandis qu'à l'état normal l'acide urique représente en moyenne de 65 à 75 % de la totalité des purines urinaires, dans ces deux cas de goutte la proportion était renversée, soit 35 % dans le premier cas et seulement 16 % dans le second.

8° C'est donc là une première différence. De plus, l'acide thyminique, qui, donné à l'homme sain, n'augmenterait pas l'acide urique (Dubamel), élèverait au contraire beaucoup son excrétion chez les goutteux.

9° Enfin, d'après Schmoll, et c'est là pour nous un fait qui a beaucoup de valeur, le goutteux pourrait former de l'acide

(1) Henri Labbé et Hancû. — *Troubles dans le métabolisme purique au cours des états goutteux.* (Société de biologie, 2 mai 1908, p. 740.)

(2) Henri Labbé et V. Hancû. — *Le métabolisme chez les goutteux.* (Société de biologie, 24 juillet 1909, p. 261.)

urique avec la caséine, qui, je l'ai dit, est une paranucléine n'en donnant pas chez l'homme sain.

Ces derniers faits, on le voit, sont importants parce qu'ils enlèvent un peu de leur rigueur aux conclusions si nettement formulées en ce qui concerne l'origine de l'acide urique, il est vrai, chez l'homme sain. Mais, cependant, ces conclusions n'en conservent pas moins une grande valeur; et elles doivent peser d'un grand poids, quand il s'agit d'interpréter la formation de l'acide urique et les conditions qui le font s'éliminer ou se déposer. Elles doivent au moins laisser supposer que, même chez les goutteux, la plus grande partie des produits xantho-uriques est d'origine nucléique. Mais cette conclusion acceptée, ne se pourrait-il pas que d'autres albuminoïdes non nucléiniques, même chez d'autres sujets que les goutteux, pussent donner lieu à l'acide urique et aux produits puriques, quand leur exagération dans l'organisme rend leur désintégration forcément plus lente? Ne se pourrait-il pas que, sous l'influence de ce métabolisme exceptionnel, forcément troublé, l'albumine protoplasmatique évoluât, dans sa minéralisation, vers ces produits puriques au lieu d'en arriver toujours à l'urée? J'avoue ne rien trouver dans cette hypothèse qui soit contraire aux lois, du reste, variables, du métabolisme, dans des conditions en somme anomales et surtout à l'état de maladie. Je demande donc que l'on veuille bien laisser, à côté de l'origine de l'acide urique par les nucléo-albumines, admise comme la plus importante, une place à une autre origine comme possible par les autres albumines; et je vais me permettre d'exposer les considérations qui me paraissent plaider en faveur de ces dernières.

Mais avant, je reviens à cette remarque, que quelle que soit l'origine que l'on admette pour l'acide urique et les produits xantho-uriques en général, nucléinique ou seulement albuminoïdes, cette différence d'origine ne saurait en rien porter atteinte à l'idée de la surnutrition azotée comme cause de la goutte. Cette surnutrition, en effet, se fait surtout par les viandes, qui, toutes, nous le savons, sont des plus riches en purines. On devient rarement goutteux en s'alimentant seulement avec du lait ou des œufs, et encore moins avec des légumes. Quelle que soit donc l'origine des purines, la vraie cause de la goutte, ainsi que celle des autres manifestations arthritiques, n'en reste pas moins la surnutrition.

Ce point établi, voyons quelles sont les considérations qui plaident en faveur de l'origine possible de l'acide urique par les albumines protoplasmiques.

A. *En ce qui concerne la formation de l'acide urique.*

Même en se bornant à une alimentation sensiblement exempte de purines, tels que : le lait, les œufs et les végétaux, le riz et la pomme de terre, pauvres en ces substances, nous n'en émettons pas moins une certaine quantité d'acide urique, que je n'ai guère pu faire descendre au-dessous de $0^{gr}005$ par kilogramme, soit sensiblement de $0^{gr}30$ pour l'homme de 60 kilogrammes. J'avais considéré cette quantité comme correspondant au minimum des produits de combustion incomplète, de la totalité des albumines. Mais d'après les idées précédentes, cet acide urique résulterait de la désintégration de nos propres nucléo-albumines : c'est *l'acide urique endogène.*

Mais, et c'est là un point capital, en augmentant ces aliments, j'ai pu augmenter cet acide urique purement endogène, et dans des proportions assez notables; et comme cette alimentation, surtout grâce aux œufs, dépassait sensiblement en albuminoïdes la quantité qui m'était nécessaire, j'en avais conclu, et il me paraît encore possible de l'admettre, que l'augmentation de l'acide urique provenait de la combustion incomplète des azotés, quand leur quantité dépassait nos besoins. Dans ces expériences, l'urée avait été aussi sensiblement augmentée. Elle avait atteint $0^{gr}40$ par kilogramme au lieu de $0^{gr}30$, soit une élévation d'un quart; mais l'acide urique avait atteint $0^{gr}72$, soit une élévation de plus du double.

Dans d'autres expériences, faites avec une alimentation mixte contenant $1^{gr}50$ d'albuminoïdes par kilogramme, il m'a suffi d'ajouter, pendant quelques jours, 100 grammes de viande de mouton, portant ma ration azotée à $1^{gr}80$, pour voir l'acide urique passer de $0^{gr}28$ à $0^{gr}60$, soit une augmentation de $0^{gr}32$. Or, les purines de ces 100 grammes de viande de mouton ne pouvant guère produire que $0^{gr}12$ d'acide urique exogène, sur l'augmentation de $0^{gr}32$ d'acide urique, $0^{gr}20$ s'étaient donc formés dans mon organisme. Or, comment admettre qu'ils provenaient de mes nucléo-albumines ? Il aurait aussi fallu admettre que l'exagération des albumines alimentaires, au-lieu

d'épargner mes propres albumines, augmentait leur dépense !
L'urée fut également augmentée, mais dans des proportions
plus faibles ; et, dès lors, je fis remarquer qu'au fur et à mesure
que l'on augmente les albuminoïdes alimentaires, on augmente
l'écart entre l'azote uréique et l'azote urinaire total. Or, nous
le savons, cet écart est représenté surtout par les produits
xanto-uriques ; et je les ai considérés comme étant dus à la
combustion incomplète des albumines, combustion qui était
ralentie par l'excès même de ces albumines.

Ces expériences me semblent donc permettre ces conclusions :

1° Que s'il est indiscutable qu'une partie de l'acide urique
provient des purines alimentaires, il ressort aussi de ces expériences qu'une autre partie provient des autres substances albuminoïdes ;

2° Que l'exagération des albuminoïdes, même exempts de
purines, peut augmenter sensiblement l'acide urique ;

3° Que l'augmentation des divers albuminoïdes avec ou sans
purines, quand elle arrive à dépasser les besoins, augmente
l'acide urique d'une quantité qui dépasse beaucoup celle qui
peut provenir des purines alimentaires.

Ces points établis, ou au moins rendus probables, examinons
de près quelle est la part qui peut revenir à chacune des deux
origines de cet acide : l'*exogène* et l'*endogène*.

Origine exogène. — Cet acide urique proviendrait exclusivement des nucléo-albumines alimentaires. Or, le tableau suivant nous donne les quantités de purines, exprimées en acide
urique, contenues dans 100 grammes des aliments qui en renferment le plus.

Comme on le voit, ce sont les substances animales qui sont
les plus riches. Beaucoup en contiennent plus de $0^{gr}10$; quelques-unes dépassent $0^{gr}20$ et le ris de veau dépasse 1 gramme.

Les végétaux en contiennent beaucoup moins ; et, s'il y a
des exceptions pour le cacao, le café et le thé, il faut tenir
compte que la quantité de ces substances que nous prenons,
surtout pour le café et le thé, se réduit à quelques grammes.

Mais sauf pour le bœuf et le ris de veau, en s'en tenant au régime type de l'adulte (vol. 2, p. 337), la quantité d'acide urique
exogène, en admettant qu'il fût tout absorbé, ne dépasserait
guère $0^{gr}10$ pour 100 grammes des autres viandes qui entrent

dans ce régime à l'état normal. En évaluant les purines des autres aliments, qui complètent ce régime, nous arrivons tout au plus à $0^{gr}05$, ce qui nous donne un total de $0^{gr}15$. Or, je l'ai dit, même un régime exempt de purines fournit toujours au moins de $0^{gr}30$ d'acide urique. Il faut donc en conclure que l'organisme, même en état de santé, forme soit avec ses propres nucléo-albumines soit avec des albuminoïdes alimentaires exempts de purines, une quantité d'acide urique supérieure au moins du double à celle qui est contenue en moyenne dans une alimentation mixte habituelle.

Or, quand dans les expériences que j'ai citées, je portais l'acide urique seul à $0^{gr}72$ ou à $0^{gr}60$, au lieu de $0^{gr}30$ représentant, je veux bien l'admettre, l'acide urique de mes nucléo-albumines, même en augmentant ces derniers des $0^{gr}12$ quantité maxima (1) pouvant provenir des 100 grammes de mouton ajoutés à ma ration ordinaire (2), je n'aurais obtenu que $0^{gr}42$ d'acide urique. Il reste donc à expliquer la formation de $0^{gr}30$ d'acide urique dans le premier cas et de $0^{gr}18$ dans le second ; et les nucléo-albumines de mes aliments étant insuffisantes pour fournir ces quantités, je suis encore conduit à admettre qu'ils provenaient des autres albuminoïdes. Ce qui me porte encore davantage à le croire, c'est que de même que l'addition de ces 100 grammes de mouton avait été suivie de cette augmentation de l'acide urique, leur suppression la faisait disparaître. Je le répète, il me paraît difficile, dans ces conditions, de ne pas accorder aux albuminoïdes non-nucléiniques, au moins dans les cas d'exagération, la possibilité de fournir de l'acide urique.

J'arrive donc ainsi à cette conclusion que les albuminoïdes alimentaires, *quand ils dépassent les besoins de l'organisme,* peuvent fournir de l'acide urique de deux origines : une partie provenant de leurs nucléo-albumines, et une autre partie, qui pourrait même devenir supérieure à la première, provenant,

---

(1) Ces 100 grammes de viande, en supplément, en effet d'abord devaient être diminués du déchet intestinal normal ; et, de plus, celui-ci, nous le savons, augmente au fur et à mesure que l'ingestion est augmentée.

(2) L'augmentation de 100 grammes de mouton correspond sensiblement à une augmentation de 18 grammes d'albuminoïdes, soit, pour mon poids de 60 kilogrammes, environ une augmentation de $0^{gr}30$ d'albuminoïdes par kilogramme. Ma ration habituelle de $1^{gr}50$ était ainsi portée à $1^{gr}80$.

par un métabolisme exceptionnel, des autres albuminoïdes. J'indiquerai bientôt la nature de ce métabolisme.

Passons maintenant à l'étude de l'acide urique d'origine *endogène*. Cet acide urique endogène, d'après les idées de

Teneur des principaux aliments en purines (1).

NOMS DES ALIMENTS	Purines par 100 gr.	NOMS DES ALIMENTS	Purines par 100 grammes.
Aliments d'origine animale			
Morue.............	0,0699	Lait	0,0006
Gibier.............	0,0954	Jambon.............	0,1386
Saucisson.........	0,1398	Bœuf (filet)........	0,1566
Tripes............	0,0687	Bœuf (bifteck)......	0,2478
Mouton...........	0,1158	Bœuf (foie)........	0,3303
Veau (filet)	0,1395	Ris de veau.........	1,2075
Porc (filet)........	0,1458	Poulet.............	0,1554
Lapin.............	0,1140		
Aliments végétaux			
Pain blanc.........	0	Laitue.............	0
Pain complet (Haig)..	0,0400	Choux-fleurs........	0
Farine d'avoine......	0,0636	Oignons............	0,0093
Riz...............	pas trace	Pommes de terre.....	0,0024
Farine de pois.......	0 0468	Asperges...........	0,0258
Haricots...........	0,0765	Chocolat (théobromine)....	1,43
Lentilles maltées.....	0,0450	Cacao (théobromine).	1,30
Tapioca...........	0	Café torréfié (caféine).	1,24
Choux pommés......	0	Thé (caféine)	1,35 à 3,58
Boissons			
Bière (Lager)........	0,0159	Thé de Chine	0,025 à 0,0460
Pale ale............	0,0177	Café..............	0,1100 à 0,2500
Bordeaux...........	0	Tasse de chocolat....	0,268 à 0,572
Vulnay............	0	Tasse de cacao (10 gr.).	0,130
Porto.............	0		
Thé de Ceylan.......	0,0805		

(1) J'emprunte ce tableau à Marcel Labbé (page 317) qui, lui-même, l'a pris dans Fauvel. Ce dernier l'a tiré des tables de W. Hall, et, pour faciliter les comparaisons, il a exprimé les purines en acide urique (renseignements donnés par Marcel Labbé).

Haig et de P. Fauvel, n'aurait qu'une origine, celle de nos propres nucléo-albumines ; et à la condition de ramener notre acide urique à sa quantité minima, environ à $0^{gr}005$ par kilogramme de notre poids, je puis accepter leur conclusion.

Mais, je viens de le dire, s'il en est ainsi chez l'homme sain qu'a visé P. Fauvel, et chez celui dont les albuminoïdes alimentaires ne dépassent pas les dépenses, il peut en être autrement dans les conditions contraires. Schmoll a déjà signalé que chez les goutteux la caséine donne de l'acide urique, tandis qu'elle n'en donne pas chez l'homme sain ; et, d'après ce que j'ai dit, je suis porté à croire qu'il peut en être de même dans le cas d'exagération des albuminoïdes, exagération qui est un vice indiscutable de la nutrition. L'exagération des albuminoïdes équivaudrait donc à la nutrition des goutteux ; et ce rapprochement me paraît d'autant plus légitime que la goutte relève de la surnutrition. Or, cette exagération des albuminoïdes, conduisant forcément à la lenteur de leur désagrégation ; et celle-ci augmentant forcément les produits de désagrégation incomplète. avec la plupart des auteurs, j'avais admis cette hypothèse, je le répète, que cet acide urique, ainsi que les autres produits xanthiques qui se forment dans l'organisme, proviennent des albuminoïdes et représentent leurs produits de combustion incomplète.

Nous savons aujourd'hui que de la totalité de ces produits xantho-uriques endogènes, il faut distraire ceux qui proviennent de nos nucléo-albumines ; mais nous venons de voir que dans le cas d'exagération des albuminoïdes l'acide urique augmente à ce point que l'on doit conclure qu'une partie doit avoir une autre origine. Or, voyons si l'on peut continuer à expliquer la formation de cette seconde partie par une combustion incomplète.

1° Les faits cliniques, je l'ai dit, appuyés par les faits expérimentaux, avaient laissé cette conviction que l'acide urique peut dériver de la désagrégation des albuminoïdes ; et que sa formation est augmentée dans les cas où cette désagrégation est retardée. Or, la comparaison de la formule de l'urée, $CO\,Az^{2}H^{4}$, qui représente l'état le plus avancé de la désagrégation de la molécule albuminoïde dans notre organisme, avec celle de l'acide urique. $C^{5}O^{3}Az^{4}H^{4}$, nous montre, en effet, que ce dernier est sensiblement moins avancé dans le sens de l'oxydation.

Or, ce défaut d'oxydation peut s'expliquer, il est vrai, par l'insuffisance de l'oxygène ; mais il peut l'être aussi par l'exagération des albuminoïdes à oxyder ; et vu les conditions propres au goutteux, cette dernière explication paraît évidemment la plus probable. Du reste, je l'ai dit et j'y reviens, l'influence de l'exagération des azotés sur l'exagération de l'acide urique ressort bien de mes expériences. En ne prenant que $0^{gr}50$ d'albuminoïdes par kilogramme, je n'arrivais pas à $0^{gr}005$ d'acide urique ; tandis qu'avec $1^{gr}80$ d'albuminoïdes, j'arrivais à $0^{gr}01$, et avec 2 grammes d'albuminoïdes, à $0^{gr}012$ (1). Or, les purines alimentaires étant insuffisantes pour produire cette exagération de l'acide urique, il est forcé d'admettre qu'elle provienne des autres albumines.

2° L'exagération des albuminoïdes dans l'alimentation du goutteux conduisant à l'insuffisance de l'oxygène n'est, du reste, pas la seule influence qui puisse favoriser chez lui la formation des produits de désagrégation incomplète. Les goutteux ont souvent un certain embonpoint, beaucoup même sont obèses ; et j'ai insisté plusieurs fois sur la diminution des liquides sous l'influence de l'obésité (2).

D'autre part, nous savons aussi que c'est surtout sous l'influence de l'hydratation que commence la désintégration de la molécule albuminoïde, et que se poursuivent ses premières modifications. Or, les formules suivantes pourraient nous expliquer la formation plus considérable d'acide urique sous l'influence de la faible hydratation des tissus.

Je donne d'abord la formule suivante empruntée à M. Gautier ; et dans laquelle on voit la molécule albuminoïde se désagréger en présence de 14 molécules d'eau

$$(C^{72}H^{112}Az^{18}O^{22}S) + 14\,H^2O = 9\,(COAz^2H^4) + C^{51}H^{96}O^6$$

Albumine. — Urée. — Tripalmitine.

$$+ C^3H^6O^3 + H^2S.$$

Acide lactique. — Acide sulfhydrique.

Ainsi, avec 14 molécules d'eau pour une molécule albuminoïde, on pourrait obtenir 9 molécules d'urée, un corps gras, deux acides et *pas d'acide urique*. Au contraire, si cette même

(1) Cette faible augmentation avec 2 grammes est expliquée par l'augmentation du déchet intestinal, qui était rendu évident par la faible augmentation de l'urée.

(2) Congrès français de médecine de Paris, 1903. Rapport sur l'obésité, p. 97.

molécule d'albuminoïde, pour se désagréger, ne trouvait à sa disposition que 3 molécules d'eau, la formule suivante ne nous donnerait plus qu'une molécule d'urée au lieu de 9, mais elle expliquerait la formation de *4 molécules d'acide urique.*

$$(C^{72}H^{112}Az^{18}O^{22}S) + 3\,H^3O = 4\,(C^5O^3Az^4H^4) + COAz^2H^4$$

Albumine.   Acide urique.   Urée.

$$+\,C^{51}H^{96}O^6 + SO^4H^2 + 2\,O.$$

Tripalmitine.

Ainsi donc l'acide urique pourrait trouver chez le goutteux deux conditions importantes pour se former aux dépens des albuminoïdes : d'abord l'exagération bien constatée chez lui de ces substances, et pouvant conduire à leur oxydation incomplète ; et ensuite la diminution des liquides, tout aussi bien établie, puisque la plupart des goutteux présentent au moins de l'enbompoint.

Ces formules, bien entendu, ne peuvent avoir d'autre prétention que de représenter une hypothèse. Mais quelle que soit l'importance que l'avenir réserve à ces explications d'ordre chimique, il me semble que la possibilité de la formation des produits xantho-uriques dans le cours de la désagrégation des albuminoïdes, quand ils sont en excès, ne ressort pas moins, de tout ce qui précède, comme très probable ; et, dès lors, il faudrait admettre que l'acide urique, qui caractérise le mieux ces produits, peut avoir trois origines : 1° une exogène provenant des nucléo-albumines des aliments ; 2° une endogène provenant de nos propres nucléo-albumines ; et 3° une autre également endogène pouvant provenir des autres albuminoïdes alimentaires, quand leur quantité absorbée dépasse sensiblement les dépenses.

Ces points discutés et ces trois origines de l'acide urique ainsi rendues probables, voyons quel est celui qui paraît devoir jouer le rôle le plus important dans la formation *des dépôts uratiques.*

Ces dépôts, constitués par de l'urate de soude, se forment, nous le savons, dans les cellules cartilagineuses et le plus fréquemment dans celles de l'articulation métatarso phalangienne. Or, il me paraît difficile d'admettre que l'acide urique d'origine exogène aille se déposer de préférence dans ces cellules, qui sont si éloignées de toute circulation. Cette préférence exclusive pour ce tissu est pour moi inexplicable. J'accepte facilement que cet acide exogène se trouve dans les reins, dans la vessie pour constituer la gravelle et les calculs; mais il me paraît vraiment difficile qu'il puisse arriver jusque dans le protoplasma cartilagineux. Il me paraît surtout difficile d'expliquer sa prédilection exclusive pour ce tissu.

Au contraire, tout ce que nous savons sur l'origine de l'acide urique endogène des deux origines nous explique cette préférence et concorde avec les faits cliniques. Si, en effet, comme je viens de le rendre probable, une des causes de la formation d'une partie de cet acide urique est le défaut d'oxydation, n'est-il pas naturel qu'il se forme dans le tissu qui par la pauvreté de son irrigation sanguine est celui qui forcément est le moins oxygéné? N'est-il pas naturel aussi que parmi les tissus cartilagineux, ce soit celui des extrémités qui soit le plus souvent le siège de ces dépôts, puisque par son éloignement du centre circulatoire ses échanges sont le moins bien assurés? Enfin si le défaut d'hydratation favorise la formation de l'acide urique, ne sont-ce pas également les tissus cartilagineux et fibreux, les moins arrosés par le sang, qui doivent constituer les centres de prédilection de ses dépôts?

On le voit, quoique d'une manière indirecte, ces considérations plaident en faveur de l'acide urique endogène, et tendent à augmenter son importance sur l'exogène d'origine purement nucléique et alimentaire pour la formation des dépôts.

Enfin, en terminant, je reviens sur cette pensée relative à l'importance de l'acide urique dans l'étiologie de la goutte.

Je ne crois pas que même en faisant jouer aux nucléo-albumines le rôle le plus important et même un rôle exclusif dans la production de l'acide urique, on puisse trouver dans la surproduction de cet acide l'explication de tous les symptômes que présente le goutteux. Celui-ci, je l'ai dit en commençant, est presque toujours plus ou moins pléthorique et obèse. Il présente fréquemment quelques manifestations de la sclérose . artériosclérose, phlébosclérose, scléroserénale, cardiaque, hépatique, pancréatique, etc. D'autres lithiases peuvent s'unir à l'urique; parfois même le goutteux est diabétique, albuminurique, séborrhéique, mucorrhéique, etc. Or, je ne pense pas que l'excès d'acide urique puisse à lui seul expliquer tous ces troubles morbides. Au contraire, tous, nous le savons maintenant, ont déjà trouvé l'explication la plus légitime dans la surnutrition et surtout dans la surnutrition azotée.

Celle-ci, quelque importance que l'on puisse donner à l'acide urique exogène, reste donc la cause dominante et indiscutable des troubles morbides multiples souvent observés, avec des groupements divers, chez les goutteux. Pléthore, obésité, sclé-roses multiples, lithiases variées, diabète, hyperhidrose, albu-minurie, hydro-albuminose, séborrhée, mucorrhée, relèvent d'elle ; et si les lésions articulaires dépendent du dépôt d'acide urique, la vraie cause de la goutte, prise dans son ensemble, avec son riche complexus, reste bien d'une manière indéniable la *surnutrition azotée*.

De tout ce qui précède, j'arrive donc à ces conclusions :

1° Que les purines doivent fournir une quantité importante de l'acide urique existant dans notre organisme ; mais qu'il est probable que cet acide peut aussi provenir de la désinté-gration des albuminoïdes, autres que les nucléo-albumines, qui s'opére dans nos tissus ;

2° Que l'acide urique endogène doit s'exagèrer encore chez le goutteux, qui présente deux des conditions qui favorisent le plus sa formation : l'exagération des albuminoïdes et la dimi-nution des liquides ;

3° Que les conditions de faible irrigation sanguine propres aux tissus cartilagineux et fibreux expliquent suffisamment que ce soit dans ces tissus que se forme et se dépose de préférence l'acide urique endogène ; et qu'au contraire, ces mêmes condi-tions rendent difficile la pénétration de ces tissus par l'acide urique exogène ;

4° Que toutes ces considérations rendent probable que l'acide urique qui se dépose dans les tissus cartilagineux et fibreux des goutteux est au moins en grande partie d'origine endogène ; et, comme une conséquence forcée, que c'est surtout en sup-primant les conditions qui favorise la formation de cet acide urique que l'on pourra éviter la goutte ou retarder son évolution ;

5° Quant à l'acide urique provenant des purines almentai-res, qu'il peut, certes, jouer un rôle dans la formation des dépôts uratiques cartilagineux en saturant le liquide interstitiel et en empêchant l'exosmose des produits usés de ce tissu ; mais il me paraît difficile d'accepter que ce soit lui qui le pénètre pour s'y déposer;

6° Qu'il doit aussi contribuer, en circulant dans les liquides, à irriter les tissus et notamment le tissu conjonctif;

7° De plus, il me paraît probable que cet acide urique exogène doit intervenir dans la production des dépôts qui se forment dans la voie urinaire, en donnant lieu à la gravelle et aux calculs;

8° De sorte qu'à ces divers points de vue, il me paraît indispensable de diminuer autant que possible les purines dans l'alimentation, et surtout dans celle des prédisposés à la goutte.

9° Enfin, que vu les progrès indéniables que ces travaux sur l'origine des produits xantho-uriques par les nucléo-albumines ont fait faire à la pathogénie de toutes les affections dépendant de ces substances : gravelle, calculs et goutte; et vu aussi les conséquences que ces notions nouvelles doivent avoir dans le traitement de ces affections, j'estime que ces recherches sont des plus importantes, et que la pathogénie et l'hygiène alimentaire doivent être reconnaissantes à tous ceux qui ont contribué à les établir.

Ces explications données, j'aborde l'étude du régime de cette affection.

Alimentation pendant l'accès. — Le plus souvent l'accès s'accompagne de fièvre; et tant que celle-ci se maintient, je ne conseille que du lait coupé avec une décoction végétale ou une eau minérale de faible minéralisation. Il ne faut guère dépasser un demi-litre ou trois quarts de litre de lait sucré; mais arriver, grâce à d'autres liquides, à environ 2 litres et demi et même 3 litres de boisson.

Il faut assurer cette dernière quantité surtout chez le goutteux pléthorique, qui habituellement sue beaucoup; et aussi quand le traitement comporte des purgatifs drastiques, les selles diminuant alors forcément les urines. Le lait coupé sera donné toutes les trois heures en commençant à 6 heures du matin.

Lorsque la fièvre sera tombée, le malade restant alité, on pourra porter le lait à 1 litre, mais ne pas dépasser 1 litre 1/2, si ce lait est donné sucré. Le sujet alité, en effet, nous le savons, ne dépense que 1.500 calories environ, qui sont données par cette dernière quantité de lait.

Tant que le malade restera au lit, il ne faudra pas donner une alimentation plus riche. Mais on pourra remplacer une certaine quantité de lait par des œufs, sans dépasser deux œufs dans la journée; par du pain blanc et surtout par des légumes frais, pommes de terre, carottes, choux-fleurs, laitues, oignons, tous bouillis ou au moins blanchis avant d'être frits. Les aliments autres que le lait seront donnés à midi et à 6 heures du soir.

Cette alimentation pourra donc être assez variée. Elle devra remplir ces trois conditions : 1° ne pas dépasser 1.500 calories en moyenne ; 2° ne pas atteindre 1 gramme d'azotés par kilogramme du poids normal ; et 3° obtenir au moins 15 grammes d'urine par kilogramme du poids réel.

Lorsque le malade se lèvera, mais restera dans la chambre, on pourra ajouter certains aliments à ceux qui précèdent, tels sont : le riz, le tapioca et surtout les pâtes alimentaires, qui, grâce à leur nombre, permettront de varier beaucoup la composition de ses repas.

A partir de ce moment, on peut en venir à quatre repas. La quantité d'azotés restera la même et la valeur en calories pourra être un peu augmentée, mais ne pas dépasser 1.800 calories pour l'homme moyen. La quantité de boisson, comme toujours, sera réglée par celle des urines.

Après l'accès, quand le sujet sortira, et même quand il aura repris ses occupations, s'il s'agit d'un goutteux pléthorique, il sera bon de rester encore à un régime legèrement insuffisant, jusqu'à ce qu'il ait perdu quelques kilogrammes de son poids. Si le sujet est obèse, après cette courte période d'amaigrissement, il y aura avantage à le laisser pendant quelque temps à ce même poids, avant de commencer le traitement de l'obésité si le malade le demande. Ce sera, du reste, là un excellent conseil à lui donner, la cure d'amaigrissement contre l'obésité étant le meilleur moyen préventif contre les futurs accès de goutte.

Si ce traitement n'est pas nécessaire, il faut au moins lui conseiller un régime qui le prémunisse autant que possible contre l'aggravation de son affection. Le mieux pour lui serait d'adopter le régime lacto-ovo-végétarien, ainsi qu'il sera formulé plus loin. Dans ce cas, il pourra, toutefois avec modération, faire entrer dans ce régime les légumes secs, qui lui sont interdits pendant les accès. Il faut, en effet, tenir compte que la quantité que l'on mange habituellement de ces légumes n'est environ que de 50 grammes. Or, comme leur teneur en acide urique est comprise entre $0^{gr}05$ et $0^{gr}08$ pour 100 grammes, ce serait seulement de 0.025 à 0.04 d'acide urique exogène qui viendraient s'ajouter aux $0^{gr}30$ qui se forment toujours, quelle que soit l'alimentation. L'adjonction de ces légumes à son régime lui permettra de trouver plus facilement la quantité d'azotés qui lui est nécessaire, ce qui est parfois assez difficile, en excluant la viande du régime et en n'utilisant que des légumes frais.

Enfin, à la condition de n'en prendre qu'exceptionnellement, une ou deux fois par semaine, et de ne pas dépasser 60 à 80 grammes chaque fois, le goutteux, exempt d'accès au moins depuis plusieurs mois, pourra joindre à son régime un peu de viande et les poissons maigres et blancs.

Ces divers aliments, ainsi que l'indique le tableau précédent, ne donnent pas $0^{gr}15$ d'acide urique exogène par 100 grammes. Le saucisson, le veau, le porc, le poulet, arrivent dans les environs de 0.15; mais le bœuf en donne, comme moyenne, $0^{gr}20$; le foie de bœuf $0^{gr}33$ et le ris de veau $1^{gr}21$. Ces deux derniers aliments sont donc à éviter.

Enfin, à ces proscriptions, il faut ajouter celles du café et surtout du cacao et du chocolat. Le café torréfié peut fournir $1^{gr}24$ d'acide urique par 100 grammes, le cacao $1^{gr}30$ et le chocolat $1^{gr}43$. Une tasse de cacao de 10 grammes en fournirait donc $0^{gr}13$ et une tasse de chocolat arriverait entre $0^{gr}25$ et $0^{gr}50$. Les travaux de Fauvel, il est vrai, ont établi que le café et le thé ne forment pas d'acide urique; mais je crois cependant prudent de ne pas les donner aux goutteux.

Quelle doit être la boisson des goutteux ? J'ai déjà indiqué que pendant l'accès, il doit s'en tenir au lait, aux eaux minérales faibles, Evian, Vittel, Capvern, etc., à l'eau pure ou aux décoctions végétales. J'estime qu'il devra s'en contenter, au moins tant qu'il restera alité. Mais après, et surtout lorsqu'il aura repris ses occupations, devra-t-il être condamné à l'eau, aux décoctions végétales et aux eaux minérales ? Je pense que l'on peut se montrer moins rigoureux. A moins de cas de goutte invétérée, se manifestant par des accès fréquents, et surtout compliquée de lésions viscérales, je ne vais pas jusqu'à proscrire d'une manière complète les boissons fermentées. Màis à ces deux conditions : la première, que l'alcool contenu dans la quantité de boisson prise tous les jours ne dépasse pas 15 à 20 grammes, et la seconde, que la valeur en calories de cet alcool entre dans les calculs de la ration. A ces deux conditions, surtout après quelques mois sans accès, je pense que le goutteux pourra se permettre la boisson fermentée qui a sa préférence, vin, cidre ou bière, en ayant soin toutefois d'y ajouter assez d'eau pour que l'alcool soit ramené seulement à 2 ou 3 °/₀.

Vu l'action bien établie par la clinique des vins généreux sur le retour des accès de goutte, on me trouvera peut-être peu prudent. Les accès après ces vins sont fréquents, en effet, et je l'ai constaté moi-même. Mais d'abord, les vins généreux sont riches en alcool ; et pris toujours purs, ils le sont facilement en quantité notable. De plus, il est bon de remarquer que souvent ils accompagnent les repas copieux surtout riches en viandes ; et ensuite que les calories de ces vins viennent s'ajouter à celles d'une alimentation par elles seules déjà trop nombreuses. Il est donc possible que l'on ait mis sur le compte du vin les accès dus au moins en partie à son exagération ou à celle des albuminoïdes. J'estime donc qu'aux deux conditions indiquées ci-dessus, les boissons fermentées peuvent être permises. Dans la pratique, il faut donc distinguer l'abus d'avec un usage méthodiquement réglé

En résumé, j'arrive à ces indications principales pour l'alimentation de la goutte évoluant sur un terrain pléthorique, et après la fin de l'accès :

1° Ecarter de l'alimentation les substances riches en purines, pour diminuer autant que possible l'acide urique exogène.

2° Régler les albuminoïdes à leur minimum, soit sensiblement à 1 gramme par kilogramme du poids normal.

3° S'assurer par l'analyse des urines d'abord que ces albuminoïdes sont éliminés à l'état d'urée dans les proportions voulues, et ensuite que l'acide urique ne dépasse guère 0ᵍʳ005 par kilogramme du même poids.

4° Doser non seulement l'acide urique, mais aussi l'ensemble des produits xantho-uriques et l'azote urinaire total.

5° Diminuer encore les albuminoïdes si l'acide urique dépasse sensiblement la quantité ci-dessus.

6° Fixer le nombre de calories selon toutes les conditions qui font varier leurs dépenses, mais en restant aussi dans les environs du minimum. Dans les conditions que j'ai admises pour la ration moyenne d'entretien, j'estime que ce nombre, comme point de départ, doit rester au-dessous de 30 calories par kilogramme du poids normal.

7° Les calories calculées d'après les aliments ingérés, outre celles fournies par les albuminoïdes, seront demandées en grande majorité aux hydrates de carbone ; et, autant que possible, les corps gras resteront au-dessous de la quantité normale, soit au-dessous de 1 gramme par kilogramme du poids normal.

8° Bien entendu, il faudra tenir compte, dans l'évaluation des dépenses, de l'obésité si elle existe, et du peu d'activité physique si la goutte est assez avancée pour la diminuer.

9° Surveiller la ration minérale et éviter les aliments riches en sels de chaux. L'arthritisme, en effet, arrivé à la période de la goutte, se complique souvent de lithiases calcáires.

10° Surveiller la quantité d'urine et arriver dans les environs de 20 centimètres cubes par kilogramme du poids réel. Si cette quantité restait trop inférieure, on augmenterait l'eau de l'alimentation par des eaux minérales ou par des décoctions végétales.

11° Surveiller la quantité des boissons fermentées.

12° Favoriser les oxydations par la vie au grand air, sur les plages ventilées ou dans les montagnes, et par des exercices quotidiens et bien méthodisés.

Dans tout ce qui précède sur l'étiologie et la pathogénie de la goutte, je me suis occupé surtout de la forme qui évolue sur un terrain pléthorique ; et dont les sujets présentent toutes les apparences d'une santé même exubérante. Mais, on le sait, la goutte peut se présenter sous d'autres aspects, et même sous un aspect tout opposé à celui des sujets que j'ai visés.

Dans cette seconde forme, il s'agit, au contraire, de sujets pâles, chétifs, maigres le plus souvent et présentant tous les caractères d'une santé délicate. Je l'ai dit et j'y reviens, la taille est au-dessous de celle de leurs parents ; et quand la taille a résisté, les dimensions de leur thorax ne restent plus en proportion avec elle. C'est donc là une première différence en ce qui concerne le terrain.

Mais, de plus, les lésions locales se présentent aussi avec un tout autre aspect. Les poussées sont moins actives ; les mouvements fluxionnaires moins accentués ; ils sont moins douloureux mais aussi de plus longue durée. Par l'ensemble des manifestations locales, cette goutte se rapproche du *rhumatisme chronique*, si bien que dans certaines formes il est difficile de préciser la véritable nature de l'affection. La clinique a admis pour ces cas l'expression de *rhumatisme goutteux*. Il est bien vrai que dans la goutte franche, les déformations articulaires sont dues surtout aux dépôts d'urates de soude, et que leur siège le plus habituel est à l'articulation métatarso-phalangienne du gros orteil ; tandis que dans le rhumatisme chronique les déformations articulaires sont dues aux tissus osseux et fibreux, et que les articulations atteintes sont plus souvent les petites articulations phalangiennes de la main. Mais d'abord, après quelques poussées nettement goutteuses, il y a toujours une hyperplasie osseuse et des rétractions fibreuses ; et d'autre part, il n'est pas rare, pendant que les petites articulations de la main présentent les caractères les plus nets du rhumatisme chronique, de trouver des dépôts uratiques au niveau des premières articulations métacarpo et métatarso-phalangiennes. Le même sujet peut donc présenter les deux séries de lésions. Du reste, la coexistence de ces deux séries de lésions anatomiques de la goutte et du rhumatisme chronique, s'explique facilement, puisque ces lésions relèvent de la même étiologie et du même processus.

Les mêmes agents *auto-toxiques* peuvent produire ces deux séries de lésions, puisqu'elles ont toutes les deux pour siège le tissu conjonctif ou ses dérivés les plus rapprochés : le tissu cartilagineux, le tissu fibreux et le tissu osseux. La différence n'existe que dans l'importance relative des dépôts uratiques et des rétractions fibreuses. Il est, en outre, à noter qu'un certain nombre de rhumatisants chroniques sans tophus sont graveleux, c'est-à-dire qu'ils font, comme les goutteux, de l'acide urique en excès.

Du reste, ces rapports étiologiques entre la goutte et au moins un certain nombre de ces cas de rhumatisme chronique, malgré leur grande différence apparente, me paraissent être généralement admis. J'en trouve la preuve dans l'article concis mais bien complet de H. Grenet, sur le rhumatisme : « Le rhumatisant chronique, écrit ce jeune et distingué confrère, est, au point de vue de la nutrition, un pauvre comparé au goutteux qui est un riche (1). »

L'opposition dans les apparences ne saurait être plus nettement formulée. Mais, quelques lignes plus loin, Grenet arrive cependant à cette conclusion, non moins nette, en ce qui touche la nature de ces affections : « Le rhumatisme chronique « réalise l'expression la plus complète de ce que l'on appelle « l'*arthritisme*, qui est caractérisé par la vulnérabilité plus « grande du tissu conjonctif et de ses dérivés (articulations) « avec tendance à l'hyperplasie, à la transformation fibreuse, « à la rétraction fibreuse. L'arthritique fait de ses articula- « tions et de son tissu conjonctif un émonctoire supplémen- « taire, d'où l'arthrite et la sclérose. »

J'ai trop souvent insisté sur le rôle prépondérant du tissu conjonctif et de sa tendance à la sclérose dans l'évolution de l'arthritisme pour ne pas accepter d'une manière complète les idées de Grenet. Pour moi, le caractère anatomique dominant de l'arthritisme et surtout de l'hérédo-arthritisme est la tendance du tissu conjonctif et de ses dérivés à la transformation fibreuse. Cette tendance est la condition *sine qua non* de l'hérédo-arthritisme. C'est le lien qui réunit toutes ses formes entre elles. C'est là un caractère qui leur est commun. Or, on trouve ce caractère dans le rhumatisme chronique comme dans la goutte. De plus, cette tendance à la sclérose dépend toujours de produits auto-toxiques, résultant des vices de la nutrition, produits parmi lesquels figure l'acide urique en excès. Celui-ci, selon les conditions, peut s'éliminer par les urines à l'état de poussière ou de graviers : c'est la *gravelle*. Il peut se déposer en abondance dans le tissu cartilagineux, et dans le tissu fibreux périarticulaire ; et c'est la *goutte*. Il peut ne se déposer qu'en faible quantité, tandis que la sclérose prédomine : c'est le *rhumatisme goutteux ;* enfin, il peut s'éliminer par les urines ou même ne se former qu'en quantité normale, la sclérose restant seule, et c'est le *rhumatisme chronique type*.

(1) Article, Rhumatisme : *La pratique médico-chirurgicale*, par H. GRENET, p. 881 : Rhumatismes secondaires auto-toxiques, et p 882 : Rhumatisme chronique.

C'est qu'en effet, l'acide urique n'est qu'un de ces produits auto-toxiques dus aux différentes *malnutritions*. C'est peut-être même un des moins nocifs. Tout à côté et l'accompagnant presque toujours se trouvent d'autres produits représentant la désintégration incomplète de la matière albuminoïde. : la *cystine*, renfermant encore son atome de soufre, $C^3H^7AzSO^2$; la *sarcosine*, qui n'en diffère que par cet atome de soufre, $C^5H^7AzO^2$; la *xanthine*, $C^5H^4Az^4O^2$; la *sarcine* ou *hypoxanthine* ne différant de la précédente que par un atome d'oxygène $C^5H^4Az^4O$; la *créatine*, $C^4H^9Az^3O^2 + H^2O$, et la *créatinine*, $C^4H^7Az^3O$.

En citant ces quelques substances, résultant de la désagrégation albuminoïde, je suis loin d'être complet. A ces substances se rapprochant de l'acide urique et de l'urée, et qui presque toutes sont déjà cristallisables, il faut, en effet, ajouter celles dont la constitution n'est encore que peu éloignée de l'albumine, soit les *albumoses*, avec leurs nombreuses variétés plus ou moins hydratées. Or, on conçoit fort bien, que parmi ces produits ou parmi ceux qui, quelle que soit leur composition, résultent des malnutritions, il puisse y en avoir qui exercent une action sclérosante sur le tissu conjonctif, sans former de dépôt uratique.

Comme je l'ai dit, c'est surtout, la période de l'arthritisme, pendant laquelle apparaît la goutte, qui lui donne des aspects si dissemblables comme terrain et comme manifestations locales. Mais, malgré ces grandes différences, ce qu'il y a d'essentiel dans l'étiologie et dans la pathogénie se retrouve dans cette dernière forme comme dans la première.

On conçoit donc que cette identité d'étiologie et de pathogénie conduise à des résultats semblables quant à leur processus intime; et que la différence de terrain, tout en modifiant l'appareil symptomatique, leur laisse la même nature.

Dans ces deux formes, l'hérédité a son influence. Mais tandis que dans la première, elle conduit, par la perfection des organes digestifs, à exagérer les quantités d'aliments absorbés; dans la seconde, elle conduit à une diminution des échanges et aussi des dépenses par un ensemble de modifications subies par les divers organes, notamment ceux de la circulation. Par des procédés différents, l'hérédité conduit au même résultat : l'excédent des recettes sur les dépenses. Dans la première forme, c'était par l'exagération des recettes, et dans la seconde, par la diminution des dépenses.

De plus, dans cette forme, comme dans la première, on retrouve, quoique parfois à un degré moindre, l'influence due à la nature des aliments. Les sujets, en effet, donnent aussi souvent la préférence aux aliments riches en albuminoïdes.

Pour ces goutteux, l'alimentation sera la même pendant l'accès de goutte et jusqu'à la sortie du malade, quelle que soit la forme de l'affection. Mais lorsque le sujet aura repris ses occupations, les indications alimentaires que je viens de donner lui sont-elles également applicables? Elles le sont en grande partie, mais toutefois avec quelques modifications.

1° Les échanges sont si peu actifs chez quelques-uns de ces sujets, que pour s'assurer de l'oxydation complète des albuminoïdes, il faudra parfois les descendre au-dessous de 1 gramme par kilogramme du poids normal.

2° Vu cette faiblesse des échanges, nous devrons nous montrer encore plus sévère au point de vue des purines exogènes.

3° Il en est de même pour le nombre total de calories de la ration, pour les sels de chaux et pour la quantité d'urine.

4° Enfin, c'est également avec beaucoup de soin que l'on devra surveiller les rapports de l'azote alimentaire avec l'azote urinaire et l'acide urique.

5° Contrairement au goutteux précédent, celui-ci est un sujet de *petite vie*, d'activité nutritive ralentie; et c'est même là, en partie, la cause de son mal. On devra donc essayer d'augmenter cette activité. J'insiste tout particulièrement, dans ce but, sur la surveillance de l'acte respiratoire. Depuis longtemps je me suis attaché à montrer l'importance de l'hypohématose comme cause de certains états anémiques chez les jeunes sujets (1), et le bénéfice que l'on peut retirer de l'éducation respiratoire dans ces cas.

Or, quoique la goutte n'apparaisse guère que dans la seconde

---

(1) Mémoire sur l'hypohématose. Académie de médecine, 19 juin 1889. *Archives générales de médecine*, juin 1889. Congrès pour l'avancement des sciences de Paris, Août 1889.

Traité de l'anémie par insuffisance de l'hématose. Doin, Paris 1890.

Dix cas d'hypohématose suivis de guérison. *Bulletin général de thérapeutique*, 30 décembre 1892.

partie de la période adulte, l'examen de l'acte respiratoire fera encore assez souvent constater des imperfections dont quelques-unes pourront être corrigées malgré l'âge. En même temps que ces exercices bien méthodisés et régulièrement suivis, on aura tout avantage à faire faire des exercices physiques en indiquant ceux qu'il faut préférer. Si ceux-ci, vu l'état du malade, doivent rester très limités, on aura recours au massage et à la mécanothérapie, aux bains divers, aux douches et enfin à tous les moyens capables d'augmenter les échanges et de rendre la nutrition plus active.

C'est dans ces cas que trouvent leur grande utilité : la vie sur le littoral marin de la Manche et de l'Océan ; la vie en montagne s'accompagnant de marches, sans charge et avec charge méthodiquement graduées ; l'équitation, la natation, la bicyclette, toujours suivies avec méthode et graduellement ; et enfin le régime lacto ovo végétarien observé pendant des années.

L'ensemble de ces moyens sera des plus utiles surtout chez les prédisposés traités dès leur jeune âge. Ce sont des constitutions à refaire ; mais à la condition de s'y prendre de bonne heure, les résultats seront souvent très satisfaisants.

Grâce à la connaissance que nous avons prise de l'évolution de l'arthritisme, nous pouvons prévoir que le fils d'un arthritique, et surtout d'un goutteux, est exposé à devenir lui-même goutteux plus tard ; et, par sa complexion, nous pouvons aussi prévoir, dès son bas âge, vers quelle forme de goutte il évoluera. C'est dans ces conditions, je le répète, que la forme que j'étudie bénéficiera le mieux de ces différentes indications.

Ce ne seront pas là, du reste, les moindres services que pourront nous rendre ces divers moyens, que de nous permettre de pouvoir ainsi, par une sage prophylaxie, éviter, retarder ou au moins atténuer l'influence héréditaire de cette diathèse ; et, je le répète, ces heureux résultats ne sont pas au-dessus de ce que peut, chez ces sujets, une hygiène éclairée et tenace avec le concours d'une thérapeutique bien inspirée.

CINQUIÈME GROUPE

Alimentation dans les maladies fébriles. — L'alimentation des fébricitants est une des questions les plus importantes parmi celles qui touchent à l'alimentation des malades, aussi a-t-elle été étudiée d'une manière spéciale par tous ceux qui se sont occupés de cette dernière question.

Il est d'abord peu de médecins ayant écrit sur les fièvres qui n'aient cru devoir faire connaître leur opinion à cet égard en l'appuyant sur leur pratique. Mais, de plus, je le répète, ceux d'entre eux qui ont fait des travaux spéciaux sur la diététique à l'état pathologique, ont tous donné à celle des fébricitants une attention toute particulière.

Pour citer les principaux, il faut commencer par Hippocrate (ve siècle avant notre ère), qui a consacré à cette question tout un livre de ses écrits Puis viennent, en prenant les auteurs à de longs intervalles : Celse (i^{er}-siècle), Galien (iie siècle), Aétius (ve siècle), Paul d'Egine (viie siècle), Avicenne (xe siècle), Averrhoès (xiie siècle) et Sydenham (xviie siècle). En nous rapprochant de nous, nous trouvons Brown à la fin du xviiie siècle, Broussais au commencement du xixe, et comme successeurs immédiats de ce dernier, Marote, Trousseau, Hérard, Monneret et Graves.

Mais, il faut le reconnaître, sous l'influence des doctrines diverses qui se sont succédé, qu'elles fussent créées ou seulement acceptées par les divers auteurs, quoique tous diminuent l'alimentation pendant la fièvre, ils le font avec des différences assez marquées, pour qu'il soit nécessaire de les répartir en plusieurs groupes.

Pour Hippocrate, et pendant de longs siècles après lui, sauf quelques rares exceptions, l'alimentation des fébricitants devait être diminuée en proportion de la fièvre ; et quand celle-ci paraissait être à son maximum, le malade ne devait guère recevoir que des tisanes. « Quand la maladie est dans sa force, la diète la plus sévère est de rigueur. » (Hippocrate.) Mais pendant toute cette longue période, on a alimenté le malade pendant la convalescence. En somme, comme nous allons le voir, cette pratique est encore celle à laquelle je me rallierai.

Mais vers la fin du dix-huitième siècle, parut le traité de médecine de Brown, dans lequel l'auteur en appelait de la pratique des siècles précédents. Pour Brown, l'asthénie étant une des causes principales des maladies, des fébriles comme des autres, il lui parut logique de soutenir les malades pendant leur cours, soit de les alimenter. Ces idées trouvèrent un adepte ardent dans Graves, qui peut-être dépassa même la pratique de Brown ; et on peut aussi rapprocher de ces idées celles de Todd, qui fit entrer l'alcool dans le traitement de nombreuses de ces affections. La potion de Todd, qui contient, sous forme de cognac ou de rhum, environ 30 grammes d'alcool, fournit environ 200 calories, soit l'équivalent en calories de 100 grammes de viande ou de poisson.

Mais peu après les travaux de Brown, parurent en France ceux de Broussais, qui, attribuant aux fièvres et aux phlegmasies une origine diamétralement opposée, conduisaient tout aussi logiquement à la diète la plus complète. Les malades ne commençaient à être alimentés que lorsque tout mouvement fébrile avait disparu. C'était, je le crois, de l'exagération. Aussi la clinique redressant les erreurs de la théorie, une réaction se produisit ; et sous l'influence de maîtres et d'écrivains comme Trousseau, Hérard et Monneret, le corps médical français, sans accepter la pratique de Brown et de Graves, en arriva, il y a environ cinquante ans, à alimenter les fébricitants au moins avec des aliments liquides, et notamment avec le bouillon, les potages, et aussi avec le vin.

Ce fut là également le principal résultat de la discussion qui se déroula en 1857 (1), devant la Société médicale des hôpitaux de Paris à propros de la fièvre typhoïde. Certes, on s'avança dans la voie de l'alimentation des fébricitants avec prudence ; on resta dominé par la crainte de l'augmentation de la fièvre, des rechutes et des accidents, notamment de l'hémorragie intestinale ; mais on en vint, dès cette époque, au moins comme pratique générale, je l'ai dit, aux aliments liquides, représentés surtout par le bouillon et les potages.

Enfin, lorsqu'il y a une trentaine d'années le lait entra ou revint plus largement dans l'alimentation des malades, il fut

(1) Société médicale des Hôpitaux. Séance des 14 et 28 oct. 1857.

presque aussitôt utilisé pour les fébricitants ; et, par cela même, surtout au début, leur alimentation fut fortement élevée.

Telles sont à grands traits les différentes phases par lesquelles a passé cette question. Voyons maintenant quelle est la pratique conseillée dans ces dernières années.

Dujardin-Beaumetz, qui a si fortement contribué à montrer l'importance de l'alimentation dans les maladies, a consacré une leçon entière à celle des affections fébriles (1) ; et on peut dire qu'il a, dès cette époque, 1886, posé les véritables principes qui doivent servir de base au dosage de cette alimentation. Il étudie successivement les modifications que la fièvre imprime aux fonctions digestives et à la nutrition ; et il cherche à régler l'alimentation d'après les pertes de l'organisme, en y comprenant même celles des matières salines. Il insiste également sur la nécessité de l'eau. Enfin il est partisan du bouillon, du lait, et aussi de l'alcool sous forme de vins généreux, de rhum ou de cognac, ces deux derniers, donnés avec la potion de Todd.

La même année, Ewald (2) suit la même voie, et consacre également à cette question une étude des plus documentées.

En s'appuyant sur la pratique, il admet comme principe :
« qu'avec les précautions voulues, on peut donner aux sujets
« en état fébrile aigu une nourriture renfermant tous les prin-
« cipes nutritifs, y compris l'albumine, et cela sans augmenter
« la fièvre, mais encore en déterminant une amélioration
« réelle de l'état général. » Ewald cite ensuite des travaux expérimentaux et cliniques à l'appui de cette opinion.

Toutefois, accentuant la réserve contenue dans cette déclaration, celle des « *précautions voulues* », il subordonne avec beaucoup de raison la quantité d'aliments à donner à celle pouvant être digérée ; et, de plus, parmi les précautions, il indique celle de ne pas donner les aliments à l'état trop compact, de ne pas les rendre trop excitants et aussi de tenir compte de la sensibilité du tube digestif.

Il arrive ainsi à cette conclusion générale : « En résumé,
« nous ne devons pas craindre l'administration de la nourri-

(1) Leçons sur l'hygiène alimentaire, Quinzième Conférence : Régime alimentaire dans les maladies fébriles, 1886, pp. 223 et suiv.
(2) *Traité de diététique*, de Munk et Ewald, p. 475, 1886.

« ture en elle-même, mais uniquement l'administration d'une
« nourriture non appropriée » (p. 477).

Il passe ensuite en revue les divers aliments : hydrates de
carbone, graisses, albuminoïdes, y compris la gélatine, les sels
et l'eau ; et pour chacun d'eux il donne des indications les
mieux fondées. Puis ces indications données, il s'occupe de la
composition des repas, de la consistance des aliments, de leur
température, du besoin de les varier, des heures et du nombre
des repas, de la régularité des selles et des soins de propreté
de la bouche. Enfin, en terminant, étant donné que dans ce qui
précède il a visé surtout l'adulte, Ewald complète cette étude
en s'occupant des enfants, des vieillards, et il joint des observations utiles à propos des anémiques et des alcooliques.

En somme, dans ce chapitre, si riche de faits et de justes
observations inspirées par la clinique, l'auteur se montre
partisan de l'alimentation des fébricitants, avec les précautions
qu'il a indiquées, et dont la plus importante est celle sur laquelle
il revient en terminant : « de ne donner au fébricitant que ce
qu'il peut digérer ».

Bouchard, qui fait connaître un an après son régime pour la
fièvre thyphoïde, reste fidèle à ces mêmes idées. Il est vrai qu'il
donne 50 grammes de peptones associées à 200 grammes de
glycérine, et un peu de vin ; mais il s'en tient au bouillon, avec
cette seule différence qu'il le fait préparer avec de l'orge (1).

Dujardin-Beaumetz et après lui Munk et Ewald et Bouchard,
s'étaient déjà montrés moins réservés sur l'alimentation des fébricitants. Munk et Ewald, quoique avec prudence, semblaient
même n'y mettre comme limite que le pouvoir fonctionnel des
organes digestifs. Or, en 1900, Vaquez, au moins en ce qui concerne la fièvre typhoïde, trouve cette alimentation encore trop
restreinte ; et quoique avec de sages réserves, commandées à
l'époque par le petit nombre de ses observations cliniques, il
en conseille une beaucoup plus substantielle.

En partant des dépenses faites par les fébricitants, il établit
d'abord que la nourriture donnée jusqu'à lui, est insuffisante. Puis, passant en revue les diverses craintes invoquées
pour restreindre l'alimentation, il les trouve non fondées ; et

---

(1) *Les auto-intoxications*, pp. 234 et suiv., 1887.

enfin il arrive à justifier sa pratique à laquelle, du reste, après dix ans d'expérience, il est resté fidèle (1).

Vaquez a nourri ses fièvres typhoïdes, surtout avec le lait qu'il a donné à la dose de 2 litres ; mais, de plus, trouvant cette quantité insuffisante, il lui ajoute, d'une manière générale, « trois jaunes d'œuf, une à deux cuillerées à café de somatose, « deux verres à bordeaux de gelée ou de jus de viande et une « assiette de soupe farineuse ».

Son travail et son enseignement ne doivent pas être restés étrangers à la pratique actuelle d'une partie du corps médical, donnant facilement au moins cette quantité de lait aux divers fébricitants (2).

Laumonier (3) fait sagement remarquer l'état dans lequel se trouvent les organes digestifs des fébricitants. Mais comme, en même temps, il reconnaît leurs pertes élevées, notamment en albuminoïdes, il conseille surtout de donner ces aliments, mais en les choisissant d'une absorption facile.

A. Gautier qui a également traité cette question avec le plus grand soin se montre plus réservé (4). Il examine d'abord dans quelle mesure les aliments doivent être fournis aux fiévreux. et il arrive à cette conclusion que : « les tentatives « d'alimentation ne doivent pas augmenter la fièvre ; elles ne « doivent pas amener de désordres intestinaux, de l'insomnie, « faire apparaître dans les urines le sucre ou l'albumine ».

Passant ensuite à l'examen *des aliments favorables aux fiévreux en général*, A. Gautier résume un certain nombre d'indications générales, les seules, du reste, que l'on puisse donner dans une étude d'ensemble, mais néanmoins des plus utiles. Il conseille les hydrates de carbone de préférence aux albuminoïdes et surtout aux corps gras ; et, quel que soit l'aliment, il le préfère sous forme liquide ou semi-liquide, tels sont le bouillon, l'extrait de viande et le lait. Enfin il se montre aussi partisan, dans certaines limites, des alcools et du vin, ainsi que des autres boissons de table.

En somme, de tous les conseils judicieux que l'on trouve

(1) VAQUEZ, à ma demande, a bien voulu m'en donner l'assurance.
(2) Alimentatation dans la fièvre typhoïde. *Presse médicale*, 10 fév. 1900, p. 73.
(3) *Hygiène de l'alimentation*, p. 288. F. Alcan, 1904.
(4) *Alimentation et régimes*, 3ᵉ édition, p. 662.

dans cette étude, se dégage ce fait important que A. Gautier, du reste, comme Dujardin-Beaumetz et Ewald, est partisan de l'alimentation liquide des fébricitants, ne trouvant guère de limite à la quantité à donner que leur pouvoir digestif, mais qui toutefois lui inspire des réserves.

Tout récemment (1909) (1), de Grandmaison a de nouveau traité longuement ce sujet. Outre des chapitres consacrés spécialement à la fièvre typhoïde, à la pneumonie, à la grippe et à la scarlatine, il a d'abord, dans une étude d'ensemble, exposé les principales règles qui doivent guider le praticien dans l'alimentation des fébricitants. Dans cette dernière partie de son travail, il étudie surtout les modifications que les mala-dies infectieuses font subir à l'organisme, dues principalement à une dystrophie organique, et à laquelle il reconnaît les causes suivantes : l'exagération des combustions, les intoxications du système nerveux central, les méïopragies multiples et l'insuf-sance fonctionnelle encore plus marquée des organes atteints.

Ses conclusions sont les suivantes : 1° établissement de la diète plus ou moins absolue ; 2° usage des *boissons diurétiques* ; 3° consommation plus ou moins copieuse de sucre ; proportion-née à l'intensité des combustions qui sont exagérées ; 4° pres-criptions *d'aliments faciles à absorber* et surtout *dénués autant que possible de toxicité* ; 5° *réduction*, si la chose est jugée né-cessaire, de *la ration de maladie* qui peut être encore trop forte pour des organismes si déprimés et si profondément atteints.

Enfin Marcel Labbé (2), après avoir résumé la plupart des travaux antérieurs, s'arrête sur certains points touchant cette question, et plus spécialement sur les suivants. Il compare d'abord le régime lacté avec le régime ordinaire pour l'ali-mentation des fiévreux ; et, tout en marquant ses préférences pour le régime lacté, il accepte facilement le bouillon et les potages. Il insiste sur l'utilité des albuminoïdes pour compenser les pertes dues à l'hyperthermie. Il s'en tient aux aliments liquides pendant les fortes températures, mais il passe assez rapidement aux solides ensuite. Enfin il recommande de don-ner assez de liquide pour faciliter l'élimination urinaire.

Tels sont les principaux travaux, pour ne citer presque que les traités de diététique, faits sur cette importante question ; et

(1) *Les régimes*, 1909. Maloïne, pp. 175 et suiv.
(2) *Régimes alimentaires* J.-B. Baillière et fils, 1910, pp. 441 et suiv.

qui, d'une part, permettent de voir comment l'alimentation de ces malades a été successivement comprise, et dans lesquels, d'autre part, on pourra trouver d'utiles indications.

Mais cet exposé fait, reprenons cette étude, et en tenant compte des travaux antérieurs d'ordres divers, examinons les conditions qui doivent fixer notre pratique.

L'alimentation des fébricitants tire son importance d'abord de la fréquence des affections fébriles, et ensuite de la gravité de beaucoup d'entre elles. C'est surtout parmi ces dernières que se révèle de la manière la moins discutable l'heureuse influence de la médecine. Si certaines affections peuvent guérir sans elle ; si d'autres sont forcément au-dessus de ses moyens ; il en existe d'autres pour lesquelles l'issue, on peut le dire, dépend d'elle. Bien soigné, le malade guérira, et mal soigné, il succombera ; c'est surtout parmi les maladies fébriles que se trouvent ces dernières. Or, parmi les soins qui peuvent avoir le plus d'influence, figure l'alimentation. Il est donc capital qu'en présence d'un fébricitant grave, son alimentation soit fixée avec le même soin que chacun des agents thérapeutiques.

Parmi les affections auxquelles s'appliquent les considérations dans lesquelles je vais entrer, se trouvent les suivantes :

1° Celles relevant le plus souvent d'une *infection intestinale* : fièvre éphémère, synoque, embarras gastrique fébrile et entérite aiguë.

2° Tout le *groupe typhique*, fièvre thyphoïde, typhus exanthématique, fièvre jaune. typhus récurrent, cérébro-typhus, peste, fièvre de Malte.

3° Le *groupe éruptif*, variole, varioloïde, scarlatine, rougeole, varicelle, roséole, dengue et suette.

4° Les *fièvres à streptocoques*, erysipèle et fièvre puerpérale.

5° Les *fièvres paludéennes*, intermittentes, rémittentes et continues.

6° Les *fièvres des blessés*, traumatique, pyohémie, septicémie.

7° Enfin presque toutes les *phlegmasies*, angines, bronchite, pneumonie, pleurésie, néphrite, méningite, rhumatisme articulaire aigu, etc.

Comme on le voit par cette énumération, et je n'ai pas

cherché à la rendre complète, les affections qui relèvent de ce groupe sont nombreuses et en même temps bien différentes comme expressions symptomatiques, sièges anatomiques et gravité. Mais cependant elles présentent toutes ce caractère commun, celui d'élever la température au-dessus de la normale. Or, nous allons le voir, j'ai été conduit, en me plaçant à un point de vue général, à donner à ce symptôme commun la place la plus importante, quand il s'agit de régler leur alimentation. On peut, en effet, admettre en principe que *l'alimentation doit être d'autant moindre que la température est plus élevée.*

Voyons, du reste, d'abord les modifications subies par l'organisme sous l'influence de ces températures fébriles.

Modifications subies, sous l'influence de la fièvre, par les fonctions digestives. — Dès que la fièvre est assez élevée, la *salive* diminue de quantité; et si parfois à volume égal son pouvoir saccharifiant est un peu augmenté, le plus souvent il est en même temps diminué. De là, deux modifications tendant à rendre la salive moins active.

En ce qui concerne la digestion gastrique, l'acide chlorhydrique est presque toujours diminué; et si quelques imprudences ont été commises au point de vue alimentaire, on voit se former dans l'estomac des acides gras, soit par décomposition des albuminoïdes (1), soit par dédoublement des corps gras. La pepsine, au contraire, semble subir d'une manière moins active l'influence des hautes températures. Mais comme elle a besoin de l'acide chlorhydrique pour agir, la digestion des albuminoïdes et notamment celle du tissu conjonctif qui s'effectue surtout dans l'estomac, n'en est pas moins diminuée.

Les fonctions motrices peuvent subir des modifications en divers sens. Elles peuvent ne pas être influencées; elles peuvent aussi être amoindries, l'estomac devenant atone; et enfin elles peuvent, au contraire, être surexcitées, jusqu'à produire des vomissements.

En somme, sous l'influence de la fièvre, les phénomènes digestifs s'accomplissant dans l'estomac se font dans de moins bon-

---

(1) Article Fièvre du *Dictionnaire de physiologie* de Richet, par Langlois, p. 162.

nes conditions : la digestion des amylacés, par suite de la moindre valeur de la salive ; celle des albuminoïdes, par suite de l'insuffisance de l'acide chlorhydrique ; et enfin souvent des deux par suite de l'atonie ou de l'intolérence du plan musculaire.

Le bol alimentaire arrive donc dans l'intestin dans de moins bonnes conditions qu'à l'état normal. Les amylacés ont été insuffisamment modifiés, et les albuminoïdes, surtout les parties musculaires, moins aptes à recevoir l'influence de la trypsine, par suite de la non digestion du tissu conjonctif interfibrillaire.

De plus, la bile est toujours diminuée. D'où, d'une part, digestion moins active des corps gras, et aussi moins d'antisepsie du milieu intestinal.

Les modifications subies par le pancréas sont moins connues ; mais il est probable que ses diverses sécrétions digestives sont diminuées ou altérées comme les autres.

En ce qui touche le liquide intestinal, nous savons qu'il subit de sérieuses modifications. Le plus souvent sa sécrétion est amoindrie ; dans certains cas, au contraire, exagérée, allant jusqu'à la diarrhée ; et dans quelques autres cas, altérée.

Enfin, le plan musculaire de l'intestin, comme celui de l'estomac, peut présenter des modifications en sens inverse. Le plus souvent il est paresseux, ce qui explique la constipation si fréquente dans les maladies fébriles, ou bien surexcité, ce qui explique la diarrhée qui se montre dans quelques autres. Or, il est important de remarquer que ces modifications du plan musculaire, d'une part gênent les transformations chimiques des aliments parce qu'ils ne sont pas brassés, dans le cas d'atonie ou qu'ils ne restent pas assez longtemps dans l'intestin, dans le cas de diarrhée ; et que, d'autre part, il en est de même pour l'absorption, qui est amoindrie aussi bien par l'atonie, qui ne présente pas les substances digérées aux absorbants, que par la diarrhée, qui les soustrait à ces derniers en les expulsant.

Modifications subies par la nutrition sous l'influence de la fièvre. — Quoique les températures fébriles puissent apparaître en dehors de l'influence microbienne, il est incontestable que

dans la presque totalité des cas qui relèvent de la clinique, c'est
à cette dernière influence qu'elles sont dues. De plus, nous
savons aujourd'hui qu'elles se développent, soit directement
soit indirectement, sous l'influence des produits microbiens,
des toxines. Parmi ces toxines, il en est de vaso-constrictives,
comme celle du bacille du choléra, mais la plupart sont vaso-
dilalatrices ; et celles-ci augmentant la surface des échanges,
il me paraît forcé que le calorique produit soit augmenté.

Or, cela étant, il paraît également forcé qu'il en soit de même
des dépenses ; et l'observation clinique semble même l'avoir
prouvé. Il y aurait une relation directe entre l'élévation de la
température au-dessus de la normale et celle des dépenses. Une
élévation de 1 degré augmenterait les dépenses de 6 % ; de 2 degrés, de 12 % ; de 3 degrés, de 18 % ; et de 4 degrés, de 24 %.

Bien entendu, ce ne sont là que des évaluations approximatives ; mais elles ne nous donnent pas moins cette indication,
que, sous l'influence des hautes températures, les dépenses
peuvent être augmentées de 20 % environ.

Ce qui est incontestable, c'est qu'il y a excès du calorique
produit sur celui dépensé. Mais il faut tenir compte que le
calorique rayonné dans le lit, peut-être des 2/5 inférieur à
celui qu'il est à l'état normal. J'ai déjà dit que la ration de
l'alité ne dépasse guère 1.500 calories au lieu de 2.500, chiffre
que peut atteindre l'homme en état de santé. Il peut donc y
avoir, pour les alités, surcroît du calorique produit sur celui
dépensé, avec une production de 2.000 calories, qui cependant
serait inférieure aux dépensés à l'état normal. Du reste, l'émission du calorique varie avec la période de l'affection fébrile.
Au début, au moment où la température s'élève, l'émission
serait moindre qu'à l'état normal ; elle dépasserait celle de cet
état, pendant la période stationnaire de la température ; et
enfin, elle acquerrait son maximum pendant le déclin, lorsque
la température tend à redevenir normale.

Retenons au moins ce point indiscutable, que pendant l'augment, le calorique produit dépasse celui dépensé ; que pendant
la période stationnaire, les deux se balancent ; et qu'enfin pendant le déclin, c'est le calorique perdu qui l'emporte sur celui
produit.

Quant à savoir si les dépenses sont réellement augmentées
ou diminuées, je vais y revenir dans quelques instants.

Aliments dépensés pendant la fièvre. — Étant donné que la température de l'organisme s'élève, il faut forcément en conclure, comme je viens de le dire, que le calorique produit l'emporte sur celui dépensé. Voyons maintenant aux dépens de quelle catégorie d'aliments ce calorique est produit.

Nous devons, bien entendu, nous mettre dans les conditions d'alimentation des fébricitants, qui, pour les raisons que j'ai données, ne reçoivent qu'une quantité d'aliments inférieure à leurs besoins, et cela aussi bien pour les albuminoïdes que pour les ternaires.

Dans ces conditions bien précisées, les dépenses des albuminoïdes sont ramenées à leur minimum, c'est-à-dire dans les environs de celles qui correspondent à une ration azotée insuffisante à l'état de santé. Ces dépenses minima, nous l'avons vu, d'après les divers observateurs et notamment Bouchard, se traduisent d'abord par environ 0^{gr}18 d'urée par kilogramme contenant environ 0^{gr}09 d'azote, qui eux-mêmes sont contenus approximativement dans 0 55 à 0,60 d'albuminoïdes. Mais, en outre, une partie de ces aliments absorbés s'élimine dans les diverses sécrétions ou à l'état de tissus épidermiques. A l'état normal, cette quantité peut être évaluée de 0^{gr}30 à 0^{gr}50 d'albuminoïdes par kilogramme ; mais les sécrétions étant diminuées pendant la fièvre, on peut s'en tenir au chiffre minimum de 0,25 à 0,30. C'est donc approximativement une dépense minima totale d'albuminoïdes de 0^{gr}80 à 1 gramme.

L'urée des fébricitants, au cours des fièvres continues, pendant la période d'état, ne descend pas au-dessous de 0^{gr}15 par kilogramme, et ne dépasse guère 0^{gr}20, soit environ 9 à 12 grammes pour un homme moyen de 65 kilogrammes. Dans ces conditions, les albuminoïdes ainsi utilisés proviennent bien en partie des aliments ingérés ; mais ceux-ci étant insuffisants, ces substances sont forcément complétées par l'organisme.

Je ne crois donc pas, d'après mes observations cliniques, que les dépenses en albuminoïdes puissent descendre au-dessous de 0^{gr}15 d'urée au minimum, ce qui mettrait les dépenses au-dessous même de celles de l'alimentation azotée insuffisante. Il se peut que pendant quelques jours l'urée tombe au-dessous de ce taux ; mais c'est qu'elle est alors retenue dans l'organisme, et on voit ensuite sa quantité s'élever et ramener la moyenne à la quantité que je viens d'indiquer.

L'urée, nous le savons, représente le déchet normal des albuminoïdes ; mais, de plus, pendant la fièvre, il se forme des déchets moins avancés dans la minéralisation, en quantité qui dépasse celle de l'état normal. tels que : acide urique, créatine, créatinine, cystine, xanthine.

Enfin, depuis longtemps j'ai signalé que dans tous les mouvements fébriles avoisinant 40', une partie des albuminoïdes s'élimine sous forme d'albumines hydratées. Je vais revenir sur cette question ; mais retenons de ce qui précède que pendant la fièvre, vu l'alimentation habituelle des fébricitants :

1° Les dépenses totales en albuminoïdes ne dépassent guère 1 gramme, et qu'elles peuvent être ramenées à $0^{gr}80$;

2° Que la plus grande quantité de ces substances, comme à l'état normal, s'élimine sous forme d'urée ;

3° Que la quantité de ces substances qui s'élimine sous forme d'urée, dans ces mêmes conditions ne dépasse pas $0^{gr}20$ et ne descend pas au-desous de $0^{gr}15$;

4° Que si l'urée reste momentanément au-dessous de ce dernier chiffre, c'est seulement parce qu'elle n'est pas éliminée ; ce qu'elle fait ensuite dès que le rein est redevenu perméable ;

5° Qu'enfin les produits de combustion incomplète sont naturellement augmentés.

Les albuminoïdes ne peuvent donc concourir que pour une faible part dans la production du calorique dont dépend l'élévation de la température. C'est donc forcément aux *ternaires* auxquels doit revenir la plus grande part de ce calorique. Or. de nouveau, les ternaires des aliments étant insuffisants, vu l'alimentation des fébricitants, pour donner le calorique nécessaire, ce sont les réserves de l'organisme qui devront le fournir. Il se peut que pour faire face aux dépenses d'une fièvre d'un ou de quelques jours, les réserves en glycogène suffisent ; mais dès que la fièvre se prolonge, l'organisme doit être forcé de s'adresser à ses corps gras ; et, en effet, dans tous ces cas, les malades maigrissent

Or, l'utilisation du glycogène, comme celle des corps gras, étant soumise aux mêmes lois pendant la fièvre qu'à l'état normal, on devait s'attendre à la production d'une grande quantité d'acide carbonique ; et les observations n'ont pas vérifié cette prévision. De l'ensemble des recherches, on peut bien conclure que l'acide carbonique est augmenté, mais dans des proportions moindres que l'élévation de la température l'aurait fait supposer. C'est que, d'abord, la quantité d'acide carbonique fournie par la combustion des albuminoïdes est moindre pendant la fièvre qu'à l'état normal ; et qu'ensuite le fébricitant étant alité et par conséquent sa radiation cutanée étant fortement diminuée, il n'est pas nécessaire. pour établir le surcroît de la production sur les dépenses, que l'acide carbonique produit dans ces conditions dépasse celui donné par la ration d'entretien dans les conditions de santé. Cette quantité, nous le savons, est de 694 grammes (1), avec une ration de 2.500 calories ; et l'alité ne dépensant que 1.500 calories, soit 417 grammes d'acide carbonique, une quantité de cet acide, même sensiblement au-dessous de 694 grammes, pourra résulter de la combustion d'une quantité d'aliments pouvant fournir plus de 1.500 calories, et par conséquent expliquer l'élévation fébrile.

Pour expliquer cette élévation de température, il n'est donc pas nécessaire de trouver une quantité d'acide carbonique supérieure à celle de l'état normal ; il suffit que la quantité trouvée dépasse celle qui correspond à 1.500 calories.

Les mêmes considérations s'appliquent à l'absorption de l'oxygène. On l'a trouvée peu augmentée relativement à l'état normal et parfois même au-dessous de ce dernier ; cependant, j'ai déjà insisté sur ce point, c'est la dépense en oxygène qui donne la véritable mesure du calorique produit.

Je rappelle, en effet, les données suivantes : un gramme d'oxygène, en se combinant avec des albuminoïdes jusqu'à l'état d'urée, donne 3 cal. 356 ; en se combinant avec des corps gras, 3 cal. 069 ; et avec des hydrates de carbone, 3 cal 275. Ce sont donc là trois quantités de calories très rapprochées l'une de l'autre et dont la moyenne est de 3 cal. 230. On peut donc évaluer le calorique produit d'après la quantité d'oxygène dépensé ; et cela, je le répète, quelle que soit la catégorie d'aliments oxydés. Il semble donc que, dans la fièvre, la quantité d'oxygène absorbée devrait toujours être supérieure à celle de l'état normal, puisque la température du fébricitant est supérieure

(1) 2e volume, p. 379.

à cette dernière. Mais, de nouveau, je le fais remarquer, les dépenses du fébricitant étant fortement diminuées par l'alitement, elles peuvent rester inférieures au calorique produit, même avec une diminution de ce dernier. Du reste, un certain nombre de circonstances peuvent concourir à diminuer l'absorption de l'oxygène, si bien que celui absorbé, tout en étant suffisant pour élever la température au-dessus de la normale, reste insuffisant pour assurer l'oxygénation de l'organisme. Il semble que tout l'oxygène disponible soit utilisé pour la combustion.

Or, parmi ces causes, je puis citer le décubitus dorsal prolongé qui, forcément, gêne les mouvements d'inspiration. Il en est de même de presque toutes les affections des voies respiratoires, coryza, bronchite, laryngite, pneumonie, tuberculose, qui, toutes plus ou moins, diminuent la surface des échanges pulmonaires. Il en est également ainsi des affections cardiaques qui, plus ou moins, gênent la petite circulation et rendent l'hématose moins active. Enfin, il peut en être ainsi de beaucoup d'affections portant atteinte à la fibre striée, aux nerfs sensitifs ou aux moteurs.

Toutes ces causes, par des mécanismes différents, mais avec les mêmes résultats, diminuent la quantité d'oxygène absorbé. Or, nous savons que pour que nos protoplasmas fonctionnent régulièrement, il faut qu'il soient entourés d'un milieu oxygéné; et la suppression de ce milieu peut entraîner de graves conséquences. C'est probablement à l'absence de ce milieu oxygéné qu'est dû l'état gras de certains protoplasmas constatés dans de nombreux états fébriles. C'est également à cette influence que l'on peut attribuer l'hydratation des corps gras, la mise en liberté de leurs acides, et la diminution de l'alcalescence du sang. Enfin, c'est par la même influence que l'on peut expliquer l'hydratation des albuminoïdes, les rendant dialysables et expliquant leur passage à travers le filtre rénal.

Ainsi donc, tout en admettant que, pendant la fièvre, la production du calorique doit dépasser les dépenses, puisque la température s'élève au-dessus de la normale, on ne doit pas en conclure que, forcément, la quantité d'acide carbonique exhalé et la quantité d'oxygène absorbé doivent être supérieures à celles de l'état normal. Ces quantités peuvent seulement rester égales ou même être inférieures.

Examen des urines fébriles. Quantité. — Sous l'influence de la fièvre, les urines sont notablement diminuées. Elles peuvent au moment des fortes élévations de température, dans les environs de 40°, descendre de 500 à 600 centimètres cubes. Les cas dans lesquels elles restent comprises entre 600 et 800 centimètres cubes sont les plus fréquents ; et, par contre, ce n'est qu'exceptionnellement et pour quelques jours seulement qu'elles tombent au-dessous de 500. Bien entendu, j'exclus de ces données les cas dans lesquels les organes urinaires sont eux-mêmes le siège de l'affection fébrile.

Les causes de cette diminution pendant la fièvre peuvent être les suivantes. La plus importante, et qui existe dans beaucoup de cas, est l'arrivée dans l'organisme d'une moindre quantité d'eau qu'à l'état normal. Les aliments composant la ration moyenne d'entretien. je l'ai dit, contiennent déjà environ 900 centimètres cubes d'eau faisant partie de leur constitution ; et, de plus, l'oxydation de leur hydrogène donne également environ 300 centimètres cubes. Or, à moins d'y veiller d'une manière spéciale, les liquides, qui composent la seule alimentation des fébricitants, ne dépassent guère ceux que nous prenons à l'état de santé et notamment avec la boisson alcoolique de table. C'est donc déjà une cause de diminution d'environ un litre. De plus, sauf pendant l'augment, l'élimination de l'eau par la voie cutanée est augmentée, et parfois dans de grandes proportions dans les cas de moiteur et surtout de sueur. Or, l'on sait quelle influence considérable exerce l'élimination cutanée sur la rénale.

Enfin, le rein étant souvent en état de méïopragie, dans les affections infectieuses, toutes les matières salines, et notamment le chlorure de sodium, ingérées ne sont pas éliminées ; et, dès lors, l'organisme, cherchant à conserver l'isotonie de ses liquides, garde une partie de l'eau ingérée pour laisser à ces dernières leur titre de 8 °/$_{00}$.

Ces trois causes peuvent exercer leur action en même temps, et, par conséquent, s'ajouter, ou bien le faire séparément.

Densité. — Quoique l'urée, ainsi que les matières salines soient diminuées, puisque ces dernières proviennent surtout des aliments, la *densité* dépasse généralement la normale. On le trouve souvent au-dessus de 1.030 et même de 1.035. C'est qu'en effet, l'eau urinaire, pour les raisons que je viens d'indiquer, est encore plus diminuée que les matières salines et l'urée. De plus, je l'ai déjà indiqué, les urines fébriles contiennent une quantité notable de produits azotés de combustion incomplète, et aussi les produits toxiniques provenant des microbes pathogènes en cause.

Ces urines, soit par leur densité seulement, soit aussi par la présence des produits microbiens, sont donc irritantes pour les voies urinaires, depuis le rein jusqu'au canal de l'urèthre. Cette irritation, surtout celle due aux produits microbiens, arrive même assez souvent à produire des néphrites.

Urée. — Vu la diminution de l'alimentation, surtout en ce qui concerne les albuminoïdes pendant la fièvre, l'urée, je l'ai dit, est forcément diminuée et ne dépasse guère 0^{gr}15 à 0^{gr}20 par kilogramme ; mais les produits azotés de combustion incomplète, acide urique, xanthine, créatine, etc., sont fortement augmentés. Enfin, et c'est là un point important, dès que la température avoisine 40°, on trouve à côté de ces substances des albumines hydratées et même des peptones.

Albumines hydratées. — J'ai appelé l'attention sur ces substances dès 1880 (1). J'avais constaté que, tandis que certaines albumines urinaires, telles que celles des cardiaques et des néphrites chroniques se coloraient à froid en violet avec la liqueur cupro-potassique, celle de la pneumonie, de la variole, de la fièvre typhoïde, ne donnait pas cette même coloration.

Je suis revenu sur cette question, en la complétant, trois ans après, en 1883, au Congrès de Rouen (2). J'indiquais comme se colorant en violet par la liqueur de Felhing : l'albumine de l'œuf, celle de la sérosité du vésicatoire, celle de l'ascite, celle de l'hydrocèle, celle du pus des abcès chauds, celle de la néphrite chronique, celle des cardiaques et celle des femmes enceintes. Par contre, les suivantes ne donnent pas cette réaction : l'albumine de la pneumonie, de la diphtérie, de la variole, de la fièvre inflammatoire des Antilles, de la

---

(1) Note sur une réaction propre à l'albumine de la fièvre typhoïde et de quelques autres maladies fébriles. Société de biologie, 3 janvier 1880.

(2) Des variétés d'albumines et d'un réactif pour les reconnaître. Congrès pour l'avancement des sciences de Rouen. section médecine, août 1883, p. 782.

fièvre typhoïde, de la fièvre paludéenne continue, de la rémittente bilieuse hématurique, de la fièvre à rechute et de la fièvre jaune.

Mes conclusions furent les suivantes :

« 1° Que les albumines normales et pathologiques se divisent en deux catégories, les fébriles et les non-fébriles.

« 2° Que ces albumines sont différenciées les unes des autres par la liqueur cupro-potassique, qui à froid donne une coloration violette avec les non-fébriles.

« 3° Que les albumines fébriles, que je continuerai à appeler albumines modifiées, présentent avec les peptones le caractère commun d'empêcher ou de retarder la réduction des sels de cuivre par la glycose. »

Dès cette époque, j'avais donc constaté ce point commun et important que ces albumines ont avec les peptones, ce qui tendait à me les faire considérer comme des albumines en voie de digestion.

En 1896 (1), en m'occupant des différentes manifestations de l'arthritisme, que déjà j'identifiais avec les maladies de surnutrition, je constatais que dans quelques-unes de ces manifestations les mieux caractérisées, l'obésité, le diabète, la goutte, il existait aussi des albumines ayant les mêmes caractères que celles que l'on rencontre sous l'influence de la fièvre. Or, comme ces albumines coïncidaient avec la surnutrition et qu'elles disparaissaient avec, j'en vins à leur attribuer, quand elles existent en même temps que la surnutrition, un rôle de défense, parce qu'en somme leur élimination tendait à rétablir l'équilibre de l'organisme, puisqu'il les éliminait sans être obligé de les oxyder (2).

Enfin, après avoir poursuivi mes recherches sur les variétés d'albumines normales et pathologiques, et avoir acquis la conviction, grâce aux travaux de A. Gautier, que toutes ces albumines étaient des albumines plus ou moins hydratées, je repris la question en 1899 devant la Société de médecine de Toulouse, et je les réunis toutes dans une étude

_____

(1) De l'albuminurie arthrique. Congrès français de médecine de Nancy, 10 août 1896.
(2) Voir aussi ce que j'ai dit sur l'albuminurie arthritique, p. 165.

d'ensemble, sur l'*hydro-albuminurie* que je m'attachai à bien différencier de l'*albuminurie* (1).

Dans ce travail, j'étudiais l'origine de ces albumines, que je considérais dès lors comme le résultat de modifications survenues dans le sens de la peptonisation ; et je leur attribuais trois origines : 1° la digestion des albuminoïdes en excès et le défaut de leur passage à l'état de sérine après leur arrivée dans le torrent circulatoire ; 2° une influence microbienne ; et 3° l'oxygénation insuffisante des albumines de l'organisme La cause réelle de ces trois origines était toujours l'hydratation.

Si donc les différentes hydro-albumines, allant depuis le premier degré d'hydratation qui les rend dialysables jusqu'à l'état de peptone, peuvent, ce qui nous intérésse ici, se rencontrer dans l'arthritisme sous l'influence de l'exagération des albuminoïdes, elles peuvent aussi apparaître dans les affections fébriles et dans deux conditions. Elles peuvent se former aux dépens des divers albuminoïdes de l'organisme d'abord, sous l'influence des produits microbien sagissant comme des diastases, et ensuite sous l'influence d'une oxygénation insuffisante. Or, il y a un gros intérêt à les reconnaître, parce que leur présence nous fournit des indications importantes sur les conditions dans lesquelles se fait la nutrition; et, de plus, il est utile aussi de les différencier des albumines vraies, parce qu'elles peuvent exister sans que les reins soient altérés, ce qui diminue beaucoup la gravité du pronostic.

Les matières salines éliminées par les urines sont forcément fonctions de celles ingérées; mais cependant elles ne sauraient descendre au-dessous de celles dont l'usure correspond à la ration d'entretien pathologique. A l'état normal, nous savons que, même quand nous ne recevons pas de ces matières, nous n'éliminons pas moins de $0^{gr}05$ de potasse, $0^{gr}01$ de chaux, $0^{gr}005$ de magnésie, $0^{gr}05$ d'acide phosphorique, $0^{gr}06$ d'acide sulfurique et $0^{gr}05$ de chlorure de sodium, soit environ $0^{gr}25$ de matières salines par kilogramme. Il est possible que ces dépenses soient diminuées pendant le repos qu'impose le séjour au lit ; mais, cependant, il me paraît indiscutable que

____

(1) Note sur les albumines urinaires modifiées dans le sens de la peptonisation ou hydro-albumines et de leurs divers modes de formation dans l'organisme. Société de médecine de Toulouse, 21 novembre 1899 et 22 décembre 1900.

toutes ces substances doivent être représentées dans les urines. Dans tous les cas, si la fièvre favorise l'élimination des unes plus que d'autres, il est un fait clinique indiscutable, c'est qu'elles existent, par leur ensemble, encore en quantité assez grande pour élever la densité au dessus de la normale. Or, comme l'urée y figure en quantité moindre qu'à l'état normal, il faut bien en conclure que l'élévation de la densité est due surtout aux matières salines. Il se peut, j'ai déjà fait cette observation, que momentanément ces matières ne figurent dans l'urine qu'en très faibles proportions ; mais alors, c'est qu'elles sont retenues dans l'organisme par l'insuffisance rénale ; et nous les voyons apparaître à l'état de crise, dès que le rein reprend ses fonctions.

La toxicité de l'urine fébrile a été étudiée surtout par Bouchard et ses élèves. Or, leurs résultats ont été les suivants : d'une manière générale, cette toxicité est normale ou peu augmentée ; mais elle s'exagère au fur et à mesure que l'on marche vers la guérison. C'est qu'en effet, l'organisme, dans ces conditions, se débarrasse, par sa principale voie d'élimination, de ses produits toxiques. Ceux-ci, du reste, on peut le prévoir, ont deux origines : les uns sont constitués par les divers produits de combustion incomplète et les autres par les produits microbiens.

Cette étude un peu longue des produits éliminés par la voie urinaire, qui constitue la voie d'élimination la plus importante de l'organisme, en nous faisant connaître les conditions dans lesquelles se fait la nutrition pendant la fièvre, va nous permettre de formuler quelques indications pratiques :

1º Autant que nous le pouvons, nous devons chercher à élever l'eau urinaire de manière à la conduire si possible à l'état normal. Mais, au moins, il faut veiller à ce que les urines ne restent guère au-dessous de 15 grammes par kilogramme.

2º Il est important d'établir un rapport entre les albuminoïdes ingérés et l'azote urinaire (1). Un trop grand écart menacerait l'organisme d'infection intestinale.

(1) 1º Essai sur les lois qui régissent l'excrétion de l'urée (Académie de médecine, 27 janvier 1903) ;
2º Société de biologie :

3° Il est aussi important d'établir le rapport entre l'azote urinaire total et l'uréique. Une trop grande différence indiquerait une oxydation insuffisante.

4° Il faut rechercher les albumines et les différencier, pour s'assurer s'il y a réellement une lésion anatomique du rein.

5° Il est important de donner une certaine quantité de matières salines; mais il faut veiller à ce que cette quantité ne dépasse pas celle correspondant à la ration d'entretien à l'état pathologique. Cette observation s'applique surtout au chlorure de sodium.

6° La fièvre étant on peut dire toujours de nature microbienne, nous devons tendre à favoriser l'élimination des produits résultant des microbes. La principale voie d'élimination est la voie urinaire ; mais si celle-ci fait défaut, il faut s'adresser à ses suppléances notamment à celle de l'intestin, que l'on mettra en œuvre par des purgatifs ; et si on le peut, on utilisera aussi la voie cutanée par la sudation. Enfin, on aidera l'organisme à détruire ces produits en le privant en partie des albuminoïdes alimentaires.

7° Enfin la présence des produits de combustion incomplète, et notamment des albumines hydratées, nous oblige de nouveau à surveiller la fonction rénale, à la ménager en diminuant les matières salines, et enfin à favoriser l'hématose en faisant vivre le malade dans un air pur et en lui donnant une attitude qui rende sa respiration facile.

Indications générales devant inspirer l'alimentation pendant la fièvre.

1° *Tenir compte du pouvoir fonctionnel des organes digestifs.* — Nous avons déjà vu que, d'une manière générale, le pouvoir fonctionnel des organes digestifs est diminué, surtout en ce qui concerne les corps gras et les albuminoïdes. Il y a donc là une indication formelle pour diminuer ces deux caté-

1903. Nouvelles recherches sur l'excrétion minima d'urée et sur les quantités nécessaires à notre organisme, 7 septembre 1903, p 1279.

1904. Rapport de l'azote uréique à l'azote alimentaire avec la ration moyenne d'entretien et ses variations, 3 avril 1904, p. 669.

1908. 2ᵉ volume du *Traité de l'alimentation*, pp. 57 et suiv.

gories d'aliments ; et il est important d'y obéir dès le début. L'oubli de cette indication exposerait à des maldigestions et même à des embarras gastriques qui compliqueraient forcément la symptomatologie et qui ne pourraient qu'aggraver l'affection. C'est, du reste, ce qui a lieu trop souvent, parce que l'alimentation n'est pas diminuée dès le début de la fièvre.

2° *Tenir compte des besoins de l'organisme.* — Bien entendu, il ne peut s'agir ici que des besoins des alités et en même temps fébricitants.

Pour les *azotés*, je l'ai dit, les besoins ne sauraient guère descendre au-dessous de 0ᵍʳ80 par kilogramme; mais presque toujours l'état des organes digestifs ne permet pas la digestion même de cette quantité restreinte. Aussi d'une manière à peu près constante, l'organisme doit-il compléter les albuminoïdes nécessaires à son entretien, en s'adressant à ses réserves.

Les dépenses en *calorique* ne sont guère que de 25 et même de 20 calories par kilogramme, et cela même en tenant compte de l'élevation de la température qui chez les fébricitants dépasse la normale. Mais, de nouveau, les organes digestifs ne permettent pas toujours la digestion de la quantité d'aliments pouvant donner ces calories; et, dès lors, aussi l'obligation de la part de l'organisme de les compléter surtout par ses corps gras.

Les besoins en *eau*, vu surtout la sueur ou au moins la moiteur, sont souvent plus élevés qu'à l'état normal; et nous savons qu'au contraire l'alimentation restreinte des fébricitants conduit à en donner moins. Mais par un usage qui remonte aux premiers âges de la médecine, nous pouvons satisfaire ces besoins grâce aux tisanes et aussi aux eaux minérales de faible minéralisation, qui entrent de plus en plus dans le traitement des fébricitants. Les décoctions végétales faites avec des feuilles, des fleurs, des graines ou même des racines doivent être données largement. Servies tièdes, elles sont généralement bien acceptées par le malade : et elles répondent, nous le voyons, à une indication importante, celle de ramener les urines autant que possible à leur quantité normale. Nos idées actuelles sur l'antisepsie doivent nous faire préparer ces tisanes par *décoction ;* c'est à-dire en soumettant à l'ébullition les substances qui servent à les préparer. On ne donne ainsi au malade que des boissons sûrement antiseptisées. Les infusions donnent moins de garantie à cet égard.

Toutefois, il ne faut pas s'attendre à pouvoir toujours élever les urines à leur quantité normale; c'est qu'en effet, souvent les reins, sous l'influence de la fièvre, deviennent moins perméables, même pour l'eau Mais l'eau ingérée ne trouve pas moins une partie de son utilité en augmentant les sueurs et en favorisant cette voie d'élimination.

Les tisanes, surtout celles préparées par décoction, et les eaux minérales, correspondent, au moins en partie. à une autre indication. J'ai déjà dit, que l'alimentation restreinte des fébricitants les condamne à ne recevoir qu'une partie des *matières salines* nécessaires à leur entretien; or, les décoctions, surtout celles faites avec les graines, l'orge, le froment, le riz, l'avoine, contiennent une quantité encore appréciable de matières salines (1); et il en est également ainsi des eaux minérales. C'est là une de leurs utilités dont il faut tenir compte Les réserves de l'organisme en matières salines, en effet, sont en somme assez limitées; et nous savons qu'il y a un gros intérêt à ce qu'elles restent en quantité suffisante pour laisser le milieu intérieur à son taux physiologique de 8 °/oo.

La fièvre pourra donc forcer l'organisme à prendre sur ses réserves pour les matières salines, comme pour les aliments organiques; mais cependant nous pouvons, dans une certaine mesure, économiser ces réserves, et nous aurons tout intérêt à le faire.

3° *Tenir compte du but probable de la fièvre.* — L'élévation de la température dans la fièvre, je l'ai dit, me paraît être due surtout à la vaso-dilatation. Mais on peut se demander si cette vaso-dilatation est le résultat direct des produits microbiens, ou bien si elle n'est qu'une conséquence secondaire de la présence de ces produits et une réaction de l'organisme destinée à lutter contre eux.

---

(1) 1° Premier volume de ce traité, pp. 123 et suiv. ;

2° CARCANAGUE et MAUREL. — Pertes salines subies par les céréales et les légumineuses pendant la cuisson dans l'eau. (Société de biologie, 17 juillet 1909).

Comparaison des pertes salines subies par les divers légumes pendant leur cuisson dans l'eau et dans les corps gras. Congrès végétarien de Bruxelles (juin 1910).

Dans les deux cas, les produits microbiens, les toxines, seraient bien la cause de la vaso-dilatation. Mais dans le premier, la vaso-dilatation serait une manifestation franchement morbide; et dans le second, elle serait, au contraire, un moyen de défense de l'organisme. De là ces conséquences, que, dans le premier cas, l'élévation de la température constituerait un danger qu'il faudrait combattre, et dans le second, qu'étant un moyen de résistance, il faudrait la favoriser. C'est là une question qui reste à l'étude, et sur laquelle je vais, du reste, revenir.

Toutefois, je puis dire, dès maintenant, qu'au moins dans un certain nombre de cas, à la condition de ne pas dépasser 39° dans l'aisselle, la fièvre paraît avoir quelques avantages appréciables dont les principaux sont, étant donné l'insuffisance des aliments, l'oxydation des produits de combustion incomplète, et celle possible des toxines. Enfin, vu l'action des températures comprises entre 37° et 39°, soit comme températures centrales au moins 38° et 40°, d'une part sur de nombreux microbes pathogènes, et d'autre part, sur nos leucocytes, la fièvre aurait pour résultat la diminution de la virulence des premiers et l'augmentation de l'activité des seconds.

4° *Tenir compte des particularités de la fièvre.* — Au point de vue de l'alimentation, certaines localisations ont une influence capitale. On conçoit, par exemple, qu'on devra se montrer plus réservé dans les affections siégeant sur le tube digestif, telles que l'entérite, la gastro entérite, l'entéro-côlite s'accompagnant de fièvre, l'embarras gastrique, la fièvre typhoïde, et même certaines fièvres éruptives, à cause de l'énanthème.

Dans d'autres affections fébriles, au contraire, les organes digestifs sont beaucoup moins atteints, et l'on peut se montrer moins réservés pour l'alimentation, tels sont la pneumonie, la tuberculose pulmonaire, qui souvent laissent les organes digestifs intacts, la fièvre intermittente paludéenne, etc.

5° *Tenir compte du terrain.* — On peut être moins préoccupé de réparer les pertes de l'organisme chez les sujets ayant de grandes réserves, tels que les pléthoriques, les obèses, les goutteux en général et les diabétiques gras. Tous ces sujets peuvent supporter facilement l'insuffisance de l'alimentation. De plus, cette insuffisance peut avoir pour avantage, je l'ai dit, de permettre à l'organisme de se débarrasser des produits de combustion incomplète, qui sont souvent en quantité exagérée chez ces sujets.

Chez les sujets surpris par leur affection dans de bonnes conditions de nutrition, la fièvre peut également exister pendant quelques jours sans de gros inconvénients. Ces sujets, en effet, ont des réserves suffisantes pour compléter celles de leur alimentation restreinte sans trop en souffrir.

Enfin, chez les sujets naturellement maigres ou **amaigris,** les réserves en corps gras peuvent être assez faibles pour que l'organisme soit forcé de demander beaucoup à ses albuminoïdes. C'est là un danger qu'il faut éviter. On en sera prévenu par l'élévation de l'urée, qui, dans ces conditions. non seulement peut égaler la quantité normale, mais même la dépasser-; et d'après la quantité qui dépasse celle ingérée, on pourra apprécier celle qui est demandée en supplément à l'organisme.

6° *But de l'alimentation pendant les maladies fébriles.* — Pendant ces affections, l'alimentation a deux buts nettement déterminés. L'un, et c'est celui qui souvent l'emporte comme importance au début, est un but thérapeutique. C'est ce qui a lieu dans les entérites et entéro-côlites fébriles traitées par le régime lacté. Dans ce cas, en effet, le régime constitue le seul traitement. C'est aussi ce qui a lieu dans la scarlatine, dans laquelle ce même régime est donné comme un prophylactique contre la néphrite.

Le but thérapeutique peut également se prolonger pendant la convalescence; c'est aussi ce qui a lieu dans les affections précédentes. Mais pendant cette dernière période, c'est souvent l'autre but de l'alimentation qui prend la prépondérance. C'est celui de suffire. aux dépenses de l'organisme et même de reconstituer les réserves dépensées. Ce rôle de l'alimentation, à la vérité, dans de certaines limites, existe toujours, même lorsque l'alimentation constitue le seul moyen thérapeutique, mais tandis qu'il n'est que secondaire dans ces derniers cas, il devient prépondérant dans la plupart des convalescences et même exclusif dans quelques autres. Or, de ces deux buts différents découlent ces conséquences, que comme moyen de thérapeutique les quantités et surtout les qualités des aliments doivent être· inspirées par ce but, tandis que, dans le second cas, leurs qualités et surtout leurs quantités doivent être réglées sur les dépenses de l'organisme.

Division des maladies fébriles au point de vue de l'alimentation.

Pour pouvoir embrasser toutes les affections fébriles dans une étude d'ensemble au point de vue de l'alimentation, je grouperai les indications que j'ai à donner à ce sujet d'après la température présentée par le malade. C'est, en effet, cette condition qui m'a paru celle qui doit le plus influencer l'alimentation, en tenant compte des considérations différentes dans lesquelles je viens d'entrer.

L'alimentation devra donc varier pour les températures axillaires :

1º Selon que la température du soir est au-dessus de 39º ;

2º Selon qu'elle est comprise entre 38º9 et 38º ;

3º Selon qu'elle est comprise entre 37º9 et les températures sous-normales ;

4º Enfin à partir de ces températures, période qui en réalité ne relève qu'en partie de l'alimentation insuffisante.

Quelles que soient les températures, on peut suivre dans l'alimentation des fébricitants deux voies : 1º celle du *bouillon* pur ou servant à faire des potages et du régime ordinaire, et 2º celle *du lait avec ses régimes mitigés.*

En acceptant cette division de l'alimentation d'après la température, j'admets en principe que, *toutes conditions égales d'ailleurs et sauf des indications spéciales, l'alimentation doit être d'autant plus restreinte que la température est plus élevée.* La nature de l'affection, son siège anatomique, devront céder. le plus souvent, le pas à la température. Devront donc, *en principe,* recevoir la même alimentation tous les fébricitants, quelle que soit leur affection, qui auront la même température. Or, comme dans toutes les affections les températures se modifient, ce sont leurs modifications qui devront dicter celles de l'alimentation.

*Étude de l'alimentation par le bouillon et le régime
ordinaire.*

C'est la méthode ancienne, celle à laquelle la population
française est le plus attachée ; et j'avoue qu'assez souvent, je
cède à ses désirs au moins en ce qui concerne le bouillon, qui
devient l'aliment presque unique pour les températures axillaires dépassant 39°.

Je connais bien les reproches adressés au bouillon ; et je
suis loin de ne pas en tenir compte. Mais il me semble que,
tout en étant exacts au point de vue scientifique, ces reproches perdent une grande partie de leur importance, quand on
ramène à la pratique les données théoriques.

L'exclusion du bouillon de l'alimentation des malades vaut
au moins qu'on la discute ; et je demande à m'y arrêter quelques instants

La composition du bouillon et sa faible valeur nutritive
sont connues depuis longtemps et les travaux récents d'Al-
quier (1), d'une part, et, surtout, d'autre part, ceux de Grindley
et Moyonnier (2) sont venus confirmer ceux qui les avaient
précédés sur ce point capital que le bouillon n'a qu'une très
faible valeur même purement calorifique.

La viande de bœuf, même soumise dans de bonnes conditions de cuisson dans l'eau, en suivant le procédé des familles, perd bien 30 ou 40 % de son poids, mais elle ne cède
à l'eau que 2 % de ses albuminoïdes, 1 % des corps gras et
50 % de ses matières salines. Sa composition moyenne, pour
100 grammes de bouillon, correspond à environ 1 gramme
d'albuminoïdes, 0.25 de corps gras, ce qui vaut en tout
$7^{cal}500$; et, avec le chlorure de sodium ajouté au moment de
la cuisson, $0^{gr}30$ à 0,50 de matières salines.

Il reste donc bien acquis que le bouillon n'a qu'une très
faible valeur nutritive ; et qu'on ne saurait, par conséquent,
compter sur lui pour alimenter un malade. De plus, et c'est là

(1) Les aliments de l'homme. *Revue d'hygiène alimentaire,* 1906.
(2) Expériences sur les déperditions occasionnées par la cuisson de la
viande, par H.-S Grindley et Timothy-Moyonnier. *Revue d'hygiène alimentaire,* décembre 1905, p. 659. — Voir aussi le 3e volume, p. 361 et suiv.

le principal reproche qu'on lui adresse, il contient des purines, origine de l'acide urique, et aussi des leucomaïnes que
les viandes contiennent toujours en quantité plus ou moins
grande suivant l'état de l'animal au moment où il a été
abattu. Enfin, le bouillon peut également avoir pris à la
viande des produits ptomaïniques, lorsque celle-ci n'est pas
tout à fait fraîche.

Ce dernier grief, qui est évidemment le plus important,
grâce à quelques soins, peut être évité. Il doit être entendu que
l'on n'emploiera que de la viande fraîche. Il en est à peu près
de-même pour les leucomaïnes. On évitera de prendre les
viandes d'animaux fatigués et surtout surmenés. Il est facile
d'obtenir que les animaux qui viennent de loin, ne soient abattus
qu'un jour ou deux après avoir été amenés auprès des abat-
toirs. De plus, on peut se demander si les ptomaïnes et les
leucomaïnes ne sont pas, au moins en partie, transformées
par l'ébullition prolongée que subit le bouillon pendant sa
préparation.

Ces inconvénients peuvent donc être évités ou au moins
fortement atténués ; il ne reste donc que celui des purines. Or,
cet inconvénient, comme je le disais, perd aussi de sa valeur
en tenant compte que 100 grammes de viande ne contiennent
que $0^{gr}15$ de purines et qu'ils permettent de faire 250 grammes
de bouillon. Ainsi, en admettant que les purines de la viande
soient cédées en totalité au bouillon, ce qui est peu probable,
100 grammes de ce dernier ne contiendraient guère que $0^{gr}06$
de purine ; et je ne crois pas que ces substances, ramenées à
ces quantités, puissent constituer un sérieux danger, à moins
qu'il ne s'agisse de graveleux ou de goutteux devant recevoir
une grande quantité de bouillon surtout concentré.

Tels sont les inconvénients relevés contre le bouillon ;
voyons maintenant les raisons qui peuvent justifier son maintien dans l'alimentation des fébricitants.

Sans donner trop d'importance à cette considération, il me
semble que l'on peut tenir compte de son usage séculaire.
Jusqu'à une vingtaine d'années, il a constitué l'unique aliment de tous les fébricitants pendant la période la plus grave
de leur affection ; et le bouillon semble avoir soutenu cette
longue épreuve non sans quelque succès. Nos prédécesseurs,
observateurs si attentifs, en auraient, il me semble, constaté

les inconvénients s'ils étaient si manifestes qu'on semble l'admettre aujourd'hui. En ce qui me concerne, je le donne encore dans de nombreux cas, et sans que j'ai eu à le regretter, quoique mon attention étant appelée sur ses dangers, j'ai toujours surveillé son usage, étant prêt à le supprimer à la première indication. Il faut, au contraire, reconnaître que si le bouillon est peu nutritif, il est souvent bien toléré par l'estomac, même quand il est atone ou excité, et qu'il est facilement absorbé. Il fournit, on outre, à l'organisme une certaine quantité d'eau. Un malade peut prendre facilement un demi-litre à un litre de bouillon dans les vingt-quatre heures ; et, dès lors, grâce à des tisanes prises dans les mêmes proportions, il arrive à ingérer la quantité d'eau qui lui est nécessaire. L'eau du bouillon, en outre, est antiseptisée contre certains microbes par l'ébullition. Le bouillon assure, en outre, à l'organisme environ la moitié des matières salines de la viande qui a servi à le faire ; ces matières, par leur composition, se rapprochent forcément de celles qui nous sont nécessaires ; et nous savons, d'une part, que ces matières sont insuffisantes dans l'alimentation du fébricitant et, d'autre part, qu'il est important de les lui fournir en quantité suffisante. Or, c'est là un avantage auquel il faut ajouter de l'importance. En outre, nous savons que le bouillon favorise au moins la sécrétion gastrique, aussi bien pour l'acide chlorydrique que pour la pepsine ; il est *succogène*. Il peut ainsi réveiller les fonctions gastriques, et secondairement celles de l'intestin. Il doit donc aider à la digestion des autres aliments pris en même temps que lui. Enfin, il paraît favoriser l'utilisation des réserves de l'organisme. Les animaux alimentés avec du bouillon comparativement à d'autres alimentés seulement avec de l'eau, maigrissent plus rapidement et succombent les premiers ; mais ils conservent leur aptitude au travail pendant plus longtemps. C'est qu'en effet, le bouillon, en favorisant la mise en œuvre des réserves, permet à l'animal d'en utiliser davantage et de conserver ainsi sa force et son activité ; mais ses réserves sont forcément plutôt épuisées.

Ce sont là deux indications dont il faut savoir tenir compte. Il semble, en effet, résulter de ce qui précède que le bouillon pourra être donné sans inconvénient, avec avantage même, quand la maladie ne sera pas de trop longue durée ou que le fébricitant aura de sérieuses réserves. Du moins, on pourra le donner, quand la maladie devra être longue, durant la période pendant laquelle il y aura avantage à soutenir le malade. Mais, par contre, il faudrait être plus réservé pour le donner d'une manière exclusive dans les affections febriles de longue durée, comme la tuberculose pulmonaire, les suppurations chroniques, surtout si le sujet n'a que de faibles réserves.

On le voit donc, par cet examen critique des inconvénients et des avantages du bouillon, je trouve qu'on ne saurait se prononcer ni en faveur de sa généralisation, ni, non plus, pour son exclusion complète de l'alimentation des fébricitants. Je crois, au contraire, que son utilisation doit être raisonnée ; mais qu'à la condition de discuter ses indications, il mérite non seulement de rester dans la pratique, mais que, dans beaucoup de cas, ses avantages dépasseront suffisamment ses inconvénients pour lui laisser une large part dans l'alimentation.

Préparation du bouillon — Dans la discussion qui précède, j'ai eu en vue le bouillon tel qu'on le prépare dans les grands établissements et dans les hôpitaux (1) et j'ai déjà donné des indications à cet égard. Mais sa préparation peut varier ; et, comme nous allons le voir, elle peut aussi modifier sa composition et sa valeur nutritive. Il me paraît donc utile de donner quelques indications à cet égard en ce qui regarde celui destiné aux fébricitants.

1° Presque toutes les viandes peuvent servir à faire du bouillon. Celles du bœuf, du veau et du poulet sont les plus employées ; mais on peut aussi utiliser dans ce but celle du mouton et du pigeon. La viande de porc, ainsi que celle de l'oie, du dindon et du canard, utilisées le plus souvent comme conserves, peuvent aussi être bouillies, mais leur bouillon n'est pas servi aux malades. Il en est de même du bouillon de poisson, qui demande toujours à être très relevé. Les substances cédées à l'eau de l'ébullition par ces différentes viandes varient peu. J'ai donné ces indications dans le volume précédent (2). Je me contente de les résumer ici en donnant des chiffres approximatifs.

(1) 3ᵉ volume, pp. 361 et suiv.
(2) 3ᵉ volume. Bœuf, p. 363 ; veau, p. 366 ; mouton, p. 377 ; porc, p. 378 ; poule, p. 421.

La viande de bœuf perd de 30 à 40 °/o de son poids; mais elle ne cède au bouillon que le 2 °/o de ses albuminoïdes, le 1 °/o de ses corps gras et le 50 °/o de ses matières salines. Le reste de la perte est représeaté par l'eau.

Le veau perd en tout de 25 à 30 °/o; et de nouveau 2 °/o d'albuminoïdes et 1 °/o de corps gras. Les pertes du mouton ne dépassent guère 25 °/o. Celles en albuminoïdes ne sont que de 1 °/o, mais celles des corps gras atteignent 5 °/o.

Le bouillon de mouton est donc moins riche en albuminoïdes, mais plus riche en corps gras. La viande de porc, comme celle du mouton, ne diminue guère que de 25 °/o et elle ne perd que 1 °/o d'albuminoïdes, 2 °/o de corps gras et 25 °/o de matières salines. Enfin, la viande de poulet diminue de 30 °/o, sur lesquels 2 °/o pour les azotés, 1 °/o de corps gras et 50 °/o de matières salines.

Comme on le voit, les différences sont, en somme, négligeables; et à la condition de préparer le bouillon par le même procédé, on peut le considérer comme ayant la même valeur. La différence réside surtout dans la question d'odeur et de goût.

Les principales indications pour sa préparation sont les suivantes :

1° *Quantité.* — Pour un litre d'eau, il faut environ 250 à 300 grammes de viande désossée, et par l'ébullition l'eau doit être ramenée à 750 grammes environ ;

2° *Volume.* — Autant que possible, les morceaux de viande ne doivent guère dépass r 250 grammes.

Durée. — La durée de la cuisson varie de trois à cinq heures.

Température. — L'eau doit d'abord être portée à l'ébullition, mais ensuite il faut se contenter d'une température de 80° à 90°. Il n'y a aucun avantage à mettre la viande soit à l'eau froide, soit à l'eau bouillante.

Viandes grasses ou maigres. — D'une manière générale, les viandes grasses subissent moins de pertes totales et cèdent moins d'albuminoïdes, mais plus de corps gras.

Légumes et plantes aromatiques. — Un usage à respecter est d'ajouter à l'eau quelques légumes, poireaux, navets, carottes, pommes de terre, et aussi des plantes aromatiques, thym, laurier, cerfeuil, céleri, etc. Ces légumes et ces plantes

cèdent au bouillon, d'abord une partie de leurs matières salines (1), et leurs principes aromatiques, mais aussi quelques-unes
de leurs substances organiques, albuminoïdes et amylacés.

Chlorure de sodium. — Enfin, on ajoute toujours dans les
environs de 5 grammes de sel par litre d'eau.

Le bouillon ainsi préparé arrive à contenir 1 gramme d'albumine pour 100 grammes, 0^{gr}25 de corps gras et 0,40 à 0,70
de matières salines ; sa valeur est de 7^{cal}500.

Mais, et j'insiste sur ce point pratique, on peut augmenter la
valeur de ce bouillon en ajoutant à la viande notamment des os,
des cartilages et des parties riches en tissu conjonctif, comme
la peau. D'une manière générale, on peut ajouter à la viande
le même poids de ces substances ; et à l'albumine provenant
de la partie musculaire, viennent s'ajouter dans ces conditions
de l'osséine, de la condhrine et de la gélatine qui constituent
des aliments calorifiques. Les 100 grammes de bouillon peuvent
ainsi arriver à contenir 3 à 4 grammes d'azotés et fournir
de 20 à 30 calories. Les parties de viande riches en tissu fibreux
(jarret de veau) et en peau (poulet) donnent donc des bouillons
plus nourrissants au moins au point de vue calorifique. Ce
liquide n'en reste pas moins un aliment peu nutritif comme
albuminoïdes, mais le litre arrive encore entre 200 et 300 calories, ce qui, nous allons le voir, peut compter dans l'alimentation du fébricitant.

Dans ce qui va suivre, je vais avoir en vue l'adulte moyen
des deux sexes, mais en prolongeant, pour le cas présent, la
période adulte jusqu'à 70 ans (2).

Malades dont la température axillaire vespérale dépasse 39°.
— De nombreuses affections élèvent la température du soir au-
dessus de 39°, au moins pendant quelques jours J'ai déjà indiqué

---

(1) CARCANAGUE et MAUREL. Contribution à l'étude du blanchiment des
légumes. Société de Biologie, 26 février 1910, p 336.

Pertes salines et spécialement en sels de potassium pendant l'ébullition
dans l'eau. (Congrès végétarien de Bruxelles, juin 1910).

(2) Dans le 2e volume (p. 654) j'ai donné 50 ans comme limite à l'âge
adulte, mais au point de vue de la fièvre, je crois que les considérations qui
intéressent l'adulte jusqu'à 50 ans sont aussi applicables jusqu'à l'âge de
70 ans.

que dès qu'il y a de l'inappétence, du malaise, il faut restreindre beaucoup l'alimentation ; et, bien entendu, cette règle s'impose encore davantage s'il ý a de la fièvre. On peut, en effet, n'être qu'au début d'une affection fébrile sérieuse ; et quoique, malgré la réduction de l'alimentation, l'affection doive suivre son cours, au moins on ne l'aura pas compliquée par des mal-digestions ou de l'embarras gastrique.

Mais j'estime que tant que la fièvre ne sera pas arrivée à 39° le soir, on peut donner selon les indications spéciales des potages ou du lait. Au contraire, toute affection aiguë donnant cette température doit ramener l'alimentation au bouillon et aux potages légers ou à une quantité de lait restant au-dessous de 500 calories, soit un demi litre de lait sucré.

Pendant toute la durée de ces températures, le bouillon sera donné par doses de 150 à 200 grammes, et aux heures suivantes, que j'ai admises dans ma pratique depuis plus de trente ans, et auxquelles j'attache une réelle importance : 8 heures du matin, midi, 4 heures et 8 heures du soir.

C'est donc en tout quatre prises de 150 à 200 grammes, environ une tasse à thé, soit 600 à 800 grammes de bouillon, qui, préparé comme je viens de l'indiquer, surtout avec l'addition de quelques substances gélatineuses, fournira en moyenne 10 à 12 grammes de substances albuminoïdes et près de 200 calories.

Pendant les heures intermédiaires, celles qui sont à égales distances de celles réservées au bouillon ou plus tard aux autres aliments, restent ainsi disponibles pour les médicaments ; ce sont : 6 heures et 10 heures du matin ; 2 heures, 6 heures et 10 heures du soir. C'est aussi à ces heures que doivent être administrées les tisanes. Celles-ci le seront pour chaque prise à la dose de 150 à 200 centimètres cubes, soit en tout de 900 à 1.200. On pourra, du reste, en donner également une ou deux prises pendant la nuit, si le malade ne dort pas ; ce qui portera la quantité des vingt quatre heures facilement au-dessus d'un litre. Or, en sucrant chaque prise avec 5 à 10 grammes de sucre, nous arriverons environ à un total de 50 grammes de sucre donnant environ 200 calories.

Cette alimentation fournirait donc au malade environ 10 à 12 grammes d'albuminoïdes et 400 calories. De plus, elle lui assurerait près de deux litres de liquide, et approximativement

10 grammes de matières salines contenues soit dans le bouillon soit dans les tisanes.

Evidemment, c'est là une alimentation insuffisante à tous les points de vue. Mais nous savons que cette insuffisance au moins pendant quelques jours, ne peut être qu'avantageuse, puisqu'elle favorise la destruction des produits de combustion incomplète s'il en existe.

Enfin, ainsi composée et ordonnée, elle me présente les avantages d'abord de bien fixer la famille sur les soins à donner ; et ensuite elle nous permet de savoir exactement ce que nous donnons.

Températures vespérales entre 39° et 38°. — Ces températures, qu'elles soient le point culminant de la courbe ou qu'elles succèdent à d'autres plus élevées, indiqueront la même alimentation et devant être donnée aux mêmes heures. Toutefois, elle sera un peu plus riche que la précédente Elle comprendra toujours quatre prises d'aliments, dont deux, celles de 8 heures et de 4 heures, composées seulement par du bouillon, et les deux autres, celles de midi et de 8 heures du soir, par des potages.

Le bouillon sera donné à la même dose. Quant aux potages, ils contiendront la même quantité de bouillon, auquel on ajoutera des fécules, des farines, des pâtes alimentaires, des purées de légumes ou du pain

Comme indications générales, voici quelles seront les quantités à donner de ces divers aliments et la valeur nutritive de ces quantités. Pour les fécules de céréales, pour celle de pomme de terre et pour le tapioca, 25 grammes donnent environ 100 calories ; pour les farines, environ 20 grammes donnent 75 calories et 3 grammes d'azotés ; pour les pâtes d'Italie, 20 grammes donnent 100 calories et 3 grammes d'azotés ; pour les légumes frais, pommes de terre, carottes, 100 grammes donnent 100 calories et de 1 à 2 grammes d'azotés ; pour les légumes secs, surtout lentilles et pois, 20 grammes donnent 75 calories et 5 grammes d'azotés. Enfin, pour le pain, 50 grammes donnent 125 calories et 4 grammes d'azotés.

En alternant ces divers potages, on peut, en tenant compte du bouillon, les évaluer en moyenne à 150 calories et à 5 grammes d'azotés, soit pour les deux à 300 calories et à 10 gr. d'azotés. De plus, en y ajoutant les deux prises de bouillon, nous trouvons sensiblement de 13 à 14 grammes d'azotés et 400 calories.

Les tisanes seront données aux mêmes heures et en même quantité que précédemment. Elles fourniront donc, grâce à leur sucre, de nouveau 200 calories, ce qui portera ces dernières à 600 avec celles de l'alimentation. En tenant compte de l'alimentation totale, nous arrivons à 13 à 14 grammes d'azotés, 600 calories, environ 2 litres de liquides et à 15 grammes de matières salines.

Nous restons donc forcément encore avec une alimentation insuffisante, mais qui déjà épargne les réserves. De plus, dans la plupart des affections, ces températures ne se prolongent pas longtemps. Si, au contraire, elles se maintenaient et surtout si le taux de l'urée, avec cette faible alimentation azotée, dépassait $0^{gr}20$ par kilogramme, ce qui indiquerait que le malade fait du calorique avec ses albuminoïdes, il faudrait augmenter l'alimentation en remplaçant les deux prises de bouillon de 8 heures du matin et de 4 heures du soir par du lait, et donner la préférence aux légumes secs pour faire les potages.

Températures vespérales au-dessous de 38° jusqu'aux températures normales. — Ces températures ont presque toujours été précédées par d'autres plus élevées. Il est rare, en effet, qu'une affection fébrile qui s'impose à notre attention ne s'accompagne pas d'une température dépassant 38° le soir.

Mais, quoi qu'il en soit à cet égard, les indications à remplir restent les mêmes.

Le régime comprendra toujours quatre repas qui seront fixés aux mêmes heures. Mais les repas de 8 heures et de 4 heures seront représentés par des potages, en général de fécules, et ceux de midi et de 8 heures par des potages aux pâtes d'Italie, au pain ou aux légumes secs. De plus, dès le retour à ces températures, à ces deux repas, on ajoutera un fruit cuit; et, si le malade le désire, une boisson de table en petite quantité correspondant à 10° d'alcool environ par jour. Enfin, après deux ou trois jours de ce régime, on pourra ajouter un œuf et du pain au potage de midi.

Les quantités de tisane et les heures pour les prendre seront les mêmes que précédemment. Il faut tenir compte, en effet, que cette période est celle des crises marquées parfois par des sueurs abondantes et le plus souvent par une exagération de la diurèse.

Les reins, qui, au moment des plus hautes températures, avaient perdu une partie de leur perméabilité, la retrouvent en ce moment; et l'organisme se débarrasse des produits organiques et des matières salines s'il avait dû en conserver en excès. Il est donc utile à l'organisme, d'abord de remplacer les liquides qu'il perd en plus grande quantité que d'ordinaire, et aussi de pouvoir augmenter sa diurèse pour éliminer ces diverses substances.

En évaluant la moyenne de cette alimentation, nous arrivons à un minimum de 20 à 25 grammes d'azotés et à environ 800 à 1.000 calories, qui, augmentées de celles de tisanes arrivent à 1.000 ou 1.200. De plus, les liquides s'élèvent facilement entre 2 litres et 2 litres et demi; enfin les matières salines arrivent dans les environs de 15 grammes.

Avec ce régime, nous restons encore avec une alimentation insuffisante; mais qui, sauf pour les azotés, s'éloigne peu de celle qui permettrait de couvrir les besoins.

Je rappelle, en effet, que ces derniers, pour les alités, ne dépassent pas 1.500 calories et environ 20 grammes de matières salines. Quant à l'eau, elle est déjà devenue suffisante.

Températures normales. — Celles-ci, si la température a dépassé 39° le soir, sont souvent précédées de températures *sous-normales*. Ce sont ces dernières qui marquent réellement la convalescence. Elles coïncident souvent avec une crise marquée par l'abondance des sueurs ou de l'urine. Ces crises font partie de la convalescence. Elles arrivent après la fièvre. A partir de ce moment, l'appétit peu à peu se relève; le sommeil devient réparateur et le malade éprouve un véritable bien-être. Le moment est donc venu de réparer les pertes et de reconstituer les réserves. Le plus souvent, cette tâche est facilitée, je l'ai dit, par l'appétit du malade, qui même fréquemment le rend exigeant. Or, il y a encore quelques jours de prudence à avoir et à lui faire accepter.

Avant de passer à l'alimentation lui permettant de reconstituer ses réserves, il faut lui en donner une qui permette seulement de ne plus aggraver ses pertes. C'est celle qui correspond à la ration moyenne d'entretien pathologique, soit environ

1 gramme d'azotés et 20 à 25 calories par kilogramme du poids normal et aussi approximativement 20 grammes de matières salines.

Les heures des repas peuvent rester les mêmes, toutefois en avançant d'une heure le repas du soir.

Le premier déjeuner sera fait avec 150 grammes de lait pur sucré ou additionné, selon les goûts du malade, de thé ou de café, et on y joindra 50 grammes de pain ou de biscuit (le tout donnera 10 grammes d'azotés et près de 250 calories). Le repas de midi comprendra un potage, un œuf, un fruit cuit, 100 grammes de pain et une boisson de table dont la quantité correspondra à 10 grammes d'alcool. Ce repas fournira environ 20 grammes d'azotés et 600 calories.

Le goûter sera fait avec 150 grammes de lait sucré et 50 grammes de pain ou de biscuit donnant 10 grammes d'azotés et 250 calories.

Enfin le repas du soir se composera d'un potage, d'un légume en purée ou d'un fruit cuit, de 100 grammes de pain et de la même quantité de boisson de table, ce qui donnera environ 15 grammes d'azotés et 500 à 600 calories.

Dans la journée, ce malade recevra donc, d'une manière approximative, 55 grammes d'azotés et 1.600 à 1.700 calories, soit, pour les aliments organiques, la ration moyenne de l'alité. Quant aux matières salines, elles seront également rendues suffisantes par celles du pain, du lait et des potages ; et enfin, en ce qui concerne l'eau, la boisson de table permise au repas permettra de diminuer les tisanes sans que l'alimentation ait à en souffrir.

Après quelques jours de ce régime, s'il est bien supporté, on pourra l'augmenter en faisant porter les modifications sur les deux principaux repas. Mais dès lors, les apports deviendront supérieurs aux dépenses, quoique restant au-dessous de la ration moyenne d'entretien.

Alimentation pendant la convalescence. — La distribution des repas restera la même, et rien ne sera changé pour le premier déjeuner et pour le goûter. Mais pour le repas de midi d'abord, l'œuf sera remplacé par du poisson maigre, par de la volaille ou par des côtelettes d'agneau ; et, de plus, dans la suite, on pourra le compléter par un légume.

Le pain et la boisson de table pourront aussi être graduellement augmentés Ils pourront l'un et l'autre être doublés.

Pour le repas du soir, je considère comme prudent de le rendre plus léger que celui de midi. Avec le potage, je ne fais prendre qu'un légume ou un œuf et un fruit cuit. J'ai déjà dit que ce dernier repas doit être fait à 7 heures du soir.

J'insiste pour qu'aucun aliment ne soit donné plus tard. On ne donnera, si le malade le désire qu'une décoction calmante, comme de tilleul, de verveine ou de feuilles d'oranger.

Grâce à ces augmentations, il deviendra facile d'élever la valeur nutritive de l'alimentation de cet alité non fébricitant, à 2.000 calories et à 80 ou 90 grammes d'albuminoïdes. Or je ne crois pas qu'il soit nécessaire d'augmenter davantage son alimentation. Il pourra, si cette alimentation est bien utilisée, immobiliser, même en tenant compte du déchet intestinal, l'équivalent de 300 calories, soit à peu près 10 grammes d'albuminoïdes et 20 grammes de corps gras.

Quand le malade commencera à se lever, l'alimentation pourra être augmentée de nouveau et être portée vers 100 gr. d'azotés et 2.200 calories. Grâce à ces deux augmentations, les quantités d'aliments restant disponibles pour réparer les pertes seront sensiblement les mêmes ; et, de nouveau, je trouve ces quantités suffisantes.

Enfin quand le malade sortira, le ration sera de nouveau augmentée; mais l'augmentation devra être calculée de telle manière que l'excédent des aliments sur les besoins ne dépasse pas le précédent.

De plus, on pourra se montrer moins réservé sur le choix des aliments. La côtelette de mouton pourra remplacer celle d'agneau. Les poissons rouges et gras seront permis à la place du poisson maigre. Le bœuf et le veau rôtis pourront aussi être utilisés ; enfin les fruits frais, à la condition d'être mûrs, pourront remplacer les fruits cuits.

A partir du moment où le malade sortira, il sera utile de le peser pour suivre ses augmentations successives. Ce sont les pesées régulièrement faites qui donneront une des principales indications pour régler l'alimentation. Les réserves ne devront être reconstituées que lentement et graduellement ; et la ration devra être diminuée dès que le malade aura atteint son poids normal calculé d'après sa taille.

Une autre indication importante sera tirée de l'examen des urines. Le dosage de l'azote urinaire et surtout de l'urée nous fixera approximativement, si les fonctions digestives se font bien, sur la quantité d'albuminoïdes immobilisés. En retranchant environ 0^{gr}50 de ces substances par kilogramme, quantité qui représente leur déchet intestinal et celle qui s'élimine autrement que par l'urine, on devra retrouver tout l'azote du reste de ces substances à l'état d'azote urinaire ; et s'il y a une différence en moins, cette différence représentera les albuminoïdes immobilisés en nature. Un sujet de 60 kilogrammes recevant 100 grammes d'albuminoïdes, doit être considéré comme n'en absorbant que 70 grammes, puisque 30 grammes ou bien ne sont pas absorbés ou bien sont éliminés autrement que par la voie urinaire. Ces 70 grammes d'albuminoïdes absorbés devront donner environ 11 grammes d'azote urinaire ; et si celui-ci n'arrive qu'à 9, il faudra en conclure que 2 grammes d'azote, soit environ 12 grammes de substances albuminoïdes, sont immobilisés à l'état albuminoïde par le sujet Si ces albuminoïdes étaient immobilisés à l'état de corps gras, leur azote se retrouverait à l'état d'azote urinaire.

Alimentation des fébricitants par le lait.

L'alimentation des fébricitants par le régime lacté pur est encore plus facile à régler que celle par le bouillon, et par les potages suivis du régime ordinaire. A la condition d'additionner le lait d'environ 50 à 60 grammes de sucre, le litre de lait, on le sait, donne 1.000 calories. C'est même là une raison pour lui donner la préférence.

Mais, de plus, les avantages propres à ce régime et qui seront exposés plus tard, quand j'en traiterai d'une manière spéciale, l'imposent dans un certain nombre d'affections. Je l'ai déjà conseillé, on l'a vu, dans de nombreuses affections des voies digestives non fébriles. Mais, de plus, il est devenu le régime de choix, dans de nombreuses autres s'accompagnant de fièvre. Telles sont pour les voies digestives : la gastrite aiguë, la gastro-entérite aiguë, l'entérite et la gastro-entérite aiguë, la fièvre typhoïde, l'hépatite suppurée, les inflammations des voies biliaires, et aussi des voies urinaires,

les néphrites, les pyonéphroses, les pyélo-néphrites, et les cystites. Enfin la plupart des fièvres éruptives, et plus spéciale-
lement la scarlatine.

Dans toutes ces affections, je ne vois guère qu'une contre-
indication, c'est le vomissement. Quand ils compliquent l'affection, les vomissements de lait étant pénibles, je conseille de
surseoir au régime lacté ; et je le remplace par le bouillon, que
l'on rend avec moins d'efforts. De plus, comme dans ces affections, le régime lacté constitue une partie importante du traitement, et qu'après l'avoir rendu, le malade l'accepterait difficilement dans la suite, j'aime mieux attendre pour le donner
que ce symptôme ait disparu. Quelques réserves pourraient aussi
être faites pour certaines de ces affections : telles sont la fièvre
typhoïde et les hépatites. Pour la première, je crois que, vu sa
durée et pour éviter le dégoût du malade, il est préférable de
faire un régime mixte; et, pour les secondes, il me paraît
utile, je l'ai déjà dit, de l'entrecouper par des périodes de régimes ovo-végétarien.

Sauf ces quelques réserves, le régime lacté sera donc le régime de choix de toutes les affections fébriles précédentes ; et
il est de notre devoir de le faire accepter par le malade et par
son entourage. Notre tâche, à cet égard, du reste, a été rendue
assez facile depuis quelques années. Le régime lacté, grâce à
ses succès, à triomphé de presque toutes les résistances. Quant
aux quantités, elles doivent être fixées comme précédemment
par le degré de la fièvre ; et je vais indiquer celles à donner
aux adultes des deux sexes, de tailles moyennes correspondant aux poids approximatifs de 55 à 65 kilogrammes.

En nous basant sur les températures, la règle principale du
régime lacté doit être de donner une quantité dont la valeur
nutritive corresponde, sensiblement, à celle du régime au
bouillon correspondant.

Que nous alimentions les malades avec des aliments ordinaires ou avec du lait, le point capital, il ne faut pas l'oublier,
est de donner la même quantité de matières organiques, d'eau,
de matières salines. Il peut, selon les cas, y avoir des avantages
à donner le régime ordinaire ou celui du lait; mais quel que soit
le régime auquel nous devrons donner la préférence, une indication reste constante, c'est celle qui concerne les quantités
d'aliments organiques et minéraux. En somme, ce qui est im-

portant, au point de vue de l'alimentation, c'est de fixer les quantités de ces deux catégories de substances, quelle que soit leur origine, d'après l'élévation de la température.

Ces explications données, voyons quelles seront les quantités de lait à donner, en acceptant la même division que précédemment pour les fébricitants.

Températures vespérales au-dessus de 39°. — Si l'on voulait s'en tenir exactement à la même valeur nutritive que pour l'alimentation avec le bouillon, il suffirait de donner aux mêmes heures, 8 heures, midi, 4 heures et 8 heures du soir, 75 grammes de lait non sucré. Le malade recevrait ainsi environ 10 grammes de caséine et 200 calories. De plus, en sucrant les tisanes un peu moins, et seulement avec 30 grammes de sucre, donnant 120 calories, arrivant à un total de 320, on resterait aussi près que possible de l'alimentation précédente. Mais j'estime qu'on peut se montrer moins rigoureux, dans les cas dont il s'agit. Le lait, en effet, dans la plupart de ces affections, a une action thérapeutique en même temps qu'alimentaire. Aussi je pense que l'on peut arriver largement à 100 grammes de lait par prise, ce qui donnerait environ 15 grammes d'albuminoïdes et 300 calories, qui, avec les 120 du sucre de la tisane, arriveraient à 420. La quantité d'eau, ainsi mise à la disposition de l'organisme, serait à peu près la même, et, par conséquent, suffisante. Quant aux matières salines, celles du lait étant sensiblement inférieures à celles du bouillon, on devrait pour y remédier, ajouter une certaine quantité de chlorure de sodium au lait, environ $0^{gr}25$ à $0^{gr}50$ pour 100 grammes de lait. De plus, on choisirait l'orge, le riz ou l'avoine, pour faire les tisanes, et on remplacerait une partie de ces dernières par une eau minérale appropriée.

Températures vespérales de 39° à 38°. — Pour ces températures, le lait non sucré pourra être porté à 125 grammes par prise, ce qui, pour les quatre, donnerait 500 grammes, soit environ 18 grammes d'albuminoïdes et 350 calories. En sucrant le lait, on se contenterait de 100 grammes, soit, dans ce cas, 15 grammes d'albuminoïdes et 400 calories. La tisane, donnant par son sucre de 100 à 200 calories, on arriverait à un total de 500 à 600 calories. Mais, jusque là, il faudrait augmenter les matières salines par les tisanes de céréales ou par les eaux minérales.

Températures vespérales de 38° jusqu'aux normales. — Ces températures, je l'ai dit, se présentent surtout dans le déclin des affections fébriles, moment où l'on peut commencer à épargner les réserves du malade.

Le lait pourra lui être donné sucré, et à la dose de 150 grammes par prise, ce qui lui assure environ 20 grammes d'albuminoïdes et 600 calories, qui, augmentées de 200 calories des tisanes, arrivent à 800. De plus, dans les approches de la température normale, le lait sucré pourra être porté à 200 grammes par prise, ce qui fournirait environ 28 grammes d'albuminoïdes et 1.000 calories, en y joignant celles des tisanes.

Mais, même avec ces dernières quantités, les matières salines resteraient un peu insuffisantes ; et, de nouveau, on pourrait y suppléer. soit en salant le lait, soit en s'adressant aux céréales pour les tisanes ou aux eaux minérales.

Températures normales. — Jusqu'à ces températures, si l'on a adopté le régime lacté, on peut s'en tenir au lait exclusif, comme je viens de l'indiquer. Mais parmi les affections pour lesquelles ce régime est indiqué, les unes permettent de le mitiger, sans qu'il y ait des inconvénients, comme dans la fièvre typhoïde ; et les autres, au contraire, telles que la scarlatine, les néphrites, exigent sa continuation à l'état exclusif.

Pour ces dernières, le lait sera ramené à la ration d'entretien pathologique, soit entre 20 et 25 calories par kilogramme du poids normal.

Ce sera donc 1 litre et demi de lait sucré, assurant aux malades environ 50 grammes de substances albuminoïdes et 1.500 calories Mais, dans ces conditions, j'augmente les prises de lait, en le faisant prendre toutes les trois heures à partir de 6 heures du matin. comme je l'ai déjà indiqué plusieurs fois. C'est donc un quart de litre de lait à chaque prise.

L'eau fournie par le lait, étant sensiblement augmentée, il faut, bien entendu, diminuer celle des tisanes, qui seront ramenées à un demi-litre dans les vingt-quatre heures.

Enfin, après quelques jours de ce régime, destiné à couvrir les dépenses, on portera le lait à 2 litres, et selon la taille de la personne à 2 litres et demi.

Avec ces quantités, si le malade reste alité, il pourra sûrement commencer à réparer ses pertes. Le lait ne sera porté à 3 litres que lorsque le malade restera levé assez longtemps pour être considéré comme un malade à la chambre. Cette même quantité restera suffisante, du reste, même quand il commencera à sortir et qu'il aura repris ses occupations. Ces quantités de lait de vache, lui assureront, en même temps, les quantités d'eau et celles de matières salines qui lui sont nécessaires, soit deux litres et demi d'eau, et environ 20 grammes de ces dernières.

Ce régime lacté, à 3 litres de lait de vache, et même à 2 litres et demi, pour les sujets ne dépassant pas 65 kilog. comme poids normal, donne toute garantie, aussi bien au point de vue des substances organiques, qu'à celui des substances minérales. Mais, évidemment, par sa monotonie, il lasse facilement le malade, qui demande souvent à le cesser ou au moins à le modifier.

La conduite à tenir dans ce cas varie avec chaque affection ; et j'y reviendrai à propos de chacune d'elles.

Pour les affections qui n'exigent pas la continuation du régime lacté exclusif, dès que le malade est arrivé aux températures normales, on peut en venir d'abord au régime *pané-lacté*, et presque aussitôt au régime *pané-ovo-lacté*.

Le lait continue à être donné en quatre prises mais inégales, soit un quart de litre le matin et à 4 heures, et un demi-litre à midi et à 8 heures. De plus, on donne d'abord 50 grammes de pain à chacun de ces deux repas ; et, dès le lendemain, le pain est augmenté de 100 grammes. qui peuvent être donnés, soit aux deux mêmes repas, soit en partie aux deux autres.

C'est également aux deux principaux repas que seront donnés les œufs, quand on en viendra à ce régime.

C'est là un régime qui peut être continué pendant quelque temps ; et qui permet sûrement au malade de refaire ses réserves. Il lui assure, en effet, environ 80 grammes d'albuminoïdes et 2.200 calories ; et nous savons que ces quantités dépassent largement les dépenses de l'alité.

Ce régime peut être considéré comme une continuation du régime lacté. Mais si la nature de l'affection ne le rend plus nécessaire, on peut, dès lors, revenir au régime ordinaire, en remplaçant le lait de midi et de 8 heures par des potages gras ou maigres.

Toutefois, il faut avoir soin de les choisir riches, pour remplacer le lait. Ce sont ceux de pâtes d'Italie et surtout les purées de légumineuses qui s'en rapprocheront le plus, sans cependant l'équivaloir. Il faudra donc augmenter le pain et y ajouter un laitage : crème, flan, fromage frais, en attendant que l'on puisse en venir aux poissons blancs et anx viandes de basse-cour, qui permettront d'augmenter les albuminoïdes. Avant même d'arriver à ces aliments, on devra joindre au régime : les fruits cuits, pris aux deux principaux repas, les légumes frais de la saison, préparés le plus simplement possible, et plus tard les fruits frais.

Pour ces derniers aliments, légumes frais, fruits cuits et frais, ainsi, du reste, que pour les différentes viandes, il ne faudra pas dépasser les quantités que j'ai considérées comme représentant une ration (Voir 3ᵉ volume).

Mais, bien entendu, avant d'en arriver à ces derniers régimes, la situation du malade aura changé. Il aura quitté son lit, au moins pendant quelques heures par jour ; puis il aura commencé à sortir ; et c'est à peu près en ce moment que les poissons et les viandes de basse-cour pourront lui être donnés.

Enfin, avec la reprise des occupations professionnelles, surtout si elles nécessitent des dépenses physiques, ou pourra permettre, avec une sage mesure, les viandes de boucherie. Le malade pourra, dès lors, revenir d'une manière complète à la ration que comportent sa taille, son âge, ses occupations et la température ambiante.

Alimentation des fébricitants pendant la croissance.

On trouvera les besoins normaux pendant cette période longuement exposés dans le 2ᵘ volume (pages 288 et suiv.). Or, bien entendu, c'est en se basant sur les besoins normaux que l'on pourra calculer les réductions à leur faire subir pendant la fièvre.

Pendant la croissance, les besoins normaux comprennent ceux d'entretien et ceux de croissance, et je rappelle rapidement :

1º Que les besoins d'entretien doivent être réglés d'après le poids normal et non d'après l'âge.

2º Que ces besoins comprennent : 1º ceux du travail intime de l'organisme qui, ramenés au kilogramme, peuvent être considérés comme étant les mêmes que ceux de l'adulte ; 2ᵈ ceux de la radiation cutanée qui, pour le nourrisson, sont sensiblement le double de ceux de l'adulte, mais dont le rapport va ensuite en diminuant, ainsi que je l'ai indiqué(voir 2ᵉ vol., pp. 445 et 451); 3° enfin, quant aux besoins de croissance, en les ramenant au kilogramme, on peut admettre en pratique, je l'ai déjà dit, qu'il sont de 5 grammes pendant les quatre premiers mois de la vie; de $2^{gr}50$ pendant les quatre mois suivants; de $1^{gr}25$ pendant les quatre derniers mois de la première année; de $0^{gr}60$ pendant la deuxième année; de $0^{gr}40$ pendant la troisième; de $0^{gr}30$ du commencement de la quatrième année jusqu'à la fin de la dix-huitième; et qu'enfin. à partir de ce moment, ces besoins sont négligeables.

3° Les besoins d'entretien et de croissance doivent être évalués séparément pour les azotés, les calories totales, l'eau, les matières salines et l'oxygène On trouvera la discussion de ces évaluations dans le 2ᵉ volume, de la page 389 à la page 654.

Évaluation des besoins pendant l'alitement. — En partant de la ration moyenne normale d'entretien de l'adulte, soit 2.500 calories, nous avons vu que ses besoins pendant l'alitement étaient seulement de 1.500 calories Cette réduction se trouve expliquée par la diminution du travail physique et surtout par celle de la radiation cutanée. Ces causes de réduction existent pour l'enfant et l'adolescent comme pour l'adulte. Mais pour la période de croissance, il faut tenir compte que, dans le calcul de ses besoins, entrent ceux de la croissance, et que ceux-ci ne peuvent pas subir de réduction. La croissance se fait pendant l'alitement, comme pendant que l'enfant se lève et marche, et souvent même d'une manière plus rapide. Sa réduction totale ne saurait donc être aussi considérable que pour l'adulte. Or, celle de ce dernier étant de 2/5, j'estime que celle pendant la croissance ne saurait dépasser 1/3.

Réduction pendant la fièvre. — Un enfant dont les besoins à l'état normal seraient de 60 calories en dépenserait par conséquent dans les environs de 40 pendant qu'il resterait alité.

Mais c'est là une réduction due seulement à l'alitement. Or, la fièvre, nous le savons, nous en commande une seconde; et voici. comme donnée approximative générale, les réductions à faire subir selon les températures fébriles.

Pour ne pas compliquer les calculs, je les fixe d'après la ration normale.

1° Pour les températures de 39° et au-dessus, la réduction sera de la moitié, aussi bien au point de vue des albuminoïdes qu'à celui des calories.

2° Entre 39° et 38°, également de la moitié pour les albuminoïdes, mais seulement d'un tiers pour les calories.

3° Au-dessous de 38° le soir, elle ne sera plus que d'un tiers pour les albuminoïdes ainsi que pour les calories ; c'est-à-dire qu'à partir de ce moment la ration sera celle de l'alitement, comme si le sujet n'était pas fébricitant.

4° Enfin, après la chute de la fièvre, on en viendra dans quelques jours à la ration normale, qui, vu l'alitement, permettra au sujet de réparer ses pertes.

5° Pendant tout le traitement, surtout pendant les fortes températures, il faudra s'assurer que l'eau fournie au malade le soit en quantité suffisante ; et pour cela, comme pour l'adulte, il faudra s'adresser aux tisanes et aux eaux minérales de faible minéralisation.

6° Enfin, en ce qui concerne les matières salines, plus nécessaires encore pendant la croissance que dans l'âge adulte, il faudra suppléer à l'insuffisance de celles provenant de l'alimentation surtout par celles des tisanes des céréales ou celles des eaux minérales, ou enfin par l'addition de ces matières elles-mêmes dans les aliments sous forme de sel complet (voir les Régimes salins).

Telles sont les principales données qui doivent inspirer l'alimentation des fébricitants pendant la période de croissance. Mais je dois ensuite y ajouter la suivante : que ces indications visent les sujets tout à fait jeunes, et qu'on doit en tenir d'autant plus compte que le fébricitant est moins âgé. Plus tard, à partir de dix ans et surtout de quinze ans, on pourra se rapprocher davantage des règles que j'ai données pour l'adulte. Je pense même qu'à partir de dix-huit ans, ce sont ces dernières qui sont applicables.

Choix de l'alimentation pour les fébricitants pendant la période de croissance. — Dans ce qui précède, je me suis occupé de la quantité d'albuminoïdes et de la valeur en calories, et je vais, dans ce qui va suivre, donner quelques indications sur *le choix des aliments.*

1° *Jusqu'à la fin de la deuxième année.* — Aucun doute ne peut exister pour cette période. Le fébricitant doit être laissé au régime lacté. Si l'enfant est encore au sein, il faudra, bien entendu, l'y laisser ; et s'il l'avait quitté depuis peu, il serait même avantageux de l'y remettre, s'il y revenait sans difficulté.

La réduction de l'alimentation sera facilement obtenue en diminuant la longueur des tétées On les fera de cinq minutes seulement si elles étaient de dix ; et dans leur intervalle on contentera l'enfant avec une infusion de céréales ou avec les bouillons de légumes utilisés dans ces derniers temps (Voir ce volume, page 94, et les Régimes hydriques).

J'aime mieux réduire chaque tétée que d'en supprimer une sur deux, en laissant toute leur importance aux autres. La digestion est moins bien assurée dans ces dernières conditions.

Si l'enfant est déjà sevré, il faudra s'en tenir au régime lacté et supprimer, surtout pour les hautes températures, tous les autres aliments. On en serait quitte pour faire un autre sevrage pendant ou après la convalescence.

Le lait de vache peut suffire ; mais il vaut mieux le prendre stérilisé. On pourra aussi utiliser le lait d'ânesse qui, par sa faible valeur nutritive, dispense de le couper. Le lait de chèvre, pris dans de bonnes conditions de propreté, dispense de la stérilisation. On peut lui considérer la même valeur nutritive qu'au lait de vache (voir 2e vol., p. 521 et 3e vol., p. 396).

L'enfant sevré ne prend plus ses aliments toutes les trois heures. On pourra donc adopter pour lui les mêmes heures que pour l'adulte, soit huit heures, midi, quatre heures et huit heures du soir. La quantité de lait variera avec la température et la valeur nutritive du lait qu'on aura choisi. Les intervalles seront, comme toujours, utilisés pour donner des tisanes ou des bouillons de légumes, lui apportant l'eau et les matières salines.

Le lait restera l'aliment exclusif jusqu'à la chute complète de la fièvre ; et ses réductions, je l'ai déjà dit, seront d'autant moindres que la température sera moins élevée. Pour cet âge, plus que pour tout autre, dès que la fièvre aura cessé, il faudra revenir à la ration normale sans tenir compte de son alitement.

Alimentation des fébricitants de deux à cinq ans. — Les indications relatives aux réductions à faire subir aux albuminoïdes et aux calories restent encore rigoureusement celles

que j'ai indiquées. Quant à la nature de l'alimentation, si le
lait doit continuer à en faire la base, surtout pour les hautes
températures fébriles, on pourra lui adjoindre d'autres aliments,
tels que bouillon, potages, dès les températures au-dessous
de 38°, et même des marmelades et des purées dès les températures normales.

Les heures resteront les mêmes que pour les enfants sevrés :
huit heures, midi, quatre heures et huit heures du soir. Pour
cet âge, il est facile d'arriver à la ration normale en s'en tenant
à ces aliments. J'insiste pour que ce soit le lait qui fasse la
base de l'alimentation pendant toute la durée de la fièvre, parce
qu'à cet âge les organes digestifs sont encore bien disposés
à digérer la grande quantité de corps gras que contient le lait ;
et moins bien disposés pour digérer les albuminoïdes, surtout
autres que la caséine.

On remédiera de nouveau à l'insuffisance de l'eau et des
matières salines, pendant les fortes réductions, par les bouillons de légumes et les tisanes de céréales.

Ce n'est que quelques jours après la chute de la fièvre qu'il
faudra en venir au pain et aux œufs donnés au repas de midi.
Les légumes frais en purée viendront ensuite ; et ce n'est que
lorsque l'enfant sera levé depuis quelques jours que l'on pourra
lui donner de la cervelle, riche en corps gras un peu de poisson
blanc et les purées de légumes secs. Enfin, ce n'est que lorsque
sa convalescence sera achevée que l'on pourra, pour ceux qui
avoisinent 5 ans, revenir à la viande de basse-cour. Quant à celle
de boucherie, même pour ces derniers, on ne saurait se montrer
trop prudent, étant donné que je ne la considère que comme
tout à fait exceptionnelle, même à l'état de santé.

Alimentation des fébricitants de six à quinze ans. — Surtout pour ceux qui sont arrivés à la fin de cette période, les
règles de leur alimentation se rapprochent beaucoup de celles
de l'adulte. Les réductions dues à l'alitement varient de 1/3
comme pour les précédents, au 2/5 comme pour l'adulte. Ces
réductions sont donc celles qui correspondraient à l'alitement,
si les sujets n'étaient pas fébricitants. Mais pendant qu'ils le
sont, on peut s'en tenir aux réductions établies en partant de
la ration normale d'entretien, et que j'ai fixées d'après les températures fébriles.

Quant à la nature des aliments, il me semble encore préférable, pour ceux de six à huit ans, de faire une large part au régime lacté. Mais à partir de huit à neuf ans, j'estime que les deux régimes peuvent être suivis, et que c'est la nature de la maladie qui, presque exclusivement, doit dicter notre préférence.

Le jeune malade fera toujours quatre repas, aux mêmes heures que précédemment, en laissant leur intervalle pour l'administration des médicaments et des tisanes.

Si l'affection commande le régime lacté, comme par exemple la scarlatine, j'en fixe la quantité en ne donnant que la moitié de celle qui correspond à l'état normal pour les températures au-dessus de 39°, et cette moitié est répartie entre les quatre repas.

Entre 39° et 38° comme temperature vespérale, je donne les deux tiers de cette même ration ; et dès 38° et au-dessous, surtout pour les plus jeunes, je donne la ration d'alitement. Enfin, dès les températures normales, même l'enfant restant alité, j'en viens à sa ration normale d'entretien.

Pour ceux qui, pour une raison quelconque, sont alimentés avec le bouillon et le régime ordinaire, les heures des repas restent les mêmes, ainsi que les réductions. Ce n'est donc guère qu'aux températures dépassant 39° le soir que le malade reste au bouillon. Dès que la température tombe au-dessous, j'en viens aux potages pour les repas de midi et de huit heures. Quand la température ne dépasse pas 38° le soir, j'ajoute des fruits cuits à ces deux repas, et le bouillon des deux autres repas est remplacé par du lait sucré. Arrivé aux températures normales, je donne le pain et les œufs aux deux principaux repas, en commençant par celui de midi ; et après quelques jours, je permets les légumes frais en purée, les laitages, et les purées de légumes secs.

La valeur de cette alimentation, je l'ai dit, est alors celle de la ration normale. Enfin, cette ration sera un peu dépassée, quand le malade commencera à sortir ; et on pourra ajouter à son alimentation les viandes de basse-cour, si les autres aliments ont été jusque-là bien supportés.

Les tisanes de céréales et les eaux minérales suppléeront à l'insuffisance de l'eau et à celle des matières salines.

Alimentation des fébricitants de quinze ans à l'âge adulte. — Les réductions, pour cette période, seront sensiblement les mêmes que pour l'adulte.

L'alimentation sera, par rapport à la ration normale d'entretien, le sixième pour les températures vespérales au-dessus de 39° ; le quart pour celles entre 39° et 38° ; le tiers pour celles de 38° à la température normale ; et à la moitié pour les premiers jours de cette dernière, pour atteindre graduellement une valeur nutritive correspondant à la ration d'alitement qui est sensiblement le 3/5 de la normale.

Quant à la nature des aliments, c'est encore l'affection qui devra nous guider. On donnera donc, suivant cette dernière, la préférence au régime lacté ou au régime du bouillon, en sachant, du reste, que quand il n'y a pas de contre-indication pour un de ces régimes, il y a souvent un avantage pratique à les combiner.

La marche à suivre, quel que soit le régime que l'on adopte, sera la même que celle que j'ai longuement exposée pour l'adulte. Les heures et la composition des repas seront les mêmes ; et ceux-ci ne différeront que par les quantités d'aliments qui, forcément, seront diminuées.

Alimentation des vieillards fébricitants.

La vieillesse, telle que je l'ai comprise en étudiant les besoins de l'organisme à l'état normal, commence à 50 ans (2ᵉ volume, p. 654) ; mais j'ai dû immédiatement, pour tenir compte de la différence des dépenses qui peuvent exister à partir de cet âge, faire deux périodes, l'une qui approximativement va jusqu'à 70 ans, et l'autre qui la suit. Ai-je besoin de dire que c'est là une division purement arbitraire et faite seulement pour faciliter l'étude des besoins à ces divers âges, en prenant deux types moyens ? Les années n'ont pas le même poids pour les divers sujets ; et certains d'entre eux en portent plus gaillardement 75 que d'autres seulement 65. Mais en nous en tenant à une large moyenne et au point de vue qui nous intéresse ici, j'ai pensé que les indications concernant l'adulte jusqu'à 50 ans, restaient sensiblement les mêmes jusqu'à 70 ans ; et c'est pourquoi j'ai réuni la première période de la vieillesse à l'âge adulte. Il ne s'agira donc ici que des vieillards dépassant 70 ans, en y ajoutant, bien entendu, ceux que notre pratique nous fera considérer comme étant septuagénaires avant l'âge.

1° La température s'élève moins dans l'extrême vieillesse ; et l'on peut assimiler une température de 39°5 chez le vieillard, au moins à 40° chez l'adulte. Il faudra donc en tenir compte au point de vue de la réduction de l'alimentation.

2° Les réductions devront être faites en partant de la ration normale ; et j'insiste de nouveau sur les faibles besoins de l'extrême vieillesse. Beaucoup de vieillards, en se basant sur leur propre observation, arrivent d'eux-mêmes à réduire leur alimentation dans des proportions faites pour étonner ; et ils éprouvent du malaise dès qu'ils la dépassent le moindrement. Nous aurons donc à tenir compte de cette faiblesse des besoins ; et cela d'autant plus que les organes digestifs se sont souvent mis à leur unisson.

Le vieillard, je l'ai dit, doit faire quatre repas à l'état normal. Comme l'enfant, il doit goûter. Il est donc d'abord indispensable de lui conserver ces quatre prises d'aliments, tout en rendant ces prises peu importantes. Peut-être même, pour tout à fait l'extrême vieillesse fébricitante, il serait bon de porter ces prises à cinq ou à six en diminuant beaucoup chacune de ces prises.

Quant à la nature des aliments, il faut tenir compte que chez le vieillard, nous trouvons souvent, même dans son état de santé relative, les indications du régime lacté. Cette période ultime de la vie, en effet, ne va guère sans insuffisance rénale on vésicale, sans gêne cardiaque, sans troubles digestifs et surtout sans artério-sclérose, cette *rouille de la vie*. Pour beaucoup d'entre eux, par conséquent, nous n'aurons pas le choix ; et c'est le régime lacté qui s'imposera au moins comme base de l'alimentation. Mais il m'a semblé que le vieillard se trouvait mal de l'exagération des corps gras, même du beurre. Son usage, quoique modéré, le congestionne. Sa face se colore aussitôt après le repas, ses veines se dessinent, la temporale, le plus souvent sinueuse, bat fortement, et nous voyons apparaître une somnolence irrésistible. Je pense donc que le lait devra être coupé au moins d'un tiers ; il devra être donné aussi en petites quantités, sauf à y revenir de trois heures en trois heures. En outre, comme je crois avoir également remarqué que le sucre est bien supporté par les vieillards ; et que, de plus, la plupart ont une véritable prédilection pour lui ou les plats sucrés, je pense que ce sera avec avantage que l'on remplacera les corps gras par le sucre. On pourra donner ce dernier dans le lait, dans les tisanes, les plats sucrés et n tamment avec les fruits cuits en compote.

La convalescence demande à être surveillée. Elle est toujours longue chez les personnes âgées et aussi souvent traversée par des complications Ce ne sera donc que d'une manière lentement graduelle que l'on en reviendra à une alimentation correspondant aux besoins du malade, en tenant compte de la faiblesse de ces derniers à cause de l'âge. Ces besoins ont été fixés dans le second volume, et c'est à ces indications qu'il faudra se reporter.

Comme indication générale, j'ajoute qu'il m'a semblé que le vieillard fébricitant supporte moins bien les fortes réductions alimentaires que l'adulte. C'est un nouveau point par lequel le vieillard se rapproche de l'enfant.

Boissons alcooliques pendant les maladies fébriles.

Le régime lacté, au moins tant qu'il est exclusif, ne comporte pas l'usage des boissons alcooliques. Ces dernières ne peuvent intervenir qu'avec le régime pané-ovo-lacté ; et encore il vaut mieux s'en tenir au lait ou à une tisane aromatique, comme le thé, pour boisson. Mais la même réserve n'existe pas avec le régime au bouillon, aux potages et surtout avec ses modifications successives.

Pour l'adulte habitué à une boisson de table, vin, cidre ou bière, il peut y avoir avantage à lui permettre d'en recevoir au moins dès les températures au-dessous de 38°, soit en même temps que les potages.

Ces boissons habituelles sont souvent demandées par le malade. Elles devront être données, si on les accorde, pour les deux principaux repas. Autant que possible, elles seront chauffées et aussi sucrées pour être étendues d'eau. Les quantités varieront avec les habitudes. Mais j'estime qu'il ne faudrait guère dépasser la quantité contenant environ 20 grammes d'alcool, soit 100 grammes de vin à 10° pour chacun des deux principaux repas, ce qui donnerait encore 140 calories. Au-dessous de 38° le soir, on pourra atteindre 30 grammes d'alcool ; mais j'estime que cette quantité ne doit guère être dépassée jusqu'à la convalescence complète, soit plusieurs jours après le retour des températures normales. Je rappelle, en effet, que je n'ai admis que 40 grammes d'alcool pour la ration moyenne d'entretien.

Les doses pourront être élevées sensiblement s'il s'agissait d'alcooliques. Mais dans ces cas, les boissons deviennent un véritable médicament; et c'est le degré d'alcoolisme du malade qui doit nous guider d'abord sur l'opportunité de donner les alcools et aussi sur les quantités.

Ce sont là les quantités prises comme aliment pendant les repas; mais, de plus, dans certains hôpitaux, il est d'usage de donner le vin en tisane. La tisane vineuse est très demandée par les militaires et marins. Comme elle est en même temps sucrée, elle constitue, en somme, un aliment assez riche au point de vue calorifique. Cette tisane peut rendre de bons services dans les maladies adynamiques et surtout pendant leurs longues convalescences.

Pour les enfants, il faut se montrer plus réservés dans l'emploi de ces boissons. On peut d'abord les exclure d'une manière complète de l'alimentation pour les enfants au-dessous de 5 ans, et t e les donner qu'à dose très modérée jusqu'à 15 ans environ. Au delà, on peut les faire entrer dans l'alimentation, comme pour les adultes, en conservant, bien entendu, les mêmes proportions.

Pour les vieillards, il faut tenir grand compte de leurs habitudes, et ne pas les priver trop rigoureusement de leur boisson de table habituelle. Cette suppression ne serait surtout pas sans danger pour ceux qui ont l'habitude du vin et qui le prennent pur. Tout en diminuant la quantité prise à l'état de santé, on pourra en donner encore d'une manière suffisante. Ces vieillards, à cet égard, se rapprochent un peu des alcooliques.

L'insuffisance de l'alimentation pendant la fièvre a-t-elle pour résultat de la diminuer?

Je suis bien convaincu d'abord que le fébricitant ne saurait continuer à prendre même la quantité d'aliments qui correspond à sa ration d'alité sans compliquer son état par des troubles digestifs. Si ces derniers troubles se montrent si souvent au début de nombreuses affections, j'insiste sur ce point, c'est en partie parce que le malade, même en mangeant moins qu'à l'ordinaire, a cependant, au début de son mouvement fébrile, dépassé le pouvoir fonctionnel de ses organes digestifs,

Ainsi donc, premier point que je considère comme hors de discussion : *c'est que le fébricitant ne saurait manger selon ses besoins, même d'alité, sans aggraver son état.*

Mais je vais plus loin. J'ai constaté que l'insuffisance de l'alimentation *bien réglée* tend à diminuer la gravité de son état, notamment l'élévation de la température ; et je pense qu'on peut en fournir les explications suivantes :

1° L'insuffisance des apports, en forçant l'organisme à s'adresser à ses réserves, lui fait détruire les produits de combustion incomplète, s'il en avait.

2° Elle met l'organisme dans les meilleures conditions pour ne plus élaborer de ces produits, car ceux-ci se forment surtout quand les apports dépassent les dépenses.

3° De plus, point important, elle évite autant que possible l'infection intestinale et même la combat si elle existe.

4° Enfin, il est possible qu'elle puisse favoriser la destruction des toxines.

L'élévation de la température au-dessus de la normale est-elle utile ou nuisible au fébricitant ?

La réponse faite à cette question a varié avec le temps, et on en conçoit toute l'importance ; car c'est cette réponse qui doit diriger notre conduite sur un point capital de la pratique de tous les jours. Si, en effet, l'élévation de la température est nuisible, nous devrons la combattre ; et, au contraire, nous devons la respecter, si elle est utile. Comme on le voit, la question vaut la peine qu'on la discute, et je vais m'y arrêter quelques instants.

Pendant de longs siècles, sans séparer l'élévation de la température de la fièvre prise dans l'ensemble de ses manifestations, cette dernière fut considérée comme une réaction de la nature, et, par conséquent, plutôt comme salutaire. Ce fut là, avec quelques nuances, la doctrine d'Hippocrate, de Celse, de Galien, et à une époque plus rapprochée de nous, de Boerrhaave, de Sydenham, et enfin celle qui inspira les médecins jusqu'au commencement du dix-neuvième siècle. C'était là une pratique dictée par l'observation clinique.

Mais vers cette époque, sous l'influence de l'anatomie pathologique, la fièvre devint l'expression symptomatique de l'inflammation ; et, dès lors, cette dernière devant être combattue, il parut logique de combattre sa principale manifestation. Ce fut la doctrine de Broussais qui l'emporta. Presque toutes les maladies, d'après les vues de ce puissant réformateur, n'étaient que des phlegmasies ; et la fièvre en était le principal symptôme. Broussais combattit la fièvre par la saignée ; et il fut suivi dans cette voie par Bouillaud, et avec lui, on peut le dire, par tout le corps médical.

Pendant vingt-cinq ans environ, ce dernier resta fidèle en même temps à cette doctrine et à cette thérapeutique.

Mais les inconvénients de la saignée, surtout appliquée sans compter, s'étant ensuite imposés, on chercha à la remplacer ; mais, toutefois, en conservant les mêmes doctrines au sujet de la fièvre. Celle-ci devait être combattue ; et forcé de devenir plus parcimonieux du sang des malades, le corps médical s'adressa, pour l'abattre, successivement à la quinine avec Moneret, à l'acide salicylique avec Senator, aux bains froids avec Brand et Liebermerster, et enfin depuis, à tous les antithermiques, produits de laboratoire, l'antipyrine, l'antifébrine, le kairine, etc., etc.

C'est encore là, du reste, l'idée qui inspire la pratique d'une partie importante du corps médical.

Toutefois peu à peu, depuis l'acceptation des idées pasteuriennes, et surtout depuis la grande importance qu'a prise l'étude des moyens de défense de l'organisme avec la phagocytose, les antitoxines, et, d'une manière plus générale, avec tous les anticorps, une autre opinion a été émise, et elle gagne de plus en plus du terrain.

Les travaux sur lesquels s'appuie cette nouvelle opinion sont de trois ordres : 1° les uns concernent les conditions de culture des microbes ; 2° les autres ont trait à l'influence des températures sur les leucocytes ; et 3° enfin, plus récemment, d'autres ont fait connaître l'action des températures fébriles sur l'élaboration des anticorps.

1° *Conditions de culture des microbes pathogènes*. — Au fur et à mesure que l'on isolait les divers microbes pathogènes, on étudiait les conditions qui favorisent ou qui gênent leur *reproduction* ainsi que leur *virulence;* et ces recherches, établies par de longues et minutieuses expériences de laboratoire, nous apprenaient successivement que nos températures fébriles étaient peu favorables à ces divers agents. Pasteur établissait que la bactéridie charbonneuse perd de sa virulence vers 42°; pour Koch, c'est à 35° que le bacille de la tuberculose se cultive le mieux et beaucoup moins aux températures au-dessus. Le streptocoque, d'après Simon, ne se cultive plus à partir de 42°; pour Blum, le gonocoque s'atténue à 39°, et pour Finger il perd sa virulence à 40°. Friedlander montre que son diplocoque s'arrête à 41°5 et Klemperer, que le pneumocoque ne dépasse pas 40° (1).

Ainsi donc, fait considérable, la plupart, sinon tous nos microbes pathogènes, se cultivent mal dès nos températures fébriles de 39° à 40°; et si quelques-uns exigent pour être atténués celles de 41° et de 42°, nous savons que ces températures sont bien celles de nos organes centraux, quand nous avons 40° dans l'aisselle.

De ces faits déjà pouvait naître cette pensée, que peut-être nos températures fébriles, si elles nous sont contraires à certains points de vue, peuvent cependant nous être utiles en gênant le développement de nos microbes pathogènes.

De plus, certains travaux destinés à étudier l'évolution des microbes vinrent encore appuyer fortement cette hypothèse.

Ces travaux, parmi lesquels je me permets de placer les miens, établirent que lorsqu'on soumet les microbes à des influences capables de leur nuire, la première de leurs propriétés qui subit cette influence est la *virulence,* c'est-à dire leur propriété pathogène, la plus importante; que ce n'est qu'après qu'ils perdent la propriété de se reproduire; et que ce n'est enfin qu'en prolongeant assez longtemps cette influence ou en l'augmentant qu'ils succombent (2) Or, la plupart des auteurs qui avaient fixé les températures nuisibles à ces microbes s'étaient basés sur la *reproductivité;* et d'après ce que je viens de dire, il fallait

<hr>

(1) L'étude des autres microbes pathogènes a confirmé les données précédentes sur ce point. On peut admettre que nos températures axillaires de 38° à 39°5 sont peu favorables à nos microbes pathogènes. Leur température optima de culture est toujours au-dessous.

(2) **Action de la bactéridie charbonneuse sur les leucocytes.** (Association française pour l'avancement des sciences. Congrès de Paris, 1892, p. 296).

donc en conclure qu'avant de ne pouvoir plus se cultiver, ils avaient perdu une grande partie de la propriété qui fait leur danger, c'est-à-dire *la virulence.*

Je pus même en fournir des preuves expérimentales les plus saisissantes, en plaçant ces microbes, d'abord à l'état virulent, puis à l'état atténué en présence de mes propres leucocytes. Je le fis pour la bactéridie charbonneuse, que j'atténuais par la chaleur, par la teinture d'iode et par le sublimé. Je le fis pour le staphylocoque, le streptocoque, et le bacille de la tuberculose en les atténuant par la chaleur et l'iodoforme ; et enfin je le fis pour le bacille d'Eberth par la chaleur (1). Tous ces microbes, quand ils étaient à l'état virulent, tuaient mes leucocytes presque dès que ces derniers les avaient absorbés ; et, au contraire, mes leucocytes résistaient d'une manière complète ou au moins plus longtemps, quand les microbes avaient été ainsi atténués, même sans perdre le pouvoir de se reproduire.

(1) 1º Action comparée de l iode sur la bactéridie charbonneuse et sur nos leucocytes. (Société de médecine de Toulouse, 21 fév. 1893.)

2º Action réciproque de nos leucocytes et du bacille de la tuberculose à l'état virulent et à l'état atténué par les diverses températures. (Académie des sciences, inscriptions et belles-lettres de Toulouse, 27 fév. 1893.)

3º Action atténuatrice de notre sérum sur la bactéridie charbonneuse. (Société de médecine de Toulouse, 1ᵉʳ mai 1893, p. 191.)

4º Recherches sur les propriétés atténuatrices de notre sérum sur le staphylococcus. (Association française pour l'avancement des sciences. Congrès de Besançon, section de médecine, août 1893)

5º Action comparée de l'iodoforme sur le staphylococcus et sur les éléments figurés de notre sang. (Académie de médecine, 8 août 1893.)

6º Action de la bactéridie charbonneuse, du staphylococcus, du bacille de la tuberculose et du bacille typhique sur nos leucocytes, (8ᵉ fascicule des Recherches sur les leucocytes. Doin, Paris 1893. Voir surtout les pp. 188 et suivantes).

7º Action des vapeurs iodoformiques contre le coryza aigu. (Société de médecine de Toulouse, 21 janv. 1894.)

8º Emploi des vapeurs iodoformiques dans les maladies des voies respiratoires (Société de thérapeutique de Paris, 14 novembre 1894.)

9º Inflammation mercurielle des muqueuses. Doin, Paris, 1894.

10º Action de l'iodoforme sur le développement et la virulence du bacille de la diphtérie. (Académie des sciences de Toulouse, 21 fév. 1895, p. 685.)

11º Mode d'action du sérum antitoxique dans le traitement de la diphtérie. Utilité et mode d'action de l'iodoforme dans le traitement de la même affection. (Académie des sciences, inscriptions et belles-lettres de Toulouse, février 1895)

12º Mode d'action du sérum antidiphtérique. (Congrès français de médecine de Nancy, 6 août 1896.)

Ainsi, point important, mes leucocytes triomphaient souvent de ces microbes, même lorsque ceux-ci n'avaient perdu qu'une partie de leur virulence, et qu'ils conservaient encore leur réproductivité.

Tous les travaux ci-dessous, publiés de 1892 à 1896, pouvaient bien porter sur des points différents de la doctrine microbienne, qui se constituait à cette époque; mais plus ou moins, ils avaient en outre ce but commun d'étudier le *pouvoir pathogène* dans ses parties constitutives, et d'établir la variabilité de la propriété pathogène par excellence, celle de *la virulence ;* et si je suis revenu si souvent sur la même question, c'est que d'abord cette variabilité ne fut que difficilement admise, et qu'ensuite je considérais comme capital de l'établir sous l'influence *des hautes températures*.

Or, d'une part, grâce à de nombreux autres travaux, la variabilité de la virulence finit par être définitivement acceptée sous l'influence de beaucoup d'agents ; et d'autre part, au moins en partie, après mes propres recherches, elle le fut aussi sous l'influence de nos températures fébriles.

On le conçoit, la seule constatation de ces faits devait déjà établir cette présomption que ces températures fébriles, en étant contraires aux microbes, pouvaient nous être utiles; et, en effet, dès lors cette opinion se fit jour au moins comme une hypothèse à vérifier.

En ce qui me concerne, on a pu le voir par les travaux que j'ai cités, cette hypothèse était déjà devenue très probable.

2° *Influence des températures sur les leucocytes.* — Mais, en outre, toute une série d'autres recherches, à cette époque presque exclusivement personnelles et poursuivies en même temps, donnaient encore plus de probabilité à cette hypothèse. Ce furent celles que je fis dès 1890 (1) sur l'action des différentes températures sur nos leucocytes. Ces recherches, comme les précédentes, furent des plus démonstratives. Elles me prouvèrent, en effet, que si nos leucocytes ne peuvent résister longtemps aux températures de 44° et de 43°, ils acquièrent, au contraire, leur maximum d'activité à celles de 42°; et aussi que si ces dernières températures de 42°, tout en leur donnant leur

____

(1) Recherches expérimentales sur les leucocytes. 1er fascicule, Doin, Paris, 1890.

maximum d'activité, abrègent leur existence, celles au-dessous, notamment de 40° à 39°, leur donnent une énergie bien supérieure à celle de la température normale, tout en leur laissant une survie suffisante. Or, ces températures de 40° à 39° sont celles qui, dans nos organes centraux, correspondent sensiblement à celles de 39° et 38° dans l'aisselle, c'est-à-dire à nos *températures fébriles moyennes.*

« C'est véritablement entre 39° et 43° que se montre le « maximum d'activité de nos leucocytes. Ce sont sûrement « ces températures qui conviennent le mieux aux manifesta- « tions les plus énergiques de leur vie (p. 82.). »

Ainsi, ces mêmes températures centrales de 42° et 41°, peut-être de 41°-40°, soit dans l'aisselle de 40° et 39°, qui, nous venons de le voir, font perdre aux microbes pathogènes une partie de leur danger, sont en même temps celles qui donnent à leurs véritables adversaires, nos défenseurs, leur maximum de résistance.

Aussi dès ces constatations, et surtout dans le travail qui, en 1892, résumait mes recherches en ce moment (1), je fus conduit à interpréter ces faits en faveur de la fièvre, et à la considérer, au moins à ce point de vue, comme salutaire, à la condition qu'elle n'élevât pas notre température au-dessus de 41° dans l'aisselle, ce qui nous ferait supposer une température de 42° et peut-être au-dessus dans nos organes centraux.

« 1° Le danger imminent des hautes températures, disais-je, « dans ce travail publié en 1892, dès qu'elles atteignent 41° « dans l'aisselle, nous fait un devoir impérieux de les com- « battre par tous les moyens que la thérapeutique met à notre « disposition (2). »

« 2° C'est là une indication à laquelle nous sommes tenus, « désormais, de satisfaire avant toute autre.

« 3° Ces expériences, en nous faisant connaître que nos leuco- « cytes sont si sérieusement menacés, entre 43° et 44°, et, « qu'au contraire, ils sont à leur maximum d'activité à 42° « et 43°, nous expliquent le bénéfice si marqué que nous tirons

(1) Recherches expérimentales sur les leucocytes, 4e fascicule. Action des températures prolongées sur nos leucocytes Doin, Paris, 1895, p. 126

(2) J'avais signalé ce danger dès 1891 : Exposition du danger des hautes températures fébriles. Association pour l'avancement des sciences (Congrès de Marseille, août 1891.)

« des applications froides quoique parfois l'abaissement de la
« température .ne soit que d'un à deux degrés, et qu'il ne se
« maintienne pas. C'est qu'en effet, ces deux degrés suffisent
« pour faire passer nos leucocytes des températures sûrement
« mortelles pour eux, à celles où ils reprennent toute leur
« énergie.

« Cette réflexion, s'impose aussi forcément, que puisque les
« températures fébriles sont celles qui assurent à nos leuco-
« cytes leur maximum d'activité et de force pour lutter con-
« tre les agents toxiques et microbiens, il serait peut-être
« préférable de respecter ces températures, qui sont ainsi
« des auxiliaires précieux de nos leucocytes, dans la lutte in-
« cessante qu'ils soutiennent pour la défense de notre exis-
« tence. Seules donc les températures avoisinant 41 degrés
« dans l'aisselle seraient à combattre. »

Et j'ajoutais immédiatement : *« Cette application pratique
« me paraît même d'autant plus s'imposer que, de leur côté,
« nous le savons, un certain nombre de microbes pathogènes
« perdent de leur virulence à ces mêmes températures fébri-
« les. De sorte que ces températures auraient, dans les affec-
« tions produites par ces agents, une double action curative
« pour l'organisme : elles augmenteraient l'énergie de ses dé-
« fenseurs et diminueraient celle de ses ennemis, les microbes. »*

Ainsi donc, dès cette époque, 1890-1892, tandis que, d'une
part, il était établi que les températures fébriles peuvent au
moins diminuer la virulence des microbes, il était également
démontré, surtout par mes expériences, que ces mêmes températures augmentent l'énergie de nos leucocytes.

Toutes ces recherches se résumaient dans les deux série
d'expériences suivantes :

1° En faisant agir nos propres leucocytes comparativement
sur des microbes tels que les donnait un milieu de culture,
et ces mêmes microbes, après avoir passé, de quelques heures à
vingt-quatre heures, à des températures de 42° à 43°, nos leucocytes succombaient après avoir absorbé les premiers, et résistaient aux seconds.

2° En faisant agir nos leucocytes sur des microbes donnés
à la température de 37°, ils en absorbaient quesques-uns, puis
s'arrêtaient. Mais si on portait la température à 39° ou 40°,
on voyait le leucocyte reprendre ses mouvements et absorber
d'autres microbes.

Je dois même ajouter qu'au cours de mes recherches, j'avais également constaté, fait important, que l'augmentation de l'énergie de nos leucocytes, sous l'influence de nos températures fébriles, ne se manifestait pas seulement par une phago-cytose plus active, mais aussi contre les *produits toxiques solubles, y compris les toxines.*

Aussi un an après, en terminant la publication de mes recherches sur les leucocytes, suis-je revenu sur cette question et dans le même sens (1). « Le moyen le plus efficace et le plus
« prompt que nous ayons pour assurer le triomphe du leuco-
« cyte d'une espèce animale quelconque, en augmentant son
« énergie, est de mettre ce leucocyte aux températures fébri-
« les de cette espèce animale,—aū moins toutes les fois que
« l'expérimentation nous a prouvé que ce n'est pas à ces mê-
« mes températures que le microbe dont il s'agit acquiert lui
« aussi le maximum de sa virulence. Le contraire a souvent
« lieu, au moins pour les microbes pathogènes de l'homme, qui
« sont, pour la plupart, atténués par des températures fébri-
« les centrales de 39° à 42°. De sorte que ces températures, je
« l'ai dit, agissent doublement : en atténuant le microbe et
« en donnant à nos leucocytes le maximum d'activité.

« Ce n'est peut-être pas autrement qu'il faut expliquer la
« pratique séculaire des applications chaudes sur les phleg-
« mons que l'on tente de faire résoudre.

« C'est également peut-être ainsi qu'agit la fièvre qui aurait
« dans ce cas, sous ce rapport, une action curative indiscuta-
« ble et qu'il faudrait, par conséquent, peut-être respecter. »

Telles furent mes conclusions en 1893. Du reste, peu à peu, soit sous l'influence des mêmes faits, soit qu'un retour se fît vers les anciennes doctrines sous d'autres inspirations, l'idée que la fièvre pourrait être la manifestation d'un effort de l'organisme avait fait des progrès dans le corps médical; et la question s'était posée pour lui de savoir s'il était réellement nécessaire de la combattre.

C'est, en effet, ce qui ressort de la discussion qui se déroula devant la Société de thérapeutique en janvier 1896. Successivement les docteurs Ferrand, G. Weber et Pouchet se mon-

(1) *Recherches expérimentales sur les leucocytes,* VIII° fascicule Doin, Paris, 1893, p. 232.

trèrent partisans de laisser, au moins assez souvent, les mouvements fébriles suivre leur cours ; et Bardet entrant plus résolument encore dans cette voie, arriva à cette conclusion, que, sauf pour certaines exceptions. le processus thermique est un phénomène favorable, que, dans 90 °/₀ des cas, on devra surveiller et non pas entraver. Enfin, plus loin, il déclare nettement que « le principe de l'antipyrexie est vicieux. »

Les motifs invoqués pour justifier ces opinions furent différents. Pour Ferrand. lors de sa première intervention dans la discussion, l'hyperthermie constitue un mouvement nutritif qui permet de résister aux toxines par une multiplication des cellules phagocytaires. Moins précis dans la séance du 11 mars, il me semble cependant considérer encore la fièvre comme un mouvement de défense et de protection des éléments organiques contre les agents infectieux, à la condition toutefois que ce mouvement ne dépasse pas certaines limites ; et, de plus, il fait intervenir une autre action, celle qu'auraient les agents antithermiques de produire des altérations dégénératives. Pour Pouchet, les antithermiques exercent une action directe sur l'activité vitale des cellules, et cette acivité doit être conservée avec soin. Enfin, pour Bardet, la fièvre doit être respectée parce qu'elle favorise les oxydations des toxines, qui sont ainsi, soit détruites, soit plus facilement éliminées.

En somme, nous le voyons, quoique j'eusse publié mes recherches sur l'action des températures sur les leucocytes, cette action ne fut pas rappelée ; et si Ferrand avait invoqué l'action de ces éléments, c'était en tenant compte de leur multiplication. La lecture de cette discussion me fit reprendre la question ; et je le fis dans une étude dont le titre indiqua nettement son but : *Doit-on combattre les températures fébriles ou les respecter ?* (1)

Ce travail commença à paraître dès le 15 mai suivant. J'y examinais cette question en m'aidant de tous les documents expérimentaux et cliniques que je pus réunir ; et en laissant autant que possible leur valeur à tous les arguments pour et contre, j'arrivais à ces conclusions (p. 46) :

---

(1) Doit-on combattre les températures fébriles ou les respecter. (Archives médicales de Toulouse, 15 mai, 1ᵉʳ et 15 juin 1896). Doin, Paris, 1896.)

« 1º Que jusqu'à présent, tout concourt pour nous faire un
« devoir impérieux et pressant de combattre chez l'homme les
« températures axillaires de 40º et au-dessus, et cela avec
« d'autant plus d'énergie qu'elles sont plus élevées.

« 2º Qu'au contraire, au moins dans les affections micro-
« biennes, les températures fébriles moyennes semblent être
« le plus souvent favorables à notre organisme, mais que, tout
« en tenant grand compte de leur double action favorable sur
« les leucocytes et sur les microbes, il ne faudra pas perdre de
« vue les dangers que j'ai signalés.

« 3º Enfin, que l'importance relative de cette action favo-
« rable des températures fébriles moyennes pour notre orga-
« nisme, et celle de leurs dangers ci-dessus mentionnés, doi-
« vent être étudiées et comparées non seulement pour chaque
« microbe séparément, mais aussi pour chacune de ses attein-
« tes ; et que de nombreux facteurs étant encore inconnus
« pour chacun de ces cas, c'est encore la clinique qui doit
« juger en dernier ressort. »

Telle était mon opinion en 1896 ; et elle est restée la même
depuis. Mais, de plus, la clinique dans ces quinze dernières
années a apporté ses leçons ; et les réserves que je faisais ont
peu à peu beaucoup perdu de leur importance.

Du reste, le doute que j'ai déjà signalé à l'égard de la conduite à tenir vis-à-vis de l'élévation de la température, ne fit
que s'accroître dans le corps médical ; et ce fut sous cette
influence qu'en 1900, le Congrès français de médecine mit cette
question parmi celles qui devaient être l'objet d'un rapport.
Ce fut Stokvis, d'une part, et Lépine, de l'autre, qui furent
chargés de la traiter.

Lépine envisagea surtout l'hyperthermie, soit les températures fébriles très élevées ; et il se montra très réservé dans ses
conclusions. Mais Stokvis le fut moins ; il se trouva tout disposé à laisser les températures fébriles moyennes suivre leur
cours, et conseilla de ne combattre que les températures réellement hyperthermiques.

Ses conclusions, on le voit, se rapprochent tout à fait des
miennes ; elles les reproduisent, mais toutefois sans invoquer
les mêmes raisons. Stokvis, probablement, ignorait mes travaux.

Mais en 1902, Pouchet (1), qui avait déjà fait connaître son opinion à cet égard en 1896, publiait la troisième série de ses recherches sur la pharmacodynamie dans laquelle il traitait des antipyrétiques et des antithermiques analgésiques, et à propos desquels il dut s'expliquer sur la fièvre. Or, j'eus la satisfaction de le voir exposer mes idées en ce qui concernait la double action des températures fébriles sur les leucocytes et sur les microbes et leur donner son appui. C'est véritablement lui, qui, grâce à son autorité, a fait entrer ces idées dans le grand courant scientifique.

3° *Influence des hautes températures sur les anticorps.*

Enfin, un travail récent (1909) est venu ajouter un argument nouveau en faveur des températures fébriles. Ces températures, provoquées artificiellement, favoriseraient la production des anticorps (2).

Lüdke, l'auteur de ce travail si intéressant, a publié des faits expérimentaux dont la plupart sur les animaux, mais aussi quelques-uns sur lui-même.

Sur les animaux, il a constaté que sous l'influence de l'élévation de la température par les bains ou par le séjour à l'étuve, il y a une augmentation non douteuse des différents anticorps, tels que les agglutinines, les bactériolysines, les antitoxines et les hémolysines. Seules, les alexines ne sont pas augmentées.

Sur lui-même. Lüdke avait eu la dysenterie et il s'était immunisé contre la fièvre typhoïde. Or, il a pu constater qu'après avoir pris pendant deux jours un bain de dix minutes à 45°, son pouvoir agglutinant s'est élevé de 1 pour 10 à 1 pour 40 à l'égard du bacille de Shiga ; et de 1 pour 10 à 1 pour 66 à l'égard du bacille d'Eberth.

Ces faits, sur l'importance desquels je crois inutile d'insister, viennent donc, je le répète, apporter un argument de plus en faveur du respect des températures fébriles, puisque ces tem-

---

(1) *Leçons de pharmacodynamie de matières médicales*, 3e série. Doin, Paris, 1902, p. 28.

(2) Lüdke. — La fièvre, le surchauffage et la production d'anticorps. *Deut. Archiv. f. Klin, Méd.*, 1909, vol. XCV, fasc. 5 et 6, p. 425. — Analyse de Romme. *Presse médicale*, 15 mai 1909, p. 348.

pératures favorisent ainsi l'élaboration par l'organisme de tout un groupe important de ses moyens de défense.

Les résultats de Lüdke sont bien faits pour enlever les dernières hésitations.

Origine de l'élévation de la température.

En terminant, une dernière question se pose : L'élévation de la température pendant les affections microbiennes est-elle sous la dépendance directe des produits microbiens, ou représente-t-elle seulement un effort de l'organisme ?

Pour les raisons suivantes, je me rallie à cette dernière hypothèse :

1° L'hyperthermie existe, on peut le dire, dans toutes les infections. Or, il me paraît difficile d'admettre que les toxines de ces microbes qui ont des actions si différentes, comme celle du tétanique qui produit des convulsions, celle du typhique qui produit la stupeur, et celle de la diphtérie qui produit la paralysie, malgré ces grandes différences d'action, soient toutes également hyperthermiques.

2° L'hyperthermie, d'autre part, nous l'avons vu, est contraire à tous nos microbes pathogènes ; et, dès lors, il me paraît peu logique d'admettre que ce soient leurs toxines qui la provoquent.

3° Au contraire, l'hyperthermie, nous l'avons vu aussi, est favorable à l'organisme ; et, par conséquent, il me paraît plus logique d'admettre que c'est lui qui la suscite.

4° Enfin, en admettant que l'élévation de la température soit l'œuvre de l'organisme, je comprends que cette élévation apparaisse dans toutes les infections, et sensiblement avec les mêmes caractères ; puisque, en somme, elle lui est utile d'abord contre tous les microbes qu'elle atténue, et ensuite en augmentant en même temps son pouvoir phagocytaire et ses anticorps.

Toutes ces considérations tendent donc à faire considérer l'hyperthermie comme étant provoquée par l'organisme ; et, dès lors, ne devient-il pas évident que si elle est réellement pour lui un moyen de défense, nous devons la respecter ?

Du reste, déjà depuis quelque temps, d'une manière assez générale, une partie de plus en plus grande du corps médical ne combat guère les températures axillaires restant au-dessous de 39°. Quant à celles qui restent dans les environs de 38°5, elles ne lui causent aucune inquiétude ; et s'il intervient pour celle de 39°, ce n'est que pour éviter qu'elle s'élève davantage. Pour des raisons qui peuvent varier, cette partie du corps médical e-t donc revenue à cette conception que la fièvre, prise dans son ensemble, est le résultat d'un effort salutaire de l'organisme; et qu'en ce qui concerne plus spécialement l'élé- vation modérée de la températuure, elle est plus souvent utile à l'organisme qu'elle ne lui est nuisible.

Ce sont là les idées qu'avec plus ou moins de réserve, mais avec une conviction toujours croissante, j'ai exposées depuis plus de vingt ans; et je suis heureux de les voir aujourd'hui adoptées par une partie de plus en plus large du corps mé- dical, en ne leur reconnaissant guère d'autres exceptions que celles que j'avais indiquées dès le début, celles des températures axillaires dépassant 40°.

Mais même cette pratique étant admise de ne pas abaisser les températures fébriles moyennes, est-ce à dire que désormais nous devrons rester spectateurs indifférents des efforts faits par l'organisme pour se défendre ? Ma pensée serait bien mal com- prise, si on l'interprétait ainsi. L'élévation de la température me paraît être d'une manière indiscutable un moyen de défense de l'organisme ; et, par conséquent, il me paraît illogique de la diminuer, si elle ne dépasse pas les limites indiquées. Mais, au contraire, il me paraît tout à fait logique de combattre la cause qui a forcé l'organisme à élever sa température. Cette élévation, en effet, doit être considérée comme un mal néces- saire ; et sa nécessité n'exclut ni ses inconvénients ni ses dangers. L'organisme a recours à la fièvre pour lutter contre une influence microbienne, mais le moyen qu'il met en œuvre n'est pas forcément inoffensif.

L'élévation de la température, surtout à un moment où il ne peut pas compenser ses dépenses, l'oblige à vivre sur ses réserves. Sous son influence ses divers éléments anatomiques sont surmenés; nous savons au moins que la vie de ses leuco- cytes est écourtée (1). De plus, d'après les recherches d'Abe-

<hr>

(1) 4ᵉ fascicule des *Recherches sur les leucocytes*, Doin, Paris.
Nos leucocytes ne résistent pas deux heures aux températures de 44 et 43°
(p. 32). Ils ne survivent guère plus de six heures à celles de 43 ct 42° (p. 46).

lous *sur les matières extractives réductrices de l'urine*, et qu'il avait bien voulu me communiquer pour le travail de 1896, dans lequel je me demandais s'il fallait combattre ou respecter la fièvre, il résulte que ces matières sont le plus souvent augmentées parallèlement avec l'élévation de la température. « Il est probable, dit Abelous en terminant sa note, que dans « la fièvre il n y a pas déficit dans l'absorption d'oxygène, mais « il y a hyperproduction de matières de désassimilation réduc- « trices qui ne peuvent être totalement oxydées malgré la « surabsorption d'oxygène ou tout au moins une absorption « normale. De telle sorte qu'on pourrait considérer la fièvre « comme une nutrition viciée, plutôt que comme une nutrition « ralentie (1) » Ce sont déjà là de sérieux inconvénients. Mais, de plus, l'organisme ne paraît pas être toujours maître de limiter sa température et de la maintenir au degré qui seul lui est utile. Cette limite peut être dépassée; et, dès lors, cette température exagérée devient un gros danger, quelquefois même le plus grave et le plus prochainement menaçant. Il se passe là ce que nous voyons se produire dans les efforts musculaires. Le muscle en contraction a besoin du glucose pour faire du calorique et du mouvement; mais l'organisme dépasse souvent la mesure dans la production du calorique, et il est alors obligé de le dépenser par la sueur. Si donc le plus souvent nous n'avons pas à combattre l'élévation de la température, nous avons à combattre la cause qui force l'organisme à la produire. La fièvre paludéenne va nous permettre de saisir cette différence. Quand nous donnons de la quinine à un fébricitant, nous voyons la fièvre tomber et ne plus se reproduire. Mais nous savons maintenant que la quinine n'agit pas ici comme antithermique.

Ils achèvent leur évolution aux températures de 42 et 41°, mais cette évolution est activée (p. 68).

Enfin, aux températures de 38° à 35°5, ces dernières représentant les températures de la périphérie, nos leucocytes vivent plus de 24 heures (p. 78).

(1) *Doit-on combattre les températures fébriles ou les respecter* (Doin, Paris, 1896), page 41 : « Une alimentation surtout azotée donne une urine « plus riche en matières réductrices qu'une alimentation exclusivement végé- « tale pauvre en substances azotées »....

« De même dans la fièvre, on peut constater une augmentation de ces subs- « tances réductrices parallèle à l'élévation de la température »....

« Quand le malade marche vers la guérison, on voit, dans ces cas, se pro- « duire une véritable crise, masquée par une défervescence thermique et par « une élimination considérable de matières réductrices... »

Elle agit comme antiparasitaire contre l'hématozoaire ; et l'hématozoaire ayant disparu, la fièvre ne se reproduit plus, parce que l'organisme n'a plus besoin d'avoir recours à ce moyen pour le combattre. En donnant la quinine, nous n'avons pas fait de l'antithermie, nous avons fait de l'antisepsie. Il en est de même pour l'élévation de la température qui accompagne la dyphtérie, la peste. etc. Nous voyons la température redevenir normale après l'injection du sérum correspondant ; et ici l'interprétation est facile et ne prête à aucun doute. Ces sérums n'auraient par eux-mêmes aucune action antithermique dans d'autres cas que ceux qui relèvent de leur microbe respectif. Leur injection a fait tomber la fièvre, parce qu'elle vient solliciter de la part de l'organisme un autre moyen de défense que l'élévation de sa température ; et comme ce moyen de défense est mieux adapté au microbe à combattre, l'organisme s'en tient à lui, et met de côté les températures fébriles.

Il résulte donc de ce qui précède, que notre rôle, en présence d'une affection fébrile, ne doit pas rester celui d'un spectateur fataliste et indifférent se contentant de constater la victoire ou la défaite de l'organisme Au contraire, notre rôle doit être des plus actifs ; mais nos efforts doivent tendre à combattre la cause de l'élévation de la température pour rendre cette dernière désormais inutile à l'organisme.

Mes conclusions, du reste, de tous points conformes à celles de 1896. seront donc les suivantes :

1° L'élévation de la température au-dessus de la normale doit être considérée comme un moyen de résistance de l'organisme.

2" Mais ce moyen peut dépasser le but, et dès lors devenir dangereux pour l'organisme qui l'avait provoqué pour sa défense. Il en est ainsi quand les températures vespérales dépassent 40° dans l'aisselle. Il est donc indispensable de combattre cette élévation de température pour la ramener, si possible, aux degrés qui nous sont favorables.

3° Quand la température vespérale axillaire ne dépasse pas 39°, il n'y a généralement aucun avantage à la combattre, et il peut y avoir des inconvénients.

4° Toutefois, je considère comme nécessaire d'intervenir de la manière la plus active pour lutter contre la cause qui a nécessité de la part de l'organisme l'élévation de température, de manière à rendre celle-ci inutile. On fera ainsi disparaître la fièvre ; mais en combattant la cause pour laquelle l'organisme l'a provoquée. Nous aurons fait, je le répète, de l'antisepsie et non de l'antithermie.

Résumé et conclusions de l'alimentation pendant les maladies fébriles.

1° Pendant la fièvre, l'alimentation sera basée sur le poids normal du sujet, mais en tenant compte de sa situation de *malade alité.*

2° De plus, la réduction de l'alimentation sera basée sur la température fébrile ; et elle sera d'autant plus marquée que cette température sera plus élevée.

3° Il faudra également tenir compte de l'âge pour établir la ration pathologique sur laquelle devra porter la réduction.

4° La réduction sera plus marquée pour les azotés que pour les calories.

5° Pour obtenir les calories nécessaires, il sera, en général, préférable de s'adresser aux hydrates de carbone, plus particulièrement aux sucres, qu'aux corps gras.

6° Toutefois, pour les enfants jusqu'à cinq ans au moins, vu le rôle important que joue le lait dans leur alimentation habituelle, on pourra demander une partie importante des calories aux corps gras et surtout au beurre.

7° Les matières salines pourront rester un peu insuffisantes au début ; mais ensuite il faudra y remédier par les décoctions de céréales, et par les eaux minérales de faible minéralisation, surtout par celles dont la composition se rapproche de celle de notre milieu liquide.

8° L'insuffisance prolongée des matières salines doit être évitée avec plus de soin encore pendant la croissance que pour l'âge adulte.

9° Pendant la convalescence, l'insufffisance des matières salines devra être corrigée en même temps que celle des calories et des azotés.

10° Autant que possible, pendant toute la durée de la fièvre, il faut rendre l'eau suffisante, mais en tenant compte de la quantité des excréta. On sera guidé par les urines qui ne doivent guère descendre au-dessous de 15 grammes par kilogramme. On remédiera à cette insuffisance par les décoctions végétales et les eaux minérales de faible minéralisation.

11° Jusqu'aux températures normales, il faut s'en tenir, d'une manière générale, aux aliments liquides ou en purées légères, tels que : lait, bouillon, potage, crème. miel, marmelade, etc.

12° Dans des cas encore assez nombreux, on peut s'en tenir à l'alimentation par le bouillon et par les potages. Toutefois, dans d'autres conditions, il faut adopter l'alimentation par le lait. C'est elle qu'il faudra préférer dans les lésions cardiaques, rénales, dans les infections intestinales, dans celles des voies biliaires et celles des voies urinaires.

13° A partir de la température de 38° et au dessous, on pourra souvent mélanger les deux régimes.

14° Pour. le régime ordinaire, il me paraît pratique et avantageux de donner ces aliments quatre fois par jour : à 8 heures du matin, midi, 4 heures et 8 heures du soir.

15° Pour le régime lacté, il sera souvent préférable de le donner en six fois : 6 heures, 9 heures, midi, 3 heures, 6 heures et 9 heures du soir.

16° Les augmentations de régime devront porter surtout sur le repas de midi, qui doit toujours être plus abondant que celui du soir.

17° Il faut attendre les températures normales confirmées, après les sous-normales, pour rendre l'alimentation en azotés et en calories équivalente aux besoins de l'alité.

18° Il ne faudra augmenter ensuite que lentement la valeur nutritive de l'alimentation en la rendant supérieure à celle de l'alité, mais encore inférieure à la ration normale d'entretien.

19° On fera porter l'augmentation plus sur les calories que sur les azotés.

20° Pour certaines affections, il y aura lieu de continuer ou d'en venir au régime lacté pendant une partie de la convalescence ; telles sont celles qui sont suivies d'albuminurie, de lésions cardiaques ou même de troubles intestinaux.

RÉGIME HYPERORGANIQUE

Définition. — Je demande à désigner sous ce nom tout régime dans lequel les aliments de nature organique dépassent les besoins, évalués d'après les conditions dans lesquelles vit le malade.

L'exagération peut porter séparément sur chacune de ces trois catégories d'aliments, les deux autres ne correspondant qu'aux besoins. Nous aurions ainsi le régime *hyperorganique albuminoïde, gras*, ou *hydrocarboné*; et si l'exagération portait sur toutes ces substances, nous aurions le régime *hyperorganique total*.

Mais, bien entendu, ce qui permet d'établir l'exagération, ce sont les besoins, vu les conditions d'existence du sujet. Nous pouvons obtenir un régime hyperorganique avec une quantité d'aliments même inférieure à la normale. En pratique, il peut donc y avoir un régime hyperorganique *réel* et un seulement *relatif*.

Pour fixer ce régime, il faut donc non seulement tenir compte du poids normal du sujet et de son âge, mais aussi des conditions de température extérieure dans lesquelles il vit. De plus, ici, comme dans la plupart des cas de maladie, on pourra ramener ces conditions aux trois principales suivantes : malades portant leurs affections sur pieds, malades à la chambre et alités.

Le régime hyperorganique, et surtout le *total*, comporte souvent un régime *hypersalin* et parfois aussi un régime *hyperhydrique*, deux régimes dont j'aurai également à m'occuper ; mais je négligerai ici ces deux régimes, tant que les deux quantités de matières salines et d'eau ne dépasseront pas celles qui sont naturellement contenues dans les aliments organiques ou qui servent à leur préparation dans les conditions habituelles.

Cela étant, je le dis dès maintenant, je ne considèrerai

comme régime hypersalin et hyperhydrique que ceux dans lesquels les matières salines ou l'eau dépassent non seulement les besoins, mais les quantités correspondantes aux substances organiques comprises dans le même régime.

De plus, je crois inutile d'envisager séparément chacun des régimes hyperorganiques. Je vais, dans cette étude, prendre ce régime dans son ensemble, soit le régime hyperorganique total, sauf en traitant de ses applications cliniques, à indiquer les cas dans lesquels l'augmentation devra porter plus spécialement ou isolément sur chacune des trois catégories des substances organiques.

Dans le régime hyperorganique, ainsi compris, les trois catégories d'aliments, qui le composent, conserveront la proportion admise dans la ration normale d'entretien, qui a été précisée dans le deuxième volume, et sur laquelle je me suis plus spécialement arrêté dans le chapitre consacré aux *relations nutritives* (p. 158). Je fais seulement observer ici que des différentes manières d'évaluer ces proportions, c'est celle qui est basée sur la valeur en calories de chaque substance organique qui doit recevoir la préférence. Pour la ration normale, la relation entre les albuminoïdes et les ternares est exprimée par la formule

$$\frac{Az = 1^{gr}50 = 7^{cal}500}{G = 1^{gr} + Hc = 4^{gr}50 = 30^{cal}50} = \frac{1}{4}$$

et pour les ternaires entre eux, j'ai la suivante :

$$\frac{G = 1^{gr} = 9^{cal}}{Hc = 4^{gr}50 = 18^{cal}} = \frac{1}{2}.$$

L'eau, je l'ai dit, restera celle de la ration normale, soit dans les environs de 30 à 40 grammes par kilogramme de poids réel ; et quant aux matières salines, elles seront fixées par celles contenues dans les divers aliments, en réglant celles ajoutées à la préparation de ces derniers, de telle manière que l'excrétion saline urinaire soit sensiblement ce qu'elle est à l'état normal.

Action physiologique. — Le régime hyperorganique, à la condition de ne pas dépasser le pouvoir fonctionnel des organes digestifs, se traduit par une augmentation des éléments figurés du sang, par une augmentation de poids, et aussi par une coloration plus intense des muqueuses. Il suffit de huit à quinze jours de ce régime pour qu'il se traduise par ces ma-

nifestations. Je crois mêms que si après ce temps ces modifications de l'organisme ne sont pas obtenues, il faudrait en conclure ou bien que les dépenses de l'organisme ont été évaluées
trop bas, ou bien que les aliments ingérés ne sont pas absorbés.

Même avec des organes digestifs fonctionnant normalement,
l'ingestion d'une quantité d'aliments dépassant les besoins
entraîne toujours une augmentation du déchet intestinal. Cette
augmentation peut porter sur une quelconque des trois catégories d'aliments; et si l'examen coprologique indiquait une
exagération peu spéciale pour l'une d'entre elles, il y aurait
lieu de la restreindre. L'exagération du déchet intestinal,
quelle que soit la substance sur laquelle elle porte, peut, èn
effet, conduire à l'infection des organes digestifs. Une des
indications annonçant cette menace, est la mauvaise odèur
des selles. On peut même admettre que l'exagération du déchet
intestinal ne doit faire diminuer le régime que lorsque les
selles deviennent fétides au moment de la défécation.

Les déchets urinaires sont également augmentés; et cette
augmentation porte surtout sur ceux des albuminoïdes : l'urée
et les produits de combustion moins avancée.

Cette augmentation de l'urée indique, je pense, une plus,
grande activité des divers protoplasmas, et probablement de
leur part un renouvellement plus actif. Mais, bien entendu,
cette augmentation de l'azote uréique doit rester inférieur à
celle de l'ingestion de l'azote alimentaire. S'il en était autrement, il faudrait en conclure que les albuminoïdes de l'organisme ne sont pas augmentés, et je rappelle ici que 1 gramme
d'albuminoïdes absorbé et dépensé par l'organisme donne
environ $0^{gr}32$ d'urée, soit $0^{gr}16$ à $0^{gr}17$ d'azote alimentaire
pour $0^{gr}16$ d'azote uréique. Si donc l'urée était augmentée dans
ces proportions, il faudrait en conclure que les albuminoïdes
de l'organisme ne sont pas augmentés ; tout au plus, pourrait-
on admettre, comme un bénéfice de l'organisme, que les usés
sont remplacés. Ce ne serait là, du reste, qu'un bénéfice insuffisant de ce régime, surtout s'il ne se modifiait pas

En général, quand ce régime est donné dans de bonnes
conditions, il n'en est pas ainsi; et une partie plus ou moins
importante de l'azote alimentaire reste dans l'organisme,
d'abord à l'état de sérine et ensuite à l'état d'albuminoïde
différencié, tandis que l'autre se retrouve à l'état d'urée.

L'augmentation de cette dernière provient donc d'abord probablement d'un renouvellement plus actif des diverses protoplasmas ; et c'est ce qui doit se produire surtout au début du régime hyperorganique. Mais, de plus, deux autres causes importantes peuvent augmenter l'urée après l'augmentation des albuminoïdes absorbés. D'une part, on peut admettre qu'une partie de ces derniers peut être utilisée directement pour faire du calorique, surtout quand les ternaires sont insuffisants ; et, d'autre part, une autre partie, et dans certains cas c'est la plus grande, ces albuminoïdes restent dans l'organisme sous forme de corps gras On sait, en effet, que ce sont les aliments azotés qui favorisent le plus la mise en réserve de ces corps. Or, dans ces cas, de même que dans le cas d'utilisation pour la combustion, chaque gramme d'albuminoïde passant à l'état de corps gras. laissera $0^{gr}16$ d'azote qui seront éliminées à l'état d'urée en donnant environ $0^{gr}33$.

Le régime hyperorganique albuminoïde, dans les conditions d'une bonne utilisation, pourra donc augmenter l'urée : 1° par l'activement des protoplasmas ; 2° par la combustion d'une partie des albuminoïdes servant à faire du calorique et complétant celui demandé aux ternaires ; 3° par le dédoublement des albuminoïdes en corps gras, ternaires, eau, acide carbonique et acide sulfurique, les premiers produits de ce dédoublement étant mis en réserve sous forme de tissu adipeux.

Les pesées, nous indiquant approximativement les quantités d'aliments immobilisées par l'organisme, l'examen du sang, nous montrant les variations des éléments figurés. enfin l'analyse des urines en nous fixant sur les quantités d'albumines, dépensés ou au moins dédoublés, nous permettront. en rapprochant les indications fournies par ces divers moyens d'investigation. de nous rendre compte des résultats obtenus par ce régime ; et aussi, dans une certaine mesure. de voir dans quel sens nous devons le modifier.

Indications. — Le régime hyperorganique sera indiqué d'une manière générale dans tous les cas où sous une influence quelconque le poids réel sera tombé au dessous du poids normal. Dans ces conditions, on peut s'adresser au régime hyperorganique total, c'est-à-dire que l'augmentation du régime pent porter sur les trois catégories d'aliments. Le plus souvent, en effet, dans ces cas, c'est le tissu adipeux qui a subi les pertes les plus marquées. Il a dû céder une partie de ses corps gras pour faire face aux dépenses de l'organisme. Or, nous le savons, ce dernier peut reconstituer les corps gras avec tous les aliments.

Toutefois, si l'amaigrissement était très prononcé, surtout si la cause qui l'a produit a duré longtemps, comme après les longues suppurations ainsi qu'après les diarrhées et les dysenteries chroniques, il faudrait, au moins au début du traitement, insister sur les albuminoïdes. Dans ces cas, en effet, l'organisme n'a pas pu se contenter de prendre sur ses réserves en corps gras. Il a dû aussi utiliser, pour faire du calorique, une partie de ses protoplasmas ; et principalement ceux de ses fibres musculaires qui en représentent la plus grande partie. On reviendrait, du reste, à la relation nutritive normale, quand l'exercice aidant, les masses musculaires auraient repris leur volume et leur consistance.

Dans d'autres cas, il peut s'agir de modifier le milieu intérieur et de rendre l'organisme plus résistant contre telle ou telle influence. Cette action peut être préventive ou curative Elle est préventive, quand il ne s'agit que d'augmenter ses réserves contre un surcroit de dépenses prévues, ou pour se mettre en garde contre une infection à laquelle on doit s'exposer ou à laquelle on l'est forcément. Il semble, en effet, qu'un sang riche et même une légère phlétore sanguine permettent de mieux résister à l'infection cholérique. Il en est de même de la tuberculose. Un régime légèrement hyperorganique conviendra donc dans les pays où règne endémiquement la première de ces affections et aussi chez les sujets obligés de vivre dans des conditions exposant à la contagion de la seconde.

Contre-indications. — Elles peuvent provenir soit de l'état de l'organisme, soit de celui de l'intestin, soit des conditions extérieures.

Même dans les cas où le régime hyperorganique paraît indiqué, il faudra se montrer réservé dans sa prescription, quand il s'agira d'un sujet d'origine arthritique au début de cette diathèse. Il faut savoir que chez eux les organes digestifs utilisent si bien les aliments qu'on peut arriver à la surnutrition même avec une ration normale. Tout en obéissant aux indications commandant le régime organique, il faudra le surveiller par des pesées fréquentes et l'examen des urines. De plus, surtout si le sujet présente une exagération de l'acide urique, il faudra faire porter l'augmentation de l'alimentation principalement sur les ternaires; et, pour les albuminoïdes, s'adresser à ceux contenant le moins de purines.

La même réserve sera commandée chez les sujets venant d'avoir une hémorragie comme, par exemple, une hémorragie utérine, gastrique, par suite d'une affection ulcérative, ou d'une hémorragie cérébrale par suite de l'athérome. Dans tous les cas, ce n'est qu'avec une extrême prudence, et dans de faibles proportions que le régime dépassera la normale.

Mais si toutes ces contre-indications ne commandent que la réserve, celles qui dépendent de l'état des voies digestives sont plus importantes. Quelque intérêt que l'on ait à prescrire une alimentation dépassant les besoins, on ne pourra le faire qu'à la condition que les organes digestifs puissent utiliser ce surcroît d'aliments. C'est là une condition capitale pour le régime hyperorganique; et qui exige, dès qu'on y a recours, une surveillance attentive des fonctions digestives.

Enfin, de même qu'il y a des infections qui trouvent un obstacle dans la richesse sanguine, comme le choléra et la tuberculose, il en est d'autres qui sont favorisées par les mêmes conditions; et parmi elles je crois pouvoir citer la fièvre jaune. Il serait donc imprudent de soumettre au régime hyperorganique, sous prétexte de le fortifier, un sujet devant être exposé à un milieu amaryl. On sait, en effet, que ce sont les sujets pléthoriques qui payent le plus lourd tribut à cette infection.

APPLICATIONS CLINIQUES.

Le régime hyperorganique me paraît devoir être appliqué principalement aux *convalescences lentes*, aux *anémiques* et aux *tuberculeux*.

Convalescences lentes (1). — L'alimentation des convalescents des affections, qui, par leur durée ou leur gravité, ont diminué

(1) Il s'agit ici, bien entendu, de convalescents n'ayant plus de fièvre depuis assez longtemps, mais dont la santé se remet difficilement Ces cas ne sont

les réserves de l'organisme et l'ont fait tomber au-dessous de son poids normal, doit être forcément hyperorganique. Mais avant, par les conditions mêmes dans lesquelles s'est produite cette diminution de poids, il est indispensable de savoir comment fonctionnent les organes digestifs et comment se fait la nutrition.

On s'assurera donc que les selles sont à peu près quotidiennes, qu'elles ont leur consistance normale et aussi qu'elles sont sans odeur. Enfin il faudra s'assurer par l'examen des urines qu'il n'y a pas d'albuminurie, que l'urée correspond à l'azote alimentaire, et qu'il en est également ainsi des matières salines évaluées au moins dans leur totalité.

Rassuré à ces deux points de vue, on peut commencer le régime hyperorganique. Ce régime doit donc être tel qu'il assure l'entretien ; et, qu'en plus, il permette de réparer les pertes faites par l'organisme. Or, nous retrouvons ici la grande division que j'ai admise dès le début de ce volume. La ration d'entretien sera calculée outre le poids et l'âge du sujet, d'après les trois conditions suivantes, selon que le sujet est même alité, qu'il se lève mais restant dans sa chambre, et enfin qu'il commence à sortir.

Alités (1). — Je rappelle que la ration d'entretien pour l'alité correspond à 20 ou 25 calories, et environ à 1 gramme d'albuminoïde ; ce sont donc les quantités, qui multipliées par le poids normal, fixeront la ration d'entretien. Quant à la ration d'accroissement, j'estime qu'au moins au début, elle doit rester dans les environs de 1/10 de celle d'entretien et ne pas dépasser 2/10.

La première pour l'adulte moyen étant de 1.500 calories, il suffirait donc de la porter à 1.650 et de ne pas dépasser 1.800. De plus, sauf indications spéciales, l'augmentation devrait être faite en conservant la relation nutritive normale, qui est de

pas rares après la fièvre typhoïde, la fièvre jaune, le paludisme, et aussi après certaines interventions chirurgicales.

Quant à l'alimentation des convalescences normales après les affections fébriles, elle a déjà été donnée en parlant de ces affections.

(1) De nouveau, il ne peut s'agir ici que d'alités sans fièvre et n'en ayant plus depuis assez longtemps, mais qui sont maintenus au lit soit par leur faiblesse, soit dans un but thérapeutique.

1/4 ; et les aliments qui le permettent le plus facilement sont le lait pur ou sucré et le pain.

La relation nutritive évaluée en calories pour le lait pur est représentée par $\dfrac{\text{Az. } 18}{\text{Tern. } 56} = 1/3$; pour le lait sucré à 60 grammes par litre par $\dfrac{\text{Az. } 18}{\text{Tern. } 80} = 1/4$; et pour le pain par $\dfrac{\text{Az } 40}{\text{Tern. } 200} = 1/5$.

La relation nutritive du lait sucré à 60 grammes correspond donc sensiblement à la normale ; et la réunion du lait pur et du pain s'en rapproche également. Celle des viandes, au contraire, s'en éloigne beaucoup. Elle est dans les environs de $\dfrac{\text{Az. } 90}{\text{Tern. } 90} = 1/1$.

Dès que ces derniers aliments entrent dans l'alimentation, on est donc forcé, pour rester dans les conditions d'une bonne relation nutritive, de joindre au pain une certaine quantité d'hydrates de carbone, ce que l'on obtient facilement par le sucre ou par les fruits cuits.

Indications pratiques (1). — Cette période comporte quatre repas. Le premier déjeuner et le goûter devront être composés surtout par du pain et du lait. Le second déjeuner, le plus important, pourra comprendre, outre un potage plus ou moins nourrissant, un plat de poisson ou de volaille et des fruits cuits et même un peu de vin. Ce sera là le principal repas, et celui du soir ne comprendra qu'un potage, un œuf ou un légume et un fruit cuit.

Les aliments que l'on doit préférer dans cette période sont les potages gras aux maigres ou au lait, le pain, les œufs, le poisson blanc, le poulet, les purées de légumes verts ou secs, les fruits cuits en marmelades ou en compotes, tels que pruneaux, pommes, poires, oranges et abricots.

Quant aux heures de repas, je trouve des avantages à les laisser espacer de 4 heures, en commençant à 8 heures du matin : soit à 8 heures, midi, 4 heures et 8 heures du soir.

(1) La direction de ce régime, et surtout celui des convalescents à la chambre et portant leur maladie sur pied, sera grandement facilitée en s'inspirant des divers régimes types donnés dans le 2ᵉ volume, et pour tous les âges

Comme le plus souvent le malade prend encore des médicaments pendant cette période, ces derniers sont facilement donnés dans l'intervalle.

Malades à la chambre. — Dès que le malade se lève au moins de 8 à 12 heures par jour, ses dépenses augmentent sensiblement. Le séjour au lit le faisait vivre dans une température de 34° à 36°, tandis que la vie dans la chambre le met seulement entre 15° et 20°. Aussi la ration d'entretien s'élève-t-elle dans les environs de 25 à 28 calories, soit pour l'adulte du poids normal de 60 kilogrammes de 1.500 à 1.700 calories, quantité à laquelle nous sommes arrivés avec l'augmentation de 2/10 du régime précédent. Mais dès lors, ces 1.500 calories ne constituent plus que la ration d'entretien ; et, de nouveau, pour avoir celle de réparation, on y ajoutera environ 1/10 sans dépasser 2/10, soit en moyenne 1.700 calories au début et 1.900 à 2.000 à la fin.

Sauf indication spéciale, la relation nutritive restera la même ; et il en sera également ainsi pour le nombre et l'importance des heures des repas.

Quant aux aliments à préférer, outre les précédents dont la quantité sera augmentée, on pourra ajouter : toutes les viandes de basse-cour, et exceptionnellement l'agneau, donnés à midi, et de plus, les légumes frais, et de préférence, pommes de terre, carottes, épinards, chicorée cuite, haricots verts, les petits pois, lentilles et aussi les pâtes d'Italie, mais préparées le plus simplement possible ; enfin, des fruits frais, si la saison le permet.

Vie à l'extérieur. — Dès que le malade sort, ses dépenses augmentent de nouveau. Le séjour dans la chambre le faisait vivre aux températures moyennes de 15° à 20° ; mais à l'air extérieur, il trouvera souvent, surtout pendant les trois quarts de l'année, une température inférieure à 15°. Dès lors, quoique ne se livrant encore à aucun travail, les rations précédentes sont à peine celle d'entretien ; et il convient encore de l'augmenter de 1/10 à 2/10, pour la porter ainsi de 2.000 à 2.200 calories.

Du reste, les pesées nous fixeront sur l'importance de cette augmentation et sur le temps qu'elle devra être maintenue. On devra s'arrêter dès que le sujet sera revenu, non à son poids initial avant la maladie, qui était parfois exagéré, mais à son poids normal.

Presque dès les premières sorties ou peu après, les repas, s'il s'agit d'un adulte, seront ramenés à trois, en reprenant les heures habituelles du sujet. S'il s'agit d'un adolescent et surtout d'un enfant, il faudra continuer les quatre repas; et cela d'autant mieux qu'ils font partie du régime ordinaire pour cet âge.

Avec cette période, surtout pour l'adulte et les enfants au-dessus de douze ans, on pourra ajouter les différentes viandes de boucherie aux aliments indiqués précédemment, en ayant soin de laisser la plus grande importance au repas de midi.

Quant à la boisson, elle sera celle qui est habituelle au malade.

Enfin, qu'il s'agisse de l'adulte ou d'un enfant, pendant cette période, il est important qu'il se livre à des exercices physiques, pour activer la circulation des masses musculaires, rendre leur souplesse aux articulations et faire fonctionner la peau. Bien entendu, comme une conséquence forcée de ces exercices, les bains savonneux doivent être assez rapprochés.

Pendant ces trois périodes de la convalescence, les matières salines ingérées augmentent forcément avec les quantités d'aliments organiques, et surtout quand on arrive aux légumes frais ou secs. Cette augmentation graduelle paraît suffisante et cela d'autant mieux qu'à ces substances contenues dans les aliments s'ajoute le chlorure de sodium servant à les préparer. Je ne crois donc pas que les matières salines donnent lieu à des indications spéciales. Toutefois pour les cas exceptionnels dans lesquels on croirait devoir augmenter celles naturellement contenues dans les aliments organiques, on pourrait donner le mélange que j'indiquerai sous le nom de sel complet en traitant des régimes salins.

Mais pendant la convalescence aussi bien que pendant la maladie (voir Alimentation pendant les affections fébriles), il est important de faire prendre au sujet une quantité d'eau suffisante pour qu'il puisse émettre un minimum de 15 grammes d'urine et mieux 20 grammes par kilogramme de son poids réel.

Pendant cette période, en effet, d'une part il y a fréquemment des sueurs abondantes, qui, forcément, diminuent les urines, et, d'autre part, il y a souvent aussi de véritables débâcles de matières salines, qui jusque-là ont été retenues dans l'organisme par un état particulier de la nutrition ou un mauvais fonctionnement du filtre rénal. Il y a donc lieu de continuer les tisanes dans la première période, et les eaux minérales de faible minéralisation dans les deux autres. C'est là un point capital dans l'établissement du régime alimentaire pendant toutes les convalescences.

RÉSUMÉ. — En résumé, les principales indications de ce régime hyperorganique appliqué aux convalescences sont les suivantes :

1º Tenir compte du poids et de l'âge du malade pour fixer son alimentation d'entretien.

2º Tenir compte de sa situation d'alité, de malade à la chambre ou de malade vivant à l'extérieur.

3º Pour chacune de ces trois conditions, calculer la ration d'entretien et l'augmenter d'un dixième, puis de deux dixièmes en calories.

4º Sauf indication spéciale, s'en tenir pour ces régimes et pour ces augmentations à la relation nutritive normale, soit, en calories, d'un quart pour les azotés et des trois quarts pour les ternaires.

5º Suivre l'augmentation du poids par des pesées faites au moins tous les huit jours pour la régler.

6º Ne pas dépasser le poids normal calculé d'après la taille du sujet.

7º Surveiller les fonctions digestives et la nutrition.

8º Dès que le malade peut sortir, faciliter le retour à l'état normal par des exercices physiques, mais appropriés à chaque cas.

9º En ce qui concerne la nature des aliments, s'en tenir à ceux indiqués pour chacune de ces trois périodes.

10º Enfin, même pour l'adulte, lui conserver quatre repas jusqu'à sa sortie.

11º Sauf indications spéciales, se contenter pour les matières salines de celles contenues naturellement dans les aliments ; et dans les cas spéciaux, donner les matières salines dans leurs proportions naturelles.

12º Enfin, donner l'eau en quantité suffisante pour que l'urine se rapproche de 20 grammes par kilogramme du poids réel.

Alimentation dans les états anémiques. — Je diviserai, au point de vue pratique, ces états en quatre groupes :

1° Les anémies par alimentation insuffisante ;
2° Les anémies par insuffisance de l'hématose ;
3° Les anémies hérédo-pathologiques ;
4° Les anémies symptomatiques.

Anémies par alimentation insuffisante. — Je place dans ce groupe les anémies dues à une alimentation insuffisante, quoique les organes digestifs aient conservé tout leur pouvoir fonctionnel ; et j'en écarte, au contraire, celles qui sont dues à une élaboration insuffisante ou mauvaise des aliments ingérés, ce qui a lieu par exemple dans les affections du tube digestif ou de ses annexes. Ces dernières anémies font partie du quatrième groupe, des anémies symptomatiques.

Ainsi limitées, les anémies dont je traite ici, reconnaissent deux causes principales : *la misère* et *l'allaitement.*

Le défaut d'aliments, par suite de *la misère,* n'existe encore que trop souvent, surtout chez la f. mme livrée aux seules ressources de son travail. Généralement, il s'agit d'une insuffisance légère, mais supportée depuis assez longtemps. Sous cette influence, l'organisme tend à s'adapter à ces conditions d'existence en restreignant ses dépenses ; et les organes digestifs, dont les fonctions sont ainsi diminuées, presque toujours subissent un commencement d'atrophie. Il en est ainsi de leurs éléments glandulaires, comme des musculaires. De là souvent. après un certain temps. d'abord de la difficulté à utiliser même la petite quantité d'aliments ingérés, et ensuite de la constipation par faiblesse du plan musculaire.

Ce même résultat peut être aussi atteint après une suppression complète ou à peu près complète de toute alimentation. Les organes digestifs. dans ces derniers cas, perdent de leur énergie par défaut de fonction et aussi par défaut de nutrition.

Mais, de plus, dans ces deux cas, l'organisme, forcé d'utiliser ses réserves. vit pendant ce temps dans des conditions exceptionnelles qui impriment à toutes ses fonctions, des modifications importantes. Or, ce sont là autant de conditions dont il faut tenir compte, quand il s'agit de ramener ces malades, d'abord à une alimentation suffisante pour leur entretien et ensuite à une alimentation hyperorganique de reconstitution.

Il est donc indispensable, avant de régler l'alimentation de ces malades, de s'enquérir de l'état de leurs organes digestifs et de leur nutrition ; et, dans tous les cas, de ne procéder que graduellement et en tâtonnant à l'alimentation devant leur permettre de revenir à l'état normal.

On commencera donc par une alimentation, qui, tout en étant supérieure à la précédente, reste cependant encore au-dessous de la normale ; et ce ne sera qu'après s'être assuré que cette alimentation d'essai est bien supportée, qu'on pourra en venir à la ration normale, qui, calculée par rapport au poids normal, devient ici une ration hyperorganique.

C'est surtout pour les sujets ayant été privés presque complètement d'aliments, que ces indications prennent de l'importance ; et il faut bien la connaître pour pouvoir résister aux demandes du malade et de son entourage Il faut d'abord ne leur donner que des aliments liquides : infusions sucrées, bouillon gras, lait coupé ou pur, bouillon de légumes, puis potage aux pâtes et purées liquides.

Ces aliments, au début, seront donnés par petites quantités, de 50 à 100 grammes et à 150 grammes environ ; mais toutes les deux heures, en empiétant même sur une partie de la nuit.

Il sera souvent utile de donner en même temps quelques laxatifs, pour combattre la constipation qui suit souvent la privation complète d'alimentation. Ceux qui conviendront le mieux sont la rhubarbe ou le cascara réunis au séné.

Quand les selles et les urines seront normales, on pourra passer aux autres aliments, en suivant les indications que je viens de donner pour les convalescences lentes.

Ces précautions auront moins d'importance, quand il s'agira des cas, de beaucoup les plus nombreux, dans lesquels l'alimentation a été seulement insuffisante On s'inspirera, du reste, de l'état des organes digestifs et de la diurèse, en se basant sur ce principe, que, dans ces conditions, pour aller vite, il faut aller avec prudence.

Dans ces cas, lorsque les fonctions digestives se feront bien, il sera souvent utile d'élever la relation nutritive en faveur des albuminoïdes. L'organisme aura à reconstituer sa sérine et ses protoplasmas, et il est donc important de lui en fournir les matériaux. Les laitages dans lesquels domine la caséine, fromages frais et secs, les flans, seront d'abord donnés avec avantage ; puis viendront les différentes viandes.

Le fer trouvera également souvent son utilité dans ces cas. Mais, j'insiste sur ce point, il ne faudra le donner qu'en se guidant sur l'hématimétrie et la chromométrie.

Assez souvent, dans ces états anémiques, le nombre de globules rouges diminue plus vite que la quantité d'hémoglobine; de sorte que l'on peut trouver des hématies contenant la quantité normale de cette dernière. Dans ces cas, ce serait sans utilité que l'on donnerait le fer; il ne serait pas pris par les hématies qui en ont en quantité suffisante.

· Pendant la reconstitution du sang, c'est d'abord le nombre des hématies qui augmente; et, pour se former, ces éléments, ont d'abord besoin des albuminoïdes. L'arrivée dans l'organisme de ces aliments en quantité suffisante devient donc la première des indications à remplir. Mais les nouvelles hématies empruntant leur hémoglobine en grande partie aux anciennes, il en résulte que, pendant une période, on voit augmenter le nombre d'hématies, pendant que la valeur globulaire de chacune d'elles diminue. En somme. la quantité totale d'hémoglobine reste la même; elle est seulement répartie sur un plus grand nombre d'éléments. Or, c'est en ce moment que le fer trouve réellement son indication. Aussi le voit-on, dans quinze jours à un mois, donner des résultats surprenants. Les préparations ferrugineuses ne conviennent donc que lorsque les hématies n'ont qu'une valeur globulaire sensiblement au-dessous de la normale.

Allaitement (1). — Le nourrissage fait exclusivement au sein jusqu'à la fin de la première année entraîne assez souvent une véritable anémie. Si l'on tient compte que le nourrisson à cet âge a besoin de 800 grammes à 1 litre de lait contenant environ de 15 à 20 grammes d'albuminoïdes et pouvant donner de 600 à 800 calories; et que la mère, outre son entretien, doit trouver ces albuminoïdes et ces calories dans son alimentation, on comprend facilement que ses organes digestifs puissent rester au-dessous de ce surcroît de fonction.

Aussi beaucoup de femmes sont-elles fatiguées après ces nourrissages exclusifs prolongés, surtout si, comme il arrive

---

(1) On trouvera le régime pendant l'allaitement, longuement traité, dans le 3ᵉ volume. de la page 39 à la page 76.

trop souvent, elles doivent en même temps travailler ou ne pas avoir une nourriture assez substantielle. Il est donc prudent tout d'abord, sauf des cas exceptionnels nécessités par l'état de l'enfant, de ne pas prolonger aussi longtemps le nourrissage exclusif. Au moins à partir de 9 mois, dans ces cas, la mère peut s'aider du biberon.

Assez souvent, cette modification lui permettra d'arriver au sevrage complet sans que sa santé ait à en souffrir. Dans tous les cas, même pour des nourrices non anémiées, cette période de transition s'impose dans l'intérêt du nourrisson. Je la considère aussi comme utile pour la mère. Il est bon que son organisme, qui a adapté ses organes digestifs au surcroît de fonctions nécessité par le nourrissage, revienne lentement aux conditions de simple entretien.

J'insiste sur le point suivant. Lorsqu'une femme a été anémiée par le nourrissage et que ce dernier est supprimé, surtout un peu rapidement, il n'est pas nécessaire pour remédier à son état d'augmenter les aliments. La suppression seule du nourrissage suffit pour que la même alimentation constitue véritablement un régime hyperorganique Il sera même prudent de le surveiller pour le ramener graduellement à la simple ration d'entretien. La continuation de ce régime explique l'embonpoint qui suit souvent le nourrissage.

Il est rare que le nourrissage conduise à une anémie aussi prononcée que le défaut d'aliments dû à la pauvreté; et, par conséquent, on sera tenu à moins de circonspection au début du traitement. On pourra donc, sauf des cas exceptionnels, s'adresser aux aliments ordinaires, en se contentant de bien fixer leurs quantités.

Résumé. — En résumé, le dosage de l'alimentation dans ces états anémiques est soumis aux indications suivantes :

1° Examen des fonctions digestives et de la nutrition;

2° Régler l'alimentation suivant leur état;

3° Avantages dans les cas graves de s'en tenir au début à une alimentation inférieure à l'entretien avant d'y arriver; et quand on la dépasse, à ne le faire que d'un dixième environ;

4° Sauf indication spéciale, conserver aux divers aliments leur relation nutritive normale;

5° Ne donner le fer que lorsque les hématies n'auront

qu'une valeur en hémoglobine sensiblement inférieure à la normale.

Anémie par insuffisance de l'hématose. — Plusieurs fo's, depuis une vingtaine d'années, j'ai appelé l'attention du monde médical sur des états rappelant l'anémie par insuffisance de l'alimentation par de nombreux points, et qui cependant résistent à l'hygiène alimentaire et à l'hygiène générale les mieux comprises. Ces états s'observent plus spécialement chez les enfants et surtout sur les jeunes filles de 8 à 15 ans ; mais il n'est pas absolument rare de les retrouver chez des sujets plus jeunes ou plus âgés (1).

Ces jeunes malades restent sans embonpoint; leur teint est pâle et souvent un peu jaune ; les muqueuses, conjonctive et gencives sont décolorées. Les chairs sont flasques et les masses musculaires peu développées. La constipation est fréquente. Enfin, tandis que les anémiques ordinaires ont souvent de l'activité et l'esprit très vif, ceux dont il s'agit, au contraire, ont une grande tendance au repos, et parfois une paresse intellectuelle encore plus marquée. Or, on apprend souvent, quand on va aux renseignements, que ces enfants ont toujours eu une alimentation très riche, dont l'abondance a été exagérée à cause même de leur état; et que, souvent aussi, à cette alimentation, on a joint les toniques les plus variés. L'anémie dont sont atteint ces sujets, si l'on s'en tient à l'examen des fonctions digestives, est ainsi difficile à expliquer. Mais, au contraire,

(1) 1º De la sthémométrie et de la stéthographie. (Conférences faites à l'hôpital maritime de Cherbourg. — *Bulletin général. de thérapeutique*, 6 nov. 1887.)

2º Rapport de la section thoracique à la taille. (Société de médecine de Toulouse, 1888.)

3º De la stéthométrie et de la stéthographie. (*Gazette médico-chirurgicale de Toulouse*, 1888.)

4º Mémoire sur la stéthographie normale (Académie de médecine de Paris, 1889.)

5º Mémoire sur l hypohématose. (Académie de médecine, 19 juin 1889.)

6º Note sur l'hypohématose. (*Archives générales de médecine*, juin 1889.)

7º Etude clinique sur l'hypohématose (Congrès pour l'avancement des sciences de Paris, août 1889)

8º Rapport de la taille et du poids avec la section thoracique dans les deux sexes et aux différents âges. (Congrès pour l'avancement des sciences de Paris, août 1889.)

ainsi que je l'ai montré, tout s'éclaire si l'attention se porte sur la fonction respiratoire. L'examen de cette fonction fait alors constater que celle-ci, pour une raison quelconque, est insuffisante.

Cette insuffisance peut dépendre seulement d'une trop faible amplitude thoracique pendant l'inspiration, ou d'une expiration incomplète, laissant un air résiduel exagéré. Elle peut dépendre aussi de tumeurs adénoïdes condamnant le sujet à respirer par la bouche, et gênant l'entrée de l'air dans les poumons ; d'une respiration diaphragmatique ne permettant qu'une dilatation insuffisante de la partie supérieure du thorax pendant l'inspiration, ou bien enfin d'une section thoracique insuffisante.

Je ne saurais ici même résumer tout ce qui a trait à cette question de l'hypohématose. On pourra en comprendre l'importance par quelques-uns des travaux que j'ai publiés depuis 1887, mais encore d'une manière incomplète. Cette question demande maintenant à être reprise ; et je me promets de le faire. Pour le moment je me contenterai de la résumer dans les propositions suivantes :

1° Ces états anémiques tiennent non à un défaut d'aliments, mais à l'insuffisance de l'oxygène. Ils dépendent, comme je l'ai dit, non de l'insuffisance du combustible, mais de celle du comburant.

2° Ce qui le prouve, c'est que la cause de l'insuffisance de l'oxygénation une fois trouvée, il suffit de la faire disparaître pour voir le sujet reprendre l'activité et même la pétulance de son âge. J'en ai cité quelques cas saisissants.

3° Pour se guider dans la recherche de la cause de l'hypohématose, je puis donner les principales indications suivantes : l'inspiration doit être profonde et l'expiration complète ; la respiration doit se faire par le mode nasal et par le type thoracique (1). Enfin, à tout âge, la section thoracique sterno-xiphoïdienne doit donner 4 centimètres carrés pour 1 décimètre carré de surface cutanée calculée d'après le poids normal (2).

---

(1) 1° *Traité de l'anémie par insuffisance de l'hématose* ou *Traité de l'hypohématose*. Doin, Paris, 1890.

2° Etude sur le mode respiratoire physiologique. (Section de Cinésithérapie, 29 mars 1910.)

(2) 1° Adaptation de la section thoracique à la surface cutanée par rapport

4° Enfin, il faut savoir que la section thoracique, quand elle est insuffisante, arrive facilement aux dimensions normales par des exercices respiratoires prolongés souvent moins de deux mois (1).

Le traitement de cette anémie est tout entier dans l'éducation respiratoire, devant conduire, par des procédés en rapport avec la cause, à une hématose suffisante.

Quant à l'alimentation, il faut le plus souvent la réduire parce qu'elle a été trop élevée. Il faudra donc la calculer d'après l'âge du sujet et les conditions de son existence, surtout de la température ambiante Je n'ai jamais eu, dans ces conditions, à dépasser la ration normale ; et, au contraire, au début, je me suis souvent bien trouvé de la ramener au dessous de la normale.

Anémies hérédo-pathologiques. — Nous arrivons, avec ce groupe, aux anémies qui, de beaucoup, créent le plus de difficultés pour le traitement, et notamment pour l'alimentation. Toutes relèvent d'une influence héréditaire, qui peut être *arthritique, syphilitique* ou *tuberculeuse.*

Il me semble que c'est l'hérédo-arthritisme, arrivé à la quatrième ou cinquième génération (2), qui est le plus souvent en cause ; puis viendrait l'hérédo-syphilis, et enfin l'hérédo-tuberculose. Je n'ai pas constaté que l'hérédité cancéreuse eût la même influence.

L'hérédo-arthritisme, à la période que j'indique, peut conduire à l'anémie par des procédés différents. Sous son influence les atrésies thoraciques, caractérisées par une diminution du

au poids, depuis la naissance jusqu'à l'âge adulte. (Société de médecine de Toulouse, 25 mai 1904, et Société de biologie, 1ᵉʳ juin 1904, p. 980)

2° Adaptation de la section thoracique à la surface cutanée après les pleurésies suivies de rétraction costale. (Société de biologie, 2 juillet 1904, p. 45.)

3° De la section thoracique dans les déviations du rachis. (Société de biologie, 28 avr., p. 733).

4° Etude de la section thoracique chez le nouveau-né.

5° Ducourneau de Carritz. — Rapports de la section thoracique à la taille. au poids, et à la surface cutanée de 6 à 16 ans. (Thèse de Toulouse, 1905.)

6° Rapport de la section thoracique xyphoïdienne à la surface cutanée calculée d'après le poids réel. (Section de Cinésithérapie, 29 mars 1910)

(1) Dix cas d'hypohématose suivis de guérison (*Bulletin général de thérapeutique*, 30 septembre 1892.)

(2) Voir le résumé de l'arthritisme, p. 101 de ce volume, et aussi dans le Rapport sur l'obésité (Congrès français de médecine de Paris, 1903, p. 15.)

diamètre artéro-postérieur, sont fréquentes. Sous son influence aussi, les organes digestifs restent manifestement insuffisants; ou du moins, manquant de résistance, ils présentent des troubles fréquents. Enfin, et ce sont peut-être là les causes les plus fréquentes, ces sujets peuvent présenter un développement insuffisant de certaines parties des organes circulatoires, cœur ou vaisseaux, et aussi des organes hémato poétiques.

L'hérédo-syphilis manifeste plus souvent son action sur les organes digestifs que sur ceux de la circulation; mais son influence sur les premiers conduit facilement, on le conçoit, à une alimentation insuffisante.

Quant à l'hérédo-tuberculose, son action sur les organes circulatoires est également fréquente; et c'est elle, en même temps que l'hérédo-arthritisme, que l'on trouve le plus souvent dans l'étiologie de la chlorose, avec ses différentes lésions sur les organes circulatoires et ceux de la génération.

De plus, quelle que soit, de ces trois influences, celle qui est en cause, les sujets qui en dépendent sont souvent d'une émotivité excessive, occasionnant ainsi souvent des troubles de la digestion, et peut-être de la nutrition, qui ne peuvent que nuire à l'équilibre fonctionnel de l'organisme.

Toutes ces anémies entraînant, en même temps, une diminution des éléments figurés du sang, et une diminution de la valeur globulaire des hématies, ne sont, on le conçoit, que difficilement améliorées, quand on les trouve chez l'adulte. On peut, certes encore, par une hygiène alimentaire bien comprise, les améliorer, atténuer leurs inconvénients; mais on ne peut espérer les guérir, au sens propre du mot.

C'est plus tôt qu'il faut les prendre. La direction hygiénique de ces sujets doit commencer, si on le peut, avec le nourrissage. C'est dans ces cas que l'*hominiculture* pourra donner tous ses résultats. Ces sujets devront être l'objet d'un examen minutieux dès leur bas âge; et, si les circonstances le permettent, ils devront vivre au grand air, pour la zone tempérée dans des altitudes de 400 à 600 mètres, recevoir une alimentation bien dosée; se livrer aux exercices physiques, et enfin être soumis à l'exercice méthodique de chacun des organes que l'on a reconnus faibles chez eux. Grâce à ces moyens, commencés chez l'enfant, on peut espérer les améliorer et les conduire à l'âge adulte dans des conditions de résistance suffisante pour en remplir toutes les obligations.

Quant aux adultes, arrivés sans soin à cet âge, les mêmes moyens, surtout un bon dosage de l'alimentation, trouveront encore leur utilité ; mais, il faut le savoir, avec des résultats beaucoup moins avantageux.

En ce qui concerne spécialement l'alimentation, je dois signaler cette particularité que, notamment pour les hérédo-arthritiques des dernières générations, il y a parfois avantage à faire une assez large part aux albuminoïdes d'origine animale. Il semble qu'avec les générations, leurs éléments anatomiques ont contracté le besoin de ces substances. Si donc chez ces sujets, quand ils sont encore jeunes, il faut éviter l'exagération de ces substances et les diriger plutôt vers le végétarisme, chez les sujets que nous ne voyons qu'à l'âge adulte, il peut y avoir avantage à conserver une part importante à l'alimentation carnée.

Anémies symptomatiques. — Ce sont celles, je l'ai dit, qui ne représentent qu'un des symptômes d'une autre affection nettement caractérisée, telles que les dyspepsies, les entérites, les dysenteries, le cancer, la tuberculose, etc. Leur étude trouve naturellement sa place avec l'affection dont elles dépendent ; je me contenterai de donner ici les indications suivantes :

1° Quelle que soit la cause dont elles relèvent, le premier soin doit être de s'enquérir de l'état des fonctions digestives et de la nutrition.

2° Quelle qu'en soit la cause également, il y aura lieu d'établir une alimentation en rapport avec l'état des organes digestifs en s'inspirant de l'état de la nutrition indiqué par l'examen des urines.

3' Enfin, également, quelle qu'en soit la cause, le dosage de l'alimentation pourra à lui seul améliorer l'état du malade, et le mettre dans des conditions de meilleure résistance.

Tuberculose. — Avec la tuberculose nous entrons dans le régime qui mérite le mieux le nom de *régime hyperorganique.*

Dans les cas précédents, en effet, il ne s'agissait que de ramener l'organisme à l'état normal. C'était seulement un *régime de reconstitution.* Avec la tuberculose, au contraire, d'après beaucoup d'auteurs, ce serait véritablement un régime hyperorganique qu'il faudrait adopter, puisqu'il ne s'agirait de rien moins que de porter la richesse sanguine et les réserves de l'organisme au delà du normal. Le but de ce régime, et il ne

deviendrait efficace qu'à cette condition, serait de conduire à
l'embonpoint, soit au premier degré de l'obésité ; et, pour
atteindre ce but, nous allons le voir, on est arrivé à des rations
qui, on le reconnaît maintenant, ont dépassé toute mesure.
Voyons comment sont nées les idées qui ont inspiré cette pratique, et ce que cette dernière est actuellement devenue.

Evolution des idées sur l'alimentation des tuberculeux. —
Jusqu'en 1865, l'alimentation des tuberculeux ne fut soumise
à aucune règle spéciale. Pendant les périodes apyrétiques, ils
recevaient l'alimentation ordinaire, et pendant la fièvre, seulement une alimentation en rapport avec son élévation ; mais,
dans le premier cas, comme dans le second, sans marquer la
préférence pour un régime végétarien ou carné.

Il est bien vrai que, dès 1845, Weisse (de Saint-Peters-
bourg) (1) avait fait entrer la viande crue dans l'alimentation,
mais c'était seulement contre la diarrhée infantile, et ce n'est
que vingt ans après que le professeur Fuster (de Montpellier) (2), pensa à s'adresser à la viande crue comme un
aliment utile, presque un médicament, dans certaines affections
et notamment dans la tuberculose pulmonaire.

Dans cette dernière affection, Fuster donnait de 200 à
300 grammes de viande crue pulpée, avec environ 100 grammes
d'eau-de-vie ; et, à l'appui de cette médication, il publia un
certain nombre de succès, surtout dans la tuberculose au
début.

Les travaux de Fuster impressionnèrent fortement le corps
médical ; et les idées qui s'y trouvaient développées furent
d'autant mieux accueillies par lui qu'il était plus désarmé contre
cette affection. Toutefois ce ne fut pas sans que quelques réserves
ne vinssent modérer l'enthousiasme. C'est ainsi que deux an-

---

(1) J.-F. WEISSE. — *Von der Diarrhoe entwöhnter Kinder oder der
Diarrhoea ablactatorum und derenkur durch rohes Fleisch* (Jahr, 6, f. Kin-
derheilk, 1845, IV, pp 99 à 104). (Cité par Ch. Richet, *Semaine médicale*,
1900, p. 239.)

(2) FUSTER. — Sur le traitement curatif de la phtisie pulmonaire (Comptes
rendus de l'Académie des sciences, 12 juin 1865). — Conditions de l'emploi
de la viande crue et de la potion alcoolique pour la guérision de la phtisie
pulmonaire (Comptes rendus de l'Académie des sciences, 10 juillet 1865. —
Bulletin général de thérapeutique, 1865, t. LXIX, p. 91).

nées après le travail de Fuster, en 1867, la Société médicale de Lyon crut devoir mettre au concours la question de l'utilisation de la viande crue dans le traitement de la tuberculose, et que le rapporteur du mémoire qui concourait pour ce prix, actuellement le professeur Teissier (1), n'accorda à la viande crue que sa valeur alimentaire, sans lui reconnaître aucune valeur médicamenteuse.

Néanmoins, les idées de Fuster trouvèrent une large application dans la pratique; et de 1865 à 1880, presque tous les tuberculeux reçurent environ 100 grammes de viande crue et 50 grammes d'eau-de-vie. Cette viande crue, qui était parfois remplacée par de la viande à peine saisie par le feu, était donnée achée ou pulpée, puis présentée sous forme de bols enrobés de sucre, ou étendue sur du pain beurré, ou mélangée à des purées, à des confitures, à des marmelades, ou enfin seulement prise dans du bouillon. On s'ingéniait ainsi à masquer ce que cette viande crue avait de répugnant, et on suivait pour cela le goût du malade; mais on tenait à ce qu'il la prît sous une forme quelconque.

Sous quelle inspiration le corps médical resta-t il fidèle à cette pratique? Dans sa pensée, la majorité attribuait à la viande crue, comme Teissier, plutôt une valeur alimentaire qu'une valeur médicamenteuse. La viande, surtout la viande peu cuite, et, par une conséquence presque forcée, le jus de viande, faisait partie à l'époque de tout traitement, et il pouvait être considéré comme complet, quand on y avait ajouté le fer, le quinquina et parfois l'arsenic. Sous l'influence d'une erreur, dont surtout le public n'est pas encore revenu, la valeur des aliments n'était jugée que d'après leur teneur en albuminoïdes, et encore en limitant ces derniers à ceux d'origine animale.

En donnant la viande crue, la viande peu cuite, le jus de viande, le corps médical pensait donc donner seulement un aliment très riche; et l'alcool, ainsi que le sucre ou les aliments sucrés qui étaient donnés concurremment, ne servaient guère qu'à les faire accepter. Toutefois, jusque là, il ne s'agissait que d'alimenter le malade, mais non de le *suralimenter*, ou plus exactement de le *surnourrir*.

(1) TEISSIER. — De l'usage de la viande crue en médecine (*Gazette médicale de Lyon*, 5 et 12 avril 1868).

Mais, en 1881, avec les travaux de Debove, l'alimentation des tuberculeux entra dans une autre voie; et il a pris soin de nous dire lui-même comment il y fut conduit (1).

Ayant dans son service un tuberculeux à la dernière période et ayant un tel dégoût et une telle intolérance de l'estomac « qu'il était arrivé à ne plus pouvoir avaler un quart de verre de lait », inspiré sans doute par ses études sur le lavage de l'estomac, il eut l'idée d'introduire les aliments par la sonde après ce lavage. Le premier essai fut fait le 1er octobre 1881 ; un litre de lait fut introduit et avec un tel succès que dans quelques jours, Debove en arriva à lui faire prendre en deux fois « deux litres de lait, 200 grammes de viande crue et dix œufs ». Or, sous l'influence de ce régime, non seulement les vomissements furent supprimés, mais de plus, écrit Debove « les « forces sont restaurées à un point tel que notre malade, qui « restait toujours dans son lit ou près de son lit, qui perdait « facilement haleine, monte maintenant rapidement les deux « étages de l'infirmerie et se promène une grande partie de « la journée. »

Le même traitement fut appliqué à deux autres malades et avec des résultats aussi encourageants. Le lavage de l'estomac fut même supprimé et seule l'alimentation à la sonde conservée ; mais, de plus, nous voyons dès ce premier travail apparaître l'idée des aliments donnés sous un petit volume. Le troisième malade avait reçu du lait concentré.

En réalité, l'idée dominante de ce travail était, comme l'indique son titre, *l'alimentation forcée par la sonde*. Mais, déjà, sans que le mot y figure, on voit Debove être conduit à la suralimentation, quand il donne 2 litres de lait, 200 grammes de viande crue et 10 œufs. Ces aliments, en effet, contiennent 185 grammes de substances albuminoïdes, et peuvent fournir 2 860 calories, pour un malade qui était presque toujours alité, et dont les besoins ne dépassaient pas 70 grammes d'albuminoïdes et 1.800 calories.

Du reste, les idées de Debove se modifièrent bientôt dans le sens de la suralimentation, qui dans sa pensée et dans sa pratique devint dominante, tandis que l'introduction par la sonde

______

(1) Du traitement de la phtisie pulmonaire par l'alimentation forcée. *Bulletin général de thérapeutique*, 1881, t. II, p. 425.

était reléguée au second plan. Le côté pratique de la suralimentation fut résolu par Debove, par ses poudres alimentaires, et plus spécialement par ses poudres de viande, en permettant de donner une alimentation des plus riches en azotés, sous un petit volume.

Dès lors, vers 1882, sous l'influence de succès indéniables, et, au moins de réelles améliorations constatées par de nombreux observateurs, la suralimentation devint la base obligatoire du traitement de tous les tuberculeux ; et, on peut le dire, on la fit sans compter. Il a été fréquent de donner trois litres de lait, de 300 à 600 grammes de poudre de viande, qui représentent 1.500 à 3 kilos de viande fraiche et de 10 à 20 œufs.

Dans ce traitement, l'idée dominante devint donc la surali-mentation ; et quant à l'emploi de la sonde, qui resta, au moins pendant quelques années, dans la pratique de Debove et de ses premiers imitateurs, comme Dujardin-Beaumetz, il devint de moins en moins fréquent : *l'alimentation forcée* du début s'était transformée en *suralimentation.*

Du reste, peut-être avec un peu moins d'exagération, la suralimentation est restée dans la pratique courante ; et les parents, poussés par leur grande sollicitude pour leurs malades, s'en montrent des zélés observateurs. Cependant, cette pratique, au moins avec les exagérations qui la suivirent, ne tarda pas à faire naître des réserves ; et parmi ceux qui les premiers osèrent élever la voix, je dois citer Daremberg. Dès 1890 (1), en effet, tout en accordant que la viande doit entrer dans le régime des tuberculeux, il déclarait avoir vu des malades guérir en se nourrissant seulement avec des viandes blanches, du poisson, des œufs et parfois même avec une alimention à prédominance végétarienne. Sans nier l'importance du régime, il attribuait la plus grande importance à la *cure d'air* et au *repos.*

Quelques années après, Grancher (2), tout en se montrant partisan de la suralimentation, faisait aussi quelques réserves, mais à un autre point de vue. Pour lui, l'alimentation du tuberculeux

---

(1) Du traitement hygiénique de la tuberculose et spécialement de la cure à l'air et du repos. *Bulletin général de thérapeutique.* 1890, t. I, p. 529.

(2) *Bulletin médical,* 29 janvier 1896 et *Bulletin général de thérapeutique,* 1896, t. I, p. 283.

devait comprendre la ration d'entretien ; et, en outre, ce qu'il appelait la ration de guérison. Mais il insistait pour qu'on tînt compte de l'état de l'estomac, de celui de l'intestin et de la fièvre.

Toutefois, il faut le reconnaître, les auteurs se contentaient de faire des réserves, et ils ne s'élevaient que contre les exagérations. Mais la suralimentation n'en était pas moins déclarée comme utile, même par ceux qui croyaient pouvoir s'en passer dans certains cas, comme Daremberg, ou qui lui trouvaient des contre indications comme Grancher ; si bien que la même année que paraissait le travail de ce dernier, le *Bulletin général de thérapeutique* publiait une revue critique de Muselier (1), qui, après un exposé complet de la question, la résumait ainsi : « Manger beaucoup, manger souvent, tel est le conseil que « résume cette donnée et dont tout malade qui veut guérir « doit être pour ainsi dire imprégné. » (p. 312.)

Muselier, du reste, ainsi qu'il résulte de sa longue étude critique et de ces citations, n'avait fait qu'exprimer l'opinion générale.

De 1883, époque à laquelle l'évolution des idées de Debove lui fit donner la préférence à la suralimentation sur l'alimentation à la sonde et à la viande crue, jusqu'à la fin de 1899, l'idée dominante dans l'alimentation des tuberculeux fut la suralimentation, et cela quel que fût l'aliment utilisé, toutefois en donnant la préférence à ceux d'origine animale.

Mais, le 28 novembre de cette même année, Richet communiquait à l'Académie de médecine, en son nom et à celui d'Héricourt, le résultat de recherches sur la tuberculose expérimentale, qui devait prendre dans la question qui nous occupe une importance capitale (2). Ces expérimentateurs avaient tuberculisé des chiens par le même procédé ; et tandis que les uns, servant de témoins, suivaient un *régime ordinaire* mais suffisant, les autres étaient nourris avec de la *viande crue*. Or, tandis que les premiers étaint morts dans 41 jours, en moyenne, les seconds avaient résisté une moyenne de 240 jours. Les chiffres donnés par Richet, furent les suivants :

(1) MUSELIER. — Traitement de la tuberculose. *Bulletin général de thérapeutique*, 1896 t. II, pp. 145, 193, 241, 314, 366.

(2) Thérapeutique expérimentale. L'alimentation exclusive par la viande dans le traitement de la tuberculose chez le chien. Académie de médecine, 28 novembre 1899, p. 543.

NOMBRE DE JOURS DE SURVIE :

	1ʳᵉ expérience	2ᵉ expérience	3ᵉ expérience	4ᵉ expérience
Témoins	92	31	37	28
Chiens à la viande	513	188	253	123

Dans ces expériences, qui avaient porté sur 22 chiens, 12 ayant servi de témoins et 10 nourris à la viande, la suralimentation perdait de son importance en faveur de la viande crue. Elle nous ramenait à la pratique de Fuster en l'exagérant. Mais Héricourt et Richet, en poursuivant leurs recherches, arrivaient bientôt à des conclusions qui, au moins, dans les conditions de leurs expériences, allaient la rejeter d'une manière complète dans un second plan. Ils furent, en effet, conduits à cette idée que la partie qui agit principalement dans la viande crue, c'est le jus que l'on peut en extraire par la pression ; et dans la note qu'ils communiquèrent à la Société de biologie, le 2 juin 1900, ils arrivèrent à ces conclusions très nettes (1) :

« 1° La viande cuite n'a aucun effet thérapeutique ; au contraire, il semble que les chiens tuberculisés nourris avec la viande cuite meurent plus vite que s'ils sont simplement nourris à l'alimentation ordinaire. »

« 2° Le jus de viande a les mêmes effets que la viande crue. »

De plus, dans cette note, les auteurs indiquent la quantité de jus de viande à donner pour pouvoir compter sur ses effets thérapeutiques. « Il faut donner, pour atteindre la dose théra-
« peutique efficace, une quantité de jus répondant à un poids
« de viande crue égal à 12 grammes par kilogramme (en chif-
« fres ronds). » Et ils ajoutaient : « Il est donc évident qu'il
« ne s'agit pas là de suralimentation, puisque cette quantité
« de jus de viande est tout à fait insuffisante à la nutrition
« d'un chien. »

On était donc, dès lors, conduit à ces conclusions pratiques que la viande crue agit par son jus ; que, par conséquent, il suffit de donner ce dernier pour obtenir le même bénéfice thérapeutique ; et enfin que pour expliquer cette action thérapeutique, on ne saurait invoquer la suralimentation.

(1) Traitement de la tuberculose expérimentale par la viande crue et le jus de viande ou zomothérapie. Société de biologie, 2 juin 1900, p. 527.

Du reste, dès la séance suivante, Héricourt et Richet revinrent sur cette idée pour la formuler aussi nettement que possible.

Après avoir indiqué le procédé pour préparer le jus de viande, ils en donnaient la composition, soit 16^{gr}8 d'azotés par litre de jus, et ils terminaient leur note par cette conclusion : « Si la zomothérapie agit, ce n'est pas par suralimentation. » Les chiffres suivants vont le faire ressortir. D'une part, 100 grammes de jus de viande ne contiennent que 7^{gr}50 d'albuminoïdes et ne donnent guère que 40 calories. Or, pour obtenir ces 100 grammes de jus, il faut au moins 300 grammes de viande. D'autre part, 300 grammes de viande, une fois cuite, contiennent au moins 45 grammes d'albuminoïdes et donnent au moins 400 calories. La viande cuite donne encore six fois plus d'albuminoïdes et dix fois plus de calories que son jus extrait quand elle était crue; et cependant cette viande cuite reste sans effet. Elle serait même peut-être nuisible d'après Richet et Héricourt, tandis que le jus de viande retarde l'évolution de la tuberculose. La viande crue et surtout le jus de viande, n'agissent donc pas en suralimentant le sujet. S'il en était ainsi, la viande cuite serait, au contraire, au moins six fois plus active que le jus; et, je le répète, les faits expérimentaux prouvent le contraire.

Les essais de Richet de la zomothérapie contre la méningite tuberculeuse expérimentale, et publiés l'année suivante, furent moins heureux; mais cependant restèrent en faveur de la viande crue (1) et confirmèrent l'inefficacité de la viande cuite. Sur 9 chiens atteints de cette affection et nourris avec de la *viande cuite* il n'y eut aucune survie ; et sur 11 nourris avec de la *viande crue*, il y en eut trois.

Jusqu'ici les faits cités en faveur de la zomothérapie étaient restés du domaine expérimental. Mais ces faits avaient forcément attiré l'attention du monde médical; et, dès le mois de février 1901, A. Josias et J.-Ch. Roux, publiaient des résul-

---

(1) Ch. RICHET et Jean-Ch. ROUX. — Méningite tuberculeuse expérimentale et son traitement par la zomothérapie. Société de biologie, 22 juin 1901, p. 682. Voir aussi : Ch. Richet, Académie des sciences, 31 décembre 1900, t. CXXXI, p. 1314, et Société de biologie, 1901, 15 juin, p. 633. Toxicité du sérum musculaire en injection intra-veineuse, p. 635. Des variations des extraits musculaires avec la température d'extraction.

tats des plus encourageants obtenus dans la tuberculose pulmonaire chez des enfants (1).

En s'inspirant des quantités indiquées par Richet. soit le jus de 12 à 15 grammes de viande par kilogramme du malade, Josias et Roux donnèrent le jus de 500 grammes de viande à leurs enfants dont le poids variait de 20 à 25 kilogrammes.

Or, de leurs observations cliniques faites sur sept enfants, ils arrivèrent à ces conclusions que la pratique a, du reste, confirmées depuis :

1° Qu'au début de cette affection, on peut compter sur une amélioration, et peut-être même sur la guérison ;

2° Qu'à partir du moment où le ramollissement a commencé, on ne peut guère compter que sur une prolongation ;

3° Enfin, que dans les tuberculoses avancées, on peut encore constater une amélioration momentanée de l'état général, mais que les lésions n'en continuent pas moins leur évolution.

Cherchant à expliquer ces résultats, ces auteurs concluent : « Somme toute, tant que l'on a devant soi une lésion tenant « seulement au bacille tuberculeux, le traitement par le sérum « musculaire peut améliorer notablement le malade et le « guérir peut-être; mais lorsque la lésion tuberculeuse est « envahie par tous les microbes secondaires qui végètent dans « le poumon en voie de ramollissement et dans les cavernes, « le traitement par le suc de viande crue, tel que nous l'avons « institué, n'a plus qu'une action thérapeutique très rela- « tive. Telles sont nos conclusions provisoires. » (*Bulletin de thérapeutique*, 1901, p. 260.)

Dans le même travail, ces auteurs citèrent trois observations de méningite tuberculeuse soumises au même traitement, mais dans lesquelles il était resté sans résultat. Toutefois, ils firent observer que ces cas étaient déjà si avancés que la mort était survenue quelques jours seulement après le commencement du traitement.

Dans la même séance, si importante, de la Société de théra-

(1) Société de thérapeutique, 13 février 1901 et *Bulletin général de thérapeutique*, 1901, t. I, p. 249. Essais sur le traitement de la tuberculose pulmonaire par le sérum musculaire, suivant le procédé de Richet et d'Héricourt.

peutique, P. Garnault (1). après la communication de Josias et
Roux, communiqua au moins une amélioration équivalente à
une guérison sur un adulte atteint de tuberculose assez avancée, puisqu'il y avait « sur certains points du sommet, des
craquements humides et des râles caverneux ».

Ce malade prit 600 grammes de viande crue et le jus d'un
kilogramn.e de la même viande, soit approximativement
300 grammes de jus pour son poids de 60 kilogrammes, soit
aussi environ le jus de 17 grammes de viande crue par kilogramme de son poids. Les résultats furent tels qu'en moins
de trois mois, du 15 octobre au 7 janvier, ce malade put
reprendre sa profession fatigante de professeur de ballet.

Il est vrai que le même malade, qui avait « la voix voilée »,
en même temps qu'il suivait ce régime, reçut des injections
intra-trachéales d'orthoforme ; mais l'auteur n'en attribue pas
moins une part importante de cet heureux résultat à la viande
crue. Il cite même le cas d'un malade, qui s'étant soumis de
lui-même à un régime de 700 à 800 grammes de viande crue
par jour « avait pu reprendre en quelques mois une santé florissante qui ne l'a jamais quitté ».

Enfin, dans la même séance, A. Robin qui la présidait, tout
en restant fidèle à la suralimentation, insistait pour qu'on la
surveillât ; et, à l'appui, il citait le cas d'un jeune tuberculeux
qui était devenu albuminurique sous l'influence de la suralimentation faite dans un sanatorium.

L'année suivante, Héricourt faisait résumer les idées de
Ch. Richet et les siennes, dans une thèse soutenue à Paris (2)
par Raisonnier.

Dans ce travail, l'auteur fait ressortir les avantages de la
zomothérapie au double point de vue préventif et curatif ; et,
de plus, il donne quelques indications pratiques sur la manière
de prendre le jus de viande. Il conseille de le mélanger aux
purées des légumes secs, pois, lentilles, riz et pommes de
terre, purées qui, outre leur valeur nutritive, ont l'avantage
d'en masquer le goût.

(1) P. Garnault. — Traitement de la tuberculose par la viande crue et
par les injections intratrachéales d'orthoforme. *Bulletin général de thérapeutique*, 1901, t I, p. 279.

(2) Raisonnier. — Thèse. Paris; 1902, p. 374. La zomothérapie dans le
traitement de la tuberculose chez les enfants. Procédé de Richet-Héricourt.

Enfin, la même année, le Dr F. Parkes-Weber (1) publiait un travail sur le traitement de la tuberculose pulmonaire par le régime carné ; et, tout en s'en montrant partisan, il demandait à ce qu'il ne fût employé qu'avec modération.

Les expériences de Héricourt et Richet, tout en combattant la suralimentation, avaient laissé dans le traitement des tuberculeux la place prépondérante à la viande, à la condition qu'elle fût crue, ou à son jus. Or, peu après, en 1904, R. Laufer, à l'instigation du Dr Toulouse, signalait l'importance que peuvent prendre dans l'alimentation de ces malades les graisses, et surtout les hydrates de carbone. Il est bien vrai que dans sa pensée ces ternaires économisaient les albuminoïdes ; mais ses observations cliniques, relevées avec soin, ne tendaient pas moins à prouver que les graisses et les hydrates de carbone peuvent jouer un rôle des plus utiles dans l'alimentation de ces malades. Il en arrivait même à donner la préférence aux hydrates de carbone, qui, pour beaucoup d'auteurs, semblaient devoir être négligés (2).

Peu après, du reste, R. Laufer reprenait la question de l'alimentation des tuberculeux devant la même société (22 février 1905) (3) ; et il s'attachait à faire ressortir les grands services que peuvent rendre les hydrates de carbone dans certains cas, notamment le sucre dont il avait donné plus de 300 grammes.

En somme, Laufer en arrivait à faire la suralimentation par le sucre. Il cite, en effet, le cas d'un tuberculeux qui ne pouvait prendre que deux litres à deux litres et demi de lait par jour ; et qui, de 50 kilogrammes, était tombé à 46^k 500. Or, en ajoutant 200 grammes de sucre à cette même quantité de lait, il était revenu à 50 kilogrammes en 45 jours. Même avec deux litres et demi de lait, ce malade ne recevait que 90 gram-

(1) F. PARKES-WEBER. — La valeur du régime carné dans le traitement préventif et curatif de la tuberculose pulmonaire. (*Zeits dreft Tuberkulose und Heilslaettenweser*, vol. I, fasc. 2, analyse. *Bulletin général de thérapeutique*, 1902, 15 juillet, p. 57).

(2) Utilisation comparée des hydrates de carbone et des graisses chez les tuberculeux. Société de thérapeutique 26, octobre 1904. *Bulletin général de thérapeutique*, 1904, t. II, p. 689.

(3) Détermination quantitative de la ration des tuberculeux Les limites de la suralimentation chez les tuberculeux. Société de thérapeutique, 22 février 1905. *Bulletin général de thérapeutique*, 1905, t. I, p. 383.

mes d'albuminoïdes, soit moins de 2 grammes par kilogramme,
et 1.800 calories, soit 36 calories pour un poids de 50 kilogrammes Ce n'était donc que la ration d'entretien. Mais l'addition de 200 grammes de sucre donnant 800 calories, sans modifier les albuminoïdes, du reste suffisants, élevait les calories
à 52 par kilogramme, chiffre que nous retrouverons plus tard
dans les conclusions de l'auteur.

Il terminait son intéressante communication par ces conclusions : « Le sucre ne doit donc plus être considéré
« comme un condiment chez les tuberculeux, mais il s'impose
« comme un aliment d'épargne des plus précieux. Il rendra les
« plus grands services, notamment dans les cas de tubercu-
« lose où le régime lacté est indiqué.

« Pour formuler une conclusion générale à ce travail, nous
« pouvons dire que la *qualité* des aliments est au moins aussi
« importante à considérer dans la ration des tuberculeux que
« la *quantité;* et qu'au point de vue quantitatif la suralimen-
« tation systématique et forcée n'a plus de raison d'être.
« Déjà elle a été fortement battue en brèche par les clini-
« ciens. L'expérimentation montre que, désormais, elle a
« vécu. »

Pour donner plus de précision à la dernière partie de sa
conclusion, l'auteur aurait dû ajouter l'épithète *albuminoïde*
au mot *suralimentation*. C'est, en effet, cette suralimentation seule qu'il vise, et à laquelle peuvent s'adresser ses observations cliniques ; car, je l'ai déjà fait remarquer et j'y reviens, l'addition au régime de ses malades de 200 à 300 grammes de sucre constitue une véritable suralimentation, ou
mieux, une surnutrition, au point de vue des ternaires ; et ce
qui le prouve, c'est que les sujets augmentent de poids.

Malgré le soin avec lequel avaient été relevées les observations cliniques présentées par Laufer, à l'appui de son opinion
sur les heureux résultats du sucre, au moins dans quelques
cas de tuberculose, qu'il avait bien spécifiés, son travail
ne fut pas accepté sans quelques réserves ; et ces réserves furent
exposées dans la séance suivante par Barbier et Le Gendre.

Le premier fut conduit, au cours de son argumentation, à
défendre la suralimentation appliquée aux tuberculeux ; et
d'après ces explications, dans sa pensée, et c'est là un point
important pour la question que j'étudie ici, le mot suralimen-

tation appliqué à l'alimentation des tuberculeux ne devrait correspondre qu'à l'excès d'alimentation, en rapport avec l'exagération des dépenses de ces malades. Les tuberculeux, dépensant davantage que l'homme normal, devraient recevoir davantage, mais sans dépasser leurs besoins. En somme, M. Barbier limite la suralimentation aux besoins du tuberculeux; ce sont ces derniers qui doivent fixer la quantité d'aliments à donner; ce n'est donc là qu'une ration d'entretien.

Barbier n'est donc pas partisan de la suralimentation, telle que la comprennent la plupart des auteurs. Ce n'est là qu'un point secondaire dans sa réponse à M. Laufer, mais que je signale, parce qu'il nous intéresse tout particulièrement. Quant au fond de la question, celle de l'utilité du sucre dans l'alimentation des tuberculeux, « il se demande si c'est bien le sucre en excès qui convient à ces malades » ; et il termine en citant la conclusion d'un travail de M. Guinard (de Lyon), d'après laquelle « *les substances hydrocarbonées et le sucre ont une influence défavorable sur la résistance à la tuberculose* ».

Le Gendre parut moins opposé aux opinions de Laufer ; mais, tout en appuyant une opinion exprimée par Barbier sur la variété des cas que peut offrir la clinique au sujet des tuberculeux, variétés d'où peuvent naître des indications alimentaires différentes, il s'attacha à signaler surtout les inconvénients qui pourraient résulter de la mauvaise interprétation des opinions de Laufer par les médecins qui ne les connaîtraient que par des comptes rendus incomplets ou inexacts.

Le Gendre avait sans doute raison de mettre en garde le corps médical contre un enthousiasme exagéré ; mais, d'autre part, il faut bien reconnaître que son observation peut s'appliquer à toutes les opinions. Il n'en est pas, en effet, qui mal interprétée, ne puisse conduire à une pratique désastreuse.

Mais la même séance vit se produire, de la part de deux confrères les mieux qualifiés, Bardet et Laumonier, une opinion des plus nettes contre la suralimentation, telle qu'elle était encore souvent pratiquée.

Bardet (1) montra les dangers de la suralimentation chez

(1) BARDET. — Dangers de la suralimentation chez les malades soupçonnés de tuberculose. Société de thérapeutique, 8 mars 1905. *Bulletin général de thérapeutique*, 1905, t I p. 460.

les malades soupçonnés de tuberculose. Il s'agit d'un dyspeptique, qui, suralimenté comme tuberculeux, continuait à maigrir et voyait son mal s'aggraver, tandis qu'une alimentation beaucoup moindre, en lui permettant de guérir la dyspepsie, le fit augmenter de poids.

Quant à Laumonier (1), il cita des faits de même ordre. Mais, de plus, il déclara que, même dans la tuberculose confirmée, la suralimentation est loin d'être toujours utile.

Ainsi, après les recherches expérimentales de Richet et Héricourt et les travaux dont je viens d'en analyser quelques uns, si, dans la pratique, la suralimentation, telle qu'elle résultait de la pratique de Debove, était encore souvent suivie, il faut reconnaître que ce régime alimentaire était déjà fortement combattu. Un courant s'était établi en faveur du jus de viande, et un autre contre l'alimentation exagérée; enfin, les ternaires, avec Laufer, avaient demandé leur place dans cette alimentation.

La question en était là, quand s'ouvrit en 1905, à Paris, le congrès international de la tuberculose. Les travaux concernant l'alimentation et la nutrition des tuberculeux y furent assez nombreux, et les deux opinions y trouvèrent des défenseurs; mais, cependant, avec une importance bien différente.

La suralimentation azotée put revendiquer pour elle les recherches faites en commun par Lannelongue, Achard et Gaillard (2).

Une première série d'expériences porta sur trois lots de 20 cobayes. Chacun de ces animaux recevait une ration d'entretien de pommes de terre, équivalant à 48 calories; et, de plus, pour le premier lot, les expérimentateurs ajoutèrent une quantité de sucre équivalant à 87 calories; pour le second, une quantité de beurre équivalant à 76 calories, et, pour le troisième, une quantité de gluten équivalant à 77 calories. Ces trois lots étaient donc tous suralimentés, mais chacun avec une des trois catégories des substances organiques. Or, le lot

---

(1) Même séance que ci-dessus et même numéro du *Bulletin général de thérapeutique*, p. 464.

(2) Influence de l'alimentation sur la marche de la tuberculose expérimentale. Résumé du congrès, p. 47.

Académie des sciences de Paris, 11 et 18 novembre 1907.

suralimenté avec le sucre fut anéanti dans 40 jours ; celui qui l'était avec la graisse, dans 51 jours ; et celui avec le gluten, seulement dans 103 jours. De ces trois suralimentations, c'était donc celle par le gluten qui avait assuré la plus longue survie.

Dans une deuxième série d'expériences, la comparaison ne porta que sur le beurre et le gluten ; et les résultats confirmant les premiers furent encore plus nets. Avec une suralimentation isodyname, le lot recevant le beurre comme ration de cure disparut en 63 jours ; et celui qui recevait le gluten, après ce temps, comptait encore 14 survivants sur 20.

Les conclusions qui se dégageaient de ces expériences étaient donc nettement les suivantes : que le gluten, employé comme aliment de surnutrition, assurait aux cobayes une résistance à la tuberculose de beaucoup supérieure à celle du beurre.

Mais, par contre, plusieurs autres travaux s'élevèrent contre la suralimentation, au moins faite sans compter, comme elle avait été pratiquée pendant quelques années, et comme elle l'était encore par les familles.

Mouisset (1) s'étendit longuement sur les dangers de la suralimentation qu'il divisa en *immédiats* et en *éloignés*.

Les premiers seraient surtout les troubles gastriques et intestinaux pouvant conduire à un état neurasthénique ; et parmi les seconds, il cite la néphrite, la sclérose, l'hypertermie artérielle, les lithiases, la bronchite congestive et l'hémoptysie.

R. Laufer, ainsi qu'il l'avait déjà fait devant la Société de thérapeutique, au commencement de l'année (2), s'éleva aussi contre les abus de la suralimentation ; et, tout en reconnaissant l'utilité d'une alimentation dépassant sensiblement la ration d'entretien, il la limita pour l'homme moyen à environ 130 grammes d'albuminoïdes, 70 à 80 grammes de corps gras, et entre 350 à 400 grammes d'hydrates de carbone (3). Cette

---

(1) *Dangers de la suralimentation chez les tuberculeux.*

(2) Détermination quantitative de la ration des tuberculeux. Les limites de la suralimentation. Le sucre chez les tuberculeux. Société de thérapeutique, 22 février 1905 et *Bulletin général de thérapeutique*, 1905, t. I, p. 383.

(3) *Nouvelles recherches cliniques et expérimentales sur la suralimentation des tuberculeux.*

ration ne dépassait pas 45 à 50 calories par kilogramme. En admettant comme ration d'entretien le chiffre de 30 calories, pour les tuberculeux, qui le plus souvent passent de longues heures au lit, ou au moins dans leur chambre, on voit, qu'ainsi que Laufer le dit lui-même, la ration serait augmentée au moins d'un tiers.

Robin et M. Binet, en s'appuyant sur les *échanges respiratoires*, parlèrent dans le même sens (1).

Dans trois communications successives, tout en acceptant la suralimentation, ils la limitèrent à une proportion qui se rapproche sensiblement de celle de Laufer. Ils ont fixé les limites pour la *viande crue*, les *œufs* et la *gélatine*; et voici leurs conclusions : Après avoir fixé la ration d'entretien du malade, il ne faut pas dépasser 150 grammes de *viande crue*, ou *six œufs*, soit pour les albuminoïdes 30 grammes pour les premiers et 45 grammes pour les seconds; et comme valeur en calories, 300 pour la viande, et environ 500 pour les œufs.

Quant à la *gélatine*, il ne faudrait pas dépasser 20 grammes; mais on pourrait donner cette quantité concurremment avec 100 ou 150 grammes de viande crue.

En restant dans ces limites, les échanges respiratoires sont plutôt diminués, et au moins ne sont pas augmentés. Au delà, au contraire, l'exagération de ces échanges peut aller de 10 à 20 °/₀.

« Nous sommes donc autorisés, concluent les auteurs, à si-
« gnaler au moins l'un des dangers qu'il y a à donner de
« grandes rations de viande aux phtisiques, dont il faut mo-
« dérer et non stimuler les échanges respiratoires, tout en pa-
« rant aux besoins de l'intense activité du métabolisme, qui
« est leur apanage. » On peut faire l'application de ces conclusions, je viens de le dire, à la suralimentation par les œufs et la gélatine.

Les auteurs précédents, pour limiter la surnutrition, s'étaient basés sur les échanges respiratoires, procédé dont l'un d'eux, A. Robin, s'était déjà servi pour des études du plus haut in-

---

(1) Albert Robin et Maurice Binet. — Recherches sur l'alimentation des phtisiques par la viande crue. *Idem*, par les œufs; *Idem*, par la gélatine. Comptes-rendus du Congrès international de la tuberculose, t. I, p. 639.

térêt. En ce qui me concerne, dans la même séance, je me suis basé, dans le même but, sur le dosage de l'urée (1).

En partant de ces données, d'une part, que seule la quantité de substance albuminoïde qui est *absorbée* peut être utile au tuberculeux soit pour reconstituer ses protoplasmas, soit pour augmenter ses réserves en corps gras ; et, d'autre part. que sur la quantité d'albuminoïdes absorbés, celle qui est utilisée pour l'augmentation du poids reste négligeable, même en admettant que cette augmentation soit de 500 grammes par mois, je suis arrivé à cette conclusion : « *que tout l'azote alimentaire, sauf environ* 0^{gr} *10 par kilogramme, doit se trouver dans l'urine et presque exclusivement à l'état d'azote uréique* (2) ».

Le dosage de l'urée peut donc nous fixer d'une manière suffisamment approximative sur la quantité d'albuminoïdes absorbés, la seule qu'il puisse être utile d'ingérer.

La quantité immobilisée à l'état albuminoïde, évaluée par kilogramme du sujet, comme sa ration, étant en effet négligeable, pour connaître la quantité d'albuminoïdes absorbés, il suffit d'ajouter à celle qui s'élimine à l'état d'urée celle qui contient les 0^{gr} 10 d'azote s'éliminant sous d'autres formes et par d'autres voies, soit environ 0^{gr} 60 d'albuminoïdes. C'est là une règle d'une application générale sur laquelle, depuis quelques années, je suis revenu assez souvent (3).

Or, mes observations cliniques m'ayant fait connaître que même en adoptant pour les tuberculeux une relation nutritive de 1/3 évaluée en calories, ce n'est que rarement que l'on arrive d'une manière continue à une élimination de 0^{gr} 50 d'urée par kilogramme. On peut facilement, d'après la règle ci-dessus, évaluer la quantité d'albuminoïdes absorbés.

Ces 0^{gr} 50 d'urée, contenant environ 0^{gr} 25 d'azote, indiquent l'utilisation de 1^{gr} 50 d'albuminoïdes, et en y ajoutant les 0^{gr} 60 d'albuminoïdes s'éliminant autrement, nous arrivons à 2^{gr} 10.

Cette conclusion s'impose donc que, quelle que soit la quan-

---

(1) E. MAUREL. — Du réglage de la surnutrition azotée par le dosage de l'urée (Congrès international de la tuberculose de Paris, comptes rendus, t. I, p. 651).

(2) Cette question a été longuement étudiée dans le 2e volume de ce traité, pp, 57 et suiv.

(3) Voir le 2e volume, p. 92, et Société de biologie, 23 avril 1904, p. 706.

tité d'albuminoïdes ingérés, la quantité absorbée, en général, ne dépassera pas 2 grammes par kilogramme, d'où la précaution de ne pas dépasser cette dose en commençant. Car faire ingérer des albuminoïdes avec la presque certitude qu'ils ne seront pas absorbés, c'est condamner le malade à brève échéance aux embarras gastriques, à l'infection intestinale, et à toutes ses conséquences.

Aussi, après avoir exposé les principales indications permettant d'établir le rapport entre l'azote alimentaire, celui absorbé et l'urée, rapport fixé par la règle que j'ai déjà citée, je concluais, en ce qui concerne les tuberculeux (p. 656 du compte rendu, t. I) :

« 1° La surnutrition azotée, employée comme moyen théra-
« peutique chez les tuberculeux, doit être faite méthodique-
« ment, en calculant les aliments azotés par kilogramme du
« poids du sujet.

« 2° Elle doit être surveillée par le dosage de l'urée.

« 3° Il est prudent de ne commencer que par 2 grammes
« d'azotés par kilogramme, et de n'augmenter que par $0^{gr}50$
« et $0^{gr}25$ ensuite, en s'assurant chaque fois que les quantités
« données précédemment ont été digérées. »

Les idées de Richet trouvèrent un ardent adepte dans Philipp d'Edimbourg (1) qui, du reste, avait déjà été conduit à employer la viande crue en partant de considérations cliniques. L'auteur donne la viande crue sous trois formes : à l'état de pulpe servie en hachis, ou dans une soupe au lait ou au bouillon de viande, ou à l'état de jus. Les quantités de viande employées sont de 150 à 250 grammes, et elles sont données deux ou trois fois par jour. Mais il insiste à propos de ce régime sur la nécessité de le faire d'une manière *strictement systématique*, et non d'une manière irrégulière, en remplaçant de temps en temps les autres aliments par de la viande crue.

De plus, au cours de sa communication, il a donné les résultats des recherches obtenues par Galbraith dans le laboratoire de sa clinique, en comparant l'alimentation par la viande crue avec celle par la viande cuite, résultats qui furent tout en faveur de la première : plus grande immobilisation de

(1) L'alimentation par la viande crue dans la tuberculose (Congrès international de 1905, t. I, p. 660).

l'azote alimentaire, augmentation plus rapide de l'hémoglobine, plus riche leucocytose et meilleur chimisme intestinal.

Mais si l'auteur se montre partisan convaincu de l'alimentation par la viande crue, il ne semble pas rechercher la suralimentation. Du moins, il n'en parle pas.

Ainsi donc, devant le Congrès, la suralimentation sans
compter, comme elle avait été pratiquée pendant quelques années, ne trouva aucun défenseur. Ceux qui l'admettaient encore, comme Robin et Binet, Laufer et moi-même, demandaient qu'elle fût réglée, et enfin le courant déjà créé par les
travaux d'Héricourt et Richet, de Josias, et Roux en faveur
de la viande crue ou de son jus, ne fit que s'accentuer. Ce
fut là l'idée dominante qui resta après ces nombreuses communications et les discussions qui les suivirent.

Mais, de plus, un certain nombre de recherches portèrent
sur la *nutrition* des tuberculeux; et, nous allons le voir, quoique l'accord ne soit pas encore complet sur les divers points
que souleva cette question, l'opinion générale semble plutôt
contraire à l'exagération des dépenses. Or, si le tuberculeux
ne dépense pas plus que l'homme sain, nous voyons disparaître une des raisons les plus importantes pouvant le mieux justifier la suralimentation.

Ces recherches, en suivant la marche que j'ai suivie pour
l'étude de la nutrition à l'état normal, peuvent être réparties:
en celles qui concernent les *échanges des albuminoïdes;* en
celles qui concernent *l'oxygène;* et en celles qui concernent *les
matières salines.*

Echanges des albuminoïdes. — En se plaçant dans les
meilleures conditions d'observation, en tenant compte des ingesta en même temps que des excreta, Letulle et Mlle Pompilian arrivaient à cette conclusion (1) : « que les tuberculeux dé-
truisent beaucoup de matières albuminoïdes phosphorées...;
mais la suralimentation n'est pas nécessaire, au contraire
elle est nuisible. Le moins de graisse possible, car les graisses
empêchent l'absorption des matières albuminoïdes ». Et ces
auteurs concluent à l'utilité d'un *aliment nouveau azoté et
phosphoré.*

(1) Congrès international de la tuberculose, Paris. 1905, Comptes rendus,
p. 294.

Toutefois, Rappin et Soubrane (1), conduits par l'idée généralement admise de l'opposition de l'arthritisme et de la tuberculose, et que je crois exacte pour les premières générations du premier, ont expérimenté l'action des produits de désassimilation des azotés, d'abord *in vitro* sur le développement du bacille, et ensuite *in vivo* sur les cobayes. Or, l'urée, dès 0^{gr}30 pour 100 grammes, gène le développement du bacille ; et à 1 %., elle l'arrête. De plus, l'urée employée chez le cobaye tuberculisé retarde l'évolution de la tuberculose.

Ces résultats viendraient donc, d'après ces auteurs, expliquer l'antagonisme de l'arthritisme et de la tuberculose. L'arthritisme étant dû à l'exagération des azotés dans l'alimentation, l'urée se trouve donc en plus grandes proportions dans l'organisme ; et c'est elle qui gènerait le développement du bacille. La suralimentation dans la tuberculose agirait donc en exagérant l'urée, et celle-ci en gênant l'évolution du bacille.

Lucet 2) expérimentant dans le laboratoire de Bouchard, arriva à ces conclusions :

« A la première période, l'activité histolytique est en règle générale diminuée »... « A la deuxième période, l'élaboration azotée suit les mêmes variations qu'au début »... « A la troisième période, au contraire, l'activité histolytique est très généralement augmentée. »

En établissant un régime identique comme qualité pour des femmes lupiques et celles qui leur servaient de témoins, Brocq et Ayrignac (3) ont constaté que sept femmes sur neuf avaient un coefficient d'oxydation de l'azote et du soufre notablement inférieur au coefficient normal que donne le même régime suivi par les autres malades.

H. Labbé et G. Vitry (4) ont étudié les échanges azotés chez les tuberculeux, en faisant varier l'azote ingéré depuis 7 gr. jusqu'à 20 grammes, soit approximativement depuis 40 grammes jusqu'à 120 grammes de substances albuminoïdes de nature différentes.

Le fait dominant de leurs recherches est la faible variation

(1) *L'urée et la tuberculose*, p. 302.

(2) *Etude des échanges nutritifs dans la tuberculose*, p. 307.

(3) *La nutrition chez les lupiques*, p. 312

(4) Congrès international de la tuberculose de Paris, 1905. (Comptes rendus, p. 314.)

de l'azote urinaire, malgré ces grandes variations de l'azote ingéré. Pour des variations de 7 à 20 grammes d'azote alimentaire, je l'ai dit, celles de l'azote urinaire n'est que de 4 à 5 grammes. Par contre, l'azote fécal suit les augmentations de l'azote ingéré. Tandis que l'azote fécal est seulement de 15,2 °/₀ avec 7 grammes d'azote ingéré, il arrive à 71,3 °/₀ quand l'ingéré atteint 17 grammes. Aussi ces auteurs arrivent-ils à cette conclusion :

« Au delà d'un certain chiffre, variable suivant les sujets,
« et chez chaque sujet suivant la période de sa maladie, chif-
« fre qu'il faut déterminer chaque fois, il n'y a que des incon-
« vénients à augmenter l'alimentation azotée des tubercu-
« leux. »

Ces conclusions, je me permets de le faire remarquer, sont les mêmes que celles auxquelles j'étais moi-même arrivé.

Comme on le voit, les travaux qui avaient eu pour but de fixer les dépenses des albuminoïdes chez les tuberculeux, dépenses qui auraient justifié la suralimentation azotée si elles avaient été trouvées supérieures à celles de l'état normal, lui étaient plutôt contraires.

Letulle et Mlle Pompilian trouvaient bien l'exagération d'une substance spéciale azotée phosphorée, mais ils ne se déclaraient pas moins contre la suralimentation. Lucet ne trouvait une exagération de l'histolyse que dans la dernière période, et probablement sous l'influence d'une alimentation insuffisante conduisant à l'autophagie. Pour Brocq et Ayrignac, au moins chez les lupiques, le coefficient d'oxydation de l'azote et du soufre, soit des albuminoïdes, est inférieur à l'état normal. Enfin, Labbé et Vitry signalaient les dangers de la suralimentation azotée comme n'augmentant que l'azote fécal ; et comme je l'avais fait moi-même, ils demandaient que l'ingestion des azotés fut surveillée.

Quant aux expériences de Rappin et Soubrane sur l'action de l'urée sur le bacille de Koch et sur la tuberculose du cobaye, elles pourraient expliquer l'antagonisme de la tuberculose et de l'arthritisme, ainsi que l'action de la suralimentation sur la marche de la tuberculose ; mais il faudrait établir que l'urée est augmentée chez les tuberculeux, et elle ne l'est pas au moins d'une manière constante. En ce qui me concerne, j'ai bien toujours trouvé l'urée en rapport avec l'azote alimentaire dans les cas où l'intestin est normal, et à la condition de ne pas dépasser 2 grammes environ par kilogramme ; mais, même dans ces cas, en voyant chaque élévation de l'azote alimentaire augmenter encore davantage le déchet intestinal.

Après tous ces travaux communiqués au Congrès de Paris, la question de la suralimentation et des dépenses en albuminoïdes a paru jugée ; et il faut arriver au Congrès international de New-York pour la voir reprendre ; et, du reste, avec les mêmes conclusions.

L'auteur arrive à ces conclusions :

1° Qu'à l'état normal, l'organisme peut se suffire avec $0^{gr}80$ à 1 gramme d'albumine par kilogramme de poids ;

2° Que toutefois cette quantité doit être augmentée chez le tuberculeux, mais légèrement ;

3° Que l'exagération des substances azotées augmente les produits toxiques de l'organisme et surmène les organes d'élimination ou de destruction de ces produits, si bien que c'est à une maladie de ces organes que succombent la plupart des tuberculeux ;

4° Enfin, comme dernière conclusion : qu'un régime abondant en azote est non seulement inutile aux tuberculeux, mais même dangereux.

Echanges respiratoires. — L'étude des échanges des albuminoïdes chez les tuberculeux nous a montré que, au moins dans la majorité des cas, les dépenses en ces substances ne sont pas augmentées ; et que, par conséquent, s'il ne s'agit que de compenser ces dépenses chez les tuberculeux, il n'est pas nécessaire d'élever la ration azotée. Ainsi, disparaît un des arguments les plus puissants en faveur de la suralimentation azotée. Mais en est-il de même pour les ternaires ? Le tuberculeux n'aurait-il pas besoin d'une quantité plus considérable d'aliments de calorification ? L'opinion contraire était plutôt admise, surtout pour ce qui concerne la tuberculose pulmonaire. L'hématose semblait diminuée dans cette affection, et outre quelques recherches directes, l'existence des lésions pulmonaires rendait cette opinion fort probable.

En ce qui me concerne, dès 1891 (1), j'avais été frappé de l'étroitesse de la poitrine chez les tuberculeux, qui, d'après mes recherches sur les proportions de la section thoracique au poids, rendait cette section insuffisante. « Cette insuffisance, disais-je, s'exagère dans le cours de la maladie; mais le plus souvent elle existe dès le début de l'affection; et il est probable qu'elle la devance. Il est donc possible qu'une section thoracique insuffisante soit une cause prédisposante de la tuberculose pulmonaire. »

Je donnais ensuite pour l'éducation respiratoire des indications qui, du reste, sont restées les mêmes depuis, sur *le mode, le rythme, le type*; et je terminais en insistant sur ce point que cette insuffisance de la section thoracique peut être corrigée par la gymnastique respiratoire « en moins de deux mois. »

Mes opinions, sur le rapport de l'étroitesse de la poitrine avec la tuberculose et sur les heureux résultats de la gymnastique respiratoire, au moins chez les prédisposés à cette affection, furent immédiatement appuyées par M. H. Petit, qui déclara user, contre la tuberculose confirmée, des larges inspirations que j'avais conseillées et en tirer d'heureux résultats. (Discussion après ma communication, p. 295.)

Ainsi, dès cette époque, le rapport entre la tuberculose pulmonaire et l'étroitesse de la poitrine était établie; et cette conclusion en découlait, par conséquent, que les échanges respiratoires doivent être diminués chez les tuberculeux.

Depuis, du reste, l'observation clinique est venue m'apporter de nombreuses preuves, d'abord sur le rôle de l'étroitesse de la poitrine comme cause prédisposante de la tuberculose; et ensuite sur la presque constance de l'insuffisance de la section

(1) Sur l'hygiène respiratoire comme moyen prophylactique de la tuberculose. Congrès pour l'avancement des sciences de Marseille, 1891. Comptes rendus, première partie, p. 295.

(2) Je suis revenu souvent depuis sur l'utilité de la gymnastique respiratoire chez les sujets menacés de tuberculose et même au début de cette affection. On trouvera les exercices que j'ai adoptés dans le traité de l'hypohématose, Doin, Paris; et, de plus, j'ai de nouveau résumé l'éducation respiratoire dans le volume des médications générales de la bibliothèque de thérapeutique de Gilbert et Carnot. J.-B. Baillière, 1911.

thoracique au cours de cette affection. J'ai même attaché assez d'importance à cette question pour en faire l'objet d'une série d'études spéciales faites avec le Dr Joffres, à l'époque mon préparateur ; et les résultats de ces études ont été communiqués au Congrès international de 1905 (1).

Nos recherches nous conduisirent de nouveau à ces deux conclusions : 1° que, d'une manière générale, la section thoracique, rapportée au poids et surtout à la surface cutanée était diminuée chez les tuberculeux, et 2° que l'insuffisance de cette section chez les sujets exempts de tuberculose est une cause prédisposante à cette affection.

Le Dr Boureille (2), il est vrai, vint ensuite exposer des faits qui, tout d'abord, pouvaient paraître en contradiction avec les nôtres ; mais qui, au contraire, les confirmèrent.

En prenant le périmètre thoracique, la poitrine étant au repos, il n'a pas trouvé de différence notable entre les hommes sains et les tuberculeux. Mais ce résultat, qui paraît contraire aux nôtres, peut être expliqué par la méthode suivie par l'auteur. Depuis mes premiers travaux sur la stéthométrie (1888) (3), j'ai signalé les incertitudes du *périmètre* ; et c'est pourquoi j'en suis venu immédiatement à la *section thoracique*. Chez les tuberculeux, la poitrine s'aplatit ; et, grâce à la diminution du diamètre antéro-postérieur de l'ellipse thoracique, le même périmètre peut circonscrire une surface moindre.

La seconde partie des recherches de l'auteur, celles ayant trait aux mensurations de la poitrine en *état actif*, soit en état d'inspirations et d'expirations forcées, vient au contraire confirmer les nôtres ; et apporte des faits importants pour établir la diminution des échanges respiratoires chez les tuberculeux. En mesurant, en effet, le périmètre thoracique sous les aisselles et au niveau des dernières côtes, il a trouvé :

1° Au niveau des aisselles, 97,2 % d'adultes sains ayant un écart de 0^m05 entre l'inspiration et l'expiration forcée ; et pour les tuberculeux, au contraire, les 94,5 % n'ont qu'un écart au-dessous.

(1) JOFFRES et MAUREL. — Du thorax des tuberculeux et des prétuberculeux. Congrès international de la tuberculose de Paris, 1905. Comptes rendus, p. 569.

(2) BOUREILLE. — Mensurations des poitrines saines et tuberculeuses, au repos et en activité. Même Congrès, p. 570.

(3) Voir surtout mon *Traité de l'hypohématose.*

2° Au niveau des côtes inférieures, les sujets sains donnent 96,4 °/. au dessus de 0ᵐ05 d'écart ; et au contraire, les tuberculeux, une proportion de 91,5 au-dessous de 0ᵐ05.

Comme le dit l'auteur, les proportions sont exactement renversées.

Or, il est évident que ces développements moindres de la poitrine pendant les mouvements respiratoires doivent conduire à la pénétration d'une quantité moindre d'air dans les voies aériennes ; et, comme une conséquence forcée, à une absorption moindre d'oxygène. Enfin, comme dernière conséquence, à une diminution des échanges respiratoires.

La diminution des échanges respiratoires chez les tuberculeux découle également, et peut-être d'une manière encore plus directe, des mensurations de la capacité pulmonaire chez les tuberculeux et chez les sujets sains faites par le docteur Charlier (1).

L'auteur a adopté la méthode de Gréhant pour mesurer la capacité pulmonaire et les résultats ont été des plus probants.

En suivant cette méthode, on trouve, en effet, à l'état normal, un rapport constant entre la taille et la capacité pulmonaire. Ce rapport est de 16,43 ; c'est-à-dire qu'à chaque centimètre de la taille correspondent environ 16 centimètres cubes de capacité pulmonaire. Or, chez les tuberculeux, le Dʳ Charlier a trouvé seulement une moyenne de 10,61 pour les hommes et de 10,23 pour les femmes.

De plus, tandis que la capacité pulmonaire serait pour Gréhant de 2735 cent. cubes pour l'homme, 2547 pour la femme, et pour Charlier, de 2732 cent. cubes pour l'homme 2). ce dernier n'a trouvé, sous l'influence de la tuberculose, que 1759 cent. cubes pour l'homme et 1656 pour la femme. C'est donc une diminution de la capacité pulmonaire de 35 °/o aussi bien pour les femmes que pour les hommes.

Enfin, depuis, Joffres a repris cette question (3) (1906) ; et

---

(1) CHARLIER. — La capacité pulmonaire chez les tuberculeux ; applications cliniques. (Congrès international de la tuberculose de 1905, p. 397.)

(2) Société de biologie. Novembre 1904.

(3) De la section thoracique et de ses variations au cours de la tuberculose. (Thèse de Toulouse, 1906.)

après une série d'observations personnelles, il est arrivé aux mêmes conclusions confirmant le rapport entre l'insuffisance respiratoire et la tuberculose.

Toutes ces recherches d'ordre différent, dont quelques-unes furent communiquées au Congrès de 1905, tendaient donc à prouver que les échanges respiratoires doivent être diminués chez les tuberculeux.

Or, peu avant le Congrès, A. Robin et M. Binet, à la suite de longues recherches et paraissant des mieux conduites, furent amenés à des conclusions absolument contraires (1).

En étudiant le chimisme respiratoire de ces malades, ils arrivèrent à cette conclusion : « qu'en moyenne la production « de l'acide carbonique s'accroît de 86 p. 100 chez la femme « et de 64 p. 100 chez l'homme ; la consommation totale de « l'oxygène progresse de 100 p. 100 chez la femme et de « 70 p. 100 chez l'homme ; là quantité d'oxygène absorbé par « les tissus croît de 163 p. 100 chez la femme et de 95 p. 100 « chez l'homme ».

Aussi ces observateurs, vu la fréquence de cette exagération et de plus son existence au début de l'affection, même chez les *prédisposés*, y voyaient un excellent moyen pour son diagnostic précoce.

Enfin, circonstance qui donnait encore plus d'importance à leurs recherches, le chimisme respiratoire des arthritiques donnait des résultats tout opposés ; et ainsi se trouvait justifié, par des recherches scientifiques, l'antagonisme établi par la clinique entre ces deux groupes d'affections.

Ces résultats, comme le faisaient remarquer les auteurs, renversaient toutes les idées reçues, et orientaient forcément le traitement et tout spécialement l'alimentation dans une voie nouvelle.

D'une part, la suralimentation azotée, qui avait fait la base du traitement pendant longtemps, était remplacée par la viande crue et surtout prise en quantité modérée; et, d'autre part, si réellement le terrain tuberculeux exigeait pour équilibrer ses dépenses une plus grande quantité d'oxygène, et, par conséquent, de calorique, que le terrain normal, cette conclusion s'imposait que le tuberculeux devait recevoir pour son simple entretien une quantité plus grande de ternaires. Ce n'était donc plus

(1) *Bulletin général de thérapeutique*, 1905, t. II, 15 août, p. 223.

les albuminoïdes qui devaient être augmentés dans la ration de ces malades, mais les corps gras et les hydrates de carbone ; et ainsi se trouvait justifié l'usage des graisses et celui séculaire de l'huile de foie de morue.

Ce travail de Robin et Binet parut le 15 août 1905 et le Congrès s'ouvrit dans les premiers jours d'octobre Robin y vint exposer ses idées sur les dépenses en oxygène, et il les compléta par les dépenses en matières salines. Je reviendrai bientôt sur cette partie de sa communication ; mais ses idées sur l'exagération des oxydations sont résumées dans la phrase suivante : « Le phtisique dépensant plus de calories qu'un « individu sain, il importe de fournir à l'oxygène consommé « à excès le combustible suffisant pour *pratiquer* (je pense « qu'il faut lire pour *préserver*) les tissus, mais il faut tenter « aussi de modérer l'aptitude que le phtisique possède de faire « trop de calories. »

Ce travail de Robin et Binet ayant pour titre : *Le terrain tuberculeux et son amendement*, portait en même temps, comme celui publié en août, sur les *échanges respiratoires* et sur le dosage des sels minéraux dans le *sang*, dans les *organes* et dans l'*urine*.

Toutes ces recherches ont été faites comparativement chez des sujets normaux, sur des prétuberculeux et des tuberculeux confirmés, en groupant ces derniers d'après la période de leur affection. C'est donc là un travail considérable ayant exigé des analyses délicates et poursuivi avec une méthode scientifique qui fait honneur à ses auteurs. Malheureusement ce travail présente une lacune capitale : l'indication des ingesta. L'influence de ces derniers sur l'excrétion des matières salines urinaires est trop évidente pour que je m'y arrête. Mais, évidemment, l'influence des ingesta doit se faire également sentir sur les quantités de ces matières contenues dans le sang et dans les organes. De plus, quoique moins directement, il doit en être de même pour les échanges respiratoires. L'ingestion et l'absorption probable d'une plus grande quantité de substances organiques et surtout de ternaires, doit forcément augmenter les dépenses en oxygène ; et l'augmentation de ces

(1) Premier volume, p. 236. « Terrain tuberculeux et son amendement ».
(2) Compte rendu du Congrès de 1905, t. VII, p. 236.

dernières doit aussi forcément élever l'élimination de l'acide carbonique.

Il eût donc été important de tenir compte des ingesta, aussi bien des organiques que des minéraux.

Toutefois, malgré cette lacune, les conclusions de Robin et Binet ne méritent pas moins d'être retenues. Les principales sont les suivantes : 1° Sur 92 % des phtisiques, les échanges respiratoires sont augmentés de 25 à 80 %. Ces échanges dépassent également les normaux chez les préturberculeux, et d'une manière assez constante pour devenir un des signes précoces de la tuberculose.

2° Chez les arthritiques, les mêmes échanges sont diminués, ce qui constitue un terrain défavorable à la culture de la tuberculose; et ainsi se trouverait confirmée, d'après les auteurs, l'opposition de ces deux groupes d'affections.

En s'inspirant de cette pensée, A. Robin et Binet ont cherché quels peuvent être les moyens capables de modifier le terrain des prétuberculeux, au moins en ce qui concerne l'exagération des échanges respiratoires; et ils ont trouvé que l'emploi des substances suivantes : l'huile de foie de morue, l'arséniate de soude, le cacodylate de soude, l'arrhénal, le tartre stibié et l'inhalation d'air surazoté, pouvaient diminuer les échanges de 11 à 20 %.

Quoique ces conclusions eussent gagné beaucoup, si les auteurs avaient tenu compte des ingesta, elles me paraissent cependant dignes de fixer l'attention; car si elles étaient démontrées, elles devraient prendre une importance capitale dans la direction du traitement.

Mais après la communication de Robin, exposée avec une grande netteté et écoutée avec d'autant plus d'attention que ses conclusions soulevaient une double question de doctrine d'une haute portée, et de pratique des plus importantes, vinrent celles de Charrin et Tissot, d'Arloing et Laulanié, de Küss, de Laffont, et de Gautrelet et Soulé qui, toutes, sauf cette dernière, se terminèrent par des conclusions opposées.

Charrin et Tissot (1) étudient d'abord les combustions organiques mesurées par les échanges respiratoires dans la tuber-

____

(1) Page 240 des comptes rendus du Congrès. Les combustions intra-organiques mesurées par les échanges respiratoires ne subissent aucune aug-

culose expérimentale sur le cobaye; et dans une seconde communication (1), ces mêmes combustions chez l'homme tuberculeux. Or, pour l'homme et pour les animaux, ils arrivent aux mêmes conclusions; et ces conclusions sont point par point contraires à celles de Robin et Binet.

Après la première communication : « 1° Chez les animaux « auxquels on a inoculé la tuberculose, les combustions intra- « organiques mesurées par les échanges respiratoires conser- « vent sensiblement leur valeur normale tant qu'il ne se pro- « duit pas de diminution du poids.

« 2° Dès que la diminution du poids des animaux commence, « la valeur des combustions intra-organiques diminue progres- « sivement jusqu'à la mort des animaux. »

Et après la deuxième communication, résumant les recherches faites sur l'homme : « 1° Les combustions intra-organiques mesurées par les échanges respiratoires ne subissent pas de modifications caractéristiques chez les individus atteints de tuberculose. soit au début de la maladie, soit à une époque plus avancée. Elles conservent sensiblement leur valeur normale.

« 2° Les combustions respiratoires ne sont pas augmentées chez les individus, qui, bien que ne présentant aucun signe apparent de tuberculose, réagissent à la tuberculose;

« 3° La mesure des combustions respiratoires ne peut, en aucun cas. apporter un élément nouveau ni au diagnostic précoce de la tuberculose, ni à son traitement. »

Arloing et Laulanié (2), après avoir opéré sur deux vaches tuberculeuses, arrivent, quoique d'une manière moins explicite, à la même conclusion : « Si l'on compare, disent ces « expérimentateurs, les coefficients obtenus dans ces diverses « déterminations, on s'aperçoit que chez le bœuf atteint de

mentation pendant le cours de la tuberculose expérimentale chez le cobaye. Elles subissent une diminution progressive à partir du moment où les animaux maigrissent.

(1) Les combustions intra organiques mesurées par les échanges respiratoires conservent leur valeur normale chez l'homme au début de la tuberculose pulmonaire et dans l'état de tuberculose confirmée ; la nature des combustions organiques ne peut en aucun cas servir au diagnostic précis de la tuberculose.

(2) Page 256. Des combustions respiratoires chez le bœuf atteint de tuberculose chronique.

« tuberculose chronique, l'intensité des combustions respira-
« toires ne dépasse pas la mesure normale. A la rigueur, elle
« serait peut-être légèrement au-dessous. »

D'autre part, G. Küss (1), après avoir opéré au sanatorium
d'Angicourt, sur seize tuberculeux arrivés aux différentes
périodes de cette affection, ne trouvait que des échanges respiratoires aussi rapprochés que possible de l'état normal.

« 1° Chez les tuberculeux pulmonaires apyrétiques placés
« dans de bonnes conditions d'hygiène et de repos, les com-
« bustions intra-organiques, mesurées par la quantité d'oxy-
« gène consommée, ont habituellement une valeur normale.

« 2° A la période d'état de la maladie, l'intensité des com-
« bustions respiratoires n'est pas plus forte relativement dans
« les formes graves que dans les formes bénignes, toutes choses
« égales d'ailleurs. »

Enfin, F. Joly, J. Gautrelet et E. Soulé (2), prenaient
également comme sujets de leurs recherches des tuberculeux
soumis au régime du sanatorium; et comme ils ne trouvaient
qu'un chiffre réduit d'oxygène et d'acide carbonique, en acceptant les idées de Rodin et Binet, ils étaient portés à attribuer
au régime du sanatorium cette modification heureuse des
échanges respiratoires. Mais on peut se demander, si les quantités qu'ils avaient trouvées, n'existaient pas chez leur malade
même avant d'être soumis à ce régime. Pour affirmer que cet
état des échanges respiratoires était bien dû au régime du sanatorium, il aurait fallu avoir des analyses comparatives à l'entrée
et après un certain temps de séjour; et ce terme de comparaison manquant, leurs expériences ne peuvent être invoquées
par aucune des deux opinions en présence.

Quant à M. Laffont (3), sa communication ne fut qu'une
critique, et parfois même un peu vive, des opinions de Robin et
Binet; mais, en somme, quant au fond, elle leur fut plutôt
favorable. Il s'attacha à montrer, en effet, que Robin et Binet
n'avaient pas le mérite d'avoir été les premiers à établir que

____

(1) Les échanges respiratoires dans les tuberculoses ouvertes apyrétiques
soumises à la cure du sanatorium.

(2) Echanges respiratoires dans la tuberculose (Première série d'expériences sur les tuberculeux soumis au régime du sanatorium) p. 268.

(3) Sur la prétuberculose fondée sur le syndrome respiratoire et urinaire.
Son identité avec la tuberculose classique, p. 263.

les échanges sont augmentés dans la tuberculose, puisque Regnard l'avait trouvé avant eux. Mais s'il en était ainsi, tout en ayant été devancés par Regnard, il n'en résultait pas moins que Robin et Binet avaient énoncé des faits exacts. En somme, comme a su fort bien le faire observer Robin dans sa réponse, l'intervention de Laffont restait en faveur de l'exagération des combustions pendant la tuberculose.

Telles furent les opinions qui se firent jour au Congrès à propros des échanges respiratoires. Or, si, comme je viens de le dire, Laffont, en s'appuyant sur les expériences de Regnard, s'était montré partisan de leur exagération sous l'influence de la tuberculose, si les faits cités par Joly, Gautrelet et Soulé perdaient leur valeur, il restait les expériences faites par Charrin et Tissot sur le cobaye, celle d'Arloing et de Laulanié sur la vache, et celle de Charrin et Tissot ainsi que celle de Küss faites sur l'homme, qui, toutes, s'élevaient contre l'opinion de Robin et Binet, en faisant considérer les échanges respiratoires comme n'étant pas sensiblement modifiés par la tuberculose.

A. Robin, qui avait suivi toutes ces communications, dut le reconnaître. « L'exagération des échanges respiratoires, avoua Robin, vient de passer un mauvais quart d'heure (1). » Et après avoir rapidement signalé que l'appareil employé par Binet et par lui, avait reçu l'approbation de Gréhant, que la technique chimique avait reçu celle de A. Gautier, que d'autres expérimentateurs avaient confirmé leurs indications, que d'autres, d'après Laffont, les avaient devancés, comme Regnard et Quinquand, il concluait en demandant la nomination d'une commission chargée de contrôler les recherches de ses contradicteurs et les siennes, et chargée de présenter un rapport au prochain Congrès.

Modifications subies par la nutrition au point de vue des substances minérales chez les tuberculeux (2). — Robin et Binet, dans le même travail que je viens d'analyser, en étudiant les échanges respiratoires, avaient aussi, je l'ai dit, exposé leurs

____

(1) Page 269 des comptes rendus du Congrès.
(2) Voir le 2ᵉ volume de ce traité pour l'étude de la ration minérale en général à l'état normal, pp. 170 à 187.

recherches sur les sels minéraux du *sang*, des *organes* et de l'*urine*. Or, cette partie de leurs analyses les avait conduits aux conclusions suivantes :

1° Le sang des phtisiques est moins minéralisé que celui de l'homme sain.

2° Au contraire, la chaux et la magnésie sont plus élevées, par kilogramme de poids et par vingt-quatre heures, chez les prétuberculeux et les deux premiers degrés de la tuberculose qu'à l'état normal.

3° Enfin, d'une manière générale, le résidu minéral des organes et des tissus des tuberculeux est inférieur à celui de l'homme sain.

Telles sont les conditions du terrain observées dans la tuberculose confirmée. Or, comme ces mêmes conditions se retrouvent chez les prétuberculeux, on est en droit de conclure qu'elles préexistent à la tuberculose ; que ce sont elles qui rendent l'évolution de son bacille facile, et non que c'est ce dernier qui fait subir ces modifications au terrain du sujet sain.

Précisant leurs recherches en ce qui concerne la composition chimique du poumon (1) sur les tuberculeux et sur l'homme sain, et aussi entre les parties atteintes de tuberculose de cet organe et celles qui sont encore saines, A. Robin est arrivé à ces conclusions que les parties restées saines sont plus riches en substances organiques et minérales, que le poumon de l'homme sain ; et, qu'au contraire, les parties atteintes sont moins riches en ces deux catégories de substances qu'à l'état normal. Il n'y a d'exception que pour la silice et le fer. Robin émet donc cette hypothèse, que les parties du poumon menacées par le bacille, probablement dans un but de défense, accumulent les substances organiques et minérales, et que celles-ci sont dépensées en excès dès que le bacille y pénètre. De là, cette seconde hypothèse, que l'administration de la silice et du fer serait peut-être utile chez les sujets menacés.

Sans arriver à un dosage exact en ingesta, MM. Arloing, Dumarest et Maignon (2) en ont cependant tenu compte dans

(1) Indications thérapeutiques fondées sur la composition chimique comparée du poumon tuberculeux et du poumon sain. Compte rendu du Congrès, t. I, p. 305

(2) Rapports des principes essentiels de l'urine avec l'évolution clinique de la tuberculose chez les malades du sanatorium d'Hauteville (Ain). Congrès de la tuberculose, 1905, t. I, p. 292.

une certaine mesure, et leurs observations cliniques acquièrent, sous ce rapport, une réelle importance, quand il s'agit de comparer l'action des différentes périodes de la tuberculose pulmonaire sur les excreta. De leurs observations il résulterait :

1º Que chez les malades en voie d'amélioration franche, les principes essentiels de l'urine sont éliminés en quantité qui dépasse la normale ;

2º Qu'inversement, dans les cas d'aggravation, ces mêmes principes restent au-dessous de la normale ;

3º Que sauf pour les prétuberculeux ou les tuberculeux au début, les excreta urinaires salins sont également éliminés en moindre quantité.

Tels sont leurs principaux résultats.

Mais les malades observés étant dans un sanatorium et fort probablement, par cela même, soumis à la suralimentation, ces résultats semblent dépendre de l'utilisation de cette dernière. Lorsque les malades ont des organes digestifs suffisants pour absorber une quantité d'aliments dépassant la ration normale, les excreta s'élèvent, et dans le cas contraire, ils s'abaissent.

Desgrez et Adler (1) utilisant les travaux d'Abelous et Ribaut (2) sur l'origine diastasique de l'acide hippurique et sur son mode de synthèse, par déshydratation, aux dépens du glycocolle et de l'acide benzoïque, ont dosé comparativement l'acide hippurique formé après l'ingestion de $0^{gr}15$ d'acide benzoïque et de glycocolle sur deux lots de cinq cobayes dont un lot avait été tuberculisé ; et ils ont trouvé que la quantité d'acide hippurique éliminée par les tuberculeux était inférieure de 34 %, à celle éliminée par les témoins.

« La puissance synthétique des cellules de l'organisme tuberculeux peut donc être considérée comme inférieure à celle des mêmes animaux observés à l'état normal ».

Ces expérimentateurs ont en même temps étudié le coefficient de déminéralisation, constitué, on le sait, par le rapport

<hr>

(1) Desgrez et Adler. — Influence de la tuberculose expérimentale sur les processus synthétiques et sur la déminéralisation de l'organisme. (Congrès international de la tuberculose, 1905. — Comptes rendus, p. 300.)

(2) Abelous et Ribaut. — Sur l'existence d'un ferment soluble opérant la synthèse de l'acide hippurique aux dépens du glycocolle et de l'acide benzoïque. (Société de biologie, 9 juin 1900, p. 543.)

des matières minérales de l'urine à son résidu sec ; et ils ont constaté que les tuberculeux ont un coefficient de déminéralisation de 12 °/₀ supérieur à celui des normaux, soit 0.75 au lieu de 0.65.

Dans les travaux précédents, les auteurs avaient étudié les matières salines prises dans leur ensemble. Dans ce qui va suivre, je donnerai les indications propres à l'*eau* d'abord, et ensuite aux *phosphates*, au *soufre*, aux *chlorures*, à la *chaux*, à la *soude* et à la *potasse*.

Eau (1). — La loi générale réglant les rapports entre les *ingesta* et les *excreta* se retrouve avec toute son exactitude, comme à l'état normal, chez le tuberculeux à propos de l'eau : *les seconds sont fonction des premiers*. L'eau éliminée dépend donc de celle ingérée. Mais par une application des suppléances, sur lesquelles j'ai longuement insisté (2), l'eau urinaire chez les tuberculeux est le plus souvent diminuée, au moins relativement à l'eau ingérée, à cause de leurs sueurs. Elle peut l'être aussi par l'exagération de l'évaporation pulmonaire, due à la plus grande fréquence des mouvements respiratoires ; et enfin, d'une manière encore plus marquée, par la diarrhée, quand elle existe. Or, les matières salines et organiques de l'urine étant plutôt augmentées chez les malades pouvant bénéficier de la surnutrition, il est important de maintenir l'eau urinaire dans les proportions normales, soit dans les environs de 15 à 20 grammes par kilogramme du poids réel.

Il est vrai que la surnutrition, surtout si elle porte sur les corps gras, augmentera un peu la quantité provenant de l'oxydation de l'hydrogène ; mais cette augmentation est trop légère pour compenser les causes de diminution que je viens d'indiquer. Il faut donc y pourvoir par l'eau alimentaire, et le mieux est d'y arriver par des décoctions végétales et par le lait.

Phosphates. — J'ai déjà indiqué que Letulle et Mlle Pompilian (3) avaient été conduits, après leurs longues expériences sur la nutrition des tuberculeux, à cette conclusion : « Ce qu'il

---

(1) Voir le deuxième volume de ce traité, pp. 188 à 247, pour les dépenses et les besoins en eau à l'état normal.

(2) Voir le deuxième volume, p. 218 pour les suppléances.

(3) Comptes-rendus du Congrès de 1905, p. 295.

« faut donner aux tuberculeux, c'est un aliment *spécial,* très
« riche en matières *albuminoïdes phosphorées,* facilement
« absorbables. » Il faut donc conclure que pour eux les pertes
en phosphore sont augmentées par la tuberculose; et je dois
faire remarquer que, dans leurs appréciations, ils ont tenu
compte des ingesta, « en eau, graisse, azote, carbone, hydrogène et sels ».

D'autre part Lucet a étudié le rapport du phosphore à
l'azote total dans l'excrétion urinaire; et il arrive à cette conclusion, que si ce rapport reste à peu près normal pendant la
première période de la tuberculose, il diminue, au contraire,
sensiblement à partir de la deuxième.

Le rapport à l'état normal étant de 18 %, il est de 17 %
pendant la première période, de 13 % pendant la deuxième et
de 11 % pendant la troisième. Ces recherches nous fixent donc
sur ce point intéressant, que les dépenses en phosphore et en
azote, qui restent dans un rapport constant (1) à l'état normal,
ce qui s'explique facilement parce que ce rapport existe également le plus souvent dans ces substances alimentaires, sont
exprimées par un rapport inférieur en ce qui concerne le
phosphore pendant la tuberculose, et surtout pendant les périodes consomptives. On est donc conduit à une de ces deux
conclusions, comme probables, que pendant ces périodes, l'organisme détruit une substance plus riche en azote qu'en phosphore; ou bien que ce dernier, une fois mis en liberté par la
désagrégation de la molécule qui le contient, est conservé par
l'organisme sous une forme qui nous reste inconnue. Mais en
somme, ces recherches ne nous fixent pas sur la question de
savoir si la tuberculose augmente ou diminue les dépenses en
phosphore; tandis que celles de Letulle et de Mlle Pompilian
sont en faveur de leur augmentation.

MM. Broc et Ayrignac, déjà cités, en étudiant la nutrition
chez les lupiques, ont trouvé que sur sept malades l'élimination du phosphore a été normale dans trois cas, et que chez
les quatres autres le coefficient du phosphore total à l'azote
total s'est abaissé d'une façon exagérée. Ces faits, observés chez
des lupiques, concordent avec ceux trouvés par Lucet dans les
localisations pulmonaires.

(1) 2e volume de ce traité, pp. 298 et suiv.

Mais, depuis ces travaux, la question a été reprise par Arthur Meyer ; et en se plaçant dans les meilleures conditions, c'est-à-dire en tenant compte des ingesta. Or, cet observateur est arrivé à ces conclusions, que, dans la tuberculose, l'acide phos-phorique, proportionnellement à celui ingéré, est dépensé en moindre quantité. L'excès immobilisé peut atteindre 1^{gr}50 sur 4 grammes d'ingéré.

Cette conclusion est en opposition avec celle de Letulle et de Mlle Pompilian, qui eux aussi ont comparé les excréta aux ingesta ; mais peut-être faut-il expliquer cette différence de résultats, par la période de la tuberculose sur laquelle ont porté les recherches de ces observateurs.

En ce qui concerne le phosphore, des doutes sont donc per-mis pour savoir s'il y a une augmentation ou une diminution de ses dépenses. Mais ni l'une ni l'autre me paraît devoir être très importante.

Soufre (1). — Desgrez et Mlle Bl. Guende (2) ont étudié cette question avec beaucoup de soin, sur des tuberculeux du service du D^r Le Noir. Comme Lucet l'avait déjà fait pour le phos-phore, ces observateurs ont étudié le rapport du soufre à l'état d'acide sulfurique à l'azote urinaire total. Les urines ont été divisées en deux parties, celles recueillies à jeun, de 7 à 11 heu-res du matin ; et celles de la période d'alimentation, de 11 heu-res du matin au lendemain matin. Or, de leurs recherches, il résulte d'abord que le rapport $\dfrac{SO^3}{Az}$ reste le même pour ces deux urines ; mais, de plus, fait important, que, si, pendant la première et la deuxième période de la tuberculose et pour l'ensemble des urines, ce rapport de l'acide sulfurique à l'azote a été de 17.6 %, ce qui le rapproche autant que possible du normal, 17.2 %; ce rapport n'est plus que de 15.5 % dans la troisième période. Les auteurs font ensuite remarquer que, tandis que ce rapport est augmenté dans les maladies cu-tanées d'après Ayrignac et Brocq, ainsi que le rapport $\dfrac{P^2O^5}{Az}$ de

(1) Voir le 2e volume, p. 306 pour les dépenses du soufre à l'état normal.
(2) DESGREZ et Mlle Bl. GUENDE. — Elaboration sulfurée dans la tuberculose (Congrès international de la tuberculose de Paris, 1905. Comptes-rendus, p. 294).

l'acide phosphorique à l'azote total, d'après Degrez, ces deux mêmes rapports sont diminués chez les lupiques.

Cette conclusion résulte donc de leurs recherches, que par rapport à l'azote, les tuberculeux, au début, dépensent la même quantité de soufre qu'à l'état normal, mais que dans une période avancée de la maladie, ils en dépensent moins. Ainsi que je l'ai déjà dit pour le phosphore, le soufre de la molécule albuminoïde, après avoir été mis en liberté par sa désagrégation, serait conservé par l'organisme sous une forme qui nous est encore inconnue. Mais un point n'en reste pas moins à étudier, c'est celui de savoir si le rapport du soufre alimentaire au soufre urinaire est modifié par la tuberculose, ou si ce rapport reste celui de l'état normal. Or, au moins jusqu'à présent, je ne connais aucune étude ayant envisagé la question à ce point de vue.

L'analyse du travail de Meyer (voir plus loin), que j'ai pu consulter, ne parle pas du soufre. Est-ce un oubli de l'auteur de l'analyse, ou l'expérimentateur a-t-il cru inutile de doser l'acide sulfurique? Je ne saurais le dire.

Chlorure (1). — L'élimination des chlorures pendant la tuberculose a été longuement étudiée par Piery et Denney (2) (de Lyon); et ils ont résumé leurs résultats dans une série de conclusions relatives aux différentes formes et aussi aux périodes successives de la tuberculose.

Les principales de leurs conclusions me paraissent être celles portant les numéros 7, 8 et 12 visant le début, la fin de la tuberculose et l'interprétation de ces modifications de la chloruration. Je reproduis ces conclusions :

« 7° Le *début* de la phtisie (tuberculose commune et ca-
« séeuse) se caractérise par une hyperchlorurie nette.

« 8° Toute phtisie à la *période terminale* présente une di-
« minution énorme du taux de l'excrétion chlorurée.

« 12° On peut considérer que l'excrétion chlorurée se pro-
« duit, au cours de la tuberculose pulmonaire comme si l'hy-

---

(1) Voir le 2e volume, pp. 248, 281 pour les besoins en chlorures à l'état normal.

(2) PIERY et DENNEY. — De l'élimination des chlorures dans les différentes formes cliniques de la tuberculose pulmonaire. Congrès international de la tuberculose de Paris. Comptes rendus, t. I, p. 410.

« pochloruration de l'organisme était un phénomène de dé-
« faillance et l'hyperchloruration (rétention chlorurée), un
« phénomène de défense ».

Mais ces auteurs ont-ils tenu compte des chlorures ingérés ?
Cette condition n'est pas indiquée dans là note qui résume
leurs recherches et donnée pour le compte rendu du Congrès.
Or, si dans leurs résultats ils n'ont tenu compte que des chlorures éliminés, cette diminution de l'excrétion s'explique facilement dans la dernière période par celle de l'ingestion. La loi
qui régit les rapports des excreta aux ingesta se maintien-
drait pendant la tuberculose ; et, au moins d'une manière très
générale, il me paraît en être ainsi. C'est, du reste, ce qui va
résulter des derniers travaux faits sur ce point.

En 1907, Enriquez et Ambard (1) ont signalé deux points
concernant la chloruration chez les tuberculeux.

Le premier est que pour ces sujets, comme pour les normaux, la décharge chlorurée totale serait de 15 grammes environ, ainsi que l'ont établi Widal et Javal ; et le second, que
cette décharge s'accomplirait beaucoup plus rapidement chez
eux, soit dans vingt-quatre heures au lieu de quatre jours, minimum de durée à l'état normal.

Quoique ayant leur importance, les travaux de Piery et de
Denney, ainsi que ceux d'Enriquez et Ambard, ne nous fixent
pas, j'y reviens, sur le point le plus important, celui des modifications que la tuberculose apporte aux rapports entre la
quantité de chlorure ingérée et celle éliminée. C'est que, en
effet, dans leurs recherches ainsi que dans beaucoup d'autres observations, pour juger les excreta, ils n'ont pas tenu
compte des ingesta.

Mais cette condition capitale a été remplie plus récemment
par Marcel Claret, dans sa thèse sur le *métabolisme des chlo-*
rures chez les tuberculeux (2).

Il insiste avec raison sur ce point ; et en comparant les chlorures alimentaires aux urinaires, il arrive à ces conclusions
que chez les tuberculeux :

(1) Société de biologie, 12 janvier 1907, p 73. Régime de l'équilibra-
tion chlorurée dans la tuberculose au début.

(2) Marcel CLARET. — *Métabolisme des chlorures chez les tuberculeux,*
thèse de Paris, 1908.

1° Le rapport entre l'urée et les chlorures reste normal.

2° Qu'il en est de même du rapport entre les chlorures ingérés et ceux éliminés.

3° Que les exceptions à cette règle ne sont qu'apparentes. L'hypochloruration, en effet, quand elle existe, peut être expliquée par les sueurs profuses qui coïncident avec elle ; et l'hyperchloruration par la rétention qui l'a toujours précédée.

Les recherches de Claret semblent nous fixer d'une manière définitive sur l'influence de la tuberculose sur l'excrétion des chlorures. Au moins dans la majorité des cas, elle paraît sans importance. Les chlorures restent dans cette affection soumis à la loi générale qui régit les excreta et les ingesta : les premiers sont fonction des seconds. Du reste, les recherches de Claret peuvent nous expliquer les résultats obtenus par Piery et Denney. D'après eux, l'excrétion des chlorures augmente au début, et diminue à la fin de la tuberculose. Or, étant donné que les chlorures éliminés restent fonction de ceux ingérés, on doit s'attendre aux résultats constatés par Piery et Denney. Pendant la première période, en effet, la plupart des tuberculeux, surtout dans les hôpitaux, étant suralimentés, les chlorures alimentaires sont naturellement augmentés ; et, au contraire, dans les dernières périodes, l'alimentation étant forcément diminuée et souvent constituée surtout par du lait, les chlorures ne sont plus ingérés qu'en faible quantité.

CHAUX, SOUDE ET POTASSE. — Les modifications subies par l'excrétion des bases sous l'influence de la tuberculose ont été peu étudiés jusqu'au travail d'Arthur Meyer ; mais elles me paraissent l'avoir été par lui de la manière la plus satisfaisante. Cet observateur, en effet, a tenu compte des ingesta pour évaluer les excreta ; et il est arrivé à cette conclusion, que les rapports entre la *soude* (2) et la *potasse* (3) alimentaires, et ces deux bases urinaires restent ceux de l'état normal. L'excrétion de la soude et de la potasse est toujours en rapport

(1) Arthur MEYER. — Contribution à l'étude des échanges minéraux chez les tuberculeux (*Deutsch archiv. für Klin. med* 1907, XG, 3, 4, 4, A).

Analysé dans *la Semaine médicale*, 1907, p 561.

(2) La question de la soude à l'état normal a été étudiée avec le chorure de sodium. 2ᵉ volume, p. 248.

(3) Voir le 2ᵉ volume de ce traité, p. 282 pour l'étude de la potasse à l'état normal.

et dans les mêmes proportions, pendant cette affection qu'à l'état normal, avec les quantités ingérées.

Quant à la *chaux* (1), les analyses de Meyer lui ont montré, ce qui peut surprendre, qu'elle est mieux utilisée par l'intestin des tuberculeux. Tandis que le déchet intestinal est de 40 % pour cette base chez l'homme sain, il n'arrive pas à 30 % et reste souvent sensiblement au-dessous chez le tuberculeux. Mais la chaux étant absorbée en plus grande quantité est également excrétée dans les mêmes proportions.

Je viens, dans ce qui précède, de passer successivement en revue les modifications imposées par la tuberculose dans les échanges des albuminoïdes, des ternaires avec l'oxygène (échanges respiratoires), de l'eau et des matières salines. Or, ce fait général me paraît se dégager de ce long exposé, que lorsque les analyses ont porté en même temps sur les ingesta et les excreta, la loi de leur rapport s'est vérifiée avec une exactitude suffisante pour qu'elle nous reste comme guide dans les appréciations que nous aurons à porter sur les échanges nutritifs pendant cette affection.

Je ne saurais trop insister sur ce point. Les lois qui régissent la matière vivante sont si bien fixées, elles sont empreintes d'un tel caractère de constance et de généralité, qu'elles s'appliquent le plus souvent à l'état pathologique comme à l'état normal.

Il en est surtout ainsi pour le rapport, si important au point de vue des applications entre les ingesta et les excreta. C'est parce que beaucoup d'observateurs et expérimentateurs ne se sont pas assez inspirés de cette loi, qu'ils ont attribué à la maladie des modifications sur les échanges nutritifs jugés par les excreta, qui cependant restaient intégralement soumis au rapport qui lie ces derniers aux ingesta.

On a constaté, d'une manière générale, que les déchets des substances organiques et minérales étaient augmentés au début de la tuberculose et diminués dans ses périodes terminales; et l'on a pu croire que c'était le résultat direct de la maladie; or, l'étude plus scientifique des faits cliniques et expérimentaux presque toujours a expliqué ces modifications par l'étude des ingesta. La maladie ou la thérapeutique peuvent faire

____

(1) 2e volume de ce traité, p. 287, pour l'Étude de la chaux à l'état normal.

varier les quantités d'aliments absorbés; elles peuvent aussi faire varier le rapport entre les quantités ingérées et celles absorbées; mais sauf des exceptions, déjà presque toujours expliquées, les lois qui régissent le métabolisme des substances absorbées pour les conduire à leur état d'excrétion, restent les mêmes dans l'état de maladie qu'à l'état normal; et, je le répète, quand ces produits du métabolisme sont modifiés, ils n'en restent pas moins soumis à des lois dont beaucoup nous sont connues et qui relèvent des lois fondamentales des échanges, dont la principale est celle qui règle le rapport des excreta aux ingesta.

Si dans les observations cliniques et les faits expérimentaux on n'en tient pas compte, on pourra certes recueillir des faits qui conserveront toujours de l'intérêt, mais qui seront insuffisants pour élucider d'une manière sûre et définitive les modifications que les maladies apportent aux lois réglant les échanges.

Jusqu'à présent, je n'ai fait qu'analyser les divers travaux, qui, d'une manière plus ou moins directe, ont pu inspirer le corps médical dans l'alimentation des tuberculeux. Voyons maintenant l'influence qu'ils ont eu sur sa pratique; et j'essaierai ensuite, en tenant compte de ces mêmes travaux, d'en dégager quelques règles générales.

Dans la traduction française du traité de Munk et Ewald (1), ce dernier, qui a rédigé *L'alimentation pendant la maladie*, et qui évidemment a dû revoir la traduction au moment de sa publication, en 1897, ne paraît pas avoir été influencé par les travaux français de l'époque sur les avantages de la suralimentation.

Il n'en est fait mention que dans un court appendice ajouté probablement par les traducteurs, sous le titre de *Traitement de la tuberculose par l'alimentation forcée*. Mais il n'en est pas question dans le texte de l'ouvrage lui-même. Ewald conseille le lait comme étant l'aliment de choix des tuberculeux, et il donne la préférence au lait d'ânesse, qui, on le sait, est beaucoup moins riche que celui de vache.

____

(1) *Alimentation de l'homme normal et de l'homme malade*, par Munk et Ewald, professeurs à la Faculté de Berlin. Traduction française par Heymann et Masoin, de l'Université de Gand, p. 511.

« Le diététique principal, dit Ewald, dans la tuberculose
« chronique est le lait. Peut-on se procurer du lait d'ânesse,
« on le fera boire régulièrement (p. 511) ». Et un peu plus
loin :

« Le lait peut constituer l'unique nourriture, mais il peut
« aussi être associé à d'autres aliments. D'après Hoffmann (1),
« qui s'appuie sur les expériences de Laptschinsky et Slat-
« kowsky, on doit prendre par jour au moins 3 litres de lait,
« si l'on veut couvrir par lui seul les besoins nutritifs de l'or-
« ganisme ». Ewald cite ensuite la pratique de G. Sée (2), de
Kowell (3) et de Pecholier (4), qui tous les trois font du lait la
base de l'alimentation du tuberculeux avec des quantités qui
ne dépassent pas 3 litres.

Enfin, écrit Ewald, « on a répondu d'une façon variable à
« la question de savoir comment la cure de lait agit chez les
« tuberculeux; mais c'est un fait qu'elle donne des résultats.
« Elle n'est contre-indiquée manifestement que chez les ma-
« lades qui ne supportent pas le lait, qui le vomissent ou qui
« présentent une forte diarrhée par son usage ».

Dans ces cas, Ewald conseille la farine de cacao, le chocolat, la farine de Nestlé, le riz au lait, le bouillon additionné de
jaunes d'œufs, de peptone, de somatose; et enfin des aliments
ordinaires : jambon, veau, volaille, gibier, etc.

Il envisage ensuite les diverses difficultés que peut présenter l'alimentation des malades, et aussi les complications qui
peuvent la modifier; et il donne pour tous ces cas des indications inspirées par une pratique éclairée et qui seront con-
sultées avec fruit. Mais j'y reviens, s'il cherche à alimenter le
malade et à couvrir ses dépenses, il ne semble pas se préoccuper de les dépasser.

Retenons de ce qui précède, qu'Ewald avec sa large pratique, conseille le lait; qu'il déclare que, sans pouvoir l'expliquer, il a donné de bons résultats.

Dans sa dernière édition (1908), A. Gautier s'est largement
inspiré des travaux que j'ai cités; et, tout en considérant qu'il
est indispensable d'alimenter le tuberculeux et même de dé-

(1) Hoffmann. — *Zeitschr., f. Klin. Med*, 1884. Suppl., VII, 8.
(2) *Bacilläre lungenphtise*, 1886.
(3) Kovell. — *Petersb., med., Wochenschr.*, 1865. Bd. 5.
(4) Pecholier. — *Montpellier médical*, avril 1866.

passer la ration moyenne d'entretien à l'état normal, il semble
ne chercher qu'à couvrir les dépenses qui sous l'influence de
cette affection sont augmentées. Son opinion me semble être
résumée dans ce passage (p. 638) : « D'ailleurs, et quoi qu'on
« en ait dit, l'excès d'aliments même lorsqu'ils sont bien digé-
« rés, la surcharge de l'estomac et l'engraissement ne guéris-
« sent pas ces malades. Si, après avoir mangé beaucoup, le
« tuberculeux a peu à peu retrouvé ou presque retrouvé, sous
« l'influence du traitement médical et diététique, le poids
« qu'il avait avant de tomber malade, il ne faut pas aller au
« delà, on n'y gagnerait rien. »

A. Gautier cite avec éloge les travaux de Laufer, que j'ai
déjà analysés, dont la principale conclusion est que la valeur
en calories de l'alimentation des tuberculeux doit dépasser
d'un tiers celle de l'état normal; et lui-même semble s'en être
inspiré pour le régime type qu'il donne comme représentant
un régime intensif. Ce régime, en effet, en chiffres ronds, contient : 136 grammes d'albuminoïdes, 152 grammes de corps gras
et 422 grammes d'hydrates de carbone, donnant un total de
3 578 calories. Si pour l'état normal et pour l'homme moyen
de 65 kilogrammes, nous acceptons la ration d'entretien de
2.400 calories, celle ci augmentée d'un tiers nous conduit, en
effet, à 3 600 calories.

Toutefois, et je crois avec raison, A. Gautier déclare aussitôt : « Cette ration est très largement suffisante, excessive
même dans bien des cas »; et, comme pour justifier cette dernière opinion, il ajoute dans l'alinéa suivant : « En général, le
« tuberculeux doit manger un tiers de plus qu'une personne de
« même poids et de même âge. Il a besoin de trouver dans sa
« ration non plus 30 à 32 calories, mais 40 et 42 calories par
« kilogramme de son poids. Ces nombres doivent être encore
« augmentés d'un quart si le malade travaille. »

Dans cette dernière évaluation, M. Gautier s'arrête à 42 calories, et celle de son regime intensif arrive à 55. Evidemment, dans sa pensée, la moyenne ne devrait guère dépasser
40 calories; et ce n'est que dans les régimes intensifs, qu'il faudrait atteindre ou dépasser 50.

D'après Gautier, la ration du tuberculeux doit donc dépasser celle de l'état normal. Mais point capital, ce n'est pas pour
arriver à faire de la suralimentation, ou, selon une expression

que je préfère, de la surnutrition, mais seulement pour couvrir les dépenses qui sont exagérées chez le malade; et la surnutrition ne lui paraît utile que pour revenir au poids normal du sujet, lorsque celui-ci est tombé au-dessous.

Comme j'aurai à le dire, ces dernières quantités de calories me paraissent être celles qui súffiront le plus souvent. Quant à la proportion des divers aliments, elle me semble devoir être modifiée, mais ce n'est là qu'une question secondaire.

P. Cornet (1) s'est inspiré des mêmes idées, exposées dans les travaux de ces dernières années; et en utilisant plus spécialement ceux de Laufer (2), Jaubert (3), Le Géndre (4) et Renon (5). Il s'élève contre la suralimentation telle qu'elle a été pratiquée; et, d'après Jaubert, il en cite les principaux inconvénients : obésité, dilatation de l'estomac, entérite muco-membraneuse, congestion du foie, glycosurie, lithiase biliaire, éruptions cutanées et aussi certains états neurasthéniques ou albuminuriques « Il faut, au préalable, dit Cornet avec raison, mesurer le poids et la taille des malades, connaître leur alimentation antérieure, pour apprécier la façon variable dont ils utilisent les matériaux nutritifs qu'ils ingèrent ».

Il s'agit donc, d'après Cornet, de doser l'alimentation d'après le poids du sujet, et aussi d'après l'état de ses organes digestifs. On ne peut demander mieux.

. Grandmaison (6), dont le traité est cependant tout récent (1909), et qui contient sur d'autres points de si utiles indications, me semble s'être moins dégagé de la suralimentation. « Le régime alimentaire de la tuberculose doit donc être exac-« tement l'opposé du régime alimentaire de l'arthritisme ; au « lieu de restreindre l'alimentation du malade et de lui con-« seiller l'exercice, on le suralimente et le condamne à de lon-, « gues heures de repos.

(1) Régime alimentaire des malades. G. Steinheil, Paris, 1909, p. 390.

(2) LAUFER. — La ration des tuberculeux et les limites de la suralimentation. (Société de thérapeutique, 1905, et Médecine moderne, 8 mars 1905.)

(3) Société des sciences médicales de Lyon, 4 décembre 1907.

(4) LE GENDRE. — Alimentation des malades. (*La Clinique*, 27 décembre 1907 et 22 mai 1908.)

(5) RENON. — Conférences à la Pitié, 1908.

(6) *Les régimes. Alimentation rationnelle dans la santé et la maladie.* Maloine, 1909, p. 254.

« La suralimentation se propose donc deux buts :

« 1° Réparer l'usure rapide des tissus albuminoïdes.

« 2° Non seulement restituer à l'organisme les graisses qu'il
« perd incessamment, mais encore augmenter ses réserves ».
(P. 256.) Et un peu plus loin (p 289) : « Il y a un autre écueil :
« en les arthritisant, on les intoxique et on développe chez eux
« des troubles digestifs. Les auto-intoxications sont négli-
« geables puisqu'elles créent et entretiennent l'hyperacidité
« des humeurs, contraire au développement et à l'extension
« du bacille de Koch, mais les troubles digestifs sont beaucoup
« plus sérieux parce que sans de bonnes digestions, on ne peut
« pas faire de la suralimentation ».

Ainsi donc, Grandmaison a résisté au grand courant, qui,
depuis quelques années, s'est établi contre la suralimentation ; il lui est resté fidèle, et il ne lui trouve d'autres limites
que l'état des organes digestifs. Quant aux inconvénients résultant des auto-intoxications, il les trouve *négligeables*. N'a-
t-il pas en écrivant, dominé qu'il était par certains résultats
de la suralimentation, dépassé sa pensée ? Je suis porté à le
croire ; et je ne désespère pas, s'il doit rééditer son traité, de le
voir faire des réserves sur ce point. Je reviendrai, du reste,
sur cette question.

Plus récemment encore, à la fin de 1909, a paru le traité des
Régimes alimentaires, de Marcel Labbé (1). Dans ce travail,
je suis heureux de le dire, la question de l'alimentation de la
tuberculose y a été exposée et discutée en même temps avec
une connaissance complète des idées théoriques qui doivent
l'inspirer et aussi avec un grand sens clinique. Cette appréciation flatteuse vient peut-être de ce que je me trouve en
parfaite conformité de vues avec lui ; mais aussi, on doit le
voir, de ce que ses vues me semblent résulter de l'étude attentive des travaux que j'ai analysés. Les indications principales
à signaler dans ce chapitre de M. Labbé sont les suivantes :

1° Baser l'alimentation des tuberculeux sur son poids normal, ce que j'ai demandé depuis 1905.

2° Ne faire de la suralimentation réelle, c'est-à-dire ne dépasser les dépenses, que si le poids du sujet est au-dessous du
poids normal.

---

(1) *Régimes alimentaires*, J.-B. Baillière et fils, p. 458.

3º Dans tous les autres cas, régler l'alimentation sur les dé
penses, de manière à le maintenir en équilibre, ce qui, il est
vrai, peut conduire à donner une quantité d'aliments supérieure à la normale, si le tuberculeux, pour une raison quelconque, a des dépenses supérieures à cette dernière.

4º On peut même, dans des cas d'obésité marquée, tenter de
la combattre par un régime hypoorganique, toutefois en le
prescrivant avec réserve et en surveillant ses résultats.

5º Dans la ration, élever les albuminoïdes un peu au-dessus
de la ration d'entretien.

6º Surveiller les organes digestifs pour éviter le surmenage.

7º Surveiller également la surnutrition si elle se produit,
de manière à éviter ses inconvénients.

Je viens, dans ce qui précède, d'exposer d'abord les divers
travaux qui ont eu pour but d'étudier les modifications que la
tuberculose fait subir à la nutrition normale et ensuite les opinions auxquelles ces travaux ont conduit les divers auteurs
qui ont eu à traiter de l'alimentation des tuberculeux pendant ces dernières années. Nous avons pu voir ainsi que la
suralimentation, par les albuminoïdes, après avoir été adoptée
par la grande généralité du corps médical avait été, pour différentes raisons, ramenée à des proportions bien moindres, et
presque à une ration d'équilibre. Or, je vais maintenant, en
m'inspirant de ces divers travaux et de ma pratique personnelle, essayer de donner les indications qui doivent nous guider
dans la fixation de cette alimentation.

Mais comme l'ont fait observer de nombreux auteurs, et tout
récemment M. Labbé, la tuberculose peut se présenter avec
des caractères des plus variables selon l'organe atteint, selon
la résistance du sujet et aussi selon le microbe, sa voie de pénétration et surtout sa virulence. Or, chacune de ces influences
peut être de nature à modifier les règles à suivre pour l'alimentation.

Il est donc nécessaire d'envisager les principaux cas que
nous offre la clinique ; et pour que les indications que je vais
donner, trouvent leur plus grande utilité, en correspondant
le mieux possible aux cas de la pratique, je donnerai d'abord
des indications générales pouvant s'appliquer à tous les cas,
mais toutefois en visant plus directement la *tuberculose pul-*

monaire. Je m'arrêterai ensuite sur chacune de ses périodes ; et, enfin, je présenterai quelques indications spéciales à propos des localisations sur les *ganglions*, sur les *os*, sur les *articulations*, sur les *séreuses*, sur l'*intestin* et sur les *organes urinaires*.

Indications générales. — 1° La ration d'entretien, je le rappelle, doit être établie d'après le poids *normal* du sujet, qui lui-même est donné par la taille (1). Mais, de plus, cette ration pour l'état normal une fois établie, il faut la ramener à celle du malade en tenant compte des conditions dans lesquelles il vit, et surtout selon qu'il porte son affection sur pied, qu'il est condamné à la chambre ou qu'il est alité (2). C'est donc toujours le poids *normal* du sujet qui sert de base à sa ration.

2° *La ration d'entretien de maladie* ainsi établie, en tenant compte également de l'âge, en supposant que les organes digestifs soient en bon état, le nombre de calories qui lui correspond sera augmenté d'un *dixième* si le sujet a conservé son poids normal. Si ce poids est devenu inférieur, depuis le début présumé de l'affection, et si les organes digestifs supportent bien ce premier surcroît d'alimentation, l'augmentation pourra être élevée à 2/10, ce qui suffira le plus souvent.

Dans les cas exceptionnels, on pourra atteindre 3/10, soit sensiblement une augmentation d'un tiers, chiffre indiqué par quelques auteurs, notamment par Laufer, et, d'après lui, par M. Labbé. Mais, remarquons-le, Laufer n'arrive à cette augmentation d'un tiers, soit à 45 calories en moyenne, qu'en partant d'une ration d'entretien, un peu inférieure, de 30 à 32 calories, ration que nous avons admise pour les malades condamnés à la chambre.

Une ration de 2.000 calories, soit de 31 calories pour un tuberculeux de 65 kilogrammes gardant la chambre, sera donc portée à 2.200 dans le premier cas, et à 2,400 ou à 2.600 dans les autres.

Je ne crois pas qu'il soit prudent d'élever davantage l'alimentation. Ces augmentations, la pratique me l'a montré, d'une part, sont largement suffisantes pour assurer le relève-

(1) 2ᵉ volume, pp. 418, 576 et 598.
(2) Voir ce volume, pp. 8 et suiv.

ment du poids à l'état normal, si elles sont bien utilisées; et, d'autre part, une augmentation plus grande est rarement bien tolérée et surtout bien utilisée pendant longtemps On arrive souvent au dégoût des aliments, même en les variant; et on crée l'infection intestinale.

3° Ces augmentations d'un, de deux ou au maximum de trois dixièmes en calories doivent être obtenues en même temps par celle des albuminoïdes et par celle des ternaires, mais surtout par celle des premiers.

4° Les albuminoïdes, je l'ai dit, suivant les conditions dans lesquelles vivent les malades, peuvent être descendus à 1 gramme ou $1^{gr}25$ par kilogramme (voir ce volume, page 10); et, par conséquent, les laisser à $1^{gr}50$, ce qui correspond au maximum de l'état normal, c'est donc déjà les élever sensiblement au-dessus de leurs besoins pour les alités. Mais vu l'utilité reconnue d'un surcroît de ces substances dans cette affection, on peut les élever à 2 grammes, surtout pour ceux qui portent leur maladie sur pied, *si cette quantité est bien digérée et bien utilisée*. Ce n'est que rarement qu'on devra et qu'on pourra dépasser cette quantité. Si on y était conduit, il faudrait procéder par des augmentations successives, ne dépassant pas $0^{gr}25$ par kilogramme. Mais, je le répète, ce n'est que rarement qu'on devra arriver à ces quantités.

Je rappelle ici que pour être sûr que les quantités sont absorbées et utilisées, il faut retrouver à l'état d'azote uréique tout l'azote alimentaire, sauf environ $0^{gr}10$ qui représentent le déchet intestinal normal et l'azote qui s'élimine sous diverses formes autres que celle de l'urée. Or, 2 grammes de substances azotées contenant environ $0^{gr}33$ d'azote, si nous en retranchons $0^{gr}10$, il nous restera $0^{gr}23$, qui devront se trouver à l'état d'urée, soit $0^{gr}46$ d'urée par kilogramme du sujet, soit encore sensiblement 30 grammes d'urée pour un sujet du poids moyen de 65 kilogrammes.

C'est déjà là une quantité d'urée assez élevée, quand elle existe d'une manière continue; mais qui chez les tuberculeux vivant encore presque de la vie commune peut être obtenue et maintenue sans inconvénients pour l'état général. Si les albuminoïdes étaient portés à 3 grammes, contenant par conséquent $0^{gr}50$ d'azote, en en retranchant les $0^{gr}10$ comme précédemment, on devrait trouver $0^{gr}40$ d'azote uréique, soit $0^{gr}80$

d'urée par kilogramme, et 52 grammes pour l'homme moyen. Or, je ne crois pas que l on ait souvent trouvé cette quantité seulement pendant un mois sans constater des troubles nutritifs Déjà, en effet, même avec la dose de 2 grammes d'azotés, il est très fréquent de voir l'acide urique dépasser la quantité normale et approcher un centigramme par kilogramme.

L'élévation de la valeur en calories d'un dixième, en fixant cette valeur à 35 calories pour les tuberculeux peu avancés, la conduit à $38^{cal}500$; celle de deux dixièmes à 42 calories; et celle de trois dixièmes à $45^{cal}500$. Or, l'augmentation de $1^{gr}50$ d'albuminoïdes à 2 grammes, nous donne déjà $2^{cal}500$, et porte la valeur totale à $37^{cal}500$; ce n'est donc plus qu'une calorie qu'il faut demander aux ternaires. Si l'augmentation était de deux dixièmes, ce serait $4^{cal}500$ qu'il faudrait leur demander pour arriver à 42; et pour trois dixièmes, 10 calories pour arriver à 45.

Dans la pratique, pour obtenir les augmentations des albuminoïdes, le mieux est de s'adresser aux différentes viandes de boucherie peu grasses et donnant environ 20 grammes d'azotés par 100 grammes; et d'en ajouter 150 grammes à la ration moyenne de $1^{gr}50$. Ce qui arrive sensiblement à 30 grammes d'albuminoïdes, soit sensiblement à $0^{gr}50$ par kilogramme.

Ces 150 grammes de viande fourniraient un total, avec leurs corps gras, de 250 à 300 calories, ce qui couvrirait les besoins tels que je viens de les calculer; et, s'il fallait dépasser ce nombre de calories, on y arriverait facilement, soit avec le sucre, soit avec le lait sucré, dont tous les 100 grammes, je le rappelle, valent 100 calories.

Ces quelques indications montrent en même temps la facilité avec laquelle on peut régler l'alimentation des tuberculeux; et aussi de quelles faibles quantités il faut augmenter la ration moyenne d'entretien pour arriver à une surnutrition suffisante pour couvrir leurs besoins, même en les considérant comme sensiblement augmentés.

5° Ce qui précède montre que pour l'augmentation des albuminoïdes, je donne la préférence à ceux d'origine animale, et plus spécialement à ceux fournis par le tissu musculaire. De plus, autant que possible, je conseille les viandes rôties ou grillées et peu cuites. Toutefois, si pour une raison quelconque, on devait y renoncer, on pourrait, au moins pour un certain temps, s'adresser soit aux œufs ou à la caséine sous forme de fromage, soit même aux azotés végétaux. La lentille, le pois sec et le haricot donnent une moyenne de 25 grammes d'azo'és pour 100 grammes ; et la ration de ces légumes secs étant environ de 50 grammes, il suffirait d'ajouter cette quantité à chacun des deux principaux repas. En y ajoutant 50 grammes de fromage frais, ou 30 grammes de fromage sec, fournissant de 10 à 15 grammes de caséine, les légumes secs pourront être sensiblement diminués.

6° S'il s'agit d'un enfant ou d'un adolescent, les mêmes indications leur sont applicables ; seulement, il faut pour fixer la ration de tuberculeux partir de sa ration en y comprenant celle de croissance (2ᵉ volume, pages 431 et 598).

7° En s'adressant à la viande pour obtenir l'élévation des albuminoïdes, les calories nécessaires sont fournies au moins en grande partie par les corps gras. Mais pour 150 grammes de viande, surtout si, comme je l'ai indiqué elle n'est pas trop grasse, les corps gras qu'elle contient ne dépassent guère 15 grammes, ce qui, pour la ration d'entretien de l'adulte, porte ces substances sensiblement à 1^{gr}25 par kilogramme. Ce surcroît de corps gras est généralement bien supporté On peut même aller souvent jusqu'à 1^{gr}50, soit de 90 à 100 pour l'adulte moyen ; mais cette quantité ne doit pas être dépassée ; le surplus souvent ne serait pas digéré. Chez l'enfant, au contraire, on pourra insister d'autant plus sur les corps gras, qu'il est plus jeune. On ne saurait oublier, en effet, que le nourrisson digère facilement 4 grammes de corps gras en moyenne par kilogramme de son poids, tandis que l'adulte, dans nos climats, n'en admet guère que 1 gramme dans son alimentation ordinaire.

Le reste des calories à ajouter devra donc être demandé aux hydrates de carbone ; et celui qui est le plus facilement accepté est le sucre, soit en nature, soit sous forme de confitures ou de fruits cuits. Les expériences de Toulouse et Laufer nous ont prouvé que le sucre permettait aux tuberculeux d'augmenter de poids ; mais, bien entendu, tout en le conseillant, je reste d'avis qu'il ne faut le donner qu'en fixant ses quantités d'après les besoins.

8° La quantité de liquide ingérée doit, selon la règle que j'ai exposée, donner au moins 15 grammes d'urine par kilogramme du poids réel, ce qui exige environ 35 à 40 grammes d'eau alimentaire par kilogramme, y compris celle contenue dans les aliments. Il faut tenir compte, en effet, que l'augmentation des aliments conduit forcément à l'augmentation des excreta urinaires, organiques et salins ; et que, par conséquent, il est nécessaire que la quantité d'eau urinaire soit largement suffisante pour les dissoudre. Or, étant données les sueurs abondantes de nombreux tuberculeux, il est souvent nécessaire d'augmenter les liquides. On y arrivera facilement par des décoctions végétales, ou en coupant un peu plus la boisson de table adoptée par le malade.

9° Enfin les matières salines de l'urine devront être surveillées ; et s'assurer qu'elles sont en rapport avec celles ingérées. Les derniers travaux faits sur ce point semblent bien indiquer que la tuberculose n'exagère pas les dépenses de ces matières ; et que si, dans certains cas, on les a trouvées augmentées dans l'urine, c'est que par la surnutrition, elles avaient été ingérées en plus grande quantité. Il y a donc là une erreur à éviter. Il ne faudrait pas faire ingérer des phosphates, par exemple, parce qu'on les trouve en plus grande quantité dans l'urine, quand la quantité qui s'y trouve n'est qu'en rapport avec celle ingérée. Les prescrire, dans ces conditions, ne servirait qu'à les augmenter encore davantage dans l'urine. C'est là une erreur que j'ai souvent vue être commise. On trouvera. dans les deux volumes précédents, les indications relatives aux quantités de diverses matières qui sont nécessaires, et aussi celles que l'on doit trouver dans l'urine d'après les divers aliments qui ont été ingérés (2ᵉ volume, page 170).

10° Un bon procédé pour apprécier l'état de la nutrition des tuberculeux soumis à un régime hyperorganique azoté consiste à comparer l'azote uréique avec l'azote urinaire total. La nutrition se fait d'autant mieux que l'écart est moindre. Dans les cas d'une oxygénation incomplète des azotés absorbés, l'acide urique, à lui seul, je l'ai dit, peut facilement dépasser 0ᵍʳ01 par kilogramme, et donner lieu à un dépôt d'acide urique pur ou d'urate de soude.

11° Au point de vue pratique, pour régler l'alimentation des tuberculeux, on peut se servir des régimes-types que j'ai donnés suivant les âges (2e volume, pp. 337 et 660 et suiv.), en augmentant ces régimes d'un à trois dixièmes, et en ayant soin, comme point principal, d'augmenter d'abord les albuminoïdes. On tiendra compte que ces régimes correspondent à la vie active de l'enfant ou de l'adulte ; et que, par conséquent, s'ils ne sont pas modifiés, ils comportent déjà de la surnutrition pour le tuberculeux, surtout s'il est condamné à la chambre ou au lit. On comprendra donc qu'il doit suffire d'une faible addition d'aliments, puisque ces régimes dépassent déjà les besoins du tuberculeux environ d'un dixième.

Dans les cas où les besoins seraient plus élevés, il y a avantage pour ne pas rendre les repas trop copieux, ce qui rendrait leur digestion difficile, à ajouter un repas, celui du goûter, aux trois autres. Il ne peut être nécessaire de porter ces repas à cinq que pour des organes digestifs un peu affaiblis et pour lesquels il est préférable de multiplier les digestions au lieu de les rendre plus longues et plus laborieuses. D'une manière générale, le prétuberculeux et le tuberculeux à la première période pourront se contenter de quatre repas ; et ce n'est qu'à partir du deuxième degré qu'il y aura des avantages à porter leur nombre à cinq, en avançant un peu le premier déjeuner et en plaçant un autre petit repas vers 9 h. 1/2 à 10 heures du matin.

12° Mais vu tout ce qui précède, je ne saurais trop m'élever contre la multiplication des repas, ou, pour mieux dire, contre l'alimentation continue, comme on la pratique encore trop souvent, mettant les organes digestifs en perpétuel état de fonctionnement, même pendant la nuit. Il me semble qu'après tous les travaux publiés, au moins depuis le Congrès de Paris, une telle pratique devrait avoir disparu.

13° En dehors de l'explication que j'ai déjà donnée de s'adresser autant que possible aux viandes de boucherie pour augmenter les albuminoïdes, y a-t-il d'autres aliments qu'il faille conseiller ou d'autres qu'il faille proscrire ? J'estime que le point capital est de s'inspirer des règles d'une bonne hygiène digestive ; et je crois m'y être assez arrêté en traitant de cette hygiène à l'état normal. C'est en suivant ces règles, telles que je les comprends qu'ont été dressés les divers régimes-types ; et j'estime que ces règles, et, par conséquent, ces régimes sont complètement applicables aux tuberculeux tant que leurs organes, digestifs fonctionnent bien. Je crois donc inutile d'insister plus longtemps sur ce point, si ce n'est pour dire que les règles indiquées comme assurant la bonne hygiène de ces organes doivent être suivies avec encore plus d'attention pour le tuberculeux que pour le sujet en état de santé. Le bon fonctionnement des organes digestifs, en effet, nous le savons, est la condition indispensable au moins de sa résistance contre la tuberculose, sinon de sa guérison. Je rappelle ici que le fonctionnement de ces organes nous est révélé d'abord par l'odeur des selles, qui ne doivent pas devenir fétides ; ensuite par leur consistance, qui doit leur permettre de rester moulées ; et enfin par leur nombre, qui, autant que possible, ne doit pas dépasser deux par jour.

14° J'ai insisté longuement dans le cours de cette étude sur les les travaux de Richet et Héricourt d'abord et ensuite de Josias et Roux, ainsi que de nombreux auteurs sur l'utilité du *jus de viande* dans le traitement de la tuberculose. C'est qu'en effet, je le considère comme un moyen des moins inefficaces pour lutter contre cette redoutable affection surtout de sa forme pulmonaire. J'en fais depuis une dizaine d'années la base de son traitement.

Le jus de viande peut, à la rigueur, être compris parmi les aliments, et c'est pourquoi je puis en parler ici. Mais cependant, il est plus vrai de le considérer comme un médicament. Sa valeur nutritive, en effet, quoique encore appréciable en ce qui concerne les albuminoïdes, reste, en somme, peu importante, tandis que sa valeur thérapeutique me paraît, au contraire, l'être beaucoup.

Le jus de viande peut être extrait de la viande de bœuf, mais aussi de celle de cheval Cette dernière présente les mêmes qualités thérapeutiques ; et elle est moins souvent contaminée. Enfin, de plus, elle est moins chère, condition d'autant plus appréciable pour beaucoup de familles, que son emploi doit être longtemps prolongé et à dose assez élevée.

La dose doit être de 12 à 15 grammes de viande (voir ce volume p. 301) désossée par kilogramme du poids réel du sujet, ce qui donne de 3 à 4 grammes de jus par kilogramme. Pour un homme de 65 kilogrammes, il faudra donc 750 grammes à 1 kilogramme de viande, ce qui donnera de 200 à

250 grammes de jus de viande. Il ne faut guère rester au-dessous de 200 grammes, si on veut le rendre efficace.

Le mieux est de préparer ce jus, si on le peut, avec de la viande crue. On ne sait pas, en effet, où peut s'arrêter la coagulation de l'albumine, quand on expose la viande à un feu vif pour en saisir la surface. Si la viande crue ne donnait pas facilement son jus, on pourrait l'exposer au feu, mais seulement pendant quelques instants, de manière à ne modifier que la surface et en surveillant beaucoup cette opération.

L'expression est faite avec une presse à main, qui se rencontre partout maintenant dans le commerce. Vu son altération rapide, le jus de viande doit être préparé au moment de le prendre. On ne saurait se contenter de préparer la totalité seulement une fois par vingt quatre heures. Il sera pris au moins en deux fois aux deux principaux repas ; et, dans les cas où le malade reste chez lui, il est préférable de le donner en trois fois : la première avec le repas du matin, et les deux autres avec les petits repas supplémentaires du matin, de l'après-midi. Il peut être donné, suivant le goût du malade, mélangé à des purées de légumes frais ou secs, à des marmelades ou complètement pur. La principale indication est de ne le mélanger qu'à des aliments à peine tièdes, l'élévation de la température lui faisant perdre ses propriétés thérapeutiques.

Telle est la pratique la plus générale. Le jus de viande étant souvent pris avec une certaine répugnance, on a cherché à le faire accepter plus facilement en le mélangeant à des aliments ; et, par conséquent, on a été conduit à le donner aux repas. On a été, du reste, d'autant mieux porté à le donner ainsi, qu'on a considéré le jus de viande comme un aliment et même des plus nourrissants. Or, je viens de le dire, il doit être, au contraire, considéré comme un médicament. Aussi, quand je ne suis pas arrêté par le dégoût que, pris seul, il inspire au malade, je le donne dans l'intervalle des repas, et tout au plus en permettant de le mêler à du bouillon tiède.

Enfin, en terminant, j'insiste sur ce point, le jus de viande doit être continué pendant longtemps, même pendant l'été et même lorsque l'état local semble être revenu à l'état normal.

Mais seulement, dans ces cas, pour faciliter le traitement, on pourra le donner aux heures des repas. A ces conditions, j'en suis convaincu, il pourra donner de bons résultats, au moins pour les tuberculeux au début, surtout si son action est aidée par certains autres moyens relevant également de l'hygiène et sur lesquels je me permettrai plus loin d'ajouter quelques mots.

Modifications dues à la période de la tuberculose pulmonaire. — Les indications sur l'alimentation des tuberculeux telles que je viens de les donner peuvent s'appliquer d'une manière complète, d'abord aux *prétuberculeux* ou à ceux que, pour une cause quelconque, nous pouvons croire *prédisposés* à cette affection ou *menacés* par elle. Tels sont, pour les *prédisposés*, les enfants nés de parents tuberculeux, ceux présentant les signes du lymphatisme, ceux appartenant aux familles hérédo-arthritiques dès la quatrième génération, et enfin tous ceux, qui sous une influence quelconque, sont chétifs, et notamment qui ont un thorax peu développé ou mal conformé. Parmi les *menacés*, je citerai surtout ceux qui par leur parenté ou par leur profession doivent vivre auprès des tuberculeux.

Pour tous ces sujets, il me paraît utile de tenir compte des indications que j'ai données, principalement celles qui concernent la légère surnutrition azotée et la surveillance des organes digestifs Cette surveillance devra même devoir se montrer d'autant plus attentive que des travaux récents tendent à nous faire admettre la fréquence de la voie digestive comme voie de pénétration du bacille de Koch.

Pour les prétuberculeux et pour les autres, aux premiers signes de menace, à ces deux indications, je joins celle du jus de viande. On ne saurait, en effet, donner trop d'importance à la prophylaxie contre cette affection. Ses cas de guérison sont si incertains; et on peut ajouter, s'il s'agit des cas confirmés, si rares, que pour peu d'affections, ce précepte s'applique mieux, qu'il vaut mieux prévenir que guérir.

Pour tous ces sujets, la vie au grand air est utile. On ne saurait penser pour eux à la cure de repos Le grand air excite l'appétit, facilite la digestion et entretient la nutrition dans de bonnes conditions.

Si la situation de fortune le permet pour les prétuberculeux et pour les prédisposés, pour favoriser la vie au grand air, il faudra leur conseiller un habitat, qui par la douceur du climat et le peu de variations de la température, cette vie au grand air puisse n'être que rarement interrompue. L'heureuse influence de cette vie au grand air. qui déjà active la respiration, sera encore augmentée par des exercices respiratoires méthodiquement suivis tous les jours, mais faits sans exagération et en les surveillant. La section thoracique devra être amenée à la proportion normale, mais sans la dépasser d'une manière sensible (voir les travaux déjà cités à cet égard, page 291).

Enfin, tous ces sujets vivant de la vie ordinaire, c'est la ration d'entretien qui doit être le point de départ de celle qui doit leur être donnée. C'est en se basant sur elle que doivent être faites ces augmentations d'un à deux dixièmes en calories et aussi celles portant sur les albuminoïdes arrivant à 1^{gr}75, mais sans dépasser 2 grammes par kilogramme.

Ces mêmes indications, dans leur ensemble, s'appliquent aussi à la *première période*. Je puis même dire que c'est en la visant plus spécialement que je les ai formulées. Pour ces sujets, pour lesquels des prolongations, des améliorations et même des guérisons sont à espérer, on ne saurait les suivre avec trop de rigueur et d'une manière trop scrupuleuse. Je crois que le succès quel qu'il soit, ne peut être obtenu qu'à cette condition.

Cette période le plus souvent est portée sur pied ; et, par conséquent, c'est à peu près la ration moyenne d'entretien, en tenant compte du poids normal, de l'âge et la température ambiante que devra être fixée l'alimentation.

C'est avec un soin de tous les jours, que chez eux, les fonctions digestives doivent être surveillées. La famille doit être prévenue de leur importance pour qu'elle surveille l'odeur des selles et leur consistance. Pour conserver le bon fonctionnement de l'intestin, il me paraît utile de ne pas condamner le malade au repos. Une certaine activité physique lui est nécessaire pour que ses digestions et sa nutrition continuent à se faire d'une manière régulière et normale. Seulement, il faut que l'exercice se fasse dans des conditions atmosphériques favorables comme calme et température. Il y a donc lieu de choisir, pour ces sujets, des climats leur donnant ces avantages.

De plus, quoique avec une extrême prudence et une surveillance attentive, on pourra tenter les exercices respiratoires d'abord faits avec douceur et pendant peu de temps, un quart d'heure à peine. Ils seront ensuite un peu plus prolongés et comporteront des mouvements respiratoires plus étendus, s'ils sont bien supportés. Dans quelques cas, j'en ai eu des résultats les plus heureux. Mais, bien entendu, il faut être prêt à les abandonner s'ils sont mal supportés, notamment s'ils exagèrent la toux. Je conseille de commencer par les mouvements respiratoires silencieux, en ne dépassant pas six respirations à la minute. Les exercices oraux sont plus fatigants pour le poumon; et ils ne devront être employés qu'après que les silencieux auront été bien supportés (1).

Avec la *deuxième période* commencent les difficultés. Celle-ci, en effet, est souvent fébrile; et, par conséquent, elle condamne le malade à la chambre et aussi assez fréquemment au lit. Or, avec la fièvre, non seulement l'appétit, mais aussi le pouvoir digestif étant diminués, que devons-nous faire dans ces conditions? Devons-nous continuer à surnourrir le malade? Et d'abord le peut-on? Le dégoût des aliments est tel le plus souvent, qu'il devient insurmontable; et, de plus, si l'énergie des malades arrive à en triompher, peut-il commander à son pouvoir digestif? Je considère donc comme d'une sage pratique de diminuer l'alimentation chez les tuberculeux fébricitants et de la ramener à la quantité qu'ils peuvent digérer. Mais au moins, pour économiser ses réserves, je conseille de diminuer ses dépenses autant que possible. On y arrive par le séjour au lit, et en élevant la température de l'appartement dans les environs de 20°, si on le peut, tout en assurant le renouvellement de l'air.

Or, qu'on le remarque, dans ces conditions, les dépenses de l'organisme peuvent être descendues dans les environs de 20 calories par kilogramme du poids réel, soit pour un sujet de 60 kilogrammes, et beaucoup de tuberculeux à cette période n'y arrivent plus, 1.200 calories. Cela étant, on conçoit que l'on puisse couvrir les dépenses du malade même avec des organes digestifs affaiblis et aussi peut-être arriver à le surnourrir.

(1) Voir le *Traité de l'hypohématose*, Doin, Paris.

Dans beaucoup de ces cas, la fièvre n'apparaît que le soir et cesse le matin. On peut donc alimenter légèrement le malade jusqu'à midi ; et on arrivera à le faire d'une manière suffisante en s'adressant au lait sucré, à la viande crue et au jus de viande.

On peut donner un litre à un litre et demi de lait sucré à 60 grammes par litre, ce qui fournit déjà de 1.000 à 1.500 calories ; et, en portant le sucre à 100 grammes, ce qui est bien accepté par le malade, on arriverait à 1.200 et 1.700 calories. En ajoutant au lait, 150 grammes de viande crue, grâce au sucre qui sert à l'enrober, on donnera en plus 300 calories. Enfin avec 200 grammes de jus de viande et la purée ou la marmelade dans lesquelles il est pris, nous trouvons encore largement 200 calories. On arrivera ainsi à un total de 1.700 ou de 2.200 calories.

On le voit donc, au point de vue du calorique, même pour le tuberculeux fébricitant, on peut arriver à dépasser ses dépenses avec une alimentation qui peut toujours, à cette période, être bien supportée, à la condition de le mettre dans un appartement bien chauffé et d'avoir recours au repos et à la température du lit.

Quant à la surnutrition azotée, nous trouvons déjà 35 gr. d'albuminoïdes dans le lait, au moins autant dans les 150 gr. de viande et les 200 grammes dans le jus de viande et son excipient, ce qui donne un total de 90 grammes, soit $1^{gr}50$ d'albuminoïdes par kilogramme, quantité qui sûrement dépasse les besoins de cet organisme, vu les conditions dans lesquelles il vit. Mais, de plus, si l'état du tube digestif le permet, on peut ajouter à ces aliments, ceux qui sous un très petit volume contiennent beaucoup d'albuminoïdes; telles sont les purées des légumineuses, pois et lentilles, les fromages frais et secs, et aussi les ris d'agneau et de veau, ainsi que certains poissons de facile digestion. Grâce à ces aliments, on pourra arriver facilement à $1^{gr}75$ d'albuminoïdes par kilogramme, quantité sûrement suffisante pour faire une surnutrition azotée, telle qu'on peut la désirer.

L'élévation de la température de l'appartement aide aussi beaucoup pour diminuer les dépenses de l'organisme, et faire une surnutrition suffisante au point de vue du calorique; mais évidemment, il ne faut pas que cette élévation de la température puisse nuire à la pureté de l'air que le malade respire.

Cette dernière condition est capitale. Il faut donc veiller à ce que l'air soit renouvelé, au moins souvent, sinon d'une manière constante. De plus, sans en arriver aux exercices respiratoires, il est bon que le malade, en s'asseyant dans son lit, fasse de larges respirations. Il faut l'habituer à faire des inspirations larges et des expirations profondes. Une bonne éducation respiratoire est de rigueur pour eux.

Grâce à ces moyens, on peut encore, le plus souvent, au moins ralentir les progrès du mal, surtout à la condition que l'on puisse, malgré la fièvre, maintenir les organes digestifs dans un état suffisant pour digérer ces quelques aliments. Or, je tiens à le faire remarquer, ces faibles quantités sont suffisantes, même pour faire de la surnutrition ; et pourtant de combien ne les dépasse-t on pas le plus souvent, et cela au grand détriment de ses organes digestifs et surtout du malade ! Je suis convaincu qu'une alimentation plus scientifiquement raisonnée permettrait à de nombreux tuberculeux de résister plus longtemps.

La *troisième période* n'est guère qu'une lutte sans espoir qui nous condamne aux mesures d'urgence pour faire face aux dangers les plus pressants. Cependant, il me semble qu'une alimentation bien inspirée, d'une part par les besoins du malade, et, d'autre part, par l'état de ses organes digestifs, peut encore rendre de grands services en prolongeant la résistance.

Déjà, depuis la période précédente, il ne faut guère compter sur la guérison. Il ne peut s'agir que d'une prolongation. Dès lors, l'idée de surnutrition, qui est surtout unie à celle de guérison, doit s'effacer devant celle de simple prolongation ; et pour celle-ci épargner les réserves me paraît le point principal. Il me semble donc que, dans ces cas, il faut se contenter d'équilibrer les dépenses ; et pendant qu'on les diminue par l'élévation de la température de l'appartement et le repos au lit. il convient de ménager le tube digestif en prenant le lait sous différentes formes, comme aliment de choix. Le lait sucré, qui sert de boisson et d'aliment en même temps, les fromages frais, les œufs et les fruits cuits, peuvent facilement arriver à faire face aux dépenses en calories et en albuminoïdes ; et cela, j'y reviens, avec des aliments qui fatiguent le moins les organes digestifs. La viande crue, le jus de viande peuvent aussi être continués ; mais comme, arrivés à cette période, les malades les prennent depuis longtemps, et ne les acceptent souvent plus qu'avec dégoût. j'y renonce facilement, surtout à la viande crue, qui devient une menace constante d'infection intestinale. Le lait, les fromages frais, et, en les essayant, les divers laits fermentés, complétés par des fruits cuits et sucrés, telle me paraît devoir être l'alimentation de cette dernière période, parce qu'elle me semble la plus apte à ralentir la marche de l'affection, en ménageant le mieux l'intestin, en assurant le mieux la nutrition, et enfin en évitant le mieux les complications.

Pour toutes ces périodes, surtout pour les dernières, pendant lesquelles le malade ne reçoit avec ses aliments qu'une quantité insuffisante d'eau pour assurer la fonction rénale, il est indispensable d'ajouter aux aliments des décoctions végétales sucrées, de manière que les urines, autant que possible, ne descendent pas au-dessous de 15 grammes par kilogramme du poids réel. Cette indication prend encore plus d'importance dans les cas où l'alimentation étant devenue insuffisante, le malade doit faire appel à ses réserves, surtout quand les corps gras faisant défaut, il est condamné à s'adresser à ses albuminoïdes.

Les corps gras, en effet, ne donnent pas de résidu urinaire, et, au contraire, beaucoup d'eau par leur hydrogène ; tandis que les albuminoïdes ne peuvent faire du calorique qu'en donnant de l'urée, des sulfates, parfois des phosphates, et souvent aussi des produits de combustion incomplète dont l'élimination est plus difficile et pourtant d'autant plus nécessaire qu'ils peuvent être dangereux.

Telles sont les principales indications que les différentes périodes de la tuberculose pulmonaire doivent faire ajouter à celles plus générales que j'ai données en commençant. Mais, comme on peut l'avoir vu, ce ne sont pas là des modifications. mais plutôt des applications de ces indications aux conditions spéciales qui résultent de l'évolution de l'affection ; et à cet égard, je puis citer notamment les indications relatives à la surnutrition en calories et en albuminoïdes, et aussi celles relatives à l'importance de l'état du tube digestif.

Ces deux principes conservent toute leur importance pendant toutes les périodes, mais les moyens de les satisfaire seuls varient ; il me paraît capital de ne pas l'oublier.

Modifications de l'alimentation dues aux différentes localisations de la tuberculose. — Les indications générales, et celles que je viens de donner pour les différentes périodes de la tuberculose pulmonaire, peuvent être appliquées aux autres localisations de la tuberculose, et à la condition de les interpréter, elles pourraient suffire. Cependant, pour faciliter cette interprétation, je vais m'arrêter quelques instants sur les principales, telles que les localisations sur le *système lymphatique,* sur *les os, les articulations, les séreuses et la peau, et les organes digestifs.*

Tuberculose ganglionnaire. — Portée le plus souvent sur pieds, cette localisation relève d'une manière complète des indications générales et de celles que j'ai données pour les prétuberculeux. La base de leur alimentation est la ration moyenne d'entretien suivant l'âge et la température, augmentée dans les proportions que j'ai indiquées, sans qu'il soit nécessaire de dépasser les deux dixièmes. Il faut y joindre la vie au grand air, les exercices respiratoires et la surveillance de l'intestin. Je crois inutile de m'y arrêter plus longtemps.

Localisations sur le système osseux. — Il est fréquent, dès qu'elles sont un peu avancées, que ces localisations condamnent les malades au moins à la chambre, et aussi au lit. C'est là, on le sait, une condition qui, modifiant profondément la ration d'entretien, doit modifier aussi celle de ces tuberculeux qui est basée sur elle. Du reste, au moins le plus souvent, les organes digestifs conservent leur activité, de sorte que la surnutrition bien dosée est facilement supportée. Aussi, chez ces malades, il n'est souvent pas nécessaire de chercher à diminuer les dépenses. L'état des organes digestifs permet de les couvrir et au-delà, sans qu'il soit nécessaire pour cela de les abaisser. Sans que l'exercice leur soit permis, on peut et on doit les faire vivre au grand air, et mieux, dans les climats exitants, tels que les rivages marins. C'est dans ces climats, que ces malades s'améliorent et même guérissent le mieux. L'air marin, certes, dans ces améliorations ou ces guérisons, joue un grand rôle, mais je suis porté à croire que son action, par l'intermédiaire des fonctions digestives et nutritives, est au moins aussi puissante que son action directe. L'air marin excite l'appétit ; il favorise la digestion, et par conséquent la surnutrition ; et, de plus, en favorisant l'oxygénation, il rend la combustion plus active et plus complète. J'ai signalé l'influence heureuse du chlorure de sodium sur les organes hématopoïétiques. Il constitue, je crois, un de leurs excitants les plus sûrs (voir le 2e volume, p. 258). Il se pourrait donc que cette action de l'air marin se joignit aux précédentes. Les exercices respiratoires, en favorisant cette dernière, rendront aussi des services ; et on devra y avoir recours pour méthodiser la respiration et la rendre plus profonde.

Localisations articulaires. — Plus souvent encore que les localisations osseuses, et, d'une manière encore plus rigoureuse, celles sur les articulations condamnent les malades à la chambre et au moins au repos, sinon au lit.

Leurs besoins restent sensiblement les mêmes que pour les tuberculoses osseuses ; et c'est, par conséquent, d'après les mêmes indications qu'il faudra doser leur alimentation. Le repos encore plus complet que pour les localisations osseuses auquel les malades sont condamnés menace leurs fonctions digestives. Aussi faudra-t-il les surveiller et les maintenir par la vie au grand air. Les malades alités devront y être portés, ou vivre dans des appartements dont les fenêtres seront ouvertes de manière à laisser pénétrer, non seulement l'air, mais aussi le soleil. Pour ces malades, l'alimentation, l'immobilité des articulations et la cure d'air constituent les indications principales de leur traitement.

Comme les précédents, ils bénéficieront aussi grandement de la vie sur les rivages marins.

Tuberculose des séreuses. — Trois doivent nous occuper plus spécialement : l'*arachnoïde*, la *plèvre* et le *péritoine*.

La méningite, par la rapidité de son évolution, ne relève que bien faiblement de l'alimentation. Tous les travaux, soit sur les animaux, soit sur l'enfant, ont dû constater l'inefficacité du jus de viande. De plus, l'élévation de la température condamne ces malades à une alimentation restreinte. Les nourrissons devront rester au sein en diminuant les tétées. Quant à ceux plus âgés, ils seront nourris avec des potages et aussi avec des laitages, mieux qu'avec du lait pur, qui pourrait augmenter la constipation déjà opiniâtre dans cette affection.

Toutefois, si des moments de répit se produisaient, on devrait en venir au moins au jus de viande en proportionnant la quantité au poids de l'enfant, soit à 3 ou 4 grammes de jus par kilogramme de leur poids, et leur donner surtout en lait et laitage une alimentation répondant aux indications générales.

La pleurésie tuberculeuse, une des plus fréquentes, est le triomphe du régime lacté (1). Mais, dans ce cas, *pour combattre l'épanchement, il est nécessaire de donner le lait à dose insuffisante, au moins pendant les premiers jours, et en même temps de le donner exclusif.*

Même pour l'adulte. je ne prescris guère qu'un litre d'abord, pour arriver successivement à un litre et demi, où je reste quelques jours, puis enfin jusqu'à deux litres et demi sans les dépasser.

Or, sous l'influence de ce régime, sans autre intervention thérapeutique, l'épanchement se résorbe et la pleurésie se guérit d'une manière complète. J'en ai publié de nombreux cas dans plusieurs travaux (voir plus loin le régime hypohydrique).

Du reste, en tenant compte des conditions dans lesquelles vivent ces malades, ces quantités de lait paraissent moins insuffisantes qu'on pourrait le supposer tout d'abord; elles peuvent même arriver à faire une surnutrition suffisante. Dès que l'on arrive à deux litres et deux litres et demi, ces quantités de lait sucré donnent, en effet. de 2.000 à 2.500 calories, et de 70 grammes à 87 grammes d'albuminoïdes. Or, comme ces malades, au moins au début, restent alités, on voit que ces quantités dépassent les besoins, au moins en calories.

L'épanchement résorbé, et peut-être même avant qu'il le soit complètement, il est prudent d'ajouter le jus de viande au régime lacté; et plus tard, pendant la convalescence, d'en venir au régime que j'ai fixé dans les indications générales.

Lorsque l'épanchement sera résorbé en grande partie, les exercices respiratoires seront d'une grande utilité. Dans une certaine mesure, ils éviteront les adhérences, ils tendront ensuite, sinon

____

(1) Voir plus loin le traitement de la pleurésie dans le régime hypohydrique.

à les détruire d'une manière complète, au moins à permettre des mouvements de glissement plus étendus aux deux feuillets pleuraux. Enfin, ils lutteront contre la rétraction costale, grâce à des mouvements respiratoires accomplis en exerçant des pressions sur le côté sain.

Le régime lacté devra être continué jusqu'à la disparition complète de l'épanchement. Mais si sa résorption demandait plus de 10 à 15 jours, il faudrait le remplacer, pendant quelques jours, par un régime ovo-végétarien; et le reprendre ensuite par périodes, chacune d'une semàine environ.

Je ne saurais trop recommander ce régime, et fait dans les conditions que je viens d'indiquer. Depuis plus de vingt ans, il ne m'a donné que des succès dans la pleurésie séro-fibrineuse, et cela sans que j'ai dû recourir à la ponction.

Ces résultats si constants m'ont conduit à cette hypothèse, qu'il est probable que le lait donne lieu à la formation d'un produit, acide lactique ou autre, qui, après avoir été absorbé, exercerait une action contre le bacille de la tuberculose.

La *péritonite tuberculeuse* peut se présenter sous deux formes, avec ou sans ascite. Dans les deux cas, l'alimentation peut jouer un rôle important dans le traitement.

Quelle que soit la forme, si l'état des organes digestifs le permet, c'est au régime de la surnutrition méthodique qu'il faut avoir recours, en tenant compte toujours de la situation du malade. Le jus de viande fera forcément partie de ce traitement, et le lait de l'alimentation. Ces malades sont presque complètement condamnés au repos; et il faudra l'utiliser pour diminuer leurs dépenses en élevant la température ambiante. Mais, en même temps, il est important de les faire vivre au grand air, autant que leur maladie et leur situation de fortune le permettent. Si les fonctions digestives se font bien, la chaise-longue remplacera le lit; et, autant que possible, une galerie ouverte, le jardin, la plage remplaceront la chambre.

De plus, il sera bon de faire des exercices respiratoires, le malade, à la rigueur, restant assis, pour assurer une bonne fonction aux poumons.

Dans les cas d'amélioration, l'alimentation devra être modifiée, en tenant compte des dépenses de l'organisme de manière à les dépasser toujours légèrement; et dans les cas d'aggra-

vation, surtout si la fièvre apparaissait, il faudrait s'inspirer
de ce que j'ai dit pour ses divers degrés, à propos de la tuberculose pulmonaire.

Entérite tuberculeuse. — Une des localisations les plus
graves de la tuberculose est celle qui se fait sur l'intestin. Elle
n'est souvent que secondaire, apparaissant surtout après celle
des poumons. Mais qu'elle soit primitive ou secondaire, tout
ce qui précède sur la nécessité chez le tuberculeux d'une alimentation qui dépasse ses besoins, doit en faire comprendre
toute la gravité.

Dès sa constatation, il faut instituer le régime lacté; et, au
moins au début, ne pas donner de la viande crue. Le lait doit
être donné pur, toutes les trois heures et en petites quantités.
Je commence presque toujours par des doses réellement insuffisantes. C'est qu'en effet, il vaut mieux ne donner qu'un
demi-litre qui soit digéré que deux litres qui ne le seraient
pas. J'ai vu assez souvent le lait suffire pour améliorer considérablement cette entérite. Le lait est, du reste, peu à peu
augmenté; et comme je fais garder le lit à ces malades, en les
couvrant bien pour diminuer leurs dépenses, dès la quantité
de 1 litre 1/2 de lait sucré, soit environ 1.500 calories, le
malade peut ne plus s'adresser à ses réserves. J'arrive ensuite
à 2 litres et s'ils sont bien supportés, je donne des œufs jusqu'à quatre par jour. Dès lors, on est arrivé à une surnutrition
suffisante, soit, environ, 2.400 calories et 100 grammes d'albuminoïdes. On peut ensuite donner le jus de viande, et ensuite
la viande râpée; et si les selles restent bonnes, on devra continuer ce régime pendant assez longtemps. Il faut savoir, en
effet, que les rechutes de l'entérite tuberculeuse sont fréquentes,
et, en même temps, graves, en ce sens que le même régime
réussit moins bien contre les rechutes que contre la première
manifestation de l'affection.

Les premières étapes de l'alimentation de l'entérite tuberculeuse sont donc : le régime lacté pur, puis le lait avec le jus
de viande, et ensuite le lait et la viande crue pulpée. Ce n'est
qu'assez longtemps après qu'il faudra en venir au régime ordinaire, en procédant graduellement, et en étant toujours prêt à
reprendre le lait à la moindre menace de l'intestin.

Tuberculose des voies urinaires. — Enfin, les localisations
tuberculeuses sur les organes urinaires demandent aussi quel-

ques indications spéciales. Qu'il s'agisse du rein ou de la vessie, l'alimentation doit être surtout lactée; c'est là une condition presque indispensable de leur amélioration, ou du ralentissement de leur évolution. Le lait ménage ces organes surtout par la faible quantité de matières salines qu'il contient; et aussi probablement par le peu de produits toxiques qu'il fournit. Il doit donc, dans ces affections, constituer la base du régime alimentaire pendant longtemps; et s'il est nécessaire de le modifier ou de le supprimer momentanément, on devra le remplacer par des œufs, par des fruits et des légumes cuits, et ces derniers après avoir été blanchis. Ce n'est qu'avec une grande prudence qu'il faudra arriver aux autres aliments, sauf pour le jus de viande, que l'on pourra réunir même au régime lacté après un certain temps de ce dernier.

Telles sont les principales localisations qui m'ont paru demander quelques indications spéciales pour l'alimentation. A côté d'elles s'en trouvent d'autres, tout aussi graves, telles que celles sur les organes génitaux, sur le foie, etc., etc. Mais il me semble qu'il suffira de leur appliquer les indications que je viens de donner pour fixer le régime qui leur convient le mieux, et qui mettra l'organisme dans les meilleures conditions de résistance.

RÉGIMES HYDRIQUES

Définition. — Je grouperai sous ce nom les divers régimes dont la condition principale réside dans la quantité d'eau contenue dans l'alimentation. Pour ces régimes, leur action thérapeutique dépend de la quantité d'eau reçue par l'organisme, que cette quantité soit supérieure ou inférieure aux besoins, et aussi que cette eau soit prise sous forme de boisson ou avec les aliments.

Division — Ce groupe comprend le *régime hydrique* proprement dit, le régime *hypohydrique* et le régime *hyperhydrique*. Je vais les examiner successivement.

Tout ce qui va suivre sur les divers régimes hydriques suppose la connaissance des considérations dans lesquelles je suis entré à propos de nos *besoins en eau,* en discutant la ration moyenne d'entretien (2ᵉ volume, p. 188). J'ai précisé là, autant que je l'ai pu, la quantité d'eau qui est nécessaire à l'adulte. J'ai étudié son élimination par les différentes voies (p. 195). Puis, en m'appuyant sur des faits expérimentaux (p. 203) et sur des faits cliniques (p. 209), j'ai montré qu'aussi bien à l'état normal qu'à l'état pathologique, au moins d'une manière générale, la *quantité excrétée est fonction de la quantité ingérée.* J'ai montré aussi comment les différentes voies d'élimination se suppléent entre elles (p. 218). Enfin, j'ai fait ressortir l'importance du bon dosage de l'eau en indiquant les inconvénients aussi bien de son insuffisance (p. 224) que de son exagération (p. 228).

De plus, après avoir ainsi longuement étudié les besoins en eau pour l'*adulte,* je les ai appréciés pour le *nourrisson* (2ᵉ volume, p. 486), pour la *troisième année* (p. 607), et enfin pendant *toute la croissance* (p. 635).

C'est sur les notions qui résultent de ces études que doivent être basés les différents régimes hydriques. Ce sont elles qui doivent fixer leurs applications et leur direction. Leur connaissance me paraît indispensable.

Je fais remarquer également que le rôle de l'eau dans l'organisme est tellement lié à celui des matières salines, que les régimes hydriques se confondent presque avec les régimes salins. Donner un régime hyperhydrique équivaut presque forcément à donner un régime hyposalin et réciproquement. C'est pourquoi j'ai fait précéder l'étude de nos besoins en eau et de nos besoins en chacune des matières salines, par quelques considérations sur la *ration minérale envisagée dans son ensemble* (p 170).

On trouvera traité dans des chapitres séparés successivement : l'*action des solutions chlorurées* (p. 172) ; la *régulation des chlorures* (p. 177), les *rapports de la chloruration et de l'hydratation* (p. 179) et l'*isotonie* (p. 181)..

Je le dis de nouveau, le mode d'action des régimes hydriques ne pourra être bien compris, leurs indications bien saisies, et leur administration bien dirigée que par la connaissance de ces notions ; et je ne saurais trop engager le lecteur à s'y reporter.

RÉGIME HYDRIQUE OU DIÈTE HYDRIQUE

Définition. — Le régime hydrique proprement dit ou exclusif. est un régime dans lequel l'alimentation est réduite aux besoins en eau. Mais à côté de ce régime exclusif, la pratique a rapidement introduit des modifications dans lesquelles certaines quantités de substances organiques ou minérales ont été ajoutées à l'eau. Nous avons ainsi : le régime *hydro-sucré*, le régime *hydro-salin*, le régime *hydro-végéto-salin* ou *bouillons de légumes*, et, enfin, le régime *hydro-lacté*.

Rôles de l'eau dans l'organisme. Son importance. — Il est utile, pour que la digestion se fasse bien, qu'une certaine quantité d'eau soit réunie aux aliments solides, surtout si ceux-ci n'en contiennent pas naturellement une quantité suffisante, dépassant en moyenne 60 %. Si le bol alimentaire est trop compact, il se mélangera moins facilement avec les liquides digestifs. Une trop grande quantité, au contraire, diluerait trop ces liquides et leur enlèverait une partie de leur activité. D'où l'utilité de surveiller l'eau prise à chaque repas.

La même quantité d'eau qui me paraît utile pour favoriser les actes digestifs me semble l'être également pour faciliter l'absorption des parties digérées Nous savons, en effet, quel rôle considérable jouent les proportions de l'eau dans la composition de notre milieu intérieur. Ce dernier, dans lequel baignent tous les éléments anatomiques, doit conserver une composition constante pour que leurs échanges se fassent bien.

Ce n'est qu'à cette condition que nos tissus, et, par conséquent, nos organes peuvent fonctionner normalement. Cette condition est si importante que nous savons que l'organisme, sous l'influence de réflexes bien connus par leurs résultats, pour maintenir la constance de son milieu liquide, élimine l'eau par toutes les voies dès que le titre salin de son milieu est diminué, et, au contraire, qu'il diminue l'élimination de l'eau si ce titre est trop élevé.

De plus, nous le savons également, l'eau ne fait pas seulement partie de notre milieu intérieur, mais elle est aussi partie constitutive de tous nos éléments anatomiques, et dans des proportions dont la moyenne est environ de 75 %.

Enfin, elle est indispensable pour assurer les fonctions d'élimination, que celle-ci se fasse par les reins, la peau ou la surface pulmonaire.

Nous le voyons donc, l'eau a de nombreux rôles dans le fonctionnement de notre organisme, et tous importants. Sa présence dans nos tissus dans des proportions déterminées, est donc indispensable; et comme, par les fonctions d'élimination dans lesquelles elle joue le principal rôle, nous en perdons tous les jours, il est nécessaire que nous en recevions également dans des proportions données.

La nécessité de recevoir une certaine quantité d'eau, pour remplacer celle que nous perdons forcément, permet donc de la placer parmi nos aliments les plus indispensables, si, en effet, ainsi que je l'ai fait ressortir dans ce traité, on doit considérer comme tels toutes les substances qui sont nécessaires au maintien de nos fonctions. Mais de ce que l'on considère l'eau comme un aliment, on ne saurait en conclure qu'elle soit un agent de calorification ou un aliment d'engraissement. L'eau est un aliment comme l'oxygène et les diverses matières minérales qui entrent dans la composition de nos tissus, par cela seul que comme ce gaz ou ces matières, elle est nécessaire à notre entretien. Je ne crois donc pas qu'il faille réserver le nom d'aliments aux seules substances organiques. Les matières minérales, en y comprenant l'eau et l'oxygène avec des rôles différents, nous sont tout aussi indispensables qne ces dernières.

L'eau ingérée, quelle que soit la forme sous laquelle elle l'est, et quèlle que soit la forme sous laquelle elle s'élimine, ne donne pas de calorique à l'organisme. Elle me semble devoir accomplir la totalité de ses fonctions multiples en conservant sa composition ; et si, dans certains cas, elle est décomposée en oxygène et en hydrogène, ce qu'elle ne pourrait faire qu'en demandant du calorique à son milieu, ce calorique serait immédiatement restitué à ce même milieu par les combinaisons de cet oxygène et de cet hydrogène, qui forcément doivent entrer dans d'autres combinaisons en produisant une quantité de calorique égale à celle que ces deux gaz auraient empruntée en se séparant. Pour ces raisons, que nous considérions l'eau comme devant rester liquide ou comme devant se décomposer, je ne crois donc pas qu'on puisse la considérer comme un agent de calorification (1). C'est là, du reste, un fait bien établi ; et je pense qu'il en est de même de son rôle au point de vue de l'engraissement.

J'ai longuement traité cette question dans le rapport sur l'obésité au Congrès français de médecine en 1903 (2) ; j'y suis revenu dans le deuxième volume, et je vais y revenir de nouveau à propos du régime hypohydrique contre l'obésité. Qu'il me suffise de dire ici que les faits, notamment ceux de Dancel, qui avaient pu faire croire à la propriété qu'aurait l'eau de favoriser l'embonpoint avaient été mal interprétés. Les faits cliniques de Debove et Flammand l'avaient déjà prouvé ; et je crois que mes expériences, outre qu'elles ont appuyé les conclusions de ces auteurs, ont permis de donner l'explication des faits qui, jusque là, parlaient en faveur de l'opinion de Dancel. La suppression de l'eau pendant le repas ne fait que diminuer la quantité d'aliments prise à chacun d'eux.

Nous pouvons donc conclure que l'eau, par elle-même, ne favorise pas plus l'embonpoint qu'elle ne donne du calorique.

Quantité d'eau nécessaire à l'organisme. — J'ai déjà traité longuement cette question dans le deuxième volume ; pour

(1) Société de biologie. L'eau comme aliment, 22 octobre 1904, p. 256.
(2) Congrès français de médecine de Paris, 1903, rapport sur l'Obésité, p. 54.

l'adulte à la page 188. pour le nourrisson à la page 503 et pendant la croissance à la page 635. Mais je reproduis ici le tableau que j'ai donné (p. 637), et qui résume les besoins aux divers âges.

NUMÉROS d'ordre des régimes types	POIDS moyen en kilog.	EAU contenue dans les aliments	EAU d'oxydation de l'hydrogene	EAU de boisson	TOTAL général de l'eau	TOTAL par kilog. du sujet
1	10	350	100	200	650	65
2	12	400	84	250	754	63
3	15	450	75	300	825	55
4	25	550	125	400	1.075	43
5	40	800	200	600	1.600	40
6	55	1.000	220	800	2.020	37
adulte	65	1.000	260	1.100	2.360	36

La quantité d'eau qui nous est nécessaire, quand on la ramène au kilogramme de notre poids, est donc d'autant moins élevée qu'on s'approche davantage de l'âge adulte. Sous la seule influence de l'âge, cette quantité varie même du simple au double. Elle descend de 65 grammes par kilogramme chez le nourrisson à 35 chez l'adulte.

Ce tableau donne en même temps la quantité d'eau contenue d'une manière moyenne dans les aliments solides. Pour le régime-type de l'adulte (p. 337 du 2ᵉ volume) je puis donner les détails suivants : Pour le premier déjeuner, 200 grammes ; pour le deuxième déjeuner, 260 grammes, pour le dîner, 460 grammes, soit en tout 920 ; enfin, pour le pain de la journée, 120 grammes. Si, à cette eau, nous ajoutons celle du vin soit environ 460 grammes, et celle prise soit avec le vin ou autrement, soit environ 500 grammes, nous arrivons à un total de 2 litres. Mais, de plus, à l'eau ayant ces origines, il faut joindre celle qui se forme dans l'organisme par l'oxydation de l'hydrogène des aliments ; et je donne ici les évaluations approximatives pour la ration moyenne d'entretien un homme de 60 kilogrammes.

Quantité d'eau donnée par la ration d'un kilogramme de cet adulte (1).

ALIMENTS DE CE RÉGIME	QUANTITÉ d'eau donnée pour un gramme de ces aliments	QUANTITÉ de ces aliments pour un kilog d'adulte	EAU fournie par ces quantités	TOTAL de l'eau fournie par la ration d'un kilog. d'adulte	TOTAL pour l'adulte de 60 kilog.
Glucose.........	0g 600	4g 50	2g 70		
Corps gras.....	1 100	1	1 10	5g 040	302.40
Alcool.........	1 170	0 50	0 585		
Azotés.........	0 420	1 50	0 656		

C'est donc 300 grammes à ajouter à la quantité précédente, ce qui nous donne le total de 2 lit. 300, et environ 38 grammes par kilogramme.

Enfin, je rappelle que pour l'adulte, en ramenant l'élimination de cette eau au kilogramme : environ 2 grammes s'éliminent par la voie intestinale, 15 à 20 grammes par les reins et 15 à 20 grammes par la voie cutanée et la voie pulmonaire; mais que ces trois dernières voies d'élimination peuvent se suppléer ou se compenser.

Telles sont les principales indications physiologiques qui peuvent nous guider dans l'application d'un régime ramené à l'eau seulement, et aussi qui peuvent nous permettre de nous rendre compte de son mode d'action.

En ce qui concerne son application, la principale règle à formuler est de tenir compte du poids et de l'âge du sujet pour fixer la quantité d'eau à donner. On ne saurait, en effet, rester trop au-dessous si l'on veut assurer l'élimination; et, d'autre part, j'ai indiqué les inconvénients qu'il y aurait à trop la dépasser (2e volume, p. 228).

Quant à son mode d'action, la diète hydrique :

1° Force l'organisme à vivre sur ses réserves, organiques et minérales, d'une manière complète.

2° Si l'organisme contient des produits de combustion incomplète, il est probable que ces produits seront oxydés, peut-être avant même les réserves proprement dites, soit le glycogène et les corps gras.

---

(1) Ces quantités m'ont été indiquées par mon ami le Dr de Rey-Pailhade,

3° Les liquides digestifs continuant à être déversés dans le tube digestif, au moins en partie, pourront utiliser leur action antiseptique sur son contenu. Dans tous les cas, les aliments organiques ne viendront pas augmenter les produits toxiques, si le tube digestif en contenait déjà.

4° Les organes digestifs, surtout les glandulaires, pourront se reposer, s'ils ont été surmenés.

5° Enfin l'élimination des produits organiques et minéraux sera d'autant mieux assurée, que ces produits seront diminués autant que possible par l'organisme puisqu'il vit sur ses réserves.

Ces indications données, voyons quelles sont les applications cliniques que l'on a faites de ce régime.

RÉGIME HYDRIQUE EXCLUSIF. — Ce régime est utilisé surtout dans la *gastro-entérite du nourrisson*, et en dehors de de cet âge pendant l'*appendicite*, la *péritonite aiguë*, les *hémorragies gastrique et intestinale*, pendant les *vomissements incoercibles* et enfin après les *interventions chirurgicales sur les organes digestifs*.

Gastro-entérite du nourrisson (1). — J'estime que chez le nourrisson, il ne faut en arriver à la diète hydrique exclusive que dans les cas très graves de cette affection ; et qu'en outre, elle ne doit guère être prolongée au delà de vingt-quatre à trente-six heures. Je crois, du reste, que beaucoup de praticiens y ont renoncé, en remplaçant l'eau pure par une des modifications de ce régime. Si on croit utile de la prescrire dans toute sa rigueur, il faudra au moins tenir compte de l'âge et du poids réel de l'enfant pour fixer la quantité d'eau à donner. Cette eau devra, en plus, être bouillie seulement quelques heures avant de la donner, être restée dans le récipient dans lequel elle a été bouillie, et être donnée tiède, toutes les deux ou trois heures.

J'insiste sur ces points : que la quantité à donner doit être

---

(1) La qu stion importante de l'alimentation dans la gastro-entérite du nourrisson a déjà été étudiée à la p. 89 de ce volume, et ce qui a trait à la diète hydrique à la p. 94. Je vais y revenir, du reste, avec les différentes modifications de ce régime,

calculée d'après le poids réel de l'enfant et non d'après son poids normal ; et que, vu les dépenses considérables du nourrisson (au moins 60 calories au lieu de 35 pour l'adulte), on ne saurait prolonger ce régime longtemps. On doit mettre d'autant plus de réserve dans son application que l'affection que ce régime doit combattre aura déjà porté une sérieuse atteinte à ses réserves. Enfin, je rappelle aussi l'action de l'eau sur les hématies (1), action qui chez cet enfant, dont le sang est forcément appauvri, devient un gros danger (2⁰ volume, p. 232).

Ce sont évidemment ces inconvénients et ces dangers qui ont fait que l'application de la diète hydrique exclusive est devenue de plus en plus rare, et que l'on a cherché à la modifier. En ce qui me concerne, je ne l'ai jamais prescrite au nourrisson plus de vingt-quatre heures ; et je ne crois pas que pour lui, elle présente de sérieux avantages sur les régimes hydriques mitigés qui répondent au même but, et dont les inconvénients sont bien diminués.

Appendicite (2). Au contraire, je la prescris sans réserve dans les cas d'appendicite surtout chez l'adolescent ou l'adulte. Elle se donne dans ces cas sous forme de morceaux de glace que le malade laisse fondre dans la bouche, et qui ont pour but de tromper la soif. Mais, dans ces conditions, il n'est plus nécessaire de tenir compte des besoins normaux. La règle, au contraire, est d'en donner le moins possible, et en quantité seulement suffisante, je le répète, pour combattre la sécheresse de la bouche.

On peut aussi, chez ces malades, prolonger la diète hydrique exclusive pendant quelques jours. L'appendicite, en effet, surprend les sujets le plus souvent avec des réserves sérieuses, et on peut sans crainte les utiliser. Aussi, chez eux, peut-elle être supportée sans inconvénient pendant quatre à cinq jours. Il est rare qu'après ce temps, ou bien on n'en vienne pas à l'opération, ou bien que l'on ne puisse pas passer à une des modifications de ce régime qui le rendent moins pénible.

(1) Action de l'eau distillée sur le sang et sur l'organisme. (Archives médicales de Toulouse, 1ᵉʳ et 15 décembre 1896 ; 1ᵉʳ et 15 janvier, 1ᵉʳ et 15 mars 1897.)

(2) Voir, p. 82 de ce volume : Engouement cæcal, typhlite, pérityphlite, appendicite, périappendicite.

Vomissements incoercibles. — Je vise ici surtout ceux de la grossesse. Sous son influence, l'intolérance de l'estomac peut devenir telle qu'il ne supporte rien. On peut essayer dans ces cas également de donner quelques morceaux de glace. Mais, de plus, dans ces cas, la diète hydrique pourra être représentée par des lavements d'eau tiède, additionnée de quelques gouttes de laudanum. Ces lavements donnés en petite quantité, à la condition de les répéter, pourront remédier à un des inconvénients de ces vomissements, la diminution des liquides de l'organisme. Evidemment, la diète hydrique ne sera avec ces cas qu'un moyen palliatif ; mais elle pourra cependant répondre encore à une indication assez importante.

Ulcère rond de l'estomac. — (Voir la page 67 de ce volume.)

Péritonite aiguë et suraiguë. Hémorrhagie gastrique et intestinale. — La diète hydrique exclusive trouve également son application dans ces affections, dans lesquelles le repos de l'organe devient l'indication dominante. Elle est, dans ces cas, comme dans les précédents, constituée surtout par des morceaux de glace que le malade laisse fondre dans la bouche et dans la même intention : il s'agit seulement de tromper sa soif, et la règle sera de lui en donner le moins possible. On peut, dans ces cas, prolonger la diète hydrique exclusive facilement pendant cinq ou six jours, et même davantage, surtout si le malade est au moins dans la deuxième enfance. Dès cet âge, on peut compter sur ses réserves ; et quant aux besoins d'élimination, l'organisme peut y suffire pendant ce temps, parce que les déchets organiques sont très restreints, et que l'eau et les matières salines diminuent en même temps, et probablement, d'une manière sensible dans les mêmes proportions.

Au régime hydrique pur succéderont d'abord les *modifications* que je vais étudier ; puis les régimes *lacté, ovo-lacté* et *lacto-ovo-végétarien*, en suivant les indications qui seront données en exposant ces régimes.

Interventions chirurgicales sur les organes digestifs. — Dans ces cas, la diète *hydrique exclusive* pourra également trouver son indication ; mais sa voie d'administration variera avec l'organe qui a subi l'intervention. D'une manière générale, elle sera buccale pour le petit et le gros intestin ; et, au contraire, rectale pour la partie sus-diaphragmatique du tube digestif.

Les services qu'elle peut rendre dans ces conditions sont les mêmes que dans la plupart de ses applications précédentes, soit surtout d'apaiser la soif, et remplacer en partie les pertes en eau faites par l'organisme. Elle sera ensuite remplacée, comme pour les affections précédentes, par les régimes hydriques mitigés, le régime lacté, et enfin, le plus souvent, par le régime ordinaire. Bien entendu, c'est la nature de l'intervention qui fixera la durée et l'ordre de succession de ces divers régimes.

Telles sont les principales indications de ce régime. La pratique pourra bien en trouver d'autres. En principe, on pourra y penser toutes les fois que l'on voudra mettre les organes digestifs dans un repos absolu ; et sa durée devra être d'autant plus réduite que le sujet est plus jeune.

Du reste, nous allons le voir. elle peut souvent être remplacée d'emblée par une des modifications dont je vais m'occuper ; et quand c'est elle qui a commencé, être bientôt suivie par elles.

RÉGIME HYDRO-SUCRÉ. — Ce régime, à la condition de le bien méthodiser, me paraît avoir tous les avantages de la diète hydrique exclusive ; et, en outre, avoir celui de diminuer un de ses inconvénients, en épargnant dans une certaine mesure les réserves du malade. Cet inconvénient, je l'ai dit, est grave surtout chez les nourrissons. Or, je ne crois pas qu'au point de vue thérapeutique l'eau pure présente un gros avantage sur l'eau sucrée.

Chez le nourrisson, on pourra donc ajouter à l'eau 5 à 10 gr. de sucre, ou mieux, de lactose, pour 100 grammes d'eau. Le lait de femme, je le rappelle, contient environ 5 grammes de lactose par 100 grammes. En admettant qu'on s'en tienne à cette proportion, et que l'enfant prenne 50 grammes d'eau par kilogramme de son poids réel, soit 200 grammes pour l'enfant de 4 kilogrammes, on lui donnerait encore ainsi 40 calories, et 80 calories si l'eau était sucrée à 10 grammes.

Ce dernier chiffre n'est pas négligeable. Mais, de plus, les 50 grammes par kilogramme sont souvent dépassés ; et si l'on arrivait à donner en eau sucrée la même quantité que pour le lait, soit 100 grammes par kilogramme en moyenne, nous trouverions 80 calories pour l'eau sucrée à 5 %, et 160 calories pour celle sucrée à 10 %. Or, même cette dernière quantité de sucre est bien supportée par 100 grammes d'eau.

Bien entendu, que l'on emploie le sucre ordinaire ou la lactose, il faudra les ajouter à l'eau avant de la faire bouillir; et il ne faudra préparer que la quantité que l'on doit donner à chaque prise. Quant au mode d'administration, il sera le même que pour l'eau pure, soit une prise toutes les deux ou trois heures; et la quantité donnée chaque fois sera calculée d'après la quantité totale à donner et le nombre de prises.

Comme pour la diète hydrique exclusive, on pourra s'en tenir entre 50 et 100 grammes d'eau sucrée par kilogramme d'enfant pour avoir le total; et c'est ce total qui sera divisé par le nombre de prises.

Avec l'eau sucrée, on arriverait encore assez facilement à fournir à l'organisme environ la moitié, et au moins le tiers des calories nécessaires à l'enfant, tout en lui procurant les mêmes avantages que l'eau pure. De plus, on lui fournira la quantité d'eau suffisante. Mais il y aura toujours à prendre sur ses réserves les substances organiques et les matières salines.

RÉGIME HYDRO-SALIN. — Les régimes précédents ne contiennent aucune matière saline, si ce n'est celles de l'eau potable, qui sont toujours négligeables. Or, dans certains cas, la suppression des matières salines dans l'alimentation peut avoir de sérieux inconvénients. J'ai insisté sur eux en traitant de la ration minérale dans le deuxième volume (pages 248 et suiv.). Outre une grande dépression des forces, la diminution des matières salines dans l'organisme a pour conséquence rapide de diminuer son eau en proportion; et nous savons que cette proportion ne peut pas diminuer sans nuire aux fonctions des divers éléments anatomiques.

Toutefois, cet inconvénient me paraît négligeable, quand la diète hydrique pure ou sucrée ne se prolonge que pendant un ou deux jours, comme pour le nourrisson Mais avec ses modifications, la diète hydrique peut être prolongée plus longtemps; et, dès lors, il me paraît plus avantageux de fournir à l'organisme, autant que possible, les matières salines qui lui sont nécessaires.

Je rappelle que pour un kilogramme d'adulte, et je pense que l'on peut sans inconvénient appliquer les mêmes quantités à l'enfant, sauf pendant les trois premières années, la ration minérale doit contenir par kilogramme : potasse, 0^{gr}06 ; chaux, 0^{gr}015 ; magnésie, 0^{gr}005 ; fer, 0^{gr}002 ; acide phosphorique, 0^{gr}05 ; acide sulfurique, 0^{gr}06, et chlorure de sodium, 0^{gr}20, soit approximativement un total de 0^{gr}40. Or, en partant de ces chiffres, j'ai fait composer un sel que l'on pourrait désigner sous le nom de *sel complet* ; et qui, approximativement, représente les matières salines qui nous sont nécessaires et dans les proportions dans lesquelles elles le sont (1).

On pourrait également préparer des composés salins contenant les mêmes substances, mais dans les proportions correspondant à celles du lait de femme ou de celui de vache ; et qui seraient utilisés pendant les trois premières années, pendant lesquelles l'alimentation est surtout lactée. Je rappelle que 100 grammes de lait de femme contiennent en moyenne : 0^{gr}07 de potasse ; 0^{gr}03 de soude ; 0^{gr}03 de chaux ; 0^{gr}01 de magnésie ; 0^{gr}0006 de fer ; 0^{gr}05 d'acide phosphorique et 0^{gr}04 de chlore, ce qui donne un total de 0^{gr}23 de matières salines par 100 grammes de lait. Le lait de vache, beaucoup plus riche, contient, pour 100 grammes : 0^{gr}18 de potasse ; 0^{gr}11 de soude ; 0^{gr}16 de chaux ; 0^{gr}02 de magnésie ; 0^{gr}004 de peroxyde de fer ; 0^{gr}20 d'acide phosphorique et 0^{gr}07 de chlore ; soit au total : 0^{gr}744 de matières salines par 100 grammes de lait (voir le 1er volume, p. 181).

En partant de ces données, on aurait ainsi des mélanges salins qui seraient ajoutés à l'eau pure ou à l'eau sucrée, dans la proportion des matières salines du lait de femme pendant les deux premières années, dans celles du lait de vache pendant la troisième et la quatrième année, enfin dans celle que j'ai donnée à partir de la cinquième année.

Je fais remarquer que la quantité de 0^{gr}40 environ de matières salines ajoutées pour l'adulte aux 40 grammes d'eau qui

(1) Depuis deux ans, je me sers de ce composé salin pour mon usage et je n'y ai trouvé au moins aucun inconvénient. J'en donnerai la composition en traitant des *régimes salins*.

correspondent à ses besoins, après le déchet de 20 % que supportent les matières salines dans l'intestin, nous donne $0^{gr}08$ par 10 centimètres cubes, soit 8 grammes pour 1.000 centimètres cubes, soit enfin très sensiblement le titre de notre milieu intérieur. Le liquide absorbé serait donc isotonique avec ce dernier.

Pour le nourrisson, au contraire, le titre du lait est sensiblement au-dessous de son milieu intérieur. Il n'est, en effet, même sans déchet intestinal, que de $2^{gr}30$ par 1.000.

Le mode d'administration de ce régime sera le même que celui du régime hydrique exclusif.

Son avantage, sur ce dernier, est de fournir à l'organisme les matières salines qui lui sont nécessaires, ce qui est important pour le nourrisson et pendant le jeune âge. Pour l'adulte, étant donné que les régimes hydriques sont de courte durée, cet avantage a moins d'importance.

RÉGIME HYDRO-VÉGÉTO-SALIN. — Je comprendrai sous ce nom les régimes constitués par les différents *bouillons de légumes*, qui ont été introduits depuis quelques années dans l'alimentation du nourrisson, notamment par Mery et Comby.

Ce qui caractérise ces bouillons et ces régimes, c'est qu'ils sont représentés, outre l'eau, qui est leur élément principal, par des matières salines, en quantité encore assez élevée, et aussi par une certaine quantité de substances organiques, mais toutes demandées au règue végétal. C'est cette origine et cette composition qui me paraissent justifier pour ces régimes le nom que je leur ai donné : *hydro-végéto-salin*.

Ces différents bouillons ont été proposés pour remplacer, au moins le plus souvent, la diète hydrique pure, dont, du res'e, j'ai fait ressortir les inconvénients. La connaissance de ces régimes me paraît présenter un réel intérêt, à cause surtout de leur valeur comme matières salines, dont l'importance en physiologie et en hygiène alimentaire s'affirme de plus en plus.

Avec les bouillons de légumes, nous sommes déjà assez loin de la diète hydrique pure. D'une part, en effet, les légumes, qu'il s'agisse des frais ou des secs, cèdent à leur eau d'ébullition, surtout quand celle-ci est prolongée, la plus grande partie de leurs matières salines, et, de plus, une partie encore notable de leurs substances albuminoïdes.

Le bouillon de légumes de Mery (1) est fait avec : pommes de terre, 60 grammes ; carottes, 45 grammes ; navets, 15 grammes ; pois secs, 6 grammes ; haricots secs, 6 grammes ; sel de cuisine, 5 grammes, le tout pour un litre d'eau. L'ébullition est prolongée pendant quatre heures ; et on ajoute de l'eau au fur et à mesure de son évaporation pour obtenir un litre de bouillon.

Pour Comby, le bouillon est préparé avec 30 grammes de chacune de ces céréales : blé, orge et maïs ; et de chacune de ces trois légumineuses : haricots, pois et lentilles. Ces légumes sont mis dans 3 litres d'eau additionnée de 20 grammes de sel de cuisine ; et l'ébullition est prolongée jusqu'à ce que l'eau soit ramenée à peu près à un litre. Enfin, on ajoute une cuillerée à café, soit environ $2^{gr}50$ de farine de blé, d'orge ou de riz à 100 grammes de ce bouillon. La composition de ces bouillons, on le conçoit, peut se modifier indéfiniment ; mais je m'en tiens aux deux précédents, parce qu'ils représentent deux types assez distincts : celui de Mery étant préparé en grande partie avec des légumes frais, et celui de Comby exclusivement avec des aliments secs, céréales et légumineuses.

Un litre du bouillon préparé d'après le procédé de Comby, d'après l'analyse qu'il a lui-même fait connaître, contient : $7^{gr}55$ d'albuminoïdes, $8^{gr}72$ de sucre hydrolisable et 17 grammes de cendres (3).

Comme on le voit, si les substances organiques de ce bouillon restent sensiblement au-dessous de celles du lait, les matières salines, constituées surtout par le chlorure de sodium, sont, au contraire, de beaucoup supérieures à celles de ce liquide. Ces matières, en effet, ne dépassent guère 3 grammes dans le lait de femme et 7 grammes dans le lait de vache.

Le bouillon de Mery, préparé surtout avec des légumes frais et n'étant additionné que de 5 grammes de chlorure de sodium, est forcément moins riche aussi bien pour les substances organiques que pour les minérales. Cependant, sa valeur, pour ces

---

(1) Voir ce qui a été dit sur le bouillon de légumes à propos de la **gastro-entérite du nourrisson**, p. 94 de ce volume.

(2) COMBY. — Alimentation dans les gastro-entérites infantiles. *Presse médicale*, 1905, p. 746.

(3) COMBY. — Alimentation dans les gastro-entérites infantiles. *Presse médicale*, 1905, p. 476, 24 juillet,

dernières, n'est pas négligeable. C'est, du moins, ce que l'on doit conclure de la composition moyenne des légumes servant à préparer ce bouillon, de celle des autres légumes que l'on pourrait y faire entrer ; et, enfin, des recherches que j'ai faites avec le Dr Carcanague.

Voyons d'abord quelle est la composition moyenne des divers légumes employés pour ces bouillons. Je donne cette composition, pour 100 grammes, dans le tableau suivant :

NOMS des SUBSTANCES VÉGÉTALES	ALBUMI-NOIDES	CORPS GRAS	HYDRATES de CARBONE	MATIÈRES SALINES totales
Pommes de terre	1.50	0.15	20	1 »
Navets............	1.50	0.25	10	0.70
Carottes.	1 »	0.30	10	0.90
Blé.................	15 »	1.50	65	1.50
Orge.........	13 »	2.75	63	4.50
Maïs.....	13 »	6 »	64	1.10
Haricots blancs........	22 »	2 »	54	2.40
Lentilles.............	26 »	2.40	56	1.60
Pois............	22 »	2 »	52	2.30

D'après ce tableau, les légumes employés par Mery pour faire un litre de bouillon contiendraient : albuminoïdes, 1^{gr}57 pour les légumes frais et 2^{gr}64 pour les légumes secs, soit en tout 4^{gr}21 ; corps gras, environ 0^{gr}50 ; amylacés, 22 grammes. De plus, je l'ai dit, Mery ajoute 5 grammes de chlorure de sodium par litre de bouillon.

Pour le bouillon de Comby, le même tableau nous donne : albuminoïdes, 12^{gr}60 pour les céréales et 21 grammes pour les légumineuses, soit un total approximatif de 33 grammes : corps gras, 2 grammes, et enfin amylacés 105 grammes. De plus, je l'ai dit aussi, Comby ajoute 20 grammes de chlorure de sodium pour les trois litres.

Mais ce sont là seulement les quantités de substances organiques et minérales mises dans l'eau en ébullition. Mais ce qui nous importe est de savoir quelle est la quantité de ces diverses substances qui passe dans le bouillon.

L'analyse de Comby peut déjà nous donner quelques indications. Sur les 33 grammes d'albuminoïdes, il en a trouvé, nous l'avons vu, $7^{gr}55$ dans le bouillon, soit à peu près un quart. Sur les 105 grammes d'amylacés, 8,72 ont passé dans le bouillon, soit moins d'un dixième ; et enfin ce dernier a conservé 17 grammes de matières salines. Par ses substances organiques un litre de bouillon fournit ainsi 70 calories ; et en y ajoutant les 100 calories provenant de la farine, on atteint un total de 170 calories environ. Le bouillon de Mery est forcément moins riche.

En somme, d'après l'analyse de Comby, on peut estimer que les céréales et les légumineuses employées en parties égales cèdent au moins le cinquième de leurs albuminoïdes et au moins le vingtième de leurs amylacés.

Ce sont là déjà des appréciations importantes. Mais, en outre, je puis les compléter par les suivantes.

Je n'ai pas fait faire l'analyse des matières organiques cédées par les différents légumes à leur eau d'ébullition, mais je me suis livré, avec le Dr Carcanague (1), à d'assez nombreuses recherches sur les pertes faites par les divers légumes en matières salines pendant leur cuisson complète. Nos recherches ont porté sur les *matières salines totales* et sur *les sels de potassium*.

Je réunis dans le tableau suivant les quantités de matières salines totales et de potassium contenues dans la pomme de terre, la carotte, le navet, l'oignon et le poireau, d'abord à l'état cru, et ensuite après vingt minutes, trente minutes, et, enfin après trois heures d'ébullition, soit après leur cuisson complète.

LÉGUMES	CRUS		Après 20 minut.		Après 30 minut.		Après 3 heures	
	Sels totaux	Sels de K	Sels totaux	Sels de K	Sels totaux	Sels de K	Sels totaux	Sels de K
Pommes de terre.....	1.250	0.382	0.78	0 282	0.550	0.183	0.34	0.098
Carottes...........	0.95	0.141	0.70	0.102	0.400	0.084	0 30	0.058
Navets.............	0.70	0.211	0.50	0.109	0.300	0.084	0.23	0.043
Oignons...........	0.70	0.155	0.55	0.108	0.300	0.056	0.16	0.039
Poireaux...........	1.13	0.225	0.950	0.185	0.750	0.141	0.220	0.053

(1) CARCANAGUE et MAUREL.

Du tableau précédent, je déduis le suivant contenant les quantités de matières salines totales et les quantités de sels de potassium, étant passées dans le bouillon après trois heures de cuisson.

MATIÈRES SALINES	VÉGÉTAUX ANALYSÉS				
Sels totaux ou de potassium	Pommes de terre	Carottes	Navets	Oignons	Poireaux
Sels totaux..... crus..	1.250	0.950	0.700	0.700	1.130
cuits...	0.340	0.300	0.230	0.160	0.220
perdus	**0.910**	**0.650**	**0.470**	**0.540**	**0.910**
Sels de potassium crus..	0.382	0.141	-0.211	0.155	0.225
cuits...	0.098	0.058	0.043	0.039	0.053
perdus	**0.284**	**0.083**	**0.168**	**0.116**	**0.172**

Ces résultats pourront nous guider dans l'emploi de ces légumes pour la préparation des bouillons au point de vue des matières salines. Ces analyses montrent que ces légumes cèdent toujours plus de la moitié de celles qu'ils contiennent.

Mais, de plus, nous avons fait les mêmes recherches sur trois céréales : le blé, l'orge et le maïs ; et sur trois légumineuses : le haricot blanc, le pois sec et la lentille. Je réunis le résultat de nos analyses dans le tableau suivant :

MATIÈRES SALINES	CÉRÉALES ANALYSÉES			LÉGUMINEUSES ANALYSÉES		
Sels totaux et de potassium	Blé	Orge	Maïs	Haricots blancs	Pois secs	Lentilles
Sels totaux........ crus....	3g000	2.870	2.900	4.650	2.500	2.850
bouillis .	1.750	1.350	1.100	2.550	0.750	1.550
perdus .	**1.250**	**1.520**	**1.800**	**2.100**	**1.750**	**1.300**
Sels de potassium. crus....	0.320	0.310	0.150	1 170	0.867	0.662
bouillis.	0.160	0.170	0.065	1.050	0.585	0.400
perdus..	**0.160**	**0.140**	**0.085**	**0.120**	**0.282**	**0.262**

Tels sont les résultats de nos expériences ; et ils me paraissent importants au point de vue qui nous occupe. Ils nous montrent qu'après être arrivés seulement à la cuisson complète et même sans prolonger plus longtemps l'ébullition, 100 grammes de ces légumes cèdent à leur bouillon, comme matières salines totales : la pomme de terre, $0^{gr}91$; la carotte, $0^{gr}65$; le navet, $0^{gr}47$; l'oignon, $0^{gr}54$, et le poireau $0^{gr}91$.

Ces quantités dépassent toujours la moitié de celles qui sont contenues dans ces légumes crus. En établissant la moyenne pour ces cinq légumes, je trouve qu'ils cèdent à leur bouillon le 73 % de leurs matières salines.

Les céréales et les légumineuses examinées sont plus riches en matières salines que les légumes précédents ; et, de nouveau, sauf pour le blé et le haricot blanc, leurs pertes dépassent 50 %. Nous avons trouvé pour 100 grammes : $1^{gr}250$ pour le blé ; $1^{gr}520$ pour l'orge, $1^{gr}800$ pour le maïs ; $2^{gr}100$ pour le haricot blanc ; $1^{gr}750$ pour le pois sec, et $1^{gr}300$ pour la lentille. La moyenne des pertes pour les sels est de $1^{gr}620$; et la proportion relativement à ces matières à l'état cru, de 52 %.

Ces analyses pourront donc nous guider dans le choix des végétaux à utiliser et aussi en ce qui concerne la quantité à employer dans la préparation des bouillons de légumes. Elles complètent les analyses données par Comby et permettront de faire le choix des légumes en connaissance de cause. Nous saurons que les légumes frais analysés, par 100 grammes, ne donnent guère que $0^{gr}60$ à $0^{gr}70$ de matières salines, tandis que les trois céréales arrivent à $1^{gr}50$ et les trois légumineuses à $1^{gr}70$, avec une moyenne de $1^{gr}60$ pour leur réunion.

Pour les albuminoïdes, l'analyse de Comby nous a montré que les céréales et les légumineuses en donnent encore des quantités appréciables. Enfin, en ce qui concerne les amylacés, il semble qu'ils ne sont cédés qu'en faible quantité à l'eau d'ébullition ; mais cet inconvénient des bouillons de légumes pourrait être facilement corrigé par l'addition de sucre ou de lactose au moment de la préparation.

Mery et Comby ont eu l'incontestable mérite de montrer l'utilité du bouillon de légumes. Mais il me semble que les indications que je viens de donner relativement aux matières salines permettront désormais de mieux préciser leur composition, et de mieux adapter cette dernière à chaque cas en particulier.

Si maintenant, en tenant compte des indications précédentes nous permettant de faire varier la composition de ces bouillons, nous cherchons à nous rendre compte de leur action physiologique, nous pourrons les résumer ainsi :

1° Les bouillons de légumes constituent un aliment sûrement antiseptisé par l'ébullition prolongée; et, à la condition de les donner fraîchement préparés et de ne les servir que dans des biberons ou des tasses lavés à l'eau bouillie, ils pourront conserver cette précieuse qualité.

2° A la condition de ne pas les additionner d'une trop grande quantité de chlorure de sodium, ils peuvent être donnés dans des quantités suffisantes pour couvrir au moins en grande partie les besoins du nourrisson en ce qui concerne l'eau.

3° Grâce aux matières salines cédées par les légumes et au chlorure de sodium ou au sel complet que l'on peut y ajouter, ces bouillons peuvent couvrir les dépenses de l'organisme en matières salines.

4° Il vaut mieux demander ces dernières aux végétaux parce que par leur composition elles se rapprochent de celles qui nous sont nécessaires.

Il est bon, dans tous les cas, de demander aux légumes les sels qu'ils peuvent donner, sans compter exclusivement sur l'addition du chlorure de sodium. Celui-ci ne peut pas à lui seul remplacer toutes les autres substances minérales.

5° Il doit y avoir avantage, dans les cas de gastro-entérites, à élever le titre du bouillon de légumes jusqu'au titre physiologique, et même de le dépasser légèrement, soit au moins de 8 p. 1.000, et au besoin de 10 p. 1.000. Ce n'est qu'à cette condition que l'on pourra diminuer les pertes en eau de l'organisme, soit par la voie urinaire, soit par la voie intestinale.

6° On pourrait peut-être avec avantage remplacer le chlorure de sodium par le sel complet, qui comprend toutes les matières salines, y compris le chlorure, dans les proportions où ces matières sont dépensées par notre organisme.

7° Les bouillons faits avec les légumes frais seront préférés quand il ne s'agira que de donner l'eau et les matières salines.

8° Ceux préparés avec les céréales et surtout les légumineuses conviendront mieux, quand on voudra donner en même temps des substances albuminoïdes.

9° La valeur en ternaires de ces bouillons pourra êt e augmentée, comme le fait Comby, en y ajoutant des farines ; mais on pourrait le faire aussi par l'addition de sucre et même de lactose, en les ajoutant à l'eau avant l'ébullition.

10° Par l'addition de ces derniers, les bouillons de céréales et de légumineuses pourront devenir des aliments assez riches et probablement conserver leurs propriétés.

Indications cliniques. — Les bouillons de légumes, jusqu'à présent, n'ont guère été employés que pour remplacer la diète hydrique dans la gastro-entérite du nourrisson. Mais leur action physiologique étant connue, surtout vu les variations de leur composition, on pourra en déduire d'autres applications. Ils trouveront leur place dans tous les cas où il s'agira d'assurer à l'organisme l'eau et les matières salines, en se contentant d'une faible quantité de matières organiques. Tels sont les cas de *fortes hémorragies*, ou de pertes considérables de liquide par la voie intestinale, comme dans le *choléra*. Je pense que dans ces affections, ils pourront être utilisés concurremment avec les injections de sérum physiologique. Mais j'insiste sur ce point, que, pour ces cas, ils devraient être donnés au moins au titre physiologique de 8 °/₀₀ et même un peu au-dessus.

Ces bouillons peuvent aussi être utilisés dans les maladies où il s'agit de favoriser *la diurèse*. Mais alors le titre doit rester fortement au-dessous du physiologique. Je me suis déjà arrêté plusieurs fois sur ce point dès 1897, en parlant des solutions chlorurées (1) ; et je vais y revenir en traitant des régimes hyposalins.

Mode d'administration. — Pour le nourrisson, autant que possible, il faudrait adopter les mêmes heures que pour le lait, soit à partir de 7 heures du matin : 10 heures, 1 heure, 4 heures, 7 heures et 10 heures du soir (2). Mais dans des cas assez nombreux, les plus graves, on sera commandé par l'état du malade. On sera condamné alors à rapprocher les prises et à diminuer les quantités.

Si ce régime était appliqué à l'adulte, on prendrait les mêmes heures que pour le régime lacté pour cet âge, soit aussi toutes les trois heures, mais à partir de 6 heures du matin.

(1) 1° Action du chlorure de sodium sur le sang du lapin, sur le lapin et sur notre sang. (Société de biologie, 9 et 23 janvier, 13 et 23 février 1897.)

2° De l'utilisation des voies digestives et de la saignée pour le lavage du sang. (Société de médecine de Toulouse, 21 avril 1897.)

(2) Voir 2ᵉ volume, p. 515.

Quant à la quantité, elle doit être réglée, pour le maximum à donner, par l'âge et le poids du sujet. Il faut tendre au moins vers 50 grammes par kilogramme pour le nourrisson, et à 30 grammes pour l'adulte. Mais souvent on sera condamné à se contenter de moins. De plus, la quantité à donner devra régler le titre du bouillon. Autant que possible, il faut éviter que la quantité de matières salines dépasse trop les besoins de l'organisme et aussi la sensibililé de l'intestin, pour ne pas rendre le bouillon purgatif.

En résumé, les bouillons de légumes, dont la préparation aura été bien méthodisée, sont appelés, je crois, à rendre des services non seulement dans les gastro-entérites du nourrisson, dans lesquelles ils ont déjà fait leurs preuves, mais aussi dans de nombreuses autres affections dont le traitement demandera d'assurer à l'organisme l'eau et les matières salines.

RÉGIME HYDRO-LACTÉ. — Enfin comme dernière modification du régime hydrique, je place le régime *hydro-lacté*, constitué par le remplacement d'une certaine quantité du lait de la ration par une quantité égale d'eau antiseptisée par l'ébullition.

Ce régime trouve le plus souvent son application chez le nourrisson ; mais ses indications aux autres âges ne sont pas rares. Il est le régime de choix, toutes les fois qu'il est indiqué de donner en même temps le régime lacté et un régime insuffisant. Or, ces cas, il est facile de le voir, sont assez fréquents, puisque souvent les affections qui exigent le régime lacté se trouvent bien en même temps d'une légère réduction alimentaire. En ce qui me concerne, presque toujours, quand je prescris le régime lacté, je commence par le prescrire insuffisant.

L'indication principale qui résulte de l'adoption même de ce régime est de donner, la quantité d'eau au sujet que lui assurerait sa ration ordinaire en tenant compte des conditions qui lui sont propres : âge, poids, etc. Son but est d'assurer les fonctions d'élimination. Or, je le fais remarquer, en donnant cette quantité d'eau, on est sûr d'assurer l'élimination, puisque, les substances organiques et minérales étant diminuées, les produits à éliminer tombent forcément au-dessous des quantités habituelles ; et il en est d'autant mieux ainsi, au moins pour les matières minérales, que celles-ci sont faiblement représentées dans le régime lacté.

Quant à la quantité de lait à donner, elle dépendra du but à atteindre. Sa réduction sera le plus facilement calculée en se basant sur le lait sucré à 60 grammes par litre, qui, nous le savons, acquiert une valeur de 1.000 calories. En partant de cette donnée, et en utilisant en même temps celle de la valeur de la ration normale en calories, correspondant aux besoins du sujet, il sera facile de fixer la quantité à prescrire. S'il s'agit d'un adulte, dont la ration, vu les conditions de son existence, est seulement de 25 calories, comme celle d'un malade condamné à la chambre, la quantité de lait sucré correspondant à ses besoins, sera de 25 grammes de lait par kilogramme de son poids normal. On fera donc subir à sa ration une réduction des deux tiers, si l'on ne donne que 15 grammes de lait par kilogramme; et, dans ce cas, la quantité d'eau à ajouter à la ration sera de 20 grammes par kilogramme environ, puisque l'adulte doit recevoir environ 35 grammes d'eau par kilogramme de son poids pour assurer ses diverses fonctions.

S'il s'agit du nourrisson allaité artificiellement, le procédé de calcul restera le même. Il n'y aura de changé que les quantités d'eau et de substances organiques qui lui sont nécessaires. Si le nourrisson est dans des conditions telles qu'il ait besoin de 60 calories par kilogramme de son poids, sa ration étant de 60 grammes de lait sucré, on réduira sa ration d'un tiers en ne lui en donnant que 40 grammes; et la quantité de liquide dont il a besoin étant à cet âge de 50 grammes au moins, il faudra ajouter 10 grammes d'eau bouillie par kilogramme aux 40 grammes de lait. Dans ces cas, du reste, comme dans ceux qui concernent les sujets plus âgés, y compris l'adulte, l'eau sera ajoutée au lait, et celui-ci sera donné aux mêmes heures et dans les mêmes quantités que s'il était pur.

Quant au nourrisson élevé au sein, on peut procéder de deux manières : on peut diminuer la durée de chaque tétée, en la complétant par une quantité d'eau fraîchement bouillie, compensant la diminution de la tétée, ou bien remplacer deux ou trois tétées par une quantité de la même eau. C'est ce dernier procédé qui me paraît préférable. Selon l'importance de la réduction que l'on jugera nécessaire, on pourra supprimer deux, trois ou même quatre tétées, en supprimant de préférence celle de la nuit. Mais en même temps, je conseille toujours de réduire la durée des tétées. Une pratique qui me paraît suffisante pour la plupart des cas, même de gastro-entérites graves, est de supprimer la tétée de nuit, et de ne donner pendant le jour qu'une tétée plus ou moins réduite sur deux, en remplaçant l'autre par de l'eau bouillie sucrée à 5 %, ou par un bouillon de légumes, en quantité suffisante pour atteindre la quantité d'eau nécessaire d'après l'âge. En procédant ainsi, on laisse au nourisson son alimentation normale; on entretient le lait de la mère ou de la nourrice; et les transitions sont faciles, soit pour diminuer l'alimentation si l'état du nourrisson ne s'améliore pas, soit pour l'augmenter dans le cas contraire.

Ce n'est que lorsque l'affection ne s'améliore pas après une réduction de l'allaitement arrivant au tiers et à la rigueur au quart de la ration normale, qu'il faudra renoncer à l'allaitement naturel. Il est à craindre dans ce cas que le lait laisse à désirer, et qu'il soit lui-même la cause de l'affection. Il sera donc prudent dans ces conditions, après l'amélioration, de ne pas revenir au même lait, fût-ce celui de la mère.

Mais le plus souvent cette réduction est suffisante et rien n'est plus facile que de graduer le retour à l'état normal, d'abord en augmentant la durée des tétées, et ensuite en y revenant pour remplacer les prises d'eau bouillie.

Indications. — Les indications du régime *hydro-lacté* sont très nombreuses. En ce qui me concerne, je l'ai dit, comme je commence toujours le régime lacté en le donnant au moins pendant quelques jours, en quantité insuffisante, telles qu'un litre, ou un litre et demi pour l'adulte, je conseille ou au moins je permets toujours, une *décoction* végétale. fraîchement préparée, : thé. tilleul, houblon, etc. Mais j'insiste pour que ces substances soient toujours traitées par décoction et non par infusion, comme il est de règle en pharmacie pour les fleurs.

C'est de ce procédé que relève le traitement de toutes les affections des voies digestives, de celles des organes urinaires, ainsi que de celles des affections cardiaques auxquelles on applique le régime lacté. C'est donc de lui que relève spécialement le traitement de la gastro-entérite du nourrisson, que celui-ci soit élevé au sein ou artificiellement (1).

(1) Voir ce volume, p. 89.

Ce régime fournit à l'organisme la quantité d'eau qui lui est nécessaire. A la condition d'additionner le lait d'une certaine quantité de sel complet, il peut aussi asssurer la ration minérale. Il ne reste insuffisant que pour les substances organiques, mais cette insuffisance peut être facilement corrigée. C'est donc là, un régime d'une grande utilité, et j'ajoute d'une application facile.

Je viens dans ce qui précède d'exposer le régime hydrique pur et ses principales modifications; et pour toutes j'ai essayé de préciser les indications auxquelles satisfont ces divers régimes. Mais ces indications sont-elles exclusives les unes des autres et doit-on admettre que chacun de ces régimes a des indications qui lui sont propres, et que pour ces cas il ne peut-être remplacé par aucun autre? Ces cas peuvent réellement se présenter, mais je crois qu'en pratique ils sont rares. Le plus souvent, au contraire, en se plaçant à ce dernier point de vue, je crois qu'il n'y a entre eux que peu de différences.

Le régime *hydro-lacté* que je viens d'étudier est celui qui me paraît répondre aux indications les plus nombreuses. Il comporte, du reste, des variations qui peuvent aller d'un régime hydrique presque pur à un régime presque suffisant. A la condition de lui laisser une certaine valeur, il peut être continué pendant longtemps. J'ai déjà fait ressortir ses avantages : il facilite beaucoup le passage de ses divers degrés au régime suffisant; enfin mieux que tout autre, il permet un dosage exact de l'alimentation.

Le régime *hydro-végéto-salin* est celui qui s'en rapproche le plus. Comme lui, il fournit à l'organisme, en même temps que l'eau qui lui est nécessaire, les matières salines et aussi une certaine quantité de matières organiques, albuminoïdes et amylacées. Mais il demande à être bien méthodisé. Il y aura lieu, désormais, je pense, de faire varier selon les cas, les végétaux choisis et à fixer les quantités. A ces conditions, il pourra rendre des services dans de nombreuses affections, et compenser les ennuis que nécessite sa préparation.

Le régime *hydro-salin* a été peu utilisé. Cependant on peut rapprocher de lui le traitement dans lequel entrent certaines eaux minérales, telles que celles de Vichy ou de Châtel-Guyon. Mais, de plus, je pense que bien méthodisé, il pourrait rendre

des services, surtout en le combinant, soit avec l'hydro-lacté,
soit avec le suivant.

Le régime *hydro-sucré* constitue la modification la plus
légère du régime hydrique pur ; et je ne vois que des avantages
à le préférer à ce dernier, qui pourra, grâce à cette légère
modification, être prolongé un peu plus longtemps.

C'est, du reste, le régime que l'on prescrit à de nombreux
fébricitants, quand on limite leur alimentation à des décoctions végétales, qui toujours sont prises sucrées. Ce même
régime devient en même temps hydro-salin, quand ces décoctions sont faites avec les céréales, ou que l'on ajoute à leur boisson certaines eaux minérales.

Régime hydrique pur. — Enfin ce n'est que devant l'insuffisance bien constatée de ces régimes, que je conseille d'en
venir au régime hydrique exclusif. Mieux toléré par l'adolescent et par l'adulte, il l'est beaucoup moins par le nourrisson.
Chez lui, sa durée ne saurait dépasser quarante-huit heures ;
et, après ce temps, il est indispensable d'en venir à un des
précédents. Or, de nouveau, celui qui dans ce cas me paraît
mériter la préférence est le régime hydro-lacté, en commençant par un régime assurant le quart de la ration normale ;
puis en l'élevant successivement à la moitié et aux trois quarts.
En somme, pour le nourrisson, le régime hydrique pur n'est
qu'un régime d'attente : et le régime hydro-lacté doit toujours
rester comme le *régime de cure*, comme le véritable traitement par ce régime.

RÉGIME HYPOHYDRIQUE

Dans le régime précédent, le principal but poursuivi a été de
fournir à l'organisme la quantité d'eau qui lui est nécessaire, en
tenant compte des conditions dans lesquelles il était placé ; et cela
quoique les aliments organiques et minéraux fussent en principe, soit supprimés, soit au moins considérablement diminués.
Or, au contraire, dans le régime *hypohydrique*, la condition
essentielle et caractéristique est une diminution de l'eau qui la
ramène au-dessous de la quantité minima normale ; et je rappelle
que cette quantité qui varie avec l'âge peut être évaluée pour
l'adulte à 35 grammes par kilog. (V. 2ᵉ vol., pp. 188 et suiv.).

Ce régime peut être appliqué dans deux conditions différen-

tes. Dans un premier procédé, seule l'eau est fortement diminuée, les aliments organiques et minéraux restant sensiblement
normaux; c'est en somme le *régime sec* ou la *xérophagie,*
terme proposé par Fonsagrives et accepté à l'étranger. Dans
le second procédé, les aliments organiques et les minéraux
sont diminués en même temps que l'eau, sans qu'ils le soient
toujours dans les mêmes proportions.

Limites de la réduction. — A moins d'adopter un régime
tout spécial et très étudié, ne comprenant que des aliments
pauvres en eau et pouvant être préparés sans elle, il est difficile, surtout si ce régime doit comprendre les substances organiques et minérales normales, de faire descendre l'eau au-
dessous de 800 à 900 grammes dans les 24 heures, même en
dehors de toute boisson. C'est là, en effet, la quantité contenue
dans le régime-type de la ration moyenne d'entretien (2ᵉ vol.,
p. 337). Du reste, ainsi que je l'ai exposé dans ce même
volume, en traitant des besoins en eau (pp. 188 et suiv.), et
ainsi que je l'ai rappelé à propos des régimes hydriques, je
considère comme dangereux de faire descendre la quantité
totale d'eau ingérée au-dessous de celle qui peut encore fournir 15 grammes d'urine par kilogramme du poids réel du sujet.
Cette indication conserve toute son importance dans le régime
hypohyhrique, tel qu'on le comprend le plus souvent, c'est-à-
dire dans le régime sec, qui ne comporte que la diminution
des liquides en conservant la ration normale au point de vue
des aliments organiques et minéraux. Dans ces conditions, en
effet, les excreta de ces substances restent normaux ; et, comme
je l'ai dit, ils exigent alors au moins 15 grammes d'urine par
kilogramme pour les dissoudre et assurer leur élimination. Or,
la ration moyenne d'entretien sans liquide ne fournissant que
900 grammes d'eau, soit moins de 15 grammes par kilogramme,
il est impossible que la voie urinaire puisse recevoir les 15 grammes qui lui sont nécessaires. Je considère donc le régime hypohydrique, fait dans ces conditions, pour peu qu'il se prolonge,
comme constituant un danger pour l'organisme.

Mais ce régime, je l'ai dit, ne s'applique pas seulement aux
cas dans lesquels la ration organique reste normale; il trouve
aussi son application dans de nombreux autres, dans lesquels
cette dernière est fortement diminuée. Or, dans ces dernières
conditions, les excreta organiques et surtout minéraux restant

bien au-dessous de leur quantité normale, l'eau qui doit les dissoudre peut aussi être diminuée. L'important, on le conçoit, est que l'eau ne soit diminuée qu'en rapport des excreta à éliminer.

Les excreta organiques, quand les albuminoïdes restent au-dessous des besoins, peuvent descendre facilement à $0^{gr}20$ d'urée par kilogramme au lieu de $0^{gr}30$; et c'est déjà une diminution d'un tiers. De plus, la diminution des excreta minéraux peut être encore plus marquée, surtout en diminuant le chlorure de sodium ajouté aux aliments pendant leur préparation, qui, nous le savons, représente à lui seul presque la moitié des matières salines. Enfin, par la restriction des aliments et notamment de ceux d'origine végétale, tous les sels minéraux sont également diminués. Nous pouvons donc admettre que dans ces conditions, les excreta urinaires peuvent être approximativement abaissés de moitié.

Il est donc probable que l'eau destinée à les éliminer pourrait être sans gros inconvénient diminuée presque dans les mêmes proportions. J'estime donc que dans ces conditions, au lieu d'exiger un minimum de 15 grammes comme avec la ration normale, on pourrait descendre ce minimum à 10 grammes par kilogramme du poids réel ; ce serait donc environ 600 centimètres cubes d'urine pour l'homme de 60 kilogrammes.

Du reste, la suffisance de l'eau ingérée et surtout celle de l'eau urinaire seront indiquées par la *densité* de l'urine. Celle-ci, surveillée avec soin, ne devra pas dépasser 1.030. Le mieux serait qu'elle restât, comme à l'état normal, entre ce dernier chiffre et 1.025. Avec une densité dépassant 1.030, en effet, il est à craindre que l'élimination des produits usés soit incomplète, et aussi que l'urine soit irritante pour les divers organes urinaires.

Dans le régime hypohydrique, quel que soit le but que l'on se soit proposé en le prescrivant, il y aura donc deux points à surveiller : la quantité d'urine émise dans les 24 heures en la rapportant au kilogramme du poids réel, et ensuite sa densité, qui ne devra pas dépasser 1.030.

Il semblerait, d'après ce qui précède, que pour remplir ces deux conditions, la quantité d'eau à ingérer, sous une forme quelconque, ne devrait pas descendre au-dessous de 25 à 20 grammes par kilogramme, étant donné que cette quantité doit suffire à l'évaporation pulmonaire et cutanée, en même temps qu'à la sécrétion urinaire. Dans certains cas, en effet, il en est ainsi. Ces quantités sont même trop faibles, nous le verrons, pendant l'obésité. Mais pour d'autres, il en est autrement ; et l'on peut même descendre au-dessous, comme quantité, le liquide ingéré, tout en voyant l'organisme satisfaire aux deux conditions que je viens d'indiquer. Ces cas sont surtout ceux dans lesquels le régime hypohydrique est prescrit contre l'exagération des liquides de l'organisme, que celle-ci se traduise par de l'œdème ou des épanchements. Dans ces cas, à la condition que les matières salines, et peut-être plus spécialement le chlorure de sodium, soient diminuées, il n'est pas rare de voir les quantités d'urine dépasser 15 centimètres cubes par kilogramme, quoique, sûrement, une partie seulement de ces 15 centimètres cubes provient de l'eau d'alimentation. L'organisme, cherchant à maintenir son milieu intérieur à un titre constant, et ce dernier étant abaissé par le faible apport des matières salines, est alors condamné pour l'élever à éliminer une certaine quantité d'eau qu'il a en excès. Il me paraît probable que ce soit d'abord l'eau du sang et de la lymphe qui soit éliminée. Mais ensuite, les conditions d'exosmo-endosmose, entre le sang et les épanchements ou les œdèmes étant ainsi changées, il est aussi probable que rapidement et même au fur et à mesure que l'eau du milieu intérieur diminue, celui-ci en demande aux épanchements et aux œdèmes.

La clinique, nous le verrons, semble justifier ces hypothèses.

En précisant ainsi les conditions dans lesquelles doit être fait le régime hypohydrique, et en nous reportant à ce que j'ai dit sur le rôle de l'eau (1) et des matières salines (2) dans l'organisme, on peut prévoir que les avantages et les inconvénients de ce régime pourraient être les suivants :

1° De gêner l'absorption en rendant le bol alimentaire plus compact, à moins que ce régime ne soit fait avec des aliments liquides comme le lait, le bouillon, etc;

2° D'élever, au moins momentanément, le titre du milieu intérieur, si la quantité d'eau perdue par l'organisme par les

---

(1) Voir le 2e volume : Ration minérale en général, p. 170 et Quantité d'eau nécessaire à l'organisme, pp. 188 et suiv.

(2) Voir le 2e volume, pp. 248 à 310.

diverses voies, aérienne, cutanée et rénale, dépasse celle reçue ;

3° De ramener le titre du milieu intérieur à son chiffre normal, s'il était descendu au-dessous ;

4° De forcer l'organisme à diminuer ses pertes en eau, lorsque son milieu intérieur est arrivé à son chiffre normal et surtout lorsqu'il tend à le dépasser ;

5° De forcer l'organisme, quand le titre de son milieu intérieur dépasse le normal, à reprendre l'eau qui s'est extravasée dans ses tissus ou qui s'est accumulée dans une de ses séreuses, péritoine, plèvre, péricarde, ou articulaires ;

6° Mais aussi lorsque le milieu intérieur a été élevé à un titre au-dessus du normal, si l'organisme ne trouve pas de réserve en eau dans ses tissus ou dans ses séreuses, le régime hypohydrique aura pour résultat de placer tous les éléments anatomiques dans de mauvaises conditions ;

7° Enfin il rendra l'élimination des produits usés insuffisante ; et, par l'altération du milieu intérieur, il nuira aux échanges exosmo endosmotiques, qui doivent s'opérer normalement entre ce milieu et celui des divers éléments anatomiques, pour assurer les conditions d'existence et de bonne fonction de ces derniers.

Comme on le voit, par ce rapide exposé, si le régime hypohydrique peut rendre des services, il peut aussi être dangereux ; et de là l'importance de bien connaître son mode d'action et de ne le prescrire qu'en s'inspirant de ce dernier ainsi que des conditions propres à chaque cas particulier. C'est en tenant compte, le mieux possible, des données précédentes que je vais examiner les applications que la clinique a déjà faites de ce régime, et indiquer les services qu'elle peut logiquement lui demander.

APPLICATIONS CLINIQUES. — Le régime hypohydrique a été jusqu'à présent appliqué au traitement de *l'obésité, de certaines affections des voies digestives* et de divers *épanchements.* Mais, de plus, je pense qu'il peut rendre aussi des services dans certains cas *d'anémie*; et qu'enfin son action physiologique doit être présente à l'esprit dans certains cas de régime *hypo-organique* et notamment pendant les affections fébriles.

Obésité (1). — J'ai longuement exposé l'application du ré-

(1) Voir l'Alimentation pendant l'obésité (p. 118 de ce volume).

gime hypohydrique au traitement de cette affection dans mon rapport sur l'obésité (1) ; et je me contenterai de résumer ici ce que j'en ai dit dans ce travail.

En 1864, Dancel (2), vétérinaire de l'armée, en partant d'une observation personnelle et d'une autre de son collègue Decroix, était arrivé à cette conclusion que l'eau fait engraisser, que sa privation fait maigrir, et qu'en même temps que le sujet obèse maigrit, il voit disparaître une série de troubles dépendant de cet état Dans ces observations, il s'agissait pour Dancel, d'un cheval qui buvait beaucoup et qui devenu très gras avait perdu son énergie. Or, en ramenant les liquides, de la quantité exagérée qu'il prenait, soit 60 litres, à 15 litres, Dancel avait vu ce cheval maigrir et reprendre sa vigueur.-De son côté, Decroix ayant à donner des soins à un cheval qui restait maigre, malgré une large alimentation, sur les conseils de Dancel, augmenta les liquides pris par cet animal, en mettant de l'eau d'une manière continue à sa disposition ; et dès lors, le cheval acquit de l'embonpoint, si bien qu'en 27 jours, il augmenta de 18 kilogrammes.

Ce sont ces observations cliniques qui servirent de point de départ au traitement de l'obésité conseillé par Dancel, consistant dans la suppression des liquides dans l'alimentation ; et, pour aider cette suppression, il y ajouta l'emploi fréquent des purgatifs salins (3). Dancel cherchait ainsi à diminuer les liquides de l'organisme, d'abord en abaissant leurs apports et ensuite en augmentant leurs dépenses, Or, cette méthode de traitement ayant donné de bons résultats chez certains obèses, elle fut admise, avec plus ou moins de rigueur, par de nombreux auteurs, tels que Harvey (4), Maclaren (5), Ebstein (6),

(1) Rapport sur l'obésité. Congrès français de médecine, Paris 1904, pp. 54 et suiv.

(2) *Bulletin général de thérapeutique*, t. LXVII, p. 44. Comptes rendus de l'Académie des sciences, 1864.

Traité théorique et pratique de l'obésité avec plusieurs observations de guérison de maladies occasionnées par cet état anormal. Paris, 1865.

(3) PROUST et MATHIEU. — *Hygiène de l'obèse*, p. 112.

(4) BANTING. — *A leter on corpulence adressed tho the public*, 1864-1869. Traduction française, 1864-1874.

(5) HARVEY et A. MACLAREN. — *Traincy in theory and pratic*. Londres, 1866.

(6) W. EBSTEIN. — *Die Fettleibigkeit und ihre Behandlung*. Wiesbaden,

Œrtel (1). C. Paul (2 , et dans certains cas, par A. Robin (3).

Or, dans tous ces traitements, leurs auteurs ayant intentionnellement diminué les liquides, et tous ayant signalé des succès, on pouvait être conduit à cette conclusion, que l'eau engraisse, et que sa diminution fait maigrir. Cette opinion tendait donc à être admise par le corps médical, lorsque Debove et Flamant, soumirent la question à l'expérimentation; et après une première expérience (4), qui put laisser quelques doutes parce que ces auteurs s'étaient adressés à une hystérique, ils la renversèrent dans une seconde publiée à peine quelques mois après (5), en établissant d'une manière indiscutable que l'eau par elle-même n'a aucune propriété nutritive.

De nombreux membres de la Société médicale des hôpitaux devant laquelle ces auteurs portèrent la question prirent part à la discussion; et surtout après la première communication, ce fut en général pour élever des doutes sur les conclusions de Debove et Flamant. Mais, je l'ai dit, leurs adversaires durent se montrer plus réservés après la seconde; et, dès lors, malgré la constatation de la diminution du poids des obèses par le régime sec, on dut considérer comme bien démontré : que l'eau n'a par elle-même aucune valeur nutritive ou calorifique; et que, par conséquent, si en la supprimant dans l'alimentation elle fait baisser le poids des obèses, c'est qu'elle a un autre mode d'action. Les faits cliniques mieux

1883 et 1887. (Traduction française. *L'obésité et son traitement*, Paris, 1883).

Sur le traitement de l'obésité. *Verhandt d. Cong. fur. inn med.*, IV, 9 32. Wiesbaden, 1885. — Traitement de l'obésité. *Deutsche med. Woch.* Leipz. in Berlin, 1900.

(1) ŒRTEL. — *Handbuch der Allgemeinen, therapie Ker Kreislangfsslorungen.* Leipzig, 1884. (Traduction française, par Calmettes. Bruxelles, 1886). — Critiques du régime d'Ebstein. Leipzig, 1885.

Traitement de l'obésité. *Thérapeut. Monarch*, 4 et 5, Berlin, 1897.

(2) C. PAUL — Sur le traitement de l'obésité. (*Bulletin et Mémoire de la Société médicale des hôpitaux*, III, 230-242, 1886, Paris).

(3) A. ROBIN. — Influence des boissons sur la nutrition et dans le traitement de l'obésité. *Bulletin et mémoire* Société médicale des hôpitaux, III, 21, 31. Paris, 1886. 22 janv. et Traitement de l'obésité. *Bull. général de thérapeutique*, 1897.

(4) DEBOVE et FLAMANT. — Influence de la quantité d eau sur la nutrition. (Société médicale des hôpitaux, 11 décembre 1885).

(5) DEBOVE et FLAMANT. — Influence de la quantité d'eau ingérée sur la nutrition. (Société médicale des hôpitaux, 26 mars 1886).

interprétés et les faits expérimentaux sont venus depuis confirmer cette conclusion, en établissant que la privation d'eau pendant les repas diminue la quantité des aliments ingérés.

J'ai cité un fait qui ne laisse aucun doute à cet égard (Rapport sur l'obésité déjà cité, p. 58).

Il s'agit d'un confrère, qui, s'étant mis au régime sec pour lutter contre une tendance à l'embonpoint qui l'inquiétait, constata que si, grâce à ce régime, il avait vu réellement cette tendance diminuer, c'est qu'il en était ainsi arrivé à prendre moins d'aliments. Or, voulant vérifier si l'eau n'intervenait pas autrement, il eut l'idée de prendre, en dehors des repas, la quantité d'eau qu'il y joignait avant; et quoiqu'il prît ainsi la même quantité de liquides que pendant là période où il engraissait, son embonpoint n'en continua pas moins à diminuer. Ce fait tendait donc à prouver d'abord que la suppression des liquides diminue la quantité d'aliments ingérés, et ensuite que l'eau n'a aucune valeur nutritive.

Les expériences que j'ai longtemps poursuivies pour étudier cette question m'ont conduit, de la manière la moins discutable, au même résultat (2).

J'ai varié ces expériences. En opérant sur des cobayes dont l'alimentation était exactement dosée, dans quelques-unes de ces expériences, certains animaux étaient alternativement soumis à un régime sec et à un régime comportant l'eau à discrétion.

Dans d'autres cas, une quantité d'eau donnée leur était ingérée par la voie gastrique en une seule fois en dehors des repas pendant une période, tandis que dans d'autres ils n'en recevaient pas, leur alimentation, du reste, restant la même. Pendant ces expériences, les urines ont été mesurées tous les jours; et, comme les aliments ingérés, calculés en calories, elles ont été ramenées au kilogramme de poids. Or, mes conclusions ont été les suivantes :

« 1° Que l'eau, par elle-même, n'a pas de valeur alimen-

---

(1) Rapport sur l'obésité, pp. 59 et suiv.

(2) De l'eau comme aliment. (Société de biologie, 22 octobre 1904, p. 286)

Influence du régime sec sur le poids de l'animal et sur les quantités d'aliments ingérés. (Société de biologie, 29 octobre 1904, p. 325.)

Influence du régime sec sur le poids de l'animal et sur son alimentation.

« taire. Ajoutée à une alimentation qui en contient déjà, la
« quantité correspondante à la ration, elle ne peut à aucun
« titre, augmenter sa valeur nutritive ou calorifique.

« 2° Mais en faisant descendre la quantité d'eau au-dessous
« de celle qui correspond à la ration normale, au moins à par-
« tir d'une diminution de 30 %, cette diminution fait sûre-
« ment baisser le poids de l'animal.

« 3° Cette même diminution fait également baisser d'une
« manière sensible, la quantité d'aliments ingérée.

« 4° Elle diminue, enfin, également la quantité d'urine,
« mais d'une manière relativement peu marquée.

« 5° La perte du poids de l'animal, sous l'influence du ré-
« gime sec, doit donc s'expliquer au moins par ces deux cau-
« ses : la dépense des réserves en liquides de l'organisme, et
« la moindre quantité d'aliments ingérés, condamnant l'ani-
« mal à utiliser ses réserves en corps gras. » (Société de biologie, séance du 26 novembre 1904, p. 455.)

Telles sont les conclusions auxquelles j'étais arrivé après
mes expériences et aussi celles que j'ai données dans mon rapport sur l'obésité (p. 67). Or, étant donné que dans tous les
régimes qui ont été prescrits contre l'obésité, les aliments organiques restaient sensiblement en quantité normale, seule
l'eau étant diminuée, je m'étais élevé contre ce traitement
comme créant un véritable danger pour l'organisme.

« Etant donné, disais-je (Société de biologie, 26 novembre
« 1904), que les liquides sont déjà diminués, d'une manière
« sensible, chez l'obèse, et que cette diminution des liquides
« doit rendre les échanges moins actifs, peut-être même in-
« suffisamment actifs, il me semble que ce ne serait pas sans
« inconvénient que l'on s'adresserait à un régime dont la prin-
« cipale action est de diminuer encore les liquides et par con-
« séquent les échanges. »

Je reste aujourd'hui avec la même conviction. Je considère
le régime sec comme un danger pour l'obèse. Tandis que chez

Deuxième série d'expériences. (Société de biologie, 12 novembre 1904,
p 325.)

Influence du régime sec sur la diurèse. (Société de biologie, 19 novembre
1904, p. 420.)

Conclusions générales des expériences sur le régime sec. Considérations
pratiques. (Société de biologie, 26 novembre 1904, p. 455.)

les sujets normaux ayant de 5 à 10 % de corps gras, l'eau représente environ les 75 à 70 % du poids total, chez les obèses, au deuxième degré l'eau n'est plus que de 60 % ; et dans un degré d'obésité plus avancé, elle peut descendre à 50 %. Il faut tenir compte, d'autre part, que pour beaucoup d'obèses, les excreta sont plus abondants, comme une conséquence forcée de l'exagération des ingesta ; et que, dès lors, il est indispensable que leur organisme reçoive la quantité d'eau qui est nécessaire à l'élimination de ces excreta sinon en excès, du moins normaux,

Il est donc bien vrai que la suppression des liquides pendant le repas conduit à prendre moins d'aliments, ce qui constitue une condition avantageuse pour lutter contre l'obésité ; mais je considère cet avantage comme n'étant obtenu qu'en exposant l'obèse à un véritable danger. Or, comme d'une part, cet avantage ne peut prendre de l'importance qu'en exagérant le danger dans les mêmes proportions ; et que, d'autre part, on peut lutter contre l'obésité par des procédés sans inconvénients, j'estime que le régime sec ne doit jamais être conseillé aux obèses, à moins que les aliments organiques et minéraux ne soient eux-mêmes considérablement diminués. Mais comme la diminution de ces aliments suffit pour combattre l'obésité, je pense qu'il ne peut y avoir aucun avantage à diminuer l'eau. J'ai même insisté sur la nécessité d'en donner au moins la quantité normale. (Voir le Régime de l'obésité, p. 118 de ce volume).

Affections des voies digestives. — Le régime hypohydrique a été appliqué ou peut l'être avec avantage dans les affections suivantes : *dilatation de l'estomac, paresse intestinale, gastroentérite d'origine dyspeptique des enfants, diarrhée et dysenterie chroniques.*

Dilatation de l'estomac (1). — La plupart des régimes dirigés contre cette affection comportent la diminution des liquides. Il en est souvent ainsi même pour ceux qui ne sont composés que par le lait, comme je le fais moi-même au début du traitement de cette affection.

(1) Voir l'Alimentation dans cette affection, pp. 35 et 43 de ce volume.

Dans beaucoup de cas, je ne dépasse pas un litre de lait pendant les premiers jours; et cela sans que l'addition des autres liquides puisse dépasser un autre litre. Ce régime entre donc dans les hypohydriques, surtout quand le malade s'en tient à son litre de lait. Mais les aliments organiques étant également considérablement diminués, il suffit d'une moindre quantité d'eau pour éliminer leurs excréta.

D'autre part, les substances minérales apportées à l'organisme par ce régime étant en quantité inférieure à celles qui sont forcément dépensées, l'organisme, pour maintenir son milieu in'érieur à son titre normal, peut sans inconvénient, au moins pour quelques jours, prendre sur ses réserves de liquides. Toutefois il ne serait pas prudent de continuer pendant plus de 5 à 8 jours cette grande diminution des liquides; et, tout en laissant les substances organiques au-dessous des proportions normales, je conseille de donner assez de liquide pour arriver dans les environs de 15 centimètres cubes d'urine par kilogramme du poids réel du sujet.

On devrait se montrer encore plus réservé sur la diminution des liquides, si les substances organiques étaient demandées à des aliments solides, comme dans le régime conseillé par Huchard (1) dans certains cas de dilatation de l'estomac, correspondant à la dyspepsie des liquides de Chomel. Huchard prescrit, dans ces cas, des potages épais, des viandes rôties, du poisson, des œufs, des légumes et même de la poudre de viande, dont on connaît la valeur nutritive élevée. Or, si avec ce régime, qui est complété par une restriction des liquides, le volume des aliments ingérés est diminué, leur valeur nutritive ne paraît pas l'être; et, dès lors, il me paraît utile de favoriser l'élimination de leurs excreta organiques et minéraux.

La diminution des liquides dans ce régime ne pourrait perdre de ses inconvénients qu'à la condition de diminuer dans la même proportion les aliments organiques et minéraux. Or, je sais par la pratique combien il est difficile de calculer et surtout d'obtenir le maintien de cette proportion de la part du malade. Aussi, tout en accordant que l'on peut traiter cette

---

(1) Du régime sec dans les maladies de l'estomac et principalement dans la dyspepsie des liquides. (*Bulletin général de thérapeutique*, 30 août 1884, p. 145.)

affection en se contentant de diminuer, en même temps, les aliments organiques et les liquides, je ne conseille pas d'y avoir recours. En ce qui me concerne, j'en suis arrivé à la traiter par le régime lacté, d'abord exclusif et ensuite ovo-lacté, auquel je permets d'ajouter après la première semaine, une quantité déterminée de pain. J'ajoute, qu'au début, pour permettre à l'estomac de revenir plus facilement sur lui-même, je donne le lait exclusif en six prises, et qu'ensuite je fais faire au moins quatre repas. (V. l'Alimentation dans la dilatation de l'estomac, pp. 38 et 43 de ce volume.)

Paresse intestinale. — Dans ces affections, le régime hypo-hydrique est d'abord la conséquence du régime lacté, qui leur est souvent opposé. Mais, de plus, il peut y avoir des avanta-ges à laisser les liquides un peu au-dessous de la quantité nor-male, quand le régime lacté et l'ovo-lacté sont remplacés par le régime ordinaire. (V. ce volume, pp. 35 et suiv.),

Gastro-entérite d'origine dyspeptique des enfants (1). — P. Gallois, Abrami et Blairon, sous le nom de *régime sec*, ont conseillé un régime seulement légèrement hypohydrique, mais aussi, fait important, encore davantage hypo-organique.

Pour l'enfant au sevrage, auquel nous pouvons attribuer un poids moyen de 8 à 10 kilogrammes, leur régime contient en-core, en effet, de 350 à 450 grammes d'eau, ce qui fait encore de 40 à 50 grammes d'eau par kilogramme. Cette quantité est sûrement au-dessous de celle que recevrait un enfant de ce poids, s'il était au régime purement lacté. Mais la quantité qu'il en reçoit, avec le régime des auteurs, me paraît encore suffisante pour éliminer les excreta; et cela d'autant mieux que ceux-ci sont fortement diminués. Ce régime est donc hy-pohydrique seulement d'une manière relative. Mais, je l'ai dit, il est en même temps hypoorganique, car l'alimentation que ces auteurs indiquent reste loin comme valeur nutritive de celle que recevrait l'enfant s'il avait sa ration de lait. Un jaune d'œuf, une cuillerée à soupe de « fromage petit suisse « Gervais, 150 grammes de bouillie, trois ou quatre petits gâ- « teaux secs, plus 100 à 200 grammes de boisson, eau où lait »,

____

(1) Régime sec dans les gastro entérites d'origine dyspeptique des enfants. (Société de thérapeutique, 25 octobre 1905, et *Bulletin général de thérapeu-tique*, t. II, p. 699.)

ne donnent guère que 8 à 10 grammes d'albuminoïdes et un maximum de 300 calories; tandis que la ration de ce même enfant en lait de femme arriverait dans les environs de 15 gr. d'albuminoïdes, et en lait de vache à 25 ou 30 gr. d'albuminoïdes, et pour les deux laits de 400 à 500 calories.

Ce régime fait donc baisser les aliments organiques en même temps que les liquides; et il est probable que c'est à ces deux diminutions que sont dus les succès obtenus par les auteurs. (V. ce même volume, p. 96.)

Diarrhées et dysenteries chroniques. — Les régimes donnés dans ces affections, surtout au début de leur traitement, comportent toujours une diminution des liquides, et il en est ainsi même avec le régime lacté. Tel que je l'ai fait connaître depuis longtemps (1), le traitement de ces affections comprend au début une alimentation purement lactée et ne dépassant pas un litre et demi de lait.

L'eau mise à la disposition de l'organisme dans ces conditions n'arrive guère qu'à 20 grammes par kilogramme, quantité qui serait sûrement insuffisante avec une ration organique normale. Mais elle peut être suffisante, au moins pendant quelques jours, vu la grande diminution des aliments organiques et minéraux.

De plus, dans ces conditions, une partie de l'eau urinaire est sûrement empruntée à l'organisme. Avec 1 litre et demi de lait à 2 litres, quoique les malades eussent encore plusieurs selles par jour, ils rendaient encore cependant de 1.000 à 1.200 grammes d'urine; et, après les purgatifs du début, les selles étant ramenées à une ou deux par jour, cette quantité arrivait entre 1.200 et 1.400 grammes. (*Bulletin général de thérapeutique*, 15 mars 1881, p. 213). Or, même avec 2 litres de lait, la quantité d'eau alimentaire n'étant guère que de 1.700 grammes, soit moins de 30 grammes par kilogramme, la sécrétion urinaire ne pouvait atteindre 1.200 grammes en moyenne qu'avec un appoint fourni par l'organisme. Il ne reste, en effet, que 500 grammes pour faire face aux dépenses, de l'évaporation pulmonaire et de l'évaporation cutanée, dont les besoins, on le sait, sont beaucoup plus élevés. Du reste,

(1) 1881. Du régime lacté et du régime mixte gradué dans la diarrhée et la dysenterie chroniques. (Société clinique des hôpitaux et *Bulletin général de thérapeutique*, 15 mars 1881.)

cette diminution de l'eau de l'organisme peut s'expliquer facilement par la faiblesse de la ration minérale du régime lacté. Les deux litres de lait ne donnent que 12 à 14 grammes environ de matières salines, soit $0^{gr}20$ par kilogramme; et nous savons que la ration normale en y comprenant le chlorure de sodium, arrive dans les environs du double. L'organisme pour conserver à son milieu son titre physiologique, est forcé de diminuer son eau.

Le régime lacté ne dépassant pas 2 litres de lait doit donc être considéré, au moins au point de vue pratique, comme un régime hypohydrique pour l'adulte moyen, puisqu'il conduit à diminuer l'eau de l'organisme; et il peut ainsi rendre de réels services dans les affections dont je m'occupe. Souvent, en effet, surtout dans les cas chroniques, ces affections sont compliquées d'œdème des membres inférieurs; dans les cas plus anciens, il peut même y avoir de l'anasarque. Or, le régime hypohydrique remédie très heureusement à ces états. Ce résultat précède même souvent l'amélioration du tube digestif.

La diarrhée et la dysenterie chroniques constituent donc, au moins au début de leur traitement, des indications pour le régime hypohydrique, quand ces affections sont accompagnées par des œdèmes. Mais, en outre, quel que soit le régime, il me paraît probable que la diminution de l'eau alimentaire doit aider à donner de la consistance aux selles et peut aussi diminuer leur nombre. Le régime hypohydrique, dans ces cas, se confond avec le régime hyposalin dont je traiterai bientôt.

Œdèmes, anasarque et *épanchements.* — Le traitement de ces symptômes par la *réduction des liquides,* correspondant exactement au régime hypohydrique, a paru assez important pour que les organisateurs de la section de diététique, pour le Congrès international de physiothérapie, en aient fait l'objet d'un rapport, qui fut confié au professeur Groedel, de Bade-Nauheim et au Dr Fiessinger.

Le sujet choisi avait pour titre : *Traitement des hydropisies par la réduction des liquides.*

(1) FIESSINGER. — *Cure de réduction des liquides dans les affections hydropiques.* Rapport au IIIe Congrès international de physiothérapie, section de diététique, p. 474, et compte rendu, p. 1037.

(2) Traitement des hydropisies par la réduction des liquides, par le pro-

Dans son rapport, du plus haut intérêt, surtout pour la question qui nous occupe, Fiessinger, après avoir montré les dangers de l'exagération des liquides, aussi bien à l'état normal qu'à l'état pathologique, indique les affections « justiciables du régime de réduction », et il considère les *maladies rénales* et *cardiaques* comme étant celles auxquelles il correspond plus spécialement. L'élément inflammatoire lui paraît être une condition importante pour diminuer les effets de ce régime ; et il cite notamment à cet égard : la *pleurésie*, la *cirrhose du foie* et les *péritonites tuberculeuses ascitiques*. On verra que j'ai quelques réserves à présenter à cet égard pour les deux premières de ces affections.

Fiessinger expose ensuite la technique suivie par Huchard et par lui ; il montre les résultats de cette méthode ; et enfin, il indique les causes de ses insuccès et ses inconvénients.

De son côté, d'après la note que résume son excellent rapport sur la même question, le professeur Groedel voit surtout dans la réduction des liquides un moyen d'alléger le travail du cœur et d'améliorer en même temps la circulation sanguine et la lymphatique. Il croit cette réduction peu efficace quand il y a des transsudats, et dans la cirrhose hépatique. Elle serait même dangereuse dans les affections relevant de la diathèse urique. Mais, au contraire, il lui reconnaît une grande utilité dans la néphrite interstitielle et surtout dans l'hydropisie latente. Enfin elle rendrait des services comme moyen préventif pour éviter la rétention hydrique.

En somme, les conclusions de ces deux rapports se rapprochent beaucoup les unes des autres Leurs deux auteurs reconnaissent l'utilité de la réduction des liquides surtout dans les œdèmes cardiaques et rénaux ; et tous les deux la considèrent comme peu efficace dans les cirrhoses hépatiques et dans les affections inflammatoires (Fiessinger) ou à transsudats (Groedel). J'ai déjà fait des réserves pour Fiessinger, et je les renouvelle pour Groedel. Je les expliquerai bientôt en ce qui concerne la pleurésie et certaines cirrhoses hépatiques.

J'ai déjà indiqué, en parlant de la diarrhée et de la dysenterie

fesseur Groedel (de Bad.-Nauheim). Rapports au Congrès international de physiothérapie de Paris, section de diététique, 1910, pp. 488 et 500. Voir aussi le compte rendu du Congrès, p. 1038.

chroniques, que le régime lacté ne dépassant pas 2 litres, et constituant, par conséquent, au moins d'une manière relative, un régime hypohydrique peut rendre des services dans les œdèmes et l'anasarque, qui parfois se montrent dans ces affections. Or, nous allons le voir, j'ai pu constater ces mêmes heureux résultats du régime lacté, donné dans les mêmes proportions, dans des épanchements.

Mes observations portent surtout sur les épanchements de la *plèvre ;* mais j'en ai aussi quelques-unes pour ceux du *péricarde* et pour ceux du *péritoine*.

Pleurésie. — Au commencement de 1887, frappé de la résistance de certains épanchements pleurétiques aux divers diurétiques et aux vésicatoires, les deux principaux moyens qui constituaient en grande partie, à l'époque, la thérapeutique de ces épanchements, et inspiré par les succès que Jaccoud avait fait connaître il y avait déjà quelques années en utilisant le régime lacté (1), j'eus l'idée de soumettre mes pleurétiques à ce même régime, dont j'avais pu, du reste, apprécier les nombreux avantages dans d'autres affections et à la direction duquel j'étais habitué.

Pour le premier cas, suivant l'exemple de Siredey (2) et le conseil de Jaccoud, je ne donnais le régime lacté qu'après la chute de la fièvre, et je portais la quantité rapidement à 3 litres. Jaccoud en conseille de 3 à 4 litres dans les vingt-quatre heures (3). Mais, presque aussitôt, en tenant compte de ce que j'avais observé dans le traitement des affections chroniques de l'intestin, je fis descendre cette quantité à 1 litre ou 1 litre et demi, sans dépasser 2 litres (4). Or, mes résultats furent des plus satisfaisants. Du mois de février au mois d'octobre 1887, je traitai ainsi vingt-un cas de pleurésie, et toujours avec le même succès. Dix-sept de ces cas, entrés dans mon service jusqu'en août 1887 ont été publiés dans la thèse de Clouard. Or, ainsi qu'il résulte de ses observations en com-

---

(1) Jaccoud. — *Leçons de clinique médicale faites à l'hôpital Lariboisière,* p. 822. Adrien Delahaye, Paris, 1873.

(2) Siredez. — *Journal de médecine et de chirurgie pratiques.*

(3) Jaccoud. — *Clinique de Lariboisière,* 1873, p. 830, et *Clinique de la Pitié,* 1884.

(4) 1888, Clouard. — Traitement de la pleurésie franche aiguë par la diète lactée. Thèse de Paris, 1888. (Thèse contenant mes observations.)

mençant le régime lacté après la chute de la fièvre, la disparition complète de l'épanchement a exigé environ quinze jours de ce régime, avec un maximum de durée de vingt-deux jours et un minimum de dix jours.

L'efficacité du régime lacté ressortait donc déjà d'une manière indiscutable de ces premières observations Jusque là, je l'ai dit, en m'inspirant de la pratique de Jaccoud, je n'avais commencé le régime lacté qu'après la chute de la fièvre. Mais, dès le commencement de 1888, encouragé par mes succès antérieurs, j'en suis venu à donner le régime lacté dès le début de l'affection, soit pendant la période fébrile, et avec des résultats encore plus satisfaisants, que j'ai fait connaître en 1888, dans une communication faite à la Société de médecine de Toulouse (1).

Ainsi, dès cette époque, tout en ayant adopté les idées de Jaccoud sur le traitement de la pleurésie par le régime lacté, la pratique a laquelle j'étais arrivé différait par deux points de celle de ce maître ; le premier en ce que je donnais le lait, *même pendant la période fébrile*, et le second, qui nous intéresse tout particulièrement ici, est que de même que dans le traitement des affections chroniques de l'intestin, je le donnais *en quantité insuffisante*, arrivant ainsi à un régime *hypohydrique* (2).

Depuis, du reste, ma pratique n'a pas changé. J'ai cru même devoir revenir sur cette question devant la Société de médecine de Toulouse, en 1897, en citant de nouveaux faits, qui étaient venus confirmer les premiers (3) ; et qui ont été utilisés par Turpin pour sa thèse inaugurale (4). Or, ainsi que je le faisais ressortir dans ce travail, le régime lacté donné à une dose d'un litre environ *pendant la fièvre* et ne dépassant

(1) Du traitement de la pleurésie aiguë par le régime lacté. Société de médecine de Toulouse. Travail publié par la *Revue médicale de Toulouse*, novembre et décembre 1888, pp. 314 et 340.

(2) Ce régime est forcément en même temps hypochloruré. C'est même peut-être là son principal mode d'action. Il est, du reste, difficile de faire du régime insuffisant sans faire de l'hypochloruration. Je reviendrai, du reste, bientôt sur cette question.

(3) Traitement de la pleurésie séro-fibrineuse par le régime lacté. Société de médecine de Toulouse, 21 juin 1897. *Bulletin* de cette Société, année 1897, p. 157.

(4) Turpin. — Contribution à l'étude du traitement de la pleurésie séro-fibrineuse par le régime lacté exclusif. Thèse de Toulouse, 1897.

pas 2 litres ensuite, non seulement était sans inconvénient, mais même diminuait la durée de l'affection, puisque en procédant ainsi, le temps exigé pour voir l'épanchement disparaître n'avait été que de onze jours, tandis qu'en attendant la période apyrétique, cette durée, outre la période fébrile, avait donné une moyenne, d'après Clouard, de quatorze jours et demi.

En terminant ce travail, je faisais même observer qu'au moins un certain nombre des pleurésies séro-fibrineuses que j'avais traitées devaient être tuberculeuses ; et que, cependant, je les avais vues disparaître d'une manière complète ; et je puis ajouter définitive, puisque je vois encore de ces malades qui ont été traités il y a plus de vingt ans, sans qu'aucun retour ne se soit produit. Aussi, avais je été conduit à cette hypothèse, qu'il est possible que le régime lacté donne lieu à l'élaboration d'un produit ayant une action antiseptique quelconque sur le bacille de Koch.

La comparaison des quantités d'urine émises par les malades avec les quantités de lait qu'ils prenaient ne laisse également ment aucun doute sur ce point, que l'eau alimentaire seule était insuffisante pour produire l'eau urinaire ; et que, par conséquent, cette dernière provenait en partie de celle de l'organisme. Je reproduis, en effet, les chiffres donnés par Clouard, d'après mes observations.

OBSERVATION IX				OBSERVATION XIII			
DATES 1887	QUANTITÉ de lait dans les 24 heures	Quantité d'urine dans les 24 heures	Densité	DATES 1887	QUANTITÉ de lait dans les 24 heures	Quantité d'urine dans les 24 heures	Densité
15 juin	pas de lait	800		22 juin	pas de lait	600	1.024
16	pas de lait	825		23 —	pas de lait	900	1.017
17 —	2 litr. de lait	725		24 —	1^{lit}1/2 de lait	930	1.020
18 —	id.	1.550	1.011	25 —	id.	880	1.013
19 —	id.	1.400	1.010	26 —	id.	1.200	1.016
20 —	id.	1.300	1.013	27 —	id.	1.500	1.014
21 —	id.	1.350	1.013	28 —	id.	1.300	1.014
22 —	id.	2.100	1.013	29 —	id.	1.450	1.013
23 —	id.	2.000	1.009	30 —	id.	1.300	1.015
24 —	id.	2.000	1.010				

Ainsi, comme on le voit dans l'observation IX, dès le 18 juin, quoique le malade ne prît que 2 litres de lait, soit approximativement 1.750 centimètres cubes d'eau, il rendait pendant les premiers jours déjà de 1.500 à 1 400 centimètres cubes d'eau urinaire; et à partir du 22, cette eau s'élevait à 2.000 centimètres cubes, dépassant ainsi celle qui était ingérée.

Le même fait se retrouve dans l'observation XIII. Quoique le malade ne reçût que 1.350 centimètres cubes d'eau avec le lait, son eau urinaire arrivait, deux jours après, à 1.200 centimètres cubes, et même à une moyenne de 1.375 centimètres cubes dans les quatre jours suivants.

Or, à l'eau éliminée par la voie rénale, il faut ajouter celle éliminée par la peau et la surface pulmonaire.

Ces faits, je le répète, ne laissent aucun doute sur ce point, que, dans ces conditions, l'eau urinaire provenait sûrement en partie de l'eau de l'organisme; et comme l'examen de la poitrine faisait constater en même temps la diminution de l'épanchement, on est en droit de conclure qu'une partie de l'eau urinaire provenait de ce dernier.

Je dois ajouter que depuis la publication de ce dernier travail, en 1897, je n'ai rien eu à changer à ma pratique. Je traite les pleurésies séro-fibrineuses par le *régime lacté exclusif et insuffisant,* en le commençant dès que je vois le malade, qu'il y ait ou non de la fièvre. Ce régime ainsi appliqué donne des résultats tels qu'il rend la ponction très rare. Je vois, en ce moment même, un enfant de 12 ans (1), atteint d'un épanchement pleurétique droit, qui, dès le second jour, arrivait jusqu'à la partie moyenne de la fosse sous-épineuse. Le pouls était à 120 et la respiration entre 35 et 40 avec 39'5, comme température axillaire le matin.

En présence de cet état, vu l'importance de l'épanchement, la rapidité de sa formation et la gêne de la respiration, je me tiens prêt à pratiquer la ponction. Mais le régime lacté exclusif à 3/4 de litres de lait m'en a dispensé. Le quatrième jour, le pouls est tombé à 90, la fièvre à 36°6 le matin et à 37' le soir,

---

(1) Ces lignes ont été écrites en juillet 1910; et je puis ajouter que l'enfant a guéri dans une dizaine de jours, et que jusqu'à présent, novembre 1911, sa santé n'a rien laissé à désirer. Les frottements avaient disparu un mois après le début.

la respiration à 24; et l'examen de la poitrine a montré que déjà l'épanchement est résorbé en grande partie. La matité n'existe plus qu'à la base; et les frottements s'entendent presque jusqu'au-dessous de l'épine de l'omoplate.

Je suis donc arrivé, et cela je le rappelle depuis 1887, à considérer le régime lacté exclusif et insuffisant. non-seulement comme le traitement de choix de la pleurésie séro-fibrineuse, mais même comme celui qui prouve le mieux l'utilité de notre intervention dans le traitement de cette affection. Du reste, je suis heureux de constater que cette pratique s'est largement répandue.

« Le régime diététique, dit Sicard (1), consistera surtout dans une alimentation à peu près *exclusivement et abondamment lactée*, qui a le double mérite de pousser à la diurèse et *d'être très peu chloruré*. »

Et quelques lignes plus loin, il ajoute : « *Le lait est donc l'aliment de choix*, ou encore le képhir, les fromages à la crème, le Yohourt. »

Il est vrai que Sicard ne parle ici du lait que comme aliment; mais comme au point de vue du traitement il insiste peu sur la médication interne, se contentant d'indiquer les produits salicylés, la quinine et la théobromine, on peut en inférer que, pour lui, le régime lacté est une partie importante du traitement, et ce qui tend à le prouver, c'est que c'est la seule indication qu'il ait soulignée.

Déjà, du reste, dès 1898, Netter en rédigeant la pleurésie séro-fibrineuse du *Traité des maladies de l'enfance* (2), commençait ainsi le traitement de cette affection : « *La pleurésie* « *séro-fibrineuse est justiciable d'un traitement médical*, qui « consistera tout d'abord dans le *repos au lit avec usage ex-* « *clusif du lait*. »

Comme on le voit, pour Netter, le régime lacté exclusif n'est plus seulement un aliment; il fait partie du traitement médical.

Pour Netter et pour Sicard, le régime doit être exclusive-

(1) Article : Pleurésie, du *Traité de la pratique médico-chirurgicale*, de Brissaud, Pinard et Reclus, t. V, p. 429.

(2) *Traité des maladies de l'enfance*, de Grancher, Comby et Marfan, t. IV, p. 334.

ment lacté, et c'est là un point capital. Mais à cette première condition, j'en ai ajouté une autre et j'y insiste de nouveau. J'estime que le régime lacté doit être donné même au début, en quantité telle qu'il soit insuffisant aux trois points de vue suivants : insuffisant comme aliments organiques, insuffisant comme matières salines et insuffisant au point de vue de l'eau, soit hypohydrique. L'insuffisance de la matière organique favorise la combustion des déchets organiques incomplétement oxydés formés avant ou au début de la maladie; l'insuffisance des matières salines, surtout en chlorures, exagère la diurèse parce que l'organisme tend à conserver son titre physiologique, et enfin l'insuffisance de l'eau favorise la résorption des œdèmes et des épanchements.

Je regrette donc de me trouver en divergence d'opinion avec Fiessinger en ce qui concerne la réduction des liquides pour la *pleurésie* et même pour la période fébrile. Il craint cette réduction à cause de la fièvre, et il en fait même une règle générale : « Lorsqu'une maladie hydropique est d'ordre inflam-
« matoire, les résultats (ceux du régime de réduction) sont
« nuls ou à peu près.

« C'est ainsi que dans la *pleurésie*, la *cirrhose du foie* et
« les *péritonites tuberculeuses ascitiques*, on aura beau ré-
« duire l'apport des boissons, un appel des liquides est dirigé
« vers les séreuses enflammées. Réduirait-on les boissons, au-
« cune amélioration n'est constatée. »

Les faits que j'ai publiés et ceux que j'ai observés depuis, ne me laissent, au contraire, aucun doute sur l'efficacité de cette réduction de liquide *faite avec le lait exclusif;* et je ne puis qu'inviter mon distingué collègue à l'essayer de nouveau. J'ai vu ses succès si constants que je serais fort étonné qu'ils ne couronnassent pas ses tentatives.

Je crains aussi que Groedel, en parlant de transsudats, n'ait visé les affection fébriles; et s'il en est ainsi, je ne puis que renouveler, pour l'appel à la pratique, ce que je viens de faire pour Fiessinger.

Pendant la période fébrile, il faudra s'inspirer de la température du malade, en suivant les indications que j'ai données d'une manière générale pour toutes les maladies fébriles. (Voir ce volume, page 207.)

La quantité de lait à donner sera divisée en six prises,

espacées de trois heures et en commençant à 6 heures du matin. Autant que possible, le régime lacté restera exclusif, jusqu'à la disparition de l'épanchement. Si la soif était vive, surtout sous l'influence de la fièvre, on pourrait tolérer une décoction végétale; mais en fixant la quantité permise, de telle manière que l'eau alimentaire reste encore sensiblement au-dessous de la normale.

L'épanchement disparu et lorsque les frottements seront entendus jusqu'à la base, on pourra remplacer le régime lacté pur par l'ovo-lacté et ensuite par le régime ordinaire, en suivant les indications que j'ai données à cet égard.

De tout ce qui précède, je conclus donc :

1° Que je considère le régime lacté, à la condition qu'il soit insuffisant, comme le meilleur traitement au moins de la plupart des pleurésies séro-fibrinneuses ;

2° Que ce traitement peut et doit être commencé le plus tôt possible, même pendant la période fébrile ;

3° Que le succès du lait donné dans ces conditions me paraît tenir en même temps à l'hypochloruration et à la diminution des liquides.

Péricardites avec épanchement. — Les épanchements péricardiques relèvent aussi du régime hypohydrique ; et, de nouveau, du régime *lacté exclusif insuffisant,* comme remplissant le mieux les conditions du régime hypohydrique. Tout ce que j'ai dit de l'épanchement pleurétique séro-fibrineux, s'applique aux épanchements péricardiques. Le mode d'emploi du lait est le même ; et il en est également ainsi de son mode d'action. Aussi, j'insiste de nouveau pour qu'il soit donné fortement insuffisant au début ; et, de même que pour la pleurésie, qu'il soit commencé le plus tôt possible.

Sa direction sera la même aussi bien pendant la période lactée exclusive que pendant celles qui lui succéderont.

Ascite. — Un certain nombre d'épanchements péritonéaux se trouvent également bien du régime hypohydrique, surtout quand ce dernier est fait par le régime lacté, et en suivant les indications que j'ai données à propos des épanchements pleurétiques. J'en ai obtenu d'excellents résultats dans les ascites dues aux affections cardiaques, à la cirrhose atrophique et surtout dans certains cas de cirrhose biliaire avec ascite Je pourrais en donner plusieurs cas des plus concluants. Mais je cite le suivant, dont le résultat me surprit moi-même, quoique ayant déjà constaté plusieurs fois l'heureuse influence de ce régime.

Appelé à remplacer un confrère pour faire une ponction dans un cas d'ascite consécutive à une cirrhose biliaire (1), je tentai le régime lacté insuffisant avant de pratiquer la ponction. Or, grâce au régime lacté exclusif insuffisant (3/4 de litre pour un adulte de 60 kilogrammes), après quatre ou cinq jours seulement, le résultat fut tel que je renonçai à la ponction ; la suite, du resté, me donna raison. L'ascite disparut ; le foie diminua considérablement de volume ; et le malade reprit son teint naturel.

Cette observation remonte maintenant à dix ans ; je revois le malade de temps en temps dans la rue ; son ascite ne s'est plus reproduite ; et lorsque la teinte ictérique tend à reparaître, il se remet au régime lacté exclusif à 1 litre pendant une semaine ; et ce court régime lui suffit pour le faire revenir à son état normal. Le malade a dépassé maintenant 70 ans ; et il se maintient ainsi dans cet état relatif de bonne santé, je le répète. depuis plus de dix ans.

J'ai vu d'autres cas semblables et avoir des résultats tout aussi durables pour la même affection. Je pense donc que l'opinion émise par Fiessinger, au moins pour certaines ascites d'origine hépatique est peut-être trop exclusive.

Finsen a, du reste, publié en 1894 (2), sa propre observation. Atteint d'ascite consécutive à une affection congénitale du cœur. et, en plus, à un kyste hydatique du foie, il eut l'idée de se mettre au régime sec dans lequel, d'après l'analyse de son travail. les liquides étaient ramenés à 400 grammes. Or, sous l'influence de ce régime, l'urine s'éleva de 800 centimètres cubes à 1.110 et 1.200 centimètres cubes du troisième au cinquième jour. En même temps disparurent la plupart des autres symptômes qui tourmentaient le malade.

---

(1) Lé foie descendait jusqu'à l'ombilic. Teinte ictérique des plus marquées et cependant ascite considérable donnant un périmètre abdominal de 0m95 pour une taille de 1m58. Œdème des membres inférieurs.

(2) FINSEN. — *Unges kref for Laeger*, nos 38 et 39. (*Times and register*, 1895, n° 9, pp. 178 et 179).

Analysé dans le *Bulletin général de thérapeutique*, 1895, t. II, p. 377.

« Pour vérifier par l'expérience l'action du régime sec sur
« l'ascite, il la reproduisit artificiellement dans l'espace de dix
« jours, et réussit, par le régime approprié, à s'en débarras-
« ser, dans le même laps de temps. »

L'influence du régime adopté par Finsen ne saurait être
niée, surtout après la contre-épreuve qu'il a faite; mais je
pense que les 400 grammes de liquide dont parle l'analyse représentent les boissons, ou au moins sans y comprendre l'eau
faisant partie de la composition des aliments. Il me paraît, en
effet, fort difficile de faire descendre aussi bas l'eau alimentaire. En outre, je m'expliquerai difficilement que par le régime hypohydrique seul, il ait vu la diurèse augmenter d'une
manière aussi marquée. Je pense que Finsen avait dû rendre
en même temps son régime hyposalin; et ainsi s'expliquerait
la diurèse, tandis que le caractère hypohydrique de son régime expliquerait la résorption de son ascite.

Affections fébriles. — Enfin, je fais remarquer à l'égard de
ces affections que le régime que j'ai indiqué comme leur con-
venant est presque toujours hypohydrique (voir ce volume,
page 207) Mais il ne l'est que d'une manière relative, et si on
le compare à la ration normale. Il ne l'est plus, si on établit
une proportion entre l'eau alimentaire et les substances organiques et minérales, prises en même temps par ces malades.
L'eau ingérée reste suffisante pour éliminer les excreta de ces
dernières substances. Néanmoins, j'ai insisté et je reviens
sur la nécessité de ne pas trop restreindre la quantité d'eau
dans ces affections, les excreta organiques pouvant souvent
être augmentés sous leur influence.

En résumé, la quantité d'eau donnée dans les affections fébriles peut bien rester au-dessous des 35 grammes par kilogramme, qui correspondent à nos besoins à l'état normal; mais
cette diminution doit rester dans des limites telles que la
diurèse autant que possible ne descende guère au-dessous de
15 centimètres cubes par kilogramme du poids réel du sujet.

Résumé et conclusions du régime hypohydrique.

1° Le régime hypohydrique bien dirigé peut rendre des services dans de nombreuses affections.

2° Ses applications doivent prendre pour base les besoins

en eau à l'état normal, en tenant compte du poids, de l'âge et des autres conditions dans lesquelles vit le sujet.

3° Dans le plus grand nombre de ses applications, son action se combine forcément avec celle du régime hyposalin. L'organisme a sûrement besoin d'une quantité donnée d'eau; mais une des conditions les plus importantes qui fixent cette quantité est l'isotonie de son milieu, qui dépend en même temps de la quantité des matières salines.

Cette double action se manifeste nettement dans la résorption des œdèmes et des divers épanchements.

4° Le procédé le plus sûr et le plus commode pour établir la réduction des liquides est le régime lacté. C'est lui qui permet de calculer le plus facilement les quantités de substances organiques et celles des matières minérales que l'on veut donner en même temps que celles de l'eau.

RÉGIME HYPERHYDRIQUE

Définition. — Le régime hyperhydrique est essentiellement constitué par l'introduction dans la ration d'une quantité d'eau dépassant sensiblement ses besoins normaux en tenant compte de toutes les conditions qui peuvent les faire varier.

Toutefois j'estime que pour qu'on puisse considérer un régime comme hyperhydrique, il faut que cette augmentation se prolonge pendant un certain temps, soit au moins une semaine, et, de plus, que la quantité moyenne de cette période dépasse environ d'un cinquième, celle qui correspondrait aux besoins normaux du sujet en tenant compte des conditions dans lesquelles il est placé.

D'autre part, de même que le régime hypohydrique, l'hyperhydrique peut n'être que relatif. Tels seraient les cas dans lesquels la quantité d'eau totale ingérée ne dépasserait pas la moyenne normale, tout en dépassant les besoins. Enfin, telle que je la comprends, l'hyperhydrie comporte une augmentation de l'eau au-dessus des besoins, mais, condition capitale, sans une augmentation correspondante des matières salines, ce qui a lieu, par exemple, dans les injections sous-cutanées, de sérum physiologique. Dans ce dernier cas, il y a bien augmentation de l'eau, mais aussi augmentation proportionnelle de chlorure de sodium, si bien que le titre du milieu intérieur n'est pas modifié. Or, le caractère essentiel du régime hyperhydrique est d'abaisser ce dernier. Tel que je le comprends, *il n'est hyperhydrique qu'à cette condition.*

Ce régime n'a de nouveau que le nom. Il a été, en effet, mis en pratique dès les débuts de la médecine. Son origine se confond avec celle des tisanes, surtout étant donnée la largeur avec laquelle on les prescrivait autrefois. La quantité prescrite arrivait toujours au moins à 1 litre et atteignait souvent 2 litres dans les 24 heures ; et ces quantités étaient prises consciencieusement par les malades, parce que ces tisanes représentaient non plus seulement un accessoire du traitement, comme aujourd'hui, mais au contraire, sa principale partie. Or, nous allons le voir, absorber ces quantités d'infusions ou de décoctions végétales, c'est faire d'une manière incontestable du régime hyperhydrique et même le faire dans d'excellentes conditions.

On fait encore du régime hyperhydrique dans certaines stations thermales à faible minéralisation, quand les quantités ingérées ajoutées à l'eau prise avec l'alimentation dépassent les besoins.

Dans quelques-unes de ces stations, le corps médical est devenu plus réservé sur les quantités, mais il n'est pas rare de voir les malades, en dehors de ses indications, dépasser 1 litre. Ces eaux, en outre, sont presque toujours prises à jeun ou au moins avant le repas de midi, et nous verrons que c'est là une condition qui augmente certaines de leurs actions.

Enfin certaines habitudes, et non des moins répandues, conduisent également à ce même régime. Je puis citer l'usage des apéritifs tels qu'on les prend souvent, c'est-à-dire largement étendus d'eau, comme pour l'absinthe ; l'usage de la bière prise en dehors des repas, et notamment la bière légère. Il en est de même, du reste, du cidre pris dans les mêmes conditions. Je puis rapprocher aussi de ces usages celui des solutions alcooliques étendues, des grogs et autres, dont on abuse dans les pays chauds.

Comme on le voit, soit dans un but thérapeutique soit par suite de certaines habitudes, les cas dans lesquels notre régime peut devenir hyperhydrique sont fréquents.

Or, ainsi que je vais essayer de le montrer, l'exagération de l'eau dans notre ration est loin d'être indifférente. Elle exerce une action, parfois importante, sur *l'alimentation,* sur *la nu-*

trition, sur *la richesse sanguine*, sur *la diurèse* et sur *la diaphorèse*.

Toutes ces actions, du reste, peuvent devenir, selon les cas, ou des inconvénients ou des moyens thérapeutiques. De là l'importance d'abord de bien connaître ces modes d'action, et ensuite de préciser les conditions dans lesquelles ces actions acquièrent la plus grande activité.

Influence sur l'alimentation. — Mes expériences sur l'eau distillée et sur les eaux minérales à faible minéralisation m'ont fait constater ce fait intéressant, qu'au moins chez le lapin l'ingestion par la voie gastrique d'une quantité d'une de ces eaux, dans les proportions de 20 à 30 grammes par kilogramme d'animal, diminue la quantité d'aliments prise par ces animaux. Cette diminution des aliments m'a d'abord été prouvée par l'augmentation des restes de ces aliments, la quantité donnée restant la même. Mais, de plus, je l'ai retrouvée en calculant l'eau contenue dans les aliments qui avaient été ingérés, et enfin, fait important, en calculant les azotés de ces mêmes aliments.

Ces faits ressortent nettement des expériences faites avec l'eau de Capvern (1) et de celles faites avec l'eau d'Evian (2). Je donne ci-après deux tableaux qui l'établissent pour l'eau et pour l'azote alimentaire. Dans ce tableau, les quantités ont toutes été rapportées au kilogramme d'animal et à 24 heures.

CONDITIONS DE L'EXPÉRIENCE	EAU alimentaire cent. cubes	EAU totale ingérée cent. cubes	Quantités d'urine cent. cubes	RAPPORT de l'urine à l'eau ingérée	ACCROISSEMENT par jour en grammes
Régime ordinaire........	114	114	26	23 %	17/60
Eau distillée à 30ᵍ par kil	103	127	35	27 %	9/4
Eau d'Evian à 3) et 40ᵍ par kilog............	97	130	48	36 %	6/60

(1) BONNEMAISON. — *Considérations sur les cures de diurèse par les eaux de Capvern.* Thèse de Toulouse, 1907.

(2) ARNAUD et MAUREL. — *Recherches expérimentales sur l'eau d'Evian (Source Cachat).* Congrès français de médecine de Genève, 1908. Comptes rendus, p. 272.

Comme on le voit, pendant que l'animal était au régime ordinaire, il prenait une quantité d'aliments contenant 114 gr. d'eau, tandis que lorsqu'on lui ingérait 30 centimètres cubes d'eau distillée par la voie gastrique, les aliments étaient diminués, puisque la quantité qu'il en prenait ne contenait que 103 grammes d'eau au lieu de 114; et enfin, quand on lui ingérait 30 centimètres ou 40 centimètres cubes d'eau d'Evian, les aliments pris par l'animal étaient encore en moindre quantité, puisqu'ils ne contenaient que 97 centimètres cubes d'eau. Or, pour le lapin, ajouter à son eau alimentaire, qui presque toujours lui suffit, 30 ou 40 centimètres cubes d'eau distillée ou de l'eau d'Evian, c'est bien le soumettre à un régime hyperhydrique. Ces quantités arriveraient, pour l'homme moyen, à une augmentation dans les environs de 2 litres.

Ces résultats, qui, du reste, ont été les mêmes avec l'eau de Capvern, conduisent donc à cette conclusion que le régime hyperhydrique, de même que l'hypohydrique, mais par un autre procédé, diminue l'alimentation.

L'examen des aliments, évalués d'après leur valeur en substances albuminoïdes conduit aux mêmes conclusions, ainsi qu'il ressort du tableau suivant, dans lequel j'ai réuni les quantités de ces substances, prises par kilogramme, par le même animal, pendant qu'il était simplement soumis au régime ordinaire, ou bien qu'à ce régime on ajoutait 30 centimètres cubes d'eau distillée, ou bien 30 à 40 centimètres cubes d'eau d'Evian.

Je crois devoir faire remarquer que les évaluations des albuminoïdes ne se confondent pas forcément avec celles de l'eau également appréciées d'après les quantités d'aliments ingérés. L'animal avait, en effet, à sa disposition deux catégories d'aliments bien différents au point de vue de leur richesse en eau et en albuminoïdes : le son et des feuilles de choux. Or,

CONDITIONS DE L'EXPÉRIENCE	AZOTE alimentaire total	AZOTE URÉIQUE	AZOTE de CROISSANCE	TOTAL de l'azote utilisé
Régime ordinaire........	1 63	0 42	0 31	0 73
Eau distillée...........	1 62	0 44	0 32	0 72
Eau d'Evian............	1 39	0 48	0 21	0 69

la diminution a porté sur les deux ; et c'est là un point qui a son importance. Ce fait ressort du tableau ci dessus.

Ainsi donc, pendant qu'avec le régime ordinaire, cet animal absorbait par kilogramme de son poids $1^{gr}63$ de substances albuminoïdes, il n'en prenait que $1^{gr}62$ avec l'eau distillée et $1^{gr}39$ avec l'eau d'Evian, soit une moyenne de $1^{gr}50$ pendant la période où l'eau ingérée était augmentée.

On est donc de nouveau conduit à cette conclusion que l'ingestion d'une quantité d'eau dépassant sensiblement la normale diminue la quantité des aliments ingérés, et aussi bien de ceux qui sont riches en eau que de ceux qui le sont surtout en albuminoïdes.

Action sur la nutrition. — Ces tableaux nous fournissent une autre indication importante.

Par le premier, nous voyons qu'avec le régime ordinaire l'animal augmentait par jour de $17^{gr}60$ par kilogramme de son poids, tandis qu'il ne gagnait que $9^{gr}40$ avec l'eau distillée et $6^{gr}60$ avec l'eau d'Evian. L'exagération de l'eau dans la ration diminuait donc la croissance.

Le second tableau explique cette diminution de la croissance par une diminution de l'azote utilisé. Celui-ci était de $0^{gr}73$ par kilogramme pendant le régime ordinaire, et seulement de $0^{gr}72$ et $0^{gr}69$ avec l'exagération des liquides.

Ces faits expérimentaux peuvent prendre une réelle importance pendant la croissance, période à laquelle ils s'appliquent directement. Mais, sans forcer l'analogie, ils rendent aussi probable que l'adulte doit subir la même influence ; et que, chez lui, l'exagération des liquides doit diminuer l'ingestion des azotés et diminuer leur utilisation.

Enfin, ce second tableau nous montre ce fait intéressant que, quoique l'azote alimentaire soit diminué pendant l'ingestion de l'eau distillée et de l'eau d'Evian, l'azote uréique est cependant augmenté.

Ainsi, sous l'influence de l'ingestion de l'eau distillée ou d'une eau faiblement minéralisée, en ce qui concerne la nutrition : 1° la croissance est ralentie ; 2° l'azote utilisé est diminué, et 3° malgré une diminution de l'azote alimentaire constatée précédemment, l'azote uréique est augmenté.

Comme on le voit, l'action du régime hyperhydrique mérite

déjà toute notre attention, et nous allons voir encore son importance s'accroître.

Action sur la diurèse. — L'action du régime hyperhydrique sur la diurèse est des plus marquées.

En traitant de la quantité d'eau nécessaire à l'organisme à l'état normal (2ᵉ volume, pages 188 et suivantes), j'ai déjà fourni un certain nombre de faits établissant l'action diurétique de l'eau. Nous avons trouvé là une nouvelle vérification de ce principe que les excreta sont fonction des ingesta. Ces expériences, résumées page 202, m'ont conduit à ces deux conclusions (page 208) : *que la quantité d'urine émise est en rapport avec la quantité d'eau ingérée ; 2° que ces deux augmentations sont sensiblement proportionnelles.*

Or, les mêmes conclusions découlent des expériences faites avec les eaux minérales faibles d'Evian et de Capvern.

Pour l'eau d'Evian, le tableau (page 411) nous montre que pendant que l'animal ne recevait que les 114 grammes d'eau contenue dans ses aliments, il n'urinait que 26 grammes d'urine, tandis que lorsqu'il en prenait 127 grammes, y compris les 30 grammes d'eau distillée, il en urinait 35 grammes ; et quand il recevait 30 et 40 grammes d'eau d'Evian, l'urine s'élevait à 48 grammes.

De plus, non seulement l'urine était augmentée sous l'influence de l'augmentation de l'eau ingérée, mais il y avait en même temps augmentation du rapport entre l'eau urinaire et l'eau ingérée totale. Pendant le régime sans eau, l'eau urinaire n'était que les 23 % de l'eau ingérée ; avec l'ingestion des 30 grammes d'eau distillée, cette proportion s'élevait déjà à 27 % ; et elle atteignait 36 % avec l'eau d'Evian.

Cette même action du reste, bien établie des eaux à faible minéralisation sur la diurèse a été démontrée une fois de plus et précisée par Bonnemaison pour l'eau de Capvern en opérant sur lui-même. (Voir le 2ᵉ volume, p. 217.)

Cette expérience a compris quatre périodes de cinq jours pour chacune d'elles, et séparées par un intervalle de deux jours pour que la suivante ne fut pas influencée par la précédente.

Je résume cette expérience dans le tableau suivant, en ramenant les quantités d'eau ingérée et les quantités d'urine émises au kilogramme du sujet, dont le poids était de 70 kilogrammes.

CONDITIONS PROPRES à chaque période.	Eau de la ration.	Eau ajoutée.	Eau totale par kilogramme	Urine par kilogramme
Régime ordinaire.	2 300^{gr}	»	33^{gr}	18^{gr}
Addition de 2.500 gr. d'eau ordinaire.	2.300	2.500^{gr}	70	55
Addition de 2 500 gr. d'eau de Capvern.	2 300	2 500	70	48
Régime ordinaire.	2 300	»	33	18 50

Comme on le voit : 1° l'urine a été considérablement augmentée sous l'influence de l'augmentation de l'eau ingérée, qu'il se soit agi de l'eau ordinaire ou de celle de Capvern ; 2° il semble même que l'urine ait été augmentée de la même quantité que l'eau ingérée ; 3° dans cette expérience, c'est donc par la voie rénale qu'a été éliminée l'eau ayant constitué le régime hyperhydrique.

Influence sur le sang. — Je me suis déjà longuement étendu, dans le deuxième volume (pp. 228 et suiv.) sur les inconvénients que peut présenter, au point de vue des éléments figurés du sang, l'exagération de l'eau dans l'organisme. Après avoir rappelé les travaux de Magendie et Oré, de Bouchard, d'Hayem, de Mairet et Bosc, de Bosc et Vedel, de Munck et Falck, et, après avoir résumé mes propres expériences, j'étais arrivé à ces conclusions principales :

1° Que les hématies du lapin perdaient leur hémoglobine et devenaient diffluentes dès l'addition dans son sang d'un cinquième d'eau distillée, mais que les leucocytes résistent encore à l'addition de 1/3 de cette eau.

2° Que le kilogramme de lapin succombe, dans quelques heures, à l'injection intra-veineuse de 30, de 25 et même parfois de 20 centimètres cubes d'eau distillée.

3° Que la mort est due, dans ces cas, à la perte de l'hémoglobine par les hématies, ce que j'avais pu constater directement dans mes expériences sur l'animal lui-même.

La mort de l'animal après l'injection intra-veineuse de l'eau distillée dans cette proportion pouvait, du reste, être prévue. Les hématies de cet animal perdant leur hémoglobine dès l'addition d'un cinquième d'eau distillée, on devait s'attendre à voir la mort se produire dès l'injection de 20 centimètres cubes d'eau distillée par kilogramme, puisque d'une manière approximative, le kilogramme d'animal contient sensiblement 100 grammes de sang. Injecter 20 centimètres cubes d'eau distillée par la voie veineuse, c'est donc additionner ce sang d'un cinquième de cette eau.

Enfin on peut ajouter, en faveur de cette hypothèse, que la mort dans ces cas est bien due à la destruction des hématies, c'est que les symptômes présentés par les animaux succombant à cette injection, sont les mêmes que ceux qui succèdent à une hémorragie mortelle. Or, la suppression de l'hémoglobine équivaut forcément à la suppression du sang.

La concordance entre les proportions d'eau qu'il faut ajouter au sang du lapin *in vitro* et aussi *in vivo* pour enlever l'hémoglobine à ses hématies; et celles qu'il faut ajouter à son sang, *in vivo*, pour le tuer, peut nous permettre d'évaluer la quantité d'eau distillée qui serait mortelle pour nous.

Mes expériences m'ont montré que nos hématies sont beaucoup plus résistantes à l'eau distillée que celles du lapin (1). Après l'addition d'un cinquième, d'un quart et même d'un tiers d'eau distillée, elles résistent de 4 à 6 heures. Avec les proportions de la moitié et des deux tiers, elles résistent encore 2 heures, et ce n'est qu'avec la proportion des trois quarts qu'elles perdent immédiatement leur hémoglobine. Nous devons donc logiquement en conclure que ce n'est qu'en injectant 75 grammes d'eau distillés par kilogramme de notre poids que la mort se produirait dans quelques instants. Mais si la résistance naturelle de nos hématies à l'eau distillée nous met à l'abri de semblables accidents, ces expériences ne nous montrent pas moins que l'addition de la moitié d'eau peut enlever l'hémoglobine à nos hématies dans quelques heures.

Enfin, nous devons aussi conclure que si, sur un point limité de la circulation, l'eau arrive à être mélangée au sang dans une proportion des 3/4, les hématies, sur ce point limité, seront immédiatement détruites.

Cette dernière action nous explique les résultats obtenus sur la richesse sanguine, avec les injections intra-veineuses d'eau distillée à des doses relativement faibles, soit pour le lapin, avec celle de 10 centimètres cubes par la voie veineuse et avec

---

(1) Action de l'eau distillée sur les éléments figurés du sang et sur l'organisme. *Archives médicales de Toulouse*, 1er et 15 décembre 1896 ; 1er et 15 janvier et 1er et 15 mars 1897.

celle de 30 et de 50 centimètres cubes cubes par la voie hypodermique.

L'expérience faite par la voie veineuse à 10 centimètres cubes par kilogramme a déjà été donnée d'une manière complète
dans le 2ᵉ volume (p. 235). Je me contente de la résumer ici
dans le tableau suivant :

INDICATION des injections par kilogramme	DATES des injections	POIDS	HÉMATIES	Leucocy-tes	Rapport des leu-cocytes aux hé-maties	VALEUR en hémoglobine
Avant les injections						
10 cent. cubes	24 août 1896	2ᵏ600	4.309.000	2.420	1/748	3.099.333
Après les injections						
10 cent. cubes	26 août 1896	2 585	3.131.000	6.500	1/481	3.099.333
10 cent. cubes	28 août 1896	2 550	2.883.000	8.370	1/344	2.789.200
10 cent. cubes	30 août 1896	2 510	2.604.000	10.230	1/254	2.324.500
10 cent. cubes	2 septembre 1896	2 475	2.759 000	6.200	1/445	2.615.000
6 cent. cubes	4 septembre 1896	2 630	2.790.000	9.610	1/290	1.549.000

Ainsi, quoique les hématies du lapin ne perdent rapidement
leur hémoglobine qu'après l'addition d'un cinquième d'eau distillée, il a suffi dans cette expérience, de l'addition d'un dixième
pour voir le nombre de ces éléments diminuer après chaque injection. C'est que, probablement, au moment de l'injection intra-
veineuse, un certain nombre de ces éléments ont été placés dans
un sang contenant plus d'un cinquième d'eau distillée et ont été
détruits. C'est là, du moins, l'explication que je trouve la plus
probable ; et ce qui plaide également en sa faveur, c'est la diminution de l'hémoglobine qui, mise en liberté par la décoloration des hématies, est éliminée. Mais quelle que soit la valeur
de cette explication et aussi quelle que soit l'explication, ce
résultat n'en reste pas moins évident que sous l'influence de
cette faible injection d'eau distillée, répétée six fois à deux
jours d'intervalle, les hématies sont tombées de 4.309.000
à 2.790.000 et que leur valeur en homoglobine est descendue
de 3.099.333 à 1.549.000.

Cette expérience, dont les conclusions sont appuyées par celles faites à partir de 20 centimètres cubes et qui ont entraîné la mort, nous permet de penser qu'étant donné que nos hématies sont deux fois ou au maximum trois fois plus résistantes que celles du lapin, on pourrait obtenir les mêmes résultats sur notre organisme par des injections intra-veineuses de 30 à 40 centimètres cubes par kilogramme. On pourrait ainsi, dans quelques injections, faites dans une dizaine de jours, ramener une richesse sanguine exagérée à une richesse normale, et même la faire descendre bien au-dessous. Il est même probable qu'à la condition de ne pas rechercher un résultat si rapide et si marqué que sur cet animal, on pourrait arriver encore à des résultats très appréciables en injectant par cette voie l'eau distillée dans de bien plus faibles proportions, soit peut-être 10 centimètres cubes par kilogramme, et 600 centimètres cubes pour l'homme moyen. Du reste, nous allons le voir, la voie veineuse n'est pas la seule qui puisse conduire à ces résultats. A la condition d'augmenter les doses, on peut en obtenir de tout aussi marqués par la voie sous-cutanée. On trouvera deux expériences qui l'établissent dans le 2e volume (pp. 238 et 239). Une d'elles a été faite à la dose de 50 centimètres cubes et l'autre de 30 centimètres cubes par kilogramme d'animal. Or, comme on va le voir par les tableaux suivants, qui les résument, les résultats ont été encore des plus nets.

Expérience faite à 50 cent. cubes par la voie sous-cutanée.

DATES 1896	INDICATION des injections	POIDS	HÉMATIES	Leuco-cytes	Rapport numérique	VALEUR en hémoglobine
23 août	avant l'injection	2ᵏ 400	4.030.000	»	»	»
24 août	inject. de 50 c. c.	»	3.875.000	»	»	»
26 août	inject. de 50 c. c.	»	3.348.000	4.650	1/720	2.324.000
28 août	inject. de 50 c. c.	2 140	2.958.000	8.060	1/367	2.324.500
30 août	inject. de 50 c. c.	2 050	2.573.000	11.160	1/215	1.549.116
2 septembre	inject. de 50 c. c.	1 985	3.007.000	3.410	1/881	1.859.600
4 septembre	inject. de 50 c. c.	»	3.131.000	8.990	1/347	»

Expérience faite à 30 cent. cubes par la voie hypodermique.

DATES 1896	INDICATION des injections	POIDS	HÉMATIES	Leuco-cytes	Rapport numérique	VALEUR en hémoglobine
24 août	avant l'injection	»	4.774.000	6.820	1/700	»
26 août	inject. de 30 c c.	1^{k}460	4.061.000	4.340	1/935	3.437.500
28 août	inject de 30 c. c.	»	2.852.000	16.740	1/163	»
30 août	inject. de 30 c. c.	1 340	3.937.000	5.270	1/747	4.066.000
2 septembre	inject. de 30 c. c.	1 370	4.650.000	13.950	1/333	3.437.500
4 septembre	inject. de 30 c c.	1 330	3.733.000	8.010	1/467	2.900.000

Comme on le voit, quoique d'une manière moins accentuée, l'influence de l'eau distillée sur la diminution des hématies, est encore des plus manifestes. Il est vrai que ces résultats ont été obtenus avec des quantités qui ne sauraient guère être atteintes chez l'homme, surtout en tenant compte de la plus grande résistance de ses hématies à l'eau distillée. La dose de 30 centimètres cubes par kilogramme nous donne déjà 1 litre 800 pour l'homme de 60 kilos ; et il faudrait encore multiplier cette quantité par deux ou par trois pour obtenir les mêmes résultats Ces expériences ne nous seraient donc guère applicables dans les mêmes conditions. Mais il est fort probable que des résultats mêmes appréciables pourraient être obtenus avec des quantités beaucoup moindres, si, d'une part, on les répétait tous les jours et si, ensuite, on les continuait plus longtemps.

Mais sans m'arrêter davantage sur les applications pratiques de ces données expérimentales, ces dernières ne mettent pas moins hors de doute le fait sur lequel je voulais surtout insister ici, que l'exagération de l'eau, soit d'une manière constante dans notre organisme, soit passagèrement, ne serait-ce qu'au moment de son arrivée dans le sang, peut avoir pour résultat de rendre nos hématies moins résistantes et même enlever leur hémoglobine à un certain nombre.

Les expériences suivantes se rapprochent davantage des conditions que crée le régime hyperhydrique. Les derniers résultats sur le sang ont été obtenus avec l'eau distillée ; mais, nous allons le voir, d'autres tout aussi marqués peuvent l'être avec des solutions salines faibles et aussi avec des eaux minérales faiblement minéralisées.

Action des solutions salines sur les éléments figurés de notre sang. — Je fais remarquer que ces expériences ont été faites sur notre sang et avec des solutions salines, qui, sauf le titre, se rapprochent de notre sérum.

Quand on ajoute à notre sang de l'eau distillée dans les proportions successives de 1/5, 1/4, 1/3. 1/2, 2/3 et 3/4 (1), on constate que jusqu'au mélange de 1/3 d'eau distillée pour les 2/3 de sang, les hématies peuvent résister plusieurs heures sans modification ; qu'avec les mélanges de 1/2 et 2/3 d'eau distillée, elles ne résistent que quelques heures ; et enfin que dans le mélange des 3/4 d'eau et 1/4 de sang, elles perdent immédiatement leur hémoglobine.

Or, si nous admettons, comme teneur en matières salines totales pour notre sérum, 9 grammes pour 1.000, on voit qu'ajouter 1/3 d'eau, c'est ramener le titre à 6 $^o/_{oo}$; qu'ajouter 1/2, 2/3 d'eau distillée, c'est le ramener à 4,5 et 3 $^o/_{oo}$; et enfin qu'ajouter les 3/4 d'eau distillée, c'est le ramener à 2,25 $^o/_{oo}$.

Ces indications, qui se déduisent de mes expériences, étant connues, il m'a paru intéressant de savoir ce que deviennent ces mêmes éléments en les mettant dans des solutions salines dont la composition, comme nature des substances, se rapprocherait de celle de notre sérum.

Un gramme des sels de notre sérum contenant $0^{gr}73$ de chlorure de sodium et $0^{gr}15$ de sulfate de soude, j'ai mélangé ces deux sels dans la proportion de $0^{gr}83$ du premier et de $0^{gr}17$ du second pour faire 1 gramme ; et j'en ai fait des solutions depuis 10 grammes jusqu'à $1^{gr}25$ pour 1.000.

Ces solutions faites, j'ai étudié leur action sur les éléments figurés du sang d'un sexagénaire, d'un adulte de 30 ans et d'un adolescent de 17 ans, en suivant la proportion de l'hématimétrie d'Hayem, soit en plaçant 2 millimètres cubes de sang dans 500 millimètres cubes de ces solutions.

(1) Action de l'eau distillée sur le sang et sur l'organisme (travail déjà cité, p. 368).

Or, les résultats, qui sont restés les mêmes quel qu'ait été l'âge du sujet, ont été les suivants :

1° Les leucocytes se sont toujours beaucoup mieux conservés que les hématies.

2° Quant à ces dernières, elles se sont bien conservées dans la solution à 10 °/oo, au moins pendant les six heures qu'a duré l'expérience.

3° Mais dès la solution à 7,50, elles se sont aussitôt déformées et se sont décolorées au bout de quelques heures.

4° Dans celle à 5 °/oo, elles se sont décolorées dans moins d'une heure.

5° Dans celle de 2,50 °/oo, elles se sont décolorées dans moins de 15 minutes.

6° Dans celle de 1.25 °/oo dans deux minutes.

7° Enfin, dans l'eau distillée, la décoloration a été immédiate (1).

Dans tous ces cas, les hématies se déforment d'abord ; puis elles deviennent diffluentes en même temps qu'elles se décolorent en perdant leur hémoglobine ; et enfin, réduites à leur protoplasma incolore, elles se dissolvent dans le sérum.

En somme, les résultats de ces expériences se rapprochent sensiblement de ceux des précédentes.

On peut donc conclure :

1° Que nos hématies ne peuvent conserver l'hémoglobine dont dépend leur principale fonction, qu'à la condition d'être dans un sérum, même fût-ce le leur, dont le titre serait au-dessous de 7 °/oo.

2° Que, par conséquent, la bonne conservation de ces éléments est menacée toutes les fois que l'organisme reçoit une quantité d'eau assez abondante pour faire baisser le titre de notre sérum au-dessous de ce chiffre.

3° Que, quoique plus limitée, la même action doit pouvoir se produire sur une partie de l'arbre circulatoire, quand, momentanément, sur cette partie le titre est rapidement diminué. Il en serait ainsi probablement pendant une injection veineuse d'eau distillée ou d'une solution saline faible. Il est même possible qu'il en soit ainsi, quoique d'une manière moins marquée sur le sang porte, après l'ingestion à jeun

____

(1) Expériences inédites.

d'une grande quantité d'eau, comme on le fait souvent pour les eaux minérales dans leurs stations.

Action des eaux minérales à faible minéralisation sur notre sang. — Sauf dans les dernières expériences, dans lesquelles je me suis adressé à des solutions salines. toutes les autres ont porté sur l'eau distillée, soit pure, soit ajoutée au sérum sanguin normal. Mais, de plus, j'ai voulu savoir comment se comportaient les éléments figurés de notre sang, dans les eaux minérales à faible minéralisation, qui sont données souvent comme eau de boisson ou qui le sont en quantité encore suffisante. J'ai choisi pour ces études l'eau d'Evian, source Cachat, qui ne contient guère que 0,51 °/₀₀ de matières salines ; celle de Capvern (source Bouridé), qui contient 1ᵍʳ45 ; celle de Contrexéville (source Pavillon), qui arrive à 2ᵍʳ38 °/₀₀, et enfin celle de Chatel-Guyon (source Deval), qui arrive dans les environs de 6 °/₀₀.

Les expériences ont été faites sur les trois mêmes sujets d'âges différents et par le même procédé, c'est-à-dire en mettant 2 millimètres cubes de sang dans 500 millimètres cubes de chacune de ces eaux, et en brassant le tout comme pour l'hématimétrie pour séparer les globules.

Les résultats ont été les suivants :

1° De nouveau les leucocytes se sont montrés de beaucoup plus résistants que les hématies. Ils conservent leurs mouvements quand les hématies sont devenues diffluentes.

2° Dans l'eau de la source Cachat (Evian), nos hématies se dissolvent dans quelques minutes.

3° Il en est de même dans l'eau de Capvern (Bouridé).

4° Dans l'eau de la source du Pavillon (Contrexéville), ces éléments se sont conservés quelques heures, quoiqu'elle ne contienne que 2ᵍʳ38 °/₀ de matières salines.

5° Enfin, dans celle de la source Deval, de Chatel-Guyon, qui. pourtant ne renferme que 6 °/₀₀ de matières salines, nos hématies se sont conservées pendant les 6 heures qu'a duré l'expérience.

Comment expliquer cette meilleure conservation de nos hématies dans l'eau de Chatel-Guyon, qui ne contient que 6 °/₀₀ de matières salines et même dans celle de Contrexéville, qui n'en contient que 2ᵍʳ38 ? Je ne puis rien affirmer encore à cet égard, mais je suis frappé de cette circonstance, que les deux contiennent des sels de chaux en proportions notables. Sur 2^{gr}38 de matières salines contenues dans les eaux de Contrexéville, il y a 1^{gr}56 de sulfate de calcium et 0^{gr}40 de bicarbonate de calcium, soit près de 2 grammes de sels de chaux sur 2^{gr}38. D'autre part, les eaux de Chatel-Guyon renferment 2^{gr}176 de bicarbonate de calcium. Ces deux eaux contiennent donc environ 2 grammes de sels de chaux ; et il se pourrait que la meilleure conservation des hématies fût due à la présence de ces sels.

Mais si ces deux eaux respectent nos hématies, il est loin d'en être ainsi, nous l'avons vu, des deux autres. Leur action sur cet élément se rapproche de celle des solutions salines ayant le même titre et aussi de celle de l'eau distillée.

Ces expériences nous font donc considérer comme probable que si l'arrivée dans le torrent circulatoire, quelle que soit la voie de pénétration, de l'eau distillée ou d'une eau faiblement minéralisée, mettait nos hématies dans un milieu dont le titre ne dépasserait pas 7 °/$_{oo}$, nous verrions ces hématies perdre leur hémoglobine et avec elle leur principale fonction. Il se produirait une véritable déglobulisation. Or, l'idée principale de ces faits expérimentaux peut facilement se retrouver dans les applications cliniques et thérapeutiques.

Action de l'eau d'Evian sur la richesse sanguine. — Nous allons voir, du reste, cette déglobulisation se produire avec l'eau d'Evian.

Ces expériences ont été faites sur le lapin, du 12 juillet au 26 août 1908, dans l'ordre suivant :

Du 12 au 18 juillet, régime ordinaire et sans eau ; — du 19 au 24 juillet, ingestion le matin à jeun de 30 grammes d'eau d'Evian par kilogramme d'animal ; — du 25 au 31 juillet, régime ordinaire, sans eau ; — du 1er au 7 août, ingestion, le matin à jeun, de 30 grammes d'eau distillée par kilogramme d'animal ; — du 8 au 13 août, régime ordinaire sans eau ; — du 14 au 18 août, ingestion d'une quantité de sels d'Evian, obtenue par évaporation, et correspondant à celle contenue dans 30 grammes de cette eau, mais dissous seulement dans 3 gr. d'eau ; — du 19 au 26 août, ingestion à jeun de 30 grammes d'eau d'Evian par kilogramme d'animal.

DATES 1908	RÉGIME	Accrois- sement par kil. et par jour	Quantité d'eau par kilogr. ajoutée au régime	Durée de la pé- riode en jours	HÉMATIES	Leuco- cytes	VALEUR en hémoglobine
					à la fin de la période		
12 au 18 juil.	ordinaire	28ᵉ8	pas d'eau	6	4.600.000	2.480	4.000.000
19 au 24 juil.	eau d'Evian	4 9	30 gr.	6	3.900.000	5.500	2.200.000
25 au 31 juil.	ordinaire	8 9	pas d'eau	7	4.000.000	4.900	3.000.000
1er au 7 août	eau distill.	9 4	30 gr.	7	3.875.000	3.400	3.000.000
7 au 13 août	ordinaire	10	pas d eau	7	3.813.000	1.860	2.770.000
14 au 18 août	sels d'Evian	6 5	pas d'eau	5	4.125.000	3.410	3.300.000
19 août.....	ordinaire	»	»	»	»	»	»
20 au 31 août	eau d'Evian	8 30	30 à 40 g.	11	3.565.000	3.100	2.500.000

Ainsi, dans cette expérience, en procédant par période de 7 jours en moyenne, l'eau d'Evian a toujours fait baisser. en même temps, le nombre des hématies et leur valeur en hémoglobine. Dans la première expérience, de 4.600.000 les héma- ties sont descendues à 3.900.000; et leur valeur en hémoglo- bine, de de 4.000.000 à 2.200.000. Dans la seconde expérience, de 4.125.000 les hématies sont descendues à 3 565.000; et leur valeur en hémoglobine, de 3.300.000 à 2.500.000.

L'action de l'eau distillée a été moins marquée, sans que je puisse en donner la raison. Par contre, le régime ordinaire a toujours augmenté en même temps le nombre des hématies et leur richesse en hémoglobine.

Je note, en outre, fait sur lequel je vais revenir, que pen- dant la période consacrée aux sels d'Evian, les hématies ainsi que l'hémoglobine ont augmenté.

Enfin, en faisant la moyenne des accroissements par kilo- gramme et par jour, d'une part pour les périodes où l'animal a reçu l'eau distillée ou l'eau d'Evian, et, d'autre part. celles du régime sans eau, nous trouvons 8 grammes pour les pre- mières et 17ᵍʳ6 pour les secondes.

Cette expérience vient donc confirmer l'action déglobuli- sante des eaux minérales faibles, qui pouvait être prévue par les expériences faites *in vitro* avec ces eaux sur les hématies.

Action sur la diaphorèse. — Je n'ai pas d'expériences éta- blissant l'action sudorifique de l'exagération des liquides. Mais à défaut de faits expérimentaux, la clinique l'a démontrée depuis longtemps.

Nous avons tous constaté l'influence des boissons chaudes et surtout abondantes sur la diaphorèse, quand nous cherchons à réchauffer un malade ou que nous voulons provoquer la sueur. D'autre part, l'observation nous prouve aussi que la sudation est augmentée chez la plupart des sujets qui sont soumis à un régime hyperhydrique dans les saisons thermales. La voie urinaire et la voie cutanée sont toutes les deux utilisées par l'organisme pour éliminer l'eau en excès ; et si c'est à la voie urinaire qu'il s'adresse plus spécialement, il utilise également l'autre et dans des proportions qui sûrement ne sont pas négligeables. La voie urinaire reçoit presque en totalité les déchets des albuminoïdes ; mais la voie cutanée participe d'une manière encore assez marquée à l'élimination des matières minérales.

A ces différentes actions viennent aussi peut-être s'ajouter les suivantes.

J'ai souvent insisté, dans divers travaux, sur ces deux points.

1° Que quand les organes hématopoétiques sont en bon état, après les pertes sanguines, le sang se reconstitue facilement et les hématies remontent rapidement à leur chiffre normal. Il en est ainsi, que ces pertes soient dues à des hémorrhagies, à des saignées, ou que la destruction des hématies soit due à l'eau distillée, aux solutions salines faibles, aux toxiques ou même aux infections.

Il se pourrait donc que l'hyperhydrie passagère et bien méthodisée conduisît à une véritable rénovation sanguine. Il paraît probable, en effet, que des hématies jeunes soient plus actives que celles qui fonctionnent depuis longtemps.

2° Je crois avoir montré que dans toute reconstitution sanguine, qu'elle qu'ait été la cause de la déglobulisation, l'augmentation des hématies est toujours précédée par une augmentation passagère mais importante de la leucocytose. Il se pourrait donc, de nouveau, qu'après la déglobulisation hyperhydrique, l'organisme pût bénéficier de cette hyperleucocytose.

Conclusions sur l'action physiologique du régime hyperhydrique.

De tout ce qui précède on peut donc conclure que l'ingestion d'eau distillée, d'eau ordinaire ou d'une eau de faible minéralisation, en quantité suffisante pour abaisser d'une manière sensible le titre de notre milieu intérieur, a d'abord pour conséquence :

1° De diminuer la quantité totale de l'alimentation, et dans une proportion suffisante pour faire baisser le poids de l'animal ou ralentir sa croissance ;

2° D'augmenter l'élimination de l'urée, et cela quoique, ainsi que je viens de le dire, les albuminoïdes soient ingérés en moindre quantité ;

3° D'augmenter la diurèse, d'une manière sensiblement proportionnelle à l'eau ingérée ;

4° Probablement d'augmenter la diaphorèse, quand la voie urinaire est insuffisante pour éliminer l'excès de liquide absorbé ;

5° Enfin de diminuer la richesse sanguine, par la destruction d'une certaine quantité d'hématies et par l'élimination de leur hémoglobine.

Mais, de plus, il est possible que ces actions s'exerçant pendant l'hyperhydrie, puissent aussi être suivies par les suivantes, qui, nous l'avons vu, seraient également importantes.

6° La déglobulisation hyperhydrique serait suivie d'une rénovation sanguine ;

7° Enfin, elle serait aussi suivie d'une hyperleucocytose, qui pourrait être des plus utiles à l'organisme.

Telles sont les principales actions de l'exagération des liquides ; et ses modes d'action ainsi établis, voyons quelles sont les applications qu'on en fait et que peut en faire la clinique.

Pléthore (1). — L'utilisation du régime hyperhydrique dans cette affection, et aussi dans beaucoup de celles dont elle constitue le point de départ, est une de ses applications les plus importantes. Les caractères essentiels de la pléthore sont, en

(1) Voir ce volume, page 113.

effet, l'exagération de la richesse sanguine et celle des produits de combustion incomplets. Or, le régime hyperhydrique :

1° Peut combattre la richesse sanguine, d'abord en diminuant la quantité d'aliments ingérés, et ensuite en détruisant directement un certain nombre d'hématies. Il est déglobulisant ;

2° Il exagère la désintégration des albuminoïdes en en conduisant au moins une partie à l'état d'urée ;

3° Il favorise l'élimination de l'urée et probablement aussi des autres produits usés, en augmentant la diurèse, et parfois aussi la diaphorèse.

Il est possible que ce soit en partie à ces différentes actions que certaines eaux faiblement minéralisées doivent leur utilité si bien établie dans cette affection et dans les états pathologiques qui en dépendent.

En dehors d'autres modes d'action, que leur étude thérapeutique pourra leur faire reconnaître, elles peuvent agir chez les pléthoriques, comme déglobulisantes ; et, dès lors aussi, comme décongestionnantes. De plus elles exagèrent la dénutrition ; et enfin elles favorisent l'élimination des divers produits nuisibles, quelle que soit leur nature.

Maladies uriques et xantho-uriques (1). — Nous trouvons dans ce groupe toutes les affections dans lesquelles l'acide urique et les produits xanthiques se forment en quantité exagérée : la lithiase urique, la gravelle, les coliques néphrétiques et la goutte (2). Ces divers états, j'ai insisté sur ce point, comme la pléthore, relèvent de la surnutrition.

Le régime hyperhydrique agit ici, au moins par son action diurétique, et probablement aussi par son action sur la déglobulisation et la dénutrition. Les affections uriques coïncident, en effet, souvent avec une richesse sanguine exagérée.

Infections. Intoxications. — Qu'il s'agisse de microbes spécifiques, ou de ceux qui font de notre organisme leur habitat habituel, le régime hyperhydrique peut trouver son indication par son action sur la diurèse. Il constitue un des moyens les plus sûrs pour l'élimination de ces produits microbiens.

Il en est de même pour les différentes intoxications, quelle

(1) Voir ce volume, p. 147.
(2) Voir ce volume, pp. 149, 154, 158 et 180.

que soit l'origine du toxique, qu'il soit exogène ou endogène.
La diaphorèse peut agir en même temps que la diurèse.

Agents et procédés. — *L'eau potable*, soit à l'état naturel,
soit à l'état d'infusion ou de décoction, à la rigueur, pourrait
suffire pour faire le régime hyperhydrique. Au point de vue
de la diurèse et de l'action sur les hématies, son action peut
être considérée comme la même que celle de l'eau distillée.

On pourrait donc pour certains cas s'en tenir à l'eau pure.
Mais le plus souvent, les bénéfices de l'hyperhydrie sont demandés aux eaux minérales, peu riches en matières salines.

Un certain nombre de celles dont on utilise l'action diurétique, n'arrivent pas à une minéralisation de 1 gramme par
litre, et au moins ne dépassent guère 3 grammes. Elles sont
prises le plus souvent à jeun ; et en quantités dépassant souvent
un litre et pouvant atteindre deux litres, même sur les indications du médecin de la station. Il n'est pas rare, du
reste, de voir les malades, sans prendre son avis, dépasser
cette quantité (1).

Je puis citer : ALET (minéralisation, 0.50 environ), surtout
calcique, eau donnée, souvent à 4 à 5 verres, à une demi-heure
d'intervalle, et dépassant ainsi 1 litre ; — EVIAN (minéralisation 0.52), pour laquelle les quantités prescrites peuvent atteindre 3 litres ; -- MARTIGNY (Vosges) (minéralisation 1^{gr}50), son
administration ne reste pas au-dessous d'un litre et peut atteindre 2 litres et même 2 litres et demi.

Puis viennent les eaux dont la minéralisation totale est
comprise entre 1 et 2 grammes, qui sont également employées
comme diurétiques, et qui probablement sont aussi déglobulisantes.

CAPVERN (source *Bouridé*, minéralisation 1^{gr}45), dont la
quantité dépasse presque toujours 1 litre et peut atteindre 2 litres. J'ai signalé son action sur nos hématies ; — VITTEL (*Grande
source*, minéralisation totale 1^{gr}73). « La dose moyenne est de
« 1.200 à 2.000 grammes par fractions de verres ou par verres
« entiers de quart d'heure en quart d'heure, dans le cours de

(1) Les renseignements suivants sont pris dans l'*Index médical* des principales stations thermales et climatériques de France, publié par le Syndicat
général des médecins des stations balnéaires et sanitaires de France. Paris,
Jean Gainche, 1903.

« la matinée à jeun. Les malades ont une tendance naturelle à
« exagérer les doses prescrites par le médecin... »

Parmi les minéralisations au-dessus de 2 grammes, je puis
citer : AULUS, avec 2^{gr}80, « à la dose de 6 à 8 verres (1.500
« à 2.000 grammes); ingérées toutes les cinq minutes, elles
« sont purgatives, peu ou pas diurétiques; si on espace les
« verrées de dix en dix minutes, elles sont laxatives et puis-
« samment diurétiques ».

Enfin CONTREXÉVILLE (source *Pavillon*, avec une minéralisa-
« tion 2^{gr}40). Le verre de la station est de 333 grammes. Les
« abus d'autrefois ont disparu. Aujourd'hui le buveur com-
« mence, le plus souvent, le premier jour, par quelques demi-
« verres, pour prendre au milieu de la saison six grands verres
« au maximum, à un quart d'heure d'intervalle, dose qu'il dé-
« passe rarement et au-dessous de laquelle il reste souvent. »

Mais six verres font 2 litres; et si ces 2 litres constituent
un maximum, on doit bien supposer que la plupart des buveurs
arrivent à 1 litre ou 1 litre 1/2.

Comme on le voit, toutes ces eaux minérales utilisées, pour
leur propriété diurétique, doivent cette propriété, au moins
en partie, à la quantité qu'on en prescrit. *Elles servent à établir un régime hyperhydrique.*

Certes, je crois bien que ces différentes eaux ont chacune
d'autres actions qui leur sont propres. Je crois aussi que, prises à la source, leur action spéciale doit être plus efficace; que
peut-être même on ne peut bénéficier de quelques-unes de
leurs propriétés qu'à cette condition. Mais, par contre, mes
expériences me conduisent à cette conclusion, que leurs actions
diurétique, déglobulisante et dénutritive résultent simplement
du régime hyperhydrique; que ces actions sont indépendantes
de leur composition saline; et qu'elles ne dépendent que de
leur eau.

En ce qui touche leur action diurétique, en effet, je viens de
montrer que pour l'eau d'Evian, par exemple, en donnant la
quantité de ses sels, après évaporation, contenue dans la quantité d'eau qui était largement diurétique, la diurèse n'a nullement été augmentée. La propriété diurétique n'est donc pas
due aux matières salines. De plus, l'eau distillée donnée en
même quantité que l'eau d'Evian produit la même diurèse.

Les mêmes expériences comparatives, faites avec l'eau de Capvern, les sels de cette eau et l'eau distillée, ont donné exactement les mêmes résultats.

Il faut donc en conclure, je le répète, que la propriété diurétique de l'eau d'Evian et de l'eau de Capvern ne dépend pas de leur composition saline, mais de leur eau; et qu'elles ne deviennent diurétiques qu'à la condition d'être prises en quantité suffisante pour constituer le régime hyperhydrique. Il est probable qu'il en est de même au moins d'un certain nombre d'autres eaux, dont la minéralisation ne dépasse pas 3 grammes, dont l'action exige l'ingestion d'une quantité arrivant au moins à 1 litre, comme pour celles que je viens de citer.

Mais la conservation de nos hématies dans l'eau de Contrexéville, et au contraire leur altération dans celles d'Evian et de Capvern, conduit à diviser ces eaux, à cet égard, en deux groupes bien distincts : les unes, comme celles d'Evian et de Capvern, seraient déglobulisantes, et celle de Contrexéville (source Pavillon) ne le serait pas. Il y aura donc à compléter l'étude de ces eaux à ce point de vue, qui peut prendre, on le conçoit, une grande importance dans la pratique. Des eaux diurétiques et déglobulisantes relèveraient les pléthoriques ; et des eaux simplement diurétiques, les malades n'ayant besoin que de faire le lavage de l'organisme.

Le régime hyperhydrique, établi dans ces buts, pourrait donc être obtenu à l'aide de ces eaux, même en restant chez soi. Mes expériences sur l'eau distillée et l'eau potable prouvent même que ces dernières peuvent également conduire à ces résultats. Mais les eaux minérales présentent l'avantage important d'être mieux supportées par les organes digestifs. Elles devront être prises autant que possible à leur température naturelle ; et dans les mêmes conditions que dans leur station, soit par verrées de 250 grammes avec des intervalles de trente minutes, quand on ne dépasse pas quatre verrées, et de 15 minutes, quand on va à six, soit alors un litre et demi.

Toutefois la clinique nous prouve que ces eaux agissent mieux dans leur station ; et il est probable que pour chacune le malade doit pouvoir bénéficier de quelques autres de leurs actions.

Si l'on utilisait l'eau potable ordinaire, elle devrait être prise au moins à 15° et au-dessus. Mais, de plus, il est préférable

de l'utiliser pour faire des décoctions avec des substances végétales, peu chargées de matières salines; et de prendre ces
décoctions en les sucrant le moins possible, pour ne pas augmenter leur valeur nutritive.

Quant à la *quantité*, elle doit être fixée en tenant compte
des trois indications suivantes :

1° En totalisant l'eau prise dans les 24 heures, dans les
aliments, avec la boisson de table et celle du régime, il faut
arriver à environ 50 grammes d'eau par kilogramme du poids
réel.

2° L'*eau de régime*, eau minérale, eau pure, ou déeoction
végétale, doit être prise dans la matinée, au moins avant le
repas de midi, et le plus matin possible. Elle devra être au
moins de 500 centimètres cubes.

3° Enfin, il faudra veiller à ce que les matières salines des
aliments, et notamment le chlorure de sodium, restent plutôt
au-dessous de la moyenne; c'est là, en effet, je l'ai dit, une des
conditions essentielles du régime hyperhydrique.

RÉGIMES SALINS

Définition. — Ces régimes sont déterminés par le rapport entre les matières salines alimentaires et les besoins de l'organisme en ces mêmes matières.

Je me suis attaché dans le deuxième volume à préciser les quantités des diverses matières salines qui nous sont quotidiennement nécessaires, en déterminant celles que nous perdons, même en n'en recevant qu'une quantité inférieure à celle éliminée par la seule voie urinaire. Or, il me paraît évident que si nous dépensons, par exemple, $0^{gr}01$ de chaux par kilogramme de notre poids, même lorsque nous n'en ingérons que $0^{gr}005$, c'est que le jeu régulier et normal de notre organisme exige $0^{gr}01$ de chaux. C'est là sa dépense minima; et de là découle forcément cette conséquence, que notre alimentation doit fournir à l'organisme au moins cette quantité de cette matière saline. Il en est ainsi naturellement de toutes les autres de ces substances.

Cette conclusion s'impose donc que pour assurer le bon fonctionnement de l'organisme, il faut qu'il reçoive une quantité de chaque matière saline au moins égale à celle qui correspond à ses dépenses minima, soit à ses besoins.

Je crois inutile, du reste, de m'arrêter sur la nécessité de maintenir les différentes matières salines dans les proportions de leurs besoins. L'importance de ces matières sur l'entretien et les fonctions des différents éléments anatomiques grandit tous les jours. Tous les travaux faits dans ce sens affirment le rôle considérable qui leur est dévolu dans les échanges de nos organes et de nos tissus avec leur milieu, et aussi les inconvénients qui résultent soit de leur exagération, soit de leur insuffisance.

Le rôle de chacune de ces matières n'est pas encore connu d'une manière complète; mais, malgré l'état incomplet de nos connaissances à cet égard, l'hygiène et la thérapeutique peuvent déjà faire certaines applications de ce que nous en savons; et je vais essayer de les indiquer.

Division. — Pour que cette étude fût complète, il faudrait pouvoir la présenter pour chacune de ces matières séparément.

il faudrait qu'en partant de leurs besoins tels que je les ai fixés, on pût préciser les conséquences de leur insuffisance ou de leur exagération ; il faudrait aussi que l'on pût enseigner les procédés pour remédier à ce manque d'équilibre entre les apports et les besoins ; et enfin, que l'on put indiquer quels sont les cas pathologiques dans lesquels il y a lieu d'augmenter ou de diminuer ces matières. Or, la plus grande partie de ces notions nous manquent pour la plupart de ces matières. C'est là une étude à faire. Tout nous prouve qu'il est capital que chaque matière saline soit dans l'organisme dans une quantité donnée. J'ai fait mon possible pour compléter nos connaissances en ce qui concerne la quantité de ces substances que nous dépensons tous les jours dans les conditions normales ; et, par conséquent, celle qui doit être contenue dans notre alimentation. A ce dernier égard, les données que nous avons, à la rigueur, pourraient suffire. Mais en dehors de ces données, le reste de cette étude, je le répète, est encore à compléter.

Je pense cependant être utile en présentant quelques considérations, d'abord en envisageant la ration saline dans son ensemble et ensuite en résumant ce que nous pouvons savoir sur chacune de ces substances prise isolément.

Les matières salines contenues dans les aliments, en les envisageant dans leur ensemble, peuvent : 1° être en rapport avec leurs besoins ; 2° être en quantité inférieure à ces besoins ; et 3° ou bien encore dépasser ces besoins. A ces trois rapports différents correspondent : un *régime salin normal*, un *régime hyposalin* et un *régime hypersalin*.

RÉGIME SALIN NORMAL

Régime salin normal. — La ration saline doit être considérée comme normale lorsque chacune des matières qui la composent est contenue dans l'alimentation en quantité au moins suffisante pour couvrir les besoins, ou qu'elle ne les dépasse que dans des proportions insuffisantes pour modifier le jeu normal de l'organisme.

Les principales matières salines sont : le *sodium*, le *potassium*, le *calcium*, le *magnésium*, le *fer*, le *chlore*, le *phos-*

phore et le *soufre*. Ce sont là probablement les plus importantes. Ce sont au moins celles qui ont été le mieux étudiées; mais presque sûrement, il doit y en avoir d'autres, qui, quoique en quantité moindre, doivent cependant nous être au moins utiles.

Dans le premier volume, on trouve l'origine de ces substances. leur mode de pénétration dans le végétal (1), leur quantité dans ce dernier (2), et aussi leur mode de pénétration, ainsi que leurs proportions dans les substances animales (3).

Enfin, dans le deuxième volume, j'ai précisé la quantité qui pour chacune d'elles nous est nécessaire (4); et celle qui s'élimine par la voie urinaire (5).

Je pense que l'on trouvera quelque utilité à prendre connaissance des considérations que j'ai présentées au sujet de ces diverses matières; mais je résume ici les principales conclusions que l'on peut en déduire, en ce qui concerne la ration saline normale.

1° En tenant compte des habitudes de la population française, la ration saline totale, pour un kilogramme d'un adulte moyen, s'élève à environ $0^{gr}40$, comprenant : $0^{gr}06$ de potasse, $0^{gr}015$ de chaux, $0^{gr}005$ de magnésie, $0^{gr}002$ de peroxyde de fer, $0^{gr}05$ d'acide phosphorique et $0^{gr}06$ d'acide sulfurique, dont une partie provient du soufre des. albuminoïdes; et enfin de $0^{gr}20$ à $0^{gr}25$ de chlorure de sodium, sur lesquels $0^{gr}15$ à $0^{gr}20$ sont ajoutés à nos aliments.

2° Toutes ces matières salines, sauf ces $0^{gr}15$ à $0^{gr}20$ de chlo-

---

(1) Premier volume de ce traité, p. 120.

(2) Premier volume : pour l'eau, p. 118; pour les matières salines en général, 121; pour la potasse, 125; pour la soude, 126; pour la chaux, 127; pour le fer, 128; pour l'acide phosphorique, 128; pour l'acide sulfurique, 130; pour l'acide silicique, 130, et pour le chlore, 131.

(3) Premier volume : pour l'eau, p. 177; pour les matières salines en général, 178; potasse, 182; soude, 182; chaux, 183; magnésie, 185; fer, 185; acide phosphorique, 186; acide sulfurique, 187; acide silicique, 188; et chlore, 188.

(4) Deuxième volume : ration minérale en général, p. 170; pour l'eau, 171 et 188; chlorure de sodium, 248; potasse, 282; chaux, 287; magnésie, 292; fer, 295; acide phosphorique, 298; acide sulfurique, 306.

(5) Deuxième volume : pour l'eau, pp. 195 et 200; pour le chlorure de sodium, 277; pour la potasse, 286; pour la chaux, 290; pour la magnésie, 293; pour le fer, 296; pour l'acide phosphorique, 299; pour l'acide sulfurique, 308.

rure de sodium, sont, d'une manière générale et approximative, contenues dans la quantité d'aliments qui est suffisante
pour nous fournir les substances organiques correspondant à
nos besoins.

D'où il résulte, qu'à la condition de recevoir une quantité
d'aliments pouvant nous assurer les albuminoïdes et les ternaires nécessaires, nous n'aurons pas à nous préoccuper des
matières salines. Seul le chlorure de sodium, au moins en tenant compte de nos habitudes, sera insuffisant. Nous n'en
trouvons guère que $0^{gr}05$ dans les aliments. Si donc nous voulons élever notre ration saline à $0^{gr}35$ ou $0^{gr}40$, il faudra en
ajouter de $0^{gr}15$ à $0^{gr}20$ à nos aliments, soit en les préparant,
soit à table au moment de les prendre.

3° L'addition de cette quantité de chlorure de sodium à nos
aliments, porte notre ration saline à $0^{gr}35$ ou $0^{gr}40$. Comme notre ration d'eau est de 35 à 40 grammes environ, la solution
saline stomacale arrive ainsi environ au titre de 10 °/₀₀. Mais,
de plus, comme le déchet intestinal pour les matières salines
est approximativement de 20 °/₀₀, (1), le liquide absorbé pénètre
dans le torrent sanguin au titre de 8 °/₀₀, soit sensiblement
celui de notre milieu intérieur.

4° Par un besoin inhérent à notre constitution ou seulement par suite d'une habitude rendue impérieuse par l'hérédité, notre organisme semble avoir besoin de cette ration saline de $0^{gr}35$ à $0^{gr}40$ environ ; si bien qu'il présente un véritable
affaiblissement, quand cette ration tombe sensiblement au-
dessous, surtout, semble-t il, en ce qui concerne le chlorure
de sodium.

5° Toutefois, ce qui paraît le plus nécessaire à notre organisme, c'est surtout d'avoir une quantité totale de matières
salines arrivant dans les environs de $0^{gr}35$ par kilogramme.
Certains peuples, en effet, remplacent le chlorure de sodium
par des sels de potassium, y compris son carbonate.

6° J'ai donc été conduit à admettre que seule une partie du
chlorure de sodium est *obligatoire*. C'est celle qui correspond
à nos dépenses en ce sel, même quand nous n'en prenons pas.
Cette quantité n'arrive pas à 5 grammes ; et, par conséquent,
en faisant entrer cette quantité dans la ration, nous pouvons

____

(1) Deuxième volume de ce traité, p. 123.

être sûrs de couvrir ses besoins. (V. 2ᵉ vol., pp. 265 et suiv.) Quant à l'autre partie, soit de 0ᵍʳ15 à 0ᵍʳ20, elle est peut-être seulement *facultative*, en ce sens qu'elle pourrait être remplacée par d'autres matières salines, ou même qu'elle pourrait être supprimée. C'est là, on le conçoit, un point important à élucider.

Notre ration saline, ainsi comprise, serait donc composée de deux parties : l'une serait constituée par la quantité indispensable de chacune des matières salines, qui correspond à leur besoins particuliers ; et l'autre, représentée le plus souvent par le chlorure de sodium, mais qui pourrait probablement l'être aussi par d'autres de ces matières.

Mais, de plus, il se pourrait, que cette seconde partie des matières salines, celle qui dépasse le total des quantités correspondant à nos dépenses quotidiennes, et qui déjà, nous venons de le voir, peut être demandée à plusieurs sels, ne fût pas indispensable. Cette partie de la ration saline, représentée au moins par une certaine quantité de chlorure de sodium, que nous ajoutons à nos aliments, ne dépendrait que de nos habitudes. Il serait donc possible qu'il n'y eût que des avantages à la supprimer ou au moins à la restreindre ; et je reviendrai sur cette question en traitant du régime hyposalin. Il se pourrait aussi qu'il y eut des avantages à ne pas composer cette partie supplémentaire de la ration minérale seulement avec le chlorure de sodium ; et je vais m'occuper de cette question.

Sel complet. — D'après tout ce qui précède, la ration minérale, en tenant compte de nos habitudes, doit donc remplir deux conditions : 1° sa totalité doit s'élever dans les environs de 0ᵍʳ25, sans compter le chlorure de sodium ajouté à nos aliments, et dans les environs de 0ᵍʳ40, en comptant ce dernier. 2° elle doit contenir, et c'est là une condition sûrement nécessaire, une quantité minima que j'ai rappelée ci-dessus, pour chacune des matières qui la composent.

Or, si comme je l'ai dit, le plus souvent, toutes ces matières sont contenues en quantités suffisantes dans notre alimentation ordinaire, quand celle-ci est elle-même suffisante au point de vue des substances organiques, on conçoit très bien que, vu la pauvreté de certains aliments pour quelques-unes de ces matières, il puisse se faire que ces dernières matières restent inférieures aux besoins.

La variété de la composition minérale de nos aliments arrive bien le plus souvent à établir une compensation. Si, malgré cette variété de composition de nos aliments, la quantité ingérée reste passagèrement insuffisante, il se peut bien aussi que l'organisme puisse remédier à ce déficit en prenant sur ses réserves, sauf à les reconstituer ensuite, si ces matières lui arrivent en excès. Mais on ne doit pas moins admettre que ces réserves puissent être épuisées; et que, dès lors, une ou plusieurs de ces matières salines, pourtant indispensables, puissent cependant faire défaut.

Cette possibilité de l'épuisement d'une ou de plusieurs matières salines indispensables, on le conçoit, devient surtout menaçante, dans tous les cas dans lesquels l'alimentation est insuffisante et surtout dans les cas exigeant les régimes hydriques ou seulement hypohydriques. Or, nous l'avons vu, les cas sont nombreux, qui, tout en exigeant une diminution des aliments organiques, exigent, au contraire, une ration minérale normale; et, dans ces conditions, il est évident que le chlorure de sodium ne saurait à lui seul remplacer toutes les autres matières salines pour la totalité de leurs fonctions. *Pour la quantité qui représente sa dépense minima, chaque matière saline ne peut être remplacée par aucune autre.*

Or, d'une part, l'insuffisance de cette matière, tout en faisant sentir son influence sur le jeu de l'organisme, mettra toujours un certain temps pour s'imposer à notre attention; et d'autre part, cette étude est encore trop peu avancée pour que en présence de troubles manifestes, nous puissions les reporter à leur véritable cause. Il y a donc un intérêt indiscutable à ce que *préventivement* nous cherchions à assurer à notre organisme une ration minérale complète et suffisante, comme nous le faisons pour les substances organiques.

Ce sont ces considérations qui m'ont conduit à faire préparer un composé salin, contenant nos matières salines dans les proportions de nos besoins quotidiens; et mon préparateur, M. Arnaud, et le Dr Carcanague, qui travaille dans mon laboratoire, en combinant les acides et les bases, représentant nos besoins en matières salines, tels que je viens de les

rappeler, sont arrivés aux proportions suivantes, pour 100 gr.
de ce composé.

Chlorure de sodium.....	61^{gr}44	Sulfate de potasse........	20^{gr}79
Phosphate de chaux.....	11 53	Sulfate de magnésie.....	2 46
Phosphate de potasse....	2 07	Sulfate de fer.....	1 70

Soit un total de 99^{gr} 99.

Etant donné que notre ration minérale totale est environ de
0^{gr}40 par kilogramme, d'une manière suffisamment approximative, 0^{gr}40 de ce composé salin, comprennent les quantités de
ces matières qui correspondent à nos besoins. C'est ce composé salin que, pour la facilité du langage, et sans autre prétention, j'ai désigné sous le nom de *sel complet.*

Je me sers de ce sel, pour mon usage personnel, depuis
deux ans, et au moins sans inconvénients. Mais, pour certains
cas de la pratique, j'ai dû lui reconnaître un sérieux défaut :
le phosphate de chaux, qui entre dans sa composition, n'est
pas soluble ; de sorte que s'il est sûrement ingéré, quand
on le prend comme *sel de table*, et au moins avec quelques
modes de préparation de nos aliments, comme le rôtissage et
les ragoûts, il est à craindre qu'il ne le soit pas, par exemple,
dans les potages. Il ne le serait pas dans les bouillons de
légumes et dans le lait.

J'ai donc prié mes deux collaborateurs, de chercher une
autre formule donnant un composé soluble en totalité, sauf à
le laisser un peu moins exact au point de vue de la proportion
de ses composants ; et il m'ont donné la formule suivante dans
laquelle le phosphate de chaux a été remplacé par du chlorure
de calcium. Une partie du chlore du chlorure de sodium est
combinée avec le calcium ; tandis que la soude, pour cette même
partie du chlorure de sodium, est entrée, dans la formule, sous
forme de phosphate.

Les 100 grammes de ce composé comprendraient ainsi :

Chlorure de sodium......	49^{gr}00	Sulfate de potasse.......	22^{gr}50
Chlorure de calcium.....	6 45	Sulfate de magnésie.....	2 65
Phosphate de soude.....	15 20	Sulfate ferrique........	1 90
Phosphate de potasse....	2 25	Total................	99^{gr}95

En prenant comme base 0^{gr}40 de matières salines totales, par kilogramme de notre poids, la ration minérale pour l'homme moyen de 65 kilogrammes, s'élèverait à 25 grammes environ ; et elle serait ainsi composée :

Chlorure de sodium.....	12ᵍʳ00	Sulfate de potasse.......	5ᵍʳ50
Chlorure de calcium.....	1 80	Sulfate de magnésie.....	0 65
Phosphate de soude.....	3 70	Sulfate ferrique........	0 45
Phosphate de potasse....	0 55	Total.	24ᵍʳ45

Mais ce composé a trompé nos espérances. Tous les sels qui le composent sont bien solubles ; mais dès qu'ils se dissolvent, il se forme un précipité de sels de chaux. De plus, le chlorure de calcium le rend très hygrométrique Cette composition ne fait donc pas disparaître l'inconvénient que nous voulions éviter. D'autres essais, du reste, n'ont pas été plus heureux ; et nous n'avons pu éviter la précipitation qu'en supprimant la chaux et le fer de la composition. Celle-ci serait donc celle qui suit pour 100 grammes.

Chlorure de sodium.....	53ᵍʳ30	Sulfate de potasse.......	24ᵍʳ50
Phosphate de soude......	16 30	Sulfate de magnésie.....	3 00
Phosphate de potasse....	2 45	Total.....	99 95

Ce composé salin manque bien de la chaux et du fer ; mais il contient encore, dans des proportions qui ne sont pas éloignées de celles de nos besoins, la soude, la potasse, la magnésie, le phosphore et le soufre. Il me paraît donc mieux répondre à nos besoins, comme *sel de cuisine*, que le chlorure de sodium tout seul.

Applications. — Je donne la composition de ces mélanges salins en laissant à la pratique le soin de les juger. Mon but, en les composant, a été, je l'ai dit, d'obtenir un mélange dont la composition correspondît à nos besoins salins, dont l'usage nous assurât contre la possibilité de l'insuffisance de ces matières, et qui en même temps fût en rapport avec les dépenses de chacune d'elles.

J'accepte d'avance, du reste, toute autre composition qui remplira mieux ces diverses conditions.

Le premier est celui dont la composition est le mieux en rapport avec nos besoins. Comme il n'est nullement hygrométrique, il se conserve bien. Celui dont je me sers est préparé depuis deux ans et gardé seulement dans un bocal. Ni son goût, ni son aspect n'ont changé.

Son goût, du reste, grâce à la prédominance du chlorure de sodium, est celui de ce dernier. Si ce n'était l'insolubilité du sel de chaux, il n'y aurait pas à chercher mieux ; et j'estime qu'il peut être conservé avec avantage comme sel de table. Il pourrait aussi être donné comme agent thérapeutique en le mélangeant au beurre.

En prenant 5 grammes de ce composé comme sel de table, ce qui est facile, on prendrait : $3^{gr}07$ de chlorure de sodium, $0^{gr}57$ de phosphate de chaux, $0^{gr}11$ de phosphate de potasse, $1^{gr}04$ de sulfate de potasse, $0^{gr}12$ de sulfate de magnésie et $0^{gr}08$ de sulfate de fer. Chacune de nos matières salines alimentaires trouverait ainsi un appoint qui pourrait éviter son insuffisance.

Le second composé répond encore assez bien à nos besoins. Mais, je l'ai dit, en se dissolvant, il forme un précipité ; et je crains bien que, dans ces conditions, les sels de chaux souvent ne soient pas ingérés ; il pourrait remplacer le précédent, mais il est plus hygrométrique.

Enfin étant donné que les deux composés précédents n'assurent pas l'ingestion des sels de chaux, quand ils doivent être pris dissous, je pense qu'on pourrait, pour ces cas, s'adresser au troisième composé. Il est, comme le premier, de conservation facile ; son goût est sensiblement le même ; et vu sa parfaite solubilité, il pourrait facilement remplacer le chlorure de sodium comme sel de cuisine.

La quantité de sel que nous ajoutons à nos aliments pendant leur *préparation* pouvant être évaluée à 10 grammes, les 10 grammes de ce composé correspondraient à $5^{gr}30$ de chlorure de sodium, $1^{gr}63$ de phosphate de soude, $0^{gr}245$ de potasse, $2^{gr}45$ de sulfate de potasse et $0^{gr}30$ de sulfate de magnésie.

Quant à la chaux, outre celle contenue dans les aliments, nous en trouverions encore une certaine quantité dans le sel complet de table. Les 5 grammes contiennent, je l'ai dit, $0^{gr}57$ de phosphate de chaux, soit sensiblement $0^{gr}005$ de chaux par kilogramme et environ le tiers de la ration normale.

En résumé et comme conclusion, deux de ces composés me paraissent mériter d'être au moins essayés : le premier et le troisième. De plus, loin de s'exclure, ils se complètent. Le premier sel complet servirait comme *sel de table*, et le troisième, sel sans chaux, comme *sel de cuisine*.

Tout en faisant des réserves sur les avantages que peuvent présenter ces composés salins, je pense :

1° Qu'ils pourront être essayés dans les cas d'alimentation organique insuffisante, lorsqu'on croira utile de relever plus ou moins la ration minérale;

2° Qu'ils pourraient aussi trouver leur utilité, dans le même but, dans les régimes hydriques;

3° Quoique ce soit là beaucoup de prétention de leur part, qu'ils pourraient au moins dans certains cas, remplacer utilement dans nos habitudes le chlorure de sodium.

4° Que le sel complet n° 1 trouvera son utilité surtout comme sel de table, et le sel n° 2 sans chaux, comme sel de cuisine.

L'avenir nous dira ce que valent ces composés dans leurs différentes applications.

Conclusions. — Tout ce qui précède sur le régime salin peut être résumé dans les propositions suivantes :

1° L'exagération des *matières salines prises dans leur ensemble* parait avoir pour résultat d'exciter les éléments anatomiques; et elle peut également irriter les voies d'élimination.

2° Aussi, je considère comme d'une bonne hygiène de ramener la ration saline autant que possible à nos besoins réels; et c'est pourquoi je me suis attaché à fixer ces besoins pour chacune des matières qui la composent. Mais, comme ramenées à ces quantités, chacune d'elles ne peut être remplacée par aucune autre, il est capital que ces quantités soient sûrement mises à la disposition de l'organisme; et les composés salins précédents pourraient être utiles dans ce but.

3° A l'état normal et dans la plupart des maladies, la règle sera donc d'abord d'abaisser la ration saline jusqu'à la limite de nos besoins. L'hygiène semble donc conseiller un régime hyposalin relatif. Mais, de plus, dans certaines conditions pathologiques, il peut être utile d'abaisser les matières salines au-dessous des besoins ; et une des plus fréquentes de ces conditions est l'exagération des liquides. Je vais y revenir avec le régime hyposalin et surtout avec le régime hypochloruré..

RÉGIME HYPOSALIN

Définition, division. — Le caractère essentiel d'un régime *hyposalin*, je l'ai dit, est de contenir une quantité de matières salines inférieure aux besoins. Mais cette insuffisance des matières salines peut se présenter dans des conditions différentes.

Nous sommes d'abord conduit à un régime hyposalin à peu près avec tous les régimes hypoorganiques ; et on peut dire que les deux sont proportionnels. D'une part, en effet, les aliments qui nous fournissent les matières organiques, contiennent la moitié environ des matières salines qui nous sont nécessaires ; et, d'autre part, le chlorure de sodium, qui constitue l'autre moitié, n'est ajouté, tout naturellement, que dans les proportions de la quantité de ces mêmes aliments.

Mais, en second lieu, un régime peut être rendu intentionnellement hyposalin, même quand les matières organiques correspondent aux besoins. L'hygiène ou la thérapeutique peut, en effet, rendre utile cette diminution des matières salines. C'est même dans ces cas que le régime hyposalin, tel que je le conçois, prend le plus d'importance. En faisant porter la diminution sur l'ensemble des matières salines, nous pouvons facilement d'abord faire baisser le titre de notre milieu intérieur, ensuite les liquides de ce milieu.

Enfin, nous pouvons avoir besoin de n'abaisser que la quantité d'une ou de plusieurs matières salines. L'état pathologique, en effet, peut créer des conditions exigeant la diminution de la potasse, de la soude, ou d'une quelconque de ces matières.

Le régime hyposalin peut donc exister dans trois conditions différentes :

1° Il peut coïncider avec un régime hypoorganique et marcher de pair avec lui.

2° Pris dans son ensemble, il peut exister pendant que les aliments organiques correspondent encore aux besoins.

3° Enfin, les aliments organiques restant suffisants, l'insuffisance peut ne porter que sur une des matières salines. Tel est le cas, le plus souvent, du régime *hypochloruré.*

Action physiologique. — Une diminution des matières salines, *prises dans leur ensemble*, les ramenant sensiblement au-dessous de leur quantité normale habituelle, conduit souvent à un affaiblissement de l'activité physique et intellectuelle. Il semble, toutefois, je reviens sur cette question, que par une habitude, renforcée par l'hérédité, nous soyons arrivés à exagérer nos besoins en ces matières salines. Il se pourrait que ces besoins fussent en partie factices, et même qu'il fût plus hygiénique de moins les satisfaire. Je suis porté à croire qu'il en est ainsi surtout pour le chlorure de sodium. Son action, au moins pour la partie que nous ajoutons à nos aliments, serait surtout celle d'un excitant. Le chlorure agirait comme le café, le thé et les épices, etc. Les effets pénibles de sa privation dépendraient donc de l'habitude. Ses besoins seraient factices ; ils relèveraient du goût plutôt que de la nécessité de couvrir les dépenses. Nous augmentons le sel, en effet, dans nos aliments, quand l'appétit laisse à désirer. Ce que nous lui demandons dans ces cas, c'est bien seulement une excitation. Son action, prise dans ce but, s'affaiblit avec l'usage; et c'est là un inconvénient qu'il a de commun avec tous les autres excitants : on doit l'augmenter pour obtenir la même impression. Or, s'il en est ainsi, il est déjà probable qu'il vaudrait mieux le réserver pour des cas exceptionnels que de le faire entrer dans nos habitudes quotidiennes.

Ce qui tend encore plus à me faire considérer au moins une partie de ce chlorure, et aussi l'élevation totale de la ration saline à laquelle son addition conduit, comme non indispensable, c'est que d'abord la plupart des sujets soumis au régime lacté se contentent d'un ration saline beaucoup moindre, surtout en ce qui concerne le chlorure de sodium. De nombreux malades se suffisent avec un litre et demi ou deux litres de lait, contenant environ 11 à 15 grammes de matières salines totales, soit $0^{gr}17$ ou $0^{gr}25$ par kilogramme. De plus, le chlorure de sodium dans le lait de vache n'arrive, par litre, qu'à $0^{gr}81$, d'après Filhol et Joly, et à $0^{gr}46$ pour Marchand (1). Ces deux litres de lait ne peuvent donc guère fournir que $1^{gr}50$ de ce chlorure ; et cependant le régime lacté peut être continué souvent pendant plusieurs mois sans inconvénient. Enfin, le

____

(1) *Alimentation et régime*, de A. Gautier. p. 213.

nourrisson, élevé au sein, ne reçoit guère que $0^{gr}20$ et au maximum $0^{gr}30$ de matières salines par kilogramme de son poids. De plus, il reçoit moins de $0^{gr}15$ de chlorure de sodium d'après Filhol et Joly, et tout au plus 0,067 d'après Bunge ; et cependant c'est avec ces matières salines qu'il fait le maximum de sa croissance. Je fais remarquer, en outre, que tandis que dans la ration saline, telle que nous la composons, le chlorure de sodium en forme plus de la moitié, dans le lait de vache, il n'en représente pas le dixième. Il n'en représente aussi que le quart pour le lait de femme ($1^{gr}35$ sur $5^{gr}98$ d'après Filhol et Joly), ou le tiers (0.67 pour $2^{gr}31$ d'après Bunge).

Toutes ces raisons me portent donc à croire d'abord que la grande quantité de chlorure de sodium qui entre dans notre ration saline habituelle n'est probablement commandée que par un besoin créé par l'habitude ; et que, par conséquent, nous devons pouvoir arriver à nous contenter d'une quantité moindre ; et ensuite que si notre ration saline doit dépasser d'une certaine quantité le total de celles que j'ai fixées pour chacune de ces matières, il n'est pas obligatoire de faire ce complément avec le chlorure de sodium seul ; mais, au contraire, qu'il y aurait probablement avantage à composer ce surcroît avec toutes ces matières, en les laissant dans les proportions du lait de femme pour le nourrisson ; et pour l'adulte, dans les proportions de ses besoins pour chacune d'elles.

Je me demande donc, de nouveau, s'il ne serait pas plus hygiénique de restreindre le chlorure de sodium et avec lui l'ensemble de la ration saline, au lieu de la porter entre $0^{gr}35$ et $0^{gr}40$.

Mais, quelle que soit la solution que l'avenir réserve à cette question, il est incontestable que, d'une manière générale dans les conditions actuelles, que ce soit par un besoin véritable ou par suite seulement de l'habitude, la diminution rapide de la ration saline est suivie d'un affaiblissement marqué de l'activité physique et intellectuelle. J'en ai fourni des preuves indiscutables dont une personnelle (2e vol. p. 255).

Dans ces cas, il s'agissait surtout de la privation du chlorure de sodium. Néanmoins, je ne crois pas que la privation du chlorure de sodium soit la seule qui puisse produire cette dépression, puisque certaines peuplades peuvent remédier au défaut de ce chlorure par d'autres matières salines, tels que les sels de potasse, et qu'il en a été de même pour nos troupes, quoique habituées au chlorure de sodium (1).

Il est probable que cette diminution de la totalité des matières salines doit tendre à diminuer la quantité de liquide de l'organisme. Il se peut que cette action soit plus marquée pour le chlorure de sodium, mais il me paraît difficile que les autres matières salines y restent tout à fait étrangères.

La diminution de l'activité, sous l'influence d'un régime hyposalin, peut-elle être expliquée par cette diminution des liquides contenus dans l'organisme? je ne le pense pas. J'ai bien constaté une diminution de l'activité, allant jusqu'à l'engourdissement complet, chez les grenouilles auxquelles j'avais enlevé une partie de leur liquide par la ventilation (2). Mais la diminution des liquides, dans ces expériences, était considérable; ces animaux avaient perdu de 25 à 30 % de leur poids. Or, le régime hyposalin ne peut aller jusque là. Je pense donc que la diminution de l'activité sous son influence dépend plutôt de l'insuffisance des échanges des différents éléments anatomiques ou de l'insuffisance de leur excitant naturel.

Procédés. — Que les matières organiques soient suffisantes ou non, les procédés pour appliquer un *régime hyposalin portant sur tous ses composés* peuvent dépendre : 1° *du choix des aliments,* et 2° *de leur préparation.*

1° *Choix des aliments.* — Le lait et ses diverses préparations constituent les aliments, qui, proportionnellement aux substances organiques, contiennent le moins de matières salines. Le lait de vache ne dépasse guère 7 grammes comme totalité des matières salines, soit 21 grammes pour les 3 li-

(1) Je dois ici corriger une erreur qui s'est glissée dans le 2e volume, p. 251. Le remplacement du chlorure de sodium par les sels de potasse n'aurait été fait qu'au siège de Médéah (Algérie), en 1841, par M. Jeannel. Le même remplacement n'aurait pas été fait à Metz, comme je l'avais cru, d'après un compte rendu de la Société de médecine de Toulouse.

(2) Action de la ventilation sur les grenouilles. (Société de biologie, 5 décembre 1903, p. 1543.)

Action comparée de la strychnine sur les grenouilles normales et sur celles dont le poids a été diminué par la ventilation. (Société de biologie, 5 décembre 1903, p 1545.)

tres, qui correspondent à la ration. Ce ne serait donc déjà seulement 0^{gr}32 de matières salines par kilogramme pour l'homme moyen. Mais, de plus, comme souvent deux litres suffisent, la quantité, par kilogramme, tombe à 0^{gr}21.

Cependant, je le fais remarquer de nouveau, lorsque cette quantité suffit au point de vue des substances organiques, ce qui est prouvé par la conservation du poids initial, ce n'est que rarement que les sujets se plaignent de faiblesse générale. Néanmoins cette faiblesse peut se présenter; et j'ai indiqué les heureux résultats, dans ces cas, de l'addition d'une certaine quantité, tout au plus 5 grammes, de chlorure de sodium.

Avec le lait de chèvre, nous restons dans les mêmes proportions. Les matières salines vont de 6 à 9 grammes par litre. Le lait de brebis arrive à 10 grammes; mais celui d'ânesse ne dépasse guère 5 grammes, et celui de jument, 3 grammes. Celui de femme, enfin, reste souvent au-dessous.

Les viandes de boucherie viennent ensuite. Pour 1 kilogr. de ces viandes, on trouve, comme moyenne, 10 à 12 grammes pour le bœuf, 15 à 20 grammes pour la vache et seulement 10 grammes pour le veau. La moyenne de ces trois viandes est environ de 12^{gr}50 (3e vol., p. 340). Le mouton et l'agneau ne dépassent guère 10 grammes par kilogramme (3e vol., pp. 346 et suiv.). Le porc et le cheval n'arrivent à 10 grammes qu'à la condition d'être maigres. L'âne reste dans les environs de 5 grammes; et le mulet a une moyenne de 7^{gr}50, chiffres intermédiaires entre ceux du cheval et de l'âne (3e vol., p. 351).

La moyenne des différentes volailles est environ de 10 grammes par kilogramme; celle du gibier arrive souvent à 12 et même à 15 grammes. Enfin cette moyenne, très variable pour les poissons, peut n'être que de 10 grammes par kilogramme, mais elle atteint souvent 15, 20 et même 30 grammes (3e vol, p. 446).

Quant aux végétaux, je puis donner les moyennes suivantes, pour 1 kilogramme : céréales et légumineuses, environ 20 grammes (3e vol. pp. 481 et 496); pour les racines comestibles, rarement au-dessous de 10 grammes, mais pouvant atteindre 15 grammes (p. 507); pour les tubercules, entre 10 et 20 grammes (p. 526); pour les légumes-fruits, de 5 à 15 gr. (pp. 527 et suiv.); et pour les légumes-feuilles ainsi que pour les salades (pp. 545 et suiv.), les matières salines, un peu variables, ne descendent guère au-dessous de 10 grammes mais peuvent atteindre 20 grammes.

Enfin pour les fruits, quoique de moindre importance au point de vue qui nous occupe, je donne les indications suivantes. Pour les fruits frais, leurs matières salines peuvent descendre jusqu'à 4 grammes par kilogramme, et elles ne dépassent guère 10 grammes. Mais pour les fruits secs, elles sont au moins de 10 grammes avec le raisin sec et le pruneau; elles arrivent entre 15 et 20 grammes avec la poire et la pomme sèches; dépassent 20 grammes avec l'olive; et atteignent 30 grammes avec la noix et la figue sèche (3' vol., pp. 569 et suiv.).

Grâce à ces données moyennes et suffisamment approximatives, on pourra composer un régime relativement pauvre en matières salines; et, comme on a pu le voir, en s'en tenant à la composition chimique des aliments pris dans leur état naturel, c'est le lait qui donnera le plus de facilité à cet égard.

Mais, en outre, la richesse en matières salines de ces aliments peut être beaucoup diminuée par certains modes de leur préparation.

2° *Préparation des aliments.* — La première condition à remplir est tout naturellement la suppression de tout chlorure dans la préparation des aliments et pendant le repas. Or, déjà, cette suppression diminue la ration saline de 50 % environ. C'est beaucoup, pour la ration saline totale. Mais il reste encore environ 12 à 18 grammes de ces matières qui sont comprises dans les divers aliments qui correspondent à la ration moyenne d'entretien. Je reviendrai sur le chlorure de sodium à propos du régime hypochloruré; mais je veux étudier ici quelle est l'influence que peut avoir le mode de préparation de ces aliments sur les matières salines qui entrent naturellement dans leur composition:

Les données relatives à la préparation des aliments pour ces matières salines peuvent se résumer ainsi :

1° Le *rôtissage* ne modifie que fort peu la richesse des viandes en matières salines. A poids égal, la viande rôtie contient même plus de ces matières que la viande crue, parce que pendant sa cuisson elle perd plus d'eau que de ces matières.

2° Il en est de même pour les *grillades* et pour les *fritures*.

3° Enfin, il en est également ainsi des *ragoûts*, surtout parce que les sels perdus par les aliments restent dans les sauces.

4° Je dois ajouter que, pour tous les modes de cuisson précédents, nos habitudes nous font ajouter aux aliments une certaine quantité de chlorure de sodium. (Voir, pour ces modes de cuisson, le 3ᵉ vol., pp. 380 à 390.)

5° Au contraire, la *cuisson dans l'eau* diminue pour tous les aliments leurs matières salines. Les recherches faites sur ce point, et je me permets d'y joindre celles que j'ai faites avec la collaboration du Dr Carcanague, indiquent une perte moyenne de 50 % aussi bien pour les différentes viandes que pour les céréales, les légumes secs et les légumes frais.

Je crois utile de donner à cet égard les indications suivantes résumant nos recherches. Ces recherches ont porté sur les *légumes frais*, sur les *légumes secs* et sur les *céréales.* De plus, pour un certain nombre, nous avons étudié la quantité de *matières salines totales* perdues seulement pendant leur *blanchiment*, et après leur *cuisson complète*.

Enfin, nos recherches ont aussi porté, pour ces mêmes végétaux, sur les *sels de potassium* et sur la *cuisson dans les corps gras ;* mais j'aurai à parler de ces expériences plus loin.

6° La cuisson dans l'eau est donc le mode de préparation de choix pour le régime hyposalin ; et, bien entendu, en la pratiquant sans addition de sel.

Pertes salines totales dans le blanchiment. — Je rappelle d'abord que j'ai désigné sous ce nom l'opération qui consiste à faire bouillir dans l'eau les légumes pendant 15 à 30 minutes, et à rejeter cette eau pour soumettre ensuite ces légumes à d'autres préparations culinaires, pour compléter leur cuisson. Les premières recherches sur cette opération, faites à ma demande, par le Dr Laborde (1) avaient porté sur le chou ; et il avait trouvé que ce légume, qui contient de 1 à 2 grammes de matières salines pour 100 grammes à l'état cru, perdait environ les 75 % de ces matières, pendant cette opération.

(1) LABORDE. — Société d'histoire naturelle de Toulouse, 28 mars 1900, p. 67.

En 1909, nous avons repris ces recherches avec le Dr Carcanague et nous les avons résumées dans deux communications
à la Société de biologie. La première (1) portait sur le *chou
vert*, le *chou de Bruxelles*, le *chou-fleur*, le *céleri*, l'*asperge*,
le *haricot vert* (2), le *haricot blanc* et la *lentille*; la seconde (3)
sur l'*oignon*, *le poireau*, *la carotte*, le *navet*, la *scorsonère*,
le *salsifis*, la *tomate*, l'*artichaut*, la *blette*, la *chicorée*, la
betterave, l'*épinard* et l'*oseille* (4).

Je résume les résultats de ces deux séries de recherches qui
sont reportés à 100 grammes de ces légumes, dans le tableau
suivant.

LÉGUMES	SELS TOTAUX		LÉGUMES	SELS TOTAUX	
	crus	blanchis		crus	blanchis
Chou vert........	2.000	0.900	Navet...........	0.700	0.300
Chou de Bruxelles.	1.450	0.800	Scorsonère.......	0.600	0.500
Chou-fleur........	1.000	0.600	Salsifis.	0.650	0.550
Céleri (pied)......	1.280	0.950	Tomate.	0.500	0.350
Céleri (feuilles). ..	1.770	1.120	Artichaut.	1.100	0 480
Asperges..	0 658	0.430	Bette ou Blette....	1.100	0.500
Haricot vert.......	1.670	1.100	Chicorée..	1.480	0.800
Oignon.	0.700	0.300	Betterave........	0.950	0.400
Poireau.........	1.300	0.750	Epinard.	2.500	1 000
Carotte.........	0.950	0.400	Oseille..........	0.600	0.250
Haricot blanc (sec).	4.650	3.750	Lentilles........	2.850	1.900

(1) MAUREL et CARCANAGUE. — Contribution à l'étude du blanchiment des
légumes. (Société de biologie, 10 juillet 1909, p. 91).

(2) Contribution à l'étude du blanchiment des légumes, par Maurel et Carcanague. Société de biologie, 26 février 1910, p. 336.

(3) Pour la composition de ces légumes, voir le 3e volume : chou vert,
pp. 557 et 561 ; — chou de Bruxelles, pp. 558 et 560 ; — chou-fleur,
pp. 559 et 561 ; — céleri, p. 548 ; — asperges, pp. 545 et 546 ; — haricot
vert, p. 533.

(4) Pour la composition de ces légumes voir le 3e volume : oignon, p. 508 ;
— poireau, p. 510 ; — carotte, p. 500 ; — navet, p. 502 ; — scorsonère,
p. 510 ; — salsifis, p. 505 ; — tomate, p. 511 ; — artichaut, p. 527 ; — chicorée, p. 553 ; — betterave, p. 497 ; — épinard, p. 562 ; — oseille, p. 564.

Ce tableau comprend vingt légumes frais et deux légumes secs. Or, la comparaison de leur matières salines totales à l'*état cru* et après leur *blanchiment* pendant 30 minutes fait constater une perte moyenne de 46 % pour les légumes frais et de 24 % pour les deux légumes secs. Ces pertes, calculées pour chaque légume, frais ne s'éloignent pas sensiblement de ces moyennes. Elles ne descendent pas au-dessous de 30 % et ne dépassent guère 60 %

Les pertes pour les légumes secs sous l'influence du simple blanchiment sont moindres ; mais ils n'y sont, dans la pratique, que rarement soumis. Au contraire, les légumes frais l'y sont souvent. Or, la moyenne des matières salines pour les légumes frais variant de 1 à 2 grammes, soit 1^{gr}50 comme moyenne approximative, on peut déjà conclure que la simple opération du blanchiment enlève à ces légumes 50 % de leurs matières salines, et qu'elle ramène ces dernières à 0^{gr}75 pour 100 grammes en moyenne. Or, c'est là, on le conçoit, une perte des plus appréciables, quand on veut établir un régime hyposalin.

Pertes salines totales pendant la cuisson complète dans l'eau. La perte précédente est la seule que subissent les légumes, quand, après le blanchiment, ils sont utilisés en ragoût ou en purée, ce qui a lieu souvent. Mais les pertes sont encore plus importantes, quand leur cuisson est complétée dans l'eau.

Nos recherches avec le Dr Carcanague ont porté, à cet égard, sur des *légumes frais*, sur des *légumes secs* et sur des *céréales*.

Pour les *légumes frais*, nous avons opéré sur la *pomme de terre*, la *carotte*, le *navet*, l'*oignon* et le *poireau* (1) ; et pour ces cinq légumes, nous avons dosé les pertes salines totales, après un blanchiment de 20 minutes, puis après un blanchiment de 30 minutes, et enfin après une ébullition de 3 heures, soit après leur cuisson complète. Je réunis dans le tableau suivant les résultats de nos expériences (2).

(1) Congrès végétarien de Bruxelles 1910. Comptes rendus du Congrès, page 54. Pertes en matières salines et spécialement en sels de potassium, par Carcanague et Maurel. Librairie végétarienne de Bruxelles.

(2) Ce tableau est une abréviation de celui de la page 376, qui comprend en même temps les analyses ayant porté sur les sels de potassium. Le résultat de nos recherches paraîtra plus clair en ne portant que sur les matières salines totales.

LÉGUMES	Sels totaux	SELS TOTAUX		
	crus	après 20 minutes	après 30 minutes	après 3 heures
Pommes de terre.......	1.250	0.780	0.550	0.340
Carottes.	0.950	0.700	0.400	0.300
Navets..................	0.700	0.500	0.300	0.230
Oignons.	0.700	0 550	0.300	0.160
Poireaux.	1.300	0.950	0.750	0.220
Perte moyenne.............	»	29 %	53 %	75 %

Comme on le voit, pour ces légumes, l'ébullition dans l'eau pendant 20 minutes seulement leur enlève déjà 29 % de leurs matières salines; cette perte arrive à 53 % si l'ébullition s'est prolongée pendant 30 minutes (Je rappelle que la moyenne pour 20 légumes frais a été de 46 %). Enfin, après 3 heures d'ébullition, soit après leur cuisson complète, cette perte dépasse toujours 60 %. Elle a comme moyenne 75 %.   -

Or, la quantité de matières salines contenue dans ces mêmes légumes à l'état cru, ne dépassant guère 1 gramme, on voit qu'après leur cuisson, il ne reste que $0^{gr}25$ de ces matières dans 100 grammes de ces légumes pesés à l'état frais.

On peut aussi considérer comme probable que les autres légumes subissent la même perte ; et, comme nous avons trouvé pour eux une richesse moyenne de $1^{gr}50$ de ces matières totales, nous pouvons admettre que les 100 grammes de ces légumes pesés à l'état frais, après leur cuisson, ne doivent guère contenir que $0^{gr}40$ de ces matières.

Nos recherches sur la cuisson complète, je l'ai dit, ont également porté sur les *légumineuses* et les *céréales*. Or, je réunis les résultats dans le tableau suivant :

ÉTAT des ALIMENTS	LÉGUMINEUSES			CÉRÉALES		
	Haricots blancs	Pois secs	Lentilles	Blé	Orge	Maïs
Crus..........	4.650	2.500	2.850	3.600	2.870	2.900
Cuits.	2.550	0.750	1.550	1.750	1.350	1.100

Moyennes des quantités à l'état cuit.

Pour les légumineuses : 48 %   Pour les céréales : 49 %

Au point de vue de la pratique, ces recherches faites sur les légumineuses nous intéressent d'une manière toute particulière. Les légumes secs, en effet, sont relativement riches en matières salines, le pois sec et la lentille dépassent 2 grammes et le haricot blanc 4 grammes. Mais la cuisson dans l'eau leur en enlève 50 %. La cuisson en ragoût, en garniture, au contraire, leur laisse la totalité de leurs matières salines. Il est donc important, au point de vue du régime hyposalin, de préparer ces légumineuses par la simple cuisson dans l'eau, et en prolongeant longtemps l'ébullition.

Je rappelle aussi que le blanchiment porte déjà la perte des matières salines à 19 % pour le haricot et celle des lentilles à 34 %. Ce sont donc là déjà des diminutions qui demandent qu'on en tienne compte.

Parmi les trois céréales, le maïs mérite une mention. Il est souvent utilisé soit comme soupe, soit en purée assez épaisse pour être coupée en tranches qui sont frites ensuite. Or, étant donné qu'il perd 63 % de ses matières salines dans sa cuisson totale, il est probable qu'une ébullition de 30 minutes lui en enlèverait de 25 à 30 %; et c'est là aussi une indication qui peut avoir son importance, pour obtenir le régime que j'étudie.

Enfin, je dois ajouter, qu'ainsi que je l'ai indiqué (3° volume, pages 359 et suivantes), les différentes viandes contiennent environ 1 gramme de matières salines pour 100 grammes; et que pendant leur cuisson dans l'eau, elles en perdent environ $0^{gr}50$. Ces matières, au contraire, restent, en totalité dans les viandes, quand elles sont rôties ou cuites en ragoût.

Applications et conclusions. — 1° Sans arriver au régime hyposalin total, c'est-à-dire sans faire descendre les matières salines sensiblement au-dessous de nos besoins, il me paraît d'une bonne hygiène, ainsi que je l'ai déjà dit, de tendre à diminuer la ration saline. Dans tous les cas, sauf indication thérapeutique, il me paraît antihygiénique de l'exagérer.

2° Il peut être utile de diminuer les matières salines, dans certains *états pléthoriques,* qui presque toujours sont accompagnés d'une exagération de ces matières. Outre que ces sujets aiment les mets relevés, l'augmentation des substances organiques conduit aussi presque forcément à celle des matières salines.

3° Cette diminution peut aussi être utile dans les différentes *lithiases,* notamment dans la lithiase calcique.

4° La diminution des matières salines contenues dans les aliments, par le blanchiment ou la cuisson complète dans l'eau, m'a paru avantageuse dans certains cas de *dyspepsies hypersthéniques* (page 50 de ce volume).

5° Il me paraît probable que le régime hyposalin total doit être utile, quand il s'agit de diminuer l'hydratation de l'organisme; et qu'il doit, dans ces cas, augmenter l'action du régime simplement hypochloruré. Du reste, sauf en ce qui concerne la suppression du sel de cuisine ajouté à nos aliments, il me paraît difficile de diminuer ce dernier sans le faire également pour les autres matières salines.

6° Enfin, on peut être conduit à un régime hyposalin total, pour *augmenter l'action d'une matière saline donnée dans un but thérapeutique.*

L'organisme, pour conserver l'isotonie de son milieu intérieur, élimine les matières salines en excès ou garde de l'eau en proportion de ces matières, quand il ne peut les éliminer. Or, il semble que lorsque l'isotonie existe, les matières salines thérapeutiques s'éliminent rapidement. Elles ne déplaceraient pas les autres. Mais, si à leur arrivée, les matières salines sont inférieures à la normale, les thérapeutiques les complètent; elles sont alors moins rapidement éliminées, et elles peuvent, en outre, être conservées en quantités plus élevées. C'est ce qui paraît résulter des expériences de Richet et Toulouse pour l'action des bromures.

7° Enfin le régime hyposalin peut être obtenu, d'abord par

le choix des aliments, et surtout par la cuisson des aliments dans l'eau.

Réductions de quelques matières salines prises isolément.

Les indications que je puis donner à cet égard portent sur les *sels de potasse*, les *sels de chaux* et surtout sur les *chlorures*.

Réduction des sels de potasse. — Je rappelle d'abord :

1° Que nos dépenses en potasse sont environ de 0^g06 par kilogramme de notre poids. Cette quantité peut être considérée comme sûrement suffisante; mais elle ne saurait descendre à 0,045 sans devenir inférieure à nos besoins;

2° Que sur ces 0,06 de potasse ingérée, environ 0,05 s'éliminent par les urines, et que l'autre centigramme reste dans les selles ou s'élimine par d'autres voies. On peut donc admettre que, d'une manière générale, les 4/5 de la potasse ingérée s'élimine par les reins ; (2° vol., p. 286.)

3° Que ces 0,06 de potasse existent, d'une manière générale, dans la quantité d'aliments qui est suffisante au point de vue des matières organiques;

4° Que ce sont surtout les substances végétales, et notamment les légumes frais, qui en contiennent le plus; (Voir le 1ʳ et le 3° vol. pour la composition de ces aliments.)

5° Enfin que les sels de potasse tirent leur importance d'abord du rôle qu'ils remplissent dans les tissus, notamment dans la constitution des hématies, et ensuite de la quantité élevée de leur dépense. Le potassium et le soufre sont, en effet, les deux matières salines les plus largement représentées dans la ration minérale.

C'est cette importance dans nos dépenses et aussi dans la composition saline de nos aliments qui nous a conduit à nous en occuper d'une manière spéciale avec le Dʳ Carcanague.

Dans nos recherches nous avons dosé :

1° Les matières salines totales et le potassium dans les végétaux crus;

2° Les pertes subies pendant une ébullition de 30 minutes dans l'eau, soit pendant l'opération du *blanchiment*, par l'ensemble des matières salines et par le potassium;

3° Les mêmes pertes après une cuisson complète dans l'eau ayant nécessité 2 à 3 heures d'ébullition;

4° D'une manière comparée les pertes subies dans la cuisson dans l'eau et dans les corps gras.

Nous avons toujours opéré au moins sur 100 grammes de ces substances végétales ; et quand la quantité a été plus élevée, comme pour certains légumes verts, les quantités inscrites dans le tableau suivant ont été ramenées à 100 grammes de ces aliments.

Nos recherches sur le *blanchiment* ont porté sur 21 légumes frais et sur 2 légumes secs.

Nous résumons nos résultats dans le tableau suivant :

Pertes subies par les différents légumes en matières salines totales et en potassium (1) pendant l'opération du blanchiment. Les quantités figurant dans ce tableau correspondent à 100 grammes de ces légumes.

LÉGUMES	QUANTITÉS à L'ÉTAT CRU			QUANTITÉS RESTANT après le BLANCHIMENT			QUANTITÉS PERDUES par le BLANCHIMENT		
	Sels totaux	Potassium	Autres sels	Sels totaux	Potassium	Autres sels	Sels totaux	Potassium	Autres sels
I	II	III	IV	V	VI	VII	VIII	IX	X
Chou vert	2.000	0 437	1.563	0.900	0.126	0.774	1.100	0.311	0.789
Chou de Bruxelles	1.450	0 375	1.075	0.800	0.150	0.650	0.650	0.225	0.425
Chou-fleur	1.000	0.423	0.577	0.600	0.311	0.289	0.400	0.112	0.288
Céleri (pied)	1.280	0.503	0.777	0 950	0.267	0.683	0.330	0.236	0.194
Céleri (feuilles)	1.770	0.570	1.200	1.120	0.345	0.775	0.650	0.225	0.425
Asperges	0 658	0.230	0.428	0.430	0.120	0.310	0.228	0.110	0.118
Haricot vert	1 670	0.382	1.288	1.100	0.180	0.820	0.570	0.202	0.368
Oignons	0.700	0.155	0.545	0.300	0.056	0.244	0.400	0.099	0.301
Poireau	1.300	0.225	1.075	0.750	0.141	0.609	0.550	0.084	0.466
Carotte	0.950	0.141	0.809	0.400	0.084	0.316	0.550	0.057	0.493
Navet	0.700	0.211	0.489	0 300	0.084	0.216	0 400	0.127	0 273
Scorsonère	0.600	0.085	0.515	0.500	0.070	0.430	0.100	0.015	0.085
Salsifis	0.650	0.093	0.512	0.550	0.084	0.466	0.100	0.009	0.091
Tomate	0.500	0.084	0.416	0.350	0.008	0 342	0.150	0.076	0.074
Artichaut	1.100	0.282	0.718	0.480	0.127	0.353	0.620	0.155	0.425
Bette ou blette	1.100	0.350	0.750	0.500	0 056	0.444	0.600	0.296	0.304
Chicorée	1.480	0.493	0.987	0 800	0.169	0.631	0 680	0.324	0.356
Betterave	0.950	0.253	0.697	0.400	0.121	0.279	0.550	0.132	0.418
Epinard	2.500	0.846	1.654	1 000	0.286	0.814	1.500	0.564	0.936
Oseille	0.600	0.141	0.459	0.250	0.042	0.208	0.350	0.099	0.251
Pomme de terre	1.250	0.382	0.868	0.550	0.183	0.367	0.700	0.199	0.511
Haricots blancs	4.650	1.170	3.480	3.750	1.085	2.665	0.900	0.085	0.815
Lentilles	2.850	0.662	2.168	1.900	0.408	1.492	0.950	0.254	0.696

(1) Les matières salines totales ont été évaluées dans leurs combinaisons à l'état de sels : carbonates, phosphates, sulfates, chlorures, etc. ; tandis que les

Or, comme on peut le voir par la colonne III, donnant la quantité de potassium contenue dans ces légumes à l'état cru, si l'on tient compte que ces chiffres doivent être augmentés d'un tiers ou de la moitié pour obtenir la quantité réelle des composés potassiques, on verra que ces composés représentent au moins un tiers et souvent la moitié des matières salines totales.

De plus, en comparant la colonne VI avec la même colonne III, on verra qu'il suffit d'une ébullition dans l'eau de 30 minutes pour enlever à ces légumes souvent la moitié ou les deux tiers et parfois même davantage de leurs composés potassiques.

Si donc l'on était conduit à prescrire un régime pauvre en potasse, il suffirait de faire bouillir ces légumes pendant 30 minutes pour diminuer cette matière saline au moins de moitié Mais, par contre, il faudrait les soumettre à un autre mode de cuisson, si l'on tenait à leur conserver toute leur richesse saline.

Je vais indiquer bientôt qu'on peut laisser aux légumes les composés potassiques presque en totalité par la cuisson dans les corps gras.

Bien entendu, les pertes potassiques s'exagèrent encore davantage lorsque la cuisson complète s'effectue dans l'eau. Nos recherches, à cet égard, sont moins nombreuses. Cependant elles ont encore porté sur 5 *légumes frais*, sur 3 *légumes secs* et sur 3 *céréales*. Je réunis nos résultats dans le tableau suivant (p. 457) :

Or, comme l'indique ce tableau, si la perte n'arrive guère qu'à la moitié pour les céréales, elle dépasse largement cette moitié pour les légumes secs ; et, sauf pour la carotte, elle s'élève jusqu'aux deux tiers pour les autres légumes frais, y compris la pomme de terre.

Pour celle-ci, de 0^{gr}382 à l'état cru, le potassium tombe à 0,183 après 30 minutes d'ébullition (p. 455) et seulement à 0,098 après sa cuisson complète (p. 457). Du reste, quoique un peu moins marquées, ses pertes pour la totalité des matières salines le sont encore beaucoup. Ces matières passent, en effet, de 1^{gr}250 à

composés de potasse ont été évalués à l'état de potassium. Les quantités correspondant au potassium dans ce tableau doivent donc être augmentées au moins d'un tiers, parfois de la moitié, pour évaluer les sels de potassium.

Pertes subies en matières salines totales et en potassium par 100 grammes des aliments végétaux suivants :

ALIMENTS	QUANTITÉS à L'ÉTAT CRU			QUANTITÉS après la CUISSON			QUANTITÉS PERDUES dans la CUISSON		
	Sels totaux	Potassium	Autres sels	Sels totaux	Potassium	Autres sels	Sels totaux	Potassium	Autres sels
	II	III	IV	V	VI	VII	VIII	IX	X
Légumes frais									
Oignon..	0.700	0.155	0.545	0.160	0.039	0.121	0.540	0.116	0.424
Poireau	1.130	0.225	0.905	0.220	0.053	0.167	0.910	0.172	0.738
Carotte.	0.950	0.141	6.809	0.300	0.058	0.242	0.650	0.083	0.567
Navet..	0.700	0.211	0.489	0.230	0.043	0.187	0.470	0.168	0.302
Pomme de terre.	1.250	0.382	0.868	0.340	0.098	0.242	0.910	0.284	0.626
Légumes secs									
Haricot blanc . .	4.650	1.170	3.840	2.100	0.120	1.980	2.550	1.050	1.500
Lentille..	2.850	0.662	2.188	1.300	0.262	1.038	1.550	0.400	1.150
Pois sec.. . . .	2.500	0.867	1.633	1.750	0.282	1.468	0.750	0.585	0.165
Céréales									
Blé.	3.000	0.320	2.680	1.250	0.155	1.095	1.750	0.160	1.590
Orge	2.870	0.310	2.560	1.520	0.140	1.380	1.350	0.170	1.180
Maïs	2.900	0.150	2.750	1.800	0.085	1.715	1.100	0.065	1.035

l'état cru, à 0^{gr}550 après 30 minutes d'ébullition dans l'eau (p. 455) et tombent à 0,340 après leur cuisson complète (p. 457). C'est donc une perte, après la cuisson dans l'eau, de 73 % pour les matières salines totales et de 75 % pour les composés potassiques.

Enfin, pour 3 légumes, la carotte, la pomme de terre et l'oignon, nous avons étudié comparativement leurs pertes subies pendant leur cuisson dans l'eau et dans les différents corps gras, l'huile, la graisse et le beurre. Je réunis les résultats de ces expériences dans le tableau suivant :

NOMS des LÉGUMES	ÉTAT CRU		APRÈS LA CUISSON dans L'EAU		APRÈS LA CUISSON dans L'HUILE		APRÈS LA CUISSON dans LA GRAISSE		APRÈS LA CUISSON dans LE BEURRE	
	Sels totaux	Potassium	Sels totaux	Potassium	Sels totaux	Potassium	Sels totaux	Potassium	Sels totaux	Potassium
Carotte { 1re expérience.	1.050	0.150	0.500	0.058	0.750	0.108	0.850	0.128	0.800	0.115
Carotte { 2e expérience.	1.100	0.162	0.600	0.098	0.750	0.126	0.850	0.130	0.840	0.120
Carotte { 3e expérience.	0.950	0.126	0.450	0.055	0.650	0.098	0.750	0.116	0.850	0.105
Moyennes...	1.033	0.146	0.517	0.070	0.717	0.111	0.817	0.125	0.830	0.113
Pomme de terre......	1.050	0.259	0.350	0.110	0.700	0.200	0.500	0.225	0.600	0.228
Oignon............	0.750	0.120	0.250	0.040	0.400	0.104	0.300	0.097	0.350	0.088

Ces recherches nous ont fait constater ce fait intéressant, que les pertes, aussi bien pour la totalité des matières salines que pour les sels de potassium, étaient sensiblement moindres quand la cuisson avait lieu dans les corps gras que dans l'eau, et cela quel qu'ait été le corps gras. Le tableau suivant, qui résume le précédent, permet de s'en rendre compte.

LÉGUMES	ÉTAT CRU		CUISSON dans L'EAU		CUISSON dans les CORPS GRAS	
	Sels totaux	Potassium	Sels totaux	Potassium	Sels totaux	Potassium
I	II	III	IV	V	VI	VII
Carotte............	1.033	0.146	0.517	0 070	0.788[1]	0.116[2]
Pomme de terre ..	1.050	0.259	0.350	0.110	0.600[1]	0.218[2]
Oignon............	0.750	0.120	0.250	0.040	0.350[1]	0.099[2]
Totaux......	2.833	0.525	1.117	0.210	1.738	0.433

(1) Moyennes des sels totaux dans la cuisson dans les 3 corps gras.
(2) Moyennes du potassium dans la cuisson dans les 3 corps gras.

Ainsi, tandis que sur 1^{gr}033 de matières salines que contient la carotte à l'état cru, il ne lui en reste que 0,517 après la cuisson dans l'eau, il lui en reste encore 0^{gr}788 après la cuisson dans les corps gras. La différence est encore plus marquée pour le potassium. Sur 0^{gr}146 que contiennent les 100 grammes de carottes à l'état cru, la cuisson dans l'eau ne leur en laisse que 0^{gr}070, tandis que la cuisson dans les corps gras leur en laisse 0^{gr}116.

Il en est de même, on peut le voir, pour la pomme de terre et l'oignon.

Mais, de plus, si nous confondons les résultats obtenus pour ces trois légumes, et que nous fassions la proportion des totaux, nous voyons :

1° Pour les *matières salines totales*, que la cuisson dans l'eau n'en laisse que les 39 %, tandis que la cuisson dans les corps gras en laisse 61 % ;

2° Pour le *potassium*, la cuisson dans l'eau n'en laisse que les 40 °/ , tandis que celle dans les corps gras en laisse 82 °/₀.

Cette faible perte des matières salines en général et des sels de potassium pendant la cuisson dans les corps gras, comparativement à celle pendant leur cuisson dans l'eau, me paraît déjà présenter un réel intérêt pratique au point de vue qui nous occupe. Il est évident que la cuisson dans l'eau doit être choisie, quand on veut établir un régime hyposalin, et surtout si l'on veut faire porter la réduction sur les sels de potassium. C'est donc là une indication importante à ce point de vue. Mais, de plus, nous allons voir cet intérêt augmenter avec les faits suivants, nous montrant, que, contrairement aux sels de potassium, ceux de calcium sont perdus en plus grande quantité pendant leur cuisson dans les corps gras que lorsqu'elle a lieu dans l'eau.

APPLICATIONS. CONCLUSION. — Les applications que l'hygiène ou la thérapeutique peuvent faire de la réduction des sels de potasse sont encore peu connues. Cette question jusqu'à présent a été peu étudiée. L'attention du monde des praticiens, en effet, n'avait pas encore été appelée sur ce point que l'on peut, par un procédé très simple, diminuer les sels de potasse contenus dans nos aliments. Mais il est probable que ce fait ne restera pas sans application.

Déjà, du reste, je puis signaler les suivantes :

1° Je suis porté à croire que la réduction des sels de potasse opérée par le blanchiment doit entrer pour une part importante dans les avantages que m'ont présentés les légumes blanchis dans les dyspepsies hypersthéniques ;

2° Les sels de potasse occupent une place si importante dans la constitution des hématies qu'il est possible qu'il y ait des avantages à réduire leurs apports dans les affections pléthoriques.

Réduction des sels de chaux (1). — Malgré la grande quantité qu'en contient notre organisme, le calcium est une des matières salines dont les dépenses et les recettes se chif-

(1) Voir le 2ᵉ volume p. 287. Voir aussi le premier volume p. 127 : Quantités de chaux contenues dans les aliments d'origine végétale ; et p. 257 : quantités de chaux contenues dans les aliments d'origine animale.

frent par les quantités les plus faibles. Notre organisme, en effet, peut sûrement se suffire avec $0^{gr}015$, et peut être avec $0^{gr}01$ de chaux par kilogramme de son poids. Sur cette quantité, une partie, encore assez importante, reste dans l'intestin; et. sur la partie absorbée, environ $0^{gr}005$, s'éliminent par la voie rénale. Du reste, l'augmentation de la quantité ingérée élève beaucoup plus le déchet intestinal que la quantité absorbée. --

Je rappelle que dans la tuberculose, la chaux est mieux absorbée; mais que la quantité éliminée reste en rapport avec la précédente. Enfin, je crois inutile de signaler l'importance que prend cette matière saline pendant la croissance.

Le Dr Carcanague a bien voulu, sur mes indications, poursuivre ses recherches sur les pertes salines subies par les aliments pendant leur cuisson; et celles qu'il a faites sur les sels de calcium présentent ce réel intérêt que leurs résultats sont en opposition complète avec ceux obtenus pour les sels de potassium (1).

Ses expériences ont porté sur la *pomme de terre*, la *carotte*, l'*oignon* et le *haricot blanc*. Les quantités contenues dans le tableau suivant sont ramenées à 100 grammes de ces légumes. Il a dosé, les matières salines et les sels de calcium, à *l'état cru*, après leur *cuisson dans l'eau*, et après leur *cuisson dans l'huile*.

Or, comme on peut le voir par le tableau n° 1 (p. 462), tandis que les matières salines totales sont toujours perdues en moindres quantités pendant la cuisson dans les corps gras que dans la cuisson dans l'eau; c'est, le contraire qui a lieu pour les sels de calcium. Le tableau suivant n° 2, déduit du précédent, va rendre cette opposition encore plus sensible (p. 463).

---

(1) Modifications apportées par la cuisson dans les sels de calcium normalement contenus dans des végétaux par le Dr Carcanague (Société de médecine de Toulouse, juillet 1910).

Tableau Nº 1

LÉGUMES		ÉTAT CRU		CUISSON dans L'EAU		CUISSON dans L'HUILE	
		Sels totaux	Calcium	Sels totaux	Calcium	Sels totaux	Calcium
Pommes de terre	1re expérce	1.100	0.210	0.550	0.105	0.850	0.029
	2e —	1.400	0.063	0.550	0.040	0.800	0.015
	3e —	1.250	0.150	0.600	0.090	0.650	0.060
	4e —	1.200	0.050	0.500	0.030	0.700	0.018
	5e —	1.500	0.101	0.650	0.080	0.750	0.020
Moyenne		1.290	0.115	0.570	0.069	0.750	0.028
Carottes	1re expérce	1.200	0 040	0.600	0.088	0.900	0.020
	2e —	1.050	0.045	0.700	0.030	0.750	0.040
Moyenne.....		1.125	0.042	0 650	0.034	0.825	0.030
Oignons	1re expéree	0.750	0.035	0 350	0 024	0.450	0 015
	2e —	0.450	0.050	0.200	0.030	0.350	0.020
Moyenne. ...		0.600	0.042	0 275	0.027	0.400	0.017
Haricots blancs...		3.700	0.576	2.630	0.460	3 170	0.413

Le résultat de ces expériences me paraît des plus important, surtout si on le rapproche des précédents. Grâce à ces deux séries de recherches, nous pouvons, à volonté, au moins pour les végétaux, soit diminuer d'une manière très marquée, la plupart des matières salines en y comprenant les sels de potassium, soit les priver d'une partie importante de leurs sels de chaux, en leur laissant la presque totalité des autres matières salines. La cuisson dans l'eau et ensuite dans l'huile, ce qui a lieu pour certains légumes (carotte, salsifis, scorsonère), doit donc leur laisser une bien faible quantité de ces matières.

TABLEAU Nº 2

PERTES des matières salines	MODES de cuisson	POMME de terre	CAROTTE	OIGNON	HARICOT blanc
Sels totaux : pertes	dans l'eau. . .	66 %	43 %	54 %	29 %
	dans l'huile . .	42 %	27 %	34 %	14 %
Sels de calcium : pertes	dans l'eau. . .	40 %	19 %	36 %	20 %
	dans l'huile . .	76 %	29 %	60 %	28 %

Applications. — De même que pour la réduction des matières salines, et pour celle des sels de potasse, les applications de la réduction des sels de chaux sont encore mal déterminées. Mais cependant vu l'importance de plus en plus grande que nous voyons la chaux acquérir dans les phénomènes normaux et pathologiques, je suis convaincu que les notions précédentes pourront, plus tard, rendre des services aussi bien à l'hygiène qu'à la thérapeutique.

Réduction des chlorures. — Comme pour les sels de potassium et de calcium, la réduction des chlorures est caractérisée par l'abaissement des chlorures alimentaires au-dessous de nos besoins. Mais ces besoins, nous le savons, sont évalués d'une manière bien différente, selon que l'on comprend dans cette évaluation la quantité que nous ajoutons à nos aliments, ou qu'on les ramène à la quantité que nous dépensons même avec un régime achloruré. En pratique, on fait un *régime hypochloruré relatif* dès que le chlorure de sodium, qui constitue le chlorure le plus important, est ramené au-dessous de $0^{gr}15$ par kilogramme; et l'hypochloruration relative s'accentue, quand nous descendons les chlorures dans les environs de $0^{gr}10$, soit $6^{gr}50$ pour l'homme moyen. Mais pour établir un régime *hypochloruré réel*, il faut arriver sûrement au-dessous de $0^{gr}05$ par kilogramme, soit au-dessous de 3 grammes pour la totalité des chlorures pour ce même sujet. Ce n'est que dans ces dernières conditions que le chlorure de sodium, obligatoirement dépensé par l'organisme, l'emporte sur celui ingéré.

C'est là réellement le régime hypochloruré tel que l'ont compris Widal et Javal, qui ont eu le mérite de l'établir. surtout d'en préciser les indications et d'en faire ressortir toute l'importance. Mais sans qu'on puisse leur demander la même efficacité qu'aux régimes hypochlorurés *réels*, les *relatifs* à divers degrés peuvent déjà être utiles. Ce que j'ai dit du régime hyposalin pris dans son ensemble, au point de vue de l'hygiène et de nombreux cas pathologiques, s'applique forcément au chlorure de sodium ; puisque d'abord il constitue la matière saline la plus importante comme quantité, et que, de plus, c'est sur lui que nous avons l'action la plus facile.

Les premières recherches qui ont probablement conduit Javal et Widal aux heureuses applications qu'ils ont faites du régime hypochloruré me semblent remonter à 1901 (1).

Javal, utilisant le procédé de l'*alimentation insuffisante*, sur lequel j'avais, quelques mois avant, appelé l'attention du monde médical (2), vit, en ne donnant que 4^{gr}08 de chlorure de sodium, ce sel descendre successivement à 4^{gr}80. 2^{gr}30, 2^{gr}05 et 3^{gr}04. Ces résultats, du reste, venaient à l'appui de ceux que j'avais moi-même fait connaître deux mois avant, et également communiqués, dans deux notes, à la Société de Biologie, sur *l'excrétion* de *l'azote, du phosphore* et *des chlorures* (3).

Mais Javal, dans sa communication faite à la même Société, en avril, à peine deux mois après la mienne, à peu près sur

---

(1) JAVAL. Les variations de l'excrétion de l'azote et du chlore pendant la dénutrition (Compte rendu de la Société de Biologie, séance du 25 mai, p. 551. Travail fait dans le laboratoire de A. Gautier, Faculté de médecine).

(2) MAUREL — De l'alimentation insuffisante comme méthode pour apprécier les besoins de l'organisme (Congrès international de médecine, section de pathologie générale, 7 août 1900).

(3) MAUREL — Influence des variations des azotés de l'alimentation sur l'excrétion de l'acide urique. (Société de Biologie, communication faite le 16 mars 1901 et publiée le 20 avril 1901, p. 427 du compte rendu.)

Influence des variations de l'alimentation sur les quantités d'acide phosphorique et des chlorures contenues dans l'urine. (Société de Biologie, communication faite le 16 mars 1901, mais publiée seulement le 20 avril 1901, p. 430 du compte rendu).

la même question et par le même procédé, faisait cette remarque importante : que l'addition de 10 grammes de chlorure de sodium, quoique la ration organique de son sujet restât insuffisante, avait entraîné une augmentation de son poids. « 2° En « ajoutant à cette même ration, toujours très insuffisante, « 10 grammes de Nacl par jour, écrivait Javal, il y a eu pour « l'économie gain de chlore, gain d'azote et augmentation de « poids. Le Nacl a pu donc jouer vis-à-vis des albuminoïdes « un rôle de préservation ; il a pu empêcher l'excès de désas- « similation. »

Javal ne voyait donc encore en ce moment, dans l'augmentation du poids du sujet, après l'exagération des chlorures de sodium et malgré une ration organique insuffisante, que l'action de ce sel sur les albuminoïdes, et non l'exagération de l'hydratation. Néanmoins, d'une manière incontestable, l'action de l'augmentation des chlorures sur l'élévation de poids était, dès lors, sûrement établie.

Mais, dans la suite, cette augmentation du poids trouva dans l'esprit de Javal une autre interprétation. En juillet 1903, en effet, peut-être avant, l'explication de cette augmentation du poids par celle de l'hydratation fut nettement formulée, et en même temps les travaux faits dans le service de Widal donnèrent à cette idée toute son importance pratique dans le traitement des œdèmes et de la néphrite épithéliale (1).

Les travaux faits depuis sur le régime hypochloruré, sur la pathogénie des œdèmes qui a été ainsi vivement éclairée, et sur les diverses autres applications de ce régime, ont apporté sûrement des notions importantes sur son mode d'action et sur sa direction. Mais on peut dire que, dès 1903, Widal et Javal avaient doté la thérapeutique de ce précieux moyen ; et que, de plus, ils avaient ainsi accentué l'importance des substances salines dans le jeu de l'organisme aussi bien à l'état normal qu'à l'état pathologique.

(1) A. JAVAL. — De l'élimination du chlorure de sodium par les fèces (Société de Biologie, 4 juillet 1903, p. 927).

A. JAVAL. — De l'élimination du chlorure de sodium par la diarrhée (Société de Biologie, 4 juillet 1903, p. 929).

WIDAL et JAVAL. — La cure de déchloruration. Son action sur l'œdème, sur l'hydratation et sur l'albuminurie à certaines périodes de la néphrite épithéliale (*Bulletin de la Société médicale des Hôpitaux*, 2 juillet 1903).

Depuis, outre des travaux très nombreux, sur ce régime ou qui y touchent de près, et dont une partie est citée dans le deuxième volume, à propos de la ration minérale en général et du chlorure de sodium, Widal et Javal ont résumé leurs recherches sur cette question en 1906, dans les *Actualités médicales*. Enfin, plus récemment, le régime hypochloruré, sous le titre de *déchloruration* et *rechloruration*, a été l'objet, en 1910, au Congrès de physiothérapie, de deux rapports importants dus : l'un à Lucien Beco (de Liège) et l'autre à Widal et Javal eux-mêmes (1).

C'est en utilisant ces divers travaux et les miens que je vais étudier la réduction des chlorures.

Action physiologique. — Cette action peut se résumer dans les conclusions suivantes :

1° A l'état normal et avec des reins sains, la quantité de chlorure de sodium éliminée par la voie urinaire est fonction de celle ingérée.

2° Dans ces conditions, l'élimination du chlorure de sodium ingéré en excès est rapide. La plus grande partie s'élimine dans les 24 heures ; et on peut considérer qu'après trois jours, tout l'excès est éliminé (Biologie. Maurel, 20 avril 1901).

3° Cette élimination rapide prouve que l'organisme jouit de la possibilité de régler son milieu intérieur, et de pouvoir, par des réflexes qui nous échappent, le ramener au titre qui convient le mieux aux fonctions de ses divers tissus.

4° Mais si le rein a perdu de sa perméabilité et si la totalité du chlorure absorbé ne peut plus le traverser, l'organisme use d'un autre procédé pour régler son milieu intérieur. Il garde de l'eau en proportions suffisantes pour que, malgré l'excès de chlorure, son milieu intérieur soit maintenu au même titre (2).

5° Dans ces conditions, vu la nécessité de maintenir son milieu à un titre constant, si le système circulatoire est insuffisant pour contenir l'eau nécessaire pour ramener le milieu inté-

----

(1) Congrès international de physiothérapie de Paris, 1910, section de diététique Volume des rapports :

1° p. 452, Déchloruration et rechloruration, Lucien Beco (de Liège).

2° p 464,   id.   id.   Widal et Javal.

(2) Achard et Lœper — Société de Biologie, 1901, pages 346, 382, 620, 621 et 645.

rieur au taux physiologique, l'organisme garde de l'eau dans les tissus, surtout le conjonctif et même dans ses cavités séreuses. Le passage de la solution chlorurée dans les tissus se fait en deux temps : « d'abord sous forme d'infiltrations profondes inappréciables à l'œil et au toucher, puis sous forme d'œdèmes sous-cutanés apparents » (Rapport de Widal et Javal, p. 446).

6° Les liquides ainsi infiltrés ou collectés dans les séreuses sont sensiblement au même titre que le sérum des vaisseaux (1).

7° Dans ces conditions, il y a *rétention des chlorures ;* mais le plus souvent, lorsque la perméabilité du rein se rétablit, les chlorures en excès sont éliminés. L'organisme ne conserve que la quantité qui lui est nécessaire; et il en est de même de l'eau qui dissolvait les chlorures.

8° Mais si la lésion rénale persiste, les œdèmes et les épanchements se maintiendront tant que le chlorure de sodium restera en excès dans l'organisme.

9° C'est dans ces conditions qu'interviendra avec une grande utilité le régime hypochloruré. Le rein, en effet, laisse toujours passer une certaine quantité de chlorure; et, à la condition de supprimer ce dernier dans l'alimentation, la quantité éliminée l'emportant sur celle reçue, l'organisme cèdera peu à peu la quantité qu'il avait en excès. Mais, de plus, et c'est là un point capital, en même temps l'organisme pourra se débarrasser de la quantité d'eau qu'il n'avait conservée que pour maintenir son milieu intérieur à son titre normal. C'est ainsi que sera évacuée successivement l'eau en excès du liquide sanguin, puis celle des œdèmes et enfin celle des épanchements séreux. C'est là le point essentiel si utilement mis en relief par les travaux de Widal et Javal.

10° Lorsque, sous l'influence du traitement, la perméabilité rénale se rétablit, on peut élever les chlorures alimentaires ; et, en surveillant leur élimination, les ramener graduellement à leur quantité normale.

11° Mais assez souvent la perméabilité rénale ne se rétablit que partiellement ; et l'on est forcé de limiter les chlorures.

---

(1) BAYLAC. — Société de biologie, 1901 : Composition chimique des liquides d'œdèmes. 18 mai, page 519, et Cryoscopie des liquides d'œdèmes, 18 mai, page 521.

C'est donc la perméabilité rénale qui doit fixer la quantité des chlorures alimentaires. Cette quantité, du reste, je le rappelle, peut être suffisante, même en restant sensiblement au-dessous de celle qui constitue notre ration habituelle. Celle-ci étant, en totalité, de 0,20 à 0,25 par kilogramme, peut encore être suffisante avec 0^{gr}15 et même 0^{gr}10 par kilogramme, soit de 10 grammes à 6 grammes pour l'homme moyen.

12° Ainsi que je l'ai fait remarquer, l'action du régime hypochloruré sur la reprise des épanchements et des œdèmes est beaucoup facilitée par les régimes hypohydriques.

13' Elle est facilitée aussi par le régime hyposalin portant sur les matières salines autres que le chlorure de sodium.

14° Mais incontestablement, Widal et Lemierre l'ont bien établi, le rôle de beaucoup le plus important dans la reprise des œdèmes revient à la réduction de ce dernier. C'est véritablement le chlorure de sodium qui est le régulateur du titre de nos liquides. C'est à lui plus qu'à aucun autre que revient cette fonction. Sa diminution dans l'organisme fait baisser la quantité d'eau que celui-ci contient, et son augmentation l'exagère dans les mêmes proportions.

15° Le rôle prépondérant du chlorure de sodium sur les autres matières salines, dans le maintien de l'hydratation normale, me paraît suffisamment expliqué par l'importance qui lui revient dans la composition de notre sérum. Ce dernier est surtout une solution de chlorure de sodium, puisque ce sel représente environ les 73 °/₀ de ses matières salines totales.

16° La prédominance du chlorure de sodium, sur les autres matières salines, dans cette régulation de notre milieu liquide, n'enlève rien, du reste, à l'importance des autres pour d'autres fonctions. Leur importance, telle que j'ai essayé de l'établir, reste entière ; mais elle dépend d'autres fonctions.

17° Je pense même que ces matières salines interviennent, à côté du chlorure de sodium, dans la régulation de notre milieu. Mais tout porte à croire que leur action est en rapport avec l'importance qu'elles ont dans la composition normale de notre sérum. Si donc le chlorure de sodium représente les 73 °/₀ de la totalité des matières salines de ce sérum, il ne pourrait revenir à l'ensemble des autres matières salines que le 27 °/₀ de cette action.

Procédés de déchloruration. — La réduction des chlorures alimentaires est celle sur laquelle nous avons l'action en même temps la plus marquée et la plus facile.

1° La suppression du sel dans la préparation des aliments que nous apprêtons nous-mêmes, peut déjà diminuer le chlorure de sodium de 50 %. Celui contenu dans nos aliments, végétaux et animaux, ainsi que dans le pain, arrive, en effet, dans les environs de 6 à 8 grammes, soit environ 0^{gr}10 par kilogramme, tandis que nos habitudes portent cette quantité entre 0^{gr}20 et 0^{gr}25.

Quantités approximatives de chlore et de chlorure de sodium contenues dans 100 grammes de ces aliments à l'état frais.

ALIMENTS	CHLORE	Chlorure de sodium	ALIMENTS	CHLORE	Chlorure de sodium
Substances végétales			**Substances animales**		
Asperge.	0.027	0.045	Lait de vache....	0.96	0.157
Chou vert......	0.039	0.065		0.042	0.07
Chou-fleur......	0.060	0.10	Lait de femme ..	0.040	0.066
Pomme de terre.	0 0052	0.007			
			Œuf.	0.099	0.166
Lentilles.	0.070	0.120			
Haricots.	0.025	0.041	Viande de bœuf..	0.067	0.111
Pois secs.......	0.018	0.044	— veau. .	0.106	0.176
Fèves..........	0.051	0.079	— porc..	0.020	0.10
Froment.......	0.008	0.013	Poisson de mer..	0.51	0.850
Riz............	0.0012	0.002	Poisson de rivière	0.07	0.116

2° L'usage du pain *sans sel* exagère encore cette diminution en raison de 1 gramme environ par 100 grammes de pain.

3° Le remplacement du pain ordinaire par la pomme de terre bouillie *équivaut à l'usage du pain sans sel*. Outre, en effet, que la pomme de terre ne contient que des traces de chlorure de sodium (2e vol., p. 520), comme les chlorures sont solubles, ces traces doivent disparaître pendant la cuisson dans l'eau.

4° Du reste, la presque totalité de nos aliments à l'état naturel, végétaux ou animaux, sont pauvres en chlorure de sodium, ainsi qu'on peut en juger par le tableau précédent.

Ces indications, quoique incomplètes, peuvent cependant déjà nous donner une idée des faibles quantités de chlorure de sodium contenues dans 100 grammes de ces divers aliments; et je rappelle que la quantité que nous prenons de ces aliments à chaque repas, sauf pour quelques légumes verts, n'est guère que de 100 grammes ou reste au-dessous comme pour les légumes secs. Mais, de plus, je l'ai déjà fait remarquer, tous les chlorures étant solubles, la plus grande partie de ces chlorures est perdue par ces aliments pendant leur ébullition dans l'eau.

Il y aura donc un réel intérêt de les préparer par ce mode de cuisson.

En s'inspirant des indications précédentes, Widal compose ainsi qu'il suit le régime hypochloruré :

Pain de chlorure.......	200gr.	Sucre...............	40 gr.
Viande...............	200	Eau	1 litre 1/2
Légumes	250	Vin	3 c 1. 30
Beurre...............	50	Café...............	0 l. 30

D'après M. Labbé, ce régime contient 60 grammes d'albumine, seulement $0^{gr}32$ de chlorure, et il peut fournir 1.500 calories.

Il est sûrement suffisant pour les alités au double point de vue des albuminoïdes et des calories. A la rigueur, il pourrait l'être encore pour les malades qui sont condamnés à la chambre. Il serait insuffisant pour les malades qui sortiraient. Mais peu de malades peuvent le faire, quand ils suivent le régime de déchloruration. Ce régime, du reste, a pour lui maintenant l'épreuve clinique. Néanmoins, il me semble qu'il ne pourrait que gagner, quand il est opposé aux œdèmes et surtout aux épanchements, à comprendre une moindre quantité d'eau. Il assure, en effet, au malade environ 2 litres 1/2 d'eau ; c'est la ration normale ; et il me semble que, malgré l'intérêt qu'il y a dans beaucoup de cas à assurer la diurèse, il ne saurait y avoir souvent que des avantages à réunir l'action du régime hypohydrique à celle du régime hypochloruré.

Tout en accordant à ce régime l'importance qu'il mérite, je trouve souvent plus commode de faire le régime hypochloruré avec le lait additionné de 60 grammes de sucre par litre. Son dosage est beaucoup plus facile à tous les points de vue. On arrive aux 1.500 calories, données par le régime de Widal, avec un litre et demi de ce lait sucré. Cette quantité contient encore environ 50 grammes d'azotés, ce qui est un peu insuffisant. Elle est aussi insuffisante au point de vue de l'eau; elle l'est pour les matières salines; et enfin au point de vue du chlorure de sodium, elle ne fournit pas à l'organisme le cinquième de sa ration habituelle. Mais ces différentes insuffisances me paraissent utiles au début du traitement. Il est, du reste, facile d'y remédier en portant ensuite le lait à 2 litres et 2 litres 1/2, qui, suffisants au point de vue des matières organiques, restent cependant encore un régime hyposalin et surtout hypochloruré.

Cette hypochloruration, aidée du régime hypohydrique que comporte ce régime, m'a toujours suffi non seulement contre les œdèmes, mais aussi, je l'ai dit (voir le régime hypohydrique, page 398), même dans les épanchements pleurétiques, péricardiques et certains épanchements péritonéaux.

En résumé, dans ma pratique :

1° Je m'en tiens le plus souvent au régime lacté pour établir le régime hypochloruré. Ce régime est ainsi en même temps insuffisant en calories, en eau, en matières salines totales et en chlorure; ce que je crois utile au début du traitement.

2° Lorsque ce régime doit être continué plus de 8 à 10 jours, je le remplace pendant quelques jours par un régime ordinaire, que je rends hypocloruré et hyposalin par la cuisson des légumes dans l'eau, par le remplacement, au moins en partie, du pain par les pommes de terre ou par des carottes bouillies ou par le riz également cuit à l'eau. Les pommes de terre et les carottes, après avoir été bouillies, peuvent être frites, à la condition de le faire sans sel. Puis, après ces quelques jours, je reviens au régime lacté pour une autre période de 8 à 10 jours.

Applications cliniques. — « La cure de déchloruration, disent « Widal et Javal, comporte deux indications : enlever à l'or- « ganisme le sel et l'excès d'hydratation qui l'encombrent, puis « instituer un régime dont la chloruration soit en rapport « avec le degré de perméabilité rénale du patient pour le sel. « La cure de déchloruration est par excellence le traitement « d'un syndrome, celui de la rétention chlorurée. » (Rapport déjà cité.)

C'est là l'idée fondamentale de ce régime, mais ses applications sont multiples :

1° Dans les *néphrites*, mais avec des succès plus rapides dans les épithéliales de date relativement récente. Cependant, ce régime rend également des services dans les formes interstitielles.

2° Dans les *œdèmes* et les *épanchements d'origine cardiaque*.

Avec les néphrites, ils constituent les deux groupes les plus importants de ses applications.

3° Avec une importance moindre, dans les *épanchements inflammatoires :* pleurésie, péricardite, etc.

Dans ces cas, je suis convaincu que l'hypochloruration peut aider le régime hypohydrique et réciproquement.

4° Avec moins d'importance encore, mais cependant souvent avec une réelle utilité dans les *œdèmes de cause mécanique* comme dans les phlébites.

5° Dans un autre but, l'hypochloruration entraînant presque toujours une diminution de l'alimentation, on pourra la conseiller dans les *affections pléthoriques*, et dans certaines de leurs conséquences, comme l'exagération des sécrétions muqueuses et dans certaines maladies cutanées.

Enfin, je rappelle l'hypochloruration conseillée par Richet pour *faciliter l'action des bromures* (voir le régime hyposalin, page 453 de ce volume).

RÉGIME HYPERSALIN

Le régime hypersalin peut être *total* ou *partiel*.

Il est *total* lorsque toutes les matières salines sont données en quantités qui dépassent plus ou moins leurs besoins respectifs. Il est seulement *partiel* lorsque le surcroît ne porte que sur une ou plusieurs de ces matières.

Régime hypersalin total. — Le régime hypersalin total peut être indiqué : 1° après toutes les affections qui ont entraîné une alimentation insuffisante d'une manière prolongée. Dans ces cas, en effet, le retour à la ration normale a toujours lieu d'une manière graduelle; et pendant quelque temps, la ration organique reste encore insuffisante. Or, il peut y avoir avantage à revenir à la ration normale plutôt pour les matières minérales que pour les substances organiques. Pour les dernières, en effet, on ne peut les augmenter qu'au fur et à mesure que l'état des organes digestifs permet de les digérer. Pour les matières salines, au contraire, leur absorption est plus facile.

2° Ce régime peut être également indiqué lorsque l'on a dû pendant quelque temps ordonner un régime hyposalin total.

3° Il peut l'être aussi, dans certaines formes anémiques dans lesquelles il est utile de provoquer une excitation des divers éléments anatomiques.

4° Enfin, il peut être également indiqué dans les affections entraînant une grande perte de liquide comme dans la dysenterie aiguë, et aussi après les grandes hémorragies. J'ai insisté dans plusieurs travaux sur la nécessité dans ces cas, si l'on fait des injections salines, de les mettre à un titre au moins égal et mieux encore supérieur au titre normal. (Voir le 2ᵐᵉ volume, page 175.)

Procédés. — Dans tous ces cas, même pour ces derniers auxquels on a opposé les solutions chlorurées, il me paraît plus avantageux de donner un composé salin comprenant toutes les matières salines qui correspondent à nos besoins.

Qu'il s'agisse, en effet, d'une déminéralisation lente, comme à la suite d'une alimentation insuffisante, ou d'une déminéralisation rapide, comme après les selles profuses ou les hémorragies, il est évident que les pertes salines ont porté ou peuvent avoir porté sur toutes ces matières ; et, dès lors, la nécessité s'impose, il me semble, de remédier, autant que possible, au déficit de toutes. Si, par suite de ces pertes salines, une de ces matières est devenue réellement insuffisante, je l'ai dit et j'y reviens, le chlorure de sodium ne pourra pas remédier à cette insuffisance.

J'estime donc que, dans ces conditions, les divers composés salins que j'ai indiqués pourront trouver leur utilité. Mais lequel choisir et comment le donner ?

1° J'estime d'abord que pour les injections intra veineuses que l'on fait pour remédier à une déshydratation considérable et s'étant effectuée rapidement, on doit s'en tenir aux simples solutions de chlorure de sodium, à la condition de les mettre à un titre au moins de 8 grammes et même de 10 °/₀₀. Les faire à un titre au-dessous ne servirait qu'à favoriser la diurèse, sans augmenter l'hydratation de l'organisme d'une manière durable.

2° Les solutions chlorurées me paraissent préférables, quand il s'agit de remplacer le sérum sanguin, parce que dans ce dernier, je l'ai dit, le chlorure de sodium représente à lui seul, la plus grande partie des matières salines (73 °/₀).

3° Lorsque le régime hypersalin pourra être fait par la voie gastrique, on s'adressera avec avantage au sel complet n° 1, qui comprend toutes les matières salines qui nous sont nécessaires et dans les proportions où elles le sont. Mais, vu l'insolubilité des sels de chaux, on devra le faire prendre comme sel de table en le mêlant aux aliments non point pendant leur préparation, mais au moment même de les prendre.

L'emploi de ce sel peut, du reste, fort bien avoir lieu en même temps que les injections chlorurées intra-veineuses ou hypodermiques.

Le sel complet n° 1, dans ces conditions, peut être pris comme sel de table, facilement à la dose de 0ᵍʳ10 par kilogramme du sujet, ce qui représenterait le quart de la ration saline normale, qui s'ajouterait ainsi aux quantités déjà contenues dans les aliments. C'est donc environ 6 grammes de ce sel à prendre et à répartir entre les divers repas.

4° Si pour une cause quelconque, on devait renoncer à la voie intestinale pour en venir à la voie hypodermique, on pourrait en venir au composé salin n° 2 sans chaux ni fer, qui est entièrement soluble, et qui, s'il est privé du fer et de la chaux, contient encore la soude, la potasse, la magnésie, l'acide phosphorique et l'acide sulfurique sensiblement dans les proportions de nos besoins.

Le fer et la chaux pourraient, du reste, être facilement ajoutés sous une autre forme et séparément.

5° Enfin ce composé n° 2, vu sa solubilité, pourrait aussi être utilisé, comme je l'ai dit, en remplacement du chlorure de sodium seul, dans la préparation des aliments. Les quantités seraient les mêmes que celles du chlorure de sodium, soit environ 10 grammes pour la journée, et qui correspondraient à : 5ᵍʳ35 de chlorure de sodium, 1ᵍʳ65 de phosphate de soude, 0ᵍʳ245 de sulfate de potasse, et 0ᵍʳ30 de sulfate de magnésie.

Régimes hypersalins partiels. — Je suis convaincu que la clinique nous indiquera, un jour, un certain nombre de cas dans lesquels nous aurons avantage à donner la chaux, la potasse, la magnésie et les autres matières en quantité dépassant nos besoins à l'état normal. Il semble déjà que l'on ait trouvé l'indication des *sels de potasse* dans certaines anémies ; et depuis longtemps on donne des *sels de chaux* dans les croissances, pendant lesquelles l'ossification laisse à désirer. Dans ces derniers cas, il est vrai, il suffira le plus souvent de porter les sels de chaux à la ration normale. Toutefois, le régime hypercalcique pourrait trouver son utilité pendant quelque temps.

J'ai signalé, il y a déjà longtemps (1), avec Hardy, l'influence de la pauvreté en sels de chaux des eaux de la Guyane. Sous cette influence l'ossification est manifestement ralentie. Le point d'ossification du fémur fait défaut à la naissance, et le cal, après les fractures, ne se forme que lentement (2). Chez ces sujets, il me paraîtrait donc indiqué d'établir un régime hypercalcique au moins pendant un certain temps. J'avais dès cette époque donné les préparations de chaux aux femmes enceintes et aux nourrissons.

Enfin, je rappelle les heureux résultats d'un régime hyperchloruré sur les organes hématopoétiques (3). J'ai vu, en effet, dès 1897, le chlorure de sodium donné au moins au titre de 7 °/₀₀, et mieux encore à un titre plus élevé de 7 °/₀, augmenter, d'une manière sensible, d'abord le nombre des leucocytes et ensuite celle des hématies. Aussi, depuis cette époque, j'ai considéré le chlorure de sodium comme un des excitants les plus sûrs des organes hématopoétiques ; et je le prescris comme sel de table en le faisant prendre au moins en partie dans le beurre à la dose de 5 grammes par jour. (2ᵉ vol., p. 261.)

C'est aussi à la même dose que je le donne aux sujets soumis au régime lacté, et chez lequel je constate l'affaiblisse-

(1) HARDY et MAUREL. — Mémoire sur l'hydrologie de la Guyane française. (Société d'hydrologie, novembre 1879.)

(2) Souvent aussi la coque calcaire des œufs de poule était très fragile. Enfin les crustacés avaient manifestement une carapace sensiblement moins dure. Il en est de même pour les écrevisses à la Guadeloupe.

(3) Société de biologie, 9 et 23 janvier, 13 et 23 février 1897.

Voir aussi le deuxième volume de ce traité, pp. 258 et suiv.

ment dont j'ai parlé plusieurs fois. Dans ces cas, il est ajouté au lait, qui peut en recevoir facilement 2 à 3 grammes par litre, tout en restant une boisson agréable.

Observations générales sur la ration minérale à l'état pathologique.

On trouvera peut-être que vu, l'état actuel de nos connaissances, j'ai fait une place bien large aux régimes *hydriques* et *salins*. Il peut sembler que l'étendue que je leur ai donnée n'est pas en rapport avec les services qu'ils peuvent rendre. Or, qu'on veuille bien me le permettre, mes études m'ont conduit à une opinion contraire; et c'est intentionnellement que je les ai traités l'un et l'autre aussi longuement.

Je pense, en effet, que déjà certaines des considérations dans lesquelles je suis entré, doivent justifier en partie ces longs développements. J'espère surtout que l'importance que prendront sûrement dans la suite les diverses matières minérales dans l'alimentation des malades, les excusera d'une manière complète. Du reste, l'importance que j'ai donnée à l'étude de l'eau et des matières salines, en traitant de la ration moyenne d'entretien à l'état normal, pouvait déjà faire prévoir, celle qui leur serait attribuée à l'état pathologique.

Plus j'étudie les fonctions de nos éléments anatomiques, en effet, aussi bien celles qui doivent assurer leur existence que celles qui les spécifient, et plus je me convaincs de ces deux pensées, d'abord que toutes ces fonctions dépendent beaucoup du milieu dans lequel vivent ces éléments, et ensuite que l'importance de ce milieu n'est pas seulement due aux matières organiques, mais à un titre égal aux matières minérales. Or, s'il en est ainsi, pendant l'état de santé, à plus forte raison, me semble-t-il, il doit en être de même pendant la maladie, qui déjà par elle-même menace ou a détruit l'état d'équilibre de ce milieu.

Depuis une vingtaine d'années que mon attention a été appelée sur l'importance des matières minérales dans le jeu régulier ou dans les troubles de nos organes, et de là forcément sur notre organisme tout entier, j'ai vu cette importance grandir tous les jours; et maintenant, je trouve souvent cette influence, dans des cas, où j'étais avant loin de la soupçonner. J'ai pu la trouver soit dans l'étiologie même de nombreux états morbides, soit dans celle de certains symptômes qui les compliquent ; et je suis convaincu qu'il en sera de même pour tous ceux qui porteront sur ces points leur attention et leur réflexion, si déjà, ils se sont bien pénétrés du rôle de ces substances minérales à l'état normal. C'est en partie dans le but de leur faciliter cette étude que j'ai essayé de réunir dans ce qui précède au moins les principales données que l'expérimentation ou la clinique ont déjà établies.

En ce qui me concerne, ce sont mes recherches sur les troubles dus à l'insuffisance de *l'oxygène*, quelle qu'en soit la cause et même lorsque le sujet reçoit une ration organique sûrement suffisante, qui m'ont engagé dans cette voie (1887 à 1892). Il me fut ainsi prouvé, en effet, que quelque bien assurée que soit la ration organique, quelque bonnes que soient les autres conditions hygiéniques, l'organisme est en état de moindre résistance, et aussi de souffrance, si la quantité d'oxygène qu'il reçoit, reste même faiblement au dessous de ses besoins. Ce qui, du reste, ne peut laisser aucun doute sur ce point que ces troubles relèvent bien de l'insuffisance de l'oxygène, c'est que dans ces cas, il suffit de remédier à cette insuffiance pour voir les troubles disparaître.

Aux expériences que je fis sur l'influence de la diminution rapide de l'oxygénation des divers tissus en 1895 et 1896, vinrent s'ajouter les faits précédents, qui me permirent de pénétrer plus profondément dans leur mécanisme. Un abaissement suffisant de l'oxygénation conduit à la perte de leurs fonctions et celles-ci reviennent avec l'oxygénation. Ces recherches qui me conduisirent à une idée générale sur les anesthésiques ont été résumées dans mon travail sur la cocaïne (1). Elles m'avaient prouvé l'influence du manque de proportions entre les apports d'oxygène et ses besoins par un autre côté de la question. Une quantité d'oxygène qui était encore suffisante pour permettre la fonction de la fibre musculaire striée ne l'était plus pour permettre celle du nerf sensitif ; et les quantités qui étaient insuffisantes pour laisser aux éléments anato-

(1) De la cocaïne, ses propriétés toxiques et thérapeutiques. Aperçu général sur l'anesthésie. — Doin, Paris 1896.

miques leurs propriétés spécifiques, suffisaient cependant pour leur conserver la vie; si bien que par un retour de l'oxygénation ces propriétés spécifiques, contractilité, sensibilité, idéation pouvaient revenir.

Ainsi donc fut bien établie pour moi l'importance de cette matière minérale, l'oxygène, non seulement en ce qui concerne son rôle d'une manière générale; mais aussi et surtout en ce qui concerne, ce second point, que les besoins de l'organisme correspondent à une quantité donnée.

Mes études sur l'eau distillée (1896) vinrent ensuite me montrer l'importance d'une autre subtance minérale et de nouveau de ses *proportions*. Elles me montrèrent que l'organisme doit en avoir une quantité donnée exacte; et qu'il se trouve mal, si celle-ci est dépassée ou si elle reste au-dessous.

Quelques-uns de ces éléments anatomiques et non des moins importants, les hématies, sont détruits par son exagération. De plus, mes expériences sur la ventilation des grenouilles (1903) me permirent d'étudier l'influence de sa privation sur les divers éléments.

Ainsi, pour ces deux importantes matières minérales, l'oxygène et l'eau, il me parut bien établi que non seulement elles étaient indispensables, ce qui ne pouvait faire aucun doute; mais aussi, point capital, qu'il était nécessaire qu'elles fussent dans l'organisme dans une proportion exacte donnée, au-dessus et au-dessous de laquelle, oxygène et eau, remplissent mal leurs fonctions.

C'est par le *chlorure de sodium* qu'ont commencé mes études sur les matières salines (1897). Avec celles sur l'eau distillée, elles complétaient l'étude des deux principales substances constituant notre milieu intérieur, le sérum du sang, la lymphe et liquide interstitiel.

Or, pour le chlorure de sodium, comme pour l'oxygène et pour l'eau, il me fut nettement démontré que nos divers tissus, non seulement avaient besoin du chlorure de sodium sans détermination de la quantité; mais qu'au contraire, la quantité était limitée dans une mesure assez étroite. De plus, je constatai, et j'y suis revenu plusieurs fois (1896 à 1897), le rapport nécessaire entre la quantité d'eau contenue dans l'organisme et la quantité de chlorure. Je constatai aussi l'action si différente des solutions chlorurées selon leurs titres. Les solutions faibles, de 2 à 3 grammes pour 1.000, étaient très diurétiques, déglobulisantes et faisaient baisser le poids ; celles à 7 pour 1000 étaient sans action sur les hématies et faiblement diurétiques ; enfin celles plus concentrées, à partir de 10 pour 1.000, augmentaient le nombre des hématies, diminuaient la diurèse et augmentaient le poids. Ainsi se trouvait donc manifestement démontré l'importance capitale des proportions de ce sel, en rapport avec l'eau qui le dissolvait.

Venant à l'appui de la nécessité d'une quantité donnée de chlorure de sodium devant exister dans l'organisme, je constatai que lorsque j'exagérais son ingestion, l'organisme s'en débarrassait aussitôt. Je me rappelai aussi la faiblesse dont j'avais été atteint, quand j'en avais manqué.

Cette conclusion s'imposait donc pour moi, que notre organisme a sûrement besoin de chlorure de sodium, mais qu'aussi d'une manière non moins sûre, il ne faut pas que cette quantité soit exagérée. Au-dessous d'une certaine quantité, il souffre ; et au-dessus, il le rejette.

Mais de plus, dernier point important, peu après, en opérant sur moi même, je pus me convaincre que notre organisme est condamné par le jeu de ses fonctions, à dépenser une certaine quantité de ce sel, même lorsqu'il n'en reçoit pas. Il prend donc, dans ces conditions, le sel dépensé sur ses réserves. Enfin je déterminai d'une manière très suffisamment approximative quelle était cette dépense minima. Mais cette conclusion en découle forcément, que puisque notre organisme est forcé de dépenser une quantité donnée de chlorure de sodium, il est indispensable que notre alimentation contienne au moins cette quantité.

On voit comment ces différentes conclusions découlèrent successivement de mes recherches ; actions différentes du chlorure sur l'organisme selon ses titres, d'où nécessité d'un titre donné ; nécessité de la présence dans l'organisme d'une quantité moyenne de ce sel ; nécessité de la part de l'organisme d'en dépenser une certaine quantité ; enfin, dernière conséquence, nécessité de comprendre cette quantité dans notre alimentation.

Ces recherches faites d'abord pour le chlorure de sodium, je les ai poursuivies ensuite : pour le *phosphore* en 1901 ; pour la *potasse* en 1903; pour la *chaux*, la *magnésie*, le *soufre* et de nouveau pour le *phosphore* en 1904.

Pour toutes ces matières salines, la voie suivie a été la même; et les résultats, pour chacune d'elles, se sont confirmés :

1° Données en excès, elles sont rejetées par l'organisme dans les mêmes proportions. C'est dans ces conditions que se vérifie le mieux la loi sur laquelle je suis souvent revenu : *les excréta sont fonctions des ingesta.*

2° Pour chacune de ces matières, l'organisme en dépense une certaine quantité, au-dessous de laquelle, il ne peut descendre; si bien qu'il l'élimine, en prenant sur ses réserves, même quand il n'en reçoit pas.

C'est là sa *dépense minima.* C'est celle qui correspond à la quantité de cette matière saline contenue dans les tissus désagrégés par l'usure. Mais forcément ce doit être aussi celle dont l'organisme a besoin pour reconstituer, avec leur composition normale, les tissus qui doivent remplacer ces derniers.

3° J'ai pu déterminer cette dépense minima, d'une manière suffisamment approximative pour toutes ces matières salines.

4° Pour quelques-unes d'entre elles, comme pour le chlorure de sodium, j'ai pu constater les inconvénients et les dangers de leur insuffisance.

5° De là découle donc la nécessité absolue que toutes soient contenues dans l'alimentation en quantités suffisantes pour assurer les besoins de l'organisme sans trop les dépasser.

6° Tout en poursuivant ces recherches sur nos besoins en matières salines, je les ai reprises, en suivant la même voie, pour l'*oxygène* et l'*eau*; et, pour ces deux substances minérales, j'ai pu également fixer approximativement nos besoins

7° Enfin, avant même d'avoir fixé nos besoins pour les matières minérales, j'avais établi ceux pour les substances organiques; et ainsi se trouvait fixée de mon mieux notre ration à ces deux points de vue.

Pour les deux grandes catégories d'aliments, pour les substances organiques comme pour les matières minérales, les lois restent les mêmes :

1° Pour chacune d'elles, notre organisme a besoin d'une quantité donnée.

2° Pour le jeu régulier de ses fonctions, il est indispensable qu'il en reçoive au moins cette quantité ; et le mieux est que, tout en recevant cette quantité, nos besoins ne soient pas trop dépassés.

3° Enfin, et cette conclusion, qui découle des précédentes, nous ramène dans le domaine pathologique : les besoins de l'organisme pouvant varier selon de nombreuses circonstances, il est indispensable de modifier les apports d'après eux.

Or, parmi les influences qui font le plus varier les besoins de l'organisme se trouvent en première ligne les maladies.

Comme on a pu le voir dans l'étude des régimes *hydriques et salins*, certaines maladies augmentent ces besoins et d'autres les diminuent. De plus. il peut se faire que sans que les dépenses d'une de ces substances soient modifiées, son élimination soit exagérée ou reste insuffisante. Nous avons vu aussi que certaines affections peuvent être dues au défaut d'équilibre entre les apports et les besoins ; qu'il en est plus souvent ainsi encore en ce qui concerne certains symptômes ; et enfin que dans quelques cas, pour remédier à certains troubles morbides, quelques matières minérales doivent être données en quantités supérieures ou inférieures aux besoins. Le dosage de ces matières devient ainsi, dans ces cas, un moyen thérapeutique. De là, découle donc l'importance de connaître les besoins minéraux à l'état pathologique, pour s'en servir dans l'observation et le traitement des maladies. C'est là, il me semble, une nécessité qui s'impose ; et j'espère que cette nécessité, une fois comprise, justifiera les longs développements dans lesquels je suis entré.

En ce qui me concerne, et quoique les notions concernant la ration minérale soient encore peu connues, depuis que l'importance de cette ration m'a été ainsi démontrée, et que j'ai cherché, en usant des faits connus, à me rendre compte du rôle qu'elle joue dans les différents cas pathologiques soumis à mon observation, il m'a été souvent donné de trouver dans ces notions l'explication de certains troubles et certaines indications pour le traitement, qui sans elles m'auraient échappé. Or, je suis convaincu, que lorsque ces notions seront mieux connues et plus complètes, les indications qu'en tirera la clinique seront de plus en plus nombreuses et de plus en plus importantes ; et cela en même temps pour la satisfaction du corps médical et au grand bénéfice du malade.

Je serais heureux, si, en m'étant ainsi longuement étendu sur les régimes hydriques et salins, j'avais pu faciliter ces résultats. Les longs développements dans lesquels je suis entré, seraient ainsi largement justifiés.

RÉGIMES COMPOSÉS AVEC DES SUBSTANCES D'ORIGINE ANIMALE

DÉFINITION, DIVISION. — J'étudierai sous ce nom les différents régimes constitués au moins presque exclusivement par des aliments d'origine animale. Ces régimes, même avec cette unique origine, sont encore assez variés. Ils peuvent être composés surtout par le tissu musculaire ou par des viscères dans la constitution desquels entrent principalement les cellules glandulaires. Ils peuvent l'être aussi par des œufs ou par du lait et ses dérivés; et l'on conçoit que par ces différences de composition, ils puissent avoir des valeurs différentes au point de vue de l'hygiène. Mais, de plus, ces régimes peuvent présenter des proportions variables en albumine et en corps gras; et de là, de nouveau, des différences considérables au double point de vue de la digestion et de la nutrition.

En m'inspirant de considérations que j'ai déjà fait valoir dès le premier volume, je pense qu'il faut établir une différence capitale entre, d'une part, le lait et les œufs, et d'autre part, les autres aliments d'origine animale, qu'il s'agisse du tissu musculaire ou viscéral.

En visant tout spécialement ces derniers, j'ai insisté sur ce point que la matière organique animale ne semble pas pouvoir se maintenir indéfiniment dans cet état, sans que ses qualités comme aliments ne soient diminuées.

L'homme use peu de la viande des animaux nettement carnivores. Outre que leur chair est habituellement dure quand elle est fraîche, elle s'altère rapidement et souvent aussi, même avant d'être altérée, elle présente une odeur qui déplaît. Il en est ainsi de la chair des félins et de celle des oiseaux de proie ou ichthyophages. Il est possible que ce soit sous cette même influence que les poissons se conservent si peu, et cela quoique leurs viscères, surtout les intestinaux, ne présentent qu'un bien faible volume relativement à leur poids total. La chair des herbivores et des granivores se conserve mieux. Leurs substances albuminoïdes et leurs corps gras proviennent directement du végétal, tandis que pour les carnivores, ces mêmes substances proviennent de substances déjà animalisées. Il y a là comme une exception à cette loi qui domine les deux formes de la vie ; et d'après laquelle le végétal fait passer la matière minérale à l'état de substance organique, et l'animal ramène cette dernière à l'état minéral.

Il semble donc qu'il est de la destinée de l'homme, comme de celle de toute forme animale, de demander ses aliments au règne végétal ; et que s'il en emprunte au règne animal, ce ne peut être que pour une faible part, et encore en choisissant ceux qui depuis le moins longtemps ont quitté la forme végétale, soit celle des animaux herbivores ou granivores.

Mais parmi les aliments d'origine animale, il en est deux qui par leur destination même semblent devoir faire exception à cette proscription : ce sont le *lait* et l'*œuf*. Tous les deux dérivent de l'animal et pourraient être considérés comme une deuxième transformation de la matière organique végétale, celle-ci ayant fait d'abord partie du mammifère ou de l'oiseau, et ensuite du lait ou de l'œuf. Mais, fait capital, tous les deux sont destinés par la nature elle-même à servir à l'alimentation ou à la constitution de l'animal. Il est donc probable qu'elle leur a donné une composition en rapport avec cette destination spéciale, et que l'animal, mammifère ou oiseau, doit pouvoir les utiliser sans inconvénient.

Du reste, est-ce bien là une exception à la règle que j'ai posée ? Ne pourrait-on pas, au contraire, considérer le lait et l'œuf, seulement comme une partie intégrante du mammifère ou de l'oiseau ; et, dès lors, tous les deux rentrent dans la règle générale ; et même avec cette condition toute en leur faveur, que la nature les a préparés pour être utilisés, le premier par les jeunes mammifères, et le second pendant la période fœtale de l'oiseau, c'est-à-dire pour les deux pendant la période la plus précaire de leur existence.

La clinique, du reste, est venue depuis longtemps apporter sa sanction à cette conception théorique, en montrant que l'organisme jeune et même adulte supporte ces deux aliments, alors qu'il ne peut supporter les autres aliments animaux, et plus récemment, la chimie a pu fournir au moins quelques explications de cette différence.

Enfin j'ai longuement insisté, à propos de la lithiase urique et de la goutte, sur la différence que présentent, d'une part, les viandes en général, et. d'autre part, le lait et les œufs, en ce qui concerne les purines. Les viandes sont riches en ces substances, tandis que le lait et les œufs n'en contiennent pas.

Il y a donc lieu, au point de vue de l'hygiène, d'étudier séparément le régime constitué surtout par les tissus de constitution proprement dits, muscles et viscères, et celui constitué par le lait et les œufs; et je vais commencer par le premier.

Régime composé surtout par les tissus de constitution (muscles, tissus conjonctifs et viscères).

COMPOSITION MOYENNE. — Les aliments pouvant entrer dans ce régime sont représentés surtout par le tissu musculaire strié, qui constitue, en effet, plus de la moitié du poids total du corps. C'est lui qui correspond en grande partie aux aliments compris sous le nom de *viande;* et aussi pour faciliter l'exposition de cette étude, je donnerai à ce régime le nom de *régime carné.* Mais si le muscle strié représente bien la quantité la plus importante de ces aliments, d'autres, et, qui, par leur ensemble, ne sont pas négligeables, en font également partie. Le tissu conjonctif pratiquement est souvent réuni aux muscles. De plus, le tissu osseux, le cartilagineux et le cellulo-adipeux qui en dérivent, quoique prêtant à quelques considérations spéciales doivent être compris dans le même régime. Enfin, il en est également ainsi des viscères, tels que le tube digestif, le foie, le rein, la rate et les organes nerveux centraux. Toutefois les différences de composition que présentent ces divers aliments d'origine animale, déjà importantes à connaitre, quand il s'agit de l'alimentation à l'état normal, le deviennent encore davantage, on le conçoit, quand il s'agit du malade; et cela d'autant plus qu'à cet égard, de graves erreurs se sont répandues dans le public.

Une bonne partie du troisième volume a été consacrée à l'étude de la composition des diverses substances animales (pp. 338 à 456) et aussi aux modifications que leur font subir leurs divers modes de préparation. Je crois donc inutile d'y revenir. C'est en s'inspirant de ces deux séries d'indications, celles relevant de la composition et celles relevant de leur mode de préparation, qu'il faudra choisir les aliments, quand il s'agira des malades. Je vais me contenter, pour appuyer les considérations que j'ai à présenter en ce qui concerne l'alimentation de ces derniers, de donner quelques moyennes, en les faisant suivre de courtes explications.

Composition de la chair musculaire par 100 grammes (1).

ANIMAUX	EAU	ALBUMI-NOIDES	CORPS GRAS	Cendres	CALORIES pour 100 g
Bœuf....................	65	19	15	1 00	220
Vache....................	73	21	5	1 00	135
Veau (1)................	71	20	9	1 00	170
Mouton................	55	16	30	1 00	320
Agneau (2)............	57	18	24	1 00	290
Cheval................	75	22	1 25	1 00	105
Mulet................	74	23	2 00	1 00	120
Ane (3)................	76	21	1 50	0 50	105
Porc (4)................	47	14	36	0 75	360
Poulet................	70	21	7	1 20	160
Dinde................	60	23	16	1 10	260
Oie....................	44	16	39	0 50	430
Canard................	71	22	4	1 00	150
Pigeon (5)............	74	22	2 50	1 00	130
Moyenne des volailles (6).	64	21	13 36	1	230
Moyenne des gibiers (7)...	71	24	4	1 3	155
Moyenne des poissons { maigres ..	70 à 80	15 à 20	1 à 4	1 à 3	70 à 135
des poissons { gras (8)...	65 à 75	14 à 18	5 à 25	1 à 3	115 à 315

(1) Voir le 3ᵉ volume : Bœuf, vache et veau, p. 312.
(2) Mouton et agneau, pp. 348 et 349.
(3) Cheval, mulet et âne, p. 351.
(4) Porc, p. 354.
(5) Poulet, p. 418; dinde p. 424 : oie, p. 428; canard, p. 431; pigeon, p. 433.
(6) Moyenne des volailles, p. 435.
(7) Moyenne du gibier. p. 441.
(8) Moyenne du poisson, pp. 446 et 447.

Pour être complet, il faut joindre à ces compositions moyennes, qui sont celles principalement du tissu musculaire, celles des principaux viscères utilisés pour l'alimentation et compris

(1) Les chiffres ont été arrondis.

sous le nom d'*abats* J'ai déjà donné la composition de ces divers abats (Voir le 3ᵉ vol.); et je vais me contenter ici de reproduire leurs moyennes.

PARTIES DE L'ANIMAL	EAU	Albumi-noïdes	CORPS gras	Matières salines	Valeur en calories	Déchets 0/0
Abats de bœuf (1)	74 64	15 39	6 87	1 10	134	11 84
Abats de veau (1)....... ..	74 06	19 22	5 75	1 22	131	»
Abats de mouton (2)........	72 10	17 54	7 67	1 02	151	»
Abats de porc (3, ...	68 54	19 25	11 11	1 00	181	»

(1) Troisième volume, p. 343. (2) Id., p 349 (3) Id.. p. 355.

Enfin, à ces aliments demandés aux races bovine, ovine et porcine, aux volailles et aux poissons, il faut ajouter ceux provenant du gibier à poils (1) et à plumes (2), des batraciens (3), des reptiles (4), des crustacés (5) et des mollusques (6), encore assez souvent utilisés à l'état de santé et dont quelques-uns sont conseillés aux malades. On en trouvera la composition détaillée dans le troisième volume ; et je crois inutile de reproduire leur moyenne, parce que les chiffres dont elle résulte présentent de trop grands écarts.

ETUDE PHYSIOLOGIQUE. — En partant de cette composition moyenne, cherchons à nous rendre compte de l'action physiologique d'une semblable alimentation.

Un premier point frappe tout d'abord, c'est l'absence complète d'hydrates de carbone, auxquels cependant, dans les conditions habituelles de notre alimentation, nous demandons la plus grande partie des calories qui nous sont nécessaires. Les ternaires n'y sont donc représentés que par les corps gras ; et, de plus, dans des proportions des plus variables. Même en nous en tenant aux moyennes, nous les voyons passer de 1 à 40 %. Celles des viandes de boucherie vont de 5 à 30 %. On

(1) Troisième volume, p. 438. (2) *Id.*, p. 440. (3) *Id* , p. 443. (4 *Id.*, p. 444. (5) *Id.*, p. 451 (6) *Id.*, p. 454.

est donc d'abord conduit à ces conclusions, qu'avec certains
de ces aliments, les ternaires, représentés uniquement par les
corps gras, doivent être insuffisants pour fournir le calorique
nécessaire et que l'organisme devrait, dans ces conditions, le
demander aux albuminoïdes ; et que, dans les cas où les corps
gras dépassent le 20 %, ils doivent être trop abondants pour
que l'organisme puisse les digérer.

Voyons, en effet, comment avec de semblables aliments, les
besoins de l'organisme, tels que nous les avons fixés, pourront
être satisfaits. Je vais prendre, pour faire cette étude, la
viande de bœuf, la plus souvent employée.

Calories. — La moyenne de cette viande, nous le voyons
dans le tableau ci-dessus, donne 220 calories pour 100 grammes.
Il faudrait donc ingérer et utiliser 1 kilogramme de cette
viande pour obtenir les 2.200 calories, qui correspondent aux
dépenses moyennes de l'adulte. Or, je ne crois pas que beaucoup de personnes puissent même ingérer pendant un certain
temps une aussi grande quantité de viande ; et je crois encore
moins qu'elles puissent l'utiliser. Il est vrai que l'on peut citer,
comme exemple de cette alimentation, certaines peuplades,
comme les Esquimaux, qui, d'après A. Gautier (p. 565), peuvent ingérer jusqu'à 5 à 6 livres de chair de renne ou de
phoque ; et aussi les gaúchos des pampas américaines, qui
peuvent vivre des mois entiers avec de la viande de bœuf.
Mais, d'une part, les Esquimaux ont été préparés à ce régime
animalisé presque exclusif par l'hérédité ; et, de plus, s'ils
arrivent à ingérer de si grandes quantités de viande en une
fois, c'est qu'ils en prennent pour plusieurs jours, les hasards
de la pêche et de la chasse ne leur permettant pas d'avoir
une ration quotidienne régulière. Comme les Peaux-Rouges
de la Guyane, les Esquimaux mangent quand ils peuvent ; et
en vue de la possibilité d'une abstinence forcée, ils en prennent tant qu'ils peuvent. Quant aux gaúchos, il est possible
qu'ils aient des périodes pendant lesquelles ils sont condamnés
d'une manière exclusive à l'alimentation carnée ; mais souvent
aussi, ils peuvent y joindre certains végétaux ; et enfin, de ce
qu'ils peuvent supporter cette nourriture pendant un certain
temps, on ne saurait en conclure que ce n'est pas au détriment de leur santé.

Dans tous les cas, ces faits exceptionnels ne sauraient être appliqués aux nations civilisées; et on peut conclure que pour toutes, un régime purement carné est impossible.

Examinons, du reste, ce régime en nous inspirant des données de physiologie les mieux établies sur la nutrition.

Albuminoïdes. — Le kilogramme de substances animales nécessaires pour fournir 2.200 calories, contiendrait 190 grammes de substances albuminoïdes, soit 3 grammes par kilogramme d'un adulte moyen. Ce serait donc le double de la ration moyenne d'entretien, soit 1^{gr}50, quantité qui, je l'ai dit, représente déjà un maximum. Or, j'estime qu'il y a peu d'organismes qui puissent digérer et utiliser d'une manière habituelle cette quantité d'albuminoïdes par kilogramme de leur poids. Si, en effet, de ces 3 grammes, on retranche 0^{gr}50 d'azotés s'éliminant autrement que par la voie urinaire, il reste 2^{gr}50 contenant environ 0^{gr}40 d'azote qui étant éliminés à l'état d'urée, donneraient 0^{gr}80 d'urée par kilogramme du sujet, soit 48 grammes pour ceux de 60 kilogrammes. Or. ces proportions d'urée par kilogramme ne sont jamais atteintes à l'état normal, même dans les expériences; c'est qu'en effet, si ces grandes quantités de viandes sont ingérées, elles ne sont pas digérées. Elles ne font qu'augmenter le déchet intestinal. Je l'ai déjà dit, comme nourriture habituelle on ne peut guère utiliser que 2 grammes de substances albuminoïdes, ce qui donne encore 0^{gr}60 environ d'urée et 36 grammes pour le sujet de 60 kilogrammes.

Il faut donc conclure qu'ingérer 3 grammes de substances albuminoïdes par kilogramme, quantité qui correspond à une alimentation purement animale, c'est se condamner à ne pas les digérer; et, par conséquent. s'exposer presque sûrement à l'infection intestinale.

Corps gras. — En admettant la moyenne de 15 grammes de substances grasses pour 100 grammes de viande, le kilogramme donne 150 grammes. soit 2^{gr}50 par kilogramme environ. Or, dans les conditions habituelles d'alimentation de l'adulte, les corps gras ne dépassent pas 1 gramme par kilogramme; et les organes digestifs, vu nos habitudes, ne peuvent guère digérer que 1^{gr}50. Si les quantités ingérées sont plus considérables, elles restent dans le résidu intestinal; et souvent elles provoquent des troubles digestifs se manifestant par de la dyspepsie et de la diarrhée.

Toutefois, il est possible que grâce à l'éducation et à l'adaptation des organes digestifs, on puisse digérer une plus grande quantité de corps gras; et il est probable que c'est ce qui a lieu pour les Esquimaux qui utilisent l'huile de phoque. Leur alimentation animalisée porte probablement plus sur les corps gras que sur les albuminoïdes. Leur existence dans les régions glaciaires les condamnant à une dépense de calories, qui, d'une manière constante, dépasse 50 et peut-être 60 par kilogramme, leur rend les corps gras indispensables. Ils restent, au point de vue des dépenses, dans les mêmes conditions que nos nourrissons, dont les besoins en calories arrivent dans les environs de 70. On peut admettre que, vu la persistance des besoins, leurs organes digestifs conservent la même activité que chez nos nourrissons, qui digèrent facilement les 4 grammes de beurre contenus dans les 100 grammes de lait qui constituent leur ration moyenne. Un adulte de 60 kilogrammes qui aurait conservé pour les corps gras le même pouvoir digestif qu'il avait étant nourrisson, pourrait donc digérer 240 grammes de corps gras. Or, il se peut, je le répète, que par l'usage ininterrompu et héréditaire d'une alimentation très riche en corps gras, alimentation qui, du reste, est imposée par la température ambiante, l'Esquimau arrive à digérer de 200 à 250 grammes de corps gras, ce qui lui donne déjà de 1.800 à 2.250 calories.

Mais ce qui est justifié pour ces peuples vivant dans des climats exceptionnels, ne saurait être appliqué à la zone tempérée, et à plus forte raison à la zone chaude. Nous devons donc conclure que pour les peuples occupant ces deux dernières, la quantité de 2^{gr}50 de corps gras par kilogramme dépasse sûrement le pouvoir de leurs organes digestifs.

Eau. — Le kilogramme de viande ne contient guère que 650 grammes d'eau et en y joignant les 300 à 350 grammes qui résultent de l'oxydation de l'hydrogène de la viande, on n'arrive guère qu'à un litre, soit seulement 15 à 16 grammes par kilogramme pour l'adulte moyen, tandis que, nous le savons, la quantité nécessaire est environ de 35 grammes. L'alimentation carnée exigerait donc l'ingestion de 1.000 à 1.500 grammes d'eau.

Matières salines — Les aliments d'origine animale ne dépassant guère 1 gramme de matières salines par 100 grammes, le kilogramme de ces substances ne fournirait que 0ᵍʳ16 de matières salines par kilogramme pour les sujets moyens, quantités insuffisantes, puisque nous savons que le minimum nécessaire est de 0ᵍʳ23, minimum que nos habitudes ont porté dans les environs de 0ᵍʳ40. Il faudrait donc ajouter dans les environs de 0 25 de matières salines par kilogramme ; et probablement l'addition de cette quantité de chlorure de sodium ne couvrirait pas tous les besoins. Certaines matières salines sont, en effet, très faiblement représentées dans les viandes ; et il est probable qu'elles ne pourraient pas être remplacées par le sel de cuisine.

Ainsi, en résumé, l'étude physiologique de ce régime nous conduit à ces conclusions :

1º Que vu la quantité de substances animales à ingérer, soit environ 1 kilogramme, le régime exclusivement carné serait difficilement accepté au moins par les populations des zones tempérées et à plus forte raison par celles des zones chaudes ;

2º Que ce régime contiendrait forcément une quantité de substances albuminoïdes que l'adulte moyen ne pourrait pas digérer et encore moins utiliser ;

3º Que l'ingestion de cette grande quantité de substances azotées l'exposerait rapidement à l'infection intestinale ;

4º Que si on peut admettre que grâce à l'habitude, commandée par les conditions climatériques, l'adulte puisse digérer environ de 2 à 3 grammes de corps gras par kilogramme, cette quantité dépasse largement le pouvoir de ses organes digestifs dans les zones tempérées et chaudes ;

5º Que, de nouveau, l'ingestion de cette quantité de corps gras, ne pouvant pas être digérée, exposerait le sujet à des troubles digestifs ;

6º Que cette alimentation exigerait l'ingestion environ de 1 litre à 1 litre et demi d'eau, comme eau de boisson ;

7º Qu'elle ne fournirait à l'organisme qu'une quantité insuffisante de matières salines ; et que l'addition de chlorure de sodium n'arriverait peut-être pas à remplacer certaines de ces matières cependant indispensables à l'organisme.

Dans ce qui précède, pour faciliter cette étude, j'ai visé surtout l'alimentation par le tissu musculaire, qui pratiquement représente la viande. Mais les mêmes considérations s'appliquent, il est facile de le voir, à tous les aliments d'origine animale. En les variant, viandes de boucherie, poisson, gibier, etc., on pourrait certes les faire accepter plus facilement, et on pourrait ainsi favoriser leur ingestion; mais les conditions au point de vue de la digestion et de la nutrition ne seraient pas changées, parce que les proportions des albuminoïdes et des corps gras, par les compensations dues à leurs variations, se maintiendraient les mêmes. On trouverait toujours dans les environs de 180 à 200 grammes de substances azotées, et de 140 à 160 de corps gras, environ 1 litre d'eau et seulement 10 à 12 grammes de matières salines.

Les inconvénients que j'ai signalés ne seraient donc en rien diminués. Le régime exclusivement constitué par les substances animales de constitution, tissu musculaire, tissu conjonctif et ses dérivés, tissu viscéral, doit donc être condamné.

C'est un régime sûrement antihygiénique. Aucun doute n'existe à cet égard. Du reste, je dois le dire, je ne crois pas que jamais il ait été conseillé comme régime exclusif. Mais, si appliqué dans toute sa rigueur, il n'a jamais été conseillé comme alimentation normale, il l'a été souvent et il l'est encore dans des proportions assez faiblement atténuées pour qu'il conserve les mêmes inconvénients et presque aussi graves. Nous ne sommes pas encore bien loin de l'époque où une alimentation richement animalisée était considérée comme indispensable pour une bonne hygiène alimentaire; et même à notre époque, malgré le mouvement qui se produit en sens contraire dans le corps médical, le public ne se considère encore comme bien nourri que lorsque les aliments animaux prédominent dans son régime.

Or, quoique forcément atténué dans les proportions de la part faite aux aliments végétaux, un régime trop carné présente encore de sérieux inconvénients que je vais examiner. Nous verrons ensuite quelle part on peut lui laisser dans l'alimentation, d'abord à l'état de santé et ensuite pendant les maladies, pour éviter ses inconvénients ou les rendre négligeables.

Inconvénients d'un régime trop azoté et trop carné. — Je

crois avoir été un des premiers, en nous limitant à notre époque, à m'être élevé contre un régime trop carné. Mes premières observations à cet égard remontent au mois d'octobre 1875, époque à laquelle je fus appelé à diriger l'hygiène du pénitencier de Saint-Laurent-du-Maroni, à la Guyane. Or, dès mon arrivée, je soupçonnai les dangers de ce régime ; et malgré le fort courant qui existait en sa faveur dans l'Administration, dans le public et aussi dans le corps médical, je supprimai la viande de mon alimentation ; et, dans les limites qui m'étaient possibles, je la diminuai dans l'alimentation de la plupart de mes malades, notamment pour ceux qui étaient atteints d'affections du foie ou du tube digestif. Or, après deux années d'observation dans cette colonie, je fus si fortement pénétré de ces dangers, que depuis j'en ai fait la base de l'hygiène alimentaire dans les pays chauds ; et je suis revenu sur ce danger dans toutes les occasions que j'ai rencontrées.

Dans mon article *Guyanes*, du *Dictionnaire encyclopédique*, rédigé pendant mon séjour dans cette colonie, j'écrivais :
« Contrairement à l'opinion la plus répandue en ce moment,
« c'est au régime végétal que je donne la préférence. Si j'étais
« moins limité, il serait intéressant de rechercher comment
« nos idées se sont transformées à cet égard depuis cinquante
« ans. Les colons copiant en cela la métropole, n'ont actuelle-
« ment qu'un souci : celui de se tonifier. De là l'usage, sinon
« l'abus, des vins généreux, des viandes saignantes, et sou-
« vent du fer et du quinquina.
« Pour ce qui me concerne, je crois que le régime doit va-
« rier avec le climat ; et que si les pays froids demandent une
« alimentation riche, substantielle, dans les pays chauds, au
« contraire, l'Européen se trouve mieux d'une nourriture lé-
« gère et relativement pauvre (1). »

Depuis, je l'ai dit, je suis revenu bien souvent sur la même question ainsi qu'en témoignent les notes bibliographiques ci-dessous (2).

Dans tous ces travaux, j'ai surtout cherché à établir les deux notions suivantes concernant l'hygiène alimentaire :

(1) Article *Guyanes*, du *Dictionnaire encyclopédique*, p. 780.
(2) 1881. Du régime lacté et du régime mixte gradué dans la diarrhée et

1° L'inutilité et même les dangers d'une alimentation trop azotée et surtout trop carnée ;

2° L'influence de la température ambiante sur les dépenses de l'organisme ; et comme ces dépenses diminuent au fur et à mesure que la température ambiante s'élève, la nécessité de diminuer l'alimentation exactement dans les mêmes proportions.

Or, s'il m'a fallu longtemps pour faire admettre ces deux principes fondamentaux de l'hygiène alimentaire, j'ai maintenant la satisfaction de les voir non seulement acceptés au point de vue scientifique, mais même inspirer la pratique d'une grande partie du corps médical. Il est admis, et, on peut le dire, sans conteste, que l'on a abusé du régime albuminoïde et plus spécialement du régime carné.

La ration des albuminoïdes était au moins de 2 grammes par kilogramme. Je l'ai ramenée à 1^{gr}50, en considérant même cette quantité comme un maximum ; et de nombreux auteurs restent encore, depuis quelques années au-dessous de cette évaluation (2e vol., p. 57). La nécessité de faire une part moins large aux différentes viandes dans notre alimentation est éga-

la dysenterie chroniques. (Société clinique des hôpitaux et *Bulletin général de thérapeutique*, 15 mars 1881.)

1884. Hygiène alimentaire dans les pays chauds. (Congrès pour l'avancement des sciences ; section d'hygiène. Blois.)

1884. De l'influence d'un régime fortement azoté sur le foie des herbivores. (Société de biologie, novembre 1884.)

1894. Notes sur l'étiologie et le traitement de la dysenterie des pays chauds. (Société de médecine de Toulouse, 2 avril.)

1895. Conditions d'une bonne nutrition et moyens cliniques de les reconnaître. (Congrès pour l'avancement des sciences de Bordeaux. Section de médecine.)

1896. Importance des maladies intestinales comparées à celle des maladies paludéennes dans les pays chauds. (Société de médecine de Toulouse, 21 février 1896.)

1896 Traitement du diabète arthritique par le dosage de l'alimentation (Congrès français de médecine de Nancy, août 1896.)

1897. Du régime lacté dans le traitement du diabète arthritique. (Société de médecine de Toulouse, 1er mai 1897, p. 104. Société de thérapeutique de Paris, juin 1897, et *Bulletin général de thérapeutique*, 15 et 30 juillet, 15 et 30 août et 15 septembre 1897.)

1898. Régime alimentaire dans la zone intertropicale. (*Archives médicales de Toulouse*, pp. 275 et 311, et Société de médecine de Toulouse.)

1898. Arthritisme et surnutrition, et moyens de résistance de l'organisme

lement reconnue. Elle l'est même, on l'a vu, pour la tuber-culose, qui semblait être, pour la suralimentation azotée, comme une place forte inexpugnable.

Enfin, la nécessité de faire varier l'alimentation avec la température ambiante est aussi définitivement acceptée ; et c'est avec plaisir que je vois la plupart des auteurs expliquer la plus grande fréquence de la diarrhée infantile pendant l'été par l'oubli de ce principe.

Les efforts ne coûtent jamais trop et ne laissent que des satisfactions, quand ils sont couronnés de succès.

Action d'un régime trop carné sur la fonction urinaire. — J'ai montré que d'une manière générale la quantité d'urée contenue dans l'urine est fonction de la quantité de substances albuminoïdes utilisée par l'organisme ; et que quand cette utilisation est complète, chaque gramme d'albuminoïde donne environ $0^{gr}16$ d'azote urinaire sur lesquels environ $0^{gr}15$ sont à l'état d'urée. L'autre centigramme reste à l'état de produits de combustion moins avancée et principalement d'acide urique. Ce dernier, dans les meilleures conditions d'utilisation des azotés, est environ de $0^{gr}005$ par kilogramme d'adulte, quand celui-ci ne reçoit guère que $1^{gr}25$ à $1^{gr}50$ d'albuminoïdes. De plus,

contre l'arthritisme. (Congrès français de médecine de Montpellier, 13 et 15 avril 1898.)

1898. Dangers de la surnutrition et moyens de l'éviter. (Académie des sciences de Toulouse, 21 avril 1898.)

1899. Etude sur la ration d'entretien. (Académie des sciences de Toulouse, décembre 1899.)

1900. Influence d'un régime fortement azoté sur le volume du foie. (Société d'histoire naturelle de Toulouse, 17 avril 1900.)

1900. Diarrhée expérimentale de suralimentation. (Congrès pour l'avancement des sciences de Paris, 2 août 1900, et Archives de médecine navale, août 1901.)

1900. Rôle de la suralimentation dans la production des diarrhées des saisons chaudes et des pays chauds. (Congrès pour l'avancement des sciences de Paris, 2 août 1900, et Archives de médecine navale. Septembre 1901.)

1900. Rapport du poids des différents organes au poids total chez le hérisson et le lapin. (Société d'histoire naturelle de Toulouse, 7 mars et 2 mai 1900.)

1901. Influence des variations des azotés de l'alimentation sur l'excrétion de l'acide urique. (Société de biologie, 20 avril 1901.)

1902. Rapport du poids du foie au poids total de l'animal. (Société de biologie, novembre 1902, et Académie des sciences de Paris, 10 janvier 1903.)

1903. Rapport du poids du foie à la surface totale de l'animal. (Société de

même dans ces conditions, une quantité à peu près égale d'azote urinaire se trouve dans des états encore moins avancés de combustion, soit à l'état de xanthine, hypoxanthine, etc.

Ce sont là les proportions des différentes formes de l'azote urinaire, quand les albuminoïdes alimentaires restent dans les limites de la ration moyenne d'entretien telle que je l'ai fixée, comprenant au maximum 1ᵍ50 de ces substances. Mais ces proportions sont grandement modifiées, lorsque les quantités d'azotés alimentaires sont dépassées, ce qui a lieu dans le régime carné. Au fur et à mesure que l'organisme utilise une plus grande quantité d'azotés, surtout si, comme dans le régime carné, il les emploie pour faire du calorique, le rapport entre l'azote alimentaire et l'azote uréique diminue, et, au contraire, celui avec les produits xantho-uriques augmente. Le gramme d'albuminoïdes, au lieu de ne donner que 0ᵍ01 de produits xantho-uriques, en donnera de 0ᵍ02 à 0ᵍ04, tandis que l'urée ne sera plus que de 0ᵍ31 et 0ᵍ29. De là déjà, une augmentation sensible de ces produits xantho-uriques dans l'organisme, qui, nous le savons, lui sont nuisibles. J'ai constaté ces modifications de l'excrétion urinaire des albuminoïdes dès la do e de 2 grammes d'albuminoïdes par kilogramme d'adulte. L'acide urique dans ces conditions arrive sensiblement à 0ᵍ01 et à 0ᵍ012 par kilogramme au lieu de n'être que 0ᵍ005, et les produits xanthiques sont encore augmentés dans de plus grandes proportions.

Mais, de plus, quand les azotés alimentaires atteignent les quantités que peut donner un régime presque exclusivement carné, à ces produits xantho-uriques se joignent des produits azotés dans un état encore moins avancé d'utilisation, et pré-

biologie, 10 janvier 1903, et Académie des sciences de Paris, 2 février 1903.)

1903. Régime alimentaire des pays chauds. (Congrès international d'hygiène de Bruxelles, 7ᵉ section, 3 septembre 1903.)

1904. Rapport sur l'obésité. (Congrès français de médecine de Paris, 26 octobre 1903.)

1904. Influence d'une alimentation surazotée sur une affection cutanée chez le cobaye. (Société de biologie, 10 décembre 1904, p. 533.)

1905. Du dosage de l'urée pour régler la surnutrition azotée chez les tuberculeux. (Congrès international de la tuberculose, Paris, octobre 1905, 1ʳᵉ section.)

1906. Ration d'entretien dans les pays chauds (Congrès d'hygiène coloniale de Marseille, septembre 1906.)

sentant des formes intermédiaires entre les premiers degrés d'hydratation des albuminoïdes jusqu'aux produits xanthiques, en passant par les peptones. Les formes les mieux définies sont les albumoses. Or, de nouveau ces produits, nous le savons, sont nuisibles à l'organisme et quelques-uns même sont nettement toxiques.

Ainsi donc, par le seul fait de l'augmentation exagérée des albuminoïdes alimentaires, et quelle que soit leur nature, leur combustion se faisant mal, on voit l'organisme contenir une plus grande quantité de produits xantho-uriques et aussi des produits albuminosiques qui exercent sur lui leur action nuisible (1).

Mais, en outre, la formation de ces produits est encore plus considérable, quand les albuminoïdes ont une origine carnée. Ces albuminoïdes, en effet, contiennent une assez grande quantité de purines, soit des produits xantho-uriques, qui échappent à la combustion, même quand les albuminoïdes ne sont pas en excès. D'après Fauvel (2), qui s'est tout particulièrement occupé de cette question et avec succès, les extraits de viande contiendraient 10 % de purines, le bouillon de 1 à 5 %, le ris de veau 1,21 %, la cervelle et le foie 0,83 %, les viandes de boucherie de 0,07 à 0,25 %, la volaille 0,15 % et le poisson de 0,07 à 0,14 %. Les végétaux, au contraire, sont en général très pauvres en purines. Ceux qui en contiennent le plus sont les légumineuses, qui vont de 0,04 à 0,08 % et les champignons avec 0,06 %. Pour la presque totalité des légumes frais, les proportions sont tout à fait négligeables.

Avec l'alimentation carnée, au contraire, ces produits xantho-uriques d'origine *exogène* s'ajoutent forcément à ceux d'origine *endogène* et à ceux résultant d'une combustion incomplète des autres albuminoïdes, de sorte que la quantité de ces produits nuisibles se trouve ainsi dans l'organisme considérablement augmentée. Avec une alimentation exclusivement composée de viande de boucherie, soit 1 kilogramme, les purines arriveraient entre 0,70 à 2,50, avec une moyenne de 1ᵍʳ60. De

(1) Voir à cet égard ce que j'ai dit en traitant de l'acide urique (4e vol., page 147 et de la goutte (page 180).

(2) Idées modernes sur l'acide urique et les purines chez l'homme. (Rapport à la section d'Hygiène. Congrès de l'Association française pour l'avancement des sciences de Toulouse, 1900.)

plus, si l'on tient compte que les produits xantho-uriques sont sensiblement augmentés dès la proportion de 2 grammes d'albuminoïdes par kilogramme d'adulte, on pourra se rendre compte de la quantité à laquelle arrivaient ces divers produits résultant des purines et de la combustion incomplète avec un régime composé exclusivement par des viandes.

La clinique, du reste, avait déjà reconnu ces dangers, avant même que la physiologie éclairée par la chimie en eût fourni l'explication. Depuis les premières époques de la médecine, elle nous avait signalé les excès de l'alimentation riche en viandes comme la cause la plus importante de la gravelle et de ses conséquences au point de vue du rein et de la vessie. C'est la clinique aussi, qui, plus récemment, a devancé l'expérimentation pour nous faire reconnaître les dangers de cette même alimentation au point de vue de l'artério-sclérose, et, par une extension logique, de toutes les scléroses

Peu à peu, en effet, l'importance du régime carné dans la production des diverses scléroses a grandi ; et, dès maintenant, je crois que le corps médical lui attribue une influence qui marche de pair avec celle de l'alcool, qui tout d'abord avait été presque seul incriminé. En ce qui me concerne, depuis longtemps j'ai constaté et signalé cette influence ; et je suis maintenant convaincu que, dans certains cas, c'est à cette dernière que revient la part la plus importante (1).

Le plus souvent, les deux influences, celle de l'alcool et celle des produits albuminoïdes de combustion incomplète, se rencontrent réunies et leur action s'ajoute. Mais dans cette réunion, chacun de ces deux facteurs peut prendre la prépondérance ; et je suis porté à croire que le plus souvent ce n'est pas à l'alcool qu'elle revient.

Enfin, il est un certain nombre de troubles : malaise général, abattement, dépression physique et intellectuelle, céphalalgie, migraines, névralgies diverses, qui sont manifestement dus à ces produits de combustion incomplète et pour lesquels il est impossible de faire intervenir l'alcool, qui n'est pris que dans les proportions de facile combustion. Ces troubles, on les constate souvent au début de l'obésité et aussi pendant qu'elle

(1) Dépopulation de la France. Doin, Paris, 1896.
Voir aussi ce que j'ai dit sur l'évolution de l'arthritisme, 4ᵉ vol., page 101.

se développe. C'est qu'en effet, les albuminoïdes, en se transformant en corps gras, laissent toujours se former certains
corps azotés, xantho uriques ou albuminosiques, que l'organisme peut d'autant moins brûler qu'il ne fait de l'obésité que
parce que les aliments absorbés dépassent s·s besoins.

L'observation des faits cliniques me porte, en effet, à penser
que, non seulement les produits azotés de combustion incomplète et arrivés aux phases successives de leur désagrégation,
jouent un rôle important et parfois prépondérant dans l'étiologie des diverses scléroses, mais aussi qu'ils peuvent exercer
une action directe sur les différents éléments anatomiques. Or,
comme leur composition est variable, il est probable que, selon
leur composition, les uns agissent sur tel élément anatomique
et les autres sur tels autres. Ainsi s'expliquerait que sous l'influence d'une cause, qui, en apparence, semble toujours la
même, les produits azotés de combustion incomplète, nous
voyons se produire des manifestations morbides pouvant dépendre de tous les éléments anatomiques : fibre striée, nerf
sensitif et moteur, cellules glandulaires diverses, cellule cérébrale, rachidienne, etc. J'ai même constaté que sous l'influence de ces produits, l'influence héréditaire aidant, on peut
voir apparaître l'infécondité et cela sans qu'on puisse l'attribuer à une sclérose des organes de la génération. Il semble
que, dans ces cas, il faille faire intervenir une action directe
sur les éléments nobles de ces organes.

Action d'un régime trop carné sur les organes digestifs.
J'ai déjà dit que, d'une manière générale, pour les populations des zones tempérées, et, à plus forte raison, pour celles
des zones chaudes, leurs organes digestifs ne peuvent guère
digérer plus de deux grammes de substances albuminoïdes par
kilogramme de leur poids normal ; et que la quantité utilisée, sauf
quand ces substances servent à l'accroissement, doit donner
environ $0^{gr}25$ d'azote urinaire et entre $0^{gr}45$ à $0^{gr}48$ d'urée,
soit pour l'homme moyen de 65 kilogrammes une moyenne de
30 grammes d'urée. Je rappelle aussi que cette proportion entre
l'azote alimentaire et l'azote urinaire reste la même, quand les
albuminoïdes servent à faire des corps gras, comme pendant le
développement de l'obésité. Dans ces conditions, en effet, la
totalité de l'azote des albuminoïdes transformés en corps gras

doit être éliminée par la voie urinaire, sous forme d'urée ou de produits xantho-uriques ou albuminosiques.

On peut donc admettre que la quantité de 2 grammes de substances albuminoïdes est la limite moyenne de leur utilisation. Or, cela étant, il est forcé que si ces substances sont ingérées en plus grande quantité, elles restent dans le tube digestif ; et il est aussi forcé qu'elles s'altèrent dans le sens de la putréfaction, en produisant des ptomaïnes, puisqu'elles y trouvent les deux conditions qui favorisent le plus cette altération, la chaleur et l'humidité. Ce n'est, du reste, pas là une simple hypothèse. Cette putréfaction est démontrée par l'odeur fétide que, dans ces conditions, prennent les selles et les gaz intestinaux. Mais ce ne sont pas là les seuls inconvénients de cette altération de ces substances. Si leur présence se prolonge dans le tube digestif, nous voyons, sous peu, probablement sous l'influence des ptomaïnes ou d'autres produits microbiens, apparaître des troubles dans les fonctions si importantes de cet organe. Si les produits de putréfaction sont peu considérables, ou peut-être mieux, selon la nature des ptomaïnes élaborées, il s'agira de la paresse de la fibre lisse de l'intestin entraînant d'abord de la constipation, qui devient le symptôme le plus apparent, mais aussi la paresse du même élément anatomique partout où il se trouve, et notamment dans les vaisseaux. Dans d'autres cas, sous l'influence d'autres de ces produits, il y a excitation en même temps de cette même fibre lisse du tube digestif et de ses organes glandulaires. De là, des selles diarrhéiques, à prédominance tantôt seulement muqueuses, d'autres fois séreuses, et d'autres fois encore bilieuses. Ces selles diarrhéiques peuvent être regardées comme momentanément utiles à l'organisme, puisqu'elles débarrassent au moins pour un temps l'intestin de ses produits toxiques ; et peut-être même ces diarrhées, d'après des vues que j'ai exposées récemment, sont-elles bien réellement un moyen de défense de l'organisme. D'après cette interprétation, l'excitation du plan musculaire et aussi celle du plan glandulaire ne seraient pas le résultat de l'action directe des ptomaïnes. Il ne s'agirait pas là d'une action de contact. Ce ne serait qu'après leur absorption, qu'après leur passage dans le torrent sanguin que ces produits agiraient sur l'organisme qui, pour s'en débarrasser, les expulserait par la voie intestinale. J'ai montré que c'est ainsi qu'il faut expliquer les diarrhées produites par la colchicine (1), l'arséniate de soude (2) et le bichlorure de mercure (3), donnés par la voie sous-cutanée ou veineuse Je viens également de l'établir pour le chlorure de baryum (4). Il se pourrait donc qu'il en fût de même de ces produits intestinaux.

Mais, quelle que soit l'interprétation que l'avenir réserve à ces diarrhées, et peut-être les deux peuvent être justes selon les cas, leur existence et leur dépendance de la putréfaction intestinale n'en restent pas moins bien établies par la clinique.

Ainsi, quoique la pathogénie de toutes ces manifestations morbides ne soit pas encore éclaircie, la clinique ne nous a pas moins démontré :

1° Que sous l'influence de l'exagération de l'alimentation carnée, on peut voir apparaitre la constipation, due d'abord à la diminution fonctionnelle de la fibre lisse de l'intestin, et, à la longue, à son atrophie;

2° Que sous la même influence, mais probablement donnant lieu à des produits différents, on peut voir les périodes de constipation être entrecoupées de débâcles diarrhéiques. Les malades passent alors constamment de la constipation à la diarrhée, sans pouvoir s'arréter à un état intermédiaire représentant l'état normal;

3° Que dans d'autres cas, sous l'influence de ptomaïnes ou d'autres produits spéciaux ou par l'exagération des habituels, on voit apparaître des phénomènes aigus, et notamment les indigestions gastriques, les indigestions intestinales, parfois aussi la réunion des deux, donnant lieu à des symptômes gastro-intestinaux qui, réunis au refroidissement et à l'affaiblissement fonctionnel de la fibre striée, rappellent le choléra.

4° Que c'est aussi dans ce groupe, que l'on doit placer beau-

(1) Influence de la voie d'administration sur la production de la diarrhée par la colchicine chez le lapin (Société de biologie, 24 décembre 1909, p. 768).

(2) Note sur la diarrhée produite chez le lapin par l'arséniate de soude donné par différentes voies d'administration (Société de biologie, 27 novembre 1909, p. 589).

(3) Influence de la voie d'administration sur les doses du bichlorure de mercure pouvant donner la diarrhée au lapin (Société de biologie, 9 avril 1910, p. 608).

(4) Expériences encore inédites.

coup de dysenteries aiguës et notamment celles des régions montagneuses des pays chauds (Antilles, Haut-Tonkin, etc).

5° Que dans d'autres cas enfin, les divers produits de l'infection intestinale étant moins actifs ou moins abondants, leurs manifestations sont moins brusques, moins aiguës. Les divers segments du tube digestif présentent des troubles plus légers mais persistants de leurs organes de sécrétions, se manifestant le plus souvent par l'exagération de ces dernières. Dans ce groupe, trouvent surtout place les différentes dyspepsies gastriques et intestinales, et aussi les gastrites, les entérites, les côlites chroniques. J'ai signalé depuis longtemps que pour les diarrhées chroniques des pays chauds, et notamment celles de Cochinchine, c'était là leur principale cause.

Comme on le voit, d'après ce qui précède, je fais jouer à l'exagération de l'alimentation carnée le principal rôle dans la production de beaucoup de maladies du tube digestif. Ce rôle s'exagère pendant toute l'année dans la zone chaude, de toute l'importance que lui donne la diminution des dépenses, imposant ainsi la diminution de l'alimentation, si rarement suivie Il s'exagère aussi, pendant la saison chaude, dans les pays tempérés, ce qui nous explique la fréquence de ces troubles pendant cette saison. Mais il n'en conserve pas moins encore, dans ces derniers, une certaine importance pendant tout le reste de l'année D'une manière générale, on peut dire que les manifestations aiguës coïncident avec les températures ambiantes élevées, quelle qu'en soit la cause; et au contraire, les formes chroniques et atténuées, pendant les températures moyennes ou basses.

Certes, je ne veux pas nier que d'autres causes puissent intervenir dans la production de ces nombreuses affections. Je suis convaincu, au contraire, par exemple, que l'exagération des fruits peut provoquer des diarrhées d'été, et qu'il en est de même des refroidissements pendant la période digestive. Je crois aussi que l'abus des alcools, et surtout de ceux pris comme apéritifs, peut suffire pour produire certaines dyspepsies et jouer un rôle plus ou moins important dans les autres; mais tout en reconnaissant l'influence de ces causes, je ne considère pas moins que dans l'ensemble de l'étiologie de ces affections, c'est encore à l'exagération de l'alimentation carnée que revient la plus grande part.

C'est aussi à la même cause que je rapporte certaines modi fications subies par le foie et une partie de ses maladies.

Depuis mon premier séjour dans les pays chauds (1875), c'est d abord à cette cause que j'ai attribué l'augmentation du volume de cet organe, augmentation si fréquente dans ces pays, qu'elle semble être la conséquence inévitable de leur climat. On a même voulu la considérer comme un fait physiologique, résultant d'une compensation avec les organes respiratoires dont la fonction serait diminuée, pendant que celle du foie serait augmentée. C'est, cn ne saurait en douter maintenant, une interprétation erronée. Les organes respiratoires et le foie, dans sa principale fonction, celle de la glycogénie, sont, au contraire, reliés par un rapport parallèle et non en sens opposé. Leurs fonctions, je crois l'avoir établi, augmentent et diminuent en même temps ; et il est, en effet, naturel que l'oxygène absorbé. qui doit oxyder le glucose, soit en rapport avec la quantité de ce dernier élaboré par le foie et réciproquement.

La plupart des auteurs considèrent cette augmentation du volume du foie comme une *congestion*, en la regardant comme d'ordre pathologique Elle serait comme la première phase de l'inflammation. Les idées sur l'infection intestinale ont tout d'abord apporté un appoint à cette interprétation en attribuant aux ptomaïnes une action paralysante sur le système sanguin de cet organe ; et je me suis rallié, à une époque, d'une manière exclusive, à cette opinion. L'augmentation du volume du foie dépendait de l'action directe des ptomaïnes lui arrivant par le sang-porte. Déjà, avec cette nouvelle conception, le traitement de cette modification de l'organe devait recevoir une autre direction. La maladie n'était plus au foie, mais à l'intestin ; et le traitement étiologique, le vrai, devait consister à combattre l'infection de ce dernier en laissant à la nature le soin de ramener le foie à son volume normal Il ne s'agissait donc plus de faire diminuer le foie en appliquant des vésicatoires ou en dirigeant sur lui le jet des douches. Il importait seulement de faire de l'antisepsie intestinale, en supprimant surtout les albuminoïdes en excès.

Mais, de plus, inspiré depuis quelques années par mes études sur les adaptations, j'en suis arrivé à donner une autre interprétation au moins à quelques-unes de ces augmentations du foie. Je crois que dans certains cas, il ne s'agit que d'une augmentation d'*adaptation*. Le foie, en effet, nous le savons au moins depuis les travaux de Roger, détruit ou modifie les produits toxiques de l'intestin. Le sang-porte est plus toxique que celui des veines sushépatique. Or, étant donné que dès que les quantités d'aliments carnés dépassent le pouvoir antiseptique des liquides digestifs, il se forme des produits toxiques en raison directe de cet excédent, je pense qu'il se peut que l'organisme puisse augmenter le pouvoir antiseptique du foie, soit en l'irrigant davantage, soit en augmentant le volume de ses éléments nobles, soit, enfin, en augmentant leur nombre. C'est sous une quelconque de ces trois influences ou sous l'influence de plusieurs d'entre elles réunies que le volume est augmenté. Il s'agirait donc, dans ces cas, non d'une congestion pathologique produite par les toxiques intestinaux, mais seulement d'une augmentation physiologique, d'une adaptation, destinée à les détruire.

La conséquence suivante en découle forcément au point de vue du traitement; c'est que, non seulement, dans ces cas, nous n'avons pas à combattre le volume du foie; mais, au contraire, à respecter cette hypertrophie d'adaptation, au moins jusqu'à ce que l'élaboration des produits toxiques soit revenue au chiffre normal. Diminuer le volume du foie dans ces conditions, si nous le pouvions, n'aurait d'autre résultat que de laisser passer dans la circulation générale une plus grande quantité de ces produits.

L'hypothèse de cette adaptation du volume du foie au pouvoir septique du contenu intestinal dû à l'alimentation carnée trouve un sérieux appui dans la comparaison du poids relatif du foie chez les carnivores et chez les herbivores. Quoique nous devions admettre que la nature a doté les carnivores d'organes digestifs adaptés à cette alimentation, il est cependant facile de constater que les excréments des carnivores sont beaucoup plus fétides que ceux des herbivores; et nous savons aussi, depuis les recherches de Gilbert et de Dominici, que le microbisme intestinal des premiers l'emporte considérablement sur celui des seconds. Or, depuis 1900, j'ai montré que le volume foie, rapporté au kilogramme d'animal, est sensiblement plus élevé chez les carnivores.

Mes expériences ont d'abord porté sur le cobaye et le hérisson.

Les sujets pour ces deux espèces ont été choisis de même poids (1). Ils vivaient à côté les uns des autres, et leurs dépenses en calories, rapportées au kilogramme de leur poids, étaient sensiblement les mêmes. Mais tandis que les uns avaient une alimentation exclusivement végétale, les autres étaient nourris également exclusivement avec du tissu musculaire. Or, en sacrifiant ces animaux, j'ai constaté que tandis que les cobayes n'ont que 43 grammes de foie par kilogramme de leur poids, les hérissons arrivent à 62^{gr}9, soit sensiblement un tiers en plus.

Après avoir fait cette comparaison entre le cobaye et le hérisson, je l'ai faite entre les animaux suivants : poulet, pigeon, lapin, cobaye, chien et hérisson (2).

Or, ces nouvelles recherches publiées deux ans après (1902), outre qu'elles me permirent d'établir un rapport constant pour chaque espèce animale, et quel que soit l'âge du sujet, entre le poids du foie et leur surface cutanée, de nouveau confirmèrent la loi qui nous intéresse ici : que le volume du foie, rapporté au kilogramme d'animal, est plus élevé chez les carnivores que chez les herbivores ou que les granivores. Après avoir discuté les chiffres que j'avais trouvés, je pus établir les suivants comme poids du foie pour 1 kilogramme de ces six espèces animales : pour le poulet, 30 grammes ; pour le pigeon, 33 grammes ; pour le cobaye, 35 grammes ; pour le lapin, 43 grammes ; pour le chien, 38^{gr}9, et pour le hérisson, 60 grammes (p. 119 des Comptes rendus).

« Dès lors, disai-je, après avoir donné ces chiffres, un autre
« fait général apparaît, c'est l'*influence du régime* (sur le vo-
« lume du foie) : les deux granivores restent au bas d'un ordre
« dont les deux herbivores, cobaye et lapin, occupent la place
« intermédiaire, tandis que le chien et le hérisson, qui sont
« l'un omnivore et l'autre carnivore, tiennent le rang le plus
« élevé. L'alimentation animale plus ou moins exclusive sem-
« ble donc exiger une plus grande proportion de foie, et l'ali-
« mentation par les céréales celle qui peut se contenter de la
« plus faible. »

(1) Influence d'un régime fortement azoté sur le volume du foie. (Société d'histoire naturelle de Toulouse, 17 avril 1900.)

(2) Rapport du poids du foie au poids total et à la surface totale de l'animal. (Congrès français de médecine de Toulouse, avril 1902.)

La même année, du reste, J. Noë confirmait cette même donnée, et de la manière la plus probante, puisqu'il s'agissait de la même espèce animale, le hérisson, mais soumise à des régimes différents (1). Sur une première série de ces animaux sacrifiés dès qu'ils avaient été pris, c'est-à-dire après avoir suivi une alimentation mixte, le poids du foie pour un kilogramme de leur poids avait été de 49^{gr} 36; et dans une seconde série sacrifiée dans les mêmes conditions, la proportion du foie était restée sensiblement la même, soit 48^{gr}97. Or, chez deux autres hérissons soumis au régime carné exclusif, l'un depuis huit mois et l'autre depuis onze mois, la proportion du foie était devenue de 60^{gr}5 pour le premier et de 79^{gr}2 pour le second, soit une moyenne de 69^{gr}85. Sous l'influence d'un régime exclusivement carné, même chez ces animaux, cependant carnivores, le volume du foie s'était élevé environ d'un tiers.

Ainsi donc, il résulte de mes expériences, confirmées par celles de J. Noë, que l'alimentation carnée augmente le volume du foie, et cela même en restant dans les conditions physiologiques. C'est donc là, incontestablement, comme je l'ai supposé, une véritable adaptation. Les expériences de J. Noë apportent à cette hypothèse une nouvelle preuve. Des hérissons ayant été soumis à l'inanition, la proportion du foie tomba à 32^{gr}14 par kilogramme d'animal. Sous cette influence, en effet, les fonctions du foie avaient été ramenées à leur minimum par la diminution de la toxicité du milieu intestinal, et la diminution du poids de l'organe avait suivi celle de ses fonctions.

Je pense donc qu'il est désormais sûrement établi que le volume du foie est en rapport avec l'alimentation; que ce volume augmente avec l'alimentation carnée; et ainsi se trouve rendu probable qu'au moins dans un certain nombre de cas d'augmentation de volume du foie, constatée chez des sujets soumis à un régime trop carné, il s'agit seulement d'une simple adaptation de cet organe à ses nouveaux besoins. Dès lors s'impose la conséquence que j'ai déjà indiquée, de respecter cette augmentation.

(1) J. NOE. — Rapport comparatif du poids des organes au poids total chez le hérisson à l'état normal et à l'état d'inanition. (Société de biologie, 26 juillet 1902, p. 1106.)

Mais tout en admettant, ce qui me paraît indiscutable, que le régime trop carné force le foie à augmenter de volume, on doit se demander comment agit le régime carné; et dès mes premiers travaux, j'avais entrevu deux causes.

La première est d'ordre physiologique. Elle dépend du rapport que je crois avoir établi entre le volume du foie et la surface cutanée ainsi qu'avec la section thoracique. Le foie qui élabore le glucose se met en rapport avec la surface cutanée qui le dépense sous forme de calorique et avec la surface pulmonaire qui lui fournit l'oxygène propre à la production de ce dernier. Or, on peut supposer que le travail imposé pour faire du glucose est plus considérable pour le produire avec les albuminoïdes qu'avec les hydrates de carbone. Ce surcroît de travail pourrait se traduire par une augmentation de volume.

C'est là une première explication. Mais je ne crois pas qu'elle soit la plus importante; et je pense que celte augmentation est due surtout à la nécessité de détruire une plus grande quantité de ptomaïnes ou de tous autres produits nuisibles. La diminution de la proportion du foie constatée par J. Noë pendant l'inanition, qui laisse le foie dans l'obligation de faire de la glycose avec des corps gras ou des albuminoïdes, et qui diminue la toxicité intestinale, comme nous allons le voir, me paraît ne laisser aucun doute à cet égard.

Mais si, comme je viens de l'expliquer, dans des cas assez nombreux, l'augmentation du volume du foie, sous l'influence surtout de celle des produits toxiques de l'intestin, doit être considérée comme un acte physiologique d'adaptation, on conçoit facilement que par l'exagération de ces mêmes produits ou par la formation d'autres plus toxiques, les différents éléments anatomiques du foie puissent subir des modifications pathologiques. Toutes les augmentations du volume du foie d'abord peuvent ne pas être le résultat d'une simple adaptation physiologique. Elle peuvent aussi traduire un état pathologique. La suractivité d'une fonction conduit souvent à son altération. L'inflammation trouve un terrain tout préparé dans la congestion même fonctionnelle.

La *cellule hépatique* peut donc être surmenée par ses produits, et après une hyperfonction trop prolongée, tomber en état d'hypofonction. Mais c'est surtout sur le *tissu conjonctif* hépatique qu'agissent les produits intestinaux.

Depuis longtemps, surtout depuis les expériences faites à la Guadeloupe (1882) et dans lesquelles j'avais vu la cirrhose hypertrophique apparaître chez les lapins nourris avec le fromage, j'ai fait jouer le principal rôle aux produits toxiques intestinaux dans l'étiologie de la plupart des scléroses hypertrophiques de cet organe. D'une manière générale, on pourrait admettre que l'alcool conduit à la sclérose atrophique. Certains produits de l'infection intestinale pourraient aussi y conduire ; mais d'autres de ces dernières substances conduiraient, au contraire, à la sclérose hypertrophique. Depuis, en effet, la guérison de quelques-unes de ces affections par le simple régime lacté et l'antisepsie intestinale sont venues, au moins pour ces cas, rendre cette étiologie évidente. Je reviendrai, du reste, plus tard sur ces cas.

Enfin, l'infection intestinale, en exagérant le microbisme intestinal au double point de vue du nombre et du pouvoir pathogène, joue également un rôle capital dans les affections des voies biliaires ; et je vais y revenir après avoir indiqué l'influence du régime carné sur la flore intestinale.

Influences du régime sur le microbisme intestinal. — Cette influence a été bien nettement établie par les recherches de Gilbert et Dominici, dès 1894 (1). Ces auteurs ont comparé le nombre de germes contenus dans les matières fécales de deux hommes soumis à l'alimentation ordinaire, et, par conséquent, comprenant une certaine quantité de viande ; ensuite, sur deux chiens nourris avec du pain et de la viande ; et, enfin, sur deux lapins nourris avec des choux, des carottes et du son. Or, les résultats de leurs recherches ont été les suivants : par milligramme de matières fécales, celles des deux hommes contenaient 67 000 et 80.000 germes ; celles des chiens, 21.000 et 25.000 ; et celles des lapins, seulement 35 et 48 germes.

Comme on le voit, l'homme et le chien, usant de la viande, ont présenté un nombre de microorganismes considérablement supérieur à celui du lapin, n'ayant qu'une alimentation végétale.

Ces auteurs ont, de plus, évalué le nombre de microorganismes dans les différentes parties du tube digestif chez le

____

(1) GILBERT et DOMINICI. — Recherches sur le nombre de microbes du tube digestif. (Société de biologie, 10 février 1894, p. 117.)

chien, qui, par son alimentation mixte, se rapproche de l'homme à cet égard. Ces microorganismes, par milligramme de matière, seraient dans les environs de 50.000 dans l'estomac ; ils tomberaient dans les environs de 30 000 dans le duodénum, probablement par suite de la dilution du bol intestinal par l'arrivée de la bile et du suc pancréatique. Puis leur nombre s'élèverait dans le jéjunum et atteindrait son maximum, soit vers 100.000 à la fin de l'iléon, pour retomber vers 30.000 dans le gros intestin. — Sans que la preuve en soit faite, on peut, avec beaucoup de probabilité, appliquer ces chiffres à l'homme, qui, comme les chiens ci-dessus, a une alimentation mixte.

Mais si quelques doutes doivent subsister à cet égard, il n'en reste pas moins établi que l'introduction de la viande dans l'alimentation élève considérablement le nombre de microorganismes contenus dans l'intestin.

On peut s'expliquer, ainsi, d'abord que l'alimentation carnée, en augmentant les produits microbiens qui doivent être absorbés par le système porte, mette le foie dans l'obligation d'augmenter son volume pour s'adapter à ses nouveaux besoins. On peut s'expliquer aussi que, dans certaines conditions, le foie puisse être altéré par ses produits ; et, qu'enfin, devenu impuissant à les neutraliser en totalité, une partie passe dans le torrent sanguin général, et produise les divers troubles généraux que j'ai déjà signalés.

Dans un autre travail, publié deux mois après, ces mêmes expérimentateurs ont étudié l'action du régime lacté sur le microbisme intestinal ; et ils ont fait porter leurs intéressantes recherches sur l'*homme*, le *chien* et le *lapin*. Or, voici leurs résultats (1).

Sur un *homme* qui, avec l'alimentation ordinaire, avait des matières fécales contenant 67.000 germes par milligramme, après deux jours de régime lacté exclusif à deux litres et demi, on n'en trouvait plus que 14.000 ; on en trouvait 5.000 le quatrième jour, 4.000 le cinquième jour, et seulement 2.250 le sixième jour. C'est déjà, on le voit, une diminution considérable. Mais cette diminution est encore bien plus grande si l'on tient compte des quantités totales de matières fécales ren-

---

(1) GILBERT et DOMINICI. — Action du régime lacté sur le microbisme du tube digestif (Société de biologie, 14 avril 1894, p. 277.)

dues dans les 24 heures. Avec le régime ordinaire, cet homme avait 175 grammes de matières fécales; tandis qu'il n'en émettait que 73 grammes avec le régime lacté. En faisant les proportions, on arrive donc à ce résultat final, qu'avec le régime ordinaire les matières fécales auraient contenu 11.725.000.000 de microbes, tandis qu'avec le régime lacté leur nombre était tombé, le sixième jour, à 164 250.000, soit, seulement, 1/71 %.

Pour les deux *chiens*, les microbes passèrent de 21.000 et 25.000, quantitées données par le régime de viande et de pain, à 500 et à 1.000 par milligramme.

Enfin, pour le *lapin*, en tenant compte de la quantité totale de ses matières fécales, le nombre des microbes est tombé, sous l'influence du régime lacté, de 6.125.000 et de 5.238.000 à 285.000 et à 445.000.

Ces expérimentateurs ont aussi pu constater que la diminution du microbisme sous l'influence du régime lacté se montrait dès la cavité gastrique et se continuait dans tout le tube digestif, sauf, d'une manière un peu moins marquée, dans le gros intestin. Avec un régime composé de viande et de pain, nous avons vu que chez le chien les microbes étaient de 50.000 dans l'estomac, de 30.000 dans le duodénum et dépassaient 100.000 dans l'iléon, pour revenir à 30.000 dans le gros intestin. Or, après vingt jours de régime lacté, les microbes ont été de 100 dans l'estomac, de 50 dans le duodénum, de 100 dans le jéjunum, de 1.300 dans l'iléon, pour ne descendre qu'à 1.275 dans le gros intestin.

Ces expériences mettent donc nettement hors de doute : 1° que sous l'influence du régime lacté le microbisme des matières fécales émises est considérablement diminué ; 2° que cette diminution s'opère dès la cavité gastrique ; et 3° qu'elle se continue dans toute l'étendue du tube digestif.

Influence du régime carné sur les voies biliaires. — Etant donné, d'une part, que le régime carné est celui qui favorise le plus le microbisme intestinal, et, d'autre part, que l'inflammation des voies biliaires est due, comme l'ont démontré Gilbert et ses élèves, à la pénétration dans ces voies des microbes intestinaux, il est logique de conclure que le régime carné entre pour une part importante dans l'*inflammation* de ces voies. Il est probable aussi que ces microbes interviennent dans la formation de la *lithiase biliaire*. On les a trouvés, en effet, dans l'intérieur des calculs, si bien que l'on a pu considérer ces derniers comme le résultat d'une action purement microbienne. Les faits observés ne me semblent pas permettre d'attribuer aux microbes un rôle si important, en considérant les calculs biliaires comme n'étant pour ainsi dire qu'un produit de sécrétion de ces microbes. Ce n'est guère que la partie calcaire de ces calculs qui pourrait recevoir cette interprétation. Elle serait difficilement acceptée pour la partie constituée par la cholestérine et les sels biliaires. Mais, par contre, il me paraît logique d'admettre que ces microbes interviennent dans la formation de ces calculs, soit par les modifications qu'ils impriment à la muqueuse biliaire, soit par celles qu'ils font subir seulement à ses sécrétions. Nous savons, du reste, sans pouvoir en donner l'explication d'une manière sûre, que la lithiase biliaire existe surtout chez les personnes soumises à la surnutrition, et surtout quand celle-ci a lieu par les albuminoïdes.

Influences du régime carné sur la toxicité urinaire. —
Cette influence a été bien étudiée par Charrin, qui a expérimenté sur le *lapin*, le *cobaye* et le *chïen*.

Les résultats ont été les suivants : l'urine d'un kilogramme de *chien* soumis au régime carné peut tuer 3^{kil}316 de lapin, tandis que si le même animal est soumis au régime lacté, cette même quantité d'urine ne tue que 1^{kil}997 de lapin, soit, largement, un tiers en moins. Je sais bien qu'une partie de cette toxicité est due aux matières salines, notamment aux sels de potasse, et que la viande donne un peu plus de matières salines que le lait ; mais cette différence est faible et ne saurait expliquer celle, beaucoup plus grande, existant entre la toxicité de ces deux urines (1). Je pense donc qu'il faut l'attribuer aux ptomaïnes. Nous avons vu, en effet, que le régime lacté réduit le microbisme intestinal dans des proportions considérables. Ainsi, sous l'influence de ce régime, la toxicité urinaire non seulement descend à son minimum pour chaque espèce animale, mais, de plus, cette toxicité devient sensiblement la même pour

____

(1) CHARRIN. — *Poisons de l'organisme — Poisons du tube digestif —* (G. Masson, Gauthier-Villars et fils)

les trois espèces sur lesquelles Charrin a expérimenté : le lapin, le cobaye et le chien. Sous l'influence de ce régime, l'urine d'un kilogramme de lapin tue : $1^{kil}756$ de lapin, celle du cobaye $1^{kil}649$, et celle du chien $1^{kil}997$.

Enfin, dans ces mêmes expériences, Charrin a fixé la toxicité urinaire du lapin et du cobaye soumis à l'inanition, chacun, pendant trois jours ; et il a trouvé les quantités suivantes : l'urine d'un kilogramme de cobaye tue : $1^{kil}706$ de lapin après le premier jour, $1^{kil}706$ après le deuxième jour et $1^{kil}500$ après le troisième jour. Pour le lapin, l'urine d'un de ses kilogrammes tue $1^{kil}709$ de lapin après le premier jour ; $1^{kil}681$ après le deuxième jour, et $1^{kil}283$ après le troisième jour. Comme on le voit, l'inanition diminue sensiblement la toxicité urinaire. Il est probable que cette diminution est due, en partie, à la diminution des matières salines, et, notamment, des sels de potasse. Mais on doit supposer aussi que l'inanition diminue le microbisme intestinal ; et, qu'ainsi, sont également diminuées les ptomaïnes qui passent dans le torrent sanguin. J'ai déjà insisté sur cette diminution de la toxicité urinaire pendant l'inanition, en traitant du régime insuffisant. (Voir ce volume, page 19.)

Influence du régime carné sur la composition de l'urine. — Au Congrès français de médecine de Toulouse (1902), pendant que j'exposais mes recherches sur l'influence des divers régimes sur le volume du foie, M. Dufourt (de Vichy) résumait ses recherches poursuivies avec un véritable esprit scientifique sur les modifications que subit la sécrétion urinaire sous l'influence du régime carné exclusif (1). Cr, ces recherches ont été des plus démonstratives en ce qui concerne la plus grande toxicité des urines sous cette influence. Les recherches de Charrin et celles de Gilbert et Dominici ont déjà expliqué en partie l'augmentation de la toxicité urinaire due au régime carné ; et celles de Dufourt, outre qu'elles confirment cette plus grande toxicité, viennent ajouter une autre explication à celle basée sur les ptomaïnes. Dufourt a opéré sur quatre chiens soumis exclusivement à l'alimentation carnée.

(1) DUFOURT (de Vichy). — Congrès français de médecine de Toulouse, 1902, p. 369.

Or, les résultats sur lesquels il insiste ont été les suivants :

Albuminurie. — Sur le chien, qui cependant est carnivore, le régime carné exclusif et aussi surabondant soit, entre 50 et 80 grammes de viande par kilogramme du poids de l'animal, produit une albuminurie notable dès les premiers jours chez trois animaux sur quatre.

La quantité d'albumine a varié de $0^{gr}80$ à $0^{gr}88$ centigrammes par litre. De plus, chez un de ces animaux qui succomba spontanément, les reins furent trouvés manifestement congestionnés.

Cholurie. — Sous la même influence, les pigments biliaires normaux ont apparu dans l'urine chez trois animaux sur quatre. Il n'y a pas eu d'urobiline.

Indicanurie. — Chez les animaux soumis à la soupe, il n'y avait que des traces d'indican. Mais dès qu'ils furent soumis au régime carné, l'indican augmenta considérablement, et cela d'une manière proportionnelle à la quantité de viande ingéré. Dès le lendemain de ce régime on put apprécier que l'indican était de dix à douze fois plus considérable.

Rapport azoturique. — Sous le régime de la soupe, ce coefficient variait entre $0^{gr}80$ et $0^{gr}82$. « Avec le régime « carné, il s'éleva entre $0^{gr}84$ et $0^{gr}88$. » « Avec l'alimentation « carnée, dit Dufourt, il circule dans les tissus de l'organisme « une bien plus grande quantité d'azote insuffisamment trans- « formé qu'avec l'alimentation végétale. Or, toutes ces ma- « tières azotées qui n'ont pas accompli leur évolution vers « l'urée sont plus ou moins toxiques. »

Ammoniaque. — L'ammoniaque, qui n'était que de $0^{gr}20$ dans l'urine du chien soumis à la soupe, s'est élevé sous l'influence du régime carné à $0^{gr}50$ et $0^{gr}60$. Or, l'on sait que l'ammoniaque est un des produits les plus toxiques des albuminoïdes non transformés en urée. D'après Dufourt, elle est quarante fois plus toxique que cette dernière.

Perte de poids. — Les quatre animaux ont tous perdus de leur poids, et dans de grandes proportions, probablement par ce qu'après quelques jours, ils n'ont plus pu ingérer qu'une quantité insuffisante de viande. D'après le poids de ces chiens, dont la moyenne était environ de 6 kilogrammes, on peut estimer qu'ils devaient dépenser dans les environs de 350 à 400 calories, surtout étant donné que ces expériences ont été faites en hiver. Or, l'auteur indique lui-même qu'après quelques jours l'animal ne prend plus que 150 à 160 grammes de viande, quantités qui ne donnent guère que 300 à 320 calories. On s'explique donc qu'après un régime carné prolongé pendant 50, 35, 25 et 17 jours, ils aient perdu respectivement 1.100, 1.630, 630 et 700 grammes de leur poids.

Lésions des téguments et dépendances. — Enfin ces animaux ont tous présenté des altérations notables de leurs téguments. Telles ont été l'altération et la chute des poils, l'érythème et l'eczéma, comme je l'ai vu moi-même, et aussi des ulcérations sur divers points des téguments.

En résumé, sous l'influence de ce régime exclusivement carné, les urines ont contenu des substances qui indiquaient une mauvaise nutrition et qui les rendaient plus toxiques. De plus, probablement sous l'influence de ce mauvais état de la nutrition, ces animaux ont présenté des troubles trophiques, et aussi des troubles digestifs qui les ont conduits à l'insuffisance de l'alimentation.

Influence du régime carné sur l'infection sanguine. — MM. Garnier et Simon ont fait à cet égard, des expériences du plus haut intérêt (1). Ils ont opéré sur des lapins et des cobayes en les soumettant d'une manière exclusive à l'alimentation carnée. Or, si chez les cobayes, ils n'ont pas constatés d'infection sanguine, cette infection s'est produite chez quatre lapins sur six.

Il est vrai que dans ces expériences, l'alimentation carnée a été donnée à des herbivores, ce qui constitue une modification capitale dans le régime de ces animaux. Mais les résultats de ces expériences ne nous permettent pas moins d'entrevoir la possibilité chez nous de semblables infections sanguines dans certains cas d'infection intestinale.

Influence du régime carné sur le foie du lapin. — C'est à la suite des recherches précédentes que les mêmes expérimen-

---

(1). GARNIER et L.-G. SIMON. — Passage dans le sang des microbes intestinaux (Société de biologie, 1er juin 1907, page 1.013).

tateurs (1) ont étudié les modifications subies par le foie sous l'influence du régime carné. Comme terme de comparaison, ils ont étudié les modifications subies par le foie sous l'influence de l'inanition absolue.

Les animaux soumis au régime carné ont survécu un peu plus longtemps que les inanitiés, soit, d'après les auteurs, de dix jours contre huit. L'alimentation carnée qu'ils ont donnée soit 20 à 30 grammes par jour, ne fournissant guère que 40 ou 60 calories, était sûrement insuffisante pour des lapins pesant entre 1.800 et 2 kilogrammes; mais elle a dû prolonger un peu leur existence. Or, quoique la viande ait été donnée en quantité insuffisante, condition, qui cependant, nous le savons, combat l'infection intestinale, ces expérimentateurs ont constaté que le volume du foie et la bile étaient augmentés. Chez les animaux soumis au régime carné ils ont trouvé que le poids du foie était le 1/40 du poids total et que la vésicule biliaire contenait de 2 centimètres cubes à 2 cent. c. 5 de bile; tandis que chez les animaux qui n'avaient pas reçu de viande, il n'y avait dans le vésicule que 1 centimètre cube de bile, et que le poids du foie n'était que 1/55 du poids total. Cette augmentation du volume du foie et de la sécrétion biliaire mérite d'autant d'être remarquée dans ces cas, que l'alimentation carnée était insuffisante; et que quand elle agit seule, cette dernière diminue le volume du foie dans de grandes proportions. Cette augmentation du foie était donc due sûrement à l'infection.

De plus, l'examen microscopique du foie fit découvrir que sous l'influence du régime carné, il s'était produit des foyers de nécrose cellulaire rapprochés parfois de la veine sus-hépatique, mais le plus souvent de la veine porte. Au niveau de ces foyers, « les cellules parenchymateuses étant confondues « en une masse uniforme mal colorée, présentaient de place en « place un noyau petit et pâle ; parfois on ne distinguait plus que « des blocs de substance homogène à peine teintée ». Rien de semblable n'existait chez les animaux seulement inanitiés.

En somme, sous l'influence du régime carné donné même à une dose insuffisante, ces auteurs ont constaté une augmen-

(1) GARNIER et L.-G. SIMON. — Etat du foie chez les lapins soumis au régime carné (Société de biologie, — 27 juillet 1907, page 250).

tation sensible du volume du foie, une augmentation de la sécrétion biliaire et enfin des lésions manifestes du parenchyme hépatique localisées surtout dans les environs du système porte. Or, je reviens à cette pensée, quoique ces expérimentateurs aient étudié les effets de la viande chez des herbivores, on est en droit de penser que les modifications subies par le foie étaient dues à l'infection intestinale ; et, dès lors, on peut admettre que chez nous cette infection peut aussi conduire, surtout avec le temps, à des altérations de même nature de cet organe.

A tous ces travaux ayant porté sur le régime carné et en ayant démontré les inconvénients, je puis ajouter les suivants démontrant ceux d'un régime surazoté.

Le premier, qui remonte à 1884, résume des expériences faites pendant que j'étais en service à La Guadeloupe en 1881 et 1882 (1). Ces expériences ont été répétées deux fois : La première fois sur deux lapins, dont un servait de témoin ; et

Numéros d'ordre	RÉGIME	POIDS TOTAL		Poids du foie	Quantité de foie pour 1 kilogramme d'animal		Moyenne générale du pourcentage	
		début de l'expérience	fin de l'expérience		chaque animal	moyenne	Herbes	Fromage
Première expérience								
Nº 1	Végétal......	680	1.210	37	3 05	»	27.4	
Nº 2	Fromage....	580	1.780	86	48.4	»		38 8
Seconde expérience								
Nº 3	Végétal......	629	1.160	33	28.4	25.9	27 4	.
Nº 4	id.	?	1.880	44	23.4			
Nº 5	Fromage. ...	467	1.305	48	35.2	34.»	»	38.8
Nº 6	id.	565	1.370	45	32.8			

(1) Influence d'un régime fortement azoté sur le volume du foie (Académie de médecine, décembre 1883, et Société de biologie, janvier 1884).

une seconde fois sur quatre lapins, dont deux également servaient de témoins. Dans ces expériences la moitié des lapins a été nourrie avec du fromage (pâte grasse) et l'autre l'a été seulement avec de l'herbe. Les animaux ont été sacrifiés par la section du bulbe, dans la première expérience après 10 mois, et dans là seconde après 6 mois. J'ai résumé ces expériences dans le tableau ci-dessus :

Comme on le voit par ce tableau. sous l'influence de l'alimentation par le fromage, le poids de ces animaux avait considérablement dépassé celui des animaux restés au régime de l'herbe. Mais, fait important; le volume du foie rapporté au kilogramme d'animal s'était considérablement accru sous l'influence du fromage. Dans la première expérience il était arrivé à 48.4, tandis que pour l'herbe il était seulement de 30.5. Dans la seconde expérience, la moyenne pour les animaux au fromage était de 34 grammes tandis qu'il n'était que de 25.9 pour les animaux nourris avec de l'herbe. La moyenne des deux expériences donne seulement 27.4 pour les derniers et 38.8 pour les autres.

Ce résultat a donc été constant : l'alimentation par le fromage a provoqué une augmentation importante du foie. Mais, de plus, la consistance de cet organe a été profondément modifiée. Dans la première expérience qui avait duré dix mois, tandis que le foie de l'animal nourri avec de l'herbe avait la consistance habituelle de cet organe, celui de l'animal nourri avec le fromage était dur, élastique et ne s'affaissait nullement sous l'influence de son poids. Il présentait tous les caractères de la cirrhose hypertrophique.

Je ne trouvais pas la même altération dans la seconde expérience, probablement parce qu'elle n'avait duré que 6 mois au lieu de 10. Mais elle me fit constater un fait important. Un des deux animaux soumis au fromage, après quelques mois de ce régime·présenta un ictère des plus nets. Les sclérotiques étaient jaune foncé. Or, il suffit de mettre l'animal pendant une quinzaine de jours au régime de l'herbe, pour voir l'ictère disparaître et je pus continuer l'expérience.

Ces expériences, il est vrai, n'ont pas été faites avec la viande. Mais l'alimentation par le fromage exagérait fortement les substances albuminoïdes et les matières grasses et offrait par conséquent ce caractère commun avec l'alimentation carnée. La constatation de l'ictère chez un de ces animaux, ne doit laisser aucun doute sur ce point que le fromage avait produit de l'infection des voies biliaires et aussi de l'intestin. De sorte que, quoique avec une différence étiologique, la pathogénie reste la même.

Enfin en 1904, pendant que je procédais à l'engraissement de cobayes en exagérant les azotés, tout en ne leur donnant qu'une alimentation purement végétale, je constatai que l'un de ces animaux présentait une affection cutanée rappelant le psoriasis. Mais comme cet animal avait été auparavant soumis au régime sec, et qu'en même temps qu'il recevait une alimentation surazotée, la valeur en calories de sa ration était également très élevée, je modifiai les conditions de l'expérience pour m'assurer quelle était la véritable cause de cette affection. Je donnai d'abord de l'eau à discrétion à l'animal, mais sans que l'affection cutanée fût modifiée; ensuite je laissai une alimentation riche en calories, mais en diminuant les azotés. Or, sous l'influence de cette diminution, quoique l'alimentation restât riche en calories, je vis l'affection disparaître. De plus. circonstance des plus probantes, je la vis revenir, au contraire, dès que les azotés furent de nouveau augmentés; et enfin elle disparut de nouveau en diminuant les azotés.

J'arrivai donc aux conclusions suivantes (1) :

1° Que cette affection était bien due à l'exagération des azotés, puisque par deux fois je l'avais vue disparaître en supprimant cette exagération, et que, apparue sous son influence, elle était revenue en la rétablissant;

2° Que la véritable cause était bien l'exagération des azotés et non celle de la valeur en calories; puisque l'affection avait guéri malgré cette dernière à la condition de supprimer la première.

De nouveau, dans ces expériences, cette affection cutanée ne s'est pas produite sous l'influence de l'alimentation carnée. Elle ne l'a même pas été sous l'influence d'un régime animalisé, mais seulement sous celle de l'exagération des azotés végétaux. Toutefois je crois pouvoir rapprocher ce fait de ceux relevant du régime carné, parce qu'il a ce point commun avec

(1) Influence d'une alimentation surazotée sur une affection cutanée chez le cobaye (Société de biologie, 10 décembre 1904, page 533).

ces derniers : l'exagération de l'azote alimentaire. Je crois bien que l'infection intestinale doit se produire moins facilement avec les azotés végétaux qu'avec les azotés d'origine animale; mais outre qu'elle doit cependant pouvoir se produire, ce résultat ainsi que ceux que j'ai constatés avec le fromage, nous permettent de nous rendre mieux compte, du mode d'action du régime carné

Ce régime, et je pense que pour le constituer, il doit suffire que la viande soit exagérée dans l'alimentation sans qu'elle le compose d'une manière exclusive, me paraît présenter deux séries d'inconvénients. Les uns dépendent de l'exagération des albuminoïdes et lui sont communs avec tous les régimes qui exagèrent au même degré ces aliments; et les autres lui sont propres et tiennent peut-être à la nature même des albuminoïdes de la viande, mais plus probablement aux produits, auxquels leur désagrégation peut donner naissance, ou bien encore à ceux qui résultent de la putréfaction de ses différentes parties, albuminoïdes et corps gras.

Il est difficile jusqu'à présent de rattacher les divers inconvénients et même les dangers qui dépendent de la simple exagération des albuminoïdes, quelle que soit leur origine, à ceux qui dépendent plus particulièrement de la viande. Toutefois, il me semble que l'on peut s'arrêter aux conclusions suivantes comme probables :

1° Que l'exagération des albuminoïdes, quelle que soit leur origine, peut être nuisible, puisque nous l'avons constaté non seulement avec les albuminoïdes de la viande, mais aussi avec ceux du fromage et même avec ceux d'origine végétale;

2° Que l'exagération de tous les albuminoïdes doit pouvoir augmenter le volume du foie, mais au moins jusqu'à une certaine mesure en laissant cette augmentation dans les limites d'une simple adaptation physiologique;

3° Que l'exagération de tous ces albuminoïdes, quand elle est réunie à celle de la valeur en calories, doit conduire aux mêmes inconvénients dépendant de la pléthore, de l'obésité et en général de toutes les manifestations de la surnutrition, groupés sous le nom d'arthritisme;

4° Mais que les albuminoïdes d'origine carnée presque sûrement favorisent beaucoup plus l'infection intestinale et ses conséquences;

5° Que parmi ces conséquences se trouve l'exagération des ptomaïnes dont la production met le foie dans l'obligation de s'hypertrophier pour faire face à ce surcroît de fonction. Dans ces conditions le foie s'hypertrophie donc sous l'influence d'une double nécessité : celle d'élaborer du glucose avec des albuminoïdes ou des corps gras, et celle de détruire une plus grande quantité de produits toxiques.

6° C'est également sous l'influence de l'alimentation carnée, et quoique à un degré moindre sous l'influence d'une alimentation animalisée que doivent se produire les infections des voies biliaires et les altérations du tissu hépathique.

7° C'est probablement aussi sous l'influence de l'alimentation carnée que doivent se produire plus facilement les infections sanguines.

8° Enfin, d'après tout ce qui précède, il semble que tous les albuminoïdes, quelle que soit leur origine doivent pouvoir produire les divers troubles et lésions dus à la surnutrition groupés sous le nom d'arthritisme ; mais qu'en outre, les albuminoïdes animaux et surtout ceux de la viande doivent pouvoir y ajouter tous ceux qui résultent de l'infection intestinale et de l'infection sanguine, qu'il s'agisse des agents microbiens eux-mêmes ou de leurs divers produits.

Influence du régime carné sur le tissu conjonctif. — En traitant des scléroses (voir ce volume, p. 134), j'ai fait jouer un rôle important dans cette modification du tissu conjonctif aux produits résultant de la surnutrition en albuminoïdes mis en liberté ou se formant au sein de nos tissus. Ces produits, je l'ai dit, sont les uns *exogènes*, représentés par les purines alimentaires qui existent surtout dans les viandes, et les autres, *endogènes*, résulteraient de la combustion retardée et incomplète des albuminoïdes : albumoses et produits xanhiques. Ce sont ces substances, je pense, qui jouent le rôle le plus important dans la modification scléreuse du tissu conjonctif observée dans toutes les maladies de surnutrition. Ces substances, en effet, sont mises en liberté ou produites au sein même de ces tissus, qui doivent en subir directement l'influence, avant même que la nature ait pu se défendre contre elles. Ces substances dépendent donc de la surnutrition albuminoïde, soit presque forcément de celle produite par les viandes. Mais, de plus, déjà, quoique ne m'occupant, dans cette partie de ce travail que de la surnutrition, j'ai indiqué le rôle que peuvent jouer dans le même sens les produits dus à l'infection intestinale (p. 139). Je n'ai fait qu'indiquer ces produits parce qu'ils relèvent de la suralimentation telle que je l'ai comprise et non de la surnutrition. Or, tout en laissant aux produits de la surnutrition le rôle important que je leur ai attribué dans la production de la sclérose, la clinique depuis longtemps avait montré l'influence qui peut revenir à l'infection intestinale, et des expériences récentes, non seulement ont confirmé l'influence établie par la clinique. mais, de plus, elles ont montré sa grande importance.

Ces expériences se recommandent par leur auteur; elles sont dues à Metchnikoff (1).

Déjà, il est vrai, Bouchard avait établi dans ses leçons sur les auto-intoxications de la nutrition que certaines substances existent dans les matières fécales; l'indol, le scatol, le crésol, les phénols et les hydrogènes carbonés sont toxiques pour l'organisme. Or, ces produits étant fortement exagérés par l'alimentation animale et surtout quand elle est abondante, on doit déjà conclure que cette alimentation nous est nuisible. Mais l'action toxique visée par Bouchard était surtout celle qui est produite immédiatement. C'est avec beaucoup de probabilité que l'on peut leur attribuer les malaises et les troubles généraux qui suivent de près l'ingestion de ces aliments. Mais. de plus, et c'est là le point qui nous intéresse ici spécialement, ces produits auraient aussi, avec le temps, une action des plus marquées sur le tissu conjonctif qu'ils modifieraient dans le sens de la sclérose.

La clinique, je l'ai dit, m'avait déjà conduit à cette conclusion; et les expériences de Metchnikoff sont venues la confirmer, et même en relevant beaucoup l'importance de cette influence.

Les microbes intestinaux en présence des matières animales donnent lieu à corps aromatiques, qui, modifiés par le foie, sont ensuite éliminés sous forme d'*indican*.

<hr>

(1) Etudes sur la Flore intestinale (deuxième mémoire); Poisons intestinaux et scléroses, par Elie Metchnikoff. (*Annales de l'Institut Pasteur*, n° 10, 25 octobre 1910, p. 755).

C'est surtout l'indoxylsulfate de potassium qui sert d'origine à ce produit. Mais on trouve parmi ces corps aromatiques le paracresysulate et le phénylsulfate de potassium. Or, c'est avec le phénysulfate de potassium, le paracrésol et avec l'indol que Metchnikoff a fait ses expériences.

Avec le premier, il a constaté des phénomènes d'intoxication aiguë, même avec des doses assez faibles. La dose mortelle pour certains animaux ne dépasse pas 1 gramme par kilogramme. Mais c'est avec le paracrésol et l'indol que ses expériences acquièrent le plus d'importance. Avec le premier, il a suffi d'un mois pour voir quelques-uns des lapins présenter des traces d'athérome de l'aorte (4 sur 15); dans deux mois, la même lésion a été constatée neuf fois sur douze; et avec une moyenne de trois mois environ, et au maximum de quatre mois, l'athérome artériel a été trouvé sur les 9 lapins sur lesquels avaient porté ces recherches.

Enfin, avec l'indol, il a pu constater chez le lapin non seulement de l'athérome, mais des lésions scléreuses du foie et du rein.

Du reste, peu après, sans que les expériences de Metchnikoff eussent besoin d'être confirmées, L.-M. Starokadomsky et L. W. Sabober (1), par des procédés différents, en donnant par la voie veineuse, l'indol et le scatol, ont également produit des lésions artérielles caractérisées surtout par l'épaississement de la tunique interne.

Comme on le voit, on ne saurait demander des expériences plus probantes pour établir d'une manière définitive la puissante action sclérosante des produits de l'infection intestinale.

De ce qui précède, on peut donc conclure :

1° Que l'alimentation carnée, surtout quand elle domine dans l'alimentation, exagère le microbisme intestinal et produit l'infection intestinale ;

2° Qu'elle exagère ainsi forcément les produits toxiques qui en résultent ;

3° Que ces produits non seulement ont une action immédiate sur l'organisme, mais qu'avec le temps ils agissent sur le tissu conjonctif vasculaire et viscéral en le conduisant à la

---

(1) L. M. Starokadomsky et L. W. Sabober (*Frankfzeischr. f. pathol. III et centralsb f. Herzkankc,* octobre 1910).

sclérose. C'est donc là un danger de plus et des plus graves relevé à la charge de l'alimentation carnée. Comme on le voit, les dangers de cette alimentation se font sentir dès l'arrivée de la viande dans le tube digestif. Elle crée ou favorise l'infection intestinale ; celle-ci exagère le microbisme des voies digestives. L'exagération de ce microbisme au point de vue du nombre et du pouvoir pathogène peut produire l'infection des voies biliaires. L'infection intestinale donne également lieu à des produits solubles ou volatils dont l'absorption immédiate se traduit par des malaises et des troubles divers ; ces produits, à la longue, agissent sur le tissu conjonctif des vaisseaux et des viscères et le sclérosent. De plus, cette alimentation carnée, quand ses albuminoïdes et ses corps gras dépassent nos besoins en ces aliments, donnent lieu à d'autres produits occasionnant aussi des malaises et des troubles divers, et, à la longue, conduisent à la sclérose. Enfin, sous la double influence des produits intestinaux et de ceux de combustion incomplète, notre milieu intérieur subit une véritable intoxication chimique qui se produit par une plus grande toxicité des urines.

Les faits, surtout les expérimentaux, établissant ces divers effets nuisibles de l'alimentation carnée sont de date relativement récente ; et j'avoue que lorsque j'ai commencé à m'élever contre cette alimentation, je ne pensais pas que l'expérimentation vînt appuyer mon opinion d'une manière si probante ; et aussi que les dangers que je signalais eussent cette importance. Je me contentai de m'élever contre l'exagération que l'on faisait de l'alimentation par la viande que l'on considérait comme la plus saine, comme la seule hygiénique ; et ce que je demandai, c'était seulement qu'on n'en fît qu'un usage modéré, dont les limites devaient être fixées par nos besoins. Or, après tous les travaux sur lesquels je viens d'insister, doit-on aller plus loin que je ne le demandais ? Et au lieu de limiter les quantités de viande qui doivent entrer dans notre alimentation, devons-nous la proscrire d'une manière complète ? Je ne le pense pas. Sous l'influence de ces recherches, je me trouve, certes, bien plus fort pour m'élever contre l'abus de cet aliment ; et aussi, peu à peu, j'ai restreint la quantité que j'aurais tolérée à l'époque. Mais, cependant, tout en reconnaissant qu'à l'état normal on peut s'en passer, je crois que l'on peut encore lui laisser une certaine place dans l'alimentation de l'adolescent et de l'adulte jouissant de bons organes digestifs. C'est avec ces idées que, dans ces dernières années, j'ai composé mes régimes-types; et je vais, dans ce qui va suivre, examiner la part que je lui ai faite. Mais c'est là, je dois le faire remarquer, un régime établi pour l'état de santé. Or, l'on ne saurait oublier que sous l'influence pathologique presque tous les iuconvénients que j'ai signalés sont exagérés. Sous l'influence de la plupart des maladies, en effet :

1° Le pouvoir digestif est diminué; d'où plus grande facilité pour l'apparition de l'infection intestinale et de toutes ses conséquences.

2° La nutrition se fait moins bien, les oxydations sont moins actives; d'où moins de facilité pour l'organisme pour détruire les produits toxiques intestinaux.

3° L'élimination, surtout celle des reins, est moins bien assurée; d'où une plus grande difficulté pour l'organisme pour éliminer ces produits.

Aussi, déjà rendu très réservé pour l'utilisation des viandes et viscères dans l'alimentation de l'homme sain, le suis-je devenu encore beaucoup plus en ce qui concerne le régime pendant le cours des maladies et aussi leur convalescence. C'est, en effet, ce dont on a pu se rendre compte dans tout ce qui précède; et ce que l'on verra encore dans la suite de ce volume. Voyons, du reste, la part que j'ai faite aux différentes viandes dans l'alimentation normale; et quelques mots suffiront pour indiquer ce qui a trait à celle des malades.

Importance de l'alimentation carnée dans la ration moyenne d'entretien. — Ce qui précède sur les inconvénients du régime carné est plus que suffisant pour le faire rejeter comme alimentation habituelle. Je l'ai dit et j'y reviens, ce régime est sûrement antihygiénique, non seulement comme régime exclusif, mais même comme régime prépondérant. Je ne vais pas jusqu'à exclure la viande de notre alimentation; mais j'estime que même pour les albuminoïdes, la plus large part doit être demandée au lait, aux œufs et aux végétaux. Quant aux calories, ce sont ces derniers qui doivent en fournir la plus grande partie. Quelle est donc l'importance qu'on peut laisser aux différentes viandes dans notre alimentation habituelle à l'état de santé ? comment aussi ordonner cette alimentation, pour que, tout en

utilisant ces viandes, on puisse rester au-dessous des proportions auxquelles elles deviennent nuisibles ? Enfin, quel est le
rôle qui doit rester à la viande dans l'alimentation des malades?

Ces deux premières questions se sont forcément présentées
à mes réflexions, quand j'ai voulu fixer le type de la ration
moyenne d'entretien (voir 2ᵉ volume, pages 334 et suivantes);
et j'ai déjà dit, dès ce moment, que certains faits prouvent que
la viande n'est pas indispensable. On pourrait même peut-être
demander les azotés, car il ne peut y avoir quelques doutes
que pour ces aliments, d'une manière exclusive au règne végétal.
Dans tous les cas, j'estime qu'on pourrait sûrement exclure les
viandes de l'alimentation, si aux végétaux on joignait le lait et
ses composés ainsi que les œufs. Or, je viens de le dire et j'y
reviendrai bientôt, au point de vue de l'hygiène, il faut faire
une grande différence entre les viandes et les viscères d'une
part, et, d'autre part, les œufs et le lait.

Je considère donc que les viandes ne sont pas indispensables
à notre organisme. Mais je crois aussi que ramenées à certaines
proportions, elles peuvent ne pas être nuisibles. Or, pour les
exclure complètement du régime habituel, il faudrait que leur
nocivité fût bien établie, même en ne les utilisant que dans de
faibles proportions; et jusqu'à présent, je ne pense pas que
cette preuve ait été faite. Certes, les abus en sont bien nettement établis; et je n'ai rien négligé pour les faire connaître.
Mais dans ces travaux, il s'est toujours agi ou d'un régime
carné exclusif, ou du moins d'un régime dans lequel la viande
dominait. Mais de l'abus à un usage modéré et réglé par une
observation scientifique, il y a une différence capitale; et très
sincèrement, quoique m'étant élevé fortement contre le régime
surtout carné qui était préconisé autrefois, je pense que l'on
peut laisser aux différentes viandes un certain rôle dans notre
alimentation à l'état de santé, sans lui faire perdre de ses
qualités hygiéniques.

Or, cela étant, ce serait d'abord une transformation si considérable à opérer dans l'alimentation que d'en exclure totalement les viandes; et ensuite il y a en ce moment des intérêts
si considérables engagés dans l'élevage des animaux, grands et
petits, que je pense qu'il faut mettre quelque tempérament
dans les conclusions que nous avons à tirer de vues purement
théoriques; et que les hygiénistes les plus sévères devront se

montrer satisfaits s'ils obtiennent que les proportions de viande entrant dans notre alimentation habituelle soient ramenées à celles qui, sûrement, ne sont pas nuisibles.

C'est en m'inspirant de ces idées que j'ai conservé une certaine place à la viande dans mon régime type de l'adulte, et qu'aussi j'ai fixé ses proportions. Mais je puis ajouter que, d'une manière générale, je ne crois pas qu'il y ait des inconvénients à diminuer encore ces proportions, surtout pour l'enfant et lorsque l'âge adulte a été dépassé.

ALBUMINOÏDES. — Le régime type comprend environ 100 à 120 grammes de *substances animales* de constitution, soit en moyenne 20 grammes de substances azotées. Sur les 100 grammes d'albuminoïdes, qui représentent le total de la ration, c'est donc approximativement *un cinquième*.

Les œufs, le lait et le fromage, dans leur ensemble, représentent environ 40 grammes de substances azotées, soit sensiblement les *deux cinquièmes*. Ce sont bien là, il est vrai, des aliments animaux, mais j'ai déjà fait ressortir la grande différence entre les aliments précédents et ceux-ci, qui ont été destinés par la nature à l'alimentation des jeunes mammifères et à la constitution des oiseaux pendant leur développement dans l'œuf, ce qui constitue leur période fœtale.

Végétaux. — Enfin, les végétaux, représentés par les divers légumes, les fruits et surtout par le pain fournissent environ 40 grammes d'azotés, soit les autres *deux cinquièmes*.

CORPS GRAS. — *Aliments carnés.* — Environ *un cinquième*, soit sensiblement 12 grammes. *Œufs, lait, fromage et beurre.* — Environ 35 grammes, soit également sensiblement, *trois cinquièmes*. Enfin, huile. 10 à 12 grammes, soit à peu près le dernier *cinquième*.

CALORIES. — *Aliments carnés.* — Environ 220 calories, représentant le *dixième* de la ration totale. *Œufs, lait, fromage et beurre.* — 400 calories, soit les *deux dixièmes*.

Végétaux. — Pain, boisson de table, légumes, fruits et corps gras, 1.800 calories, soit environ les *sept dixièmes*.

En résumé, dans ce régime type, les aliments animaux de constitution ne représentent qu'un cinquième pour les albuminoïdes et pour les corps gras, et seulement un dixième pour les calories.

Or, je puis ajouter que la pratique a jugé ces proportions ; et qu'en m'appuyant sur elle, je crois pouvoir affirmer que ramenées à ces proportions, d'une part les substances animales sont suffisantes pour la ration d'entretien, et, d'autre part, qu'elles n'ont aucun inconvénient.

De l'utilisation des viandes dans l'alimentation des malades.

Il y a peu d'affections qui, plus ou moins, ne diminuent pas le pouvoir digestif. Il en est ainsi au moins de toutes les affections fébriles. Or, cela étant, je considère comme prudent d'être réservé dans l'administration des viandes dans toutes ces affections, et même au début de leur convalescence. La prudence s'impose encore davantage pour la première enfance et pour les vieillards Je ne saurais trop m'élever contre la tendance que l'on a dans le public à donner des viandes avant même que la fièvre ne soit tout à fait tombée sous le prétexte de rétablir les forces.

Mais c'est surtout dans ces conditions qu'il est important de séparer le lait et les œufs des autres aliments d'origine animale. Le lait d'abord, et les œufs ensuite, sont plus facilement acceptés par des organes digestifs affaiblis par la maladie ; et c'est par eux que l'on doit commencer l'alimentation animalisée. On n'en viendra aux viandes que lorsque depuis plusieurs jours le lait et les œufs auront été bien supportés. De plus, il faudra procéder avec prudence ; n'en donner qu'à un repas, celui de midi, et en petite quantité. Enfin, il sera bon de commencer par les viandes de basse-cour en les donnant rôties et bien cuites. On peut admettre, comme un principe général, qu'après une maladie ayant nécessité l'alitement, les viandes, même celles d'agneau, ne doivent être permises qu'à partir du moment où le malade commence à sortir.

Les poissons blancs et maigres peuvent être donnés, quand on les a sûrement frais, en même temps que les viandes de basse-cour, à la même condition de les donner bien cuits.

Les poissons gras, au contraire, doivent être écartés de l'alimentation pour des organes digestifs affaiblis. Outre qu'ils sont d'une altération plus rapide, et, par conséquent, d'une conservation moins sûre, ce qui les rend plus sujets à fournir des ptomaïnes, même quand à l'odorat ils paraissent bien conservés, ils sont d'une digestion plus difficile.

Quant au choix à faire des poissons permis au début de l'alimentation par les solides, on s'en rapportera au tableau que j'ai donné en choisissant ceux que les circonstances dans lesquelles se trouve le malade permettent de se procurer (3ᵉ vol., page 445).

Mais parmi les aliments d'origine animale que nous avons compris sous le nom de viandes, sont les viandes de boucherie, leurs abats et la viande de basse-cour, etc. Y en a-t-il qui puissent être permises avant les autres? On ne peut, à cet égard, que donner des indications générales dont les principales me paraissent être les suivantes :

A) En ce qui concerne les viandes de boucherie :

1º La viande de mouton et surtout d'agneau, d'une manière générale, me paraît devoir être donnée avant les autres. Les côtelettes d'agneau, qui ont l'avantage de pouvoir être données sous un petit volume, me semblent mériter la préférence. Si elles sont enveloppées d'une trop grande quantité de tissu adipeux, il sera facile de les en débarrasser après la cuisson. Elles doivent être cuites par le rôtissage et même sur le gril. La viande de mouton, et aussi ses côtelettes, peuvent venir ensuite. Mais. de nouveau, en les choisissant petites, en les débarrassant de leur excès de corps gras et en les donnant rôties.

2º Le bœuf ne viendra qu'après et la partie qui me paraît préférable est le filet. Mais cet aliment me semble demander des organes digestifs tout à fait remis.

3º Il en est ainsi et à plus forte raison pour la viande de porc, et surtout pour celle qui est servie sous forme de charcuterie. On ne peut faire d'exception à cet égard que pour le jambon dit glacé.

4º Certains abats sont souvent donnés aux convalescents ; et parmi eux je puis citer par ordre de fréquence : la cervelle, le ris, le rognon et le foie. Or, aucun d'eux ne me paraît justifier ce choix.

La cervelle, qu'il s'agisse de celle d'agneau, du mouton, du bœuf ou du porc, vu sa nature en corps gras (10 à 12 %), s'altère facilement ; elle n'a pour elle que d'être facilement écrasée. Mais rien ne prouve qu'elle soit de digestion beaucoup plus facile. Le ris, comme la cervelle, est de mastication facile ; mais c'est l'aliment le plus riche en albuminoïdes (25 à 28 %); et, de, nouveau il il s'altère facilement. Quant au rognon et au foie. je les considère, par leur fonction même, comme les deux organes les plus exposés aux infections et aux intoxications de tout l'organisme

En somme, si j'accepte qu'on les fasse entrer dans l'alimentation à l'état de santé, ainsi que d'autres abats, tels que le sang, le cœur, la langue, les pieds, et même le poumon, la rate et l'intestin, je ne vois aucune raison pour les faire entrer de préférence dans l'alimentation des malades, surtout au début de leur convalescence.

B) Pour les viandes de basse-cour. — 1° C'est incontestablement le poulet qui mérite la préférence. On le choisira adulte et assez gras; et on le servira également rôti. C'est aussi la volaille que l'on se procure le plus facilement. Le dindon et la pintade sont moins tendres; et, de plus, leur utilisation reviendrait d'un prix plus élevé.

2° L'oie et le canard sont en général trop gras et le pigeon pas assez. Leur digestion est aussi moins facile.

3° En somme, sauf le poulet qui peut être donné avant la viande d'agneau, les aut es volailles doivent être données. soit dans les mêmes conditions que cette dernière, dindon, soit seulement après, oie, canard, pintade et pigeon..

C) En ce qui concerne le gibier auquel je joins le lapin de basse-cour.

1° Qu'il s'agisse du gibier à poil ou à plumes, je n'en considère aucun comme un aliment de choix pour le malade; et s'ils entrent dans son alimentation, ils ne peuvent le faire qu'après le poulet et toujours à titre seulement exceptionnel. Je crois inutile d'insister sur la nécessité de le donner frais et de toujours le débarrasser de ses organes thoraciques et abdominaux.

D) Je me suis déjà expliqué sur le poisson. Ce sont les poissons maigres et à chair blanche auxquels je donne la préférence pour les convalescents. Quelques-uns d'entre eux se placent tout à fait en tête des aliments solides. Ils viennent immédiatement après les œufs. Mais j'y mets toujours cette condition qu'ils soient donnés, quand il s'agit du début de la convalescence, en quantité qui ne dépasse pas la moitié de la ration, soit environ 50 à 75 grammes de parties réellement comestibles.

E) Quant aux autres aliments d'origine animale provenant des batraciens, des reptiles, des crustacés et des mollusques, un seul mérite de nous arrêter, c'est l'huître. Elle est considérée comme un aliment de convalescent, au moins par le public. Il est vrai qu'elle constitue un aliment peu nourrissant. Six huîtres moyennes ne donnent guère que 40 à 50 grammes de chair et tout au plus 4 grammes de substances albuminoïdes et 2 grammes de corps gras. De plus, par leur liquide riche en matières salines, elles peuvent exciter les organes digestifs Mais je trouve dans la possibilité de leur altération, quelle qu'en soit la cause, une objection sérieuse pour les donner dans les débuts de l'alimentation solide. Elles ne constituent qu'un aliment pauvre, qui n'est peut-être pas toujours de facile digestion, et qui, s'il flatte le goût du malade, me paraît faire payer trop cher cet avantage par les dangers auxquels expose son altération toujours possible. Je ne conseille donc l'huître que lorsque l'administration d'autres aliments solides aura déjà prouvé que les organes digestifs ont repris toute leur fonction.

Telles sont les indications générales que je crois pouvoir donner sur l'utilisation des viandes par les malades, en ce qui concerne leur alimentation au cours de leur affection et pendant leur convalescence. Mais, de plus la clinique a cru devoir s'adresser à ces aliments en leur donnant la prépondérance dans l'alimentation comme moyen thérapeutique dans certaines affections; et les deux plus importantes sont la *tuberculose* et le *diabète*.

Alimentation surtout carnée dans la tuberculose (Voir ce volume, p. 295). — Je me suis longuement expliqué sur l'alimentation hyperorganique conseillée contre la tuberculose; et tout ce qui a été écrit depuis que j'ai rédigé cette partie de ce volume n'a fait que confirmer, en les augmentant même, les réserves que j'ai faites sur l'utilité de cette médication. Personne en ce moment ne défend plus la suralimentation sans compter, comme elle a été pratiquée pendant quelques années. Peut-être même trouvera-t on que je fais à ce passé une part encore trop large en conseillant une ration azotée qui dépasse un peu la quantité normale. J'ai consenti, en effet, à donner 2 grammes par kilogramme ; mais, toutefois, à la condition de s'assurer par le dosage de l'urée que la quantité donnée est bien utilisée, et qu'il n'y a pas d'infection intestinale. Je tiens, de plus, à faire remarquer que si j'ai porté la ration

albuminoïde permise à 2 grammes par kilogramme, j'en ai
demandé la plus grande partie soit aux œufs et au lait, soit
au règne végétal. Les albuminoïdes provenant de la viande ne
doivent donc guère dépasser la moitié, soit sensiblement la proportion qu'ont ces aliments dans la ration moyenne d'entretien.

Alimentation surtout carnée dans le diabète. — La question
de la surnutrition carnée contre la tuberculose est donc jugée
d'une manière définitive. Mais il est loin d'en être ainsi pour
le diabète. Au moins la plupart des auteurs qui se sont occupés
du diabète restent plus ou moins dominés par cette idée que
la glycose provenant des hydrates de carbone, le point capital
du régime doit être de supprimer ces derniers pour éviter l'apparition de la première. Aussi, la plupart des classiques, inspirés
par cette conception du diabète, sont logiquement arrivés à
l'alimentation par les albuminoïdes et par les corps gras; et
tout naturellement ensuite à l'alimentation par les viandes,
qui contiennent ces deux catégories d'aliments à l'exclusion des
hydrates de carbone.

C'est Cantani (1) qui a mis le plus de rigueur dans l'application de ces idées. Son régime est exclusivement composé de
viandes de poissons et de graisse. Il en exclut non seulement
les légumes mais aussi les œufs. Bouchardat (2), tout en
apportant quelque tempérament à ce régime, laisse cependant encore une large prépondérance aux albuminoïdes et aux
corps gras. Si les légumes interviennent, c'est qu'ils permettent de varier l'alimentation, et qu'ils introduisent dans l'organisme des sels de potasse. Mais il a soin de proscrire tous ceux
qui contiennent des hydrates de carbone en notable quantité,
tels que la carotte, la betterave et le navet.

L'alimentation, comme valeur nutritive, reste donc presque
entièrement composée par les viandes et les corps gras. Dans
les viandes sont comprises, outre celles de boucherie, celles
de basse-cour, les poissons, les mollusques et les crustacés.
Tous les corps gras sont autorisés. Quant aux légumes, je l'ai
dit, la plupart sont défendus. Seule la pomme de terre trouve

(1). CANTANI. — *Diabète sucré*, traduit par Carvet, Paris, 1876.
(2) BOUCHARDAT. — *De la glycosurie ou diabète sucré*, 4e édition, Paris,
F. Alcan, 1890.

grâce dans cette proscription générale. Elle est même conseillée pour remplacer le pain. Enfin, les fruits sont en général défendus.

Dujardin-Beaumetz, 1897 (1), adopte complètement le régime de Bouchardat, qui, dit-il, en l'établissant, « s'est acquis des droits à la reconnaissance publique ».

Comme Bouchardat, il conseille toutes les viandes et tous les corps gras. Il signale tous les avantages du pain de seigle, qu'il préfère au pain de gluten, parce qu'il contient moins d'hydrates de carbone Enfin il insiste sur les avantages de la pomme de terre pour remplacer le pain, parce que de tous les légumes, c'est elle qui contient le moins d'amidon.

Ce sont les mêmes idées que nous retrouvons dans Munk et Ewald (2) : « On prescrira aux diabétiques, disent ces « auteurs, presque exclusivement de l'albumine et de la graisse ; « les hydrates de carbone ne seront pris qu'en minime « quantité. »

Les différents auteurs qui ont suivi, et on peut dire jusqu'à ces dernières années, ont adopté les mêmes principes.

Cependant, je me permets de le faire remarquer, dès 1890 j'étais arrivé à donner du diabète une autre interprétation ; et cette interprétation m'avait aussi logiquement conduit à un régime alimentaire bien différent. Mais ce ne fut qu'après avoir expérimenté ce cégime pendant 6 ans que je le fis connaître, en 1896 (3).

Le titre de ce travail en indiquait la principale idée : *Traitement du diabète par le dosage de l'alimentation.* Dans ma pensée, le diabète *arthritique* était le résultat de la suralimentation ; et son traitement résidait surtout dans un meilleur dosage de l'alimentation. Dès ce travail, j'ai donc posé les principes qui ont inspiré ma pratique depuis.

Mais, de plus, ayant reconnu les facilités que donne le régime lacté pour le dosage de l'alimentation, et la pratique m'ayant rassuré sur les dangers qui pouvaient provenir de la lactose

(1) DUJARDIN-BEAUMETZ. — *Hygiène alimentaire,* 3ᵉ édition, 1896, p. 175.

(2) MUNK et EWALD. — *Traité de diététique,* 1897, p. 566.

(3) MAUREL. — Traitement du diabète arthritique par le dosage de l'alimentation (Congrès français de médecine de Nancy, 8 août 1896, page 459 du Compte rendu des communications).

contenue dans le lait au point de vue de la glycosurie, j'en vins à traiter le diabète surtout par le lait; et, dès l'année suivante, je faisais connaître mes résultats à la Société de médecine de Toulouse (1). Je publiais, en outre, un long travail dont le titre contenait en même temps l'idée qui avait inspiré celui de Nancy et aussi la modification que j'avais apportée dans la pratique de ce dosage : *Traitement du diabète par le dosage de l'alimentation et particulièrement par le régime lacté* (2)

Ces divers travaux portaient sur les points importants suivants : les uns de doctrine et les autres d'ordre pratique.

En ce qui concerne les *points de doctrine* : 1° Je faisais jouer le rôle essentiel, dans l'étiologie du diabète arthritique à la suralimentation. Cette suralimentation, que j'ai désignée dès l'année suivante (3) sous le nom de *surnutrition*, était considérée comme indispensable pour l'apparition de ce diabète.

2° Ce n'était pas seulement les hydrates de carbone qui intervenaient dans la production de la glycose éliminée; mais les deux autres catégories d'aliments pouvaient aussi participer à sa formation. La cause de la formation de la glycose en excès dépendait de la valeur de l'alimentation prise dans son ensemble; et cette valeur était appréciée par le nombre des calories qu'elle pouvait donner.

J'insiste sur ce point capital que jusque là, on avait fait jouer le rôle principal dans l'étiologie à la *qualité* des aliments; tandis que je n'accordais qu'un rôle secondaire à la qualité et que j'attribuais le rôle essentiel à la *quantité*, soit à *la valeur nutritive et calorifique de l'alimentation totale;* et cela de quelques catégories d'aliments qu'elle fût composée.

3° Enfin idée non moins nouvelle, dès ces travaux. j'arrivais à cette conception que l'élimination du sucre, quand il y a de la surnutrition. doit être considérée comme un moyen employé par l'organisme pour équilibrer son budget; et qu'en somme, cette élimination, dans ces conditions, devait rentrer parmi ses moyens de défense.

---

(1) Du régime lacté dans le traitement du diabète arthritique (Société de médecine de Toulouse, 1er mars 1897, Comptes rendus, p. 104).

(2) Société de thérapeutique de Paris, juin 1897, et *Bulletin général de thérapeutique*, 15 et 30 juillet, 15 et 30 août et 15 septembre 1897).

(3) Congrès français de médecine de Montpellier.

Les *points pratiques* découlaient comme des conséquences forcées des idées précédentes.

Le premier, c'est qu'étant donné que ce diabète est dû à la surnutrition, son traitement préventif et curatif doit résider tout entier dans un dosage tel de l'alimentation que celle ci ne dépasse pas les besoins. Le deuxième point est que la surnutrition pouvant résulter de l'exagération d'une quelconque des trois catégories d'aliments, pourvu que la valeur de leur ensemble dépasse les dépenses, dans la composition de la ration, il ne s'agit pas seulement de restreindre les hydrates de carbone. Ce qui importe, c'est de restreindre l'ensemble de la ration, de quelque manière qu'elle soit composée, pour la mettre en rapport avec les besoins. Enfin, comme dernier point important pour la pratique, le régime lacté rendant facile le dosage de l'alimentation, il doit devenir le régime de choix ; et cela d'autant mieux, qu'il trouve souvent des indications chez les diabétiques pour d'autres troubles (digestifs, urinaires, cardiaques) qui, chez eux, accompagnent souvent la glycosurie.

Telles sont les idées que j'exposais dans ces divers travaux en 1896 et 1897. Or, je ne les donnais pas seulement comme de simples vues de l'esprit, comme des hypothèses à vérifier. Dès cette époque, en effet, je publiais à l'appui de ces idées des statistiques et aussi des observations cliniques recueillies depuis 6 ans, longuement suivies et complétées par de nombreuses analyses faisant ressortir l'heureuse influence de cette pratique.

Néanmoins, ces travaux furent peu remarqués. L'étiologie du diabète a soulevé depuis de nombreuses discussions ; sa pathogénie a été diversement interprétée ; mais le régime alimentaire est resté, au moins jusqu'à une époque récente, dominé par la même conception de la glycosurie. On l'a considérée comme provenant des hydrates de carbone ; et sous cette influence, on a continué à les proscrire de l'alimentation, qui est restée composée surtout par les albuminoïdes et les corps gras, c'est-à-dire surtout par les viandes.

C'est. en effet, encore de ces idées dont s'inspire Sicard (1907): « Le régime alimentaire est le point vraiment important de « la cure antidiabétique (1).

(1) Article diabète : *De la pratique médico-chirurgicale*, 1907, page 504, (Sicard).

« Bien entendu, toute boisson ou mets sucré doit être inter-
« dit et l'alimentation doit rester très pauvre en hydrates de
« carbone.

« Toutes les viandes de boucherie, le gibier, la volaille, la
« charcuterie, les poissons, les œufs sont permis. Les fromages
« de Brie et de Camembert, le Gruyère, l'Emmenthal, le
« beurre sont autorisés ; les corps gras sont, en effet, excellents
« quand ils sont absorbés.

« Le choix des légumes est discuté... »

En terminant les indications alimentaires, Sicard reproduit
un régime proposé par A. Gautier pour un sujet de 65 kilogrammes, donnant : 278^{gr}5 d'albumine, 170^{gr}40 de graisses, et seulement 43^{gr}4 d'hydrates de carbone. Par kilogramme du sujet,
ce régime fournirait donc 4^{gr}27 d'albumine et 2^{gr}62 de corps
gras. Or, j'∘ ne crois pas que, donnés dans ces proportions, ni les
albuminoïdes, ni les corps gras soient absorbés. Je me suis
déjà expliqué à cet égard. Un pareil régime, j'en suis convaincu,
ne tarderait pas à produire de l'infection intestinale et des
troubles digestifs. Par l'augmentation considérable du déchet
intestinal, il arriverait même probablement, malgré sa valeur
d'ingestion de 2.657 calories, à un véritable régime insuffisant.

Mais, de plus en pratique, je ne crois pas que ce régime
puisse être longtemps suivi, comme l'exige la longueur du
diabète. Il devrait comprendre, en effet, d'après Gautier,
900 grammes de viande désossée ; et il me semble impossible
qu'une semblable quantité de viande, outre les nombreux
dangers que je viens d'étudier, puisse même être ingérée pendant une quinzaine de jours.

A. Gautier (1), qui a dressé le régime précédent, l'a donné
probablement comme un type théorique. Cependant il reste
fidèle aux mêmes principes. Il écrit, en effet : « De là les
règles suivantes : réduction au minimum du sucre de canne,
de la glycose, des féculents ordinaires ; alimentation abondante en viande proportionnée à la désassimilation azotée ;
remplacement par des corps gras des aliments amylacés habituels ; régime spécial approprié à la constitution vicieuse ou
morbide du malade. »

Grandmaison et Cornet (1909) donnent les mêmes bases à

____

(1) *Alimentation et régime*, 1908, 3ᵉ édition, p 616.

leur régime. « Le premier le résume dans les quatre indica-
« tions suivantes : 1° réduire les aliments sucrés et les aliments
« générateurs du sucre ; 2° augmenter les albuminoïdes ;
« 3° augmenter les graisses ; 4° satisfaire la soif (1). »

Quant à Cornet (2), tout en acceptant les mêmes principes,
il y met quelque réserve ; car s'il défend les féculents, semoule,
tapioca, et certains légumes, navets, carottes, oignons, bette-
raves, oseille et feuilles de rhubarbe, il permet l'artichaut, le
cardon, le chou, le chou-fleur, le salsifis, le haricot vert, le
topinambour et le crosne du Japon.

Plus récemment, Marcel Labbé, tout en reconnaissant, à
propos des *diabétiques avec dénutrition*, que la glycosurie
provient chez eux « des hydrates de carbone, des albumines
et des graisses » et quoique cherchant à pénétrer le mécanisme
intime du diabète, n'en reste pas moins fidèle à ce principe
que « le choix des aliments qui conviennent aux diabétiques
est fondé, avant tout, sur la teneur en hydrates de carbone »
(page 334). Il conseille donc les viandes riches en graisse, les
poissons gras, les œufs, les fromages gras et non fermentés,
les corps gras, beurre, graisse et lard. Par contre, il exclut
les sucres, les légumes secs et les céréales ; et s'il tolère les
légumes verts cuits, il le fait surtout pour ceux qui sont pauvres
en hydrates de carbone, et auxquels, en plus, la cuisson dans
l'eau en enlève une bonne partie.

Vu la parenté étroite qui existe entre l'obésité et le diabète,
si bien que la première semble constituer le terrain indispensable au développement au moins pour la forme la plus
fréquente du second ; et, de plus, étant donné que M. Labbé
avait admis le principe de l'alimentation insuffisante pour le
traitement de l'obésité, j'avoue que je m'attendais à le voir
rapprocher, au point de vue du traitement, deux affections
également si rapprochées au point de vue de leur étiologie. Il
n'a pas su se dégager assez de l'opinion courante. Mais j'espère
que, grâce à son sens clinique et à sa connaissance approfondie
de la biologie alimentaire, il y arrivera par ses simples
réflexions.

Du reste, la plupart des travaux publiés spécialement sur

<hr>

(1) *Les régimes*, 1909, p. 246.
(2) *Régimes alimentaires des malades*, 1909, pp. 374 et suiv.

le régime dans le diabète restaient inspirés par les mêmes idées.

Mossé (1901) (1) remplace le pain par la pomme de terre. Cependant, vu les quantités qu'il donne de cette dernière, sa ration devient plus riche en hydrates de carbone que le pain. Mais, outre qu'il est tenté d'attribuer une qualité spéciale à l'amidon de la pomme de terre, il trouve l'explication de ses heureux résultats dans la quantité des sels de potasse qu'elle contient. Cette quantité étant de 5 grammes environ par kilogramme, et la cuisson ayant eu lieu le plus souvent à l'*étuvée*; c'est environ 7 à 8 grammes qu'en recevaient les malades. Je rappelle que dans les quelques cas, dans lesquels la pomme de terre était donnée bouillie, cette quantité était diminuée au moins de la moitié, sinon des trois quarts.

En s'appuyant sur l'opinion de Dieulafoy, Bonnieux (2) (1908) se montre plus tolérant pour les hydrates de carbone. Néanmoins, il défend les pâtisseries et les fruits sucrés, et il conseille les œufs, le poisson et le pain de gluten. En somme, il accorde la prépondérance aux azotés et aux corps gras.

A. Robin (3) reste encore plus rigoureusement attaché à l'alimentation carnée. Si, en effet, il tolère quelques légumes herbacés : épinard, chicorée, laitue, haricot vert, céleri, concombre, etc., il exclut les féculents et il donne largement la prépondérance aux aliments d'origine animale. « *Aliments* « *permis :* toutes les viandes et toutes les volailles bouillies, « grillées, rôties, accommodées de quelque façon que ce soit, « pourvu qu'il n'y ait pas de farine dans les sauces. (Remplacer « dans les sauces la farine par des jaunes d'œufs et les « crèmes.) Permis aussi : cervelles, ris de veau, rognons, tripes, charcuterie, boudins, viandes fumées et salées. Les « corps gras sont autorisés. »

---

(1) Mossé. — La cure de pomme de terre dans les diabètes sucrés et les complications diabétiques — Communication à l'Académie de médecine, 10 décembre 1901.

Société de thérapeutique, 12 février 1902. — *Bulletin général de thérapeutique*, 1902, pp. 259 et 412. — Le régime aux parmentières chez les diabétiques, p.

(2) Archives du Poitou. — Analyses dans le *Bulletin général de thérapeutique*, 1908, p. 937.

(3) Traitement du diabète, par A. Robin. — *Bulletin général de thérapeutique*, 1909, p. 384.

Sans aborder la question de l'alimentation du diabétique, Chevalier (1) recommande pour ce régime deux produits alimentaires, tous les deux très pauvres en fécules un pain fait avec la farine de soja additionnée d'une certaine quantité de gluten, et un pain de gluten, qui, grâce à une modification de la panification, ne contient « que des traces d'amidon et pas de glucose. »

Pour éviter les hydrates de carbone du pain, Le Goff (2) le fait remplacer par le *gâteau d'amandes*. Maignon (3), après des expériences faites dans le laboratoire d'Arloing, considère les aliments gras comme devant constituer la base du régime des diabétiques. La réduction complète des aliments conseillée par Guelpa amène Mauban (4), à manifester des craintes pour de l'autophagie, qu'il considère comme la cause, au moins la plus fréquente, de l'*acétonurie*. Enfin Arloing, après les travaux de Maignon, et dans la même pensée, conseille les émulsions huileuses (5).

Ainsi donc, comme on le voit par l'analyse de ces travaux, d'une part l'idée dominante de leurs auteurs restait l'exclusion des hydrates de carbone de l'alimentation du diabétique, en donnant la préférence tantôt concurremment aux albuminoïdes et aux corps gras, tantôt plus spécialement aux uns ou aux autres; et, d'autre part, tous s'attachaient à déterminer plus la *qualité* des aliments que leur *quantité*. Souvent même, il n'était pas question de cette dernière. Or, on s'en souvient, c'est la quantité qui était devenue la base de mon régime; et la

(1) CHEVALIER. — Pains de soja et de gluten pour diabétiques. — Société de thérapeutique, 26 mai 1909, et *Bulletin général de thérapeutique*, 1909, p. 845.

(2) LE GOFF. — Le gâteau d'amandes dans l'alimentation des diabétiques — *Gazette des hôpitaux*, 30 avril 1908 — Analyse dans le *Bulletin général. de thérapeutique*, 1909, p. 477.

(3) MAIGNON. — Traitement du diabète par le régime gras. (Société de biologie, 2 mai 1908) et analyse dans le *Bulletin de thérapeutique* 1909. p. 711.

(4) MAUBAN. — Contribution à l'étude de l'acétonurie. — Thèse de Paris 1904 et Société de thérapeutique, séance du 24 février 1909. *Bulletin général de thérapeutique*, 1909, p. 368.

(5) ARLOING. — Emulsions huileuses Analyse dans le *Bulletin général de thérapeutique* 1910, p. 112.

question de qualité, dans ma pensée, quoique non négligeable, était devenue secondaire.

Mais cette idée du dosage de l'alimentation dans le diabète, quoique j'y fusse revenu plusieurs fois, je l'ai dit (1), avait peu attiré l'attention.

Toutefois, j'ai remarqué avec plaisir, d'abord deux travaux de Linossier, l'un de 1902 (2) et l'autre fait avec Lemoine de 1908 (3), dans lesquels les auteurs accordaient une grande importance à la restriction générale de l'alimentation, si bien que c'est par elle qu'ils expliquent, au moins en partie, les heureux résultats du régime lacté et de celui par les pommes de terre. De plus, ils s'élevaient contre l'interdiction absolue des hydrates de carbone qu'ils considèraient comme dangereuse. J'ai été heureux de voir ces deux confrères distingués, si compétents sur ces questions, entrer dans cette voie soit à la suite de mes travaux, soit plus probablement par leur seule observation.

J'ai eu également la satisfaction de voir le professeur Lépine, qui doit compter parmi ceux qui ont le plus approfondi la question de la glycosurie et du diabète, exposer les mêmes idées que moi au double point de vue de l'étiologie et du régime. Au moins dès 1905 et peut-être avant, il écrivait : « EXCÈS DE L'ALIMENTATION. — Une alimentation trop copieuse « est une cause de diabète. Il en est de même d'une alimen- « tation non surabondante, dans laquelle les hydrates de car- « bone entrent pour une part presque exclusive (4) ». Aussi, il en arrivait logiquement à cette indication au sujet du traitement : « L'alimentation doit être sévèrement réglée. Il faut

(1) Je puis citer, après le travail publié par le *Bulletin général de thérapeutique* de 1897 déjà indiqué au : Congrès français de Montpellier, 13 et 15 avril 1898. Arthritisme et surnutrition, p. 175 et Moyens de résistance de l'organisme contre l'arthritisme, p. 506. — Congrès pour l'avancement des sciences de Montauban, 1902, section de médecine, 13 août — Pathogénie de l'obésité et du diabète. — Traitement de l'obésité et du diabète. — Congrès français de médecine de Paris, 1904. Rapport sur l'obésité.

(2) LINOSSIER. — Quelques remarques sur le régime des diabétiques. — *Journal des praticiens*, 14 juin 1902.

(3) LINOSSIER et LEMOINE. — La ration albuminoïde dans le régime des diabétiques. (*Bulletin de la Société médicale des hôpitaux*, 1908.)

(4) LÉPINE. — Le diabète non compliqué et son traitement (*Les actualités médicales*). J. B. Baillères, 1905, page 8.

« chez eux la ramener progressivement un peu au-dessous de la
« ration d'entretien, en diminuant principalement les hydrates
« de carbone et les graisses, de manière à leur faire perdre
« méthodiquement un certain nombre de kilogrammes. »
(Page 49 du même travail.)

Comme on le voit, sur ces deux points essentiels pour l'étiologie et le régime du diabète, les opinions de Lépine sont tout
à fait conformes à celles que j'avais exposées dès 1895 ; et on
doit attacher d'autant plus d'importance à cette conformité de
vues que Lépine est arrivé à ces idées par ses propres observations, et sans connaître les miennes, puisqu'il ne me cite pas.

De plus, un jeune confrère, devenu un spécialiste des plus
distingués en ce qui touche l'étude de l'arthritisme et l'hygiène alimentaire, le Dʳ Pascault (1), après quelques articles
sur ce sujet, publia en 1907, un volume du plus haut intérêt :
L'arthritisme par suralimentation, dans lequel j'ai eu la
satisfaction de voir mes idées être acceptées d'une manière
complète sur les points essentiels suivants : la suralimentation réelle ou relative, comme la principale cause du diabète ;
le dosage de l'alimentation comme base de son traitement ; et
enfin la glycosurie comme pouvant, dans certains cas, être
assimilée à un moyen de défense de l'organisme.

Parmi mes idées, au moins celle de l'utilité de doser l'alimentation d'après les besoins, comme base du traitement du
diabète gras mise en pratique depuis 1890 et publiée en 1896,
était ainsi entrée dans le courant scientifique.

La question en était là, quand Guelpa (2), à la fin de 1908,
vint annoncer à la Société de thérapeutique ses heureux résultats dans le traitement de cette affection par la *diète complète*
pendant trois jours aidée de *légères purgations*.

Cette communication marque une date importante dans le
traitement du diabète gras, non seulement par elle-même,
mais surtout par la discussion à laquelle elle a donné lieu.
Elle provoqua, il est vrai, tout d'abord une assez vive opposition au régime proposé par Guelpa. Tour à tour, Linossier,

---

(1) Pascault – *L'arthritisme par suralimentation*. Maloine, Paris 1907
(2) Cure du diabète, par Guelpa. — Société de thérapeutique, 23 déc. 1908.
— *Bulletin général de thérapeutique*, t. I, 1909, p. 91.

Bardet, Barbier, Laumonier et Gaultier firent des réserves. Toutefois, au moins pour les deux premiers, ce ne fut que contre la rigueur du régime. Mais, point important, tous les deux se montrèrent partisans, le premier de la réduction alimentaire et le second du rationnement. Ils se rapprochaient donc ainsi de mes idées et c'était un premier avantage pour elles. Cet avantage, du reste, devait heureusement s'accentuer dans les deux séances suivantes.

Dans celle du 13 janvier (1), Linossier y apporta un rapport dans lequel il avait pu à tête reposée résumer ses idées sur la question. Ce rapport, vu sa grande compétence au double point de vue de la connaissance du diabète et du régime alimentaire, prend dans la question une importance capitale; et je suis heureux de le constater, j'y ai trouvé la confirmation bien nette de la plupart de mes idées, sans que sur les autres il y soit opposé.

Linossier, il est vrai, n'aborde pas la question de l'étiologie d'une manière explicite. Toutefois, le rapprochement qu'il fait du diabète et de l'obésité permet de supposer qu'il ne doit pas être éloigné d'accorder à la surnutrition au moins relative une part dans l'étiologie du diabète comme dans celle de l'obésité.

Mais on ne saurait être plus formel sur la nécessité de la restriction alimentaire :

« Je ne veux pas dire, écrit Linossier, que l'alimentation « du diabétique doit être insuffisante. Je veux dire que cha- « que sujet doit être étudié au point de vue de ses besoins « alimentaires, et que doit lui être prescrite la ration mi- « nima capable de le maintenir en équilibre (p. 143). » On ne saurait, en des termes plus clairs, se rallier à l'idée du *dosage de l'alimentation*, tel que je l'ai formulé.

Il en est de même de celle concernant le rôle que peut jouer la glycosurie dans le diabète gras, au moins à son début. Linossier combat avec beaucoup de raison ce préjugé dangereux « qu'un *diabétique ne doit pas maigrir* »; et après avoir établi que la restriction alimentaire, ramenée à l'alimentation

---

(1) LINOSSIER. — Utilité de la restriction alimentaire globale chez les diabétiques. — Société de thérapeutique, 13 janvier 1909, et *Bulletin général de thérapeutique*, 1909, 1er vol., p. 137.

suffisante, ne peut pas transformer un diabète gras en diabète maigre, il ajoute : « Bien, au contraire, l'obésité chez le
diabétique gras est une manifestation du même trouble nutritif que la glycosurie. Sous la même influence étiologique, le
sujet a accumulé une partie de ses aliments hydrocarbonés
sous forme de graisse dans ses tissus, et en a laissé perdre une
partie sous forme de sucre avec son urine ; suivant qu'il a évo-
lué vers l'obésité ou vers le diabète, il s'est débarrassé d'une
manière ou de l'autre de son excès de recette, et, quand nous
cherchons à le guérir, nous devons nous attaquer à la fois à la
polysarcie et à la glycosurie (p. 142). »

Ainsi, d'une manière indiscutable, et ce fut pour moi une
une grande satisfaction, Linossier, que mes travaux eussent
influencé son opinion ou qu'il y fût arrivé seulement par
ses propres observations :

1° Admettait que l'alimentation du diabétique devait être
dosée comme valeur nutritive et qu'elle devait être ramenée à
la *ration minima capable de le maintenir en équilibre,* en
réduisant également les hydrocarbonés.

2° Point important pour moi, il considérait la glycosurie
dans le diabète gras comme un moyen pour remédier « à l'excès
des recettes », au même titre que l'obésité.

3° Enfin, étant donné que, pour lui, la base du régime était
la restriction alimentaire, et que la glycosurie témoignait
surtout un excédent de recettes, il me semble que l'on peut en
tirer cette conclusion logique que, d'après lui, la surnutrition
joue un rôle important dans l'étiologie.

Après Linossier, ce fut Chassevant (1) qui, dans la même
séance, vint confirmer mes idées en ce qui concerne la néces-
cité de doser l'alimentation au point de vue des albuminoïdes
et des calories, et surtout de ne pas exagérer les premiers.
« Il ne faut pas exagérer la ration albuminoïde, écrit Chasse-
« vant, car tout excès provoque souvent les crises graves et le
« coma. La ration doit être calculée de façon à ce que les
« albuminoïdes ingérés servent seulement à la réfection de
« tissus et qu'aucune portion d'albumine circulante ne soit
« dédoublée pour servir aux besoins dynamiques ou calori-

(1) Société de thérapeutique, 13 janvier 1909, et *Bulletin général de thérapeutique,* vol. I, 1909, pp. 145 et suiv.

« fiques. Il semble, en effet, que c'est au cours du cycle de la
« destruction des albuminoïdes destinés à répondre aux besoins
« calorifiques et énergétiques, suppléant au défaut des aliments
« ternaires, que se forment les produits toxiques qui mènent
« au coma final. »

Et en terminant : « En résumé, le régime des glycosuriques
doit viser à réduire l'alimentation suivant le besoin réel de
l'organisme ; à établir l'équilibre azoté minimum ; à fournir à
l'organisme les calories nécessaires à ses besoins calorifiques
et énergétiques avec des aliments ternaires comprenant le
maximum des hydrocarbonés assimilables par l'organisme
malade, en complétant la ration avec des graisses ; à couvrir
le pertes minérales par l'apport de sels minéraux assimilables... »

Comme on le voit, avec Linossier et Chassevant, de même
qu'avec Guelpa, et aussi avec Bardet, nous sommes loin du
régime antidiabétique composé surtout par les viandes et les
corps gras, et presque sans limiter les quantités. Tous se montrent partisans de régler les albuminoïdes selon leurs dépenses,
et, en même temps, de restreindre l'alimentation globale. Or, je
tiens à le faire remarquer, aucun membre de la Société, ni
dans cette séance, ni dans les suivantes, ne se leva pour pro-
tester contre ces nouvelles indications du régime antidiabétique,
ou pour défendre celles basées sur le régime carné. Si l'on fit
quelques observations sur le régime de Guelpa, ce ne fut que
sur l'exagération de la restriction et sur l'utilité des purgatifs ;
mais le principe de la restriction alimentaire, faisant partie de
son régime, fut accepté.

Enfin, plus récemment, j'ai eu également la satisfaction de
voir l'auteur d'un des traités de l'alimentation les plus estimés,
Laumonier (1), arriver aux mêmes conclusions.

Dans la troisième édition de son traité paru en 1904, Laumonier était resté fidèle au régime de Bouchardat ; et il l'a résumé
méthodiquement : « a) Peu d'aliments très liquides, au moins
« pendant la période polydipsique... — b) Toutes les viandes
« sont permises : bœuf, mouton, agneau, veau, volailles et
« gibiers, porc, charcuterie, saucisson, jambon, viandes salées

____

(1) LAUMONIER. — *Hygiène de l'alimentation.* Félix Alcan, 3e édit., 1904,
page 260.

« et fumées, hormis, parmi ces dernières, celles préparées au
« sucre et, d'autre part, les foies. Sont également permis les
« poissons frais ou fumés, les mollusques et les crustacés. »

Mais, continue Laumonier, sur les conseils de Bouchardat, :
« Toutefois, on doit interdire les viandes préparées avec des
« sauces contenant de la farine (roux) ou du lait (sauce blanche);
« il en est de même pour les poissons frits roulés dans la
« farine. » On le voit, on ne saurait se montrer plus rigoureux dans la proscription des hydrates de carbone.

En revanche : « c) Tous les corps gras sont permis ; on peut
« même en augmenter la dose pour fournir à l'organisme les
« hydrocarbures qui lui sont nécessaires... »

Mais : « d) Les féculents sont tous interdits... » et pour
remplacer le pain qui « malheureusement contient beaucoup
« de matières amylacées et de sucre, et dont l'usage est par
« conséquent impossible », il conseille le pain de soja, « qui
« a un goût agréable et qui présente neuf fois moins de
« matières amylacées que la pomme de terre et le pain de
« gluten pur ».

Je néglige les autres points ; ils ne font, en effet, que compléter le régime de Bouchardat. Mais je tiens à faire remarquer
que dans les développements assez longs que Laumonier
consacre, soit à ce régime, qui a sa préférence, soit aux autres,
qu'il résume aussi d'une manière consciencieuse et suffisante,
il n'est nullement question, dans ses appréciations personnelles, de la quantité de ces aliments à donner. Il ne s'agit
toujours que de la *qualité*; et pour celle-ci, la conclusion,
pour lui, peut se résumer ainsi : *alimentation albuminoïde et
par les graisses et proscription des hydrates de carbone.*

Or, sept ans se sont écoulés entre la troisième édition et la
quatrième qui vient de paraître (1911) ; et je suis heureux de constater les modifications considérables, qui, pendant ce temps, se
sont opérées dans l'esprit de l'auteur. Je lis, en effet, dès le
premier alinéa consacré au régime du *diabète arthritique :*
« De même que l'obèse se défend contre les excès alimentaires
« en faisant de la graisse, ainsi le diabétique lutte contre
« l'excès de sucre qu'il ne peut pas utiliser en s'en débarras-
« sant par la glucosurie. » (4ᵉ édition, p. 297.)

On ne saurait admettre plus nettement, d'abord l'influence

de la surnutrition dans l'étiologie du diabète gras, et ensuite
la glycosurie, comme moyen de défense de l'organisme.

Laumonier continue : « Dans les deux cas, il y a une viciation
« du métabolisme, qui d'ailleurs s'additionne presque toujours,
« puisque le diabète sucré se superpose ordinairement à l'obé-
« sité. Nous devons donc admettre que le diabète est une forme
« de l'arthritisme plus avancée que l'obésité, dans laquelle
« aussi le système nerveux intervient plus visiblement. Par
« conséquent, c'est le régime de l'obèse qui convient au diabé-
« tique floride ou gras, mais avec les modifications qu'y impose
« le symptôme caractéristique de la maladie, la glycosurie. De
« là certaines indications particulières que l'on peut résumer
« ainsi : 1º La première et la plus importante, ainsi que l'a
« bien démontré Linossier (1), est la restriction de la ration
« totale aux besoins d'entretien *stricts* (suivant : âge, taille,
« travail, saison, etc., du malade...). Contrairement à l'opinion
« ancienne, est favorable au diabétique (gras), toute perte de
« poids qui résulte de la restriction de la nourriture. 2º La
« seconde indication est la diminution des hydrocarbonés aptes
« à donner du sucre éliminable. Mais cette diminution ne doit
« pas être poussée trop loin (comme dans le régime de Bou-
« chardat, de Cantani, de Grandmaison), parce que les hydro-
« carbonés sont absolument indispensables et que, d'ailleurs,
« les diabétiques, ainsi qu'en témoignent les recherches de
« Labbé et de Laufer, peuvent utiliser une certaine quantité
« d'hydrates de carbone (page 298). »

Et plus loin, enfin : « Il va sans dire que dans la ration
« totale réduite au strict nécessaire, la quantité d'albumine ne
« doit pas dépasser la proportion légitime de 1 pour 5 ternaires.
« L'hyperazoturie des diabétiques n'est nullement, en effet, le
« résultat des besoins intenses qu'il convient de couvrir, mais
« provient uniquement de l'excès des viandes que consom-
« ment les malades. »

Comme on peut le voir par ces longues citations, les idées
de Laumonier se sont complètement transformées, en s'iden-
tifiant absolument avec celles que j'exposais nettement dès
1897, en les appuyant sur des faits cliniques le plus métho-

---

(1) La restriction de l'alimentation globale chez les diabétiques (*Bulletin
médical*, 1910, p. 63).

diquement relevés et sur lesquels je suis revenu, sans y rien changer, cinq ans après, 1902 au Congrès de Montauban.

De même que je les ai relevées après la communication de Linossier (1909) à la Société de thérapeutique, et dans le traité de Pascault (1907), je trouve dans celui de Laumonier ces idées essentielles :

1° Que la surnutrition joue un rôle prépondérant dans l'étiologie du diabète gras ;

2° Que, par conséquent, la partie la plus importante de son traitement réside dans son régime;

3° Que ce régime doit être dosé d'après les besoins minima du diabétique, en tenant compte des conditions dans lesquelles il vit;

4° Que ce régime minimum doit être établi non seulement en ce qui concerne sa valeur totale en calories, mais aussi en ce qui concerne les albuminoïdes; et que ceux-ci, contrairement à l'opinion admise, surtout lors de mes premiers travaux, doivent avec soin être ramenés à leurs besoins minima;

5° Que la glucosurie, chez les diabétiques gras, est due à la nécessité qu'a l'organisme de se débarrasser de l'excès d'aliments qu'il ne peut oxyder; et que, par conséquent, au moins au début du diabète gras, la glycosurie peut être considérée comme un moyen de défense de l'organisme;

6° Mais que cette interprétation ne peut plus être acceptée à la fin du diabète, lorsque sous l'influence de processus probablement scléreux, il s'est compliqué de lésions hépatiques et surtout pancréatiques.

Ce sont là mes idées essentielles, et je les ai toujours données comme telles. Puis, pour faciliter leur mise en pratique, Je suis arrivé au régime lacté, mais en ne lui donnant qu'une importance secondaire. C'est même ce qui ressort du titre que j'ai donné à mon travail de 1897 : *Traitement du diabète par le dosage de l'alimentation et particulièrement par le régime lacté.*

Du reste, dans ma pratique et dans mes travaux, ainsi qu'il résulte de ma première publication (1), le *dosage de l'alimentation a devancé le régime lacté.*

(1) MAUREL. — Traitement du diabète arthritique par le dosage de l'alimentation (Congrès français de médecine de Nancy, 8 août 1896, p. 459 du Compte rendu des communications).

Or, je ne sais comment, pour ceux qui ont mentionné mes travaux, l'idée secondaire, l'alimentation par le lait, a été considérée comme l'idée principale, si bien que, son principe étant mis de côté, mon régime a été placé à la suite de celui de Dongkin, dont il paraît ainsi n'être qu'une réduction.

D'autres n'ont vu dans mon régime que *la restriction de l'alimentation*; et c'est ainsi que ce régime, dont une des idées inspiratrices était de m'élever contre le traitement du diabète par les viandes, s'est trouvé placé après ceux de Bouchardat et même de Cantani, que les viandes constituent d'une manière presque exclusive.

Or, je demande à y insister, l'alimentation du diabétique telle que je l'ai établie, même par le lait, ne relève nullement de celle de Dongkin, qui fait écrémer le lait et qui donne ensuite de 2 à 3 litres au début pour dépasser 6 litres ensuite. De plus, mon régime diffère essentiellement de celui de Dongkin, en ce qu'il a pour base fondamentale les besoins minima du malade en calculant, en même temps, les albuminoïdes et les calories. Enfin il est inspiré par l'étiologie que j'attribue au diabète.

Cette même différence éloigne les idées qui ont inspiré mon régime de celles qui ont conduit aux autres régimes de réduction. Comme je l'ai fait ressortir, les auteurs de ces régimes ont vu le danger dans les hydrates de carbone; et je l'ai vu dans la surnutrition. Ils ont cherché à remédier à ce danger, surtout en composant leur régime avec les albuminoïdes et les corps gras; et j'ai cherché à corriger les conséquences de la surnutrition par un régime d'abord insuffisant, et ensuite calculé d'après les besoins, mais sans que les albuminoïdes dépassent leurs besoins. Tandis que le principe était que *le diabétique même obèse ne doit pas maigrir*, j'ai prescrit intentionnellement un régime insuffisant pour que le diabétique gras soit obligé de compléter ses dépenses en prenant sur ses réserves. Enfin, en ce qui concerne la restriction alimentaire, si, ainsi que je, l'ai fait remarquer dès 1897 et 1902, la plupart des régimes composés surtout par les viandes restent des régimes insuffisants, c'est le plus souvent à l'insu de leurs auteurs et parfois manifestement contre leurs intentions.

Telles sont les idées sur la pathogénie et sur le traitement du diabète que j'ai exposées depuis d'assez longues années, et auxquelles j'ai la satisfaction de voir au moins une partie du corps médical se rallier maintenant. Mais, évidemment, ces idées ne s'appliquent qu'à certaines formes bien déterminées de diabète et aussi pendant une période de leur évolution.

J'ai d'abord toujours indiqué que c'est seulement le *diabète arthritique*, le *diabète gras*, que j'ai visé dans mes études. Mais, de plus, et j'ai été également conduit à le dire, si la pathogénie reste indépendante de l'évolution, il n'en est pas de même du traitement (1). Ce dernier et aussi l'interprétation de la glycosurie sont fortement modifiés par l'évolution. Il y a, entre autres, une différence complète entre l'origine de la glycosurie pendant la période floride de ce diabète et la période que caractérise l'amaigrissement. Ce sont là des différences capitales, et qui exigent, pour que l'alimentation du diabète soit étudiée avec profit, que l'on en tienne compte.

De plus, à côté de ce diabète, la clinique en a placé au moins trois autres qui en diffèrent par la pathogénie et aussi par le traitement. Il me paraît donc nécessaire, avant d'exposer l'alimentation qui convient le mieux pour chacun d'eux, de présenter quelques considérations sur les conditions d'origine et d'évolution qui peuvent la modifier.

Division. — Quoique des doutes existent encore sur la pathogénie des différentes formes pathologiques dans lesquelles, comme symptôme important, on constate d'une manière assez prolongée du sucre dans les urines, pour la commodité de cette étude, j'admettrai quatre formes, qui se différencient au point de vue clinique : 1° un *diabète d'origine nettement nerveuse ;* 2° un *diabète psychique ;* 3° un *diabète maigre d'emblée*, le plus souvent d'origine pancréatique ; et 4° un *diabète gras ou arthritique*.

Diabète nerveux. — Je considère comme diabète nerveux celui qui est nettement lié à une lésion occupant le plancher du quatrième ventricule ou exerçant, d'une manière plus ou moins directe, une action sur lui. Presque toujours, dans ces cas, la glycosurie, quelque marquée qu'elle soit, ne représente

(1) Congrès pour l'avancement des sciences de Montauban (section médecine) 1902.

qu'un symptôme. Toutefois, elle peut prendre une grande importance dans le pronostic de l'affection. Je vise ici spécialement certaines tumeurs du bulbe ou de la protubérance, où certaines lésions exercent une action directe sur les centres nerveux y compris la moelle. J'ai vu, en effet, une glycosurie abondante apparaître dans deux cas de compression de la moelle dorsale après fracture de la colonne vertébrale. Ces cas se rapprochent du diabète expérimental.

J'écarte donc, on le voit, du diabète nerveux, tel que je le comprends, les cas qui paraissent être nés sous une influence morale ou psychique. Mais, par contre, je fais rentrer dans ce groupe tous les cas dans lesquels il y a une *lésion* du système nerveux central pouvant impressionner le quatrième ventricule.

Comment cette excitation produit-elle le passage du sucre dans l'urine? Au moins deux hypothèses se présentent. On peut admettre que cette excitation inhibe le foie, qui dès lors laisse passer la glycose-porte sans l'arrêter sous forme de glycogène; ou bien qu'elle exagère la fonction glycosurique du foie, en lui faisant d'abord transformer très rapidement en glycose le glycogène qu'il avait en réserve; et ensuite, en lui faisant transformer en glycogène une plus grande quantité d'aliments, quelle que soit leur nature. Dans le premier cas, l'hyperglycémie et ensuite la glycosurie seraient dues à une hypofonction, et, dans le second cas, à une hyperfonction hépatique. Il s'agirait donc d'une *anhépatie* ou d'une *hyperhépatie*, mais seulement *fonctionnelles*.

En ce qui me concerne, j'avoue que je ne vois aucun argument nettement décisif pour donner la préférence à une de ces deux hypothèses. Elles restent toutes les deux en présence. Mais je suis porté à croire que cette excitation du quatrième ventricule ne doit pas limiter son action sur le foie; et que, par conséquent, l'explication de la glycosurie sous son influence est d'une interprétation plus complexe qu'il ne l'a semblé jusqu'à présent.

Du reste, en ce qui concerne notre étude, il faut reconnaître que quelle que soit la véritable explication, l'embarras est aussi grand quand il s'agit de fixer l'alimentation qui doit remédier le mieux aux dangers de l'exagération des dépenses provoquée par la perte de la glycose. J'avoue n'avoir que peu de pratique de cette forme du diabète. Mais il me paraîtrait tout aussi difficile de remédier à ces pertes de glycose, qu'elles soient dues à l'inhibition du foie ou à son excitation. Sous l'influence de l'inhibition, en effet, non seulement la glycose intestinale ne serait pas retenue par le foie sous forme de glycogène; mais, de plus, il est à craindre que le foie eut aussi perdu la propriété de faire du sucre avec les albuminoïdes et les corps gras. Or, l'organisme ne brûlant que du sucre, on voit qu'il serait inutile d'augmenter les autres aliments.

D'autre part, s'il s'agit d'une excitation transformant tous les aliments en glycose, on voit aussi qu'au moins dans une certaine mesure, augmenter les divers aliments, albumines, corps gras et hydrates de carbone, ne servirait qu'à augmenter l'hyperglycémie et la glycosurie.

Je ne puis donc donner d'autres conseils, pour ces diabètes, que celui de calculer la ration du sujet, en lui ajoutant la quantité de glycose perdue. On observera ensuite l'effet de ce régime, en suivant le poids du malade, et en dosant le sucre de ses urines.

En calculant la différence entre les aliments ingérés et la quantité du sucre perdu, on pourra voir quels sont ceux qui sont le mieux utilisés; et on leur donnera la place la plus importante dans l'alimentation.

Du reste, dans ces cas, la glycosurie, quelque importance qu'elle puisse prendre pour le pronostic, n'est qu'un symptôme, je l'ai dit; et c'est surtout en faisant le traitement étiologique que l'on pourra, avec le moins de chance d'insuccès, rémédier à ces graves inconvénients. L'alimentation sera donc réglée d'après l'affection cause de la glycosurie et les conditions dans lesquelles vit le malade.

DIABÈTE PSYCHIQUE. — Le diabète *psychique* ou *émotionnel* doit exister, mais je le considère comme rare. Il est possible que sous une forte émotion passagère, comme la peur, ou sous une influence morale prolongée telle que la tristesse, la fonction glycogénique soit troublée, comme nous voyons la fonction biliaire l'être dans les mêmes conditions. L'ictère émotionnel est indiscutable, et on peut admettre aussi une glycosurie émotionnelle ou psychique. Mais ces cas, je le répète, doivent être rares. Les observations ne manquent pas dans lesquelles on a *constaté* de la glycosurie et même le diabète après une émotion ou un chagrin. Mais à moins que l'on ait été conduit à une époque rapprochée à établir l'absence du sucre dans l'urine du sujet, je serais porté à croire que la glycosurie existait avant. Celle-ci, en effet, j'aurai à le dire, a souvent un début insidieux. Elle peut exister depuis longtemps sans qu'on la soupçonne ; de sorte que l'émotion ou le chagrin peuvent n'avoir été que la cause des troubles digestifs ou autres, à propos desquels on a été conduit à faire analyser les urines. Emotion et chagrin n'auraient donc été que la cause de la *constatation* du diabète et non de son *apparition*.

Ce qui est moins rare, en effet, c'est l'exagération de la glycosurie sous les mêmes influences. La fonction glycogénique dont dépendent l'hyperglycémie et la glycosurie, relève d'abord des organes digestifs et ensuite du système nerveux. Or, cela étant, on conçoit que toutes les causes capables d'exercer une action sur la digestion ou l'innervation puissent agir sur la glycogénie : la diminuer, l'augmenter et même, à la rigueur, la faire apparaître.

Dans les cas sûrement émotionnels ou psychiques, c'est d'abord en s'adressant à la cause que l'on combattra l'affection ; et ici trouvent place les distractions, les voyages, et au moins le changement de résidence. Quant au régime, il devra avoir pour but, d'abord, de régulariser les fonctions digestives, qui, très probablement, sont intervenues dans l'apparition de la glycosurie ; et ensuite, on le fixera en s'inspirant des indications sur le dosage de l'alimentation, que je vais donner à propos du diabète arthritique.

La glycosurie d'origine purement émotionnelle ou psychique me paraît, du reste, devoir subir facilement l'influence du traitement et du régime. Je consentirai difficilement à considérer comme telle une glycosurie qui y résisterait.

Les deux autres formes sont plus fréquentes ; et c'est d'elles dont je me suis occupé dans mes divers travaux.

Ces deux formes peuvent être distinctes par leurs lésions anatomiques à leur début ; mais, le plus souvent, d'après mes vues, la deuxième se rapproche de la première dans les dernières périodes de son évolution.

LE DIABÈTE MAIGRE D'EMBLÉE est lié, dès l'apparition de la glycosurie, à une lésion le plus souvent du pancréas et parfois aussi du foie, soit que ces deux lésions existent en même temps, soit que chacune d'elles soit isolée. C'est la lésion de la glande interne du pancréas qui paraît être la cause du diabéte pancréatique ; et il en est ainsi, même quand la glande digestive est manifestement atteinte, comme dans les cas de lithiase pancréatique. Quant à la lésion du foie, moins souvent constatée, elle paraît siéger surtout sur la cellule hépatique et entraînerait son insuffisance (anhépatie de Gilbert).

Je pense que le sang pancréatique, arrivant au foie par la veine porte, doit à l'état normal apporter dans cette dernière, un produit diastasique, facilitant la transformation de la glycose intestinale en glycogène. La rate doit aussi probablement intervenir dans l'élaboration de cette diastase ; car c'est la même veine qui conduit à la veine-porte, le sang de la rate et celui d'une partie du pancréas. Il me parait difficile, en effet, que la même cellule hépatique contienne deux ferments : l'un *désydratant* la glycose intestinale pour en faire du glycogène, et un autre *hydratant* pour faire passer de nouveau le glycogène à l'état de glycose.

L'existence d'une diastase hydratante dans le foie me parait démontrée par ce fait, que même après avoir été séparé de l'animal, le foie continue à hydrater le glycogène, et le fait passer à l'état de glycose. Il me parait donc logique d'admettre que la deshydratation de la glycose s'opère sous l'influence ou par l'intervention d'un ferment pouvant l'atteindre, avant sa mise en contact avec la cellule hépatique. Or, en partant de cette idée que les dispositions anatomiques ont toujours une raison d'être, et en tenant compte d'une part, du trajet de la veine splénique qui côtoie le pancréas en recevant une partie de son sang, et, d'autre part, de son point aboutissant dans la veine-porte et non dans la veine cave ascendante ce qui était tout aussi facile, je suis arrivé à cette hypothèse que cette disposition anatomique a peut-être pour but de conduire dans le sang-porte et au foie, un produit spléno-pancréatique nécessaire aux fonctions de ce dernier.

Ainsi s'expliquerait donc l'apparition de l'hyperglycémie et la glycosurie dans les cas de lésions du pancréas et peut-être de la rate, entraînant le défaut d'élaboration de la substance déshydratante spléno-pancréatique. Dès lors, la glycose du sang-porte ne subissant plus cette influence, ne serait plus transformée en glycogène, et traverserait le foie qui serait devenu, par cela même, inapte à l'arrêter.

La glycose provenant des hydrates de carbone de l'alimentation serait éliminée au fur et à mesure de son passage dans le sang, sans être arrêtée par le foie, qui est, dans les conditions normales, l'organe régulateur de ses dépenses. De plus, l'organisme ayant toujours besoin de glycose, et le foie, pouvant en élaborer avec les albuminoïdes et les corps gras, le formerait aux dépens de ses aliments. Dans ces conditions, quand la glycose est demandée aux albuminoïdes, l'urée est forcément augmentée. L'organisme doit donc pouvoir, quand une partie de la glycose intestinale peut encore être mise en réserve par le foie, suffire à ses dépenses à l'aide des autres aliments. Mais quand les pertes de glycose s'exagèrent par le défaut de sa transformation en glycogène, il faudrait une telle quantité d'albuminoïdes pour lui fournir la quantité de glycose qui lui est nécessaire, que le tube digestif devient impuissant à la digérer; et que, dès lors, cédant au besoin de glycose auquel il est obligé de satisfaire, il prend les matériaux propres à l'élaborer dans ses propres réserves, les corps gras d'abord et les albuminoïdes ensuite. Nous nous trouvons, dès lors, en présence du diabète maigre d'emblée, le diabète pancréatique.

L'influence, au moins de certaines lésions du pancréas sur la production de la glycosurie, ne saurait être mise en doute. Elle est démontrée par ce fait capital que l'ablation de cette glande est toujours suivie de glycosurie ; et que celle-ci disparaît lorsqu'une partie de cette glande est greffée même sur un autre point de l'organisme (1).

Le pancréas cède donc à l'organisme une substance quelconque sans laquelle la glycose passe dans l'urine. C'est là un point désormais bien établi.

Mais comment et où agit cette substance ? Nous en sommes encore réduit pour ces deux questions à des hypothèses.

---

(1) Travaux de MINKOWKI et de HEDON. Société de biologie, 1892, 9 avril, p. 307, et 23 juillet, p. 678.

GLEY et TIROLOIX. — Société de biologie, 1892, 23 juillet, p. 686.

MOURET. — Société de biologie, 1895, 23 mars, p. 201.

TIROLOIX. — Suppression lente du pancréas. Rôle des glandes duodénales. (Société de biologie, 1902, 22 octobre, p. 303.)

Après de très nombreuses observations cliniques recueillies avec beaucoup de soin et aussi de nombreuses expériences les mieux conduites, qui ont été résumés récemment dans un ouvrage des plus importants (1), Lépine est arrivé à ces constatations :

1° « Outre le glycogène, il existe à l'état normal, dans tous « ou presque tous les tissus, des réserves d'hydrates de car- « bone vraisemblablement combinés, car ils échappent à tous « les réactifs. La transformation en glucose de ces hydrates « de carbone non décelables (qu'on peut nommer *sucre virtuel*) « se fait avec la plus grande facilité dans le sang lui-même. « Il paraît très probable que la transformation du sucre vir- « tuel en glucose joue un rôle important dans la forme « consomptive du diabète (2). »

2° En collaboration avec Boulud, Lépine (3) a constaté que, dans certains cas, le sang de la carotide ou même celui d'une veine de la circulation générale contient plus de sucre que celui du ventricule droit. Or ce sucre proviendrait, d'après ces auteurs, de la transformation de ces hydrates de carbone, de ce sucre virtuel.

3° Dans le sang, le sucre n'est pas en liberté, mais en état de combinaison. « Je suis pour ma part très disposé à admettre « que le sucre que nous croyons libre (celui qui est décelé aux « réactifs) est en réalité engagé dans une combinaison très « lâche, dont il est libéré pendant les manipulations que « nécessite la préparation de l'extrait de sang. » (Page 74 du traité du *diabète sucré* 1909.)

Ainsi, d'une part, certains tissus renferment des hydrates de carbone, qui se transforment facilement dès leur arrivée dans le sang en glycose; et cette gylcose dès sa formation entrerait en combinaison,

4° Enfin, constatation qui complète les précédentes, certains organes et principalement le pancréas cèdent au sang un fer- ment *glycolytique*, attaquant la molécule de la glycose pour produire la chaleur et l'énergie.

(1) *Diabète sucré*. F. Alcan 1909.

(2) Lépine. — Le diabète non compliqué et son traitement. — *Actualités médicales*. J.-B. Baillière, 1905, page 22.

(3) Comptes rendus de l'Académie des sciences, 21 septembre et 2 no- vembre 1903 (Note de Lépine dans le travail ci-dessus, page 23).

« En somme, c'est grâce aux ferments glycolytiques des
« organes qu'est utilisé le glucose, source d'énergie et de cha-
« leur. Ces ferments (cytases) diffèrent suivant les organes.
« Aussi la glycolyse doit elle être multiforme. Dans le sang
« elle est aérobie. La glycolyse est activée par des produits de
« la sécrétion interne de certains organes, notamment du pan-
« créas. Nous verrons ultérieurement que d'une manière
« générale, elle est diminuée dans le diabète (1) » (Page 188).

Lépine, en effet, a pu constater que dans le diabète, le pouvoir glycolytique du sang est diminué (page 457); et c'est
cette diminution du ferment glycolytique qui expliquerait la
non-glycolyse de la glycose, et le passage de cette dernière à
travers le filtre rénal.

Ainsi pour Lépine, un des auteurs qui se soient le plus
occupés de cette question :

1° La glycose pourrait provenir des hydrates de carbone
contenus dans divers tissus et se formerait dans tout le torrent sanguin.

2° Les divers tissus, et principalement le pancréas, sécréte-
raient un ferment capable d'attaquer la molécule glycosique ;
et l'action de ce ferment se produirait aussi dans tout l'appareil circulatoire.

Ces faits me paraissent résulter d'études trop consciencieuses
et trop scientifiquement conduites pour que je veuille les discuter et encore moins les contester. Je trouve, au contraire,
qu'ils viennent éclairer un point des plus intéressants de la
nutrition, celui de la formation du calorique et de l'énergie.
Je leur accorde donc la plus haute importance à cet égard. Mais
peut-être ne conservent-ils pas cette même importance au point
de vue de la pathogénie du diabète, et spécialement pour le
point que je discute. L'expérimentation, je reviens sur ce point,
nous a montré que la glycosurie est constante après l'ablation
du pancréas, et qu'elle disparaît après les greffes de cet organe. Cette conclusion me semble donc s'imposer que la
glycosurie est liée étroitement à une fonction du pancréas et
que pour cette fonction, le pancréas ne peut être suppléé par
aucun autre organe ou tissu. Je regrette donc que Lépine, qui
le premier a eu le mérite d'affirmer la sécrétion interne du pan-

____

(1) *Le Diabète sucré.* F. Alban, Paris 1909.

créas (1) ne lui ait pas conservé son rôle exclusif à ce point de vue, et qu'il ait cru devoir le lui faire partager avec d'autres organes. Le pancréas aurait pu conserver son rôle dans la glycogénie, tout en laissant toute leur importance aux ferments glycolytiques. Le rôle du ferment du pancréas interne et celui des ferments glycolytiques me paraissent différents; et il en est de mêmè de leur action probable. Les ferments glycolytiques destinés à favoriser la minéralisation de la molécule glycosique doivent être oxydants et peut-être hydratants, puisqu'elle se transforme sous leur influence en eau et en acide carbonique; tandis que le ferment du pancréas interne me paraît devoir être plutôt déshydratant pour pouvoir faire passer la glycose alimentaire à l'état de glycogène ou tout au moins pour favoriser cette modification. Ainsi s'expliquerait, comme je l'ai dit, que ce ferment faisant défaut, le foie ne puisse plus arrêter la glycose-porte, qui ne se présenterait plus à lui avec la modification voulue.

Le succès des greffes pancréatiques faisant disparaître la glycosurie nous montre, de plus, qu'il n'est pas indispensable que cette modification se fasse dans le sang-porte, dans le court espace compris entre l'abouchement de la veine splénique dans la veine-porte, et le foie; mais qu'il suffit que cette modification se fasse dans la circulation générale, ce qui a forcément lieu dans les cas de greffes pancréatiques. Nous devons supposer dans ces cas, que la glycose alimentaire traverse le foie avec le sang-porte, mais que revenant à cet organe par l'artère hépatique après avoir été modifiée par le ferment pancréatique, elle y est cette fois retenue à l'état de glycogène. Toutefois je ne considère pas moins, qu'il doit être plus avantageux pour la bonne exécution de cette fonction, que le ferment pancréatique interne agisse sur la glycose intestinale avant son entrée dans le foie ou dans le parcours de cet organe. Je suis si habitué à voir les dispositions anatomiques avoir leur raison d'être, que, je le répète, je ne puis admettre que la nature ait fait aboucher la veine splénique ayant reçu une partie du sang pancréatique, dans la veine-porte, s'il n'y avait pas une raison physiologique. J'arrive donc à ces conclusions

(1) LÉPINE. — *Revue scientifique* 28 février 1891 et le *Diabète non compliqué et son traitement*, page 20.

en ce qui concerne la glycogénie : 1° que la substance provenant du pancréas, et dont l'absence conduit à la glycosurie doit avoir pour but de favoriser le passage de la glycose en glycogène, et que par conséquent elle doit être désydratante; 2° que cette substance doit agir normalement surtout dans le sang-porte ou hépatique, mais que probablement aussi il est possible que même à l'état normal son action se prolonge dans la circulation générale.

Quant aux recherches si bien conduites de Lépine, grâce à une interprétation facile, elles me paraissent jeter un grand jour sur la désassimilation de nos tissus. Elles confirment les prévisions de A. Gautier sur le mécanisme de cette desassimilation et celles de Chauveau sur la transformation des corps gras et des albuminoïdes en glycose pour faire de l'énergétique. Daprès A. Gautier, la désassimilation des albuminoïdes commence par leur hydratation, et cette hydratation donne lieu à des hydrates de carbone. Il est donc naturel de trouver de ces derniers dans les divers éléments anatomiques ; ceux-ci, en effet, ne peuvent remplir leurs fonctions sans user leur protaplasma de nature albuminoïde. On devait donc supposer que les hydrates de carbone quittent, dans cet état, leurs éléments pour passer dans le liquide interstitiel, et de là dans le sang. Or, d'abord cette prévision se trouve établie par les recherches de Lépine, qui, de plus, confirment celles de Chauveau en montrant que ces hydrates de carbone se transforment en gylcose. Enfin, elles établissent deux faits nouveaux : le premier, est l'état de combinaison dans lequel se trouve cette glycose dans le sang; et le second est l'existence, dans ce liquide, de ferments propres à dégager cette glycose de sa combinaison et à favoriser sa minéralisation.

Ces faits acquièrent dans l'étude de la désassimilation de nos tissus, dans la production du calorique et de l'énergie, et dans l'ensemble du processus intime de la nutrition, une importance considérable. Ils les éclairent sur plusieurs points d'un jour nouveau; et leur démonstration doit être, je pense, pour Lépine, une récompense suffisante de ses longs efforts.

Dans l'hypothèse précédente, le foie resterait normal. Il laisserait passer la glycose-porte non point par un défaut de ses fonctions, mais parce que cette glycose ne lui arriverait pas dans des conditions voulues pour qu'il puisse lui faire subir les modifications qui relèvent de ses fonctions. La glycosurie dépendrait ou du pancréas ou de la rate, ou des deux à la fois. Mais on conçoit aussi que la cellule hépatique puisse également par une modification de structure ou seulement par une modification purement fonctionnelle, devenir impropre à remplir la fonction qui lui est dévolue dans la glycogénie. Ce qui se passe sûrement sous l'influence de l'excitation, du 4ᵉ ventricule, peut se passer aussi sous certaines influences anatomiques ou purement toxiques, agissant localement et dans le même sens, soit par anhépatie, soit par hyperhépatie.

J'estime donc, qu'il peut y avoir un diabète maigre d'emblée d'origine hépatique.

Enfin, vu le rôle considérable que j'ai été conduit à faire jouer au tissu conjonctif viscéral, et vu aussi la concordance fréquente des lésions des divers tissus conjonctifs interstitiels viscéraux, notamment ici ceux du foie, du pancréas et de la rate, je considère, comme probable qu'au moins assez souvent, la glycosurie trouvera sa cause dans l'altération de plusieurs, de ces organes. Elle pourra au début être exclusivement pancréatique, ou splénique ou hépatique; mais fréquemment elle deviendra, si la survie du malade le permet, à la fois pancréatico-splénique et hépatique.

Mais, quelle que soit l'origine de cette glycosurie, comment remédier à ce surcroît de dépenses provenant de l'élimination de glycose par les urines arrivant parfois à 300 grammes et pouvant atteindre 500 grammes, équivalant à 1.200 ou 2.000 calories? Comme pour le diabète nerveux, la glycosurie, n'est ici qu'un symptôme; et, autant que possible, il faut chercher à faire un traitement étiologique.

La cause pourra être une lésion d'emblée, comme dans certain cas de lithiase ou de néoplasie pancréatique; elle pourra aussi être une lésion, mais succédant à une période purement fonctionnelle; enfin, elle pourra n'être encore qu'à l'état fonctionnel, soit seulement toxique. Le pronostic, bien entendu, sera bien différent dans ces divers cas; et le traitement devra puiser dans l'étiologie de précieuses indications. Seul l'examen clinique pourra nous éclairer.

En ce qui concerne l'alimentation, nous devrons nous inspirer en même temps de *l'étiologie* ne serait-elle que soupçonnée, et du *symptôme glycosurie*.

Si l'on peut rattacher la glycosurie à une altération du tissu conjonctif intertitiel, que ce soit du pancréas ou du foie, il y aura lieu de s'inspirer des indications déjà données à propos de la *sclérose* (Voir ce volume, pages 134 et 142).

S'il s'agit d'une lithiase pancréatique, comme le plus souvent elle est de nature calcaire, il faudra tenir compte de cette nature pour régler l'alimentation. (Voir ce volume : les lithiases calcaires page 158 et le régime hypocalcique page 460.)

Enfin, souvent on se trouvera bien d'établir, au moins au début du traitement un régime hyperhydrique (voir ce volume page 409), dont l'action pourra être également augmentée par un régime hyposalin (voir ce volume page 442).

Les troubles dont résulte la glycosurie peuvent, en effet, n'être que fonctionnels ; et, dès lors, ces régimes, qui, je l'ai dit, favorisent l'élimination, pourront la faire disparaître. Ces cas, il est vrai sont rarement observés, parce que le plus souvent, la glycosurie purement fonctionnelle est compatible avec les apparences d'une bonne santé, et qu'elle passe inaperçue. Mais, même dans les cas où il y a des lésions, ces régimes peuvent rendre des services, parce que presque toujours, en même temps que les lésions, il existe des troubles seulement fonctionnels résultant d'une auto-intoxication, et que l'organisme bénéficiera de leur disparition.

Quant au régime propre à remédier à la glycosurie, on pourra retirer un réel bénéfice d'une alimentation bien dosée d'après les besoins, et au début en restant un peu au-dessous.

L'insuffisance hépatique et celle du pancréas, on peut le dire, ne sont jamais complètes ; et au moins dans le plus grand nombre de cas, le foie et le pancréas conservent assez de leur fonction pour qu'une partie de la glycose-porte puisse suivre son évolution normale. Il faudra donc s'attacher à fixer cette quantité. Elle sera donnée par la quantité d'hydrates de carbone, qui peut être ingérée sans provoquer le passage du sucre dans l'urine. Cette fixation faite, il faudra donner une quantité d'hydrates de carbone restant un peu au-dessous de la précédente· Le lait soit pur soit additionné d'une certaine quantité de sucre, rend ce dosage facile. On peut commencer par un litre et demi de lait pur, ce qui ne donne guère plus de 1 gramme de sucre par kilogramme pour l'homme moyen. Cette quantité de lait, quoique insuffisante à tous les points de vue, peut-être continuée sans gros inconvénient pendant quelques jours; et on doit le faire, si on veut être sûr que le sucre que l'on trouve ne provient pas de l'alimentation précédente. A moins de diabète très avancé, cette quantité de lactose sera utilisée. S'il en est ainsi, on élèvera le lait à deux litres, ce qui portera le sucre alimentaire à 1^{gr}50. Avec ces deux litres nous serons arrivés à une ration sûrement suffisante pour les azotés; et nous n'aurons à la compléter qu'au point de vue des ternaires, ce que nous pourrons faire facilement avec les corps gras et notamment le beurre. Si, au contraire, même la quantité de 1 gramme de sucre alimentaire provoquait la glycosurie, il faudrait diminuer la quantité de lait, en complétant cette ration d'épreuve par les fromages et surtout les fromages gras.

L'insuffisance des organes une fois déterminée, il faudra s'en inspirer pour compléter la ration. Elle le sera avec des albuminoïdes et des corps gras. Autant que possible les albuminoïdes ne devront pas dépasser 1^{gr}50 par kilogramme; et si on le peut, ils seront limités à 1 gramme. C'est donc aux corps gras que nous devrons demander de compléter les ternaires. Les fromages gras et frais, non fermentés, avec les œufs, sont les deux aliments qui conviennent le mieux dans ce cas. Ils fournissent les albuminoïdes en quantité suffisante; et si les corps gras, compris dans ces aliments, restaient insuffisants, on les compléterait avec le beurre.

Mais dans des cas, encore assez nombreux, les sujets peuvent utiliser 1 gramme de sucre par kilogramme, et dès lors, leur régime peut être varié. Les albuminoïdes seront donnés dans les mêmes proportions que précédemment. Ils pourront être fournis par le lait, les œufs, le fromage frais. Les 60 à 70 grammes d'hydrates de carbone pourront être demandés en partie au lait et en partie à des légumes herbacés; et le reste des calories, aux corps gras qui servent à la préparation de ces derniers.

Ces régimes pourront, au moins pour un temps, produire une amélioration; et leur service sera des plus appréciables, si la cause de la glycosurie est une de celle à laquelle on puisse remédier. Ce régime aura épargné les réserves de l'organisme pendant que la thérapeutique agissait sur la cause, et il lui aura donné le temps de le faire.

Mais malheureusement, la thérapeutique reste impuissante

dans la plupart des cas et par l'exagération de la lésion nous voyons l'insuffisance du foie ou du pancréas s'accentuer de plus en plus. Non seulement tout le sucre alimentaire est éliminé sous forme de glycose: mais l'organisme en élimine plus et beaucoup plus qu'il n'en ingère. Ayant besoin de glycose pour ses oxydations, et perdant celle qui lui vient de la digestion des hydrates de carbone, au fur et à mesure qu'il la reçoit, il transforme d'abord ses corps gras en sucre. Mais, ensuite, ceux-ci étant épuisés, et l'impérieux besoin de glycose continuant, il s'adresse à ses albuminoïdes. C'est donc d'abord l'amaigrissement et ensuite la dénutrition. L'un et l'autre, on le conçoit, marchent avec une rapidité extrême. Le sucre éliminé peut s'élever à 300 et même 500 grammes, soit à 1.200 ou à 2.000 calories. Or, il faut compter que ces pertes s'ajoutent aux dépenses normales, allant au moins à 2.000 calories. Pour balancer ces pertes, si l'organisme peut encore digérer les aliments, il ne peut utiliser ceux qui lui fournissent le plus de calorique. Du reste, bientôt, les organes digestifs deviennent eux-mêmes insuffisants ; et dès lors, le malade tombe dans un état consomptif.

Que faire dans des états si graves ?

Comme alimentation, il faut s'adresser soit aux albuminoïdes, soit au corps gras en les variant. Mais surtout, il faut autant que possible, diminuer les dépenses du diabétique. On devra le maintenir dans un appartement bien chauffé, et lui faire garder le lit le plus longtemps possible. Il faut penser que le malade est condamné à s'autophagier ; et que son existence ne peut être prolongée qu'en diminuant cette autophagie.

Du reste, assez souvent, nous n'assistons pas à cette fin du diabétique pancréatique. Soit par l'évolution de la lésion cause de la glycosurie, soit par suite de l'hyperglycémie, soit par suite d'une auto-intoxication, ou enfin d'une infection, il succombe avant d'en arriver à cette période consomptive terminale. Le diabétique maigre, meurt, en effet, plus souvent d'une complication ou d'une maladie intercurrente que par l'évolution naturelle de son affection.

DIABÈTE GRAS. — *Définition*. — La quatrième forme de diabète, le *diabète gras, diabète arthritique*, et que, d'après mes vues, je voudrais appeler *diabète de surnutrition*, est d'un pronostic moins sévère au moins quand on le prend au début. C'est de beaucoup le plus fréquent et celui que j'ai surtout visé dans mes travaux. La grande majorité de ces cas s'observent chez des sujets obèses ou au moins doués d'embonpoint. L'exagération du tissu adipeux me parait être une condition nécessaire pour l'apparition de cette forme de diabète, telle que je la comprends. Cette exagération peut être plus ou moins marquée ; mais elle existe toujours ; et si elle n'existe plus au moment où nous constatons la glycosurie, c'est qu'elle a disparu. La constatation de la glycosurie, sans embonpoint actuel ou antérieur, indique presque forcément la forme précédente, caractérisée par une lésion pancréatique, hépatique, ou pancréatico-hépatique.

Etiologie. — Pathogénie. — Elles peuvent se résumer ainsi qu'il suit :

1° L'exagération du tissu adipeux, arrivant soit à l'obésité, soit au moins à l'embonpoint, étant une des conditions nécessaires à l'apparition de ce diabète, il est logique d'admettre que ce dernier relève des mêmes causes que l'obésité, c'est-à-dire le surcroît des recettes sur les dépenses.

Cela étant, on peut trouver dans l'étiologie du diabète toutes causes pouvant augmenter les recettes ou diminuer les dépenses.

2° On doit admettre également, que, de même que pour l'obésité, c'est le surcroît des albuminoïdes qui joue le rôle le plus important.

3° On doit admettre aussi que les produits d'auto-intoxication que nous avons constatés dans toutes les manifestations morbides de la surnutrition depuis la pléthore, se forment également dans le diabète ; et que, de plus, ces produits exercent la même action sur les divers tissus, notamment sur les tissus conjonctifs.

L'influence de ces divers produits doit même être d'autant plus marquée, qu'ils ont agi depuis plus longtemps, puisque le diabète est postérieur à l'obésité.

4° Etant donné que la glycosurie chez ces sujets a été précédée par la mise en réserve des corps gras, cette pensée se présente déjà à l'esprit, comme une hypothèse, que cette perte du sucre a peut-être ce point commun avec l'obésité, qu'elle contribue à équilibrer le budget de l'organisme, quand les apports dépassent les dépenses. Or, cette hypothèse a déjà pour elle cette condition que l'apparition de la glycosurie n'apparait effectivement qu'avec le surcroît des recettes; et elle trouve sa confirmation dans ce fait que la glycosurie disparaît, quand le surcroît des recettes a cessé.

5° Nous savons, du reste, que le pouvoir glycogénique du foie a une limite; et que si nous faisons ingérer une trop grande quantité de sucre ou d'hydrates de carbone, une partie n'est pas arrêtée par le foie sous forme de glycogène, et qu'il se produit de l'hyperglycémie, immédiatement suivie de glycosurie. Cette glycosurie expérimentale peut s'obtenir, même avec le foie normal.

Dans ce cas, l'hyperglycémie ne prouve que l'insuffisance du foie devant ce surcroît de fonction; mais la glycosurie qui la suit, établit le soin que met l'organisme à maintenir son milieu intérieur dans les conditions normales, et l'élimination de la glycose révèle manifestement un moyen de défense de l'organisme.

6° Après la constatation de la glycosurie expérimentale (Colrat, 1875), l'expérimentation et aussi la clinique ont établi la glycosurie post-alimentaire. Après les repas copieux, surtout riches en hydrates de carbone, on peut trouver du sucre dans les urines. Cette glycosurie est légère, passagère; mais elle ne prouve pas moins que l'organisme ou bien est seulement impuissant à conserver cet excès de recettes ou mieux que pour éviter l'hyperglycémie, il s'en débarrasse.

7° Qu'il s'agisse de la glycosurie nettement expérimentale ou qu'il ne s'agisse que de la glycosurie post-alimentaire, l'une et l'autre établissent bien nettement le rapport entre l'exagération des apports et la glycosurie.

8° De plus, fait important, si la glycosurie expérimentale est obtenue avec le surcroît de sucre donné exclusivement, celle qui suit le repas peut être observée même quand les hydrates de carbone ont été pris avec d'autres aliments, albuminoïdes et corps gras.

9° Un foie normal peut arrêter à l'état de glycogène 150 grammes de glycose-porte donné en une seule fois; mais il est rare qu'il puisse arrêter plus de 250 grammes. On conçoit, de plus, que le pouvoir glycogénique de cet organe puisse être diminué sous une influence native ou pathologique; et il est évident que cette faiblesse fonctionnelle constituera une cause prédisposante à la glycosurie.

10° Or, nous savons que la surnutrition qui conduit à l'obésité provoque la formation de certains produits qui agissent sur les tissus conjonctifs viscéraux en les sclérosant, et parmi ces tissus ceux du foie et du pancréas. Ces mêmes produits, peuvent aussi agir sur les éléments nobles de ces organes. Ces lésions des tissus conjonctifs ou des éléments nobles, qui déjà existent souvent chez l'obèse, doivent également se trouver, et à plus forte raison, quand cette affection existe depuis assez longtemps pour qu'elle ait été suivie de glycosurie.

11° Chez l'obèse, dont le foie aura été altéré, on conçoit que cet organe ne retienne plus la même quantité de glycose-porte qu'à l'état normal. La glycosurie apparaîtra donc plus facilement. Ce n'est plus 150 grammes de glycose qu'il faudra donner pour produire la glycosurie ; mais, dans certains cas, 100 et même 50 grammes pourront suffire.

12° Vu les conditions dans lesquelles se produit la glycosurie persistante, c'est-à-dire toujours après une obésité d'une certaine durée, on doit admettre que souvent la fonction glycogénique du foie est diminuée.

La glycosurie peut donc déjà apparaître dans deux conditions : 1° avec un foie ayant un pouvoir glycogénique normal, quand la quantité de glycose-porte qui lui arrive est réellement trop abondante ; et 2' avec un foie dont le pouvoir est diminué ; et alors, avec une quantité de glycose-porte qui peut n'être que la moitié et même le quart de la normale.

Dans le premier cas, la glycosurie, en évitant l'hyperglycémie, constituait réellement un moyen de défense. Mais dans le second, elle est devenue un danger. Elle peut, en effet, conduire à l'insuffisance de l'alimentation, et à ses conséquences.

Dans ces cas, les aliments pourront être ingérés en quantité suffisante pour couvrir les dépenses s'ils étaient utilisés en totalité. Mais ils deviennent insuffisants parce qu'une certaine quantité est éliminée sans l'être.

Ainsi peut s'expliquer, au moins en partie, l'exagération de l'appétit de ce sujet, correspondant réellement au besoin de réparer ses pertes. Ce sujet ingère beaucoup d'aliments et les digère même, mais il ne les utilise pas.

Ce sont déjà là deux conditions dans lesquelles la glycosurie peut apparaître.

13° De plus, nous le savons, l'organisme peut transformer les albuminoïdes et les corps gras en glycose. C'est là même une transformation qui lui est habituelle à l'état de santé, quand l'alimentation ne lui fournit pas les hydrates de carbone en quantité suffisante. Or, cela étant, on peut concevoir qu'il use de ce même procédé, quand ce sont les albuminoïdes ou les corps gras qui constituent le surcroît d'aliments. Au début de la surnutrition, les corps gras en excès sont seulement ramenés à la composition des nôtres, et ensuite mis en réserve dans la cellule conjonctive. Les albuminoïdes sont eux aussi transformés en corps gras et mis en réserve. C'est ainsi que se constitue l'obésité. Mais quand cette mise en réserve n'est plus possible, et que la surnutrition en albuminoïdes ou en corps gras continue, par un mécanisme qui nous échappe, corps gras et albuminoïdes sont transformés en glycose. Or, cette glycose de transformation ainsi ajoutée à la glycose-porte, dépassant le pouvoir glycogénique du foie, de nouveau, il y a de l'hyperglycémie; et pour l'éviter, la glycose en excès est éliminée.

14° Par l'évolution inévitable que subit le tissu conjonctif du foie, et probablement aussi par les modifications de plus en plus graves que subit sa cellule, on conçoit que son pouvoir glycogénique soit assez diminué pour qu'il ne puisse transformer en glycogène qu'une quantité de glycose tout à fait insuffisante aux besoins de l'organisme. Dès lors, même une quantité de glycose bien inférieure à nos besoins sera suffisante pour produire l'hyperglycémie et ensuite la glycosurie.

15° Une pareille insuffisance glycogénique du foie à elle seule pourrait déjà conduire à un état consomptif. Mais, de plus, l'évolution des lésions du pancréas digestif marche souvent de pair avec celle du foie; et, dès lors, les aliments ne sont même plus digérés en quantité suffisante. De là une marche encore plus rapide de la dénutrition. Les aliments sont absorbés en quantité trop faible; et sur la faible quantité qui est absorbée, une partie n'étant plus retenue par le foie, qui a ainsi perdu sa fonction régularisatrice, est éliminée sans être utilisée.

16° Je dois ici faire cette observation générale. Dans la plupart des considérations précédentes, quand j'ai parlé du pouvoir qu'a le foie de retenir la glycose sous forme de glycogène, je n'ai visé que cet organe. Mais, je l'ai dit ailleurs, je considère comme probable que le pancréas interne et peut-être la rate, interviennent aussi d'une manière nécessaire, à l'état normal, dans le passage de la glycose à l'état de glycogène. Or, s'il en est ainsi, on conçoit qu'une diminution de cette fonction de la part de ces organes puisse conduire aux mêmes résultats. Quelle qu'en soit la cause, si la glycose n'est pas retenue par le foie, il se produit de l'hyperglycémie, et forcément aussi de la glycosurie.

17° Le mécanisme de la glycosurie, même dans les limites du diabète gras, varie donc avec la période à laquelle cette affection est arrivée. La glycosurie, moyen de défense au début, devient ensuite un danger, puis, à la fin, une cause de consomption toujours grandissante.

18° L'explication de la glycosurie par la surnutrition au début de son apparition est entièrement démontrée par le succès constant et rapide d'une alimentation, d'abord un peu insuffisante, puis régulièrement dosée pour satisfaire les besoins, sans les dépasser. Une alimentation ainsi exactement dosée, fait disparaître sûrement la glycosurie pendant toute la période où elle est encore intermittente, et même pendant celle où elle est persistante; mais seulement tant que les lésions du foie ou du pancréas n'ont pas trop fait baisser la transformation de la glycose en glycogène. Or, cette période est encore assez longue pour que le diabète soit souvent reconnu dans son cours; et que, par conséquent, le dosage de l'alimentation puisse rendre de grands services.

Plus tard, l'explication précédente de la glycosurie, par l'insuffisance glycogénique et les besoins des organes, se trouve justifiée par tous les phénomènes cliniques et souvent aussi par l'anatomie pathologique, quand elle est faite d'une manière complète. Mais, de plus, les commémoratifs, l'ensemble des symptômes et aussi les lésions ne laissent aucun doute sur le rôle prépondérant qu'a joué la surnutrition dans l'apparition de l'affection et dans son évolution.

19° La cause essentielle, *sine qua non*, de cette affection est donc la surnutrition : cause prochaine, immédiate à ses débuts, cause éloignée à la fin. C'est elle qui domine son étiologie et son évolution. Elle agit directement sur la glycosurie au début; et seulement d'une manière indirecte dans la période consomptive. Mais, et c'est là ce qui augmente encore son importance, c'est encore la surnutrition, qui, en agissant par ses produits sur les divers tissus conjonctifs viscéraux, et ensuite soit par ces derniers, soit directement sur les éléments nobles, prépare de longue main, mais d'une manière sûre, la déchéance de tous les organes que l'on constate à la fin de cette affection, quand elle achève son évolution.

20° La glycosurie, quelque importance qu'elle prenne dans la symptomatologie du diabétique, ne doit pas moins n'être considérée que comme secondaire. Ce qui fait le diabète gras, c'est la sclérose viscérale et les modifications des parenchymes, dus, la première et les secondes, aux produits développés au sein de nos tissus par la surnutrition. Phase plus avancée de cette auto-intoxication que l'obésité, évoluant assez souvent parallèlement avec la goutte, le diabète représente avec cette dernière une de ses manifestations les plus complètes. Chez cette victime de la surnutrition, en y joignant son influence héréditaire, tous les organes sont atteints. Ce n'est pas seulement le foie, le pancréas, qui ont subi l'influence de ces produits irritants ou toxiques. Le cœur, le rein, le poumon, le tube digestif et jusqu'aux organes génitaux sont en état d'insuffisance fonctionnelle ; et cela non point d'une manière indirecte, comme par suite d'une anémie due à une insuffisance alimentaire ; mais par une action directe, s'étant exercée simultanément sur chacun d'eux.

J'ai cru utile, pour que mes idées fussent bien comprises, de faire cet exposé. Il servira, du reste, pour les indications que je vais avoir à donner sur l'alimentation pendant les différentes phases de l'affection.

Voyons maintenant, en prenant un cas clinique, comment elle évolue.

Si nous prenons un sujet pléthorique, surtout s'il a été conduit à cet état par une influence héréditaire en même temps que par sa propre surnutrition, nous verrons qu'à un moment donné, sa santé florissante est entrecoupée de malaises, de migraines, de courbatures fréquentes, quelquefois de suffocations, de palpitations, de périodes de constipation alternant avec de la diarrhée, et parfois aussi de poussées hémorroïdaires. Ces divers troubles sont fréquents; mais ils cèdent à quelques purgatifs, à la diète ou à quelques eaux minérales. Puis ces troubles disparaissent; et par suite de cette amélioration, nous perdons le malade de vue. Mais si nous le rencontrons après un certain temps, six mois a un an, nous voyons qu'une modification s'est produite dans ses traits et dans sa constitution : il a pris de l'embonpoint. Mais les troubles, quoiqu'il ait continué la surnutrition, ont disparu. Il semble que l'organisme a hésité pendant quelque temps pour mettre en réserve les aliments en excès, sous forme de corps gras; et c'est à cette période d'hésitation qu'a correspondu celle des malaises.

Mais à partir du moment où il s'y est décidé, les troubles dus à l'excès des produits assimilés ont cessé.

La période d'hésitation correspondant à celle caractérisée par les troubles morbides, varie comme durée. Elle est moins longue chez les sujets ayant hérité d'une influence adipogène, comme chez les fils de pléthorique. Leurs cellules conjonctives sont prédisposées à cette évolution.

Un certain temps se passe ainsi; mais la surnutrition ayant continué, les malaises et les troubles reviennent. Ils se prolongent pendant un certain temps avec des périodes d'amélioration. Puis, de nouveau, ils disparaissent pour faire place à un état qui a toutes les apparences de la santé. L'embonpoint peu à peu, il est vrai, a augmenté; le sujet est devenu obèse.

Mais il accuse une excellente santé et un réel état de bien être. Ses fonctions digestives se font bien; il va à la selle deux fois par jour plutôt qu'une. S'il a perdu de son activité physique à cause de son obésité qu'il met sur le compte de l'âge, s'il est un peu essouflé quand il s'agit de monter, s'il graillone, s'il s'enrhume facilement, il n'en a pas moins conservé son appétit, sa gaîté et même son aptitude aux affaires. En somme, il est satisfait de sa situation; et il considère les inconvénients précédents, comme une conséquence obligatoire des années. Cependant il n'a guère plus que la quarantaine.

Mais cela n'a qu'un temps. Peu à peu, l'obésité est devenue gênante. Les bronchites fréquentes ont été remplacées par un catarrhe persistant. L'essoufflement existe même au repos. Les nuits sont mauvaises; et l'appétit lui-même est devenu irrégulier. A des périodes pendant lesquelles il est insatiable succèdent des périodes d'inappétence. S'il s'agit de la femme, elle voit apparaître les premières atteintes de coliques hépatiques. Elle est tourmentée par un prurit vulvaire et par des éruptions cutanées ayant pour point de départ l'intertrigo. On les observe notamment aux parties génitales et sous les seins. S'il s'agit de l'homme, il présente souvent des furoncles; il se plaint d'une soif qn'il n'arrive pas à satisfaire. Il urine souvent et beaucoup; il n'est pas rare qu'il ait quelques troubles urinaires. -

C'est dans cet état, que soit à propos de quelques-uns de ces symptômes qui se sont exagérés, soit à l'occasion d'une affection intercurrente que le médecin mis au courant des troubles précédents, demande l'analyse des urines; et cette analyse révèle une glycosurie déjà très marquée. Le sujet lentement, à son insu, pendant cette période de bien-être qui a coïncidé avec l'exagération de son embonpoint, est en outre devenu glycosurique; et cette glycosurie jointe à l'obésité ainsi qu'aux symptômes qui en dépendent et aux altérations desorganes qui en sont les conséquences, constituent le *diabète gras*, le *diabète arthritique*. Pendant cette période de bien-être qui a correspondu à l'exagération de l'obésité, l'organisme a bien continué à transformer en corps gras l'excédent de ses recettes. Mais l'apodigénèse a ses limites. Et comme les aliments absorbés continuent à dépasser ceux dépensés : d'une part, leur excédent ne pouvant plus être mis en réserve sous forme de corps gras; et d'autre part, le foie ne pouvant pas retenir, sous forme de glycogène, toute la glycose alimentaire parce qu'elle lui arrive en trop grande quantité, cette glycose reste en nature dans le sang; et ainsi se produit rapidement l'*hyperglycémie*, et comme une conséquence forcée la *glycosurie*.

Le sang, nous le savons, contient toujours soit à l'état libre, soit à l'état combiné (Lépine), 1 à 2 grammes de glycose par litre. C'est la quantité que lui cède le foie au fur et à mesure des besoins de l'organisme ou qui provient des hydrates de carbone des tissus (Lépine); mais si cette quantité est augmentée, si elle atteint 4 et 5 grammes, l'organisme, pour maintenir constante la composition de son milieu intérieur, élimine par les reins ce qui dépasse les proportions normales. C'est là de sa part un moyen de défense.

Retenons donc ce premier point, que l'élimination du sucre, quand il est en excès dans le sang, constitue un moyen de défense de l'organisme, ayant pour but de conserver au milieu intérieur sa composition normale, celle qui convient le mieux à la fonction des divers tissus. Mais, de plus, dans le cas dont il s'agit, le sucre n'arrivant en excès dans le sang que par suite du surcroît des aliments absorbés sur ceux dépensés, surtout quand ce surcroît ne peut plus être transformé en corps gras, l'élimination de la glycose correspond à un autre besoin de l'organisme et devient un autre moyen de défense : il élimine les aliments qu'il ne peut utiliser.

Nous savons, en effet, d'abord, que notre organisme pour le bon fonctionnement de ses éléments anatomiques a besoin d'une température presque invariable ; et que cette constance de la température est pour lui une des conditions les plus essentielles de son existence. Ensuite, nous savons aussi qu'il ne peut détruire un aliment quelconque sans produire une quantité donnée de calorique en rapport avec chaque catégorie d'aliments. Enfin nous savons également que si l'organisme peut exagérer ses dépenses de calorique, cette exagération a une limite. Pour maintenir sa température constante, il ne peut donc utiliser qu'une quantité donnée d'aliments. En dépenser davantage serait élever sa température et il ne le doit pas. Les aliments absorbés continuant à être en surcroît et ces aliments ne pouvant plus être mis en réserve, l'organisme se voit donc condamné à éliminer ce surcroît. Cette élimination devient donc, ainsi que je l'ai dit, un véritable moyen de défense de l'organisme. C'est un stratagème dont il se sert pour équilibrer les recettes avec les dépenses, en élevant celles-ci autant que possible. Il élimine ce qu'il ne peut ni mettre en réserve ni dépenser.

Il m'a paru très logique depuis mes premiers travaux (1896), de donner cette explication à la glycosurie, qui apparaît dans les cas d'obésité lorsque la surnutrition continue. Au moins pendant une période, l'élimination du sucre doit donc être considérée comme un double moyen de défense : d'abord pour éviter l'hyperglycémie et ensuite pour équilibrer le budget de l'organisme.

Je viens de rappeler, du reste, que nous pouvons produire l'hyperglycémie et la glycosurie à volonté. Il suffit de donner une quantité de sucre ou d'hydrates de carbone qui dépasse celle que le foie peut mettre en réserve sous forme de glycogène.

La fonction glycogénique du foie, comme on devait le prévoir, a une limite. Cette glycosurie ainsi produite est passagère. Elle ne dure que le temps nécessaire à l'élimination de la glycose en excès. Mais elle n'en éclaire pas moins vivement la pathogénie du diabète chez l'obèse. De plus, ce que nous pouvons faire intentionnellement par l'ingestion d'une dose déterminée de glycose, se produit, aussi, quand, sans nous en rendre compte, nous dépassons, pour la quantité d'hydrates de carbone absorbés, le pouvoir glycogénique du foie. Pendant quelques heures, nous faisons de la glycosurie. On en a facilement la preuve, quand on cherche le sucre avec soin quelques heures après un repas riche en sucreries ou en pâtisseries. L'organisme se débarrasse ainsi d'une partie des aliments absorbés, qu'il ne peut dépenser et que le foie n'a pu retenir.

Dans le cas précédent, j'ai supposé que nous n'avions constaté la glycosurie que tardivement, lorsque déjà elle était établie d'une manière permanente. Mais dans le diabète gras, la glycosurie persistante est toujours précédée de glycosuries passagères. Ces éliminations de sucre s'observent d'abord seulement pendant les quelques heures qui suivent les repas. Puis elles existent à toutes les mictions, mais seulement pendant quelques jours. Puis, enfin, tout en restant persistante, elle subit de grandes oscillations, et cela souvent sans que le sujet puisse s'en rendre compte.

Au début donc, la glycosurie, en elle-même, ne constitue pas un danger. Elle sert même à maintenir l'organisme dans les conditions les moins défavorables au jeu de ses fonctions. C'est le rôle que je lui donne, qui explique le bien-être qui suit sa mise en œuvre par l'organisme. Sous l'influence de l'élimination du sucre en excès, les troubles qui existaient avant, disparaissent. Ils cessent après l'élimination du sucre, comme ils avaient cessé au début de l'embonpoint, lorsque l'organisme a commencé à mettre ce surcroît d'aliments en réserve sous forme de corps gras. Il en est si bien ainsi, qu'il y a des glycosuries qui durent des années, sans que les sujets paraissent en souffrir beaucoup. Grâce à leur appétit et au bon état de leurs organes digestifs ou mieux à cause même de leur appétit et du bon état de leurs organes digestifs, ils ingèrent et digèrent d'abord la quantité d'aliments qui leur est nécessaire, et en plus une certaine quantité qu'ils éliminent sous forme de sucre. La glycosurie, pendant cette période, est donc tout entière sous la dépendance du surcroît des recettes sur les dépenses ; et ce qui le prouve d'une manière indiscutable, c'est qu'on la fait cesser, dès que l'on a soin de ramener soi-même les recettes au niveau des dépenses par un dosage méthodiquement fait de l'alimentation. C'est là une preuve que l'on peut obtenir tous les jours pour les diabètes gras au début de leur évolution ; et, je l'ai dit, c'est ce fait qui a ramené une partie du monde médical à cette pratique, comme base du traitement de cette affection.

Dans tout ce qui précède, il n'a été question, comme surcroît d'aliments, que des hydrates de carbone. Il pourrait donc sembler que seuls ces aliments peuvent donner lieu à l'hyperglycémie, ainsi qu'à la glycosurie ; et ainsi se trouverait justifiée la pratique de tous ceux qui alimentent les diabétiques seulement avec les albuminoïdes et les corps gras, en éliminant soigneusement de leur régime les hydrates de carbone. Or, il faut le reconnaître, ce sont évidemment ces aliments qui le plus facilement donnent lieu à l'élimination du sucre. L'épreuve de la glycosurie alimentaire est là pour le prouver. Mais nous le savons aussi, le foie peut dédoubler les albuminoïdes pour produire de la glycose ; et il peut également la produire en désagrégeant les corps gras. L'organisme animal ne brûlant que de la glycose, cette double transformation est normale pour tous les carnivores. Comme les herbivores, ils ne brûlent, eux aussi, que de la glycose, mais ils la font avec les albuminoïdes et les corps gras. C'est là, chez ces animaux, un surcroît de travail pour leur foie ; et c'est probablement en partie, je l'ai dit, ce qui explique que chez eux, proportionnellement à leur poids, cet organe soit plus volumineux (voir ce volume, p. 504). Pour nous-mêmes, sachant la quantité de calories que nous dépensons, et, par conséquent, la quantité de glycose minéralisé, il nous est facile d'avoir la preuve de cette transformation en diminuant les hydrates de carbone et en exagérant les autres aliments. Notre foie, à l'état normal, doit sûrement le faire pour une certaine quantité d'albuminoïdes et de corps gras.

Nous dépensons en moyenne 60 grammes de corps gras par jour ; et comme ils ne peuvent être dépensés qu'à l'état de glycose, il faut bien que notre foie les transforme. Nous savons même, d'après les travaux de Chauveau et de Rubner, la quantité de glucose que donne 1 gramme d'albuminoïdes et 1 gramme de corps gras dans leur dédoublement. La formation de la glycose avec les albuminoïdes et les corps gras à l'état physiologique est donc un fait bien établi. Il est même constant au moins pour les albuminoïdes usés ; et, par conséquent, nous devons facilement admettre que la même formation puisse se faire lorsque ces aliments sont en excès. Du reste, le fait nous est démontré par les diabétiques eux-mêmes. Nous savons, en effet, que même avec un régime exclusivement carné, certains d'entre eux ne continuent pas moins à perdre du sucre, et en notable quantité.

Ces faits ont pour la pathogénie du diabète gras une importance capitale. On comprend, en effet, que vu la facilité qu'a l'organisme à transformer en glycose les albuminoïdes et les corps gras, il puisse user de ce même procédé pour se débarrasser de ces deux catégories d'aliments, lorsqu'ils lui arrivent en excès, si déjà la mise en réserve sous forme de corps gras est devenue impossible. Or, cela étant, ce n'est plus seulement à l'excédent des hydrates de carbone que l'organisme remédiera par l'élimination du sucre, mais aussi à l'excédent des albuminoïdes et des corps gras ; et, d'une manière générale, à l'excédent *des aliments pris dans leur ensemble*. Sur la totalité des aliments absorbés, quand ils dépassent les besoins, et que l'excédent ne peut plus être mis en réserve sous forme de corps gras ou de glycogène, l'organisme prend d'abord la quantité d'albuminoïdes qui correspond à ses dépenses en cette substance ; et tout le reste, qu'il s'agisse d'albuminoïdes, de corps gras ou d'hydrates de carbone, est transformé en glycose. Sur cette glycose, enfin, une partie est minéralisée pour fournir à l'organisme le calorique et le mouvement nécessaires ; et la partie qui ne peut être utilisée est éliminée par la voie rénale. La glycose urinaire peut donc provenir de chacune des trois catégories d'aliments. Elle n'est plus seulement fonction de l'excédent des hydrates de carbone alimentaires, mais de l'excédent de la totalité des aliments, ceux-ci étant évalués d'après leur valeur en calories.

Cela étant, on conçoit donc que pour fixer l'alimentation du diabétique, il ne doit pas suffire de ramener les hydrates de carbone à ses besoins; mais que cette fixation doit être faite pour la valeur totale de la ration en calories. C'est ce principe qui doit devenir la base de l'alimentation du diabétique. C'est ce principe au moins qui m'a inspiré dès 1896; et, je l'ai dit, c'est aussi celui qui, depuis quelques années, a inspiré les travaux de Lépine, Pascault, Linossier, Guelpa, Bardet, Chassevant et Laumonnier.

Telles sont l'étiologie et la pathogénie du diabète gras jusqu'à une certaine période de son évolution :

1° Il a pour cause essentielle la surnutrition totale évaluée en calories ;

2° Il a comme condition également indispensable une réserve antérieure de corps gras, avoisinant la réserve maxima relative à chaque organisme ;

3° La glycose urinaire représente l'excédent des recettes sur les dépenses, évalué en calories, et quelle que soit la nature des aliments entrant dans la ration ;

4° La glycosurie et la plupart des symptômes qui l'accompagnent disparaissent en fixant la ration d'après les dépenses de l'organisme vu les conditions de son existence.

Mais nous ne pouvons oublier que si d'abord la mise en réserve des corps gras a pu équilibrer les recettes avec les dépenses, et si ensuite la glycosurie a rendu les mêmes services à l'organisme, celui-ci n'en est pas moins resté sous l'influence prolongée des produits de combustion incomplète, acide urique et corps xanthiques, conséquence forcée de la surnutrition. Il n'est pas moins également resté sous l'influence des ptomaïnes et des autres produits intestinaux, qui, d'une manière presque constante, coïncident avec la surnutrition. La transformation des albuminoïdes en corps gras a mis en liberté les acides de ces corps, dont nous connaissons l'action irritante; enfin, depuis que l'hyperglycémie s'est produite, les tissus n'ont pas moins subi l'influence d'un milieu modifié par l'existence du sucre en excès. Or, toutes ces substances, qui, j'ai déjà insisté sur ce point, sont sclérogènes, ont agi, avec le temps, sur le tissu conjonctif des divers organes, et en première ligne, sur celui des vaisseaux. Il est probable aussi que ces substances ont pu agir directement au moins sur quelques autres tissus, cellules glandulaires, fibres musculaires, éléments nerveux, etc. ; et, dès lors, nous entrons, avec les lésions de ces organes et tissus, dans une autre période. Le foie, qui, jusque là, avait encore pu faire face à un surcroît de travail en transformant les albuminoïdes et les corps gras en glycose, voit sa fonction glycogénique diminuer, si bien qu'il ne peut plus mettre en réserve même la quantité de glycose-porte qui représente seulement les besoins. Tandis qu'il pouvait transformer en glycogène 150 grammes à 200 grammes de glycose-porte, il n'en mettra en réserve que 100 grammes ou 50 grammes. Le pancréas interne ne pourra plus agir sur la glycose-porte pour aider sa transformation en glycogène. Enfin, les ferments glycolitiques, signalés par Lépine, n'exerceront plus leur action sur la molécule glycosique ; et, dès lors, la glycosurie n'aura plus besoin pour apparaître d'un excédent des recettes sur les dépenses ; elle pourra apparaître même avec une recette inférieure aux besoins. Elle relèvera maintenant de l'insuffisance du foie ou de celle du pancréas, ou de celle de ces deux organes ou des ferments glycolitiques. Le sucre étant ainsi éliminé, les aliments, même digérés en quantité normale, deviennent insuffisants ; et l'organisme, pour remédier à cette insuffisance, s'adresse à ses réserves. Mais, même en admettant qu'elles puissent encore être transformées en glycose, celle-ci n'étant plus retenue par le foie, s'éliminera par la voie rénale. La glycosurie n'est plus fonction du surcroît d'aliments, elle est devenue fonction de l'insuffisance du pouvoir glycogénique pancréatico-hépatique ou glycolitique.

Enfin, la situation peut encore s'aggraver par une altération du pancréas digestif et du foie digestif. Les aliments ingérés ne sont plus digérés qu'en partie ; et, quelle que soit la quantité ingérée, il y a réellement une insuffisance alimentaire.

Le diabète gras, par son évolution, surtout par la continuation de la surnutrition, se présente maintenant avec les mêmes lésions que le diabète maigre d'emblée, et avec toute sa gravité. Mais ce qui fait son danger, ce n'est pas la glycosurie quelque abondante qu'elle soit, ce sont les lésions du tissu conjonctif viscéral, ce sont les lésions des éléments nobles, et enfin, aussi, les modifications fonctionnelles que ces derniers peuvent subir sous l'influence des produits d'auto-intoxication.

Quant à la glycosurie, il faut le savoir, elle a incontesta-blement l'inconvénient d'activer la déchéance du malade en dépensant ses réserves sans utilité, mais elle évite un danger immédiat, celui de l'hyperglycémie ; et nous ne pouvons la diminuer d'une manière utile qu'à la condition de diminuer cette dernière.

Telle est l'évolution du diabète gras, telle que je la com-prends, et telle, je crois, qu'on pourrala suivre dans les cas où l'on sera assez heureux pour éviter les complications que trop souvent arrêtent le diabète avant sa période finale. Or, on doit le comprendre d'après ce qui précède, l'alimentation devra forcément varier avec ces périodes si différentes ; et pour pou-voir l'exposer d'une manière utile, je vais m'occuper successi-vement du régime pour chacune d'elles. J'en admettrai trois principales.

Je m'excuse des longs développements dans lesquels je suis entré sur l'étiologie, la pathogénie et l'évolution du diabète arthritique. Mais ces explications m'ont paru indispensables, d'abord pour justifier le régime que je vais indiquer et qui, on l'a vu, est encore opposé à celui de nombreux auteurs ; et ensuite pour expliquer les modifications qu'il doit subir au cours de cette affection.

Etant donné que le diabète arthritique reconnaît pour prin-cipale cause le surcroît des apports sur les dépenses ; que la gly-cosurie et le diabète ne sont que les conséquences de ce surcroît, la conclusion logique qui s'impose est que la première condition à remplir, au moins au début de l'affection, est de faire dis-paraître ce surcroît en réglant l'alimentation d'après les be-soins. Mais, dans la suite, nous l'avons vu, le problème de l'ali-mentation se présente dans des conditions tout à fait diffé-rentes ; et pour mettre de l'ordre dans son étude. il est forcé, je l'ai dit, d'admettre au moins trois périodes correspondant à celles de l'évolution complète du diabète.

Division. — La *première* commence avec la glycosurie pas-sagère n'existant que pendant quelques heures après le repas ; et elle se continue jusqu'au moment où la mise en réserve de la glycose dans le foie devient inférieure à la normale, qui, elle, dépasse un peu lesbesoins.

Le commencement de la *deuxième* est marqué par la diminution de la fonction glycogénique ; et elle se continue jusqu'à ce que la quantité de glycose qui peut être transformée en glycogène devienne inférieure aux besoins stricts de l'organisme. Enfin, la *troisième* est représentée par la période de déchéance, pendant laquelle la quantité de glycose mise en réserve par le foie est si faible, que, la plus prande partie étant perdue, le malade est condamné à s'autophagier.

Chacune de ces périodes, nous allons le voir, a des indications spéciales au point de vue de l'alimentation.

Fixation de la période. — Mais comment connaître la période dans laquelle se trouve le malade ? La période nous sera indiquée par les *repas d'épreuve*.

Notre ration d'entretien comprenant, dans nos climats, selon les saisons, de 3 à 6 grammes d'hydrates de carbone, pour que la fonction glycogénique puisse être considérée comme normale, il faut que le foie puisse retenir à l'état de glycogène, dans les 24 heures, environ 400 grammes de glycose alimentaire, à la condition, bien entendu, de répartir ces hydrates de carbone, au moins dans trois repas.

La ration moyenne d'entretien, telle que je l'ai fixée, ayant un total de 340 grammes d'hydrates de carbone en évaluant l'alcool en glycose, en comprend environ 40 à 50 grammes pour le premier déjeuner, 100 à 150 grammes pour le second et de 150 à 200 grammes pour le dîner. Dans les conditions ordinaires, la glycose alimentaire arrive donc souvent à 200 gr. pour le principal repas. Pendant l'hiver, où les hydrates de carbone doivent être augmentés, on peut fixer leur totalité à 400 grammes et au maximum à 450 grammes, donnant ainsi à eux seuls de 1.600 à 1.800 calories.

J'estime donc que la fonction glycogénique du foie pourra être considérée comme encore *normale*, quand on pourra donner à un repas au moins 200 grammes d'hydrates de carbone sans voir le sucre apparaître dans les urines.

Cette épreuve pourra être faite avec une alimentation mixte en s'inspirant de mon régime type (2e vol., p. 337). Mais on pourra aussi le faire, et beaucoup plus facilement, avec le régime *lacté sucré*, à la condition d'ajouter à un litre de lait 75 grammes de sucre et 150 de pain. On donnera ainsi à peu près : 50 gr. de lactose, 75 gr. de saccharose et 75 gr. d'amidon. Ces aliments devront être pris assez lentement, soit dans un quart d'heure au moins, et après un jeûne d'environ 4 heures. Ce repas d'épreuve reste plus rapproché des conditions ordinaires d'alimentation que celui fait par l'ingestion brusque de 150 grammes d'un sucre quelconque. Dans ces dernières conditions, en effet, la glycose arrive au foie à dose massive; et un foie, cependant encore suffisant. pourrait laisser passer une partie de cette glycose, qui, si cette dernière lui était arrivée par quantités fractionnées, comme pendant un travail digestif ordinaire, aurait été transformée en glycogène.

Comme le repas d'épreuve avec le régime ordinaire exige une certaine connaissance de la valeur des aliments en hydrates de carbone, et surtout qu'il est difficilement compris par le malade, je conseille de s'en tenir au repas d'épreuve par le régime lacté précédent. Celui-ci, outre qu'il est facilement compris par le malade, a l'avantage de présenter aux organes digestifs trois hydrates de carbone différents, qui exigent de leur part une modification spéciale pour chacun d'eux, ce qui a pour résultat probable, de faire arriver la glycose au foie d'une manière successive.

Pour tenir compte du poids du sujet, on peut admettre, comme base, qu'il faut, pour ce repas, 3 grammes d'hydrates de carbone par kilogramme du poids normal, celui-ci étant donné par la taille du sujet. J'insiste sur la condition du *poids normal*, parce que, nous le savons, il s'agit presque toujours ici d'obèses; et qu'il y a souvent une grande différence entre ce poids et leur poids réel. Or, l'obésité diminuant les besoins de l'organisme, si la fonction glycogénique est suffisante pour l'organisme normal, elle le sera pour l'obèse.

Le malade devra uriner avant le repas et attendre au moins deux heures, et même quatre heures, s'il le peut, avant de rendre l'urine qui devra être examinée. De plus, s'il s'agit d'un diabète déjà assez avancé, le repas d'épreuve devra être précédé de plusieurs jours d'une alimentation très insuffisante, composée autant que possible avec des œufs et des légumes frais assaisonnés de corps gras. On pourrait aussi imposer une diète presque complète pendant 24 heures. Autant que possible, c'est à midi, ou mieux à l'heure habituelle pour le

malade du deuxième déjeuner, qu'il faut donner le repas
d'épreuve. Les urines seront ensuite recueillies au moins deux
fois avant le repas du soir, qui devra aussi rester un peu
insuffisant et ne contenir que le moins possible d'hydrates de
carbone. L'absence du sucre urinaire après ce repas nous
prouvera que la fonction glycogénique est encore suffisante ;
et que si le sucre passe dans les urines, ce n'est réellement que
par une réelle exagération des hydrates de carbone que se
produit la glycosurie. Nous devrons donc espérer la voir disparaître en ramenant les aliments aux besoins de l'organisme.

Lorsque, au contraire, nous constatons de la glycosurie,
c'est que nous ne sommes plus dans la première période. Il
faut recommencer l'expérience avec les mêmes précautions, en
ne faisant entrer dans la ration que 2 grammes d'hydrates de
carbone par kilogramme au lieu de 3 grammes, soit un litre de
lait sucré à 30 grammes et 100 grammes de pain. Les hydrates
de carbone seront ainsi descendus à 130 grammes dans le repas
d'épreuve. Or, c'est là une quantité qui peut encore suffire ;
puisque en donnant la même quantité à chacun des deux principaux repas, nous arrivons déjà à 260 grammes. Avec le premier déjeuner, on reste peu au-dessous de la quantité contenue
dans le régime type.

Dans le cas de glycosurie après un repas d'épreuve à 2 grammes, les hydrates de carbone seront descendus à 1 gramme. Mais
déjà, même s'il n'y a pas de glycosurie avec ce dernier repas,
comprenant de 60 à 70 grammes d'hydrates de carbone, il faut
craindre que la glycogénie soit insuffisante ; et il faudra procéder
par tâtonnements.

Enfin, si avec 1 gramme d'hydrates de carbone par kilogramme de poids normal, le sucre apparaît dans les urines, c'est
que l'affection est arrivée à la période de déchéance ; et quel
que soit l'état actuel du malade, nous devons porter un pronostic grave.

On peut donc, grâce à ces repas d'épreuve que l'on peut du
reste modifier, en remplaçant, par exemple, en totalité ou en
partie, le pain par des pommes de terre ou des carottes
bouillies, savoir assez exactement dans quel état se trouve la
fonction glycogénique et régler l'alimentation sur cette fonction. Mais, je dois le dire, souvent, dans la pratique, il n'est

pas nécessaire, surtout pour les diabètes au début, de procéder aussi méthodiquement. Les repas d'épreuve ne sont indispensables que lorsque le malade se trouve sur la limite entre la deuxième et la troisième période. Dans ma pratique courante, après avoir fait faire une analyse quantitative complète et portant sur 24 heures en laissant le malade à son régime ordinaire, je donne le régime lacté à 1 litre ou 1 litre 1/2 seulement, pendant trois jours, en le faisant prendre par fractions à trois heures d'intervalle ; et je fais refaire l'analyse des urines recueillies dans la troisième journée. Or, d'une manière générale, les glycosuries, à la première et à la deuxième période, sont considérablement diminuées par ce régime. De plus, les autres malaises et symptômes gênants qui accompagnent la glycosurie, notamment la soif et la polydipsie, sont déjà sensiblement améliorés ; et ces modifications heureuses s'accentuent en prolongeant le régime lacté, même à dose plus élevée. Ce n'est que lorsque ce régime ne diminue pas ou ne diminue que faiblement la glycosurie, qu'il devient nécessaire de bien préciser la situation par les repas d'épreuve.

Ainsi fixés, désormais, sur la période de l'affection, voyons quelles sont les alimentations qui conviennent le mieux à chacune d'elles.

Première période. — C'est celle pendant laquelle notre intervention peut être la plus utile ; et heureusement le plus souvent elle se prolonge pendant plusieurs années. De sorte qu'à la condition de dépister la glycosurie de bonne heure, on peut atténuer considérablement le pronostic du diabète. L'habitude que prend de plus en plus le corps médical, de faire faire ou de pratiquer lui-même l'analyse des urines, rendra à cet égard de grands services.

La base du traitement, je l'ai dit, est un dosage méthodiquement fait de l'alimentation. Or, ce diabète n'apparaissant que chez les obèses, et ne représentant qu'une période plus avancée des troubles morbides dus à la surnutrition, tout ce que j'ai dit à propos de l'alimentation de l'obèse, peut s'appliquer à celle du diabète. On devra donc s'y reporter (page 122 de ce volume).

Dans la fixation de ce régime, il faudra donc s'inspirer des indications que j'ai exposées et discutées pour l'obésité, aussi bien pour celles d'ordre scientifique que pour celles d'ordre pratique. On pourra également utiliser les différentes données que j'ai réunies d'abord dans mon travail sur le traitement du diabète. (*Bulletin général de thérapeutitique* 1797) et ensuite, dans les autres partie de mon rrapport sur l'obésité (Congrès français de médecine 1903). On trouvera aussi dans ce rapport des indications sur l'importance que peuvent prendre les différents moyens autres que le dosage de l'alimentation dans le traitement de l'obésité. Tels sont les exercices physiques, l'influence des bains, de la ventilation etc. Il sera facile de voir, parmi ces moyens contre l'obésité, ceux qui peuvent s'appliquer au diabète.

Quant à l'alimentation, qui seule doit nous occuper ici, je me contenterai de donner les conseils suivants :

1º Dans cette période, la glycogénie est encore suffisante. Toutefois, il est prudent de ne pas trop lui demander. Aussi je conseille de surveiller les hydrates de carbone et de les ramener un peu au-dessous de la *relation nutritive* normale. Celle-ci, nous le savons, dans la ration d'entretien, en évaluant l'alcool en glycose, dépasse sensiblement en calories la réunion des albuminoïdes et des corps gras : soit 21 calories pour les hydrates de carbone et 16 pour les autres. Je pense que l'on pourra, tout en laissant la même quantité de calories à la ration totale, ramener celle des hydrates de carbone au même chiffre que celle des deux autres aliments réunis.

2º C'est par l'augmentation des corps gras que doit se faire la modification de la relation nutritive, sans toutefois beaucoup dépasser 1^{gr}50 par kilogramme.

3º Les albuminoïdes, au contraire, doivent être plutôt diminués. Il ne faut guère dépasser 1 gramme par kilog du poids normal. On ne saurait oublier, en effet, que l'exagération des albuminoïdes a été une des principales causes des modifications conjonctives et glandulaires qui font le véritable danger du diabète. Il faut donc, tout en les laissant suffisants, dépasser le moins possible leurs besoins.

On arrive très facilement à une alimentation remplissant de bonnes conditions avec le régime lacté fait avec le lait de vache. Les deux litres ne dépassent guère comme albuminoïdes, 1 gramme par kilogramme pour l'homme moyen ; les hydrates de carbone n'arrivent pas, avec le lait non sucré, à 2^{gr}50 ; et enfin, les corps gras, dépassent, au contraire, sensiblement

1 gramme. Les indications que je viens de donner pour chacune des trois catégories d'aliments, sont ainsi remplies.

Quand on devra modifier ce régime, on restera encore assez exactement avec la même relation nutritive, en ajoutant au lait en même temps, les œufs et le pain, dans la proportion de 1 œuf pour 50 grammes de pain.

Enfin, c'est en s'inspirant des mêmes proportions entre les différentes catégories d'aliments, qu'il faudra passer successivement de ces régimes lactés, purs ou mitigés, au régime lacto-ovo-végétarien ; et ensuite au régime ordinaire.

J'insiste sur ce point qu'au début du traitement, le régime doit être insuffisant au point de vue de sa valeur en calories. Cette insuffisance d'abord très marquée pendant trois à cinq jours, le sera un peu moins dans une période égale.; et on n'arrivera à l'équivalence des besoins que dans 10 à 15 jours. J'estime que ce temps est nécessaire pour débarrasser l'organisme des excédents en circulation accumulés dans le foie, et aussi des produits de combustion incomplète qui existent toujours dans ces cas.

Après cette période de 10 à 15 jours. le malade est mis à une alimentation mixte suffisante ; mais dans laquelle le lait tient encore une place importante. Il reprend ainsi un équilibre nutritif, dans lequel il trouve déjà une grande amélioration.

Mais après une semaine ou deux de ce régime, une question se pose. Le diabète gras, apparaît souvent chez l'obèse et après l'obésité. Or, étant donné que le régime *suffisant* précédent a déjà amélioré la situation, faut-il s'en contenter, ou essayer de combattre l'obésité ? Il ne peut y avoir aucun doute à cet égard. L'obésité a été une des conditions indispensab'es de la glycosurie, et elle reste une des conditions les plus favorables à son retour. J'estime donc que *pendant cette période*, contrairement à l'opinion qu'un *diabétique ne doit pas maigrir*, nous devons chercher à le faire maigrir, si nous ne voulons pas le laisser dans les meilleures conditions pour le retour de sa glycosurie, et en même temps le laisser sous l'influence nuisible de la surnutrition. La nutrition de l'obèse, en effet, se fait dans de mauvaises conditions. Ses liquides sont diminués en raison directe de ses corps gras ; la formation des acides gras due à la transformation des hydrates de carbone et des albuminoïdes en ces corps, diminue l'alcalescence du sang ; vu la diminution des liquides, le titre du milieu intérieur est souvent trop élevé ; les produits xanto-uriques sont augmentés ; enfin l'élimination des produits usés se fait mal. Ce serait donc laisser volontairement le malade exposé à toutes ces mauvaises conditions, auxquelles, à la moindre exagération des apports, viendrait s'ajouter la glycosurie, que de ne rien faire contre l'obésité. Celle-ci devra donc être combattue en suivant toutes les indications que j'ai données à son sujet, dans ce volume et d'une manière plus complète dans le rapport que j'ai cité.

En somme, la direction de l'alimentation pendant cette période du diabète arthritique est contenue dans les indications suivantes :

1° Dosage de l'alimentation en rapport avec les besoins au point de vue des calories.

2° Ramener la valeur des calories en hydrates de carbone, à la moitié de celles de la ration totale.

3° Ramener les albuminoïdes à environ 1 gramme par kilogramme.

4° Compenser la diminution des hydrates de carbone et des albuminoïdes par les corps gras.

5° En admettant cette même relation nutritive, commencer par une période de 8 à 15 jours d'alimentation de moins en moins insuffisante.

6° Enfin combattre l'obésité, si elle existe, en suivant les indications données à son sujet.

7° De préférence, s'adresser au régime lacté et à ses modifications successives jusqu'à la disparition complète de la glycosurie et à une diminution notable de l'obésité.

Deuxième période. — Avec un régime ainsi dirigé et bien suivi, on pourra garantir au diabétique non seulement une longue survie, mais aussi l'aptitude aux affaires et à ses obligations professionnelles. Ce sont là des résultats assurés. Mais avec la période suivante commencent les difficultés. Pendant celle-ci, je l'ai dit, la fonction glycogénique, tout en étant tombé au-dessous de la normale, à la condition de bien l'utiliser, peut encore être suffisante.

Les indications à remplir me paraissent être les suivantes :

1° Celles concernant le dosage de l'alimentation restent les

mêmes que dans la période précédente, pour les albuminoïdes.
Les hydrates de carbone seront encore diminués en évitant de
dépasser le pouvoir glycogénique; et les corps gras compense-
ront la diminution des deux aliments précédents.

2° Mais, condition importante, les aliments et surtout les
hydrates du carbone seront répartis au moins en quatre
repas. Le diabétique, arrivé à cette période, doit goûter. En
admettant que le pouvoir glycogénique, mesuré par le régime
d'épreuve fait par le lait sucré, soit descendu à 100 grammes
de divers hydrates de carbone, ce qui est déjà une diminution
marquée, en donnant 75 grammes de ces aliments à chaque
repas, on pourra faire tranformer en glycogène dans les quatre
repas 300 grammes de glycose ce qui est suffisant pour l'organisme, à la condition que les corps gras les complètent.

Avec un pouvoir glycogénique seulement de 50 grammes, les
quatre repas ne pourront comprendre que 200 grammes d'hydrates de carbone, qui, en les considérant comme absorbés en totalité, ne donneront à l'organisme que 800 calories. Même en réduisant la ration à 2.000 calories, étant donné que les albuminoïdes
n'en fournissent que 300, c'est 900 calories qu'il faudra demander aux corps gras, soit 100 grammes et un peu plus de 1ᵍʳ50
par kilogramme. Or, dans les conditions ordinaires, il n'est pas
toujours facile de faire digérer cette quantité. même en choisissant le corps gras qui entre dans les habitudes du malade.

Dès lors, en outre de l'augmentation du nombre des repas,
il faut chercher à diminuer les dépenses de l'organisme par
des vêtements chauds, en le retenant souvent dans les appartements et pendant de longues heures au lit. Une fonction
glycogénique ramenée à 50 grammes de glucose, peut encore
suffire à une dépense de 1.800 calories. Or, une ration de
1.800 calories, à la condition de diminuer les pertes de la radiation cutanée, peut permettre une certaine activité.

Mais dans ces dernières conditions, on le conçoit, le moindre écart dans le régime peut détruire cet équilibre tout
d'artifice ; et le malade est condamné à se surveiller attentivement à tous les points de vue. De plus, ainsi que je l'ai dit, le
tissu conjonctif, celui des vaisseaux comme celui des organes,
continue son évolution vers la sclérose; et en même temps que
la diminution de la fonction glycogénique, on voit apparaître
celle de toutes les autres. Bientôt même, sous l'influence de

ces altérations. la quantité de glycose pouvant être retenue, diminue encore ; celle retenue devient insuffisante ; et, dès lors, nous entrons dans la troisième période.

Pour cette deuxième période, qui bien dirigée peut encore être rendue assez longue, les principales indications qui s'ajoutent à celles de la première sont donc :

1° De diminuer encore les hydrates de carbone, relativement à la valeur totale de la ration en calories ;

2° De multiplier les repas, pour n'offrir la glycose au foie qu'à doses fractionnées ;

3° De diminuer les dépenses de l'organisme, en diminuant la radiation cutanée ;

C'est encore le régime lacté et ses modifications, qui, à tous égards, rendront encore le plus service dans l'alimentation de cette période.

Troisième période. — Pendant celle-ci la fonction glycogénique est assez diminuée, pour que même en donnant les hydrates de carbone par fractions la quantité de glycose alimentaire que peut retenir le foie est si faible, qu'elle devient insuffisante pour couvrir les dépenses de l'organisme. Sur 200 grammes de glycose qui arrivent au foie, dans les 4 ou 5 repas, 100 grammes seulement. par exemple, étant retenus, les autres 100 grammes s'éliminent par les urines. Les 100 grammes utilisés ne donnent que 400 calories ; le reste des dépenses doit être fourni par les autres aliments. et ceux-ci deviennent forcément insuffisants. L'organisme est donc condamné, pour suppléer à la glycose perdue, de puiser dans ses réserves : il s'autophagie. Mais tant que le foie peut remplir le rôle d'organe régulateur, les dépenses sont ainsi couvertes. C'est dans cette période, que l'on peut dire avec raison que *le diabétique ne doit pas maigrir*. Son amaigrissement devient ici la preuve de son insuffisance glycogénique.

Du reste, à cette première cause d'amaigrissement, vient. trop souvent. s'en ajouter une seconde, celle de l'insuffisance digestive. Nous nous trouvons, dès lors, dans les mêmes conditions que dans la période avancée du diabète maigre d'emblée. C'est en vain que les aliments sont ingérés; la plus grande partie n'est pas digérée. C'est en vain aussi que l'organisme transforme ses corps gras et même ses albuminoïdes en glycose; celle-ci n'est plus retenue par le foie pour la distribuer au fur et à mesure des besoins; et cette glycose est elle même en grande partie éliminée. Aussi l'amaigrissement est-il rapide. Le sujet devient squelettique; et sous l'influence de l'affaiblissement de toutes les fonctions, nous voyons s'accentuer la déchéance et la consomption, à laquelle, du reste, le malade ne résiste que peu de temps.

Dès la constatation de cette période, cette terminaison est devenue inévitable; nous ne pouvons que la retarder. Nous y arriverons, comme dans le diabète maigre d'emblée, en diminuant autant que possible les dépenses dues à la radiation cutanée, dépenses sur lesquelle nous avons le plus d'action. Nous y arriverons, comme précédemment, par les vêtements chauds, une température des appartements ne descendant pas au-dessous de 15° et le régime au lit. De plus. en multipliant les repas, le régime lacté nous rendra encore de grands services. Nous y joindrons les fromages frais, les crèmes, les flans, les œufs. Il se peut, en effet, que le foie qui a perdu sa fonction glycogénique, conserve encore le pouvoir de transformer en glycose les corps gras et les albuminoïdes; et quoique une partie de cette glycose soit aussi éliminée, une autre partie pourra probablement être encore utilisée.

Enfin, et c'est peut-être là, le meilleur de notre intervention, nous pourrons, par les précautions imposées au malade et par la surveillance attentive de ses organes lui éviter les complications si fréquentes dans cette période, ou l'aider à en triompher. Je ne crois pas que, soit par les agents thérapeutiques, soit par un régime quelconque, on puisse espérer mieux.

Ainsi, les indications pendant cette période de déchéance peuvent être résumées comme il suit :

1° Etablir la ration d'après les dépenses prévues du malade en l'augmentant de la quantité de glycose éliminée. Cette glycose sera évaluée en calories et remplacée par des corps gras et des albuminoïdes. On insistera sur celle de ces deux catégories d'aliments qui sera le mieux digérée.

2° Diminuer les dépenses de la radiation cutanée en couvrant le malade chaudement, en le faisant vivre dans une température élevée, et mieux encore au lit.

3° Multiplier les repas, en les composant surtout avec des aliments lactés et des œufs.

4° Enfin éviter les complications.

Par la mise en œuvre de ces moyens, nous n'éviterons pas bien entendu, l'issue fatale. Mais nous pourrons encore rendre au malade des services très appéciables en prolongeant son existence et en lui rendant ses derniers jours moins pénibles.

Indications alimentaires propres aux complications. — La plupart des complications et même des maladies intercurrentes laissent intactes les indications que j'ai données sur l'alimentation. Il en est ainsi aussi bien pour le dosage lui-même que pour la nature des aliments.

Les divers *traumatismes*, surtout ceux qui s'accompagnent de plaies ouvertes ou qui exigent une intervention sanglante, devront nous rendre encore plus sévères sur le traitement. L'hyperglycémie semble être peu favorable à la guérison des traumatismes. Il faudra donc adopter immédiatement un régime sûrement insuffisant surtout en hydrates de carbone, pour que l'organisme puisse dépenser la glycose du sang De plus, le régime lacté trouvera ici une indication importante. celle de l'antisepsie intestinale. Or, nous le savons, l'état septique des voies digestives est tout aussi dangereux dans les traumatismes que l'hyperglycémie. Un régime lacté insuffisant et non sucré satisfera donc à ces deux indications.

Les mêmes indications devront nous inspirer en vue d une *opération*, surtout quand on peut la différer pendant quelque temps sans inconvénient. Telles sont les ablations de tumeurs, les opérations de hernies et d'appendicites à froid, de cataractes, etc. Le régime antidiabétique préalable et rigoureusement suivi augmentera sensiblement les chances de succès, en diminuant celles des complications. Pour le diabète gras, qui est celui auquel s'appliquent surtout ces indications, il y aura même lieu de traiter l'obésité qui l'accompagne, de manière à faire descendre cette dernière au moins d'un degré. Certains chirurgiens. pour les obèses même non diabétiques, avec raison, s'en font déjà une loi.

Les *affections fébriles* intercurrentes nécessitant par elles-mêmes une alimentation insuffisante, le diabète arthritique bénéficie de cette insuffisance de l'alimentation, et disparaît souvent ou s'améliore pendant leur cours. Cette disparition, ou au moins cette diminution, bien connue du reste depuis longtemps, sont expliquées par l'étiologie que j'ai attribuée au diabète et vient en même temps à son appui. Une alimentation telle que je l'ai fixée (voir pages 207 et 226) trouve donc dans ces affections une double indication. J'ajoute qu'il y aura souvent avantage de donner la préférence au régime lacté, et sauf contre indication, au régime lacté non sucré.

Les *maladies de la peau*, l'*anthrax* et la *gangrène*, trouveront dans l'alimentation que j'ai fixée la meilleure condition de guérison. Il y aura même lieu de rendre ce régime plus rigoureux. C'est encore le lait non sucré qui devra être préféré. Il rendra, au cours de ces complications, les plus grands services. J'en ai depuis longtemps constaté l'heureuse influence. En 1897, j'en ai publié un cas des plus probants (1).

Il s'agissait d'une diabétique, plus qu'octogénaire, chez laquelle le dosage de l'alimentation avait donné les meilleurs résultats, de telle manière que deux années s'étaient écoulées (1892 et 1893) sans qu'elle eût beaucoup à s'occuper de son affection; mais qui, sous l'influence d'une infraction prolongée au régime, fut atteinte d'anthrax et de sphacèle. Le résultat du régime lacté fut si net que je reproduis cette observation telle (1) que je l'ai donnée dans le travail que j'ai déjà cité.

« Les deux années 1892 et 1893 se passèrent avec quelques
« rechutes légères, mais rapidement améliorées par un retour à un
« régime plus sévère. C'est ainsi qu'en septembre 1892, le sucre
« s'éleva à 33 grammes et en 1893 (mai et septembre) à 39 et
« à 42 grammes. Il en fut également ainsi pendant la première
« partie de l'année 1894. Mais en juin, sous l'influence de nou-
« velles infractions au régime, du reste, toujours avouées par
« la malade, la situation s'aggrava rapidement. Dans les pre-
« miers jours de juin, un vaste anthrax apparut au niveau des
« lombes gauches, et, peu après, un second dans l'aine droite.
« Ces deux anthrax furent, du reste, rapidement suivis d'une
« inflammation gangréneuse qui détruisit les téguments dans
« une vaste étendue. La perte de substance des lombes avait
« 12 centimètres de long sur 8 de large; et celle de l'aine
« 6 centimètres sur 8. Les deux présentaient également un

1) Traitement du diabète par le dosage de l'alimentation et particulièrement par le régime lacté. — *Bulletin général de thérapeutique*, 1897, tome II, page 135.

« décollement qui, sur tout le pourtour, dépassait la perte de
« substance de plusieurs centimètres. En même temps, sous
« l'influence du prurit vulvaire, qui était revenu plus intense
« que jamais, les organes génitaux externes avaient été écor-
« chés et étaient en pleine suppuration. Le catarrhe pulmo-
« naire avait reparu et l'expectoration était si abondante que
« la respiration se faisait mal. Enfin le sucre arrivait à
« 60 grammes dans les vingt-quatre heures.

« De pareilles complications, arrivant chez une femme de
« plus de 85 ans, me condamnaient à agir énergiquement.
« Jusque là je n'avais fait chez cette malade que du dosage de
« l'alimentation ; mais vu les heureux résultats que j'avais
« obtenus chez d'autres diabétiques avec le régime lacté depuis
« quelque temps, je me décidai à l'employer dans ce cas. Or,
« je n'eus qu'à m'en louer. Deux périodes lactées de 5 jours
« chacune firent descendre le sucre de 60 à 20 grammes vers
« la fin juin, et à 6 grammes le 12 juillet.

« Enfin, deux autres périodes lactées, le 12 juillet et à la fin
« août, firent disparaître d'une manière complète le sucre des
« urines (30 août). Or, sous l'influence de cette heureuse
« modification de la nutrition, l'état local comme l'état général
« s'améliora rapidement. Les parties décollées adhérèrent ; ces
« vastes pertes de substances furent réparées, si bien que dans
« le mois de septembre la cicatrisation était complète des
« deux côtés. Enfin, la malade vit ses forces revenir : et elle
« recommença à se lever et à reprendre ses habitudes A la
« fin du mois d'octobre, je pus la considérer comme tout à fait
« guérie. En ce moment, le sucre avait bien reparu, mais les
« urines n'en contenaient que 4 grammes dans les vingt-quatre
« heures. Depuis, d'une manière générale, l'amélioration de
« fin 1894 s'est maintenue ; et, quoique avec quelques recru-
« descences du diabète, qui sont indiquées à la malade par le
« retour du prurit vulvaire, l'amélioration s'est maintenue
« aussi bien que le comporte son grand âge. Elle a maintenant
« près de quatre-vingt dix ans. Elle se lève seule. Dans la
« journée, elle s'occupe de son intérieur ; elle a toujours un
« soin minutieux de sa personne ; et, quoique son écriture soit
« un peu tremblée, elle est encore des plus faciles à lire. »

Je crois qu'il est difficile de trouver un témoignage plus
probant en faveur du régime lacté insuffisant.

Certaines *diarrhées*, qui parfois apparaissent sans qu'on puisse en reconnaître la cause, tout en les surveillant, doivent être respectées. Le traitement sera fait sans médicaments et seulement par le régime lacté. Ces diarrhées, en effet, ne sont assez souvent que des *diarrhées d'élimination*, stratagème employé par l'organisme pour se débarrasser de certains produits toxiques (1).

Les *troubles digestifs chroniques*, dyspepsies, gastrites, entérites, côlites, devront être soignés avec d'autant plus de soin que, nous le savons, surtout dans la période avancée du diabète, l'intégrité des voies digestives est une des meilleures conditions de résistance. Mais, heureusement, le régime qui le plus souvent convient le mieux pour toutes ces affections, le régime lacté insuffisant, est aussi celui qui donne les meilleurs résultats dans le diabète. Ce régime devient donc ainsi la base de leur traitement (voir les régimes de ces affections dans ce volume).

Les *accidents pulmonaires aigus*, bronchite grave, pneumonie, broncho-pneumonie, rentrent parmi les maladies fébriles. Comme pour ces dernières, elles commandent l'alimentation insuffisante, qui devra être assurée par le lait non sucré. Mais ce régime donné, ces affections, au point de vue thérapeutique, seront soignées comme si le diabète n'existait pas. Les agents faisant contracter la fibre lisse, et notamment l'ipéca, conserveront ici toute leur efficacité.

Il en est de même des *affections cardiaques*. Leur régime sera le régime lacté insuffisant qui combattra en même temps le diabète; et, quant aux autres troubles, ils seront traités comme s'il s'agissait d'un sujet non diabétique.

Ce sera aussi le régime lacté qui devra être donné dans les cas de *complications des voies urinaires*. Qu'il s'agisse, en effet,

---

(1) Au moment où je corrige les épreuves pour la mise en pages, je trouve dans le compte rendu de la Société de bioliogie du 2 février 1912, page 143, une note de A. Grigault et de Charles Richet fils, dans laquelle les auteurs ont établi expérimentalement l'existence de ces diarrhées d'élimination pour l'*urée*, le *glucose* et le *chlorure de sodium*. Dans cette même note, ils citent un autre travail de Renon, Charles Bichet en Grigault. sur la *diarrhée des glycosuriques*, communiqué au Congrès français de Lyon 1911. Je ne connaissais pas ce dernier travail; mais je vois avec plaisir que ces recherches confirment mes idées sur les diarrhées *d'élimination*.

des néphrites, de la gravelle, de calculs ou de cystite, c'est toujours l'alimentation lactée qui conviendra le mieux.

La *grossesse* exigera une attention spéciale. C'est encore le régime lacté qui assurera le mieux sa terminaison normale. Mais, d'une part, il faudra arriver à le rendre suffisant le plus tôt possible ; et, d'autre part, il y aura lieu de l'entrecouper par des périodes de régime lacto-ovo-végétarien.

La *tuberculose*, pour le régime, restera soumise aux indications que j'ai données d'après la période de cette affection (voir ce volume, pp. 295, 349 et 355). Mais, bien entendu, il faudra s'en tenir à une alimentation seulement suffisante, sans faire de la suralimentation De plus, autant que possible, il faudra utiliser le lait ou ses différentes préparations. Enfin, je pense que l'on pourra, au moins pour la tuberculose pulmonaire, faire entrer le jus de viande dans ce régime.

Quant au *coma*, qui trop souvent termine le diabète, j'estime d'abord que le dosage de l'alimentation par le lait constitue contre lui le meilleur moyen préventif. Mais, de plus, quand il existe, je crois que toute alimentation doit être supprimée. Il faut en venir à une diète purement hydrique, représentée par des décoctions végétales ou des eaux minérales de faible minéralisation ; et si l'on était assez heureux pour voir un mieux se produire, à cette alimentation purement hydrique, on joindrait une petite quantité de lait, sauf ensuite à l'augmenter.

ALIMENTATION PAR LE LAIT ET PAR LES ŒUFS

Le lait et les œufs, probablement pour les raisons que j'ai données, quoique ayant une origine animale, ne présentent aucun des inconvénients sur lesquels j'ai insisté pour les viandes. La nature ayant destiné le lait à l'alimentation des jeunes mammifères et les œufs à la constitution de l'oiseau pendant sa vie fœtale extra-maternelle, il est logique qu'elle ait donné à ces deux aliments une composition telle qu'ils ne puissent pas nuire en étant utilisés comme tels. Mais quelle qu'en soit l'explication, l'hygiène et la clinique nous ont appris depuis longtemps que tous les deux constituent d'excellents aliments, qu'il faut sûrement différencier des autres aliments d'origine animale.

Les œufs entrent souvent dans l'alimentation ; mais ils ne composent jamais un régime exclusif. Je me contenterai donc d'en traiter en parlant du régime ovo-lacté, qui est une des principales modifications du régime lacté.

RÉGIME LACTÉ ET SES MODIFICATIONS

Dans le 2ᵉ volume (pages 323 et suivantes) j'ai étudié la *ration moyenne d'entretien* constituée par le lait ; et aussi ses principales modifications, en lui adjoignant le pain, les œufs et les végétaux, ce qui constitue les régimes désignés sous le nom de *pané-lacté*, *ovo-lacté* et *ovo-lacto-végétarien*. Pour ces divers régimes, j'ai indiqué la quantité de lait de vache, de beaucoup le plus souvent utilisé, qui est nécessaire pour l'adulte moyen, et aussi les quantités de substances albuminoïdes, de corps gras, d'hydrates de carbone, d'eau et de matières salines qui correspondent à cette quantité. Il devient facile, avec ces données, de calculer les quantités de lait nécessaires pour les adultes des deux sexes, et de divers poids.

Plus loin, en traitant de l'alimentation pendant la croissance et surtout pendant les deux premières années, j'ai fixé la quantité de lait de femme (page 463) et la quantité de lait de vache (page 469) nécessaires au nourrisson, en tenant compte des nombreuses conditions qui peuvent faire varier ses besoins. Enfin, après avoir fixé ces quantités, en me basant sur ces données, j'ai abordé le côté pratique de l'allaitement ; et on trouvera ce sujet longuement traité jusqu'à la fin du sevrage, de la page 505 à la page 581.

En ce qui concerne l'alimentation depuis l'âge de deux ans, soit approximativement depuis le sevrage, jusqu'à l'âge adulte, on trouvera également les indications nécessaires à l'emploi du lait pour les divers âges à propos des régimes types que j'ai établis, à savoir : pendant la troisième année ; de 4 à 5 ans ; de 5 à 7 ans ; de 7 à 14 ans ; de 14 à 18 ans ; et enfin de 18 à 25 ans. J'ai indiqué, dans ces régimes, quelle est la part qui peut revenir au lait ; et, en outre, si l'on voulait établir le régime lacté exclusif pour ces divers âges, il serait facile de le faire, en tenant compte du poids normal du sujet, des besoins que j'ai fixés pour un kilogramme de ce poids, et enfin de la composition du lait.

Toutes ces indications sont propres au lait de vache. Mais, de plus, dans le 3e volume, outre que je suis revenu sur la composition des laits de femme (396), et de vache (400), avec les les nombreuses préparations de ce dernier (page 402), j'ai donné la composition des laits de brebis, de chèvre, d'ânesse, et de jument ; ce qui permet d'établir leur équivalence. On trouvera également, dans cette partie, la composition des divers laits fermentés, Kefir, Koumys et Yohourt, qui, depuis quelque temps, sont entrés dans l'alimentation des malades ; et enfin j'y ai joint la composition des nombreux fromages frais ou fermentés préparés avec ces divers laits (page 403).

Ce sont donc là autant de données, qui sont sûrement indispensables au point de vue de l'utilisation du lait dans l'alimentation, surtout dans celle des malades ; mais sur lesquelles je n'ai pas à revenir.

Ces données nous étant connues, étudions le régime lacté et ses modifications en vue du malade.

Définition. Division. — Pour la clarté du langage, il est nécessaire de s'entendre sur la valeur des expressions employées dans ce qui va suivre.

On peut considérer comme *régimes lactés* tous ceux dans lesquels un lait quelconque, et même ses différentes préparations, dominent dans l'alimentation. On reste. donc dans les limites des régimes lactés en joignant au lait pris en nature, des laits fermentés ou des fromages et même certains aliments, mais alors ceux-ci n'entrant dans le régime qu'en petite quantité.

Le régime lacté, ainsi pris dans son ensemble, présente donc de grandes variations ; et pour l'étudier avec fruit, il convient d'établir des divisions dont les plus naturelles me paraissent être les suivantes :

1° *Le régime lacté exclusif*, dans lequel le sujet ne prend que du lait pur ou seulement additionné de sucre.

2° Le régime *ovo-lacté*, composé par du lait sucré ou non, et par des œufs. En général, c'est encore le lait qui fournit la plus grande quantité d'azotés et de calories.

3° Le régime *pané-lacté*, constitué par du lait, auquel on ajoute une certaine quantité de pain ; mais encore dans des proportions assez faibles pour que la prépondérance reste au lait.

4° Le régime *lacto-végétarien* ou *lacto-ovo-végétarien*, dans lesquels le lait conserve toujours sa prépondérance comme substances albuminoïdes et valeur en calories; mais auquel on ajoute soit seulement des aliments végétaux (céréales, légumes et fruits) soit en même temps des œufs.

A partir du régime pané-lacté, tous représentent les régimes *lactés mitigés*. Mais, condition capitale, pour que ces régimes divers soient considérés comme relevant de l'alimentation lactée et en conservent les avantages, il faut que le lait représente toujours plus de la moitié des albuminoïdes et de la valeur en calories.

On ne saurait donc considérer comme un régime lacté, erreur que j'ai vu commettre bien souvent, une alimentation dans laquelle aux aliments ordinaires, y compris les viandes, on ajouterait un litre ou deux litres de lait. Certains malades croient se mettre complètement en règle avec les conditions du régime lacté, en remplaçant le vin par le lait. D'autres, tout en modifiant leur ancien régime dans une certaine mesure, prennent bien le lait dans les proportions prescrites par leur médecin ; mais ils croient ne pas modifier son action en y joignant quelques aliments que le public considère comme *légers*, ou qu'ils ont vus être prescrits à d'autres malades, comme eux soumis à un régime lacté.

Ces erreurs, qui souvent enlèvent au règime lacté toute son efficacité, si même elles ne le rendent pas nuisible, sont si fréquentes que je ne saurais trop insister sur la nécessité qu'il y a, après avoir bien précisé les conditions du régime lacté que l'on prescrit, à faire répéter les conditions par le malade lui-même. On verra souvent, quelque nettement que l'on ait formulé ses indications, que le malade n'avait pas compris. Hier encore, après avoir prescrit un régime exclusif à un malade, qui pourtant n'est pas étranger aux choses de la médecine, et lui avoir indiqué les quantités de lait à prendre, ainsi que les heures où il devait être pris; après lui avoir expliqué qu'il ne devait mettre dans le lait ni pain, ni biscuit, ni fécules; lorsque, par conséquent, j'avais ainsi tout lieu de croire que je m'étais suffisamment expliqué, il me demanda, comme presque sûr de mon assentiment, si dans l'intervalle il ne pourrait pas prendre un peu de chocolat, du cacao, quelques fruits cuits et même un peu de jambon glacé! Il insistait sur cette condition que ce serait dans l'intervalle des prises de lait. Or, il fut si surpris de la défense que je lui en fis, que je suis convaincu qu'il aurait agrémenté son régime lacté de ces petites additions, s'il n'avait pas eu la bonne inspiration d'enlever ses doutes.

J'en conclus donc que si l'on veut obtenir des divers régimes lactés tout le bénéfice qu'ils peuvent donner, il est indispensable de nous mettre en garde contre l'ignorance du malade à cet égard, et de nous assurer que ces régimes sont bien compris.

RÉGIME LACTÉ EXCLUSIF. — Le *régime lacté pur*, je l'ai dit, ne comporte que du lait sucré ou non. et pris dans sa composition naturelle ; mais il peut être fait avec un lait quelconque. Dans nos régions, le plus employé est de beaucoup celui de vache, puis vient celui de chèvre. Mais on pourrait dans nos régions le faire également avec du lait d'ânesse ou de brebis ; et dans certaines autres, avec du lait de jument, qui s'y trouve d'un usage de tous les jours. Bien entendu, pour la quantité à donner de ces divers laits, on se basera sur leurs compositions moyennes. Je les reproduis dans le tableau suivant en les reportant au litre :

NATURE DU LAIT	Eau	Albuminoïdes	Corps gras	Hydrates de carbone	Matières salines	Valeur en calories	Relation nutritive en calories
Vache........	865	36.00	40.00	55.00	6.00	700	1/4
Chèvre	859	40.00	45.00	50.00	6.00	800	1/4
Anesse.....	904	17.00	16.00	58.00	5.00	460	1/5
Brebis	808	65.20	68.20	49.10	8.90	1126	1/2.5
Jument.....	995	22.95	17.95	60.00	3.10	515	1/4

Comme on le voit, les différences entre ces divers laits sont considérables; et je signale surtout celles qui existent entre les trois laits qui sont le plus souvent utilisés dans nos régions, ceux de vache, de chèvre et d'ânesse.

En ce qui concerne les calories, pour obtenir les 2.000 qui correspondent sensiblement à la ration moyenne d'entretien de l'adulte de 60 kilogrammes, il faudrait donner 3 litres de lait de vache. Il suffirait, au contraire, de 2 litres et demi de lait de chèvre pour obtenir ces 2.000 calories ; et il faudrait dépasser 4 litres avec le lait d'ânesse.

Pour les azotés, les 3 litres de lait de vache fourniraient 108 grammes de caséine, soit $1^{gr}80$ par kilogramme pour cet adulte de 60 kilogrammes. Les 2 litres et demi de lait de chèvre en fourniraient 100 grammes, soit $1^{gr}60$ par kilogramme ; et les 4 litres de lait d'ânesse, seulement $1^{gr}13$.

Quant aux matières salines, avec ces quantités de lait, nous en trouverions : 12 grammes avec le lait de vache ; 15 grammes avec celui de chèvre ; et 20 grammes avec celui d'ânesse.

Enfin, en ce qui concerne la relation nutritive, en se basant sur la comparaison de la valeur en calories des albuminoïdes avec celle des ternaires, nous trouvons pour le lait non sucré que les calories des albuminoïdes sont à celles des ternaires dans les rapports de 1 à 4 pour le lait de vache, de chèvre et de jument, de 1 à 5 pour celui d'ânesse, et de 1 à 2.5 pour la brebis Pour le lait additionné de sucre dans les proportions suffisantes pour élever la valeur du litre à 1.000 calories, nous trouvons les rapports suivants : de 1 à 5 pour le lait de vache et celui de chèvre, et de 1 à 3 pour la brebis. Quant aux laits d'ânesse et de jument, leur pauvreté en albuminoïdes rendrait le plus souvent le sucrage nuisible, en rendant ces substances probablement insuffisantes. Le sucrage, en effet, fait dans les mêmes conditions, conduirait à une relation nutritive seulement de 1 à 10 pour la jument et de 1 à 11 pour l'ânesse. Je rappelle que l'expérience a conduit à considérer comme bonnes relations nutritives celles de 1 à 4 ou de 1 à 5. Celle de la ration moyenne d'entretien est de 1 à 4. Mais il n'y a pas d'inconvénient à arriver à 1 à 5; et il y en aurait à arriver à 1 à 3.

Mais, comme on le voit, ces différences, surtout celles en calories, demandent à être connues. Pour la ration moyenne d'entretien et pour le sujet de 60 kilogrammes, nous devrons donc prescrire 4 litres de lait d'ânesse, 3 litres de lait de vache et seulement 2 litres et demi de lait de chèvre. Ces données peuvent suffire dans la plupart des cas ; mais, en outre, dans un certain nombre d'autres, nous aurons aussi à tenir compte de la proportion en albuminoïdes et aussi de celle en matières salines.

Il ressort de ce qui précède, qu'en tenant compte des quantités nécessaires de lait pour couvrir les dépenses en calories, c'est le lait de vache qui élève le plus la ration en albuminoïdes ; et ce sera un inconvénient lorsque l'affection demandera de ne pas les exagérer. Mais depuis longtemps j'ai fait remarquer qu'on peut remédier à cet inconvénient en sucrant le lait d'une quantité suffisante pour lui donner une valeur de 1.000 calories par litre. On y arrive, pour le lait moyen, par une addition de 60 à 75 grammes de sucre, ce qui, du reste, correspond sensiblement à nos habitudes. Dès lors, les 2.000 calories seront obtenues avec 2 litres de lait qui ne fourniront plus que 72 grammes d'albuminoïdes, soit 1^{gr}20 par kilogramme.

Une addition de 50 grammes de sucre suffirait pour le lait de chèvre ; et les 2 litres donneraient 80 grammes d'albuminoïdes, soit 1^{gr}33 par kilogramme.

Je dois faire remarquer que cette addition de sucre, qui, je le répète, est tout à fait dans nos habitudes, remédierait à un autre inconvénient du régime lacté par le lait de vache ou de chèvre, celui de l'exagération des corps gras. Le beurre, en effet, avec les 3 litres de lait de vache, arriverait à 120 grammes, soit le double de la dépense habituelle en corps gras pour l'adulte ; et cette quantité descendrait à 80 grammes avec les

2 litres de lait sucré. Pour le lait de chèvre, avec les 2 litres et demi, nous arrivons encore à 113 grammes de corps gras, c'est-à-dire 1^{gr}88 par kilogramme ; tandis qu'en le sucrant, nous le descendons à 1^{gr}51.

Le sucrage présente donc de sérieux avantages au point de vue des albuminoïdes et des corps gras. L'important est de le faire, au moins d'une manière approximative, dans les proportions voulues. Que l'on retienne au moins que le lait de chèvre doit être moins sucré que celui de vache ; et que si l'on utilise du sucre coupé en morceaux de 5 grammes, il en faudra pour un litre de lait, 10 pour le lait de chèvre et 15 pour celui de vache

Au contraire, le sucrage diminuerait encore les matières salines, qui sont déjà au-dessous des quantités normales, au moins selon nos habitudes. Mais aussi, depuis longtemps, je suis arrivé, dans certains cas, à faire saler le lait ; et il peut facilement supporter par litre jusqu'à 5 grammes, soit de sel complet (voir ce volume, page 436), soit de chlorure de sodium, ce qui peut se faire même en le sucrant.

Enfin, l'addition de sucre dans les conditions que je viens d'indiquer, présente, au point de vue pratique, un autre avantage : celui de faciliter les calculs pour le dosage de l'alimentation, puisque chaque 100 grammes de lait donnent 100 calories et avec une bonne relation nutritive. Or, le régime lacté, de même que tous les autres, doit être soumis au *dosage*. Il n'y a pas de régime, quelque bien approprié qu'il soit au point de vue de sa qualité, qui ne puisse devenir nuisible, si ses quantités sont mal calculées. C'est là un des principes les plus importants de l'hygiène alimentaire ; et j'ai souvent insisté sur l'avantage qu'a le régime lacté, à ce point de vue, de faciliter ce dosage.

J'estime donc qu'à moins de conditions spéciales, le lait de vache et celui de chèvre, donnés comme régime lacté exclusif, devront être sucrés dans des proportions approximatives pour élever leur valeur à 1.000 calories.

Quant au lait d'ânesse et à celui de jument, ils ont une composition spéciale. Leur usage, avec la quantité nécessaire pour arriver à la ration moyenne d'entretien, assure une alimentation légèrement pauvre en albuminoïdes et en corps gras, moyenne pour les matières salines, et riche en eau C'est donc l'alimentation qui conviendra le mieux, quand il s'agira de

ménager les organes digestifs affaiblis et d'augmenter la diurèse pour laver l'organisme. Quatre litres de ces laits assurent
à l'organisme déjà 3^{lit}600 d'eau provenant du lait, qui arrivent à 3^{lit}900 avec l'eau résultant de l'oxydation de l'hydrogène
alimentaire. Ils devront donc être pris sans sucre ; car si l'on
augmentait leur valeur en calories par les hydrates de carbone, on serait condamné à diminuer la valeur de la ration en
albuminoïdes et en corps gras, elle deviendrait ainsi insuffisante
pour les premiers. Quatre litres de lait d'ânesse, en effet, ne
donnent que 68 gr. d'albuminoïdes et 64 grammes de corps
gras, soit 1^{gr}13 des premiers et 1^{gr}07 des seconds. Les diminuer conduirait donc sûrement à rendre les albuminoïdes
insuffisants. Quoique d'une manière moins marquée, le même
inconvénient se retrouverait avec le lait de jument.

Les quantités que j'ai fixées pour la ration moyenne d'entretien, soit pour le lait de vache environ 3 litres de lait non
sucrés et 2 litres sucrés, comportent forcément que le lait utilisé présente la composition moyenne. En dehors de cette composition, il est forcé que la quantité à donner soit en raison
inverse de sa richesse en albuminoïdes et en calories.

Dans le troisième volume, j'ai longuement insisté sur la
nécessité de soumettre le lait qui doit être consommé en nature
à une composition minima au-dessous de laquelle il serait
défendu de lé vendre pour la consommation directe (2e volume, page 543) Le producteur serait autorisé à l'utiliser pour
les différentes industries laitières, et à en faire du beurre ou
du fromage ; mais sa vente pour la consommation en nature
serait interdite. Un vœu a été émis en faveur de cette
mesure par le Congrès international d'hygiène de Bruxelles
en 1903. Ce vœu, fortement défendu par les médecins pré-
sents au Congrès et entre autres par Budin, fut, au contraire,
combattu par les producteurs de lait. Ils demandaient à ce
que l'on considérât, comme bon lait, celui qui sort du pis d'une
vache saine ; et un des arguments qu'il firent valoir était la
difficulté pratique résultant des variations de lait selon les
races et les régions.

Bien entendu, les partisans du minimum, parmi lesquels je
me trouvais, ne demandaient pas la fixation d'un minimum
international unique ; mais, au contraire, la fixation d'un mi-

nimum par régions. Or, depuis quelques années, la fixation de ce minimum est devenue pour la France des plus faciles, grâce à la loi sur les fraudes. Cette loi, en effet, qui a déjà produit de si bons résultats, a divisé toute la France en un certain nombre de régions, chacune d'elles relevant d'un laboratoire de l'Etat. Rien ne sera donc plus facile désormais que de savoir quelle est la composition moyenne du lait dans cette région et de fixer un minimum qui sauvegardera en même temps les intérêts des producteurs et celui des consommateurs. De plus, ayant eu à répondre à cette question pour un travail communiqué au Congrès pour l'avancement des sciences de Toulouse, j'ai demandé aux directeurs des différents laboratoires chargés de surveiller les fraudes, les documents concernant la composition des laits examinés. Sans avoir obtenu des renseignements de tous les directeurs, j'en ai obtenu de dix-sept, et heureusement pour des laboratoires répartis dans toute la France : le Nord, le Midi, l'Est, l'Ouest et le Centre. Or, de ces documents, il résulte ce fait important qu'au moins depuis la loi sur les fraudes, le lait est singulièrement uniformisé en France. Les moyennes ne s'écartent que fort peu d'un laboratoire à l'autre; et, de plus, ils ne s'écartent également que fort peu de la composition moyenne que j'ai admise. Il serait bien facile d'établir ce minimum; et de le faire même en tenant compte des saisons et surtout de la race. Il se trouve, en effet, contrairement à ce que l'on aurait pu croire, que les laits les plus riches ne sont pas ceux de la Flandre ou de la Normandie Ce sont peut-être les plus pauvres, à cause des races laitières qui y dominent. Ces races donnent une grande quantité de lait; mais elles le donnent moins riche qu'en Bretagne, au centre de la France et même que dans notre Midi. Mais cette différence étant bien connue, il serait facile d'en tenir compte; et déjà, en m'appuyant sur les nombreux documents qui me sont parvenus, j'estime que l'on pourrait, sans trop demander aux producteurs, exiger, comme minimum, un lait de vache contenant 30 grammes d'albuminoïdes, 40 grammes de beurre, 50 grammes de lactose et 7 grammes de matières salines; ou mieux, tout en laissant les 30 gr. d'albuminoïdes et les 7 grammes de matières salines, se contenter d'exiger que les deux ternaires donnent un total de 550 calories. Ce lait minimum fournirait ainsi 700 calories au moins, et les 300 autres calories pour arriver à 1.000 seraient fournies par les 75 grammes de sucre.

Je pense qu'il serait tout aussi facile de fixer le minimum pour le lait de chèvre, dans les régions où sa consommation en nature est importante.

Mais en attendant que l'Etat adopte cette mesure, qui seule peut donner au corps médical une presque certitude que le lait qu'il prescrit a bien la valeur nutritive sur laquelle il a basé ses prescriptions, il est nécessaire de prendre des renseignements sur le lait qui va être utilisé et au besoin d'indiquer ceux que la pratique nous a fait reconnaître comme offrant le plus de garanties. Je puis, à défaut d'autres indications plus précises, conseiller ceux qui sont vendus fermés et encore mieux dont la fermeture porterait une bande retenue par un cachet. Ces laits proviennent en général d'industries laitières assez importantes pour exiger le concours de plusieurs personnes, ce qui rend le mouillage bien difficile. Ce dernier, au contraire, sans que je veuille incriminer personne, est plus facile pour le laitier qui vend son lait lui même; et qui, malgré l'insuffisance de la sécrétion lactée de sa vache, doit toujours servir le même nombre de clients.

Etude physiologique de l'alimentation par le lait. — Le lait de vache étant de beaucoup le plus utilisé, c'est lui que je vais prendre comme base de cette étude, en lui donnant la composition moyenne. Il sera facile ensuite, du reste, de faire aux autres laits l'application de ces données. En outre, je vais faire cette étude d'abord pour le lait donné sans sucre, et j'indiquerai les modifications qui résultent de son addition. Enfin, je vais m'occuper de l'adulte moyen.

Les 3 litres de ce lait, assurant la ration, fournissent environ 108 grammes d'albuminoïdes, soit, je l'ai dit, 1^{gr}80 par kilogramme pour le sujet de 60 kilogrammes. En supprimant 0^{gr}50, qui sont perdus autrement, notamment dans le déchet intestinal, il nous reste 1^{gr}30, soit environ 0^{gr}21 d'azote. Or, s'ils sont bien utilisés, ces 0^{gr}21 d'azote, devront donner, déduction faite de l'azote urinaire non uréique, 0^{gr}42 d'urée par kilogramme, quantité un peu élevée, soit environ 25 grammes pour le sujet de 60 kilogrammes.

Ces 3 litres fourniront aussi 2.000 calories, soit 33 calories par kilogramme, quantité nous le savons, largement suffisante.

Le sujet recevra aussi environ 2.600 grammes d'eau, soit déjà plus de 40 grammes par kilogramme, quantité qui dépasse les besoins.

Il recevra enfin seulement 18 grammes de matières salines, quantité qui est juste suffisante; mais qui pourra être facilement augmentée, soit par le chlorure de sodium seul, soit par un mélange salin contenant les différentes matières nécessaires à notre organisme et dans les mêmes proportions. (Voir ce volume, page 436.)

Avec le lait sucré, dont la quantité serait ramenée à 2 litres, nous trouverions : 72 grammes d'albuminoïdes, soit $1^{gr}20$ par kilogramme. En déduisant $0^{gr}40$, quantité perdue dans les mêmes conditions. il reste $0^{gr}80$, soit seulement $0^{gr}13$ d'azote ou $0^{gr}26$ d'urée, soit environ 15 grammes d'urée, quantité qui fatiguera les reins le moins possible. J'ajoute que dans ces conditions, l'azote non uréique, l'acide urique, xanthine, hypoxanthine et produits albuminosiques, qui sont les plus dangereux pour l'organisme, sont réduits à leur minimum.

Les calories restent les mêmes : mais, de plus, l'organisme n'a qu'à les demander en totalité aux ternaires, au lieu d'être obligé d'en demander une partie aux albuminoïdes, ce qui exige, pour ses organes, un surcroît de fonction.

L'eau reste suffisante. Avec les 250 grammes résultant de l'oxydation de l'hydrogène alimentaire, elle arrive à environ 2 litres, soit 33 grammes par kilogramme, quantité qui suffit, surtout étant donné la faible quantité de déchets urinaires. Quant aux matières salines, elles seront, je crois, souvent insuffisantes, étant donné qu'elles sont descendues à 12 grammes, soit seulement $0^{gr}20$ par kilogramme. Mais, je l'ai dit, c'est là un inconvénient auquel, si on le constatait, il serait facile de remédier.

Ces quantités de lait pur et de lait sucré sont celles qui correspondent à la ration moyenne d'entretien ; et ce sont celles qu'il faudra donner, quand nous n'aurons d'autres conditions à remplir que d'assurer au malade une alimentation ménageant les organes digestifs, facilitant la nutrition, mais suffisante pour couvrir les besoins qui correspondent à l'état complet de santé. Grâce à ces quantités, l'adulte de 60 kilogrammes, faifant face à ses dépenses, se maintiendra sensiblement à son poids initial. C'est ce qui peut exister pour certains cardiaques et certains albuminuriques.

Mais, le plus souvent, les sujets auxquels on prescrit le régime lacté n'ont que des dépenses moindres Ils restent à la chambre ou même sont alités; et, dès lors, il faudra proportionner la quantité de lait à leurs besoins en tenant compte de leurs conditions d'existence (voir ce volume, p. 7 . Assez souvent aussi, en prescrivant ce régime, un de nos buts sera de forcer l'organisme à prendre sur ses réserves (obésité, diabète) ; et, dès lors, les quantités de lait calculées d'après le poids et les conditions d'existence du malade, devront être encore diminuées de la quantité que l'on voudra demander à l'organisme.

On peut, je l'ai indiqué ailleurs (voir ce volume, p. 126), évaluer assez approximativement cette quantité. Après avoir calculé la ration d'entretien en tenant compte du poids réel et des conditions d'existence du malade, on diminuera la quantité de lait qui correspond à cette ration, de celle que l'on veut demander à l'organisme Une ration de 1.500 calories, correspondant à 1 500 grammes de lait sucré, sera diminuée de 300 grammes de lait, si l'on veut que l'organisme prenne 300 calories sur ses réserves, soit environ 33 grammes de corps gras.

Ces prévisions, je tiens à en prévenir, ne se vérifieront pas les premiers jours Les pertes en poids seront beaucoup plus considérables, parce que l'organisme élimine une quantité d'eau plus grande que celle qu'il reçoit. Mais après quelques jours et en établissant des moyennes par semaine, les calculs se vérifieront au moins d'une manière approximative. Nous verrons aussi se confirmer les indications que j'ai données, d'une part relativement au rapport des azotés alimentaires avec les urinaires, et d'autre part celles relatives à l'eau d'alimentation avec l'urine.

Dans les différentes réductions que l'on fait subir au régime lacté exclusif sucré, il faut se souvenir que l'on peut le faire descendre jusqu'à 1 litre trois quarts, en conservant au sujet moyen une quantité suffisante d'albuminoïdes et d'eau, soit sensiblement par kilogramme 1 gramme d'albuminoïdes et 30 grammes d'eau, en y comprenant celle d'oxydation. Mais si l'on descend au-dessous de 30 grammes de lait sucré par kilogramme du poids normal du sujet, il faut savoir que les albuminoïdes et l'eau menacent d'être insuffisants. Or, d'une part, l'organisme ne peut pas augmenter à volonté l'eau qui lui est nécessaire; et, d'autre part, si les albuminoïdes alimentaires sont insuffisants, il devra prendre sur lès siens, cé qui peut être dangereux. Seules. les demandes faites aux réserves en corps gras, quand ils sont abondants et qu'ils sont dépensés avec réserve, peuvent être sans danger, parfois même elles le seront au grand bénéfice du sujet.

Pour terminer ce qui a trait à l'action physiologique du régime lacté, j'ai à rappeler certaines considérations que j'ai présentées au sujet du régime carné en le comparant avec le régime lacté. Je le ferai rapidement.

Influence du régime lacté sur l'infection intestinale. — Deux chiens qui, avec le régime ordinaire, avaient 21.000 et 25.000 microbes par milligramme de matières fécales, après cinq jours de régime lacté, n'en ont plus eu que 500 et 1.000. Des lapins qui rendaient, dans la totalité de leurs matières fécales, 6.125.000 et 5.328.000 microorganismes, n'en ont plus rendu que 285.000 et 445.000. (Voir ce volume : les expériences de Gilbert et Dominici, page 509.)

Les résultats ont été les mêmes pour l'homme; les microorganismes intestinaux, qui étaient de 67.000 par milligramme de matières fécales, ont été ramenés par le régime lacté exclusif successivement, à un jour d'intervalle, à 14.000, 5.000, 4.000 et à 2.250 après cinq jours. De plus, comme la quantité de matières fécales était beaucoup moindre sous l'influence du régime lacté, en tenant compte du poids de ces matières, les auteurs ont calculé qu'avec le régime ordinaire cet homme rendait 11.725.000.000 microorganismes; et qu'avec le régime lacté, le nombre était descendu à 164.250.000, soit seulement le 1/71.

Un autre homme soumis au régime lacté depuis vingt jours n'avait que 3.000 microbes par milligramme de matières fécales, quantité sensiblement la même que pour le précédent.

Je rappelle aussi que ces auteurs ont montré que cette diminution considérable du microbisme du tube digestif, sous l'influence du régime lacté, ne se produit pas seulement dans les dernières parties de l'intestin; mais, qu'au contraire, cette influence se fait sentir de la manière la plus marquée dès la cavité gastrique, et qu'elle se continue dans toutes les parties du tube digestif. Gilbert et Dominici, en opérant sur des lapins, sont arrivés aux résultats suivants. Quoique chez le lapin, les microbes intestinaux soient beaucoup moins nombreux que chez l'homme, sous l'influence du régime lacté, les agents microbiens sont tombés : pour l'estomac, de 50.000 à 100 ; pour le duodénum, de 30.000 à 50 ; pour l'iléon, de 100.000 à 1.300 ; et pour le gros intestin, de 30.000 à 1.275.

Il faut donc en conclure que le régime lacté diminue considérablement le microbisme intestinal ; et, comme l'élaboration des ptomaïnes intestinales est incontestablement sous la dépendance d'agents microbiens, on doit également en conclure que sous l'influence de ce régime, les ptomaïnes sont ramenées à leur minimum.

Ce régime conviendra donc dans tous les cas d'infection intestinale, et aussi dans ceux où cette infection est menaçante. Il conviendra aussi lorsque le foie sous l'influence de cette infection aura augmenté de volume par adaptation. L'antisepsie intestinale produite par le lait suffira pour que cet organe revienne à son volume normal.

Influence du régime lacté sur la toxicité urinaire. — Les travaux de Bouchard et de ses élèves sont venus nous apporter sur la toxicité des urines des indications du plus haut intérêt.

Ces travaux nous ont montré que dans les conditions habituelles de son alimentation, les urines de l'homme tuent le kilogramme de lapin à la dose de 40 centimètres cubes ; et qu'aussi, dans les conditions habituelles de la sécrétion urinaire, l'urine d'un kilogramme d'homme tue 460 grammes de lapin. En arrondissant ce dernier chiffre, on arrive à ce rapport approximatif, que le kilogramme de lapin est tué par l'urine de 2 kilogrammes d'homme ; et que, par conséquent, celle d'un homme de 60 kilogrammes serait mortelle pour 30 kilogrammes de lapin.

Ces proportions ont été déterminées pour des hommes à l'état de santé et avec une alimentation normale. Mais évidemment ces proportions varient d'abord avec les différentes maladies ; et ensuite, ce qui nous intéresse plus particulièrement ici, selon les régimes.

La toxicité relativement élevée de l'urine de l'homme, même

à l'état de santé, nous prouve d'une manière indiscutable l'existence de produits toxiques dans les urines. Car si l'on cherche à tuer le lapin avec de l'eau distillée, en opérant comme Bouchard l'a fait pour l'urine, on voit qu'il faut arriver à une quantité double, soit 96 cent. cubes, pour obtenir le même résultat. (Voir le 2e volume, page 229.)

Mais, de plus, en partant de ces données expérimentales, on les a étendues à la clinique; et ces nouvelles recherches nous ont fourni quelques explications du plus haut intérêt pratique. Elles nous ont fait constater que dans l'insuffisance rénale, l'urine est moins toxique. Elles nous ont ainsi prouvé que les phénomènes qui résultent de cette insuffisance dépendent surtout de l'accumulation dans l'organisme de ces produits toxiques ainsi non éliminés. Par contre, en nous faisant connaître que dans l'insuffisance hépatique les urines devenaient plus toxiques, elles nous ont permis de penser dans ces cas à cette insuffisance, quand ce surcroît de toxicité ne peut pas être autrement expliqué.

Ce sont là des données que la clinique utilise tous les jours.

Mais, de plus, les expériences de Charrin à ces notions importantes en ont ajouté de non moins utiles sur l'influence des diverses alimentations sur cette toxicité. J'en ai déjà parlé à propos du régime carné; mais les indications qui en découlent pour le régime lacté ont une trop grosse portée pour ne pas y revenir.

Charrin a comparé le régime lacté avec le régime végétal et l'inanition, chez le lapin et le cobaye; et, en outre, le régime lacté avec le régime carné, chez le chien.

Pour le lapin soumis au régime végétal, les urines d'un de ses kilogrammes tuent 4 kilogr. 184 de lapin, tandis qu'avec le régime lacté, cette même quantité d'urine n'en tue que 1 kilogr. 756. L'inanition fait baisser la toxicité urinaire de la même quantité le premier jour, et même la ramène au-dessous les jours suivants. Les chiffres trouvés par Charrin ont été de 1 kil. 709 le premier jour, 1 kilogr. 681 le second et 1 kilogr. 283 le troisième. Le régime lacté, que nous avons vu chez cet animal diminuer beaucoup le microbisme intestinal, diminue également, dans la proportion de plus du double, la toxicité des urines.

Les résultats ont été sensiblement les mêmes pour le cobaye. Avec le régime végétal, les urines d'un de ses kilogrammes ont tué 5 kilogr. 663 de lapin ; tandis qu'avec le régime lacté, la même quantité d'urine n'a tué que 1 kilogr. 649, quantité très rapprochée de celle du lapin avec l'inanition. La toxicité urinaire a été sensiblement la même qu'avec le régime lacté, soit : 1 kilog. 706 le premier jour, 1 kilogr. 694 le second et 1 kilogr. 500 le troisième.

En ce qui concerne ces deux animaux, il faut donc conclure : 1° que le régime lacté donne des urines au moins deux fois moins toxiques que le régime végétal cependant propre à ces animaux ; et 2° que la toxicité urinaire, sous l'influence du lait, est la même sensiblement que celle de l'inanition qui donne celle qui l'est le moins.

Quant au chien, Charrin a comparé sur lui le régime carné avec le régime lacté ; et il a trouvé que pendant que les urines d'un kilogramme de chien nourri avec la viande tuaient 3 kil. 316 de lapin, la même quantité d'urine du chien nourri avec du lait ne tuait que 1 kilogr. 997, soit une quantité moindre d'un tiers.

Toutes ces considérations nous conduisent donc, en résumé, aux conclusions suivantes en ce qui concerne le régime lacté exclusif fait avec le lait de vache et plus spécialement avec le lait sucré :

1° Qu'avec ce régime, les quantités d'albuminoïdes correspondent sensiblement à celles des besoins ;

2° Qu'il en est de même en ce qui concerne la valeur en calories ;

3° Que le rapport des albuminoïdes aux ternaires, calculé d'après leur valeur en calories, est dans de bonnes conditions ;

4° Que la quantité d'eau est suffisante pour assurer les fonctions d'élimination ;

5° Que si la quantité de sels est insuffisante, on peut facilement remédier à cet inconvénient, soit par l'addition du chlorure de sodium seul, soit par celle d'un mélange de divers sels nécessaires à l'organisme ;

6° Que ce régime diminue considérablement le microbisme intestinal ; et, par conséquent, qu'il ramène le travail antitoxique du foie à son minimum ;

7° Que ce régime diminue considérablement les poisons élaborés par l'organisme; puisque les urines sous son influence sont moins toxiques qu'avec les régimes qui, cependant, sont propres aux animaux, soit le régime végétal pour le lapin et le cobaye et la viande pour le chien ;

8° Que la toxicité urinaire est si faible sous son influence qu'elle n'est comparable qu'à celle de l'inanition ;

9° Enfin, que surtout pour le lait sucré, le dosage de l'alimentation, qui constitue une véritable difficulté pour la pratique, est considérablement facilité ;

10° Enfin, que grâce à la facilité de ce dosage, on peut avec une exactitude très suffisante, fixer les réductions à son gré ; et ainsi imposer à l'organisme la reprise de ses réserves presque dans les proportions que l'on veut.

Mode d'emploi du régime lacté. — Parmi les conditions qui peuvent le mieux assurer les heureux résultats du régime lacté, figure son mode d'administration. C'est là une question importante ; et aussi ne faut il pas craindre de descendre dans trop de détails, quand on le prescrit. Sauf de rares exceptions, surtout au début du régime, et quelle que soit la quantité totale, je la divise en six prises, en les espaçant de trois heures, et en commençant à 6 heures du matin. C'est donc successivement, à partir de cette première prise, à 9 heures, à midi, à 3 heures, à 6 heures et à 9 heures du soir que les autres auront lieu. Le malade devra donc rester sans prendre de lait de 9 heures du soir à 6 heures du matin, soit pendant 9 heures.

Je l'ai dit, jusqu'à la dose de 30 grammes de lait sucré par kilogramme du poids normal, la quantité d'eau reçue par l'organisme avec le lait est suffisante pour assurer la diurèse et les autres fonctions dépendant de l'eau alimentaire. Mais si l'on était conduit, par la nature de l'affection ou pour toute autre considération, à descendre au-dessous de cette quantité, il faudrait remédier à l'insuffisance de l'eau du lait par l'addition soit d'une eau minérale appropriée, soit d'une décoction végétale. La quantité de cette boisson supplémentaire sera calculée de manière à ramener au minimum l'eau alimentaire à 30 grammes par kilogramme ; et selon les indications spéciales et sa nature, cette boisson supplémentaire sera donnée soit en même temps que le lait, soit pendant la nuit si le malade ne dort pas. Dans tous les cas, je ne conseille pas de la donner dans les intervalles. Dans certains cas, il est vrai, rares, dans lesquels le lait serait descendu à des quantités très minimes, comme seulement un demi-litre, on pourra parfois trouver des avantages à répartir le lait seulement en trois prises, soit à 6 heures, midi et 6 heures du soir; et aux heures des autres prises, on donnerait la boisson supplémentaire. Les heures des prises resteraient ainsi toujours espacées de trois heures.

Depuis longtemps j'ai insisté pour que le lait de chaque prise, sauf dans des conditions spéciales, soit ingéré en une seule fois, et non par petites gorgées, en y mettant, par exemple, une demi-heure. Je ne vois que des inconvénients à cette pratique. Je considère également les précautions suivantes comme importantes pour faire tolérer le lait, et le conserver pendant longtemps comme régime exclusif :

1° De conserver le lait dans un autre appartement que celui occupé par le malade, surtout s'il est alité, de telle manière qu'il ne le voit pas.

2° De le lui servir dans une tasse plutôt que dans un verre.

3° De ne préparer la tasse qu'au moment de prendre le lait.

Enfin, en terminant, j'insiste sur ce point : il est capital, quand on prescrit ce régime, de s'assurer de la conservation du lait. On ne peut obtenir ses heureux résultats, quelle que soit l'affection dans laquelle on le prescrit, qu'à cette condition. Or, il est d'autant plus important de s'assurer de la bonne conservation du lait, que si son altération le fait mal supporter, le malade aura de la tendance à mettre sur le compte du lait en général, ce qui n'est dû qu'à son altération, et qu'il n'y reviendra que difficilement. J'ai indiqué il y a longtemps déjà (1881) que pour les affections du tube digestif, le lait cru me paraissait être mieux digéré que le lait bouilli; et depuis quelques auteurs ont fait la même remarque. On pourra en tenir compte, quand il s'agira d'une maladie diminuant le pouvoir digestif. Mais pour les autres affections, celles du cœur et des reins, etc., je considère comme plus prudent de le faire bouillir dès qu'on le recevra. Cette précaution d'abord assurera mieux sa conservation; et ensuite elle mettra en garde contre l'existence de microbes pathogènes si le lait en contenait.

En même temps que le Congrès international d'hygiène de Bruxelles votait le minimum, il demandait aussi par un vœu unanime que les vacheries fussent surveillées. Il se pourrait qu'en France cette mesure fût difficilement acceptée. Le commerce pourrait y voir une atteinte à sa liberté. Mais, sans toucher à cette liberté, qui cependant me paraît être dominée par le droit qu'a l'Etat d'assurer aux consommateurs des aliments qui ne soient pas nuisibles, on pourrait autoriser les producteurs qui consentiraient à la surveillance à l'indiquer sur leurs flacons ; ou pour les laitiers qui vendent leur lait en bidons, à porter un signe l'indiquant. Il est à supposer que le public intelligent leur donnerait la préférence ; et que tous les laitiers, pour conserver leur clientèle, s'y soumettraient.

Quant à la *durée* du traitement, il en sera traité avec les applications cliniques du régime lacté exclusif et de ses modifications.

RÉGIME OVO-LACTÉ. — Ce régime, comme son nom l'indique, est exclusivement constitué par du lait et des œufs ; mais toutefois, au moins dans la majorité des cas, la prépondérance reste au lait.

Ce régime est presque toujours la première modification que l'on fait subir au régime lacté exclusif. Elle a, en effet, cet avantage de pouvoir être faite sans modifier l'ordonnance du régime sur le point important du nombre de prises, et aussi, tout en conservant au régime la facilité du dosage.

Composition et valeur nutritive des œufs. — L'œuf le plus utilisé est celui de poule. On peut bien utiliser aussi ceux du canard, de l'oie ou de la dinde ; mais ils ne le sont que d'une manière tout à fait exceptionnelle. D'après Munk et Ewald, les habitants des côtes feraient également entrer dans leur alimentation les œufs de la mouette.

Mais, évidemment, au moins pour constituer le régime que j'étudie, c'est, on peut le dire, exclusivement *l'œuf de poule* qui est employé. J'en donne la composition dans le tableau suivant, en y joignant toutefois celles des autres gallinacés, d'après A. Gautier. Cette composition est celle de 100 grammes de ces œufs.

ORIGINE de L'ŒUF		COQUILLES et MEMBRANES	EAU	MATIÈRES PROTÉIQUES	CORPS GRAS	MATIÈRES MINÉRALES	VALEURS en CALORIES
Poule	entier........	11.0	66.5	11.9	9.8	0.90	
	parties comestles	»	73.7	13.4	10 5	1.00	161.500
Canard	entier........	13.7	60.8	12.1	12.5	0.80	
	partiescomestes	»	70.5	13.3	14.5	1.00	197.000
Oie	entier..........	14.2	59.7	12.9	12.3	0.90	
	parties comestibles	»	69.5	13.8	14.4	1.00	198.000
Dinde	entier.........	13 8	63.5	12.2	9.7	0.80	
	parties comestles	»	73.7	13.4	11.2	0 90	167.8 0

D'après ce tableau, la composition de la partie comestible serait sensiblement la même, au point du pourcentage, pour les albuminoïdes; mais l'œuf de canard et celui de l'oie seraient un peu plus riches en matières grasses. Cette différence explique tout naturellement celle que l'on constate pour la valeur en calories, qui avoisine 200 pour les mêmes œufs; tandis qu'elle ne dépasse guère 160 calories pour l'œuf de poule et celui de la dinde. Quant aux matières minérales contenues dans les parties comestibles, on peut les considérer comme égales à 1 gr. pour 100 gr. de ces matières. En somme, si nous comparons les œufs aux viandes en général. on trouve qu'à poids égal, ils sont plus pauvres en albuminoïdes, qu'ils leur correspondent pour les matières grasses et les matières salines, et enfin qu'ils sont un peu plus pauvres en eau.

Les œufs de poule, quoique presque les seuls utilisés, je l'ai dit, varient comme volume et comme poids. Ce dernier va de 50 à 70 grammes comme extrêmes, avec une moyenne approximative de 60 grammes. Les auteurs accordent à la coquille un poids de 7 grammes, mais ce poids est variable ; et je pense que l'on peut, dans la pratique, se contenter de cette indication moyenne que la partie comestible de l'œuf de poule est environ de 50 grammes.

En nous rapportant au tableau précédent, donnant la composition de 100 grammes de substances comestibles, nous voyons donc qu'un œuf contient : 7 gr. de substances protéiques, 5 gr. de corps gras, 0ᵍʳ50 de matières salines, 37 gr. d'eau et enfin qu'il peut fournir environ de 80 à 90 calories. Sa relation nutritive, évaluée en calories, est à peu près de 35/45. L'œuf est donc un aliment fortement azoté. Il l'est autant qu'une viande de bœuf ou de mouton ayant environ 13 % de corps gras. Cette forte proportion d'azotés fait que l'œuf entre avec avantage dans une alimentation riche en ternaires. Mais, par contre, au point de vue de la relation nutritive, l'introduction de l'œuf dans une alimentation déjà assez riche en azotés, celle par exemple dans laquelle la viande domine, ne ferait qu'augmenter les inconvénients de cette dernière. Or, c'est là une erreur que j'ai vu commettre souvent. L'œuf étant considéré comme un aliment léger par le public, il le prend souvent pour remplacer un légume, soit un ternaire. En somme, l'œuf n'a qu'une faible valeur nutritive, puisqu'un œuf moyen n'équivaut qu'à 80 ou 90 grammes de lait sucré ; et qu'il faut trois œufs pour donner le même nombre de calories que 100 grammes de pain.

Dans certains cas, les deux parties essentielles de l'œuf sont utilisées séparément. Il est donc important de connaître la

100 PARTIES	EAU	ALBUMINE	GRAISSE	SUBTANCES EXTRACTIVES	SELS	VALEURS EN CALORIES
Blanc d'œuf.............	85.80	12.70	0.30	0.70	0.60	66
Jaune d'œuf..............	50.80	16.20	31.80	0.10	1 10	337
Œuf total blanc et jaune...	73.7	12.60	12.10	0.50	1.10	172

valeur nutritive de chacune d'elles. Munk et Ewald en donnent la composition précédente pour 100 grammes :

Ainsi il résulte de ce tableau et surtout de la valeur en calories que j'y ai ajoutée, qu'à poids égal, le jaune d'œuf, outre qu'il a une valeur un peu supérieure à celle du blanc d'œuf au point de vue de l'albumine, possède, grâce à sa valeur en corps gras, une valeur calorifique cinq fois supérieure. Mais pour évaluer ce que l'on donne soit avec un blanc d'œuf, soit avec un jaune d'œuf, il est nécessaire de rapporter ces valeurs nutritives aux qualités contenues dans un œuf. Or, si l'on s'en tient aux chiffres donnés par A. Gautier, nous voyons que pour un œuf dont le poids total serait de 60 grammes, il y aurait 36 gr. de blanc et 17 gr. de jaune. En partant de ces données, on arrive sensiblement aux quantités suivantes pour un œuf moyen dont les parties essentielles pèseraient environ 50 grammes.

PARTIES COMESTIBLES	EAU	ALBUMINE	GRAISSE	MATIÈRES extractives	SELS	VALEUR en calories
Blanc..................	30.88	4.57	0.11	0.250	0.21	23.840
Jaune	8.63	2.75	5.40	0.017	0.18	62.300
TOTAL	39.51	7.32	5.51	0.267	0.39	86.140

Ainsi en donnant un blanc d'œuf, on fournit à l'organisme seulement 4^{gr}50 environ d'albumine et un total de 24 calories; tandis qu'en donnant le jaune, on fournit à l'organisme 2^{gr}75 d'albumine et 5^{gr}40 de corps gras, dont la valeur dépasse 60 calories, soit un nombre de calories presque trois fois supérieur à celui donné par le blanc d'œuf.

En somme, le blanc de l'œuf est un aliment exclusivement albuminoïde, tandis que le jaune contient en même temps de l'albumine et des corps gras. Ces deux éléments s'y trouvent dans les proportions en calories de 13.75 à 48.60, soit sensiblement de 1 à 3. La proportion de l'albumine est donc trop élevée.

Cette proportion, du reste, est encore plus élevée pour l'œuf entier, comme nous l'avons vu, puisqu'elle est représentée en chiffres ronds par 35 sur 45, soit seulement une différence d'un quart en faveur des calories fournies par les ternaires.

On peut donc considérer le jaune de l'œuf, et surtout l'œuf

entier, comme un aliment trop riche en albuminoïdes ; et, par conséquent, dont la richesse doit être compensée par l'adjonction d'autres aliments plus riches en ternaires et surtout en hydrates de carbone qui lui manquent totalement.

La différence est même si grande qu'il est presque impossible, en tenant compte de nos habitudes, de ramener un plat d'œufs à la relation nutritive normale de 1 sur 4. On ne peut y arriver qu'en joignant un autre aliment, tel que le pain, au plat d'œufs, et encore faut-il ajouter un ternaire à ce dernier. On y arriverait, par exemple, en faisant prendre avec un œuf à la coque, 100 grammes de pain beurré avec 5 à 6 grammes de beurre ; ou bien en faisant avec un œuf une omelette à laquelle on ajouterait de 10 à 15 grammes de sucre, ou environ 50 à 60 grammes de pommes de terre, et en faisant prendre cette omelette avec 100 grammes de pain. On donnerait dans ces deux cas un petit repas dont la valeur nutritive serait de 350 à 400 calories ; et dont la relation nutritive serait de 1 à 4, soit 75 à 80 calories fournies par les albuminoïdes et 300 à 320 pour les ternaires.

L'œuf est habituellement bien digéré. C'est l'œuf dur qui l'est le moins bien ; cependant il peut l'être encore dans de bonnes conditions, s'il est très divisé avant l'ingestion ou ensuite bien mâché. C'est l'œuf à la coque, le blanc n'étant pas trop saisi, qui se digère le mieux. Il en est de même quand il est en omelette, ou quand il est cuit dans le bouillon, en ayant soin que le jaune reste liquide. Quant aux œufs crus, je me range à l'opinion de Munk et Ewald : « Il n'est pas encore démontré qu'ils sont plus digestibles que les œufs à la coque. » (page 152.)

D'après les mêmes auteurs, l'albumine de l'œuf est absorbée dans les proportions de 97 % ; le corps gras dans celle de 95 % et les matières salines dans celles de 82 %. L'œuf constitue donc un des aliments offrant le moins de déchet intestinal.

L'alimentation exclusive par les œufs n'a pas été étudiée comme l'alimentation par le lait ou par la viande, au point de vue de son action sur le microbisme intestinal ou sur la toxicité urinaire. Toutefois, les expériences de Fauvel nous ont fourni à son égard une indication précieuse, en nous montrant que l'œuf ne donne pas lieu à des purines ; et que, par conséquent, il peut être pris sans crainte d'augmenter leur acide urique par les goutteux, et, d'une manière plus générale, par les arthritiques. Du reste, depuis longtemps, la clinique a parlé en sa faveur et nous a conduit à lui donner la préférence, quand il s'agit d'alimenter les malades au début de leur convalescence. L'œuf est, en général, le premier aliment solide que nous prescrivons. De plus, c'est également la clinique qui nous a fait constater ses avantages, quand il s'agit de modifier le régime lacté et de lui enlever un peu de sa rigueur. C'est son introduction dans le régime, je l'ai dit, qui constitue l'*ovo-lacté*.

D'une manière très générale, l'introduction de l'œuf dans le régime lacté ne modifie pas son ordonnance. Les prises de lait ont lieu aux mêmes heures. Mais à une ou à plusieurs de ces prises, un œuf est donné en même temps que le lait. On peut le faire, suivant les indications, de deux manières : ajoutant l'œuf à la même quantité de lait, ou en le substituant à une quantité de lait équivalente, soit, en pratique, un œuf pour 100 grammes de lait sucré.

On peut ainsi, dans un cas comme dans l'autre, donner un œuf à midi et un autre à 6 heures.

En principe, je ne dépasse pas trois œufs par jour dans le régime ovo-lacté. Or, dans ces conditions, la relation nutritive n'est pas beaucoup changée; et, étant donné qu'avec le régime lacté sucré elle est de 1 à 5, même avec 3 œufs elle reste dans de bonnes proportions, de 1 à 4. Si l'on ajoute deux œufs à un litre de lait, au point de vue des calories, les deux œufs ne représentent pas le cinquième du lait, soit 180 pour 1.000 calories. Au point de vue des albuminoïdes, ceux des deux œufs arrivent sensiblement presque à la moitié de ceux du lait (15 pour 36); mais la relation nutritive totale arrive dans les environs de 250 pour 900, soit un peu moins de 1 sur 4. Mais il est rare de donner deux œufs avec une quantité aussi faible de lait; et dès que l'on arrive à 1 litre et demi, la relation nutritive arrive très sensiblement à 1 sur 4, soit 345 calories pour les albumi-noïdes et 1.330 pour les ternaires. Enfin, avec deux litres de lait et deux œufs, on arrive facilement à 1/4, soit 435 pour les albuminoïdes et 1.740 pour les ternaires. Or, ce n'est guère qu'après être arrivé à deux litres de lait que l'on commence l'adjonction des œufs.

Je crois devoir m'élever ici contre une pratique assez fréquenté, qui consiste à ajouter un ou deux jaunes d'œuf au lait. Il faut tenir compte, en effet, que le lait de vache, même sucré, contient déjà une quantité de corps gras supérieure a celle de la ration de l'adulte. Si donc l'on ajoute un jaune d'œuf à 150 grammes de lait, c'est porter les corps gras de ce mélange de 6 grammes à 11 grammes, c'est-à-dire presque les doubler ; et je ne crois pas que l'organisme puisse en digérer une si grande quantité, même quand il s'agit de beurre et du jaune d'œuf qui pourtant se digèrent le mieux.

Préparation des œufs dans le régime ovo-lacté. — Dans ce régime je donne l'œuf à la coque, en conseillant de ne pas laisser coaguler le blanc pour qu'il puisse être mêlé au jaune et être pris en même temps à la cuiller. Mais, pour varier, surtout si ce régime doit être continué assez longtemps, je le prescris également en omelette ou brouillé, en ajoutant du sucre dans les deux préparations, ce qui modifie avantageusement la relation nutritive de l'œuf seul.

L'introduction de l'œuf dans le régime lacté est généralement bien acceptée par le malade. Elle corrige la monotonie fatigante du régime lacté exclusif ; et elle permet de continuer ce dernier pendant plus longtemps sans lui enlever beaucoup de ses avantages. Le régime ovo-lacté pur peut ainsi être continué pendant une et même deux semaines. Mais le plus souvent il ne représente qu'une période de transition plus courte, de 2 à 5 jours, entre le régime lacté et le premier pas fait vers le régime *lacto-ovo-végétarien* représenté par l'addition au lait et aux œufs d'abord d'une certaine quantité de pain et ensuite des divers légumes.

Mais c'est là un régime dont je traiterai après avoir étudié l'alimentation par les végétaux.

En ce qui concerne le régime ovo-lacté, je conclus donc :

A) En ce qui concerne spécialement l'œuf.

1° Les parties comestibles, blanc et jaune, d'un œuf moyen pèsent en moyenne 50 grammes.

2° Le poids total de ses albuminoïdes est de 7 grammes environ ; celui de ses corps gras, de 5 à 6 grammes ; et sa valeur en calories de 80 à 90.

3° Sa relation nutritive est sensiblement de 3 à 4, soit avec une prédominance marquée en faveur des albuminoïdes.

4° Enfin, en ce qui concerne la valeur relative en calories du blanc et du jaune, celle de ce dernier est cinq fois supérieure à celle du blanc.

5° Donner un blanc d'œuf, c'est ne donner que 4 à 5 grammes d'albumine et au maximum 25 calories ; tandis que donner un jaune d'œuf, c'est donner encore 2 à 3 grammes d'albumine et plus de 60 calories.

6° Le lait de vache et de chèvre étant déjà très riche en beurre, surtout en ce qui concerne l'alimentation de l'adulte, je ne vois que des inconvénients à lui ajouter un jaune d'œuf, ce qui exagère encore sa richesse en corps gras.

7° L'œuf est de digestion facile. Son déchet intestinal ne dépasse pas 5 %, et il ne donne pas des produits xantho-uriques.

8° Dans les cas où les œufs constitueraient une partie importante de l'alimentation, il faudrait tenir compte de leur grande richesse proportionnelle en albuminoïdes et ramener la relation nutritive de cette alimentation en s'adressant surtout aux hydrates de carbone.

B) En ce qui concerne le régime ovo-lacté.

1° Les œufs ajoutés au régime lacté, à la condition de ne pas dépasser le nombre de trois, ne modifient pas sensiblement la relation nutritive, pourvu que le lait sucré soit donné dans la proportion au moins d'un litre et demi.

2° Les œufs peuvent être ajoutés au régime lacté sans modifier son ordonnance.

3° Avec ce régime, on peut les donner à la coque en omelette ou brouillés.

4° Ils doivent être donnés aux mêmes heures que le lait, soit qu'ils soient ajoutés à ce dernier, soit qu'ils lui soient substitués dans la proportion approximative d'un œuf pour 100 gr. de lait.

5° Le régime ovo-lacté fait dans ces proportions présente sensiblement les mêmes avantages que le régime lacté pur, au point de vue des purines. Il peut être continué pendant 8 à 15 jours. Mais, le plus souvent, il ne représente qu'une courte période de transition, pour passer du régime lacté au régime lacto-ovo-végétarien.

Applications cliniques des régimes lactés et ovo-lactés. — Ces régimes étant souvent suivis par le régime lacto-ovo-végétarien, je parlerai de leurs applications après avoir exposé le régime exclusivement végétal.

VÉGÉTALISME ET VÉGÉTARISME

DÉFINITION. — On a adopté le nom de *végétalisme* pour désigner les régimes composés d'une manière exclusive par des aliments d'origine végétale ; et on a réservé celui de *végétarisme* aux régimes dans lesquels à ces aliments, qui toutefois conservent une large prépondérance, on en ajoute quelques autres d'origine animale.

LE VÉGÉTALISME devient ainsi de la manière la plus nette l'opposé des régimes animalisés, même en ce qui concerne le lait et les œufs. Le végétalien ne comprend rien dans son alimentation qui ait participé à la vie animale. Il satisfait ainsi à cette idée que les différentes formes animales, depuis les êtres mono-cellulaires jusqu'aux plus perfectionnées, auraient reçu de la nature la mission de ramener, sans intermédiaire, à l'état minéral, la substance organique élaborée par le végétal. Mais cette mission des formes animales, qui reste indiscutable dans sa grande généralité quand on suit l'évolution de la matière organique, est-elle si stricte dans ses applications qu'elle ne permette pas à ces formes animales d'emprunter, fût-ce partiellement, aux autres formes animales, les matières organiques dont elles ont besoin ? Je l'ai déjà fait remarquer, les formes élevées de la vie animale sont, au contraire, condamnées à cette exception, au moins au début de leur existence. Le mammifère doit être nourri pendant un certain temps avec un aliment exclusivement animal, le lait ; et tous les animaux ovipares se développent après la ponte de l'œuf, également avec des réserves exclusivement animales. Le principe du végétalisme ne peut donc déjà ne recevoir son application rigoureuse qu'à partir d'un certain temps après la ponte ou la naissance.

Mais à partir de ce moment, serait-il utile d'appliquer ce principe et même cette application serait-elle possible ? Examinons ces deux questions.

Et d'abord, en écartant la période qui précède le sevrage, ou même en nous limitant à la période adulte, *un régime exclusivement végétal serait-il possible?* Au moins en principe on ne saurait en douter. Il est même facile, en s'inspirant de la composition des divers végétaux, de les combiner de telle manière qu'ils puissent nous fournir les azotés, le nombre de calories et les matières minérales qui nous sont nécessaires.

Je peux donner comme type de ce régime le suivant dont les parties composantes seraient réparties entre les divers repas : 150 grammes de légumineuses, 500 grammes de pain, 400 grammes de légumes et de fruits, 30 grammes d'huile (olives, noix, etc.). Ces substances nous fourniraient : 80 grammes d'albuminoïdes, 30 grammes de corps gras et 450 grammes d'hydrates de carbone. Elles nous assureraient ainsi : 400 calories par les azotés, 270 par les corps gras et 1 800 par les hydrates de carbone, soit un total de 2.470 calories.

Pour un adulte de 65 kilogrammes, ce serait donc 1^{gr}20 d'azotés et 38 calories, deux quantités sûrement suffisantes pour faire face aux dépenses en substances organiques de son organisme.

De plus, ces aliments fourniraient 500 grammes d'eau de constitution, et 300 grammes résulteraient de l'oxydation de leur hydrogène, soit un total de 800. Pour arriver au chiffre de 35 grammes par kilogramme, il faudrait donc ajouter environ 1.500 grammes de boissons de table.

Enfin, en ce qui concerne les matières salines, nous savons que les substances végétales en contiennent davantage que celles d'origine animale ; et, en outre, comme pour obtenir le même nombre de calories, il faut en général plus de substances végétales, on voit que les matières salines contenues dans une quantité de matières végétales suffisante pour assurer les matières organiques, le serait également pour les matières salines.

On peut donc conclure, qu'à la condition de savoir combiner les végétaux d'après leur composition, ces aliments peuvent suffire pour remplir les conditions exigées par une ration normale.

Le régime végétal exclusif paraît donc déjà possible en théorie ; mais, de plus, certains régimes, et ceux-ci suivis depuis longtemps, en diffèrent si peu que nous devons admettre la possibilité d'un régime végétal exclusif dans toute sa rigueur.

Je puis citer à cet égard le régime des trappistes et celui des chartreux que j'ai déjà fait connaître (1).

Les premiers n'empruntent au régime animal qu'un quart de litre de lait et le plus souvent écrémé. Leur alimentation, d'après les renseignements donnés par une de leurs maisons, se compose : 1° de 500 à 600 grammes de pain ; 2° de 300 à 400 grammes de pommes de terre ou bien de 1/4 à 1/3 de litre de légumes secs : lentilles, haricots ou pois, etc.; 3° de 100 à 200 grammes de légumes frais ou de fruits ; 4° enfin de 25 centilitres de vin. En ramenant cette ration à ses principes organiques, on trouve qu'elle contient 91 grammes d'azotés, 11 grammes de corps gras, 427 grammes d'hydrates de carbone et 25 grammes d'alcool, ce qui donne un total de 2.437 calories. C'est donc une ration qui, au point de vue des albuminoïdes et des calories, se rapproche autant que possible de la ration moyenne d'entretien. Or, le règne animal, dans cette ration, ne fournit que 9 grammes d'azotés, 3 grammes de corps gras, 3 grammes d'hydrates de carbone donnant un total de 124 calories. C'est très approximativement seulement le 1/20 du total.

Les chartreux joignent à leur alimentation végétale : pain, légumes secs et pommes de terre, quelques œufs, une faible quantité de morues, de sardines et de graisse.

Dans cette alimentation, ces religieux trouvent : 82 grammes d'albuminoïdes, 61 grammes de corps gras, 382 grammes d'hydrates de carbone, et en tout 2.487 calories. C'est donc, de nouveau, un régime aussi rapproché que possible de la ration d'entretien. Or, sur ces quantités d'aliments organiques, ceux d'origine animale figurent 1/30 pour les azotés, 1/3 pour les corps gras, et pour une quantité absolument négligeable pour les hydrates de carbone. Mais, vu l'usage assez abondant de graisses, qui fournit la moitié des calories dues aux corps gras, les aliments d'origine animale fournissent environ 300 calories, soit 1/8 de la ration totale.

Dans ce régime, les aliments d'origine animale sont un peu plus largement représentés que dans le précédent. Mais si

(1, Aperçu général sur la ration moyenne d'entretien. *Archives générales de médecine*, 1903, p. 1153.

l'on remplaçait la graisse par des corps gras végétaux, ce qui serait facile, la proportion resterait beaucoup au dessous du dixième.

De ce qui précède, nous pouvons donc conclure que si le régime exclusivement végétal n'a pas encore été réalisé, au moins par de grandes collectivités et pour un temps assez long, les faits que je viens de citer prouvent que déjà ou s'en est rapproché sensiblement, et cela, semble-t-il, au grand bénéfice de l'hygiène.

Mais y aurait-il avantage à s'y conformer d'une manière complète ? Quelque favorable que je sois à l'alimentation par les végétaux, je n'en suis pas convaincu. Il faudrait en faire une très large et très longue expérience; et cette expérience n'est pas faite. Jusqu'à preuve du contraire, je pense encore que l'on peut laisser aux aliments animaux une petite place dans notre alimentation sans qu'ils puissent présenter d'inconvénients, surtout si l'on s'adresse aux œufs et au lait ; et nous arrivons ainsi au *végétarisme*, qui est le régime le plus souvent suivi par le plus grand nombre de ceux qui se disent végétariens.

VÉGÉTARISME. - Je l'ai déjà dit, le végétarisme comprend les régimes dans lesquels la plus large part de l'alimentation est demandée aux végétaux ; et, de plus, quoique cette condition soit moins formelle, ceux dans lesquels les aliments d'origine animale sont représentés par les *œufs* et *le lait*.

Toutefois, il me semble que l'on pourrait se montrer un peu moins rigoureux pour cette dernière condition et que l'on devrait considérer comme appartenant encore aux régimes végétariens ceux dans lesquels entreraient dans une faible proportion moyenne quelques autres aliments d'origine animale. Je vise ici plus spécialement ceux de ces aliments qui proviennent de la basse-cour, poulet, oie, canard, pintade, dinde et lapin, et aussi les poissons. Le point important, en ce qui concerne cette adjonction serait de ne faire qu'une très faible part et bien déterminée à ces derniers aliments. J'estime qu'on pourrait s'en tenir, par exemple, pour une moyenne de la semaine, à un dixième aussi bien pour les azotés que pour les calories Un autre dixième ou deux dixièmes des azotés et des calories pourraient être fournis par les œufs et le lait.

Les végétaux conserveraient donc ainsi dans ce régime environ les quatre cinquièmes des azotés et des calories ; et, au plus, l'autre cinquième serait demandé aux œufs, au lait ou à leurs produits industriels, et aux animaux de basse-cour qui tous sont herbivores ou granivores.

Enfin, peut-être pourrait-on aussi y joindre les poissons blancs et maigres, quoiqu'ils soient tous icthiophages, aux conditions : que ce ne soit qu'exceptionnellement, de ne pas arriver à 100 grammes chaque fois, de les prendre d'une extrême fraîcheur et de les faire bouillir. C'est la pratique qui décidera, dans l'avenir, ce qu'il faut penser de l'adjonction de ces aliments au régime végétal.

Il me semble que l'adjonction de ces derniers aliments animaux autres que le lait et les œufs, ne pourrait pas enlever ses caractères dominants au régime végétal. Elle aurait l'avantage de faciliter beaucoup la mise en pratique de ce régime végétarien qui s'éloigne déjà sensiblement du régime trop souvent suivi, et dans lequel domine la viande, dont j'ai fait ressortir les dangers. Elle aurait, de plus, l'avantage de faciliter les rapports admis dans le dosage de l'alimentation, entre les albuminoïdes et les ternaires. Enfin, quoique le poisson, le lapin et la volaille, donnent encore de 0,07 à 0,15 de purines pour 100 grammes, je ne crois pas que, vu la faible quantité qui entrerait dans l'alimentation, ils soient sensiblement plus dangereux que les légumineuses auxquels il faudrait demander les azotés, ces légumineuses en contenant encore, en effet, de $0^{gr}04$ à $0^{gr}08$ pour 100 grammes.

Ce régime, dit végétarien, ainsi compris me semble sensiblement en accord avec les principes d'hygiène alimentaire auxquels nous ont conduit les études précédentes. Malgré l'adjonction de certains aliments animaux autres que le lait et les œufs, il n'exposerait pas à l'infection intestinale si l'on évitait la suralimentation. Celle-ci, en effet, est encore évitée même par l'alimentation mixte dont relève le régime type tel que je l'ai fixé, dans lequel la part faite à ces aliments ou aux viandes de boucherie, quoique très limitée, est encore un peu plus large.

J'ai lieu de croire également qu'il en est ainsi de la toxicité urinaire qui ne saurait être assez augmentée pour devenir nuisible par cette faible quantité de poissons ou de viandes de

basse-cour. Je pense donc que les urines dans ce régime
seraient peu toxiques. Certaines expériences sembleraient
même devoir faire considérer, celles données par le régime
végétal, comme beaucoup plus toxiques ; et je crois, à ce propos, devoir donner quelques explications.

Dans les expériences de Charrin, les urines des herbivores se
sont montrées très toxiques, puisque sous l'influence du régime
végétal, les urines d'un kilogramme de lapin ont tué 4 k. 184
de lapin ; et celles du cobaye, 5 k. 663 ; tandis que les urines d'un
kilogramme de ces deux animaux soumis au régime lacté ne
tuaient que 1 k. 756 de lapin pour le premier et 1 k. 649 pour
le second. Mais Charrin a pris soin de fournir des explications
à cet égard. Cette grande toxicité des urines des herbivores
provient des sels de potasse, qui sont contenus en grande quantité dans les légumes frais ; si bien que le lapin en émet $0^{gr}55$
par jour et par kilogramme. Or, ces sels étant toxiques pour
le lapin à la dose de $0^{gr}18$ par kilogramme, il résulte que rien
que par eux, l'urine du kilogramme du lapin peut donner la
mort à 3 kilogrammes de lapin. En déduisant ces 3 kilogr.
des 4 k. 184, il ne reste donc guère qu'un kilogramme qui
qui serait tué en supprimant la potasse. Mais le lapin nourri
avec l'herbe absorbe facilement 150 à 200 grammes d'herbes
par kilogramme Or le chou, par exemple, avec lequel on le
nourrit souvent, contient environ $0^{gr}40$ de sels de potasse pour
100 grammes. La chicorée et la pomme de terre en contiennent presque autant C'est donc environ $0^{gr}60$ à $0^{gr}80$ de sels
de potasse que cet animal absorbe par kilogramme de son
poids ; il n'est donc pas étonnant qu'on en trouve $0^{gr}55$ dans les
urines, puisque c'est par la voie urinaire que s'élimine la plus
grande partie de ces sels. (Voir le 2e volume, pages 282 et 286)

Mais on ne saurait établir une proportion entre le lapin et
l'homme, quand il s'agit d'évaluer la toxicité urinaire du végétarien et même du végétalien. Pour les deux, et surtout pour
ce dernier, ils demandent la partie la plus importante de leur
alimentation aux céréales et aux légumineuses. Or, d'une part,
100 grammes de blé, leur principale céréale, ne contient que
$0^{gr}15$ de sels de potasse ; et en admettant qu'ils en prennent
500 grammes, qui leur donneraient déjà la moitié de leurs
albuminoïdes et de leurs calories, ce n'est guère que $0^{gr}01$ par
kilogramme de leur poids.

Les haricots secs et les lentilles, qu'ils feront souvent entrer dans leur régime, contiennent bien pour 100 grammes, les premiers 1^{gr}150 de sels de potasse et les secondes 0^{gr}60. Mais ces légumineuses, ils les mangent cuites; et mes expériences avec Carcanague ont montré que le haricot n'en conserve que 0^{gr}12 et la lentille 0^{gr}26. (Voir ce volume, page 452.)

La pomme de terre, qui également entrera dan l'alimentation pour quelques centaines de grammes, à l'état cru, contient bien 0^{gr}38 de sels de potasse pour 100 grammes ; mais bouillie, elle n'en conserve pas 0^{gr}10. Sauf pour quelques salades et les fruits, qui sont mangés crus, les autres aliments végétaux sont pris cuits ou au moins blanchis ; et nous savons qu'ils perdent ainsi, soit les deux tiers et au moins un tiers de ces sels.

Enfin, si l'on tient compte, d'une part, de la quantité relativement faible de ces divers aliments, la plupart pris cuits, qui est nécessaire à l'homme ; et, d'autre part, de son poids total, on voit que la quantité de sels de potasse qu'il doit absorber, même avec un régime exclusivement végétal, est négligeable, puisqu'elle n'arrive sûrement pas à 0^{gr}06 par kilogramme. De plus, en diminuant ces 0^{gr}06 du déchet intestinal, on voit que la quantité qui devra passer par les urines restera dans les environs de 0^{gr}05, quantité qui ne dépasse que de fort peu celle de l'homme soumis au régime mixte, qui est environ de 0^{gr}04. Ainsi disparaît l'objection que l'on pourrait faire à ce régime, en s'appuyant sur la toxicité de l'urine des herbivores. Les mêmes inconvénients n'existent pas pour l'homme, et je viens d'en donner les raisons.

L'étude physiologique de ce régime et ses applications cliniques seront données après avoir étudié le régime lacto-végétarien et ovo-lacto-végétarien.

RÉGIME LACTO-VÉGÉTARIEN. — Dans ce régime, ainsi que son nom l'indique, l'alimentation est exclusivement demandée au lait, à ses différentes préparations et aux végétaux. Mais elle peut l'être dans des proportions différentes, la prépondérance étant donnée tantôt au lait et tantôt aux végétaux. Ce régime, du reste, le plus souvent n'est que passager. Il est rare que les œufs ne lui soient pas ajoutés ; et l'on arrive ainsi au régime *lacto-ovo-végétarien*.

Dans la pratique, en effet, il n'y a guère que l'adjonction au 'lait, du pain ou de quelques pâtisseries, brioches, madeleine, biscuits secs, etc., qui se fasse souvent. (Voir le 2ᵉ volume, p. 329.) C'est ce que l'on pourrait appeler le régime *pané-lacté*. La réunion du pain au lait est fréquente; mais elle n'est le plus souvent que passagère, et n'acquiert jamais, je crois, l'importance d'un régime.

Dès que l'on quitte le régime lacté exclusif, on lui adjoint le plus souvent les œufs; et, ainsi, après quelques jours, ce régime ovo-lacté devient lacto-ovo-végétarien, les aliments végétaux étant au moins représentés par le pain que l'on permet avec les œufs.

RÉGIME LACTO-OVO-VÉGÉTARIEN. — Ce régime, composé par le lait, les œufs et le pain, première étape dans le régime lacto-ovo-végétarien, peut se prolonger quelques jours, mais rarement au delà d'une semaine. La quantité de pain à permettre peut être fixée à 50 grammes par œuf, soit 100 grammes pour les deux œufs qui entrent le plus souvent dans le régime ovo-lacté; et qui, par l'addition du pain, devient ainsi lacto-ovo-végétal. Ces 100 grammes de pain, soit à peu près un pain de 0ᵍʳ05, fournissent une moyenne de 8 grammes d'albuminoïdes et de 250 calories. Ils équivalent, sous ces deux rapports, sensiblement à 250 grammes de lait de vache. Il faudra donc en tenir compte, soit que l'on veuille seulement modifier le régime sans changer sa valeur, soit que l'on veuille en même temps le rendre plus varié et l'augmenter.

Dans la pratique, je l'ai dit, ce n'est encore là qu'un régime de transition; et l'addition du pain au lait et aux œufs ne représente qu'une période intermédiaire devant conduire à celle de différents légumes, pour arriver ainsi à un régime, qui prend une place de plus en plus importante dans l'alimentation de nombreux malades, le régime lacto-ovo-végétarien.

Le régime lacto-ovo-végétarien, comme nous allons le voir, ne diffère du régime végétarien, tel que je viens de le comprendre, que par les rapports entre les divers aliments qui entrent dans sa composition. Ces deux régimes sont, en effet, constitués par du lait, des œufs et des aliments végétaux. Mais tandis que ces derniers dominent dans le régime végétarien; ce sont, au contraire, les œufs et le lait qui ont la prépondérance dans le régime lacto-ovo-végétarien. J'estime, d'après ce que j'ai dit sur les autres régimes, que pour mériter ce nom, le lait et les œufs doivent fournir entre la moitié et les deux tiers aussi bien des albuminoïdes que des calories. Nous avons, au contraire, fixé la proportion des substances animales au plus à 3/10 pour le régime végétarien, en y ajoutant cette condition que le lait et les œufs représentassent la plus grande partie.

Quant aux régimes mixtes auxquels appartiennent les régimes types que j'ai donnés (2e volume, page 337), leurs caractéristiques sont que les aliments d'origine animale, qui en font partie, peuvent être demandés : aux diverses viandes, basse-cour et même boucherie) ; que ces viandes ne doivent guère donner que le quart des azotés ou des calories ; et enfin, condition importante pour ne pas dépasser cette quantité, de ne prendre de ses viandes qu'une fois par jour et pour un seul plat.

En nous en tenant à ces proportions, les divers régimes lacto-ovo-végétariens peuvent être fixés d'après le type suivant.

Pour tous les âges, ce régime, au moins au début, quand il succède au régime lacté exclusif et aux périodes de transition qui le suivent, ce qui arrive le plus souvent, comporte quatre repas : un premier déjeuner, un deuxième dejeuner, un goûter et un dîner. Mais, plus tard, quand il est prescrit comme devant constituer l'alimentation habituelle, il peut souvent ne comprendre que trois repas, en supprimant le goûter.

Le premier déjeuner et le goûter, quand ce dernier est maintenu, doivent être composés exclusivement par du lait et par du pain. Toutefois, on peut tolérer au déjeuner un peu de café. Mais il faut écarter le cacao, à cause de sa richesse en purines, s'il s'agit d'une affection commandant la surveillance des produits xantho-uriques. Les deux autres repas seront constitués par du lait et par ses préparations, par des œufs, par des légumes et des fruits. Chacun de ces repas devra comprendre deux plats dont un riche en azotés. On pourra ordonner, selon les goûts du malade, toutefois en les alternant dans de justes proportions, les œufs, des plats de laitages, les légumes secs ou les plats de pâtes. Avec chacun de ces plats, il sera donné un plat de légumes frais en suivant la saison ; et enfin, le dessert pourra comprendre des fromages, des gâteaux et des fruits.

J'ai déjà indiqué comment le lait devait être pris aux deux petits repas. Quant aux grands repas, il sera pris le plus souvent comme potage, soit qu'on y ajoute seulement du pain, soit qu'on le prépare avec des fécules ou des pâtes d'Italie. On pourra aussi s'en servir pour faire des flans, des crèmes, ou donner son équivalent en divers fromages frais dont beaucoup sont particuliers à certains pays.

C'est surtout le lait de vache qui sert de base à ce régime ; mais on pourrait aussi, si besoin était, utiliser celui de chèvre, d'ânesse ou même de jument ; mais, bien entendu, en tenant compte de la valeur nutritive de chacun d'eux.

Quel que soit le lait employé, j'estime qu'il est préférable de le donner à l'état naturel et tout au plus bouilli. Mais pourrait-on utiliser dans ce but les divers laits alcoolisés par la fermentation, tels que le kéfir, le koumys où le yokourt? Je ne le pense pas. Je crois que c'est toujours par les laits naturels qu'il faut commencer ; et que ce n'est que dans les cas d'intolérance ou inspiré par des indications spéciales qu'il faudrait, au moins en France, en venir aux laits fermentés. Il pourra être pris sucré ou non et sans être coupé.

Les œufs pourront être servis à la coque, sur le plat, brouillés ou en omelette. Mais, autant que possible, sans compliquer beaucoup leur préparation. En général, on n'en servira qu'une fois par jour, même en variant la préparation. On en donnera un ou deux suivant l'âge, et aussi suivant la richesse des autres aliments.

Les légumes secs peuvent être donnés en purée ou simplement en salade. Je préfère cette dernière préparation, parce qu'elle laisse la cellulose, qui est d'autant plus utile dans ce régime, que le lait et les œufs, ne laissant aucun résidu, portent à la constipation. Ce sont surtout les lentilles qui devront être servies sous cette forme. Les pois chiches, s'ils sont de bonne cuisson, rendront les mêmes services. Les haricots devront être choisis aussi petits que possible pour augmenter la proportion de la cellulose. Le riz, qui est si utile dans les affections intestinales, devra être peu employé dans ce régime, parce qu'il favorise réellement la constipation. Enfin, on pourra donner en purée : la châtaigne, la fève sèche et le pois. La quantité de ces divers légumes secs sera fixée d'après cette indication que la portion moyenne pour l'adulte est de 50 grammes, pesés secs, ce qui donne de 10 à 12 grammes de substances azotées et environ 200 calories avec les corps gras qui entrent toujours dans leur préparation (3ᵉ volume, page 482 et suivantes). Les légumes frais seront choisis, je l'ai dit, d'après la saison, mais quelques-uns existent presque pendant toute l'année. Ce sont : la pomme de terre, la carotte, le navet, le salsifis et les salades, y compris le céleri. Les quatre premiers seront donnés bouillis et servis en salade ou frits; mais toujours préparés avec le moins de corps gras possible, et jamais en sauce, que ce soit avec des corps gras ou en liaisons faites avec le jaune d'œuf. Les corps gras, je l'ai dit déjà plusieurs fois, deviennent indigestes par la cuisson. Les salades doivent toujours être servies cuites et après avoir été blanchies. La portion de pommes de terre, de carottes, de navets et de salsifis est environ de 100 grammes à l'état cru; et celle des salades de 200 grammes environ. (Voir le 3ᵉ volume, pages 497 et suivantes.)

Mais j'insiste tout spécialement pour que, autant qu'on le pourra, on fasse entrer dans ce régime les légumes frais renfermant de la cellulose ou des trachées végétales. Je cite notamment : le haricot vert, le petit pois, la fève fraîche, l'épinard, la tomate, l'aubergine, le cardon et l'oignon. Tous ces légumes seront préparés simplement. Ils seront bouillis ou frits et avec peu de corps gras. Quant aux quantités à prendre à chaque repas, je les ai indiquées dans le 3ᵉ volume en parlant de chacun d'eux.

Les fromages, entrant dans le dessert, seront choisis parmi ceux qui sont frais et surtout qui ne sont pas fermentés. L'origine du lait qui a servi à les faire importe peu. On peut utiliser ceux de vache, de chèvre ou même de brebis.

Parmi les pâtisseries permises, je puis citer : la brioche, les macarons et tous les gâteaux qui ont pour base les pâtes de la madeleine ou du massepain. Autant que possible, il faut éviter les gâteaux dans la composition desquels entre de la crème ou des confitures ou des fruits confits. Je crois qu'il faut aussi éviter les crèmes glacées. Quant aux fruits, le plus souvent, il y aura avantage à les donner cuits, en compote ou en marmelade. C'est d'abord un moyen assez sûr de les antiseptiser; et, de plus, pris dans cet état, ils me paraissent moins contraires à la bonne digestion du lait qui entre dans chacun de ces repas. Toutefois, si l'état du tube digestif le permet, on pourra prendre crus les fruits qui se pèlent et qui sont les moins acides ; tels sont : la figue, la pêche, la poire, le melon, les amandes, les noisettes et les noix.

Il est impossible, on le conçoit, de fixer d'avance les quantités à donner de chacun de ces divers aliments; mais sans m'arrêter sur tous, je pense pouvoir du moins donner quelques indications utiles, en fixant celles des deux principaux qui constituent ce régime : le lait et les œufs.

Pour l'adulte moyen de 65 kilogrammes, le lait doit rester dans les environs d'un litre, et les œufs être donnés au nombre de deux. En sucrant le lait, comme je l'ai indiqué, le litre donnera 1.000 calories et environ 35 grammes d'albuminoïdes. Les deux œufs y ajouteront plus de 150 calories et 15 grammes d'albuminoïdes.

Ainsi, ces deux aliments assurent donc déjà à l'homme moyen sensiblement la moitié des albuminoïdes et des calories qui lui sont nécessaires.

En fixant le pain à 300 grammes, ce qui est un minimum, on ajoutera environ 25 grammes d'albuminoïdes et 750 calories. C'est donc un total de 75 grammes d'albuminoïdes et 1.900 calories.

Les plats de légumes secs, et en alternant avec ceux de pâtes alimentaires, macaroni, nouilles, vermicelle, etc., fourniront aussi en moyenne 10 grammes d'albuminoïdes, et avec les corps gras d'assaisonnement 200 calories.

Enfin, quelque peu riches que soient les légumes frais et les fruits qui compléteront les deux principaux repas, surtout grâce aux corps gras qui entrent toujours dans la préparation des premiers, on voit qu'ils arriveront toujours à fournir 5 grammes d'albuminoïdes et environ 200 calories. La ration totale sera ainsi portée à 90 grammes d'albuminoïdes et à 2.300 calories, deux quantités qui, ainsi que je l'ai dit souvent, seront largement suffisantes pour faire face aux dépenses de la vie active de l'adulte.

Ce régime, tel que je viens de l'exposer, ne comprend pas de boissons fermentées, vin, cidre, bière, etc. Mais ces boissons n'en sont pas forcément exclues. A la condition de ne pas dépasser 20 grammes d'alcool entre les deux repas, quelle que soit la boisson de table qui les contienne, on peut la tolérer; mais il faudrait alors diminuer le lait en proportion, soit environ 150 grammes de lait sucré ; et couper la boisson fermentée avec une grande quantité d'eau, si elle est représentée par le vin, de manière à ramener ce dernier à un titre ne dépassant pas 4 °/₀.

Les quantités précédentes sont celles qui conviennent, je l'ai dit, à l'adulte moyen de 65 kilogrammes et vivant dans les conditions de la ration moyenne d'entretien. Mais je pense que, sans modifier sensiblement ce régime, il peut aussi convenir à la grande majorité des adultes dont le poids normal est compris entre 60 et 70 kilogrammes. Quant à ceux d'un poids normal supérieur ou inférieur, il sera facile d'équilibrer leurs dépenses en augmentant ou en diminuant seulement le lait. On pourra le porter à 1 litre 1/4 ou à 1 litre 1/2 pour les premiers, soit respectivement pour ceux de 75 kilogrammes et ceux de 80 kil. ; et au contraire ramener le lait à 3/4 de litre pour ceux n'arrivant qu'à 55 kilogrammes.

Pendant la croissance et pendant la vieillesse, on devra se baser sur les régimes-types que j'ai donnés pour la première (voir le 2ᵉ volume, page 618) et sur les indications que j'ai exposées pour la seconde (2ᵉ volume, page 654). Mais pour que le régime conserve son caractère de lacto-ovo-végétarien, il faut respecter les mêmes proportions entre les trois aliments qui le constituent. Je considère cette condition comme indispensable, si l'on veut bénéficier de ses avantages.

Je rappelle qu'en faisant porter les variations seulement sur le lait, on a l'avantage de conserver à la ration la même relation nutritive, puisque dans le lait sucré les azotés et les ternaires sont dans le rapport de 1 à 5 ; et ensuite que le quart de litre de lait équivaut à environ 9 grammes d'albuminoïdes et 250 calories.

C'est également en faisant varier le lait que l'on équilibrerait la ration avec les besoins, si pour des raisons autres que le poids normal, ces derniers s'écartaient beaucoup, en plus ou en moins, de ceux moyens d'entretien. Tel est, parmi les conditions qui diminuent les dépenses, le séjour à la chambre et surtout au lit ; et parmi celles qui les augmentent, le séjour dans une température ambiante basse, surtout si le sujet doit s'y livrer à un travail physique. Le régime lacto-ovo-végétarien, en effet, comme tous les autres, est soumis à cette loi fondamentale de l'hygiène alimentaire, que, quelle que soit la

nature des aliments, ils doivent être donnés en quantité suffisante pour, satisfaire à tous les besoins, mais aussi sans en
dépasser aucun d'une manière sensible. Même avec un régime
aussi bien compris que celui que j'étudie, au point de vue de
la qualité des aliments, on peut le rendre nuisible, s'il reste
trop au-dessous des besoins et aussi s'il les dépasse trop. On
peut arriver à la surnutrition avec le régime lacto-ovo-végétarien comme avec les autres. Cette surnutrition sera moins
nuisible que si elle était due au régime carné, elle produira
moins facilement l'infection intestinale et les urines toxiques ;
mais ne conduira pas moins à la pléthore sanguine et à toutes ses conséquences.

Avec le régime tel que je l'ai fixé pour l'adulte moyen, la
quantité d'eau mise à la disposition de l'organisme, grâce à
celle qui est contenue dans les légumes et les fruits, arrive dans
les environs de 1.500 à 1.800 grammes. En y ajoutant celle
résultant de l'oxydation de l'hydrogène des aliments, nous pouvons compter sur une moyenne de 2 litres, soit sensiblement de 30 grammes par kilogramme. C'est là une quantité un
peu faible ; et aussi je conseille d'ajouter de 300 à 500 centimètres cubes d'une décoction végétale, quand le sujet ne prend
pas de boissons fermentées. Comme décoction végétale, je
donne volontiers la préférence à celles qui sont légèrement
amères, comme celles de houblon, de camomille, etc.

Quant aux matières salines, si elles sont en faibles proportions dans le lait et aussi dans les œufs, on trouve une compensation dans celles du pain et des fruits, des légumes et aussi
dans le chlorure de sodium qui sert à la préparation de ces
derniers. J'insiste sur ce point que la cuisson ou même seulement le blanchiment des légumes leur enlèvent une partie importante des sels de potasse qu'ils contiennent en excès, d'après
nos besoins, mais qu'ils laissent presque intacts les sels de
chaux. (Voir ce volume, pages 447 et suivantes et 460.)

A) En résumé, les principes qui doivent servir de base au
régime lacto-ovo-végétarien, par lequel passent plus ou moins
tous les convalescents, sont les suivants :

1° Dans ce régime, le lait et les œufs doivent fournir au
moins la moitié des albuminoïdes et des calories ; et les végétaux doivent en fournir moins de la moitié, mais au moins un tiers.

2° La prédominance du lait sur les œufs doit être telle que ces derniers n'arrivent pas à donner la moitié des albuminoïdes du lait et le cinquième de ses calories. La proportion pratique est donc *d'un demi-litre de lait sucré pour un œuf.*

3° Les divers aliments, lait, œufs et végétaux, doivent être en quantités telles que par leur ensemble, au moins pour une moyenne d'une semaine, ils puissent satisfaire tous les besoins du sujet, en tenant compte de son poids et des conditions de son existence, au point de vue des albuminoïdes, des calories, de l'eau et des matières salines. On a vu qu'en suivant le régime-type que je viens d'indiquer, ces conditions sont facilement remplies.

4° Enfin, je crois avoir montré qu'il est facile, en faisant varier les quantités de lait, de donner à ce régime une valeur nutritive en rapport avec les besoins des divers sujets, quels que soient ces besoins.

B) En ce qui concerne ses avantages, je puis les résumer dans les propositions suivantes :

1° Le régime lacto-ovo-végétarien diminue autant que possible les chances d'infection intestinale.

2° A la condition de bien choisir les légumes et les fruits qui entrent dans sa composition, ce régime évite la constipation, et peut même y remédier en excitant le plan musculaire de l'intestin.

3° Il diminue autant que possible la toxicité urinaire ; et, par conséquent, il met les différents éléments anatomiques dans les meilleures conditions pour leur fonction respective.

4° Par les bonnes proportions des trois catégories d'aliments organiques, albuminoïdes, corps gras et hydrates de carbone, il utilise et maintient dans de bonnes conditions de fonction les divers organes digestifs.

5° Il rend aussi facile la mise en équilibre des besoins de l'organisme en eau et en matières salines avec les apports.

6° Il permet de faire varier sa valeur nutritive tout en conservant son caractère et ses avantages.

7° Par son dosage facile, il permet de le mettre en rapport suffisamment exact avec les besoins, quelque variés que soient ces derniers.

8° Grâce aux modifications pratiques qu'on peut lui faire subir, il évite la monotonie dans l'alimentation.

9° Enfin, par ses avantages au point de vue de la digestion et de la nutrition, et aussi par ceux que lui vaut son facile dosage, le régime lacto-ovo-végétarien me paraît être le régime de choix de tous les sujets, qui, pour une cause quelconque, ont besoin de surveiller soit leurs organes digestifs, soit leur nutrition.

Succession des différents régimes lactés. — Dans la pratique, le plus souvent les différents régimes lactés se succèdent l'un l'autre. Qu'il s'agisse d'une affection des voies digestives, des voies urinaires ou de l'appareil circulatoire, c'est en général par le régime *lacté exclusif* que l'on commence.

Sa durée varie avec l'affection. Plus longue, quand il s'agit d'une néphrite aiguë ou d'une affection du cœur, elle peut être diminuée, quand il ne s'agit que d'une dilatation de l'estomac ou surtout d'une infection intestinale.

Mais quelle que soit l'affection, la pratique m'a conduit à mettre quelque tempérament dans son application, en faisant faire ce régime par périodes de trois, cinq ou huit jours, que je coupe par deux, trois ou cinq autres jours intercalaires, pendant lesquels le lait est tout à fait écarté de l'alimentation. Il est rare maintenant que je prescrive le régime lacté exclusif pendant quinze jours de suite. Son administration par périodes est mieux acceptée par les malades ; et j'obtiens plus facilement qu'il soit fait rigoureusement d'une manière exclusive. Lorsque l'affection est assez améliorée par le régime exclusif, le plus souvent je corrige ce que ce traitement a de monotone par l'addition d'un ou de deux œufs ; et j'arrive ainsi au régime *ovo-lacté*.

Ce n'est là, du reste, en général, qu'un régime de transition ; et dans moins d'une semaine on y ajoute du pain, marquant ainsi la première étape dans le régime *lacto-ovo-végétarien*. Enfin, à peine quelques jours après. l'ordonnance du régime est changée. Au lieu de prendre le lait en six fois, le malade ne fait plus que quatre repas d'abord, puis ensuite trois. C'est là le régime lacto-ovo-végétarien tel que je viens de l'étudier. Mais celui-ci n'est plus un régime de transition. Sa durée est le plus souvent fort longue ; il peut même devenir le régime habituel du sujet. Ce dernier devra s'y maintenir rigoureusement dans de nombreuses affections relevant de certaines lésions.

Néanmoins, dans certains cas, après un certain temps de ce régime dans lequel le lait et les œufs dominent, on pourra se contenter du régime végétarien tel que je l'ai délimité ; et dans lequel la proportion des aliments est renversée, ceux d'origine végétale l'emportant sur ceux d'origine animale représentés surtout par les œufs et le lait.

C'est ainsi que parti du régime lacté exclusif, nous aurons pu, par une série de transitions, arriver au régime végétarien qui nous offrira une plus grande variété dans les aliments et plus de commodité pour être mis en pratique.

Comparaison des divers régimes basés sur la nature des aliments. — Au point de vue des malades, ce que j'ai dit du *régime carné* doit suffire pour le faire écarter comme dangereux de l'alimentation des malades ; et cette proscription ne doit pas seulement être portée contre le régime carné exclusif, mais même s'étendre à tous ceux dans lesquels la prépondérance serait donnée aux différentes viandes. Depuis quelque temps, on l'a vu, il n'y a même plus d'exception pour le diabète ni pour la tuberculose. Si, en effet, dans cette dernière, les albuminoïdes peuvent être élevés un peu au-dessus de la quantité normale et arriver à 2 grammes au lieu de $1^{gr}50$, ce n'est qu'à la condition de demander une partie importante de ces albuminoïdes au lait, aux œufs et aux végétaux. On peut donc conclure que *dans l'alimentation des malades, quelles que soient leurs affections, il faut éviter la prédominance de l'alimentation carnée.*

Le *régime lacté exclusif*, au contraire, devient le régime obligatoire pour certaines affections. Il en constitue même le moyen thérapeutique le plus actif, parfois le seul actif. Dans certains autres cas, sans que son administration exclusive s'impose avec la même rigueur, il n'en reste pas moins le régime qui convient le mieux. Mais ce régime exclusif a contre lui sa monotonie qui engendre le dégoût et aussi la tendance à la constipation. D'où la nécessité de le remplacer, au moins par périodes, ou de joindre au lait des aliments corrigeant le paresse de l'intestin. Nous arrivons ainsi, avec une courte transition, représentée par l'addition des œufs, au régime *lacto-ovo-végétarien* et au *régime végétarien*, qui sont beaucoup mieux acceptés et qui suffisent dans la plupart des cas.

Quant au régime *végétalien,* je l'ai dit, il peut fort bien être composé de telle manière qu'il réponde à tous les besoins. Tout fait supposer que l'homme pourrait se contenter d'une alimentation exclusivement végétale. Mais, ni au point de vue de l'état de santé, ni au point de vue de l'alimentation des malades, il ne me paraît avoir des avantages sur le régime lacté ou lacto-ovo-végétarien, ou, suivant les cas, sur le régime végétarien. Du reste, le régime végétalien pur a peu d'adeptes; et les partisans les plus convaincus de l'heureuse influence de l'alimentation par les végétaux, tolèrent cependant encore le lait et les œufs. Ce sont seulement des *végétariens ;* et soit dans leur doctrine soit en pratique, ils ne vont pas plus loin.

APPLICATIONS CLINIQUES DU RÉGIME LACTÉ ET DE SES MODIFICATIONS

J'ai déjà eu l'occasion de signaler beaucoup de ces applications; et cependant il me reste à en indiquer encore beaucoup d'autres. C'est qu'en effet, peu à peu la clinique, appréciant de plus en plus les avantages du lait dans l'alimentation des malades, a été conduite à lui donner la préférence pour presque toutes les maladies. Pour les unes, il s'impose sans qu'on puisse le remplacer par aucun autre aliment. Il devient même, pour quelques-unes d'entre elles, un agent thérapeutique indispensable. Mais même pour les autres, il constitue encore le régime le plus avantageux au double point de vue de la digestibilité et de la nutrition. A ces avantages, j'ajoute le suivant, d'ordre pratique, qui mieux que tout autre régime. il rend facile le dosage de l'alimentation, condition indispensable pour la bonne fixation d'un régime quelconque.

J'estime donc que l'on ne saurait trop se pénétrer de tout ce qui touche le lait et les aliments qui en dérivent. Aussi, je crois utile, avant d'indiquer ses applications cliniques, de rappeler ici les différentes données le concernant que j'ai résumées dans ce traité.

Données diverses concernant le lait contenues dans ce traité.

PREMIER VOLUME. — Substances albuminoïdes des végétaux servant à l'alimentation des animaux producteurs du lait, p. 117.

Richesse en matières salines des mêmes végétaux, pages 135 et 136. Composition des divers laits. Mode de formation de la lactose, page 139. Composition minérale du lait de femme et de vache, page 181 ; et des divers laits, pages 250-255 et 257.

Valeur du beurre en calories, pages 207 et 212.

Production du lait en France, pages 230 et 235.

Modification dans l'intestin de la lactose, page 261, et du beurre, p. 265.

Minéralisation de la caséine, pages 288 et 299.

Deuxième volume. — Fixation des besoins de l'organisme par le régime lacté, en albuminoïdes, pages 37 et 59, et en calories, pages 136 et suivantes.

Déchet intestinal de la caséine, page 121 ; du beurre et de la lactose, pages 122, 124 et 125.

Evaluation par le lait des quantités nécessaires : en eau, page 189 ; en chlorure de sodium, page 267 ; en potasse, page 283 ; en chaux, page 288 ; en magnésie, page 292 ; en fer, page 295 ; en phosphore, page 299 ; en soufre, page 308.

Dosage de l'alimentation par le régime lacté exclusif, page 323 ; par le régime lacté mitigé, page 329 ; par le régime lacto-végétarien et lacto-ovo-végétarien, page 331.

Du lait dans le régime type de la ration moyenne d'entretien, pages 337 et 338.

Du lait dans l'alimentation du nourrisson, p. 390.

Quantité de lait qui lui est nécessaire : en lait de femme, page 463 ; en lait de vache, p. 469.

Allaitement : au sein, page 506 ; artificiel, page 516.

Comparaison du lait des divers animaux, page 520.

Question du minimum pour les laits destinés à être consommés en nature, page 543.

Sevrage, page 554. Equivalence en lait des divers aliments, page 562.

Du lait pendant la deuxième année, page 567 ; pendant la troisième année, page 619 ; pendant la quatrième et la cinquième année, page 621 ; pendant la sixieme et la septième année, page 623 ; de la huitième à la quatorzième année, page 625 ; de la quinzième à la dix-huitième année, page 627 ; de la dix-neuvième à la vingt-cinquième année, page 629.

Du lait dans l'alimentation après l'âge adulte, pp. 661 et 662.

Troisième volume. — Composition des divers laits : lait de femme, page 396, et ses variations, page 397 ; lait de vache et ses variations, page 400 ; laits modifiés, page 404 ; laits fermentés : kefir, yokourt, page 405 ; lait de brebis, page 407 ; de chèvre, page 408 ; d'ânesse, page 408 ; de jument, page 410.

Fromages : leur composition et leur valeur nutritive, page 411.

Quatrième volume. — *Applications cliniques*. J'ai déjà eu l'occasion d'indiquer les suivantes.

Indigestion intestinale, page 35.

Dilatation de l'estomac et de l'intestin ; dyspepsies gastriques et intestinales hyposthéniques, page 39.

Dyspepsie hypersthénique, page 50.

Ulcère rond de l'estomac, page 69.

Entérite aiguë, colite aiguë, entéro-colite chronique, pages 75 et 397.

Gastro-entérites aiguës et chroniques du nourrisson, page 89.

Troubles nerveux de la pléthore, page 116.

Obésité, pages 130 et 389.

Scléroses, page 142.

Lithiase urique, page 147 ; hépatique, page 152.

Albuminurie arthritique, page 170.

Mucorrhées, page 175.

Maladies fébriles, pages 231 et 244, 251, 252 et 253.

Régime hydro-lacté, page 381.

Œdème, anasarque, épanchements, page 398 ; pleurésie, page 400 ; péricardite, page 406 ; ascite, page 406.

Régime hyposalin, page 445.

Régime hypochloruré, page 471.

Régimes composés avec des substances d'origine animale, page 483.

Telles sont les applications cliniques que j'ai déjà dû signaler. Mais, je l'ai dit, j'aurai à en signaler d'autres nombreuses, en passant en revue les différentes maladies pour indiquer quel est celui des régimes étudiés jusqu'à présent qui leur convient le mieux.

PRINCIPALES INDICATIONS SUR L'APPLICATION
DES RÉGIMES PRÉCÉDENTS AUX DIFFÉRENTES MALADIES

Dans ce qui précède, j'ai étudié successivement les divers régimes constitués par une diminution ou une augmentation des *substances organiques*, par une diminution ou une augmentation des *matières minérales*, et ensuite ceux dans lesquels prédominent la *viande*, ou le *lait*, ou les *œufs*, ou les *végétaux*. Pour chacun de ces régimes, je me suis attaché à préciser leur action physiologique, pour en déduire les conditions pathologiques dans lesquelles il convient le mieux ; et enfin j'ai indiqué quelques maladies qui, surtout par leur étiologie, m'ont paru relever de chacun de ces régimes de la manière la plus exacte.

Mais évidemment, je n'ai pas pu répartir entre ces divers régimes la totalité des maladies. Beaucoup d'entre elles, du reste, relèvent de régimes différents selon la période de leur évolution ; et il était difficile de savoir duquel de ces régimes, il fallait les faire dépendre. Je n'ai placé après chaque régime que certains groupes pathologiques ou quelque maladie auxquels, d'une manière sûre, ils correspondaient le mieux. Tels sont, parmi les groupes, ceux des maladies fébriles et des maladies de surnutrition, que j'ai placés après le régime hypoorganique ; celui des œdèmes, après les régimes hypohydrique et hyposalin ; et parmi les maladies importantes, la tuberculose, que j'ai placée après le régime hyperorganique ; et le diabète, après le régime carné. Mais de nombreuses affections n'ont pas encore été envisagées ; et cependant pour beaucoup il est indispensable qu'elles le soient. Pour quelques-unes, en effet, le régime n'a pas seulement pour but d'alimenter le malade, mais il a aussi une action thérapeutique ; et même pour celles pour lesquelles cette dernière action n'existe pas, il y a encore une grande utilité à ce que le malade soit alimenté d'après ses besoins et de préférence avec certains aliments.

Il me reste donc pour atteindre le but que je me suis proposé d'indiquer pour chaque maladie l'alimentation qui lui convient le mieux, à parcourir le cadre pathologique, et à indiquer pour chacune des affections qui le composent : 1º de quel régime elle relève plus spécialement; et 2º les indications qui lui sont spéciales, s'il y a lieu. On trouvera ainsi pour chaque maladie, d'abord, en étudiant l'action physiologique du régime, les raisons de son application à la maladie en question, et ensuite les quelques indications qui lui sont particulières et qui doivent compléter ou modifier celles dépendant du régime lui-même.

Mais je crois devoir d'abord rappeler quelques indications générales en ce qui concerne : 1º la ration d'entretien des malades; 2º les causes qui peuvent la modifier; et 3º la valeur nutritive ainsi que la préparation des aliments. J'ajouterai ensuite quelques considérations sur l'utilité du repos de l'organe

1º Je rappelle que j'ai divisé les malades en trois grandes catégories : 1º *ceux qui portent leur maladie sur pied ;* 2º ceux qui sont seulement *condamnés à la chambre ;* et ceux qui *sont alités* (voir ce volume, pp. 7 et suivantes). Cette distinction est indispensable pour établir la ration du malade.

2º Pour établir le régime d'après les besoins, il est aussi nécessaire de tenir compte du *sexe* (voir 2ᵉ volume, ration de la femme, p. 315) ; de l'*âge* (2ᵉ volume : Nourrisson, p. 390 ; 3ᵉ année de l'âge adulte, 582 ; vieillard, 655) ; de la *grossesse* (3ᵉ volume, p. 1) ; de l'*allaitement* (3ᵉ volume, p. 39) ; du *travail physique et intellectuel* (3ᵉ volume, pp. 76 et 304) et surtout de la *température ambiante* (3ᵉ volume, p. 135).

3º Pour composer un régime, il est aussi indispensable de connaître, au moins d'une manière approximative, la *richesse en albuminoïdes* et la *valeur en calories* des aliments les plus usuels (1ᵉʳ volume, pp. 191 et 206).

4º Enfin, il faut connaître aussi les modifications que ces aliments subissent pendant leur *préparation* et la *valeur pratique* de chacun d'eux ; (3ᵉ volume : pour les aliments d'origine animale, (de la page 384 à la page 457) ; pour ceux d'origine végétale (de la page 457 à la page 627) ; pour les corps gras, (de la page 627 à la page 637) ; et enfin pour les principales boissons de table, (de la page 637 à la page 658).

Il est impossible de prescrire un régime pour un malade

quelconque sans tenir compte de toutes ces indications. La diététique, il faut en être persuadé, n'est pas une question d'intuition ; elle ne se devine pas. Pour la savoir, il faut l'avoir apprise. Mais, je l'ai souvent dit et j'y reviens, il est beaucoup moins difficile qu'on ne croit de l'apprendre ; et je promets de nombreuses satisfactions à ceux qui auront consacré à son étude un temps suffisant pour bien la connaître.

REPOS DE L'ORGANE PAR LE DOSAGE DE L'ALIMENTATION

A ces indications, j'ajoute la suivante, qui est aussi importante par sa généralité que par les services qu'elle peut rendre : Quelle que soit l'affection, il y a toujours avantage à diminuer la fonction de l'organe ou des organes dont elle relève. *Le repos au moins relatif de l'organe est, dans toute maladie, une des conditions les plus importantes à remplir.* Cette diminution de la fonction est imposée :

1º Parce que tout organe malade est ou doit être supposé en état d'hypofonction ;

2º Parce que, au moins dans la grande majorité des cas, une diminution de sa fonction lui permet de mieux revenir à son état normal.

Cette seconde proposition peut trouver quelques exceptions, dans le cas où il s'agit d'un simple affaiblissement de l'organe par *défaut prolongé de la fonction.* Tels sont les cas de la paresse du plan musculaire de l'intestin par une alimentation ne donnant pas de résidu, ou encore celle de la faiblesse musculaire d'un membre lorsqu'il a été condamné à un long repos, comme après une fracture ou une luxation. Mais en dehors de ces cas, la proposition reste vraie.

Ce repos de l'organe sera obtenu, pour les *organes digestifs*, en diminuant l'alimentation d'une manière générale, ou mieux en faisant porter cette diminution sur la catégorie d'aliments qui est le mieux en rapport avec l'organe atteint Les régimes hypoorganiques, hyposalins et lactés trouveront ainsi souvent leurs indications.

Pour les *organes circulatoires*, le repos sera obtenu surtout par la position allongée et mieux encore par le séjour au lit.

Mais il le sera aussi en diminuant la masse sanguine, cette diminution ne portât-elle que sur la partie liquide. A cet égard, les purgatifs entraînant des selles liquides seront très utiles. La saignée conduira encore plus rapidement au même résultat ; mais elle doit être réservée aux cas graves et urgents. Enfin on peut obtenir un résultat déjà très appréciable par une alimentation rendue plus ou moins insuffisante selon les cas.

J'insiste sur l'importance de ces indications en ce qui concerne les affections cardiaques. Ces moyens calmeront souvent plus rapidement et d'une manière plus durable une arythmie que les divers cardiaques, qui n'obtiennent un surcroît de fonction de la fibre cardiaque qu'en entraînant une plus grande fatigue dans la suite.

La même heureuse influence se retrouvera pour les systèmes artériel et veineux. Leur plénitude exagérée les condamne à un surcroît de fonction, avant de tomber dans l'inertie entraînant les congestions. Ces deux systèmes se trouveront bien d'une diminution de leur contenu, même momentanément, au-dessous de la quantité normale. Ce repos relatif leur permettra de se reposer de la fatigue due à l'excès de fonction.

Trouvent donc place dans ces cas, les régimes hypoorganique et hypohydrique, ce dernier étant aidé par l'hyposalin.

Pour les *organes respiratoires*, de nombreuses affections exigent leur repos, et nombreuses aussi sont les affections dans lesquelles le repos devient un auxiliaire précieux de la médication. Les diverses laryngites, les bronchites, les broncho-pneumonies, les pneumonies, la tuberculose pulmonaire, etc., etc., sont dans ce cas.

Le rôle de l'alimentation pour faciliter ce repos est ici moins marqué que pour les organes digestifs et circulatoires. Cependant, le régime hypoorganique et hyposalin auquel les condamne le caractère fébrile de la plupart de ces affections, aura sur leur évolution une heureuse influence en facilitant la diminution des congestions.

Mais, sans qu'il s'agisse ici d'alimentation, je me permets d'appeler l'attention sur les inconvénients qu'il y a, dans toutes les affections fébriles de l'arbre respiratoire, à faire parler ou même à laisser parler les malades. Qui de nous n'en a remarqué les inconvénients dans la laryngite aiguë, dans la pneumonie et dans la tuberculose pulmonaire ? Le silence correspond donc dans ces affections au repos de l'organe ; et on ne saurait trop le recommander.

En ce qui concerne les *affections des voies urinaires*, le repos de leurs organes, reins et vessie, dépend, au contraire, en entier de l'alimentation. Ce repos, bien entendu, ne peut être que relatif ; mais celui que peut procurer une alimentation bien comprise est encore considérable. Il sera obtenu d'abord par un régime hypoorganique, qui diminuera le travail dû à l'élimination de l'urée, de l'acide urique ainsi que des autres produits xanthiques et albuminosiques ; et il le sera aussi par un régime hyposalin, qui diminuera l'élimination des matières salines, diminution dont bénéficie ont en même temps les reins et la vessie.

Enfin, un dosage bien fait de l'alimentation pourra contribuer largement au repos du *système nerveux*, aussi bien du périphérique que du central et tout particulièrement du cerveau. Ces organes, nous le savons, sont condamnés à se reposer quotidiennement par le sommeil. Or, nous savons aussi que rien n'assure mieux un sommeil réparateur qu'une digestion bien préparée par une alimentation ne dépassant pas les besoins.

Après les grandes fatigues cérébrales, courtes ou prolongées, après les grandes préoccupations, les grandes émotions et aussi après le surmenage des divers sens, il est d'une bonne hygiène de surveiller l'alimentation en la ramenant un peu au-dessous des besoins, pour s'assurer pendant quelque temps un sommeil réparateur. C'est, en effet, ce sommeil qui constitue le repos le plus efficace pour tout le système nerveux. On pourra considérer ce dernier comme revenu de ses fatigues, lorsqu'on se sera assuré ce sommeil pendant un certain temps.

AFFECTIONS GÉNÉRALES.

Quelques maladies ont le triste privilège de pouvoir se localiser sur tous nos organes et sur tous nos tissus. Les cinq suivants sont surtout dans ce cas : le *cancer*, la *syphilis*, la *tuberculose* et *l'arthritisme*, et jusqu'à un certain point, je puis ajouter le *paludisme*. Or, quoique leurs différentes localisations puissent donner lieu à des indications spéciales, un certain nombre d'indications sont communes à toutes ; et ce sont elles que je me propose de signaler dans cette première étude.

AFFECTIONS CANCÉREUSES ET TUMEURS MALIGNES. — L'organe sur lequel siègent ces tumeurs peut donner lieu à des indications spéciales. Il en est ainsi, par exemple, du cancer de la langue et de celui de l'œsophage. Mais, en outre de ces indications, qui seront données à propos de chaque organe, il en est d'autres, qui, au moins en grande partie, leur sont communes ; et pour éviter des redites, je vais les résumer dans les propositions suivantes :

1º Quel que soit le siège d'une tumeur maligne, elle a toujours pour conséquence la production de certaines substances nuisibles à l'organisme ; et qui, avec le temps, le conduisent à la cachexie. Ces substances agissent sur la nutrition et l'altèrent. Toutes ces tumeurs sont aussi déglobulisantes ; et, d'une manière plus ou moins directe, elles causent des hémorragies Enfin, souvent aussi elles se compliquent d'infections ; et les toxines joignent leur action à celle des autres produits toxiques Toute tumeur maligne conduit donc à l'auto-intoxication, à l'anémie, et souvent à l'infection.

2º La cause du cancer, et d'une manière plus générale de la malignité, ne nous étant pas connue, ce sont seulement les indications précédentes qui devront inspirer sa diététique.

3º La première indication sera de régler l'alimentation en tenant compte de toutes les conditions propres au malade et capables de faire varier ses besoins (àge, température ambiante, etc.).

4º Cette alimentation sera dosée. en tenant les albuminoïdes un peu au-dessus des besoins normaux, sans les exagérer. Les ternaires et les matières salines seront donnés seulement d'après les besoins.

5º Les albuminoïdes seront demandés principalement aux œufs et au lait et aux composés de ce dernier.

6" De plus, fait important, l'eau alimentaire sera assez élevée pour favoriser la diurèse ; car c'est surtout par cette voie que doivent s'éliminer les substances produisant l'intoxication, quelle soit due à une malnutrition, aux ptomaïnes ou aux toxines.

7° La destruction des hématies devant augmenter la formation des matières colorantes de la bile, il sera utile de favoriser son élimination par de légers purgatifs cholagogues souvent répétés.

8° Des analyses assez rapprochées de l'urine nous guideront dans les modifications à faire subir à l'alimentation.

9o Enfin, les caractères des selles, et surtout leur odeur, nous fixeront sur l'état du microbisme intestinal; et, si c'était nécessaire, on en viendrait pour quelque temps au régime lacté.

10° Si une intervention chirurgicale est décidée, il sera important avant, de faire disparaître autant que possible toute infection intestinale.

11° Enfin, après l'opération. si l'état des organes digestifs le permet, on pourra pendant quelque temps en venir à un régime en même temps légèrement hyperorganique, et avec moins de réserve, aussi hyperhydrique.

12o Si malgré le régime hyperorganique, la valeur des hématies en hémoglobine restait inférieure à la normale, on pourrait faire entrer dans l'organisme, soit des substances riches en fer, soit donner ce dernier sous formes médicamenteuses.

13° Si la fièvre survenait, soit sous l'influence de la tumeur maligne, soit sous toute autre influence, on s'inspirerait des indications données pour les affections fébriles (voir ce volume, p. 207).

Outre ces modifications qui s'adressent à toutes les affections de cette nature, j'aurai l'occasion d'en donner quelques autres spéciales selon leurs différentes localisations.

SYPHILIS ET SES MANIFESTATIONS PRIMITIVES, SECONDAIRES ET TERTIAIRES. — Outre quelques rares indications dépendant de l'organe atteint, les indications diététiques se tirent de la nature même de l'affection et surtout de son traitement le plus habituel par le mercure.

La syphilis est par elle-même déglobulisante, mais le traitement mercuriel l'est encore davantage. De là découlent les indications suivantes :

1° Pendant le traitement, donner une alimentation bien dosée au point de vue de sa valeur en calories; mais élever légèrement les albuminoïdes, en les demandant aux œufs, au lait et à ses dérivés.

2° Après le traitement, ou mieux dans les intervalles de ses reprises, si le sujet est anémié, accentuer encore davantage le régime hyperorganique, mais en le composant toujours comme précédemment.

3° Surveiller avec soin la composition du sang. Les albuminoïdes resteront un peu supérieurs aux besoins, tant que le nombre des hématies sera inférieur à la normale ; et si ce nombre était atteint, la valeur en hémoglobine restant au-dessous de la normale, on donnera, soit des aliments riches en fer, comme la lentille et la fève, soit des préparations de fer, soit enfin des eaux ferrugineuses, qui faciliteront en même temps le régime hyperhydrique. (Voir ce volume, p. 409.)

4° Surtout dans les cas où l'on serait conduit à donner l'iodure de potassium à hautes doses, comme dans les affections du système nerveux (moelle et encéphale), je pense qu'il y aurait avantage à diminuer autant que possible le chlorure de sodium et peut-être aussi les autres matières salines. Pour ces dernières, on y arriverait en soumettant au blanchiment les légumes qui tous sont riches en potasse.

Outre ces indications, j'en donnerai quelques autres spéciales à propos des localisations de la syphilis sur les divers organes.

TUBERCULOSE. — La tuberculose a été longuement traitée dans ce volume (p. 295). Dans cette étude, j'ai visé surtout la tuberculose pulmonaire ; mais, de plus, j'ai donné également les indications relatives à certaines autres localisations : sur le système lymphatique (p. 355), sur le système osseux (p. 355), sur les articulations (p. 358), sur les séreuses (p. 356), sur l'intestin (p. 359), et sur les organes urinaires (p. 359).

Enfin, j'aurai de nouveau l'occasion de donner quelques indications à propos d'autres localisations. Mais je crois inutile d'insister sur les indications générales. On les trouvera avec la tuberculose pulmonaire.

ARTHRITISME OU MALADIES DE SURNUTRITION. — Les affections qui relèvent de ce groupe ont été aussi longuement traitées au sujet du régime hyperorganique (v. ce volume, de la p. 101 à la p. 206), et ensuite après le régime carné, p. 483). Enfin, je reviendrai sur quelques-unes de ses localisations à propos des maladies des centres nerveux.

PALUDISME. — Le paludisme, je l'ai montré, peut se localiser sur tous les organes. D'une manière générale, il se localise sur le *point de plus faible* résistance (1). Ce point de plus faible résistance peut être naturel ou acquis. Ce dernier tient le plus souvent à une maladie antérieure ou encore existante Sous l'influence d'un accès de fièvre, la dysenterie rechute, les plaies s'ulcèrent, la tuberculose s'aggrave, etc. Ses localisations expliquent les accès pernicieux. Ceux ci sont dus aux localisations sur les organes dont la fonction est rapidement indispensable à l'organisme. La perniciosité dépend surtout de l'importance de l'organe atteint.

Le paludisme peut donc être rangé parmi les maladies générales. Presque toutes ses manifestations sont fébriles. Mais pour la plupart, la fièvre est de courte durée. Le plus souvent. elle ne dure que quelques heures. Telles sont les fièvres quotidiennes, tierces, quartes, et les autres manifestations à période d'apyrexie plus longues. Mais pour d'autres manifestations, la fièvre est plus prolongée; et elles sont à cet égard tout à fait comparables aux autres maladies fébriles. Telles sont les différentes formes de fièvre remittente et certains accès pernicieux. Enfin, nous le savons, les formes apyréti-ques ne sont pas rares.

A ces formes. il faut ajouter le paludisme chronique. né se manifestant que par des accès irréguliers, et enfin la cachexie paludéenne.

Même les accès qui évoluent dans quelques heures, demandent une surveillance attentive de l'alimentation. S'il s'agit d'une fièvre quotidienne, il faut diminuer les aliments et ne donner que ceux de digestion rapide. On aura soin surtout de les donner à des heures telles que l'accès ne surprenne pas le malade en période de digestion. Cn verrait presque sûrement l'accès se compliquer d'indigestion stomacale ou intestinale. Je l'ai souvent constaté. On doit, dans ces cas, attendre la fin de l'accès et n'alimenter le malade que faiblement, de peur d'avoir affaire à un accès subintrant. L'indigestion qui se produirait dans ces conditions aggraverait la situation. De plus, souvent le pouvoir digestif est diminué par l'accès. On peut donc admettre, en principe, que l'alimentation doit être repré

---

(1) *Traité des maladies paludéennes à la Guyane.* Doin, Paris, 1883.

sentée seulement par des aliments liquides le jour de l'accès, et par une alimentation ne couvrant que la moitié des besoins le lendemain. J'ai cru constater qu'une diète légère favorise l'action des sels de quinine. Il en est de même des purgatifs, qui s'accompagnent toujours d'une diète relative.

Pour les formes continues, on leur appliquera les indications que j'ai données pour les affections fébriles en tenant compte de la température (v. ce volume, p. 207).

De plus, il faudra également s'assurer de l'état du foie, qui est souvent pris dans ces affections. Il faut se rappeler aussi que les hépatites suppurées simulent de vrais accès intermittents. Le diagnostic est parfois d'autant plus difficile que ces hépatites se déclarent dans les pays paludéens. Il faudra donc s'en tenir à un régime très insuffisant et fait en grande partie par le lait. C'est là un régime d'attente; et qui permettra de faire de l'antisepsie intestinale, utile dans ces deux cas.

Ce régime sera maintenu, s'il ne s'agit que de la congestion hépatique souvent due à l'infection intestinale. Il sera celui des affections fébriles graves, s'il s'agit d'un abcès du foie.

Les accès pernicieux, en général, évoluent rapidement; et quelle que soit leur forme, l'alimentation est secondaire. C'est le traitement antipaludéen qui doit absorber toute la pensée du médecin. Quelques décoctions, du bouillon ou un peu de lait coupé doivent suffire. pendant l'accès; et, après lui, on s'inspirera de l'alimentation, pendant la convalescence de celle des maladies fébriles, en tenant compte de cette indication en plus, qu'après ces accès, la convalescence s'établit souvent très rapidement.

Le paludisme chronique, avec les accès irréguliers, demande surtout un dosage bien fait de l'alimentation en s'adressant de préférence au régime végétarien, tel que je viens de l'indiquer.

Enfin, la cachexie, si elle a laissé une activité suffisante aux organes digestifs, exigera une alimentation un peu plus riche en substances albuminoïdes; et ceux-ci pourront être demandés aux viandes dans une assez large mesure. Toutefois je ne crois pas qu'il y ait avantage à leur en demander plus de la moitié. Dans tous les cas, l'intestin sera surveillé avec soin, et les viandes seront supprimées à la première menace d'infection

MALADIES CHIRURGICALES

Maladies chirurgicales en général. — Je crois inutile de passer en revue les différentes affections de ce groupe, au point de vue de l'alimentation. Ce serait me condamner à trop de redites et sans aucun intérêt pratique. Il suffira, je pense, pour fixer leur régime, de s'inspirer des indications générales suivantes. Il faudra :

1° Tenir compte des indications que j'ai données en ce qui concerne : 1° les malades portant leur maladie sur pieds; 2° ceux qui doivent garder la chambre ; 3° ceux qui sont condamnés au lit (V. ce vol., p. 7) ;

2° Tenir compte des indications relatives aux maladies fébriles (4ᵉ vol., p. 207) ;

3° S'inspirer des indications que j'ai données à propos de la tuberculose (4ᵉ vol., p. 295), du cancer (4ᵉ vol., p. 643) et de la syphilis (4ᵉ vol., p. 644) ;

4° Tenir compte de toutes les conditions qui peuvent modifier les dépenses de l'organisme : âge, sexe, température ambiante, travail physique, état de grossesse ou d'allaitement.

5° Enfin, tenir compte de l'état de santé ou de maladie du sujet. Une affection chirurgicale, un traumatisme peuvent également atteindre un sujet sain ou déjà atteint par une autre affection ; et il en est de même d'une opération qui peut s'imposer dans ces deux cas différents.

Opérations. — Quand on en aura le temps, il sera toujours utile avant de faire une opération grave, quel que soit l'organe ou la région sur lesquels elle doit porter, de soumettre le malade d'abord à un régime lacté exclusif de quelques jours et ensuite à un régime lacto-ovo-végétarien, pour combattre le microbisme intestinal. On sait que trois à quatre jours suffisent pour le diminuer d'une manière très marquée (V. le 4ᵉ vol., p. 604). Si l'opération doit porter sur les organes digestifs et si elle exige la constipation, ce régime permettra d'atteindre plus facilement ce but et dans de bonnes conditions.

1° On pourra combiner ce régime avec un ou deux purgatifs, s'il y a de l'embarras gastrique.

2° Dans les cas d'obésité, de diabète, de goutte, de mucor-rhées, si l'on en a le temps, on pourra aussi prescrire une alimentation propre à remédier à ces divers états ; et je rappelle ce que j'en ai dit, que c'est par le régime lacté bien dosé que l'on y arrivera le plus sûrement et le plus rapidement.

3° Après toute opération importante, le malade doit être considéré comme un fébricitant et être soumis pendant quelques jours à un régime plus ou moins insuffisant suivant l opération et le sujet ; mais toujours insuffisant. Le régime sera d'abord liquide,. composé de potages gras ou maigres, de lait et de fruits cuits. On en viendra ensuite aux œufs, aux légumes frais, puis aux purées de légumes secs et aux pâtes alimentaires.

4° Les urines devront être surveillées, de manière à en obtenir toujours de 15 à 20 grammes par kilogramme du poids réel du sujet.

5° Pour toutes les opérations abdominales, les indications ci-dessus seront suivies encore plus rigoureusement que pour les autres On devra même prescrire une diète simplement hydrique au début.

6° Quant aux opérations sur les organes digestifs : estomac, intestin, petit et gros, la diète hydrique et hypohydrique s'impose encore davantage. On ne tolèrera que quelques morceaux de glace, que le malade laissera fondre dans la bouche pour tromper la soif. On en viendra ensuite aux décoctions végétales sucrées ou même légèrement additionnées d'alcool. Pris en petit quantité, en effet, nous le savons, surtout dans le cas d'alimentation insuffisante, l'alcool est utilisé comme agent de calorification (V. le 2e vol., p. 348, et le 3e vol., p. 637). Je ne suis pas trop partisan du champagne à cause de son acide carbonique. Je préfère les vins doux qui, en somme, sont plus riches en alcool et en sucre, et qui sont moins excitants (V. l'Alimentation dans l'appendicite, 4e vol., p. 83).

Au début de cette alimentation encore liquide, je ne suis pas ennemi du bouillon. Rendu gélatineux par l'addition d'os, il devient un peu nourrissant ; et je crois à son action peptogène Enfin il est demandé avec tant d'insistance par la plupart des malades, qu'il doit suffire d'être convaincu que ses mauvaises qualités ne l'emportent pas sur les bonnes, pour le leur permettre. Je dois ajouter, du reste, en faveur du bouillon et des potages, que le lait que l'on serait tenté de donner pour le remplacer est souvent mal accepté. Il rend la langue saburrale, l'haleine chaude, halitueuse ; et, enfin, il porte à la constipation. En compensation des grands avantages du lait, et je crois qu'après les nombreux cas dans lesquels je l'ai conseillé, on m'accordera que je suis un de ses partisans les plus convaincus, il faut savoir en reconnaître les inconvénients. On lui rendrait un mauvais service en l'oubliant. Il trouvera, du reste, sa place bientôt, dès que la première période sera passée ; c'est, en effet, le régime lacto-ovo végétarien qui doit constituer l'alimentation de la plupart de ces opérés pendant leur convalescence et même souvent d'une manière durable après.

7° L'anesthésie générale par le chloroforme ou par l'éther laisse toujours les organes digestifs dans de mauvaises conditions. Elle est assez souvent même suivie de vomissements. Son emploi condamne donc à plus de prudence encore ; et, de nouveau, j'insiste sur les avantages qu'il y a à préférer le bouillon au lait dans ces conditions. Le bouillon se rend avec moins de difficulté et avec moins de répugnance que le lait. On peut donc admettre, comme règle générale, que quand il y a des vomissements ou lorsque l'on en est menacé, le bouillon doit être préféré au lait. Outre les raisons que je viens d'indiquer, j'y joins la suivante. Le lait trouvera souvent son utilité dans la suite ; or, il serait difficilement accepté par le malade, si quelques jours avant il l'avait vomi.

8° Pour tout ce qui a trait aux affections chirurgicales tuberculeuses, cancéreuses et syphilitiques, on devra suivre les indications données d'abord pour ces groupes d'affections en traitant de la pathologie interne, et ensuite celles données à propos des divers organes sur lesquels siègent ces affections.

Traumatismes. — 1° Les différents traumatismes doivent être assimilés, pour l'alimentation, à la période post-opératoire des opérés.

Les traumatismes, le plus souvent, même parfois ceux qui paraissent légers, font sentir leur influence sur la totalité de l'organisme ; et les organes digestifs la subissent au moins autant que les autres. Cette influence, surtout quand le traumatisme a eu lieu sur le champ de bataille, ou même seulement dans certains exercices mettant des masses d'hommes en mouvement, tels que les manœuvres d'ensemble, les charges de cavalerie, etc., est assez souvent suivie d'une période d'excitation dans laquelle l'amour propre joue un grand rôle. Le blessé veut être brave devant ses camarades. Mais cette période peut être très courte, et elle est remplacée le plus souvent par une période de dépression, qui, portant sur la totalité de l'organisme, met tous les organes en état d'insuffisance. Je l'ai constaté bien souvent. Le blessé peut demander à manger ; mais le plus souvent, c'est par bravade. Dans tous les cas, il est prudent de le laisser à une alimentation d'autant plus insuffisante que le traumatisme a été plus étendu et que le moral du sujet a été plus influencé, que cette influence se manifeste par de l'excitation ou de la dépression.

Une chute de cheval n'entraînant que quelques contusions exige les mêmes précautions qu'une plaie par instrument tranchant profonde et étendue. Il faut tenir compte, je le redis, de l'état moral du sujet au moment du traumatisme et se rappeler que toute période de fortes tensions nerveuses, combat, duel, etc., est, après une période d'excitation, suivie normalement d'une période de dépression. J'ai vu des hommes très braves, supportant leurs blessures avec énergie, avoir une faiblesse, une syncope ou des vomissements au moment du pansement.

J'insiste donc pour que l'alimentation des blessés soit surveillée. Elle doit être très réduite les premiers jours et encore insuffisante pendant les quelques jours suivants. Elle sera seulement liquide dans les grands traumatismes, qui peuvent être suivis de fièvre ou qui doivent exiger une intervention prochaine.

2º Cette alimentation sera donc composée, selon les cas, par du bouillon, des potages, des purées, des fruits cuits ; et en l'augmentant graduellement par un régime lacto ovo-végétarien plus ou moins abondant.

Après cette première période de surveillance, les blessés seront considérés comme des convalescents ; et leur alimentation sera réglée d'après leurs conditions propres et selon qu'ils sortent, qu'ils restent à la chambre ou qu'ils sont encore condamnés au lit.

ACCOUCHEMENTS

Sous beaucoup de rapports les accouchées peuvent être considérées comme des opérées ou des traumatisées.

J'ai indiqué quelle doit être l'alimentation pendant la grossesse (voir le 3ᵉ vol., p. 1 et 36). Mais, de plus, j'estime que, de même que pour les opérations prévues, il ne peut y avoir que des avantages à soumettre la femme enceinte à une période lactée de quatre à cinq jours, au commencement de la dernière quinzaine de la grossesse ; et de la laisser ensuite jusqu'à l'accouchement à un régime lacto-ovo-végétarien, avec prédominance des légumes pour éviter la constipation. On aura ainsi diminué son microbisme intestinal, et diminué forcément les chances d'infection ayant cette origine.

Dans certains cas, du reste, le régime lacté pur ou au moins lacté mitigé aura été nécessité par une albuminerie plus ou moins marquée. •

Ce régime sera donc maintenu jusqu'à l'accouchement. Mais, dès les premières douleurs, on donnera un grand lavement pour débarrasser complètement l'ampoule rectale et toute alimentation solide sera supprimée. On ne donnera que du bouillon, que l'on pourra rendre plus nutritif par la gélatine, grâce à l'addition à la viande d'une certaine quantitée d'os ou de tissus riches en cartilages. Le bouillon, fait avec la poule, à cause des os et des téguments, remplit tout naturellement ces conditions.

Ce bouillon sera donné par prises de 100 centimètres cubes environ, c'est à peu près une tasse à café, toutes les trois ou quatres heures, selon la marche de l'accouchement. On y ajoutera avec avantage, au choix de la parturiente, une décoction végétale calmante et sucrée de tilleul, de verveine ou de feuilles d'oranger.

Ce sont là les seuls aliments que je conseille pendant toute la durée du travail, quelque long qu'il soit. L'accouchement achevé, la délivrance assurée et le pansement fait, c'est encore le bouillon que je conseille, après lequel on mettra l'accouchée au repos.

A partir de ce moment, au bouillon on ajoutera des fécules, des pâtes d'Italie ou des légumes frais et l'on en donnera quatre fois par jour : à 8 heures du matin, midi, 4 heures et

8 heures du soir. Ces potages pourront être rendus plus ou moins nutritifs selon les indications fournies par la température. S'il n'y a pas de fièvre on ajoutera des fruits cuits au potage de midi et de 8 heures du soir, et les potages pourront être faits avec des légumes secs. Ce régime, grâce à ces additions, peut être rendu assez nutritif, pour balancer presque les dépenses de l'organisme. Il devra être maintenu, au moins deux ou trois jours, c'est-à-dire jusqu'à la montée du lait. Il ne sera pas dépassé, s'il y a de la fièvre. Dans le cas contraire, on pourra ajouter les œufs et remplacer les potages gras ou maigres par les potages au lait.

On doit faire son possible pour que la mère allaite son enfant ; mais, dans les rares cas d'impossibilité, ce régime sera maintenu pendant la durée des purgatifs donnés pour supprimer la lactation. Dans le cas contraire, il faut admettre quatre repas pour ce régime. Le premier déjeuner et le goûter seront constitués surtout par le lait ; et pour les autres, après un régime lacto-ovo-végétarien de huit à quinze jours, on en viendra au régime ordinaire de la nourrice, en s'inspirant des indications que j'ai données à son sujet (voir 3ᵉ volume, pp. 39 et 65).

Ce régime peut être mixte. Mais j'insiste sur les inconvénients qu'il y aurait à trop exagérer l'alimentation dans ces conditions et surtout en s'adressant au régime carné.

Je rappelle ici les principales indications de ce régime, mais on les trouvera plus longuement exposées dans le 3ᵉ volume (pp. 39 et suiv.).

1º Autant que possible la nourrice doit conserver son genre d'alimentation ordinaire ; et si on doit, pour une raison d'hygiène alimentaire, le modifier, on ne le fera que graduellement.

2º La nourrice doit donc constituer sa ration d'entretien en suivant son alimentation habituelle ; et, de plus, sa ration de nourrissage devra être représentée surtout par du lait.

3º La quantité de lait à ajouter à la ration d'entretien sera en rapport avec les dépenses de l'enfant, surtout avec son poids normal.

4º Le lait sera pris d'abord au premier déjeuner et au goûter, et ensuite aux deux principaux repas.

(Pour les autres indications, voir la ration de l'allaitement dans le 2ᵉ volume, et pour la direction de l'alimentation du nourrisson, voir le 2ᵉ vol., pp. 39 et 56 et suiv.)

A ces indications qui visent l'accouchement normal, j'ajoute que si la parturiente présente une affection quelconque, tuberculose, syphilis, maladies infectieuses ou de nutrition, il y aura lieu d'en tenir compte avant et après l'accouchement.

Quant à l'albuminurie, aux œdèmes, à l'anasarque, et à l'éclampsie, toutes ces complications commandent le régime lacté exclusif et en même de temps légèrement insuffisant.

Bien entendu, dans ces conditions, le nourrissage sera défendu ; et l'on pourra s'en tenir, après l'accouchement, aux indications que j'ai données à propos des œdèmes et des épanchements 4ᵉ vol., p. 398) ; à propos de l'albuminurie ; et enfin, à propros de l'urémie à celles que je donnerai en traitant des maladies du rein.

MALADIES DES ORGANES DIGESTIFS

MALADIES DE LA BOUCHE. — *Stomatites érythémateuse, mercurielle, ulcéro-membraneuse ; muguet, aphthes, noma.* — L'alimentation, pour toutes ces affections, doit être inspirée d'abord par les indications générales sur les conditions qui font varier les dépenses de l'organisme ; et, ensuite, comme quelques-unes d'entre elles s'accompagnent de fièvre, par les indications que j'ai données pour les maladies fébriles (voir ce volume, page 207). Enfin, pour la plupart d'entre elles aussi, il faudra donner la préférence à des aliments liquides ou dont la consistance ne dépasse pas celle des purées ou des marmelades.

MALADIES DU PHARYNX. — *Angine catarrhale aiguë. Amygdalites simples, suppurées et infectieuses. Phlegmon rétro et péri-pharyngien.* — Alimentation des affections fébriles (voir ce volume, page 207) et composée par des aliments liquides ou en purée.

Angine diphtérique. — S'inspirer des indications pour les maladies fébriles (page 207). Choisir les aliments liquides ou en purée ; donner la préférence pendant la convalescence au régime lacté. (Voir ce régime, 4ᵉ volume, page 592.)

Angines membraneuses pseudo-diphtériques, à streptoco-

ques, staphylocoques, pneumocoques, coli-bacilles. — Mêmes
indications alimentaires que pour les angines diphtériques.

Angines herpétiques et gangréneuses. — Mêmes indications
diététiques que pour les affections précédentes.

Angines syphilitques et tuberculeuses. — Voir les indications
données pour la syphilis (page 644) et la tuberculose (page 295).

Angine catarrhale chronique. Angine granuleuse. Amygdalite chronique. — Affections non fébriles et portées sur
pied, ces maladies ne donnent lieu à d'autres indications diététiques que celles qui relèvent d'une manière générale du
dosage de l'alimentation.

MALADIES DE L'OESOPHAGE. — *Œsophagite. Ulcère simple.
Œsophagisme. Rétrécissement cicatriciel. Cancer de l'œsophage.* — Ces différentes affections, par elles-mêmes non fébriles, ne relèvent que des indications générales sur la ration d'entretien des malades (page 7). Mais toutes peuvent exiger des
aliments liquides ou en purée, et même injectés par la voie
gastrique. De plus, pour certaines d'entre elles, il peut y avoir
lieu d'en venir à une alimentation soit artificielle, soit extra-buccale; et celle-ci peut avoir lieu soit par des lavements
nutritifs, soit par la fistule gastrique (voir plus loin les procédés d'alimentation extra-buccale).

MALADIES DE L'ESTOMAC. — Pour les affections suivantes, voir
les indications déjà données dans ce volume :

Embarras gastrique (pages 23 et 213).

Gastrite catarrhale aiguë (page 31).

Dyspepsies hyposthéniques et hypersthéniques (pages 35, 38,
39 et 50).

Ulcère rond de l'estomac (page 65).

Cancer de l'estomac (page 69).

Dilatation de l'estomac (pages 35 et 38).

Gastrorrhagies (pages 35 et 69).

Gastralgies. — Presque toujours les douleurs localisées à la
région gastrique dépendent d'une des affections précédentes,
notamment des dyspepsies; et, par conséquent, c'est le régime
de ces affections qui devra être donné. Quant aux douleurs
d'origine purement nerveuse, c'est le régime lacté, rendu
insuffisant au début, qui conviendra le mieux. Si ce régime,
même insuffisant et donné bien méthodiquement, était mal

toléré, c'est-à-dire s'il exagérait les douleurs ou provoquait des vomissements, il faudrait en venir pendant un jour ou deux au repos de l'organe par la diète hydrique, en commençant par des infusions calmantes données en petites quantités et chaudes. On reviendrait ensuite au régime lacté insuffisant ou bien aux purées peu épaisses de légumes frais, qui seraient ensuite remplacées par les farines de céréales et les purées de légumes secs.

Après la disparition ou du moins la grande atténuation de la douleur, on adopterait un régime lacto-ovo-végétarien, qui serait continué quelque temps en le rendant suffisant.

Observations générales. — Au moins la grande majorité des affections de l'estomac, sinon toutes, se trouveront bien d'un repos, au moins relatif, de l'organe. C'est là, je viens d'y insister, une loi générale pour tous les organes. Tous se trouvent bien d'une diminution de leur fonction ; mais l'estomac est un de ceux pour lesquels cette loi est la plus importante. Il peut en profiter d'autant mieux que pour lui le repos, peut être, au moins pour quelques jours, presque absolu ; et que le repos relatif peut être prolongé assez longtemps sans que l'organisme, grâce à ses réserves, ait beaucoup à en souffrir.

Maladies de l'intestin. — Pour les affections suivantes, on trouvera des indications, je l'espère, suffisantes dans la première partie de ce volume.

Entérite aiguë et entérite chronique (p. 75). — De plus, se rappeler que certains flux intestinaux sont de véritables moyens de défense de l'organisme ; et qu'il faut, au moins au début, les respecter. (V. la note de la p. 32 du 4ᵉ volume.)

Gastro-entérite des enfants et choléra infantile (p. 89). — Je rappelle que beaucoup de ces affections, surtout celles de l'été, sont dues à la suralimentation : et que l'alimentation insuffisante est pour elles le meilleur agent de leur thérapeutique. (V. l'*Hygiène alimentaire du nourrisson.* Doin, Paris.)

Colite aiguë, colite chronique, entéro-colite chronique, pp. 39 et 75. (V. aussi le Traitement de ces affections dans le *Bulletin général de thérapeutique,* 1882.)

Entéro-colite muco-membraneuse (4ᵉ volume, pages 71, 158 et 176). — J'ai considéré cette affection, avec beaucoup d'auteurs, comme relèvant de l'arthritisme. Il sera donc utile, dans son alimentation, de s'inspirer de ce que j'ai dit au sujet de cette diathèse (4ᵉ volume, page 101).

Lithiase intestinale. (V. page 158 et aussi les lithiases en général, pp. 144 et 145.)

Engouement cœcal, typhlite, perityphlite, appendicite, périappendicite (pages 52 et suivantes).

Tuberculose de l'intestin. (V. l'Alimentation de la tuberculose en général, p. 295, et celle de sa localisation sur l'intestin, p. 359.)

Cancer de l'intestin. (V. l'alimentation du cancer en général, p. 643, et celle du cancer de l'estomac, p. 65.) — Le régime lacté et ses modifications seront presque toujours indiqués. Il y aura souvent lieu aussi d'utiliser la voie rectale. (V. plus loin.)

Occlusions intestinales. — Quelle qu'en soit la cause, l'occlusion intestinale relève surtout des moyens chirurgicaux ; et pendant les quelques jours qui peuvent précéder leur mise en œuvre, il faudra s'en tenir aux indications que j'ai données pour l'appendicite (p. 52), aussi bien avant qu'après l'opération, pages 82 et suivantes. (Voir aussi les affections chirurgicales, page 648.)

Dysenteries aiguës et chroniques. (V. pp. 39 et 751.) Ces affections relèvent surtout du régime lacté et de ses modifications successives. (V. le régime lacté, 4ᵉ volume, page 592, et aussi le travail que j'ai consacré au traitement de ces affections dans le *Bulletin général de thérapeutique*, de 1882.)

Ulcère et néoplasmes du duodénum. — L'alimentation de ces affections relève d'abord surtout du régime lacté, page 593, et plus tard, de l'alimentation rectale. Après l'opération, si l'on y a recours, l'alimentation relèvera d'abord du régime hydrique et ensuite du régime lacté et du lacto-ovo-végétarien.

Ascarides lombricoïdes. — L'administration du semen-contra, de la santonine, de la mousse de Corse ou de tout autre vermicide ou vermifuge, devra être précédée au moins par vingt-quatre heures de régime lacté sucré, mais dout la quantité couvrira sensiblement les besoins. Ce lait sera donné, soit en six fois, soit aux heures des repas seulement.

L'antihelminthique devant être donné pendant plusieurs jours, il faut pendant son administration s'en tenir à un régime lacto-végétarien pour éviter la constipation. Il y a encore souvent avantage à donner en même temps des laxatifs. L'emploi du calomel, qui est antihelminthique en même temps que purgatif, est fréquent dans ces cas. On reviendra au régime mixte ensuite

Ascarides vermiculaires. — La présence et le traitement de ces helminthes ne donnent lieu à aucune indication spéciale en ce qui concerne l'alimentation.

Ténias. — Quelle que soit la nature du ténia, solium ou inerme ou bothriocéphale, le choix et la cuisson complète des viandes constituent les meilleurs préventifs. Quant à l'alimentation, elle ne donne lieu à quelque indication spéciale qu'au moment du traitement. Comme pour les ascarides lombricoïdes, l'administration du ténicide, fougère mâle, racine de grenadier, etc., sera précédée par au moins vingt quatre heures de régime lacté fait dans les mêmes conditions. Le régime sera surtout liquide le jour du traitement, parce que ce dernier comprend l'emploi d'un purgatif; le lendemain, le régime sera lacto-ovo-végétarien; et enfin, on reviendra au régime mixte le jour suivant. Le lait sera donné comme pour les ascarides lombricoïdes.

MALADIES DU FOIE. — *Ses fonctions.* — 1° Par sa sécrétion biliaire, il participe avec le suc pancréatique à la digestion des corps gras.

2° C'est dans sa cellule que la glycose arrive à l'état de glycogène. C'est aussi dans sa cellule, par un ferment qui lui est propre, que le glycogène est hydraté et qu'il passe à l'état de glycose.

3° Lorsque le foie ne reçoit pas par le sang porte de la glycose en quantité suffisante pour les besoins de l'organisme, le foie peut transformer en glycose soit les corps gras soit les albuminoïdes, selon que l'une ou l'autre de ces deux catégories de substances est en excès.

4° Lorsqu'il transforme les albuminoïdes en glycose, il est forcément conduit à faire de l'urée. Mais cette fonction n'est qu'accidentelle.

5° Il est probable qu'une certaine quantité d'hématies est détruite dans ses vaisseaux. Le foie, en effet, ne peut faire les pigments biliaires qu'avec l'hémoglobine. Il faut donc en conclure ou bien qu'il retient à son passage l'hémoglobine provenant des hématies détruites avant d'arriver à lui, ou bien qu'il retient celle mise en liberté dans son parcours.

6° Le foie peut retenir des corps gras, ou peut-être même les faire avec les autres substances, les hydrates de carbone et les albuminoïdes.

7° Il détruit les ptomaïnes, les toxines ainsi que les produits résultant de l'infection intestinale.

8° Il retient et détruit aussi dans une assez forte proportion les poisons exogènes, poisons minéraux et végétaux.

9° Il est possible que comme tous les organes dont la circulation est ralentie, les hématies soient augmentées de nombre et que les leucocytes, au contraire, soient diminués.

La sécrétion de la bile, la fonction glycogénique, la transformation des corps gras et des albuminoïdes en glycose, la transformation des hydrates de carbone et des albuminoïdes en corps gras, la transformation de l'hémoglobine en pigments biliaires, la destruction des ptomaïnes intestinales et peut-être des toxines et des poisons végétaux, enfin l'arrêt et peut-être la transformation en composés organiques des poisons minéraux, dépendent exclusivement de la cellule hépatique.

Son insuffisance conduit donc forcément à l'insuffisance de toutes ces multiples fonctions. Toutefois, il semble que toutes ces fonctions ne diminuent pas d'une manière égale. La cellule hépatique voit diminuer certaines d'entre elles avant les autres. Sa fonction antitoxique paraît être touchée une des premières, et la sécrétion biliaire une des dernières.

Le foie est un des organes qui s'adaptent le plus facilement aux nouveaux besoins de l'organisme. Grâce à cette facilité d'adaptation, il constitue un moyen de défense de la plus grande importance. Son adaptation se fait, soit par une simple augmentation du pouvoir fonctionnel de la cellule, soit par l'augmentation du volume de cette dernière, soit aussi par la néo-formation d'autres cellules.

Trois éléments anatomiques interviennent surtout dans les troubles fonctionnels et les lésions du foie : *la cellule hépatique, le tissu conjonctif et la fibre lisse.* Chacun de ces éléments, selon l'agent, peut être influencé le premier, et peut-être même exclusivement. Les toxines intestinales, malgré leurs variétés forcées, semblent s'adresser de préférence à la cellule hépatique. Au contraire, l'alcool, le plomb, les produits résultant de l'infection intestinale, scatol, indol, paracrésol, ainsi que ceux de combustion incomplète, portent leur action surtout sur le tissu conjonctif. Enfin, il est probable que certains produits intestinaux agissent surtout sur la fibre lisse pour la faire se contracter ou bien la paralyser.

J'ai cru utile de rappeler ces différentes données concernant le rôle du foie, parce que leur connaissance me paraît des plus importantes pour la direction de l'alimentation pendant ses différentes affections.

Congestion passive. — Elle ne représente qu'une complication d'une affection cardiaque ou pulmonaire; et, par conséquent, son régime se confond avec celui de l'affection dont elle dépend. Toutefois, par elle-même, elle exige le ménagement du foie, qui peut être en état d'insuffisance.

Congestion active. — *Cirrhose par auto-intoxication intestinale.* — *Cirrhose hypertrophique biliaire.* — Dans bien des cas, la congestion active du foie, se révélant par une légère augmentation de volume, ne représente qu'un moyen de défense de l'organisme. Elle est la manifestation de l'adaptation du foie à un surcroît de fonction, dû soit à un agent exogène, l'alcool, soit à un produit endogène, les ptomaïnes ou toxines intestinales. Cette hypermégalie est donc à respecter jusqu'à ce que la cause soit supprimée; et celle-ci disparue, le foie revient de lui-même à son volume normal.

Dans le cas de cause exogène, après la suppression, il suffira d'un régime lacto-ovo-végétarien. Mais quand il s'agit d'infection intestinale, il vaut mieux en venir pendant quelque temps au régime lacté exclusif; et même, si besoin est, y revenir par périodes, en alternant avec un régime ovo-végétarien. Quand à la congestion active, s'ajoutent les lésions du tissu conjonctif, et surtout celles du système biliaire, qui le plus souvent aussi relève de l'infection intestinale, le régime lacté s'impose comme base de l'alimentation. Il est indispensable pour diminuer le microbisme intestinal. Ce régime conviendra surtout au début de ces affections Il ne pourra pas, certes, remédier aux lésions du tissu conjonctif; mais il aura au moins l'avantage de ne pas les favoriser. On pourra s'y adresser tant que la cellule hépatique n'aura pas trop perdu de ses fonctions. J'insiste pour que le lait soit donné non sucré. On fera avec lui de longues périodes entrecoupées de courts intervalles ovo-végétariens ; et l'on obtiendra ainsi souvent des résultats réellement surprenants. Bien entendu, les quantités de lait seront fixées d'après les besoins.

Toutefois, lorsque l'affection est plus avancée, lorsque la cellule hépatique, sous l'influence du processus conjonctif ou par une influence propre, est devenue insuffisante, il est à craindre que les corps gras du lait ou bien ne soient pas digérés, ou bien ne soient plus transformés en glycose ; et, dès lors, il me paraît prudent de donner le lait sucré et même d'y ajouter des fruits cuits et quelques autres aliments riches en fécule. C'est l'examen des selles qui nous fixera sur l'utilisation des matières grasses, et l'analyse des urines sur l'utilisation des albuminoïdes.

Cirrhoses atrophiques. — *Cirrhoses alcooliques hypertrophiques.* — *Cirrhoses mixtes.* — *Syphilis hépatique.* — Dans ce groupe, c'est la lésion conjonctive qui me paraît l'emporter. Il est bien possible que la cellule hépatique soit aussi directement influencée par l'agent pathogène ; mais au moins le plus souvent c'est la lésion conjonctive qui est dominante. Or, de nouveau, c'est le régime lacté qui convient le mieux. Il ne fera pas rétrocéder la sclérose, je l'ai dit ; mais c'est lui qui l'activera le moins. Néanmoins, ici, on peut se montrer moins rigoureux, et permettre d'assez longues périodes de régime lacto-ovo-végétarien. C'est, en somme, ce dernier qui représentera la base du régime, le régime lacté exclusif ne représentant que ses plus courtes périodes (voir les scléroses, 4ᵉ volume, page 134).

Dégénérescence graisseuse et amyloïde. — *Tuberculose du foie.* — *Ictère grave.* — Ce sont là les affections types de l'insuffisance de la cellule hépatique ; et j'avoue que j'hésite à conseiller le régime lacté pur au moins par longues périodes. Il me semble que, tout en profitant des précieuses qualités du lait comme aliment, il doit y avoir des avantages à ramener les corps gras et les albuminoïdes de la ration à une relation nutritive dans laquelle les hydrates de carbone entrent plus largement. Je pense donc que, dans ce cas, il faut sucrer largement le lait, et même y joindre des aliments sucrés, comme les fruits cuits, et des légumes préparés au sucre.

De plus, l'alimentation sera dosée au point de vue quantitatif aussi exactement que possible, pour n'imposer au foie que le minimum de travail. Enfin, je conseille de multiplier les repas pour diminuer le travail hépatique pour chacun d'eux.

Angiocholites. — *Cholécystites*. — *Ictères bénins*. — L'angiocholite et la cholécystite, relevant d'une infection microbienne intestinale, et l'ictère bénin qui en est souvent la conséquence, réclament d'urgence le régime lacté ; mais avec la précaution de combattre la constipation qui existe généralement dans ces affections, et que produit souvent aussi le régime lacté. On pourra donc, pendant quelques jours, donner un régime exclusivement végétal, et combattre la constipation par des purgatifs et des laxatifs, en ayant recours le plus souvent au calomel. Le régime lacté viendra ensuite, et sera prolongé autant que possible jusqu'à ce que les selles soient colorées. Mais, dès ce moment, il sera remplacé par un régime lacto-végétarien, qui, lui-même, par des modifications graduées, permettra le retour au régime ordinaire. Toutefois, les viandes de boucherie et de charcuterie devront être évitées pendant assez longtemps. On reviendrait au régime lacté, dès que les selles seraient de nouveau décolorées.

Lithiase biliaire. — J'en ai déjà traité en parlant des lithiases dans les maladies arthritiques. (Voir ce volume, pp. 144 et 150.)

Abcès du foie. — Une des rares affections fébriles du foie. Son alimentation relève des indications que j'ai données pour la fièvre en général (voir ce volume, p. 207). Mais je pense que le régime lacté est moins indiqué dans cette affection que dans certaines autres. L'antisepsie intestinale sera assurée par le calomel ; et ce n'est que pendant la convalescence que le lait fera la base de l'alimentation. Ce seront les potages de légumes, les purées légères, qui devront être donnés pendant la période fébrile, en y joignant des décoctions végétales, de manière à rendre le régime sûrement hyperhydrique.

Kystes hydatiques du foie. — *Kyste hydatique alvéolaire*. — C'est pendant cette affection que le foie montre le mieux l'étonnante puissance avec laquelle il lutte contre son envahissement ; et, par conséquent, la diminution de son pouvoir fonctionnel. Sous l'influence de l'augmentation du volume du kyste, on voit, dans les parties restées saines, les cellules s'hypertrophier et d'autres apparaître. Enfin on peut voir un tissu hépatique nouveau venir suppléer celui qui a été détruit par la compression du kyste.

L'alimentation ne saurait modifier l'évolution du kyste. Cependant, il sera utile, avant l'intervention chirurgicale, qui seule peut conduire à la guérison, de soumettre le malade à un régime lacté, au moins mitigé, pour supprimer autant que possible l'infection intestinale. Enfin, après l'opération, un dosage bien fait de l'alimentation permettra au foie de se reposer et de revenir tout naturellement à l'état normal (voir l'alimentation dans les opérations, page 648).

Cancer du foie et des voies biliaires. — Qu'il soit primitif ou secondaire, le cancer du foie est toujours assez rapidement envahissant, et tend, par conséquent, à diminuer le champ hépatique, avant même que l'organisme ait pu y suppléer par une néoformation.

Le régime lacté exclusif me paraît indiqué pour combattre le microbisme intestinal; mais cet effet obtenu, il est préférable d'en venir à un régime moins gras et moins albuminoïde. Il faut se rappeler que lorsque le sang porte ne contient pas une quantité suffisante de glycose, c'est probalement le foie qui doit transformer les matières grasses et les albuminoïdes en cette dernière substance. C'est donc là un surcroît de fonction qu'il faut lui épargner, étant donné que l'affection tend à à le rendre insuffisant. De plus, le dégoût pour la viande et les corps gras, souvent observé dans cette affection, s'étend fréquemment au lait; et les malades ayant assez d'énergie pour triompher de ce dégoût, le vomissent. C'est ce que j'ai vu dans ces derniers temps, dans un cas de cancer primitif. J'ai dû alimenter le malade avec des purées de légumes frais ou secs et avec des fruits cuits. Ces malades, surtout dans la période avancée, gardant forcément le lit, dépensent peu; et l'on équilibre assez facilement leurs besoins avec ces aliments.

Le microbisme intestinal pouvant être très amélioré seulement après quatre à cinq jours de régime lacté, je conseille de ne faire que des périodes lactées de cette durée, en les espaçant d'une dizaine de jours, d'un régime presque exclusivement végétarien. Toutefois, on pourra essayer de prolonger davantage le régime lacté, quand il y a de l'ascite. (4ᵉ volume, Régime hypohydrique, pp. 385 et 406 ; Régime hyposalin, pp. 442 et

460.) Mais, même si le sujet supportait le lait, il ne faudrait pas compter sur son action, comme on l'observe dans l'ascite de la cirrhose atrophique. Dans tous les cas, il n'y aurait pas lieu d'y insister si le lait était mal supporté. Il n'y aurait plus alors qu'à l'utiliser contre le microbisme intestinal (voir aussi l'alimentation dans le cancer en général, 4ᵉ volume, p. 643).

Indications générales. — 1° Un groupe important de troubles et de maladies hépatiques dépend du microbisme intestinal; et lorsque celui-ci est en cause, il y aura un gros intérêt à s'adresser au régime lacté exclusif. Il rendra de grands services dans ces conditions.

2° Mais il faut aussi tenir compte que beaucoup d'affections du foie conduisent à son insuffisance; et que, par conséquent, il faut nous attacher à ne lui laisser que le minimum de ses obligations. Or, le lait de vache pur, par sa richesse relative en corps gras et en albuminoïdes, condamne le foie à un surcroît de fonction pour la transformation d'une partie de ces aliments en glycose. Il faudra donc s'en montrer réservé, quand il y a menace d'insuffisance, et que le lait aura déjà assuré l'antisepsie intestinale.

3° On pourra du moins, dans ces cas, s'adresser au lait sucré, en y ajoutant des fruits cuits, qui sont presque tous additionnés de sucre pendant leur préparation.

4° Enfin, point capital, il faudra éliminer de l'alimentation pendant cette affection les aliments d'origine animale, qui tous, plus ou moins, favorisent le microbisme intestinal (voir le régime carné, 4ᵉ volume, p. 487).

5° En dehors des périodes lactées, l'alimentation sera donc principalement composée par des aliments végétaux auxquels on pourra joindre les œufs, et seulement d'une manière tout à fait exceptionnelle, un peu de viande de basse-cour.

Maladies du pancréas. — Le pancréas, au moins au point de vue physiologique et probablement aussi au point de vue anatomique, comprend deux organes bien distincts par leurs fonctions : L'un qui déverse ses produits dans la veine splénique, qui lui sert de canal excréteur ; et l'autre qui les déverse, par le canal de Wirsung, dans l'intestin.

Le premier, par le mode d'excrétion de ses produits, doit

donc être considéré comme une glande sanguine ; et le second est véritablement une dépendance, et des plus importantes, des organes digestifs.

Chacun de ces organes peut être atteint séparément par les diverses causes morbides. Le pancréas interne, dont la malfonction se traduit surtout par la glycosurie, peut être plus ou moins atteint, pendant que le pancréas digestif a conservé ses fonctions au moins d'une manière suffisante ; et réciproquement, ce dernier peut présenter une insuffisance se traduisant par de la stéatorrhée, de l'hyposféatolyse (Hallion) ou de l'azotorrhée. tandis que la glande sanguine reste assez suffisante pour éviter la glycosurie.

L'indépendance de ces glandes, au moins dans une large mesure, est indiscutable aussi bien au point de vue physiologique que pathologique. Toutefois, cette indépendance n'existe souvent qu'au début de leurs troubles morbides ; et presque toujours, avec le temps, lorsque l'une est atteinte, l'autre se prend à son tour. Mais l'envahissement de l'une après l'autre est plus ou moins rapide. Il peut être presque simultané ou n'être que tardif. C'est surtout l'étiologie qui explique ces différences. Certaines causes, par leur nature, par leur mode d'action, agissent presque forcément sur les deux et sensiblement avec la même intensité Telles sont les substances qui, arrivant au pancréas par le sang artériel, exercent leur action sur le tissu conjonctif et le sclérosent. Nous trouvons ici. comme toujours, les produits résultant de l'infection intestinale, ceux de la surnutrition et certains toxiques exogènes, alcool, plomb, etc. On conçoit que dans ces cas, ces agents sclérosants influencent en même temps le tissu conjonctif des deux glandes. Mais d'autres causes peuvent agir sur l'une et non sur l'autre. Telle est l'infection des voies pancréatiques, conduisant à l'angiopancréatite, analogue en tous points à l'angiocholite ; ou bien encore la lithiase pancréatique analogue également à la lithiase biliaire. Enfin, il en est de même des localisations néoplasiques. On conçoit que dans ces divers cas. propres soit à la glande interne. soit à la glande digestive, chacune d'elles puisse être atteinte isolément ; et que ses troubles puissent se présenter pendant assez longtemps avant de voir apparaître ceux de l'autre. Mais on conçoit également que, même dans ces cas, on voit aussi, dans la suite, soit par continuité de tissu, soit par gêne de la circulation, l'autre être atteinte à son tour. C'est là, avec le temps, une conséquence presque forcée, étant donné le rapport anatomique intime et peut-être la pénétration réciproque de ces deux glandes.

Les troubles fonctionnels du pancréas, et à leur suite ses lésions, doivent donc être souvent au début limités à une de ses glandes; mais avec le temps, il est fréquent de voir ces troubles et ces lésions s'étendre aux deux. La clinique nous montre qu'il en est ainsi pour les affections du pancréas, pris dans son ensemble, les mieux connues, telles que les *pancréatites aiguës et chroniques*, la *lithiase pancréatique*, ses *hémorragies* et ses *différentes tumeurs*, y compris le *cancer*.

C'est cette dualité de fonctions du pancréas, mais aussi la réunion fréquente des troubles morbides, dépendant de chacune de ses deux glandes, qui vont me guider dans les indications que j'ai à donner relativement à l'alimentation.

Glande interne. — Lorsque celle-ci paraît seule atteinte, ce qui se révèle par la glycosurie, l'autre assurant encore suffisamment ses fonctions digestives, nous pouvons nous trouver soit dans le diabète ma'gre d'emblée soit dans une des trois périodes que j'ai admises, pour le diabète gras (voir ce volume, p. 567 et 576,. Il peut s'agir d'une glycosurie due seulement à la surnutrition surtout hydrocarbonée; et le dosage de l'alimentation la fera facilement disparaître. Il ne s'agira, dans ce cas, que d'une insuffisance fonctionnelle relative due à un surcroît exagéré de fonction. Mais s'il s'agit d'une insuffisance réelle, nous nous trouverons en présence d'un véritable diabète; et je renvoie pour le régime aux longs développements dans lesquels je suis entré relativement à cette affection (voir ce volume, p. 531 et 561).

Je me demande seulement si, vu, d'une part, l'action bien établie des greffes pancréatiques pour faire disparaître la glycosurie, et, d'autre part, la transplantation possible de certains organes d'un animal à un autre animal. on ne pourrait pas, lorsque seule la glande interne du pancréas est atteinte, remédier à son insuffisance fonctionnelle par des greffes pancréatiques saines demandées à l'animal, et notamment au chien ou au singe.

Je ne vois aucune considération qui puisse empêcher de

tenter ces greffes chez des diabétiques maigres avancés, non
néoplasiques, et dont la mort est néanmoins assurée à courte
échéance, par la seule évolution de l'affection Je ne crois pas
qu'une opération de cette nature puisse aggraver beaucoup
leur état; et, quant à la difficulté de l'opération, je ne pense
pas qu'elle puisse faire hésiter un quelconque de nos chirurgiens.

Ainsi, et quoi qu'il advienne de cette idée, si le pancréas
digestif remplit encore ses fonctions d'une manière suffisante,
l'alimentation du glycosurique sera celle indiquée à propos du
diabète, en lui appliquant toutes les modifications imposées
surtout par l'état de la fonction glycogénique révélée par le
repas d'épreuve.

Glande digestive. — La glande interne, dans sa fonction
glycogénique, semble ne pouvoir être suppléée par aucun autre
organe. Or, heureusement, il en est autrement pour la glande
digestive. Malgré son importance prépondérante dans la transformation digestive des trois catégories d'aliments. pour chacune de ces catégories, elle peut être suppléée par quelque
autre sécrétion.

L'insuffisance fonctionnelle du pancréas digestif, je l'ai dit,
est révélée par la stéatorrhée et l'hypostéatolyse. pour la
digestion des matières grasses ; par l'azotorrhée, pour celle des
albuminoïdes ; et par l'*amylorrhée*, qu'on me permette ce
mot, pour les hydrates de carbone. Or, on le sait, pour chacune de ses insuffisances, le pancréas peut être suppléé par
une autre sécrétion. De plus, au point de vue des besoins
de l'organisme. nous savons encore que, dans une large mesure, les deux ternaires peuvent se remplacer. Enfin, quoique
moins facilement, sans que la réciproque soit vraie, les albuminoïdes peuvent remplacer les ternaires.

Ce sont ces suppléances qui doivent inspirer l'alimentation.

1° Pour l'insuffisance de la *lipase ou ferment lipolytique*,
se révélant par la stéatorrhée ou l'hypostéatolyse. il y aura
lieu d'abord de choisir les corps gras de digestion la plus
facile. il semble, ainsi que je l'ai dit, que la digestibilité soit
en rapport avec le degré de fusion. Les graisses d'oie et de
canard, qui fondent à 24° et à 26°, seraient donc beaucoup
plus digestibles que celle du mouton qui ne fond qu'entre 42°

et 50°. Celle de porc (33°) serait plus digestible que celle de bœuf (41°). Le beurre (26°5) aurait la même digestibilité que la graisse des volailles ; èt enfin les bonnes huiles qui sont liquides à la température ordinaire seraient les plus digestibles (voir 3ᵉ vol., p. 635). Je rappelle ensuite que tous les corps gras, et notamment le beurre, se digèrent moins bien après une cuisson prolongée que lorsqu'ils sont crus.

Il y aura donc lieu de tenir compte de ces deux indications. De plus, on devra, si les hydrates de carbone sont transformés, les augmenter pour remplacer les corps gras. On s'adressera, bien entendu, de préférence à ceux qui demandent le plus faible travail digestif. Le sucre ordinaire pourra être utilisé dans ce but, et peut-être encore mieux la glycose. Dans des expériences que je poursuis en ce moment, j'ai pu constater, en effet, qu'en donnant jusqu'à 5 grammes de glycose par kilogramme d'animal au lapin par la voie buccale, on n'en trouve pas 0ᵍʳ50 dans les matières fécales, soit moins du dixième.

Enfin, on pourra, si la suppléance par les hydrates de carbone était reconnue insuffisante, augmenter les albuminoïdes dans la proportion où ils seraient digérés. Mais c'est là une suppléance qu'il faut éviter, si on le peut.

2° Dans les cas d'insuffisance de l'amylopsine pancréatique, qui sera rendue probable par l'exagération des hydrates de carbone dans les selles, on devra d'abord, comme je viens de le dire, donner ceux de facile digestion, soit le sucre et mieux la glycose. De plus, on recommandera une longue mastication pour insaliver largement les aliments. On insistera aussi sur les modes de cuisson et de préparation des aliments, qui mettent le mieux les amylacés végétaux en contact avec les liquides digestifs.

Si les corps gras étaient digérés, on s'adresserait à eux en choisissant ceux de facile digestion pour suppléer les hydrates de carbone. Enfin, s'il existait de la stéatorrhée en même temps que l'insuffisance de l'amylopsine, on pourrait, quoique avec modération, s'adresser aux albuminoïdes.

3° Les deux ternaires se remplacent facilement l'un l'autre, dans une assez large mesure. Mais il n'en est pas ainsi pour les albuminoïdes. Ceux-ci ne peuvent pas être remplacés par les ternaires. Dans les cas d'*azotorrhée*, par insuffisance de la trypsine, on essaiera les divers albuminoïdes. Quelques-uns, il est vrai. sont digérés dans l'estomac, mais ce sont surtout, semble-t il, ceux donnant de la gélatine, qui paraît peu propre à remplacer les albuminoïdes de constitution. Mais la caséine pourra être plus facilement digérve que la myosine ; et celle ci mieux que le gluten ou la légumine. Il faudra procéder par tâtonnements. Outre le choix des albuminoïdes, il faudra aussi utiliser les modes de préparation qui les livrent le plus facilement aux liquides digestifs, suc gastrique, trypsine et entérokinase.

Enfin, dans les cas d'insuffisance constatée de ces moyens, on devra s'adresser aux albuminoïdes déjà transformés dans le sens de la peptonisation, en donnant la préférence, bien entendu, aux *peptones pancréatiques*. On les donnera *sèches*, en se rappelant qu'elles valent six fois leur poids de viande. En supposant que les organes digestifs soient devenus incapables de toute digestion des azotés, il suffirait, en supposant que ces peptones soient bien absorbés, d'en donner entre 60 à 70 grammes pour couvrir les dépenses de l'organisme.

Telles sont les indications, en supposant que seule une des fonctions digestives du pancréas est atteinte. Si toutes l'étaient en même temps, il faudrait recourir à la glycose pour remplacer les ternaires et aux peptones en même temps chlorhydropepsiques et pancréatiques pour remplacer les albuminoïdes.

Enfin, si la voie gastrique pour l'administration de ces aliments devenait insuffisante, on pourrait l'aider par la voie rectale. La glycose et les peptones sont, en effet, assez facilement absorbées par cette voie.

Bien entendu, dans ces cas extrêmes, auxquels conduisent surtout les divers néoplasmes du pancréas ou aussi sa sclérose primitive ou consécutive à la lithiase, il y aura lieu de diminuer les dépenses de l'organisme en faisant vivre le malade dans une température ambiante élevée, et en l'alitant une longue partie de la journée.

Du reste, l'insuffisance du pancréas digestif n'est jamais aussi avancée sans que la glande interne ne soit aussi plus ou moins atteinte Nous nous trouvons dès lors dans les mêmes cas que dans les dernières périodes du diabète maigre. et je renvoie à tout ce que j'ai dit à propos de cette affection.

MALADIES DU PÉRITOINE. — *Péritonites aiguës.* — (V. l'Alimentation dans l'appendicite et la périappendicite; v. ce volume, p. 83.)

Péritonites tuberculeuses aiguës et chroniques. — (V. ce volume : L'alimentation dans la tuberculose en général, p. 295, et sa localisation sur le péritoine, p. 356.)

Cancer du péritoine. — (V. l'Alimentation dans le cancer en général, p. 643, et celle dans les péritonites aiguës, p. 83.)

Kystes hydatiques du péritoine. — Par sa nature, cette affection ne relève que des indications générales sur l'alimentation. Mais par sa localisation et surtout par ses complications, sa diététique doit s'inspirer de celle de la péritonite. (V. ce volume, p. 83)

Enfin, par sa répercussion sur les organes digestifs, elle relève des dyspepsies. (V. ce volume, p. 39 et suiv.)

Ascite. — Son alimentation, outre les indications tirées de la nature de l'affection dont dépend l'ascite, doit être inspirée par les indications que j'ai données à propos des œdèmes, de l'anasarque et des épanchements des séreuses en général (4ᵉ volume, pp 398 et 406). Elle dépend surtout des régimes hypohydrique, p. 385, et hyposalin, p. 442, notamment de l'hypochloruré, p. 463.

MALADIES DE L'APPAREIL RESPIRATOIRE

MALADIES DES FOSSES NASALES : *Coryza aigu.* — Il marque souvent le début d'une affection fébrile des voies respiratoires; et à ce titre il exige une diminution marquée de l'alimentation. Ne pas tenir compte de cette indication, c'est s'exposer à compliquer l'affection des voies respiratoires par des troubles digestifs (voir les maladies fébriles et se guider sur la température axillaire, (4ᵉ volume, p. 207).

Coryza chronique. — S'inspirer de l'étiologie et consulter l'alimentation pendant les mucorrhées (voir ce volume, p. 175).

Diphtérie nasale. — S'accompagne toujours de fièvre (consulter les maladies fébriles 4ᵉ volume, p. 207).

Syphilis nasale. — Les accidents primitifs et secondaires, peuvent indiquer une alimentation un peu richement azotée dès le début du traitement, si le sujet est anémié. Ils exigent sûrement, cette alimentation après le traitement mercuriel qui est déglobulisant (4ᵉ volume, voir la syphilis en général, p. 644).

Les accidents tertiaires, surtout quand ils se compliquent de perforation de la voûte palatine, pouvant gêner l'alimentation par ses voies ordinaires, on peut être condamné, pendant quelque temps au moins, à l'alimentation par la sonde (voir les procédés artificiels de l'alimentation).

Tuberculose des fosses nasales et lupus. — S'inspirer de l'alimentation de la tuberculose exposée dans le régime hyperorganique qui est en grande partie applicables à ces deux affections (4ᵉ volume, p. 295).

Ozène. — Etablir s'il est essentiel ou symptomatique; et s'inspirer de l'état général du malade et de la cause de l'affection. L'ozène est souvent aggravé par le coryza chronique relevant de la surnutrition. Il sera amélioré par le dosage de l'alimentation.

Epitaxis. — Elle peut être *active, passive ou dyscrasique.* L'épistaxis *active* des pléthoriques exige le régime hypo-organique; et, sauf exagération, elle doit être respectée comme un moyen de défense de l'organisme. Il peut en être également ainsi de la *passive,* quand elle coincide avec l'exagération sanguine. Quant à la *dyscrasique,* qui tient fréquemment à une fragilité des vaisseaux, et qui coincide souvent, avec les scléroses du foie ou du rein, elle demande la même alimentatation que ces affections.

Autant que possible dans ces trois épistaxis, les aliments et boissons doivent être donnés froids (voir le régime des sclé-roses, 4ᵉ volume, p. 134).

MALADIES DU LARYNX. — *Laryngite catarrhale aiguë.* — Affection fébrile, coïncidant souvent avec le coryza aigu et la bronchite aiguë, qui indique l'alimentation des maladies fébriles, en s'inspirant surtout de la température (4ᵉ volume p. 207).

Laryngite chronique. — Elle relève le plus souvent de l'arthritisme. Telles sont les formes décrites sous le nom de *goutteuses, glanduleuses, hypertrophiques.* Dans certains cas, il ne s'agit que d'une mucorrhée; et elle disparaît rapidement par le dosage de l'alimentation. Mais quand il y a des lésions, soit du plan glandulaire (glanduleuse), soit du tissu conjonctif (hypertrophique), le dosage de l'alimentation, quoique utile, ne peut qu'améliorer l'affection et retarder son évolution. Les formes glanduleuses et hypertrophiques, sauf l'intervention active du tabac, de l'alcool ou des épices, n'apparaissent qu'à la fin de la période de résistance de l'arthritisme ; et c'est l'alimentation de cette période qui est indiquée (voir le régime des mucorrhées, 4ᵉ volume, p. 175).

Syphilis du larynx. — Le traitement des accidents secondaires et tertiaires exigeant l'emploi du mercure et conduisant par conséquent à la déglobulisation, il sera bon, en tenant compte de l'état du malade, d'élever légèrement les aliments albuminoïdes d'abord pendant le traitement, et ensuite pendant quelque temps lorsqu'il aura cessé (voir 4ᵉ volume, régime de la syphilis en général, p. 644).

Tuberculose du larynx. — Son alimentation donne lieu aux mêmes indications que celle de la tuberculose pulmonaire, que j'ai surtout visée, au régime hyperorganique (p. 295).

Diphtérie du larynx croup. — Son alimentation a les mêmes indications que celle de la dyptherie du pharynx (voir ci-dessus, p. 207).

Laryngite striduleuse. — Quoique non fébrile ou légèrement fébrile, cette affection demande toujours une diminution notable de l'alimentation, en donnant la préférence au régime lacté jusqu'à la fin de la convalescence. Mais, de plus, les accès que j'ai vus, ayant existé surtout chez les enfants surnourris, même chez les pauvres, je considère comme important de bien doser l'alimentation dans la suite, en restant au moins quelque mois dans les limites du régime lacto-ovo-végétarien.

Œdème de la glotte. — *Angine laryngo-œdémateuse.* — Qu'elle soit *primitive*, ou seulement *consécutive* à une autre affection, la laryngite œdémateuse, exige toujours. d'abord une diminution de l'alimentation, et ensuite des aliments liquides ou en purée, rendant la déglutition moins difficile.

Spame de la glotte. — La forme *idiopathique*, existe le plus souvent chez les nourrissons hérédo-arthritiques ; elle commande la diminution de l'alimentation pendant la période des accès et son dosage raisonné ensuite. La forme symptomatique indique surtout une alimentation liquide facile à déglutir, flan, purée, hachis.

Paralysies des muscles du larynx. — Au point de vue de la quantité des aliments, ces affections n'exige qu'un dosage raisonné, en tenant compte des conditions dans lesquelles vit le malade ; mais dans quelques cas, elles peuvent exiger l'alimentation artificielle (voir l'alimentation par la sonde œsophagienne).

MALADIES DES BRONCHES : *Bronchite aigue, bronchite capillaire, broncho-pneumonie, pneumonie lobulaire.* — Leur alimentation doit être réglée d'après les indications données aux maladies fébriles (4ᵉ volume, p. 207) ; en tenant compte de l'âge du sujet, des conditions de son existence et de l'élévation de la température.

Je fais seulement les deux remarques suivantes : 1º ces affections évoluant rapidement, on peut diminuer fortement l'alimentation sans craindre de trop anémier le sujet. 2º Toutes exigeant l'emploi des nauséeux, il faut éviter le régime lacté, tant que l'on donne ces agents. Mais après, il sera prudent de le donner, jusqu'à ce que l'on soit bien sûr qu'elles n'ont laissé après elles ni épanchement, ni néphrite, ni endocardite. Le régime lacté sera après quelque temps remplacé par un régime lacto-ovo-végétarien bien dosé.

Bronchite chronique, dilatation des bronches, bronchectasie. — 1º La *bronchite chronique* est souvent traversée par des périodes aiguës, bronchite aiguë, broncho-pneumonie, pendant lesquelles l'alimentation sera celle des maladies fébriles, en y ajoutant les indications que je viens de donner pour ces dernières. 2º Le plus souvent la bronchite chronique n'est qu'une mucorrhée bronchique, et son alimentation est celle que j'ai déjà exposée (voir mucorrhées, p. 175, 4ᵉ volume).

La dilatation des bronches et *la bronchectasie*, reconnaissent parmi leurs causes l'hérédo-arthritisme dans la période où se manifestent le plus activement les scléroses dont elles ne sont parfois qu'une de leurs manifestations. (Voir surtout l'alimentation dans les scléroses, 4ᵉ volume, p. 134.) Elles s'accompagnent presque toujours d'une hypersécrétion muqueuse. Or, cette hypersécrétion peut être améliorée par une alimentation bien dosée et bien choisie ; mais il ne faut guère compter sur une guérison complète.

La fétidité de l'expectoration est parfois bien diminuée par le régime lacto-ovo-végétarien.

Bronchite pseudo-membraneuse chronique. — Il s'agit, de nouveau, d'une hypersécrétion muqueuse; et ce qui la différencie de la bronchite chronique ci-dessus, c'est la consistance des mucosités qui la rapproche de l'entérite muco-membraneuse. Comme dans cette dernière, les mucosités prennent la forme de membranes Ce sont des cylindres pleins dans les petites bronches, et creux dans les plus grandes. Le plus souvent, elles ne sont composées que de mucine, sans fibrine. Mais probablement quand il y a eu de l'inflammation intercurrente, la fibrine vient s'y ajouter. Enfin, dans quelques cas, on trouve des sels de chaux, qui semblent représenter le sable intestinal qui existe parfois avec les membranes dans l'entérite muco-membraneuse. En somme, je considère la bronchite pseu-membraneuse chronique, comme relevant des mucorrhées ; et, par conséquent, les indications relatives à son alimentation sont les mêmes que celles de ce groupe d'affections (voir 4° volume entérite muco-membraneuse p. 71, et les mucorrhées, p. 175).

Syphilis trachéo-bronchique. — Mêmes indications relatives à la déglobulisation mercurielle que pour les accidents secondaires et tertiaires du larynx (voir la syphilis en général, p. 644).

Coqueluche. — Son alimentation demande un soin tout particulier, vu l'âge des malades, la durée de l'affection et les vomissements alimentaires qui se produisent souvent pendant les crises :

1° Pendant la première période qui est fébrile, avoir soin de tenir compte de la température pour régler l'alimentation (voir les maladies fébriles, p. 207).

2° Pendant cette période qui exige les nauséeux, ne pas donner le lait, qui rend les vomissements pénibles.

3° S'adresser, pendant cette période, aux purées légères ou aux potages de fécules, tapioca, pommes de terres, etc.

4° Avoir soin de donner ces aliments après les crises, et en les faisant prendre lentement et par petites gorgées, en laissant un temps après chacune d'elles, surtout si l'enfant est très jeune.

5° Commencer par les donner tièdes ; et dans le cas d'insuccès les donner méthodiquemement froids ou très chauds.

6° Les mêmes précautions doivent être suivies après la chute de la fièvre; mais en augmentant la valeur nutritive des aliments jusqu'à la ration.

7° Lorque les crises seront assez espacées, il y aura tout avantage à donner le régime lac'o-ovo-végétarien (voir p. 624); et enfin quand les crises auront cessé, il y aura souvent lieu d'élever le régime au-dessus de la ration d'entretien.

Asthme. — Fièvre de foin. — Ces deux affections évoluent si souvent sur un terrain arthritique, que tous les auteurs font entrer cette diathèse dans leur étiologie ; et leur alimentation doit s'inspirer de cette origine. Je conseille donc d'adopter d'abord une alimentation légèrement insuffisante, et autant que possible lacto-ovo-végétarienne. Il ne pourra y avoir que des avantages à régulariser la nutrition des malades, et à écarter tous les produits toxiques.

MALADIES DU POUMON. — *Congestions du poumon.* — Les *actives* évoluent souvent sur un terrain pléthorique qui est ainsi une de leurs causes prédisposantes. L'alimentation doit au début ne comprendre que du bouillon ou du lait en petite quantité et coupé. Le régime insuffisant doit se continuer pendant un certain temps. Il faut conseiller le traitement de la pléthore (p. 113) ou de toute autre forme arthritique, s'il en existe.

Les formes *passives* se trouveront également bien du même traitement au début. C'est, en effet, celui qui convient le mieux à la plupart des affections (cœur, poumon), dont ces congestions dépendent.

Pneumonie aiguë, lobaire, fibrineuse. — Son alimentation est celle des maladies fébriles, et on devra s'y conformer, en tenant compte de l'âge et de la température (4ᵉ volume, p. 207). Si le traitement comporte des nauséeux, émétique, ipéca, polygala, il faudra s'en tenir au bouillon. Mais on en viendra au lait, dès que les nauséeux seront supprimés.

Vu les complications possibles de la plèvre, de l'endocarde, du péricarde, des méninges et du rein, il faut adopter le régime lacté exclusif pendant un certain temps. Puis, après s'être assuré que ces complications ne se sont pas produites, on en viendra aux œufs et aux légumes ; et ce n'est que graduellement que le malade devra revenir à son régime ordinaire (Régime lacto-végetarien, page 624).

Je signale la diminution marquée des urines chez les pneumoniques, par suite de l'insuffisance rénale; et je rappelle qu'il faut veiller à ce qu'elles ne tombent pas au-dessous de 15 gr. par kilogramme de poids réel à l'aide des décoctions végétales données chaudes et d'un régime hyposalin (voir ce volume, pp. 444 et 460).

Pneumonies chroniques. — Sclérose pulmonaire. — Qu'il s'agisse de la pneumonie lobaire ou de la broncho-pneumonie, dans les deux, le tissu conjonctif joue un rôle important; et, à plus forte raison, en est-il ainsi dans la sclérose pulmonaire. De là l'indication d'éviter pour l'alimentation toutes les substances ou produits sclérogènes. C'est donc le régime lacté ou au moins le régime lacto-ovo-végétarien, qui sera préféré, en les réglant, l'un et l'autre, sur les besoins de l'organisme et même en les rendant légèrement insuffisants.

Pneumonies professionnelles. — L'anthracose, la chalicose et la sidérose ne me paraissent donner lieu à aucune indication alimentaire bien spéciale, si ce n'est que toutes ces substances favorisent la sclérose; et que, par conséquent, il est utile d'éviter les aliments qui, comme ceux riches en purines, agiraient dans le même sens. Il y aura aussi toujours avantage à bien doser l'alimentation pour éviter l'infection intestinale et les produits de combustion incomplète.

Thrombose et embolie de l'artère pulmonaire. — Si le malade ne succombe pas dans quelques heures à son affection, il faudra s'en tenir pendant quelques jours presque à la diète hydrique (voir ce volume, page 361). On donnera une décoction végétale, en petites quantités, mais souvent. Après deux ou trois jours, on joindra un peu de lait à la décoction; et peu à peu on en viendra au régime lacté, en le donnant en six prises au moins. Il est capital de faire pénétrer les aliments et même, l'eau lentement dans le torrent circulatoire.

Gangrène du poumon. — Elle est le plus souvent une complication d'une affection pulmonaire, qui elle-même avait indiqué une alimentation spéciale. Ces indications restent les mêmes; mais, de plus, l'apparition de la gangrène les rend encore plus rigoureuses.

Dès que les phénomènes fébriles auront disparu, il faudra en venir à un régime correspondant aux besoins, mais en donnant la prédominance au lait et à ses préparations.

Hémorragies broncho-pulmonaires. — Hémoptysie. —
Qu'il s'agisse d'une bronchorragie ou d'une pneumorragie, les
indications pour l'alimentation sont les mêmes. Tant que les
hémoptysies persistent, le malade doit être mis à la diète
hydrique froide, représentée par de l'eau au moins à la température de la chambre, ou mieux par des morceaux de glace
que le malade laisse fondre lentement dans la bouche.

Quand l'hémorragie est arrêtée depuis quelques heures, on
peut donner du bouillon froid, ou mieux du lait froid. Le
bouillon sera préféré si l'on donne des nauséeux pour arrêter
l'hémorragie. L'un ou l'autre doivent être donnés à peu près
par 50 cent. cubes à la fois, et environ toutes les deux heures.
Le second jour, l'alimentation aura lieu toutes les trois heures,
et de préférence avec du lait pur à la température de l'appartement. Les prises seront de 100 cent. cubes. Les jours suivants on pourra le donner tiède et arriver dans la journée à
1 litre. Enfin après quelques jours de ce régime, on en viendra
graduellement à celui qui est commandé par la nature de l'affection que l'hémorragie est venue compliquer (voir l'alimentation de la tuberculose, page 295).

Emphysème pulmonaire. — Je crois que pour que les causes
mécaniques agissent d'une manière active dans l'emphysème,
il est nécessaire que cette action ait été préparée par une
influence trophique, conduisant à une modification du tissu
conjonctif et à une atrophie du tissu élastique des alvéoles. Or,
ce que j'ai dit sur les scléroses dues à la surnutrition me fait
supposer que cette dernière joue un rôle important dans l'emphysème. De plus, la surnutrition conduit souvent à la mucorrhée pulmonaire; et cette hypersécrétion favorisant elle même
l'inflammation, on le voit, la surnutrition se retrouve, quoique
d'une manière indirecte, dans l'étiologie de l'emphysème. Ce
sont ces idées qui m'ont conduit au dosage de l'alimentation
dans cette affection, comme quantité et qualité. Je donne le
régime lacto-ovo-végétarien comme régime ordinaire, et je
l'entrecoupe par des périodes lactées. Mais quand l'emphysème est compliqué d'hypersécrétion, ce qui a souvent lieu,
j'interromps ce régime par des périodes de deux ou trois
jours, pendant lesquels je donne les nauséeux, l'ipéca ou le
polygala, en ayant soin de remplacer ce régime par des
potages gras ou maigres. Ceux-ci sont pris à 8 heures, midi,

4 heures et 8 heures du soir; et les préparations nauséeuses dans l'intervalle, à 6 heures, 10 h., 2 h., 6 h. et 10 heures du soir. Les nauséeux doivent être donnés à doses insuffisantes pour arriver aux vomissements. Or, grâce aux périodes lactées et au régime lacto-ovo-végétarien comme base de l'alimentation, aidés par l'emploi des nauséeux, j'ai obtenu des résultats qui m'ont étonné, et j'en obtiens encore tous les jours (voir l'alimention des mucorrhées, page 175).

Tuberculose en général. — Tuberculose chronique commune. — Cette alimentation a été longuement exposée avec le régime hyperorganique (pages 295 et 335 de ce volume).

Pneumonie caséeuse. — Quoique différente, au point de vue du siège des lésions de la précédente, la pneumonie caséeuse a les mêmes indications alimentaires qu'elle, au moins pour sa *forme chronique;* et quant à sa *forme aiguë*, son alimentation est surtout, comme pour la forme suivante, dominée par l'état fébrile (voir page 207 de ce volume).

Tuberculose granuleuse aiguë. — Tuberculisation généralisée aiguë. — La soudaineté de leur début et surtout la rapidité de leur évolution laissent ces formes de la tuberculose dans la diététique des maladies fébriles (p. 207). On ne saurait d'abord faire de la surnutrition azotée chez ces fébricitants; et, de plus, comme elle n'agit que lentement, comment compter sur elle dans une affection qui évolue souvent dans moins d'un mois.

Seul le jus de viande me paraît pouvoir rendre quelques services, parce qu'il agit comme un médicament et non comme un aliment. Mais le régime de la tuberculose, tel que je l'ai fixé, serait appliqué si, après un début aigu, l'affection, par une transformation heureuse, passait à l'état chronique (4ᵉ vol., page 175).

Aspergillose pulmonaire. — Sa période fébrile relève de la diététique des maladies fébriles (4ᵉ volume, page 207). En dehors de ces périodes, on donnera l'alimention de la tuberculose pulmonaire, soit légèrement hyperorganique, et cela d'autant plus qu'il faut prévenir la tuberculose comme complication (voir page 175).

Cancer du poumon. — Tant qu'il est exempt de complication, le cancer du poumon ne me paraît exiger qu'un dosage méthodique de l'alimentation (voir le cancer en général,

p. 643). S'il survient des hémoptysies, on suivra le régime que j'ai indiqué (page 677) ; et dans le cas de pleurésie, c'est le régime lacté un peu insuffisant qui convient le mieux (voir 4ᵉ volume, régime hypohydrique et hyposalin, pages 385, 442 et 460).

Lithiase pulmonaire. — Elle est d'origine calcaire (voir les lithiases calcaires, page 158). Pour les hémoptisies que provoque cette lithiase, voir les indications que j'ai données (p. 677).

Kyste hydatique du poumon. — Son alimentation ne me paraît demander qu'un dosage bien fait. Mais, de plus, s'il y a des hémoptysies, ou une pleurésie, on suivra les indications que j'ai données page 677 pour la première et pour la seconde (4ᵉ volume, pages 385 et 400).

Syphilis pulmonaire. — Elle se présente sous différentes formes qui rappellent des formes correspondantes de la tuberculose pulmonaire. Telles sont la broncho-pneumonie et la tuberculose chronique commune. Dans d'autres cas, elle simule la sclérose broncho-pulmonaire ; enfin, parfois elle est réellement associée à la tuberculose. Le diagnostic est souvent difficile ; mais une fois porté et le traitement par le mercure et par les iodures institué, il convient d'adopter un régime correspondant au moins aux besoins. Il sera assez souvent un peu supérieur à ces besoins pour compenser la déglobulisation qui résulte des préparations mercurielles. (Voir les indications données précédemment pour l'alimentation dans la syphilis, page 644.)

Maladies de la plèvre. — *Pleurésie aiguë séro-fibrineuse non tuberculeuse.* — Pour cette pleurésie, l'alimentation qui, du reste, constitue son traitement le plus actif, a été exposée après le régime hypohydrique fait avec le lait dont il est une des applications thérapeutiques les plus importantes. (Voir page 400 et aussi les régimes hypochloruré, pages 442 et 463 et hypohydrique, pages 385.)

Pleurésie aiguë séro-fibrineuse tuberculeuse. — Je suis porté à croire que tant que l'épanchement reste séro-fibrineux, il peut, quoique d'origine tuberculeuse, disparaître sous l'influence d'un régime en même temps lacté et hypohydrique Je conseille donc d'y avoir recours, même quand la tuberculose est soupçonnée. Même dans les cas où ce régime sera insuffisant pour faire résorber l'épanchement, il pourra se montrer encore utile en évitant son retour après la thoracenthèse, si on a dû la pratiquer. Mêmes indications que pour la non tuberculeuse. (Voir ci-dessus.)

Pleurésies purulentes, tuberculeuses, streptococciques, pneumococciques et staphylococciques. — Ces pleurésies, quel que soit le microbe en cause, relèvent au moins de la ponction et parfois de la thoracotomie. Mais je n'en considère pas moins le régime lacté sucré exclusif, comme des plus utiles. Il devra donc être prescrit, dès que l'affection sera reconnue, et aussi après les interventions chirurgicales. Mais, de même que dans le régime lacté pur un peu long, il pourra être interrompu par quelques jours de régime ovo-végétarien. (Voir les régimes hypochloruré, pages 442 et 463 ; hypohydrique, page 385 et le régime lacté, p. 595.)

Pleurésies hémorragiques. — Les causes des hémorragies pleurales sont multiples. Mais quelle que soit la cause dont elles dépendent, ces hémorragies s'accompagnent toujours d'un épanchement qui sera le plus souvent séro purulent. A ce dernier point de vue, ces pleurésies, comme les précédentes, devront se trouver bien des régimes qui peuvent favoriser l'absorption des épanchements, c'est-à dire des régimes hypochloruré, hypohydrique et surtout du régime lacté, qui, outre ses propriétés spéciales, réunit celles des deux régimes précédents. (Voir ces régimes, pages 442 et 463.)

Pleurésie interlobaire, diaphragmatique cloisonnés. — Les indications diététiques de ces formes de pleurésies sont les mêmes que pour les formes précédentes.

Pleurésies chroniques. — Dans quelques-unes, il reste un épanchement qui peut être séro-fibrineux, purulent ou hémorragique ; et leur alimentation doit être la même que dans les formes aiguës. Le régime lacté devant être prolongé pendant longtemps sera fait par périodes de dix jours environ, entrecoupé par des périodes de quatre à cinq jours de régime ovo-végétalien.

Dans d'autres cas, l'épanchement fait défaut ou est négligeable, mais il y a des adhérences (symphise pleurale). Dans ces cas, on pourra se contenter d'un dosage bien fait de l'alimentation ; et si l'on craint la tuberculose, la rendre légèrement hyperorganique, comme dans cette dernière affection. (Voir ce volume, p. 295.)

Vomiques pulmonaires et pleurales. — Quelle que soit leur origine et quel que soit leur siège, les vomiques par elles-mêmes me semblent ne donner lieu à aucune indication spéciale. On se contentera de tenir compte de l'affection au cours delaquelle elles se sont formées ; et en s'en inspirant, on fixera le dosage de l'alimentation.

Hydrothorax. — Son alimentation doit être la même que celle de la pleurésie séro-fibrineuse non tuberculeuse, c'est-à-dire hypochlorurée et hypohydrique, deux conditions qui sont remplies par le régime lacté. (Voir pp. 442 et 463.)

Pneumothorax, hydro-pneumothorax, pyo-pneumothorax. — Les indications pour l'*hydro-pneumothorax* et pour le *pyo-pneumothorax* sont les mêmes respectivement que pour la pleurésie séro-fibrineuse non tuberculeuse et la pleurésie purulente, en ce qui concerne leur épanchement. Mais, de plus, il faudra tenir compte de l'affection au cours de laquelle ces complications se sont produites.

Quant au *pneumothorax*, son alimentation sera également réglée d'après les mêmes considérations.

Epanchements chyliformes de la plèvre. — Ces épanchements, improprement appelés *chyliformes*, se trouveraient bien, je pense, du régime lacté, comme la plupart des épanchements pleuraux ; et il me semble d'autant plus utile d'insister sur ce traitement, que l'on ne peut guère compter sur la ponction pour les faire disparaître, parce qu'ils se reforment très rapidement. J'estime donc que le régime lacté devra être institué contre eux et longtemps prolongé, en le coupant, comme je l'ai déjà dit, par des périodes de quelques jours de régime ovo-végétalien.

Tumeurs du médiastin. — Par elles-mêmes, ces tumeurs me paraissent ne donner lieu à aucune indication diététique spéciale. Il n'y aura donc qu'à soumettre les malades qui en sont atteints à un dosage méthodique de l'alimentation. Mais, de plus, on s'inspirera, si c'est utile, de la nature de la tumeur, comme pour celles d'origine tuberculeuse. (Voir dans ce cas ce volume, p. 295, et le cancer en général, p. 643.)

MALADIES DE L'APPAREIL CIRCULATOIRE.

Maladies du péricarde. — *Péricardites aiguës.* — Rarement primitive, la péricardite aiguë peut venir compliquer la pneumonie, l'érysipèle, la néphrite épithéliale, la tuberculose, la pyohémie, les fièvres éruptives principalement la scarlatine et surtout le rhumatisme poly-articulaire aigu. Or, évoluant au cours de ces affections, son alimentation devra forcément s'inspirer des indications fournies par elles. Mais autant que ces dernières indications le permettent, le régime de tous ces malades devra être *le régime lacté sucré exclusif.* Sa quantité sera fixée par le poids du sujet, par les conditions de son existence, ainsi que par la nature de son affection, et tout spécialement par son caractère fébrile ou non fébrile.

L'inflammation du péricarde, comme celle de la plèvre, donne toujours lieu à un épanchement. Celui-ci ne fait défaut que tout à fait au début de l'affection, ou après sa résorption. Il peut être séro-fibrineux, purulent où hémorragique; et, quelle que soit sa composition, il peut être plus ou moins abondant. Il n'est pas rare de le voir dépasser 100 centimètres cubes. Mais quelle que soit sa composition, et aussi, je l'ai dit, quelle que soit son origine, le régime de la péricardite doit être le régime lacté exclusif. Ce régime sera même indiqué en cas d'absence d'épanchement. Il aura, dans ces cas, pour résultat, au début, de diminuer son importance; et après sa résorption, d'éviter son retour. Enfin, j'insiste sur ces deux points : 1° que le régime lacté doit être commencé pendant la fièvre; et 2° qu'après avoir évalué les besoins de l'organisme, il faut le rendre insuffisant, surtout au point de vue de l'eau et des matières salines. Quant aux détails de son administration, je les ai donnés en exposant le régime lacté (page 595). Du reste, j'avais eu l'occasion de le faire assez longuement à l'occasion de la pleurésie (page 400); et il n'y aura qu'à appliquer ces indications à la péricardite (voir aussi ce volume, page 406).

Péricardite chronique. Symphise cardiaque. — Celle qui est consécutive à la forme aiguë avec épanchement sera souvent évitée par le régime lacté exclusif, hypohydrique et hyposalin que je viens d'indiquer. Mais une fois constituée, la symphise cardiaque ne relèvera plus que d'une alimentation bien dosée comme quantité ; et en s'en tenant, autant que possible, dans les limites du régime lacto-ovo-végétarien.

Hydro-péricarde. Hydro-pneumo-péricarde. — L'*hydro-péricarde* commande le régime lacté exclusif hypohydrique et hyposalin comme les épanchements inflammatoires; et ce régime donnera les mêmes résultats. Quant à l'*hydro-pneumo-péricarde*, on pourra compter sur les mêmes résultats, s'il est sans communication avec les organes voisins. Mais, dans les cas contraires, quoique étant toujours indiqué, ses résultats dépendront de la nature de l'affection ayant provoqué cette complication.

Maladies de l'endocarde. — *Endocardite aiguë simple non infectante.* — Elle peut apparaître au cours de toutes les maladies microbiennes : fièvres éruptives, fièvres typhiques, dyphtérie, érysipèle, maladies puerpérales, pneumonie, blennorrhagie, érythème noueux, chorée, et surtout le rhumatisme poly-articulaire aigu. Or, il ne faut pas l'oublier pour surveiller le cœur, et en venir au régime lacté exclusif dès le premier bruit de souffle. Pour certaines affections au cours desquelles l'endocardite se montre le plus souvent, telles que le rhumatisme poly-articulaire et la scarlatine, la menace de l'endocardite est une des raisons qui doivent faire donner la préférence au régime lacté avant même son apparition. Avec un peu moins d'importance, les mêmes recommandations s'appliquent à la variole et à la fièvre typhoïde. Je pense que ce régime, appliqué ainsi prématurément, pourra éviter l'endocardite dans quelques cas, et la laisser bénigne dans certains autres.

Ce régime, calculé d'après toutes les conditions qui font varier les dépenses de l'organisme, sera rendu un peu insuffisant au début, et donné en six prises aux heures que j'ai indiquées (page 608).

Endocardites aiguës malignes. — Elles peuvent être produites par les mêmes agents microbiens que celles qui restent bénignes : staphylococcus, streptococcus, pneumocoque, bacille d'Eberth, gonocoque, ou celui de la tuberculose, etc. Elles apparaissent aussi au cours des maladies dont les agents ne sont pas connus, mais que la clinique nous fait considérer comme microbiennes, notamment les fièvres éruptives et le rhumatisme poly-articulaire aigu. Elles peuvent être *végé-tantes, ulcéreuses* ou *septiques*. Ces dernières ont souvent passé par les formes précédentes.

C'est encore le régime lacté exclusif, qui, dans les périodes aiguës, doit avoir la préférence. Il n'aura forcément que peu d'action contre les embolies septiques ou non, une fois déposées dans les divers organes; mais en régularisant la fonction cardiaque, il peut diminuer les chances d'embolie. Son action se fera mieux sentir sur les formes végétantes, en les arrêtant à cet état et en ralentissant la transformation fibreuse de ses productions. Mais le régime lacté exclusif ne pouvant être indéfiniment continué, on en viendra, après un certain temps, au régime lacto-ovo-végétarien, qui devra être suivi presque exclusivement et d'une manière constante. Ce régime aura l'avantage de ralentir la transformation scléreuse de la forme végétante et de la forme ulcéreuse après leur cicatrisation ; et, par conséquent, d'éloigner ainsi les accidents qui dépendent des diverses localisations de l'endocardite chronique.

Endocardites chroniques. Lésions valvulaires. — Elles peuvent faire suite à deux des formes précédentes, la végétante et l'ulcéreuse. La forme septique est souvent suivie de mort à courte échéance. Mais, de plus, les autres se développent souvent sous l'influence de la surnutrition; et font partie de ses scléroses. Enfin, l'alcoolisme, le tabagisme, la syphilis et l'âge interviennent aussi d'une manière plus ou moins efficace. Le point capital à retenir dans l'alimentation des endocardites chroniques, c'est qu'elles relèvent de la sclérose; et à ce point de vue on peut leur appliquer tout ce que j'ai dit de cette évolution du tissu conjonctif à propos des maladies de surnutrition (page 134). Or, par cela seul qu'elles relèvent de la sclérose on peut en inférer que pour toutes, ne serait-ce qu'à ce point de vue, c'est le régime lacté pur ou mitigé qui doit avoir la préférence.

Mais, en outre, quelques indications spéciales sont propres aux différentes localisations de l'endocardite.

Insuffisance et rétrécissement de l'orifice mitral. — L'*insuffisance* se manifeste la première. Elle peut rester longtemps seule ; mais il est fréquent de voir le *rétrécissement* se produire, sous la même influence, et constituer ainsi la *maladie mitrale*. Les causes sont toutes celles que je viens d'indiquer.

Qu'elles soient seules ou réunies, ces deux localisations de l'endocardite chronique exigent le régime lacté exclusif; et je suis heureux de m'appuyer ici sur l'opinion si nettement formulée de Dieulafoy. Si c'était possible, j'irai plus loin que lui en disant que je ne saurais soigner un mitral sans le régime lacté. Je considère ce régime comme étant la base du traitement. Certes, je ne veux pas nier l'heureuse influence des agents thérapeutiques bien dirigés; mais, sans le régime lacté, ils ne sauraient donner que des améliorations passagères; et ils perdraient rapidement leur efficacité.

On trouvera dans ce que j'ai dit, à propos des scléroses (page 134) et à propos de l'action physiologique du régime lacté (page 601), les considérations qui justifient la préférence que je donne à ce régime dans ces affections; et aussi, je l'espère, l'explication de ses heureux résultats.

Mais à ces considérations, et à ces indications, vu l'importance de ces affections et aussi l'importance de ce régime, non seulement au point de vue de l'alimentation, mais aussi comme agent thérapeutique j'ajoute les suivantes :

1° Je conseille de donner le lait de vache sucré, de telle manière que le litre donne mille calories. Il pourra être donné chaud ou à la température de la chambre, au gré du malade.

2° Indication que je considère comme importante, la quantité de lait sera réglée d'après toutes les conditions que font varier les besoins de l'organisme. Il faudra, entr'autres, faire une différence entre les malades alités, ceux à la chambre et ceux qui vivent au dehors (voir page 7).

3° La quantité ayant été fixée, elle sera répartie en six parties égales et données à 6 heures, 9 heures, midi, 3 heures, 6 heures et 9 heures du soir.

Ce n'est que dans les cas les plus graves, en pleine asystolie, que l'on devra multiplier les prises. Mais il faudra en venir aux heures précédentes, dès que l'état du malade le permettra.

Pour les malades qui sortent; et qui, par conséquent, sont déjà fortement améliorés, on pourra répartir le lait en quatre prises. Du reste, dès que les malades peuvent sortir assez longtemps, on pourra en venir au régime lacto-ovo-végétarien en passant par le régime ovo-lacté.

4° Le régime lacté exclusif, devant souvent être continué pendant longtemps, je conseille de tenir le lait dans un appartement autre que celui occupé par le malade. Je pense ainsi retarder le dégoût que provoque parfois le lait après un certain temps. La quantité de lait à prendre sera donc apportée chaque fois au malade qui l'absorbera en quelques instants, et le vase qui le contenait sera immédiatement rapporté. Je conseille aussi de le servir dans une tasse plutôt que dans un verre, parce que la vue du verre qui a contenu du lait peut exciter le dégoût.

Je m'excuse de descendre dans ces détails ; mais j'en ai reconnu l'importance, quand il s'agit de laisser un malade qui parfois n'aime pas le lait, avec ce seul aliment pendant dix ou quinze jours. Or, dans les cas avancés, je me considérerais comme désarmé si le régime lacté me manquait.

5° Le régime lacté sucré exclusif devra être maintenu jusqu'à ce que l'asystolie ait disparu. Il n'y aura souvent que des avantages à le continuer. Mais en présence d'un dégoût très prononcé, on peut passer au régime ovo-lacté, mais pour y revenir.

6° Si l'état du malade le permet, j'entrecoupe volontiers le régime lacté par quelques jours de régime ovo-végétalien, après lequel le malade accepte plus facilement le retour au lait exclusif.

7° Quelques-unes des complications, soit de l'insuffisance mitrale seule, soit combinée avec le rétrécissement mitral, se trouvent fort bien de ce régime lacté; et celui-ci représente leur traitement comme celui de l'affection principale. De ce nombre sont surtout les hydroposies des diverses séreuses : péricarde, plèvre, péritoine, et aussi les œdèmes et l'anasarque. Il en est de même de l'albuminurie qui tient le plus souvent à une néphrite interstitielle. Enfin, il en est également ainsi, quoique d'une manière moins active, pour les palpitations, et même pour l'essoufflement et les accès d'asthme, quand ces deux symptômes ne coïncident pas avec le catarrhe bronchique. Il s'agit alors probablement de phénomènes toxiques, contre lesquels le régime lacté devient un véritable agent thérapeutique.

8° Par contre, d'autres complications, si elles sont assez graves, peuvent exiger sa suspension. Telles sont les hémorragies, parmi lesquelles les pulmonaires sont les plus fréquentes, si on croit devoir les combattre par les nauséeux. Il serait bien difficile de faire continuer le lait à un malade qui l'aurait vomi. Aussi j'aime mieux combattre les hémorragies par les préparations d'ergot de seigle qui me permettent de continuer le régime lacté. Mais si l'on est conduit à donner les nauséeux, comme l'ipéca, il faut remplacer le lait par un bouillon non salé de légumes frais ayant été préalablement blanchis pour diminuer leur richesse saline.

9° Le catarrhe bronchique, qui constitue souvent par lui-même une gêne considérable de la respiration et aussi de la circulation, exigera toujours les nauséeux; et, par conséquent, la suspension du lait et son remplacement par le régime que je vais indiquer. Dans ces cas, nécessitant les nauséeux, on donnera quatre potages : à 8 heures, midi, 4 heures et 8 heures du soir; et la potion nauséeuse, préparations d'ipéca, de polygala, etc., sera donnée dans les intervalles : 6 heures, 10 heures, 2 heures, 6 heures et 10 heures du soir. Le catarrhe est amélioré généralement dans deux ou trois jours, et l'on revient ensuite au régime lacté.

10° Enfin, certaines congestions du poumon, du foie ou de l'encéphale, et aussi un état gastrique peuvent exiger l'emploi des purgatifs; et, de nouveau, le régime lacté sera remplacé par le régime ci-dessus. Toutefois, le régime lacté peut être conservé avec l'emploi des laxatifs ou des drastiques employés à faibles doses.

11° Il sera, du reste, souvent nécessaire d'user des laxatifs pour combattre la constipation qui résulte presque toujours du régime lacté.

12° Le régime lacté peut être maintenu avec l'emploi des divers cardiaques, des diurétiques, des narcotiques, des antispasmodiques et des iodures.

13° Lorsque l'affection aura été assez améliorée, que l'asystolie aura disparu, que la dyspnée aura cessé et que le sommeil sera revenu, on pourra passer du lait pur, qui aura été augmenté, au régime ovo-lacté et en venir ensuite au régime lacto-ovo-végétarien, qui devra être désormais celui de tout mitral. J'ai indiqué comment ce régime doit être établi. Il suffira de fixer ses quantités d'après les besoins du malade. (Voir ce régime, pp. 400 et 624).

Rétrécissement mitral pur. — Il est probablement toujours congénital, et il coïncide le plus souvent avec d'autres

malformations artérielles et principalement avec leurs insuffisances Ces insuffisances ont été observées sur les vaisseaux
de la petite circulation et aussi sur ceux des organes génitaux. Ces malformations artérielles existant assez souvent
avec la chlorose, on les a données pour causes à cette dernière.
Je pense que les malformations artérielles et la chlorose
relèvent de la même cause, et qu'elles ne sont pas la cause l'une
de l'autre. Mais quoi qu'il en soit à cet égard, le rétrécissement mitral pur indique un organisme de faible résistance ;
et, par conséquent, me paraît exiger un régime assurant la
nutrition dans les meilleures conditions. Je conseille donc pour
ces sujets, même quand ils sont dans l'état qu'on peut considérer comme normal, un régime dont la base est le régime
lacto-ovo-végétarien.

Insuffisance et rétrécissement de l'orifice aortique. —
Les lésions de l'orifice aortique reconnaissent les mêmes causes que celles de l'orifice mitral, et sont soumises au même
processus anatomique. Leur gravité à l'état chronique provient de la sclérose du tissu fibro-conjonctif des valvules et
des anneaux sur lesquelles elles s'implantent.

De plus, quoique au début ces deux lésions se manifestent
par des symptômes qui leur sont propres, après un certain
temps, les troubles circulatoires qui en sont la conséquence
se répercutent sur les autres parties de l'arbre circulatoire; et
l'on voit apparaître à distance les mêmes symptômes que
pour la maladie mitrale.

Aussi, en ce qui concerne le régime, on peut leur appliquer
tout ce que j'ai dit pour cette dernière. Je ne vois pas de
régime qui puisse mieux leur convenir.

Insuffisance et rétrécissement de l'orifice tricuspide. — Les
lésions de cet orifice sont souvent congénitales, et sont dues
probablement à la même influence que le rétrécissement pur
de l'orifice mitral. Quand elles sont acquises et de nature
inflammatoire, ces lésions peuvent être dues aux mêmes causes que les lésions du cœur gauche et coïncident avec elles. Le
rétrécissement tricuspidien acquis est d'origine inflammatoire.
Il relève de la sclérose. Mais, de plus, l'insuffisance tricuspi-
dienne peut se produire sous une influence purement mécanique entraînant la dilatation du ventricule droit.

De la dualité d'origine de l'insuffisance tricuspide qui

domine la pathologie de cet orifice, naissent deux séries d'indications thérapeutiques et diététiques.

1° Dans les cas de lésions scléreuses entraînant seulement l'insuffisance, ou en même temps le rétrécissement, leur diététique doit s'inspirer de ce que j'ai dit d'abord pour les scléroses (p. 134) et ensuite pour les lésions mitrales (p. 684).

2° Mais, de plus, surtout quand l'insuffisance est seule, il y a un gros intérêt à diminuer la masse sanguine; et, par conséquent, à régler l'alimentation sans dépasser les besoins. Il vaudrait mieux, même, de temps en temps, rester un peu au-dessous.

Cette dernière indication prend encore plus d'importance, quand il ne s'agit que d'une insuffisance consécutive à la dilatation du ventricule droit. Dans ce cas, l'exagération de la masse sanguine peut faire tout le danger. Sa principale indication est donc de la diminuer. On y arrivera d'une manière rapide par les purgatifs drastiques ; et d'une manière moins rapide, il est vrai, mais plus durable par une période d'alimentation fortement insuffisante.

Le régime lacté, dans ces cas, n'est pas de rigueur. L'important est que la valeur en albuminoïdes et en calories soit inférieure au moins d'un tiers aux besoins bien calculés. Toutefois, comme c'est avec le lait sucré que le régime sera le plus facilement dosé, et cela d'autant plus que les albuminoïdes et les ternaires sont dans les proportions d'une relation nutritive avantageuse, c'est encore au régime lacté ou ovo-lacté que je conseille de s'adresser.

Rétrécissement et insuffisance de l'artère pulmonaire. — Contrairement à ce qui existe pour l'orifice aortique, c'est ici le rétrécissement qui a le plus d'importance au point de vue pathologique. Mais comme pour l'orifice tricuspide, les deux lésions de l'orifice de l'artère pulmonaire sont souvent congénitales.

Ces lésions mettent les sujets dans des conditions de si faible résistance, que le plus souvent ils meurent avant l'âge adulte. Leur alimentation devra être réglée le mieux possible comme quantité; et comme qualité être prise presque exclusivement dans le régime lacto-ovo-végétarien. Je pense que l'on pourrait obtenir quelques bons résultats des exercices res-

44

piratoires bien réglés et ayant pour but d'augmenter la surface pulmonaire.

Quand ces affections sont acquises, leur diététique a d'abord pour indications celles des scléroses (p. 134). Mais, de plus, de même que dans les lésions tricuspidiennes, j'estime qu'il y aura tout avantage à maintenir la masse sanguine dans de faibles proportions ; et c'est en faisant faire des périodes d'alimentation insuffisante que l'on y parviendra le plus facilement. Pour ces périodes, c'est le régime lacté exclusif qui rendra le dosage le plus facile ; et en dehors de ces périodes, c'est encore le régime lacto-ovo-végétarien qui mérite la préférence.

Maladie bleue. — Elle a les mêmes indications diététiques que celles que je viens de donner pour les lésions congénitales de l'orifice pulmonaire. Il faut éviter l'exagération de la masse sanguine par un dosage bien fait de l'alimentation, et au besoin entrecoupé de périodes de régime insuffisant. Mais, de plus, il faut abaisser autant que possible les pertes de l'organisme en maintenant le malade dans un appartement bien chauffé et en diminuant la radiation cutanée par des vêtements chauds. Il faudra aussi prolonger le séjour au lit pour diminuer le travail du cœur. Enfin, on pourra tenter, pendant la seconde enfance, des exercices respiratoires bien réglés, de manière à ce que l'inspiration, se faisant d'une manière active, produise un appel dans la circulation pulmonaire et diminue ainsi l'effort cardiaque.

MALADIES DU MYOCARDE. — *Myocardite aiguë, dégénérescence graisseuse du cœur.* — Qu'il s'agisse d'une inflammation, d'après les uns, ou d'une dégénérescence graisseuse, d'après les autres, la lésion essentielle, dans cette affection, est localisée dans la fibre cardiaque. Celle-ci perd d'abord la netteté de sa striation ; puis, dans son intérieur, apparaissent de fines granulations graisseuses ; enfin, elle peut aussi présenter la dégénérescence amyloïde ou vitreuse. C'est la lésion de la fibre qui est dominante. Les autres lésions, notamment celles des artères ou du tissu conjonctif, si elles sont peu marquées, ne sont que secondaires ; et si elles le sont davantage, il faut admettre que l'on se trouve en présence d'une forme mixte, ce qui, du reste, est assez fréquent.

La fibre cardiaque, j'ai souvent insisté sur ce point, comme tous les autres éléments anatomiques, a des agents et par conséquent, des poisons électifs. La strophantine en est le type. Elle agit assez énergiquement sur cette fibre pour la mettre en état de contraction permanente, avant d'impressionner, au moins d'une manière apparente, tout autre élément anatomique.

Pour d'autres agents, sans qu'ils aient une action élective aussi marquée sur la fibre cardiaque, après avoir exercé leur action sur d'autres éléments, ils l'exercent aussi sur elle. Telles sont : la digitaline, la spartéine et la convallamarine. Or, cela étant, on conçoit fort bien que la fibre cardiaque puisse être atteinte exclusivement par des agents toxiques élaborés par l'organisme, quand sa nutrition se fait mal, comme dans le surmenage ; ou aussi par des agents venus du dehors, comme le phosphore et l'arsenic dont l'action sur la dégénérescence graisseuse de la fibre cardiaque est indiscutable. Enfin il se peut que certains toxines agissent comme le phosphore ; et ainsi s'expliquerait cette dégénérescence dans la fièvre typhoïde, la variole, la scarlatine, la diphtérie, l'érysipèle et l'infection purulente.

Pour expliquer la dégénérescence graisseuse ou amyloïde de la fibre cardiaque, je penche donc plutôt vers une action toxique directe que vers une inflammation.

Or de là découle pour la diététique des indications importantes :

1° La première est que l'alimentation devra conduire à une large diurèse et aussi à une abondante diaphorèse pour éliminer le toxique. Le régime sera donc hyperhydrique (voir ce volume, page 409). Autant que possible, il faudra dépasser 20 centimètres cubes d'urine par kilogramme du poids réel, et cela au moins pendant une semaine. On y arrivera par les décoctions végétales ou par les eaux minérales de faible minéralisation dont celle d'Evian est le type.

2° Ensuite, la ration organique sera ramenée, au début, sensiblement au-dessous des besoins, pour permettre la combustion des toxiques organiques qui pourraient intervenir dans la dégénérescence.

3° Au début, tout au moins, la préférence sera accordée au régime lacté, qui moins toxique qu'aucun autre, a, de plus, l'avantage de favoriser la diurèse.

J'estime que ce régime commencé dès le début de l'affection pourra diminuer son intensité ; et que, dans la suite, il pourra permettre le retour *ad integrum* des fibres cardiaques les moins atteintes.

Surcharge graisseuse du cœur. — Elle n'existe guère que dans l'obésité ; et le traitement de cette dernière suffira pour combattre l'état gras du cœur, qui en est une complication (p. 118). Le régime sera aidé, dans ce cas, par la rééducation du cœur.

Inflammation aiguë du tissu conjonctif du cœur. — Sous l'influence d'embolies microbiennes, le tissu conjonctif interstitiel peut devenir le siège d'une véritable inflammation suivie d'abcès ; et cet abcès en s'ouvrant dans le cœur, peut donner lieu à d'autres embolies. Enfin cet abcès, par la distension de sa paroi, peut donner lieu à un véritable anévrysme du cœur. Parfois aussi, surtout dans la pyoémie, on trouve dans le tissu interstitiel de nombreux petits foyers en voie plus ou moins avancée de suppuration. Mais il me paraît difficile d'établir sur le vivant le diagnostic de ces modifications du tissu conjonctif.

Sclérose du cœur. — On peut la trouver au niveau des lésions endocardiques et péricardiques (sclérose partielle) ; et la maladie est alors dominée par ces lesions. Mais la sclérose siégeant dans l'épaisseur du muscle cardiaque et en dehors des précédentes, soit la *sclérose diffuse*, n'est probablement jamais seule, elle coïncide toujours avec d'autres scléroses, notamment du foie et des reins, et enfin avec l'artério-sclérose. Elle reconnaît pour causes celles de toutes les scléroses, plomb, tabac, alcool, paludisme chronique et surtout l'infection intestinale et la surnutrition.

J'ai déjà donné ces indications diététiques (p. 134) ; et j'insiste sur les deux suivantes : régime lacté pur ou mitigé pour ne pas favoriser l'évolution scléreuse ; et diminuer autant que possible la masse sanguine par des périodes de régime insuffisant, pour diminuer les fatigues de la fibre cardiaque.

Anévrysmes et ruptures du cœur. — Les anévrysmes, s'ils étaient soupçonnés, donneraient lieu aux mêmes indications que je viens d'exposer ; et quant à la rupture du cœur, la mort rapide du malade supprime toute indication diététique.

Syphilis du cœur. — Si elle est soupçonnée, elle indique

l'alimentation lactée ou lacto-ovo-végétarienne tant que le traitement spécifique n'aura pas amélioré la situation ; et si celui-ci a provoqué de l'anémie, le traitement sera légèrement hyper-organique tout en conservant le même régime. (Voir le régime de la syphilis en général, page 644.)

Hypertrophie du cœur. — C'est l'hypertrophie compensatrice que j'envisage ici. Or, manifestation évidente de la nature médicatrice, cette hypertrophie doit être respectée. Mais il faut savoir qu'elle a une limite ; et qu'en même temps que la fibre cardiaque augmente de volume et peut être de nombre, le tissu conjonctif participe aussi à ce surcroît d'activité nutritive. Il s'hypertrophie également ; et, suivant la loi qui préside à son évolution, il se sclérose. Or, soit par sa compression, soit par simple surmenage, la fibre cardiaque, après s'être hyper-trophiée, s'atrophie ou subit la dégénérescence graisseuse.

De là les indications diététiques que j'ai déjà données plusieurs fois, de réduire au minimum la masse sanguine par des périodes de régime légèrement insuffisant ; et ensuite, comme la sclérose cardiaque est toujours menaçante dans ces cas, de s'adresser aux régimes qui favorisent le moins son évolution, soit le régime lacté et ses modifications.

Dilatation du cœur. — Cette dilatation, dans ma pensée, comporte toujours un manque de résistance de la fibre cardiaque due le plus souvent à sa dégénérescence graisseuse. Ses indications diététiques sont donc les mêmes que celles de cette affection (Voir page 690).

Asystolie. — Ses causes sont nombreuses, et la diététique devra s'en inspirer. Mais comme son action se fait toujours un peu attendre. c'est d'abord par les agents thérapeutiques appropriés à la cause qu'elle sera combattue. Néanmoins il faudra aussi les aider immédiatement par l'alimentation ; et ce sera toujours le régime lacté insuffisant qui conviendra le mieux, au moins au début du traitement. Ce régime sera ensuite modifié en tenant compte de l'évolution de l'affection.

Névroses du cœur. — *Palpitations*. — Je n'envisage ici que celles qui ne dépendent d'aucune lésion appréciable, et que l'on pourrait appeler essentielles. Or, ces palpitations seront souvent améliorées seulement par un régime bien dosé, en commençant par le rendre insuffisant, et en s'adressant au régime lacté et à ses modifications. Beaucoup de ces palpitations, en effet, dépendent de la pléthore quand il s'agit de l'adulte, ou de l'irrégularité du développement des organes hématopoétiques pendant la période de croissance. Souvent aussi elles sont dues à une auto-intoxication, qui pourra être combattue car un régime lacté et en même temps hyperhydrique. (Voir ºes deux régimes, pages 595 et 409).

Goitre exophtalmique. — Cette névrose est une des affections dans lesquelles les indications diététiques sont les moins définies. Toutefois j'estime qu'il n'y aura que des avantages à fixer l'alimentation en tenant compte des données suivantes :

1º Doser l'alimentation d'après les besoins, en la rendant de temps en temps insuffisante ;

2º Rendre l'alimentation hyperhydrique, de manière à éliminer les produits toxiques (page 409).

3º Prescrire d'une manière complète ou légèrement modifié le régime lacto-ovo-végétarien.

Il arrive souvent que pendant cette affection, une alimentation vicieuse, ajoute certains troubles morbides à ceux qui dépendent de l'affection elle-même; et la disparition de ces derniers suffira pour améliorer d'une manière sensible la situation de ces malades.

Angine de poitrine. — L'anatomie pathologique conduit à en admettre deux formes selon qu'il y a ou non coronarite. Dans les premiers cas, sous l'influence de l'athérome, de l'endartérite ou de l'artério-sclérose, les coronaires sont rétrécies et elles conduisent à l'ischémie cardiaque. C'est là une étiologie bien nette. Mais dans les autres cas, les causes sont moins définies. Quelques-uns paraissent liés à une lésion de l'aorte; d'autres à une affection du médiastin; enfin dans d'autres, l'affection ne semble relever que de troubles fonctionnels. Elle semble être purement toxique.

Les cas dus à la coronarite et aux lésions chroniques de l'aorte, relèvent des affections scléreuses; et aussi les trouve-t-on souvent chez les sujets arthritiques. Un certain nombre de cas que j'ai observés, existaient chez des pléthoriques. Dans tous ces cas et surtout dans ces derniers, le dosage de l'alimentation donnera d'excellents résultats. Dans tous les cas, ce dosage s'impose, en le rendant au début insuffisant. J'ai donné toutes les indications nécessaires en traitant de la pléthore (page 113) et des scléroses (134).

Mais, de plus, pour celles qui paraissent se développer sous l'influence des toxiques, tabac, café, et thé, en même temps que l'on supprime ces excitants, il y aura lieu d'augmenter l'eau alimentaire pour favoriser le diurèse (voir le régime hyper-hydrique, page 409).

MALADIES DES VAISSEAUX. — *Phlébites.* — Affections toujours microbiennes, les phlébites ont pour conséquences presque forcées la *thrombose*; et celle-ci, à son tour, a comme conséquence possible l'*embolie*. Enfin la thrombose, quand elle oblitère la veine d'une manière complète, a souvent pour conséquence un œdème présentant des caractères spéciaux : c'est la *phlegmatia alba dolens.*

L'alimentation a peu de prise sur la phlébite elle-même une fois produite, et sur la thrombose ; mais en évitant l'infection intestinale, chez les variqueux elle a une action préventive des plus importantes. De plus, elle peut en avoir sur l'œdème ; et surtout si elle est bien dosée, elle peut être utile en combattant l'infection intestinale et en mettant le malade dans les meilleures conditions de résistance. Il y aura lieu, dans ce dosage, de tenir compte que le sujet est condamné à être alité pendant un ou deux mois (voir ce volume, page 11) et qu'il faut éviter l'embarras gastrique.

Enfin, après la guérison, il faut craindre la suralimentation et la surnutrition ; et pour les éviter, le mieux est de bien doser l'alimentation du sujet, en prenant les aliments dans le régime lacto ovo-végétarien.

Artérites. Artério-sclérose. Athérome. — Les *artérites* peuvent être *aiguës* ou *chroniques*. Les *aiguës* sont dues le plus souvent aux traumatismes ou au moins aux affections chirurgicales ; elles peuvent l'être aussi à certaines affections microbiennes, mais alors probablement sous l'influence d'embolies septiques comprenant les agents pathogènes eux-mêmes (fièvre typhoïde, fièvres éruptives, rhumatisme, paludisme.) Dans ces cas elles sont localisées sur un seul point de l'arbre circulatoire. Elles siègent sur les petits vaisseaux, et la lésion commence toujours par une *endartérite*. Ce n'est qu'ultérieurement qu'elle peut devenir une endopériartérite. Ces artérites aiguës peuvent donner lieu à des abcès ; mais le plus souvent elles conduisent à l'oblitération des vaisseaux, et à l'ischémie de leur champ d'irrigation.

Les *artérites chroniques* relèvent plutôt des toxines et des toxiques. Elles peuvent atteindre toutes les artères et générale- lement, leurs causes font sentir leur action sur de nombreux points de l'arbre artériel. Mais leur résultat diffère générale- ment selon le volume des vaisseaux. Sur les petites artères, ces agents provoquent lentement une endopériartérite, soit l'artério-sclérose ; et sur les artères plus volumineuses, une endartérite qui par une modification graisseuse et calcaire de son foyer conduit d'abord à l'athérome, et ensuite, après la ré- sorption de la partie graisseuse, à la calcification de cette partie de l'artère. L'oblitération des vaisseaux est rare et ne peut se faire que lentement.

On trouve dans l'étiologie des artérites chroniques, d'abord quelques toxines, plus souvent des ptomaïnes, des produits de l'infection intestinale, des toxiques comme l'alcool et le plomb, et surtout ces agents mal définis qui résultent des combustions ou des hydratations incomplètes et qui ont pour principale cause la surnutrition.

L'alimentation dans les artérites aiguës est difficile à préciser vu la grande différence fonctionnelle des organes qui peuvent être le siège de ces lésions. Cependant, on peut dire que toute ar- térite aiguë commande une grande réserve dans l'alimentation, surtout si l'affection est fébrile. Jusqu'à ce que les symptômes de l'artérite se soient amendés, le malade sera soumis à un régime lacté insuffisant, ou à un régime lacto-végétarien, les végétaux étant représentés surtout par des fruits cuits. Quant aux arté- rites chroniques, elles font partie le plus souvent des scléroses dues aux maladies de surnutrition, dont j'ai longuement traité ; et même pour celles qui ont été produites par d'autres causes, comme les toxiques, les mêmes indications leur sont appli- cables (voir ce volume, page 134).

Aortites aiguës et chroniques. Anévrysme de l'aorte. — L'aortite aiguë ne semble guère apparaître qu'après l'aortite chronique. Elle représente des poussées aiguës pendant une évolution chronique. Les causes sont surtout celles de l'artérite chronique que je viens d'indiquer. Simple endartérite d'abord, elle passe ensuite presque toujours à l'état d'athérome ; et, son évolution continuant, elle peut devenir successivement une endopériartérite et même une endo-méso-périartérite.

Ses dangers à l'état chronique et surtout pendant les pous- sées aiguës sont d'abord le déversement de sa bouillie athéromateuse dans le torrent artériel et les ambolies ; et ensuite la perte de résistance de la partie atteinte conduisant, avec le temps, à l'anévrysme avec ses complications, y compris l'angine de poitrine, et même dans quelques cas à la rupture.

L'alimentation doit s'inspirer en même temps de la cause de l'affection et de la diminution de résistance de la paroi artérielle.

La première de ces indications doit faire écarter de l'alimentation toutes les substances capables d'augmenter les ptomaïnes, les produits de l'infection intestinale, et les produits alimentaires irritants, en y comprenant ceux de la surnutrition ; et c'est une première raison pour ramener l'alimentation aux besoins de l'organisme, en prenant les aliments dans le régime lacto-ovo-végétarien. Mais de plus, la diminution de résistance de la paroi artérielle fait un devoir de diminuer la masse sanguine ; et aussi d'éviter toute médication capable d'exciter le muscle cardiaque. C'est le régime lacté bien dosé et ses modifications qui rempliront le mieux ces deux indications. Dans son dosage, il faudra, bien entendu, tenir compte de l'âge du malade et des conditions dans lesquelles il vit. On se guidera sur le poids du sujet et sur la tension sanguine. Il sera bon de faire, par intervalle, des périodes d'alimentation insuffisante par le régime lacté pur ; mais en évitant la constipation par des laxatifs. Si des accès d'angine de poitrine apparaissaient, on suivra les indications diététiques données à son sujet (page 694) Il en sera de même en ce qui concerne les hémorragies qui se produisent souvent dans les périodes avancées de l'anévrysme ; et enfin, aussi, de toutes les complications qui peuvent intervenir au cours de l'évolution de cette terrible affection.

MALADIES DU SANG. — *Chlorose* — Je considère cette affection comme étant toujours d'origine hérédo-pathologique. On peut trouver, dans les ascendants, la syphilis, la tuberculose, l'alcoolisme, le tabagisme, le saturnisme, le morphinisme, le cocaïnisme, etc. ; mais c'est l'arthritisme, et à une période déjà avancée, que l'on constate le plus souvent. Dans quelques autres cas on peut aussi invoquer les conceptions en cours d'infection ou pendant leur convalescence, notamment de la fièvre typhoïde, du paludisme chronique, etc. ; dans d'autres, une affection chronique du foie, du rein, etc. ; enfin, d'ans d'autres, l'âge avancé des parents et surtout du père. Ces différentes causes ont, dans l'étiologie de la chlorose, une fréquence et une importance plus ou moins grandes. Mais cette affection n'apparaît jamais sans l'existence au moins de l'une d'elles.

On peut formuler comme des lois les propositions suivantes : 1° la chlorose est toujours la conséquence d'une faible fécondation ; 2° la cause de cette faible fécondation est le plus souvent hérédo-pathologique ; 3° parmi les influences hérédo-pathologiques, la plus fréquente est l'hérédo arthritisme ; 4° enfin pour compléter l'influence héréditaire, il faut ajouter la faiblesse des parents au moment de la conception, quelle qu'en soit la cause.

C'est le rôle essentiel que joue dans l'étiologie de la chlorose cette faiblesse de la fécondation, d'où qu'elle provienne, qui explique que les chlorotiques : 1° sont beaucoup plus fréquents chez les filles que chez les garçons (1) ; 2° que parmi les filles, on les trouve surtout chez les filles uniques ; 3° qu'on les trouve aussi parmi les filles dont la naissance a été précédée par des fausses couches (syphilis) ; 4° ou encore dans les familles exclusivement composée de filles et parmi les plus jeunes ; 5° enfin chez les premiers nés des syphilitiques.

D'après ces vues, je considère la chlorose comme la conséquence d'une malfonction ou au moins d'une insuffisance fonctionnelle native des organes hématopoétiques, due à une faible fécondation.

La cause de cette faiblesse de la fécondation, du reste, n'exerce, on peut le dire, jamais son influence d'une manière exclusive sur les organes hématopoétiques. Quelques autres sont toujours atteints. Parmi eux se trouvent souvent : les organes génitaux, qui, avec les organes des sens, surtout de la vue, sont les premiers à subir cette influence. Puis viennent le cœur et les gros vaisseaux ; et quoique plus rarement, les centres nerveux, le foie, les reins, etc.

Il y a près de vingt ans que j'ai été conduit à donner cette étiologie à la chlorose, en m'occupant de l'arthritisme ; et mes observations cliniques depuis n'ont fait que confirmer ces idées.

(1) MAUREL. — Etude sur la masculinité. (*Revue scientifique* du 21 mars et du 4 avril 1903.)

Je reproduis, ci-après, ce que j'écrivais en 1896, en décrivant
la *famille arthritique* arrivée à la période avancée de cette
diathèse (1) : « C'est aussi à cette période qu'apparaissent les
« troubles de la fonction hématopoiétique se révélant par la
« chlorose. La chlorose, en effet, je n'ai pas besoin d'in-
« sister sur ce point, ne saurait être confondue avec l'anémie.
« Celle-ci est acquise, personnelle. L'autre, au contraire, a
« toujours besoin pour apparaître d'une influence héréditaire:
« et la plus fréquente de ces influences est l'hérédo-arthri-
« tisme. Ce n'est pas ici le lieu de discuter ces questions : mais
« qu'il me soit permis de le dire rapidement. Un certain nom-
« bre de symptômes et de lésions qui accompagnent souvent
« la chlorose, tels que les malformations cardiaques, artérielles
« et thoraciques, celles des organes génitaux, pour les lésions,
« et pour les symptômes une série de troubles nerveux, ne
« doivent nullement être considérés comme forcément la cause
« ou la conséquence de l'état du sang. Ces symptômes et lésions
« ne dépendent pas toujours de la chlorose. Ils ne font que
« dépendre de la même diathèse La même cause qui a modifié
« les organes hématopoiétiques a modifié également le tissu
« nerveux, le tissu osseux, les organes cirlatoires et génitaux,
« ce sont là des symptômes de coïncidence. »

Ce sont ces considérations, que ma pratique, depuis 18 ans,
je l'ai dit, n'a fait que confirmer, qui doivent inspirer la diététique dans cette affection; et je résume ce qui la concerne
dans les propositions suivantes :

1° Les signes de la chlorose doivent être recherchés chez
tous les sujets qui par leur ascendance y sont exposés: et je
viens d'indiquer ceux qui le sont.

2" On les trouve déjà assez facilement aux approches de la
puberté, mais même à une époque qui en est assez éloignée.

3° Même avant la puberté, on doit déjà s'occuper de ces enfants
hérédo pathologiques pour corriger ou éviter les malformations.

4° L'alimentation sera bien dosée selon les besoins : et les
aliments seront pris parmi ceux qui contiennent le moins de
purines. Comme indication générale, on suivra le régime lacto-
ovo-végétarien.

(1) *De la dépopulation de la France*. Étude sur la natalité. Octave Doin,
Paris, 1897, p. 94.

5° On activera la digestion et la nutrition par la vie au grand air ; si on le peut sur le rivage marin ; et par les exercices physiques méthodiquement réglés.

6° On s'assurera que la section thoracique est suffisante, et que l'acte respiratoire se fait dans de bonnes conditions. C'est là un point des plus importants (voir l'hypohématose, 4° vol., p. 291).

7° On s'assurera qu'il n'y a pas d'infection intestinale et que les albuminoïdes sont bien oxydés. Je rappelle que l'acide urique ne doit pas dépasser $0^{gr}007$ par kilogramme du poids réel.

8° On utilisera l'heureuse influence du chlorure de sodium sur les organes hématopoétiques. On pourra le faire prendre en nature, incorporé dans le beurre, à la dose de $0^{gr}05$ à $0^{gr}10$ par kilogramme réel du sujet.

9° On fera faire aussi quelques saisons dans les eaux chlorurées sodiques.

10° Tous ces moyens seront mis en œuvre dès le plus bas âge, mais surtout aux approches de la puberté. Autant que possible, il faudra, par ces soins, préparer les ovaires à ses nouvelles fonctions. Il est possible qu'ils agissent sur l'organisme comme une glande interne, et qu'à ce titre ils agissent sur les divers organes hématopoétiques.

11° Surtout pour les filles menacées de chlorose, je pense qu'elles ne devront être mises comme pensionnaires, qu'après avoir traversé cette période. Les soins que demandent cet état ne peuvent être donnés que dans la famille.

Chloro-brightisme. — Ce qui précède sur l'étiologie *hérédo-pathologique* de la chlorose, rend toute naturelle la réunion des symptômes qui lui appartiennent en propre avec ceux du *petit brightisme*, réunion sur laquelle Dieulafoy a appelé l'attention, en la désignant sous le nom de *chloro-brightisme*. Quelques-uns des signes du petit brightisme, en effet. j'aurais à y revenir, relèvent de l'hérédo-arthristime et beaucoup sont hérédo-pathologiques.

On conçoit donc facilement que les mêmes causes qui ont agi sur les organes hématopoétiques pour produire la chlorose aient pu aussi exercer leur influence sur les organes ou éléments anatomiques dont dépendent les troubles morbides réunis sous le nom de petit brightisme. Chlorose et petit brightisme sont d'origine hérédo-pathologique. On doit donc s'attendre, au moins dans quelques cas, à les trouver réunis. On doit donc s'attendre, d'après ce que j'ai exposé sur l'évolution de l'arthritisme, à trouver, dans certains cas, la chlorose réunie à d'autres troubles hérédo-arthrititiques, tels que les cardiaques, les nerveux, les rénaux, les hépatiques, etc. Nous pourrons donc trouver des chloro-cardiaques, des chloro-nerveux, des chloro-rénaux, des chloro-hépatiques, etc. N'est-ce pas là, du reste, ce que nous offre la clinique? La chlorose, avec un fond qui lui reste propre, se présente cependant avec de nombreuses variétés. Il n'est pas rare même de voir les autres troubles hérédo-pathologiques prendre la prédominance ; et la chlorose n'occuper, dans cet ensemble de troubles, qu'un rôle secondaire.

En somme, l'influence hérédo-pathologique peut conduire à toutes les malformations, à toutes les méiopragies ; et ces malformations, ces méiopragies peuvent se grouper de toutes les manières, chacune d'elles pouvant ou faire défaut, ou prendre la prepondérance.

C'est là l'indication capitale dont nous devons être bien pénétrés, et dont nous avons à tenir compte à propos de tous les sujets hérédo-pathologiques.

Mais quels que soient les troubles qui accompagnent la chlorose, dans les cas où elle est dominante, il y aura lieu de s'inspirer des indications que je viens de donner ; et j'ajoute que de tous les moyens que l'on peut mettre en œuvre pour remédier aux troubles qui en dépendent, c'est encore une alimentation méthodiquement conduite qui donnera les meilleurs résultats. On peut même espérer qu'ils seront des plus satis-faisants, si cette alimentation est commencée dès le bas âge.

Lorqu'avec la chlorose existent d'autres troubles fonctionnels, le plus souvent ces troubles dépendent d'une prédisposition héréditaire du tissu conjonctif ; et, dans ces cas, il y aura lieu de tenir compte des indications données à propos de la sclérose en général (voir ce volume, p. 134).

Anémie des pays chauds. — Je ne crois guère à l'existence d'une anémie due exclusivement au séjour dans les pays chauds, à l'*anémie essentielle*. Je l'ai cherchée par l'examen du sang (hématimétrie-chromométrie) (1) pendant trois corvées colo-

(1) Hématimétrie normale et pathologique des pays chauds. *Archives de*

niales représentant environ six ans de séjour à la Guyane, à la Guadeloupe et en Extrême-Orient, sans la rencontrer. Les Européens anémiques, certes, sont nombreux, très nombreux dans les pays intertropicaux, mais leur anémie est toujours *consécutive*.

Pour quelques-uns, leur anémie est paludéenne. Pour beaucoup, elle est d'origine dyspeptique ; et la cause la plus fréquente de ces dyspepsies ou d'autres troubles des organes digestifs, est le surmenage de ces organes, la *suralimentation relative* (2).

L'anémie d'origine paludéenne exige, avant tout, un traitement bien dirigé et bien fait du paludisme, et, en cas d'insuccès, le rapatriement. Puis un régime légèrement hyperorganique (voir ce régime, p. 276, et l'alimentation dans le paludisme p. 616).

Pour les anémies dyspeptiques, voir l'alimentation de ces affections (4ᵉ vol., p. 39 et suivantes). Enfin, pour celles dues à la suralimentation, elles disparaissent sous l'influence du dosage bien fait d'un régime. Mais, condition importante, pour toutes ces anémies, on devra tenir compte de la grande diminution des besoins due à l'élévation de la température ambiante (voir le 3ᵉ vol , p. 135).

Anémies consécutives. — J'ai déjà traité dans ce volume :

1° *Les anémies des convalescences lentes* (p. 281).

2° *Les anémies par alimentation insuffisante* (p. 287), en y comprenant celle due à *l'allaitement* (p. 289).

---

médecine navale. tome XLII, pp. 301 et 401 et tome XLIII. p. 26 1884, et tirage à part. Doin, Paris, 1884.

(2) Vu l'élévation de la température ambiante dans les pays intertropicaux, l'alimentation doit être diminuée. Or, c'est le contraire que font les Européens, d'où l'infection intestinale et le surmenage des organes digestifs. (Voir *Influence des saisons et des climats sur les dépenses de l'organisme.* Doin, Paris, 1901 ;

Voir aussi : 1° Diarrhée expérimentale de suralimentation. Congrès pour l'avancement des sciences de Paris, 2 août 1910 et *Archives de médecine navale*, août 1901 ;

2° Rôle de la suralimentation dans la production des diarrhées des saisons chaudes et des pays chauds. (Congrès pour l'avancement des sciences de Paris, 2 août 1900 et *Archives de médecine navale*, septembre 1901) ;

3° *Hygiène alimentaire du nourrisson. Allaitement et Sevrage.* Doin, Paris, 1913 ;

4° Le 3ᵉ volume de ce traité, p. 135

3° *Les anémies par insuffisance de l'hématose* (p. 291).

4" *Les anémies hérédo-pathologiques*, telles que les arthritiques, les syphilitiques et les tuberculeuses (voir l'alimentation des hérédo arthritiques, p. 293, des syphilitiques, p. 294. des hérédo-tuberculeux, p. 294 ; voir aussi l'alimentation dans la sclérose).

5° *Les anémies purement symptomatiques* (p. 295).

Anémie des mineurs. Ankylostomiase. — Une fois reconnue, cette anémie exige surtout le traitement par les anthelminthiques et notamment le thymol en le donnant dans les conditions suivantes : 1° diète hydrique pendant un jour ou deux ; 2° purgatif avant le traitement ; 3° prendre à une heure d'intervalle 3 à 4 doses de 0^{gr}60 à 1^{gr}80 de thymol en cachets, en capsules ou en émulsion ; 4° cinq heures après la dernière dose, nouveau purgatif ; 5° éviter de donner, en même temps que le thymol, soit l'alcool, l'éther, le chloroforme, la glycérine et l'huile de térébenthine.

Si quelques jours après ce traitement, on trouve encore des œufs dans les selles, le recommencer.

(Ch. Dopter. — *Pratique médico-chirurgicale : Article ankylostomiase*).

L'alimentation, après l'expulsion totale du parasite, sera légèrement hyperorganique (page 276).

Anémie pernicieuse progressive. — En présence d'une anémie qui s'accentuerait après avoir réglé l'alimentation suivant les besoins, on devra rechercher toutes les causes qui peuvent la provoquer : dyspepsie gastrique et intestinale, hypohématose, tuberculose, syphilis, tumeurs malignes, ankylostomiase, etc. ; et si aucune de ces causes ne peut être invoquée, on pensera à l'anémie pernicieuse progressive dont la cause nous reste inconnue.

Il ne faudra s'attacher à un bon dosage de l'alimentation qu'avec plus de soin.

L'examen du sang nous fixera sur le nombre de globules rouges et de globules blancs, ainsi que sur sa valeur en hémoglobine. La diminution des hématies, au-dessous de 4.000.000 indiquera les excitants hématopoétiques, et une augmentation des albuminoïdes demandés au lait, aux œufs et aussi à la viande, soit entre 1^{gr}50 et 2 gr. d'azotés par kilogramme.

L'insuffisance des globules blancs, au-dessous de 6.000, indiquera des excitants hématopoétiques, et je peux citer le chlorure de sodium (1) et la cauterisation ponctuée (2) Enfin, l'insuffisance de l'hémoglobine indiquera le fer, à la condition que la valeur globulaire de l'hématie soit au-dessous de la normale.

D'autre part, l'examen coprologique nous fixera sur la valeur fonctionnelle de divers organes digestifs. Ces indications pourraient être d'un précieux secours pour diriger l'alimentation. On la modifiera suivant ces constatations. On insistera, bien entendu, sur les aliments qui donnent le moins de déchet intestinal.

Comme adjuvant de l'alimentation ainsi surveillée, on donnera l'arsenic par périodes de dix jours, en alternant, avec la strychnine pendant la même durée. On pourra essayer aussi le jus de viande. On conseillera en même temps les exercices physiques au grand air et sur le littoral marin, la gymnastique respiratoire, etc.

Enfin on pourra trouver quelques bons résultats d'une *cure par l'alimentation*, pour les sujets présentant des troubles multiples.

Cette cure commencera par le régime lacté exclusif, d'abord insuffisant, puis rendu graduellement suffisant, ce qui demande une semaine environ. Ensuite vient le régime ovo-lacté, de 3 jours à une semaine, et enfin le régime lacto-ovo-végétarien.

Les urines et les selles seront examinées pendant ce régime ; et tout médicament sera supprimé.

Sous l'influence de cette alimentation, ainsi composée et bien dosée, on voit souvent de nombreux troubles disparaître. Elle permet à tous les organes de se reposer. Sous cette influence les digestifs fonctionnent graduellement mieux, la nutrition se régularise, le milieu intérieur s'améliore ; les organes d'élimination exécutent mieux leurs fonctions.

L'organisme revient ainsi momentanément à son alimentation première, le lait ; et ne revient à son alimentation d'adulte que par un nouveau sevrage. Or, il semble qu'à la condition de bien ménager la transition, ses divers organes se trouvent mieux disposés à bien fonctionner.

(1) 1º Conclusions générales sur le chlorure de sodium. Société de biologie, 13 février 1897 ; 2º 2e volume de ce traité, page 258.

(2) Hyperleucocytoses post phlebotomique et post-révulsive. Académie de médecine, 11 août 1896 ; *Archives médicales de Toulouse*, 1er octobre 1897 et 1898, pp. 137, 165 et 198.

Ce régime permet aussi parfois de reconnaître la véritable cause de l'anémie, et ensuite il favorise l'action des agents thérapeutiques. Combiné avec la gymnastique respiratoire, s'il s'agit d'un enfant ou d'un adolescent, il m'a donné de bons résultats dans des cas où, malgré l'examen le plus attentif, la cause de l'anémie était restée inconnue.

LEUCÉMIES. — LYMPHADÉNIES. — A. Clerc qui me paraît avoir bien résumé ce que nous savons sur ces deux groupes d'affections (1) qui présentent encore tant de points obscurs, a divisé les *leucémies* d'abord en *myéloïdes* et en *lymphoïdes* ; mais, de plus, il a dû joindre aux précédentes, une forme *aiguë* et des formes *atypiques*.

Quant à la *lymphadénie*, selon l'organe atteint, il a décrit les formes *ganglionnaire, splénique, médullaire*, qui comprennent les cas les plus nombreux ; puis ensuite les formes *osseuse, cutanée, chloromateuse, amygdalienne, intestinale, testiculaire ;* et enfin deux formes qui se font remarquer par la rapidité de leur évolution : la *lymphadénie aiguë* et la *lymphosarcomatose*.

Ces deux groupes d'affections, pour lesquelles la clinique, l'anatomie pathologique et surtout l'examen du sang ont permis d'établir les formes précédentes, nous sont encore inconnues au point de vue de l'étiologie. Elles le sont aussi tout autant au point de vue de l'état de leur nutrition. De sorte que privés de ces deux guides, il est bien difficile de fixer l'alimentation qui leur convient le mieux. Je pense donc qu'il faudra, jusqu'à ce que nous soyons mieux fixés sur leur étiologie et sur leur nutrition, s'en tenir aux indications générales suivantes :

1° Doser l'alimentation à tous les points de vue, selon les besoins et toutes les influences qui peuvent les faire varier.

2° Prendre les aliments dans ceux du régime lacto-ovo-végétarien.

3° Surveiller l'effet de ce régime par l'analyse des urines et par les procédés coprologiques ; et s'inspirer des indications que ces examens fourniront pour modifier l'alimentation en conséquence.

---

(1) *Pratique médico-chirurgicale, leucémie*, **page** 98 et *lymphadénie*, **page 170**.

Je pense que, tout au moins, l'on pourra ainsi, par ce régime,
mettre l'organisme dans les meilleures conditions de résistance.

MALADIES DE L'APPAREIL DE LOCOMOTION.

Affections des os. — *Fractures*. — Quelle qu'en soit la
la cause, dès qu'elles portent sur un os un peu volumineux,
elles peuvent être suivies d'un mouvement fébrile; et par cela
seul, elles demandent une réduction de l'alimentation au moins
pendant le premier et le second jour. Cette période passée, le
régime sera réglé surtout par le siège de la fracture, selon que
celle-ci condamnera le malade au lit ou à la chambre et qu'elle
lui permettra de sortir (v. 4ᵉ vol., p. 7, et l'alimentation du
traumatisme en général, page 650).

Ostéites. — *Ostéites de causes externes.* — *Ostéites de propa-
gation.* — *Ostéites hématogènes.* — Les indications relatives
au régime se tireront des conditions suivantes :

1° L'état fébrile ou apyrétique. Dans le premier cas, consulter l'alimentation dans les maladies fébriles (page 207) ; dans
le second cas, tenir compte des conditions dans lesquelles l'affection a condamné le malade à vivre, selon qu'il reste à la chambre ou qu'il sort (v. p. 7).

2° Pour toutes, surveiller l'infection instestinale, qui peut
devenir une cause de complication pour l'ostéite, quelle qu'en
soit la cause.

3° Régler l'alimentation d'après les depenses présumées,
selon l'âge et les conditions précédentes au double point de
vue des albuminoïdes et des calories.

4° S'assurer de la régularité des selles et éviter les embarras
gastriques.

5° Autant que possible donner la préférence à un régime
lacto-ovo-végétarien.

Ostéite tuberculeuse. — (V. le 4ᵉ vol. pour le traitement de
la tuberculose en général, p. 295, et les localisations osseuses,
p. 355). Tout ce que j'ai dit de la tuberculose en général est
applicable à l'ostéite. De plus, vu les heureux résultats du
séjour marin pour cette affection, je pense que l'on peut avec
avantage ordonner un régime légèrement hyperchloruré
(v. p. 472). J'ai déjà dit que le chlorure de sodium a une

action excitante incontestable sur les organes hématopoétiques
(voir le 2e volume, p. 258 et le 4e volume, page 478).

Ostéite syphilitique. — (Voir le régime de la syphilis en
général, 4e vol., p. 644); et, de plus, tenir compte des conditions
propres au malade et de celles dans lesquelles il vit.

Il y a lieu d'insister sur le régime légèrement hyperorganique pendant les périodes intercalaires du traitement (p. 276).

Kystes hydatiques des os. — Le régime ne relève que des
indications générales . Bon dosage, en tenant compte des besoins du malade selon les conditions d'existence dans lesquelles le met son affection (4e vol. p. 7).

Cancer et tumeurs malignes des os. — Voir le régime du
cancer en général (4° vol. p. 643). Doser l'alimentation en
tenant compte de toutes les conditions qui peuvent faire varier
les besoins du malade, et surveiller la digestion et la nutrition
par l'examen des selles et de l'urine.

Rachitisme. — Maladie de la première enfance, beaucoup
plus rarement de la seconde (rachitisme tardif), cette affection
est sûrement due à un vice de la nutrition, qui lui-même dépend, au moins souvent, d'un vice de l'alimentation. Tous les
auteurs s'entendent pour admettre la coïncidence fréquente
entre la gastro-entérite chronique et surtout l'athrepsie avec le
rachitisme Cette fréquence indique au moins que ces deux
affections peuvent avoir certaines causes communes. Quelques-uns sont même portés à faire dépendre l'affection osseuse de
l'affection intestinale. Il s'agirait d'une auto-intoxication d'origine intestinale, exerçant son action sur le tissu osseux. Quoi
qu'il en soit de cette pathogénie, il est au moins incontestable
que souvent la gastro-entérite chronique a précédé les déformations rachitiques ; et que souvent aussi ces déformations se
montrent chez les enfants qui ont eu une alimentation vicieuse.

Ces vices de l'alimentation peuvent avoir consisté seulement
dans son exagération, même lorsqu'elle est saine, comme dans
l'allaitement au sein. Dans ces cas, la suralimentation, soit le
surmenage des organes digestifs, conduit aussi presque forcément à la surnutrition.

D'après ce que j'ai dit sur la comparaison du lait de vache
avec celui de femme (voir 2e volume, p. 463 et 3e volume,
p. 397), on comprendra que l'allaitement artificiel doit exposer
encore plus souvent aux mêmes inconvénients. Enfin il en est

surtout ainsi pour l'alimentation avec les bouillies données en quantités exagérées, et surtout avec les aliments encore moins en rapport avec les organes digestifs du nourrisson, et notamment la viande (voir 2ᵉ volume, p. 555).

En ce qui me concerne, j'ai souvent relevé cette dernière cause ; et j'ai vu, au contraire, le rachitisme disparaître sous l'influence d'un régime lacto-ovo-végétarien.

Quant à la suralimentation et à la surnutrition, elle est au moins très fréquente. Je crois également que l'hérédité peut jouer un certain rôle. On trouve aussi parfois la syphilis dans les ascendants ; mais le plus souvent, c'est l'arthritisme. Le rachitisme léger, caractérisé surtout par la diminution du diamètre antéro-postérieur du thorax, ou par l'évasement des fausses côtes ou encore par la saillie sternale, est fréquent chez les hérédo-arthritiques à partir de la troisième génération. et surtout dans la quatrième et la cinquième. Mais il est à peine utile de faire remarquer que pour n'agir que par l'influence héréditaire, l'action de la surnutrition n'est, dans ce cas, pas moins évidente. Elle a agi sur les ascendants, au lieu d'agir sur le sujet lui-même.

De ce qui précède on peut donc conclure :

A. En ce qui concerne le traitement préventif qui a une grande importance :

1° Que pour le nourrisson, l'allaitement au sein est une des meilleures conditions pour éviter le rachitisme ;

2° Mais que même avec ce mode d'allaitement il y a lieu de bien doser la quantité de lait (voir 2ᵉ vol., pp. 389 et suiv.) ;

3° Que si l'on est forcé d'en venir à l'allaitement artificiel, il est encore plus nécessaire de doser le lait, en le choisissant de bonne qualité (2ᵉ vol., p. 521) ;

4° Qu'au moment du sevrage, qui constitue une transition dangereuse pour les organes digestifs et pour l'ossification, il y a lieu de suivre les règles de l'hygiène alimentaire (voir le 2ᵉ vol., p. 555) ;

5° Qu'après le sevrage, il faudra s'inspirer autant que possible des indications que j'ai résumées pour les divers âges : (voir 2ᵉ vol., 3ᵉ année, p. 618 ; 4ᵉ et 5ᵉ années, p. 622 ; 6ᵉ et 7ᵉ années, p. 623) ;

6° Enfin qu'il faut surveiller les enfants au double point de vue des déformations osseuses et des organes digestifs.

B. Ce sont là des indications sur lesquelles tout le monde s'entend, quand il s'agit du traitement préventif. Mais je crains que l'entente soit moins complète, quand il s'agit du régime du rachitisme confirmé.

Toutefois, si l'enfant est encore au régime lacté, qu'il soit au sein ou élevé artificiellement, on s'entendra encore pour que le régime soit inspiré par les indications que je viens de donner. De plus, je pense qu'on pourra essayer d'additionner le lait d'une préparation de chaux. Mais les divergences commencent à partir des enfants de 4 à 5 ans.

Il sera difficile de lutter contre la tendance qu'ont les parents, sous prétexte de fortifier les jeunes malades, de leur donner de la viande ; et une partie du corps médical pense encore comme ces parents. Or, j'ai vu, au contraire, je l'ai dit, plusieurs cas de rachitisme, constitué surtout par les incurvations du tibia, disparaître en supprimant la viande de l'alimentation, et en mettant ces enfants à un régime lacto-ovo-végétarien rigoureux. C'est donc ce régime que je conseille dans tous ces cas ; et j'y ajoute souvent du chlorure de sodium à la dose de 0^{gr} 05 à 0^{gr} 10 par kilogramme d'enfant.

Avec ce régime, le plus souvent, je fais faire de la gymnastique respiratoire avec des exercices appropriés à chaque cas. Si on le peut, on trouvera également un grand bénéfice dans la vie au grand air et surtout sur le littoral marin.

En somme, comme régime, dans le rachitisme acquis, je conseille :

1° Une alimention qui corresponde aux besoins, aussi bien pour les substances minérales que pour les organiques ;

2° De constituer ce régime avec des aliments qui entrent dans le régime lacto-ovo-végétarien, mais en accentuant l'importance des végétaux ;

3° De choisir parmi ces derniers les plus riches en sels de chaux (voir le 1er vol , p. 120) ;

4° De faire cuire ces légumes dans l'eau, mode de cuisson qui leur laisse les sels de chaux, et non dans les corps gras, dans lesquels ils les perdent en grande partie (voir 4e vol., p. 472) ;

5° Avec cette alimentation, d'ajouter des exercices respiratoires appropriés à chaque sujet, et aussi la vie au grand air et sur le littoral.

Ostéomalacie. — Il s'agit ici d'une véritable décalcification des os survenant chez l'adulte, sous l'influence d'une cause qui jusqu'à présent nous est inconnue. C'est, au premier chef. une maladie de nutrition, mais qui semble limitée au tissu osseux. On peut admettre ou bien que les apports arrivent en quantité insuffisante, parce qu'ils ne sont ni absorbés ni assimilés par la cellule osseuse, ou bien que l'usure osseuse est assez exagérée pour que les apports, quoique normaux, restent insuffisants. Mais sûrement la pathogénie de l'affection n'est pas seulement dans un défaut de proportion entre les recettes et les dépenses ; il s'agit ici d'un véritable trouble trophique de la cellule osseuse ; et c'est ce qui rend le traitement difficile.

Les différents sels calcaires, soit seulement à l'état minéral, soit à l'état de combinaison organique, ont été donnés et sans grands succès. Mais je pense que si l'ingestion des sels calcaires doit réussir, ce doit être surtout en les donnant dans leur état de combinaison naturelle avec les matières organiques. Or, les sels calciques étant en proportions beaucoup plus élevées dans les végétaux que dans les aliments d'origine animale, c'est aux premiers qu'il faudra s'adresser. J'ai indiqué ceux qui sont le plus riches en sels de chaux, dans le premier volume (p. 120).

Je rappelle aussi que la cuisson dans l'eau laisse ces sels aux légumes, tandis que la cuisson dans les corps gras les en prive en grande partie (page 460).

On peut donc considérer comme logique un régime inspiré par les indications suivantes :

1° Dosage de l'alimentation aux deux points de vue des substances organiques et des calories, d'après les conditions propres au sujet et celles dans lesquelles il vit.

2° Les matières organiques seront demandées surtout aux œufs, au lait et aux végétaux.

3° Dosage de la ration minérale, eau, oxygène et matières salines, en tenant compte des mêmes conditions. Les matières salines et surtout calcaires seront demandées principalement aux végétaux.

4° Se rendre compte de l'état de la nutrition par l'examen des urines. Cet examen nous fixera d'abord sur les conditions dans lesquelles s'effectue l'utilisation des albuminoïdes, et ensuite sur le rapport entre les matières salines ingérées et celles éliminées. Ce rapport sera apprécié en partant des indications que l'on trouvera dans le deuxième volume : chlorure de sodium (p. 248) ; chaux et magnésie (pp. 287 et 299) ; potasse (p. 282) ; phosphore (p. 298) ; et soufre (p. 306).

5° On s'assurera par la surveillance de l'acte respiratoire que l'oxygène est fourni à l'organisme en quantité suffisante. Le tracé stéthographique nous fixera sur une des conditions importantes de cette fonction ; et au besoin on remédiera à son insuffisance par des exercices respiratoires appropriés (1).

6° Enfin, l'alimentation sera aidée par la vie au grand air et par des exercices physiques.

Ostéoporose. -- Cette raréfaction du tissu osseux, qui se fait par l'agrandissement des canaux médullaires au détriment des trabécules, conduit à la fragilité des os ; et celle-ci à des fractures faciles et à leur difficile consolidation. Cette modification des os, toutefois à un degré moins avancé, se trouve aussi dans l'involution sénile. En ce qui concerne le tissu osseux, l'ostéoporose peut donc être considérée comme une vieillesse anticipée.

Au point de vue des échanges, elle est constituée par une insuffisance fonctionnelle de la cellule osseuse. qui perd sa substance minérale sans pouvoir la remplacer.

Les indications alimentaires de cette affection sont les mêmes que celles que je viens de donner pour le rachitisme et pour l'ostéomalacie.

Acromélagie. — Aucune indication spéciale. Il me paraît cependant utile de bien doser l'alimentation en surveillant la nutrition par l'examen des urines. On pourra s'en tenir au régime mixte avec tendance au régime lacto-ovo-végétarien.

Considérations générales sur les maladies osseuses caractérisées par un défaut de calcification ou par la décalcification.

1° L'absorption des substances salines et surtout de la chaux par la cellule osseuse dépend surtout de cette cellule. La malfonction de cette cellule peut dépendre d'une influence native ou être acquise, et ces deux influences peuvent s'ajouter.

2° La cellule osseuse dérive de la cellule conjonctive ; et étant soumise aux mêmes influences, elle réagit aux mêmes agents, par le même processus. Tout ce qui est conjonctif,

(1) *Traité de l'hypohématose*. Doin, Paris, 1890, et *Traité de séméiologie technique*. Doin, Paris, 1889.

sous l'influence de certains agents, se sclérose. Le tissu osseux n'échappe pas à cette loi.

3° Étant donné un défaut de calcification (rachitisme) ou une décalcification exagérée (ostéomalacie, ostéoporose, etc.), notre premier soin doit être de voir, par l'évaluation des matières salines alimentaires et le dosage des urinaires, comment se font leurs échanges.

4° On doit donc s'assurer d'abord, en évaluant les matières salines contenues dans une alimentation bien choisie, que celles mises à la disposition de l'organisme sont suffisantes pour couvrir les dépenses, pour chacune d'elles. (Voir les besoins en ces matières salines, dans le 2ᵉ volume de la page 248 à la page 311).

5° Cette assurance acquise, on verra par l'analyse des urines, quelle est la quantité de chacune de ces matières qui est éliminée par cette voie ; et je rappelle que c'est par elle que doit s'éliminer la plus grande partie des matières salines absorbées. (Voir 2ᵉ volume, page 383.)

6° Ce n'est que par la comparaison des matières salines alimentaires, et notamment de la chaux, avec les urinaires que l'on peut connaître l'état des échanges de ces matières

7° Si les matières salines alimentaires étaient trouvées insuffisantes, on les augmenterait.

Pour le nourrisson, cette insuffisance pourrait tenir à une pauvreté exceptionnelle du lait en chaux ; et, dans ce cas, il faudrait en chercher un autre plus riche. Si l'enfant était au sein, on pourrait remplacer quelques tétées par du lait de vache plus riche en sels calciques.

Pour la seconde enfance, pour l'adulte et même pour le vieillard menacé d'ostéoporose précoce, il faudra s'adresser aux aliments riches en matières calcaires. Je rappelle que, d'une manière générale, les aliments végétaux en contiennent plus que ceux d'origine animale ; et je renvoie, pour la richesse en ces matières, d'abord au premier volume (p. 120), et ensuite au 3ᵉ volume (à partir de la page 384).

8° Si les matières salines alimentaires sont suffisantes et si les urinaires restent au-dessous de la normale, c'est que ces matières ne sont pas absorbées ; et notre attention devra se porter sur les actes digestifs.

Je rappelle que les sels de chaux des végétaux sont en général mieux absorbés que ceux donnés à l'état minéral ; mais qu'il faut avoir soin que les végétaux soient bien divisés par leur préparation culinaire ou par la mastication. Je rappelle aussi que contrairement à ce que l'on pourrait croire, le déchet intestinal est plus considérable pour les matières salines que pour les organiques (voir 2ᵉ vol , p. 120).

Il faudra donc surveiller les organes digestifs au point de vue de la consistance des selles, de leur odeur, de leur nombre, du temps que mettent les aliments pour parcourir les organes digestifs (1), de la quantité d'eau ingérée, etc... Une malfonction légère des organes·digestifs peut, en effet, suffire pour modifier l'absorption des matières salines. Un examen coprologique, complétant l'analyse des urines, nous fixera sur ce point. Les matières calcaires pourraient, en effet, être absorbées ; mais être mises en réserve dans d'autres points de l'organisme, sans être prises par le tissu osseux.

9º Si les matières salines urinaires dépassent les alimentaires, déduction faite du déchet intestinal habituel, c'est qu'il s'agit sûrement d'une véritable décalcification, et probablement de cause interne.

Cette cause peut dépendre d'une auto-intoxication provenant le plus souvent d'une exagération des aliments de nature organique, ce qui a lieu dans la surnutrition azotée. Elle peut dépendre d'une infection, comme dans la tuberculose ; et je range dans le même groupe la cachexie cancéreuse. Enfin elle peut dépendre d'une altération de la cellule osseuse sous l'influence de la sclérose, quelle que soit la cause de cette dernière : poison endogène, exogène ou involution sénile.

Il est possible que les signes cliniques nous permettent d'attribuer les défauts de l'échange des matières calciques à une quelconque de ces causes ; et, dès lors, nous pourrons avec quelques chances de succès essayer de la combattre. Ces moyens seront appropriés à la cause.

10º Dans tous les cas, pour tous les troubles des échanges du tissu osseux, qu'il soit encore en voie de formation ou qu'il soit déjà constitué, il ne pourra y avoir que des avantages à

(1) Temps nécessaires à nos aliments pour parcourir le tube digestif (Société de médecine de Toulouse, 3 novembre 1903, et décret de Biologie, 21 septembre 1903, p. 1429).

donner une alimentation d'abord bien dosée sous tous les rapports, et ensuite choisie de telle manière que les matières
salines osseuses, notamment la chaux, la magnésie et le phosphore, soient largement suffisantes pour couvrir les dépenses
de l'organisme.

Ces indications doivent s'appliquer non seulement au rachitisme, à l'ostéomalacie et à l'ostéoporose. mais aussi à toutes
les maladies, qui, même d'une manière passagère, peuvent
troubler les échanges du tissu osseux. Elles s'appliquent à
celles dans lesquelles l'excrétion dépasse les apports, et aussi
à celles dans lesquelles les matières calcaires sont retenues par
le tissu osseux dans des proportions qui dépassent les besoins.

Ces deux groupes d'affections, d'une manière générale, se
trouveront bien d'un bon dosage de l'alimentation au double
point de vue des substances organiques et des minérales.

Est-ce à dire qu'avec ce dosage bien calculé et rigoureusement suivi, on puisse compter enrayer toujours ces troubles
d'évolution ou de nutrition du tissu osseux ?

Je ne le pense pas ; et surtout parce que la plupart des
causes de ces troubles nous sont encore inconnues. Or, nous
ne pouvons compter y remédier avant de les connaître. Mais
vu les incertitutudes auxquelles nous sommes encore condamnés, je pense que ce dosage est encore le moyen le plus logique,
au moins pour ralentir la marche de ces différentes affections.

MALADIES DES ARTICULATIONS. — *Luxations. Entorses.
Diastasis.* — Pour ces affections les indications diététiques
sont les suivantes :

1° Consulter ce qui a trait aux traumatismes en général
(page 648) ;

2° Fixer l'alimentation selon que l'affection condamne le
malade au lit, à la chambre, ou qu'elle lui permet de sortir
(page 7).

Arthrites. — Quelle qu'en soit la cause, traumatique ou
provenant d'une infection spécifique, notamment la tuberculose,
le pronostic varie selon que l'articulation est ouverte ou non.
Quant à l'alimentation, elle sera basée : 1° sur les conditions
d'existence que l'affection impose aux malades (p. 7) ; et 2° suivant les microbes pathogènes qui sont en cause.

Rhumatisme articulaire aigu. — Sa diététique doit s'inspirer des trois indications principales suivantes :

1° *L'alitement ;* 2° la *température fébrile* et 3° la *tendance
de l'affection à se localiser sur d'autres séreuses.*

1° L'alitement par lui seul diminue, nous le savons, d'une
manière très marquée, les dépenses de l'organisme, et je renvoie à sa ration d'entretien (p. 7).

2° Au moins pendant une longue partie de sa durée, le
rhumatisme polyarticulaire aigu s'accompagne de fièvre et son
alimentation devra tenir compte de son élévation d'après les
indications que j'ai données (pp. 207 et suivantes).

3° Enfin, vu la tendance qu'a l'affection à se localiser sur les
autres séreuses : endocarde, péricarde, plèvre. méninges rachidiennes et crâniennes, etc.. c'est le régime lacté qu'il faudra
préférer. Pendant la période fébrile, ce sera le régime lacté
pur, et on pourra en venir à l'ovo-lacté pendant la période
apyrétique.

Pendant la convalescence. lorsque le malade commence à se
lever, on donnera la ration d'entretien correspondant à cette
situation, mais en restant toujours dans le régime lacté et ses
modifications.

Toutes les séreuses seront examinées avec soin ; et si une
d elles était atteinte. on resterait au régime lacté exclusif et
insuffisant le plus longtemps possible. Tout au plus pourrait-
on l'entrecouper de courtes périodes ovo-lactées ou ovo-végé-
taliennes.

Comme l'inflammation de toutes séreuses s'accompagne
d'épanchement, le régime sera en même temps hypohydrique
(voir ce volume, p. 385) et hypochloruré (p. 463) et même
hyposalin (p. 442). Or, je l'ai dit, c'est le régime lacté qui permettra de remplir le mieux ces différentes indications.

Lorsque le malade sera guéri et que les articulations auront
repris leurs fonctions. comme le rhumatisme est souvent déglobulisant, il y aura lieu d'augmenter les albuminoïdes et
peut-être d'y joindre les préparations ferrugineuses.

Rhumatismes aigus secondaires ou pseudo-rhumatismes.
— Je réunis sous ce nom, au point de vue qui nous occupe :
1° les *rhumatismes secondaires infectieux ;* 2° les *rhumatismes
secondaires toxiques* et 3° les *secondaires auto-toxiques.*

1° Les *premiers* comprennent les localisations articulaires survenant au cours des infections dues aux microbes pyogènes, au gonocoque, au bacille d'Eberth, à celui de la tuberculose, au treponéma pallidum, aux agents pathogènes de la dysenterie. etc. On peut admettre que tous les microbes pathogènes peuvent, plus ou moins souvent, envahir les séreuses articulaires. On peut aussi voir survenir ces localisations après les différentes fièvres éruptives dont les microbes sont encore inconnus. A ces indications étiologiques, j'ajoute la suivante qu'il peut se faire que ces localisations articulaires survenant au cours d'une infection spécifique, gonocoque ou bacille d'Eberth, etc., soient dues seulement aux microbes pyogènes vulgaires, au staphylocoque ou au streptocoque.

Vu ces origines multiples, chacune de ces affections articulaires présente quelques indications qui lui sont propres. Les unes. en effet, sont fébriles et d'autres ne le sont pas. Les unes, par la nature même de leur agent pathogène tendent assez facilement vers la guérison : telles sont celles dues au staphylocoque. D'autres, au contraire, se font remarquer par leur ténacité, comme celles de la tuberculose. Chacune de ces différences peut donc donner lieu à quelques indications relatives à l'alimentation ; et ces indications ont déjà été données en parlant du groupe d'affections dont elles relèvent. Mais, de plus, quelques unes de ces indications leur sont communes ; et ce sont les suivantes :

1° Toutes ces localisations articulaires entraînent un épanchement ; et, à ce titre, elles rendent utiles les régimes hypohydrique et hyposalin. (V. ces deux régimes, pp. 385 et 442.)

2° Ces localisations peuvent faciliter les infections sanguines qui ont l'intestin comme point de départ ; et, par conséquent, elles demandent la surveillance de l'intestin.

Or, ces deux conditions communes sont satisfaites par le régime lacté et ses modifications. On peut consulter à cet égard ce que j'ai dit à propos des épanchements séreux (voir ce volume, p. 398) et le mode d'administration du régime lacté (4ᵉ volume, p. 608).

3° Parmi les rhumatismes *toxiques*, se trouvent surtout ceux apparaissant sous l'influence du *plomb* et de l'*iode*. Assez souvent ce sont les petites articulations qui sont prises ; et on ne saurait y trouver de forts épanchements. Aussi, contrairement aux rhumatismes précédents, tels que celui de la scarlatine, du gonocoque, c'est surtout un régime hyperhydrique qu'il faudra établir (page 409). Mais, de plus, le plomb et l'iode pouvant exercer leur influence sur les reins, il y a lieu de ménager ces organes par le régime lacté.

3° Enfin, les rhumatismes *auto-toxiques* compliquant l'urémie ou les maladies de surnutrition, comme les précédents ne s'accompagnent pas d'épanchements importants ; et c'est surtout l'élimination des produits toxiques qui constitue la principale indication. C'est donc de nouveau le régime hyperhydrique qui leur conviendra le mieux.

Hydarthroses. — Leur cause peut dépendre de la surnutrition. Elles se trouveront bien, assez souvent, d'une alimentation un peu insuffisante pendant quelque temps, et aussi d'un régime hypohydrique (page 385) et hyposalin (page 442), ce dernier étant constitué surtout par un régime hypochloruré (page 463).

Rhumatisme chronique. — Au point de vue qui nous occupe, je réunis sous ce nom : le *rhumatisme chronique simple*, le *rhumatisme fibreux* et le *rhumatisme noueux*.

Le premier se localise surtout sur les grandes articulations et n'entraîne que rarement leur déformation. Ses caractères sont la gêne des mouvements et les frottements. Les deux autres se localisent presque exclusivement sur les petites articulations et arrivent à les immobiliser. De plus, le dernier, presque toujours, s'accompagne de déformations et de gonflement des extrémités osseuses, avec des déviations très accentuées. Toutes ces affections ont ce point anatomique commun : la sclérose des ligaments articulaires. Les autres lésions en sont souvent la conséquence.

Au point de vue de l'alimentation, les deux principales indications sont fournies d'abord par l'étiologie, qui, presque toujours, est la surnutrition, et ensuite par la principale lésion anatomique qui est la sclérose. Je me suis déjà expliqué à ce sujet en parlant de la goutte et j'y renvoie. (Voir ce volume, p. 180); et aussi, en ce qui concerne les scléroses, p. 134.

Du reste, il est rare que ces scléroses articulaires ne soient pas en même temps accompagnées d'autres lésions semblables localisées soit sur les grandes aponévroses, palmaire, plantaire, cervicale, soit sur les vaisseaux, soit enfin sur les viscères.

Il faudra donc baser l'alimentation sur ces diverses indications. Elles nous conduiront à un régime hypoorganique

(p. 385). et hyperhydrique (p. 409). Mais, il faut le reconnaître, ces régimes trouveront leur utilité surtout comme moyen préventif. Ces lésions articulaires sont le propre des dernières périodes de l'hérédo-arthritisme; et chargés de diriger l'alimentation des sujets qui leur appartiennent, il faudra les surveiller à ce point de vue, même dès le jeune âge. On pourra ainsi peut-être les éviter ou au moins les retarder et leur laisser prendre moins de gravité. Plus tard, une fois constituées, il sera bien difficile d'améliorer ces raideurs articulaires et de corriger les déformations osseuses. Mais on pourra encore retarder leur évolution et surtout retarder l'évolution des autres scléroses viscérales, encore plus graves que les articulaires.

C'est de beaucoup le régime lacté et ses modifications qui conviendront le mieux ; et on peut consulter, je l'ai déjà dit, les indications que j'ai données pour les scléroses (p. 134), pour l'acide urique (p. 147), pour la goutte (p. 180) et enfin pour le régime lacté et le régime végétarien (pp. 592 et 618).

MALADIES DES MUSCLES. — *Myodynies en général. Scapulodynie. Pleurodynie Courbature.* — Ce n'est qu'exceptionnellement que les myodynies s'accompagnent de fièvre. Elles ne demandent donc qu'un dosage bien fait de l'alimentation, toutefois en la laissant un peu au-dessous des besoins. Souvent, en effet, ces affections diminuent notre activité et parfois même nous condamnent à la chambre. Mais la courbature existe souvent avec de la fièvre (fièvre éphémère); et dès lors elle relève des indications données pour les maladies fébriles (page 207).

Paralysie musculaire pseudo-hypertrophique. — Son existence presque exclusive chez l'enfant, et surtout pendant les premières années, fait forcément penser, comme étiologie, à une influence due aux parents ; et de là découle la difficulté à laquelle nous devons nous attendre pour l'améliorer. Toutefois, vu la longueur de son évolution, dépassant souvent dix ans. il me paraît difficile qu'une alimentation bien dosée pendant si longtemps ne puisse pas avoir quelque utilité. Je conseille donc de bien la doser en tenant compte de toutes les circonstances qui peuvent faire varier les besoins ; et, en suivant ses résultats par les pesées, l'analyse des urines et, au besoin, par l'examen coprologique.

De plus, étant donné que la lésion principale siège sur le tissu conjonctif des muscles, je pense qu'il faudra éviter tous les aliments ou agents exerçant une influence sur ce tissu. On prendra donc les aliments dans le régime lacto-ovo-végétarien (p. 625) et en s'inspirant des indications données à propos des scléroses (voir ce volume, p. 134).

Myopathie atrophique progressive. — On l'observe surtout dans la seconde enfance. Ses débuts sont donc moins précoces que ceux de l'affection précédente. De plus, contrairement à cette dernière, ses lésions existent surtout sur la fibre musculaire elle-même. Tandis que la première relève du tissu conjonctif, celle-ci relève de la fibre musculaire striée. Ses causes, quoique peut-être d'une manière moins prédominante, doivent aussi se trouver, au moins en partie, dans les ascendants.

Mais, de nouveau, la lenteur de son évolution doit faire espérer que l'alimentation pourra être de quelque utilité. Le régime, comme pour l'affection précédente, sera donc également bien dosé selon les besoins ; et ses résultats surveillés par les mêmes moyens, les pesées, l'analyse des urines et la coprologie. Enfin, quoique le tissu conjonctif ne paraisse atteint ici que secondairement, et que la lésion initiale siège sur la fibre musculaire striée, je pense que c'est encore au régime lacto-ovo-végétarien qu'il faudra donner la préférence (p. 625).

Mais de plus, vu la localisation de l'agent en cause sur un seul élément anatomique, au moins au début, on peut supposer qu'il s'agit d'un produit dû à une malnutrition ; et que, par consequent, il doit être utile de favoriser son élimination par un régime hyperhydrique (voir ce volume, p. 409).

Maladie de Thomsen. — Spasmes musculaires au début des mouvements volontaires — Comme pour les deux affections précédentes, il faut pour celle-ci admettre une influence héréditaire. Elle débute, en effet, souvent dans l'enfance.

Comme la myopathie atrophique progressive, c'est la fibre musculaire striée qui est le siège de la lésion initiale. Il s'agit ici, du reste, comme dans l'affection qui précède, d'une électivité des plus nettes La fibre cardiaque et la fibre lisse, quoique étant aussi des éléments contractiles, restent intactes. Seule la fibre striée est atteinte. La clinique ne saurait fournir une preuve plus évidente de l'action élective des toxiques, quelle que soit leur nature sur les éléments anatomiques.

Vu la lenteur de son évolution et aussi ses rémissions assez longues, je pense qu'un régime bien dosé pourra rendre quelques services ; et comme pour l'affection précédente, je conseille de le faire *bien dosé, lacto-ovo-végétarien* et hyperhydrique.

MALADIES DE L'APPAREIL URINAIRE

MALADIES DU REIN. — *Congestion des reins. Rein cardiaque.* — Les causes les plus fréquentes de la congestion du rein sont les troubles de fonctions du cœur ; et, parmi elles, celles qui résultent des affections mitrales.

Son alimentation sera celle de ces affections, constituée surtout par le régime lacté (page 595). Mais, de plus, le cours des urines rétabli, il y aura lieu d'insister sur un régime hyperhydrique, de manière à débarrasser le rein, et peut-être l'organisme, des déchets organiques qui s'y sont trouvés en excès.

Néphrites aiguës. — Elles peuvent apparaître sous l'influence *à frigore ;* elles le peuvent aussi sous l'influence de certains médicaments, tels que le mercure, l'arsenic et surtout la cantharide. Mais leurs causes les plus fréquentes sont les maladies microbiennes. Telles sont toutes les fièvres éruptives, notamment la scarlatine, la fièvre thyphoïde, la fièvre jaune, le choléra, la pneumonie, la diphtérie, les oreillons, l'érysipèle, la grippe et l'état puerpéral.

Dans la plupart de ces affections, surtout celles qui sont fortement fébriles, il y a souvent une première apparition de l'albumine dans les urines au moment des fortes températures. Mais souvent, en ce moment, il ne s'agit que d'hydro albumines (1), qui disparaissent après la chute de la fièvre. Ce n'est souvent que vers la fin de l'affection que s'etablit la véritable néphrite, qui persistera et qui exigera un traitement suivi.

La néphrite aiguë demande à être recherchée après chacune des affections qui peuvent lui donner naissance ; et son traitement sera établi le plus tôt possible. Celui ci est presque tout entier dans l'alimentation lactée.

(1) Etude clinique de l'hydro-albuminurie (Société de médecine de Toulouse, 22 décembre 1899 et 22 janvier 1900).

Dès que l'albumine est constatée, il faut établir le régime lacté exclusif, mais en tenant compte de toutes les conditions qui peuvent faire varier les besoins. Celles qui interviennent le plus souvent sont les suivantes :

1° *L'âge.* — Certaines maladies, au cours desquelles apparaît le plus souvent la néphrite aiguë, s'observent principalement chez l'enfant. Telles sont les fièvres éruptives. Or, il faudra tenir compte de l'âge pour fixer la quantité de lait. J'ai donné les indications nécessaires dans le 2ᵉ volume (pp. 390 et suiv.).

2° *L'état fébrile ou apyrétique.* — Le lait sera prescrit même pendant la fièvre ; mais il faudra tenir compte de cette dernière et de son degré (voir les maladies fébriles, p. 207).

3° *La quantité d'urine ramenée au kilogramme du sujet.* — En tenant compte de son âge (voir le 2ᵉ volume, pp. 635 et 645), il faudra augmenter l'eau alimentaire, si la quantité d'urine reste trop sensiblement au-dessous de la normale.

4° Enfin, tenir compte si le sujet est alité, s'il garde la chambre ou s'il vit au dehors (p. 7).

Je ne saurais, en effet, trop insister sur ce point, qu'il ne suffit pas, pour prescrire le régime lacté, de dire au malade de boire du lait. Si l'on veut obtenir de ce régime tout ce qu'il peut donner et dans le moins de temps possible, il faut le fixer en se basant sur les besoins. De plus, dans ce calcul, au moins au début, il vaut mieux rester au-dessous de ces besoins que de les dépasser.

Le régime lacté sera donc donné exclusif (p. 595) ; et le malade y restera jusqu'à la disparition, ou au moins jusqu'à une diminution marquée de l'albumine ; et, après quelques jours de régime ovo-végétarien, on y reviendra pour une nouvelle période de dix à quinze jours. Lorsque l'albumine aura disparu, on en viendra au régime lacto-ovo-végétarien, qui sera prolongé au moins pendant un mois, et qui, en outre, restera, quoique mitigé, la base de l'alimentation pendant longtemps.

Les raisons qui font donner la préférence à ce régime ont été exposées (page 625) et les détails relatifs à son mode d'administration l'ont été à propos de ce traitement et de la maladie mitrale (voir page 683).

Néphrites chroniques. Maladies de Bright. Brightisme. Urémie. — Au point de vue du régime à instituer, je réunis dans la même étude les différentes néphrites chroniques et leurs conséquences jusqu'à l'urémie, parce que toutes ces manifestations des lésions rénales donnent lieu à certaines indications qui leur sont communes ; et que, par conséquent, j'aurais dû répéter si je faisais une étude séparée de chacune de ces manifestations. Il sera facile après cette étude commune de spécifier les quelques indications qui sont propres à chacune d'elles. Certaines néphrites chroniques franchement épithéliales à leur début, comme la plupart de celles qui sont la suite de néphrites aiguës dues aux maladies microbiennes, peuvent, avec le temps, se compliquer de lésions interstitielles.

Ces dernières lésions peuvent être la conséquence de l'évolution naturelle de la néphrite épithéliale, ou bien être dues à des influences qui sont venues s'y ajouter et provenant d'un vice de la nutrition. C'est ce qui a lieu le plus souvent. Les lésions interstitielles peuvent aussi avoir leur point de départ sur les vaisseaux, et relever, par conséquent, de l'artério-sclérose, ou bien siéger plus spécialement dans le tissu conjonctif interstitiel.

Mais dans tous ces cas, quelles que soient les causes et l'évolution des lésions interstitielles, il peut se faire que la lésion dominante reste celle du début, c'est-à-dire celle de l'épithélium, notamment des tubes contournés. Il s'agira donc en réalité d'une néphrite chronique épithéliale ; et, je répète que ce sont celles qui succèdent aux néphrites aiguës microbiennes qui se présentent le plus souvent avec ce caractère. Le rein est volumineux, mou et blanchâtre. C'est le gros rein blanc.

D'autres néphrites chroniques, débutent par des lésions du tissu conjonctif ; et le plus souvent ce sont celles qui se sont développées lentement, insidieusement, sous l'influence des produits de combustion et d'hydratation incomplètes dues à la surnutrition, ou sous l'influence des produits de l'infection intestinale. Ces lésions, selon les cas, auront eu pour point de départ ou bien le tissu conjonctif interstitiel, ou bien les vaisseaux. Mais après un certain temps, soit sous l'influence des mêmes causes qui ont agi sur le tissu conjonctif, soit, ce qui a lieu le plus souvent, sous l'influence d'autres causes, presque toujours d'origine microbienne, il est fréquent de voir l'épithélium se prendre à son tour, et l'on a de nouveau une néphrite mixte. Mais il peut se faire que les lésions conjonctives, diffuses ou artério-scléreuses, restent dominantes ;

et, malgré les lésions épithéliales. le rein présentera les caractères scléreux. Il sera petit, induré et fortement coloré.

Enfin. dans d'autres cas, quel qu'ait été le début, conjonctif ou épithélial, sous l'influence de causes différentes, mais sensiblement d'égale importance et qui ont agi parallèlement, les unes ~ur le tissu conjonctif et les autres sur l'épithélium, les deux tissus sont atteints également ; et l'on se trouve en présence d'une néphrite chronique réellement mixte. Le rein a sensiblement le même volume qu'à l'état normal, parce que, tandis que la lésion épithéliale tend à l'augmenter, la sclérose tend à le diminuer ; et les autres caractères, consistance, couleur, etc., restent aussi intermédiaires.

Ces formes mixtes ne sont pas rares, parce qu'il est fréquent de voir à la surnutrition qui produit le plus souvent la sclérose rénale. se joindre de nombreuses affections microbiennes, auxquelles elle prépare elle-même le terrain.

Il résulte donc de ce qui précède que si réellement, à la fin de leur évolution, la plupart des néphrites chroniques ont perdu leur caractère initial, conjonctif ou épithélial, pour devenir mixtes, il n'est pas moins vrai qu'à leur début et même encore à une époque plus avancée de leur évolution, elles doivent être encore, au moins le plus souvent, considérées comme épithéliales ou conjonctives.

Or, c'est heureusement dès cette période qu'il nous sera souvent permis de les traiter ; et. dès lors, il s'agit de savoir si les deux relèveront exactement des mêmes indications diététiques. Or, je pense le contraire.

S'il s'agit d'une néphrite épithéliale, reconnaissant pour cause, par exemple, la scarlatine qui, méconnue pendant quelque temps, vient ensuite s'imposer à l'attention par de l'œdème ou quelques troubles cardiaques, on peut espérer qu'elle est restée surtout épithéliale ; et, par conséquent, qu'elle est curable. Or, dans ce cas, ce sera le régime lacté exclusif qu'il faudra donner, et le maintenir pendant un. deux et trois mois. On ne l'interrompra que pendant deux ou trois jours, deux ou trois fois par mois, en le remplaçant par un régime ovo-végétalien. L'espoir de la guérison justifie un régime si rigoureux et si prolongé ; et, en effet, d'une manière générale, les lésions purement épithéliales sont curables.

Bien entendu, dans l'établissement de ce régime lacté et

dans son ordonnancement, on suivra les règles que j'ai données plusieurs fois, y compris celle de le rendre insuffisant au début (voir page 608).

L'évolution de l'affection, au point de vue des complications et de la quantité d'albumine, nous fixera sur la durée du régime. Le plus souvent un mois suffit pour obtenir un résultat très marqué. Si ce résultat n'était pas obtenu à la fin du deuxième mois, c'est que l'affection ne serait plus simplement épithéliale. Il faudra penser à une affection plus grave des reins, et, au moins, à la participation du tissu conjonctif.

Dans cette forme, on peut espérer que, seul, le rein est atteint et que sa guérison remettra l'organisme, sauf une plus grande susceptibilité de cet organe, sensiblement dans son état normal. Il en est autrement de la néphrite *conjonctive*.

Qu'elle reconnaisse pour cause, celle qui est la plus fréquente, la surnutrition, ou bien encore les suivantes, plus exceptionnelles, l'infection intestinale, l'alcoolisme ou le saturnisme, on doit admettre que le tissu conjonctif du rein n'est pas le seul atteint. En vertu des lois sur l'électivité (1), les agents qui ont pu exercer leur action sur le tissu conjonctif du rein ont pu, également, influencer le tissu conjonctif partout où il se trouve. Le mal n'est donc pas seulement au rein, mais partout où il y a du tissu conjonctif. La néphrite épithéliale pouvait être une affection purement locale ; la néphrite conjonctive est presque forcément une affection à sièges multiples. Dans la première, on peut attribuer à la lésion rénale les divers symptômes qui l'accompagnent ; dans la seconde, sa symptomatologie, forcément plus complexe, relève, non seulement du rein, mais de tous les autres organes atteints par la sclérose : foie, cœur, artère, poumon, etc.

En outre, tandis que la lésion épithéliale peut s'améliorer à ce point qu'on peut la considérer comme guérie, la lésion conjonctive, au contraire, une fois placée dans la voie de la sclérose marche, d'une manière presque inéluctable, vers un état de plus en plus prononcé ; et cela à ce point que cette tendance ne s'arrête pas avec le sujet, mais qu'elle se transmet à sa descendance.

(1) Société de biologie, 18 juin et 2 juillet 1910, pp. 1046 et 5.

De là, entre ces deux formes de néphrites chroniques, des différences marquées, aussi bien au point de vue de l'étiologie et de la symptomatologie qu'à ceux du pronostic et du traitement.

La néphrite conjonctive peut être retardée dans son évolution. mais elle ne rétrocède pas. Le tissu conjonctif devenu scléreux, reste scléreux ; et il ne peut pas être remplacé par un autre à vitalité normale. L'épithélium rénal, au contraire, s'il a été enflammé, pourra bien ne pas revenir à l'état normal ; mais il peut être remplacé. après sa chute, par un autre élément de même nature et sain.

Vu la longueur du traitement, dans lequel le régime constitue la partie la plus importante, on ne saurait maintenir le sujet au régime lacté exclusif indéfiniment. Après une période de huit à quinze jours on peut en venir à un régime lacto-ovo-végétarien ; et à la condition de bien le doser, il remplira suffisamment les indications exigées pour une bonne diététique : il évitera la formation des produits de combustion incomplète ; et en le fixant d'après les besoins, il diminuera les ptomaïnes intestinales. De plus, à la condition de le rendre hyposalin, il ménagera le rein en rendant les urines aussi peu irritantes que possible. — J'ajoute, qu'en même temps qu'il sera utile pour la sclérose rénale, il le sera pour toutes les autres scléroses pouvant exister en même temps que cette dernière. Pour cette forme, le régime lacté exclusif restera donc un régime d'exception, correspondant aux périodes, où, sous une influence quelconque, la lésion rénale, ou celle des autres organes, aura pris des caractères plus menaçants.

Ce régime lacto-ovo-végétarien sera fixé en suivant les indications que j'ai déjà données (voir page 625).

Au début, et même à une période un peu plus avancée, ces deux formes donnent lieu à des indications diététiques assez différentes pour que la pratique en tienne compte. Mais. avec le temps, et aussi par le retour de mêmes causes ou par l'adjonction d'autres, je l'ai dit, ces deux formes tendent à se confondre en marchant vers la forme mixte; et, dès lors, cette différence dans la diététique va forcément en diminuant. Or, on peut prendre comme base, d'une manière approximative, l'apparition des signes brightiques, annonçant eux-mêmes *l'insuffisance rénale.*

Cette insuffisance est surtout révélée par quelques-uns de ces signes, que Dieulafoy a eu le mérite de signaler, et qu'il a réunis sous le nom de *petits accidents du brightisme.* Tels sont : le doigt mort, les troubles auditifs, les démangeaisons et les crampes des mollets, etc.

Ces divers symptômes, très probablement dus à une auto-intoxication, quoique plus précoces dans la forme conjonctive que dans la forme épithéliale, se rencontrent dans les deux ; et leur apparition exige, au moins pendant un certain temps, le régime lacté absolu.

Les autres signes de Dieulafoy, la pollakiurie, la polyurie, l'épistaxis, la cryesthesie, les secousses électriques, le signe de la temporale et la diminution de l'odorat et du goût, apparaissent également plus tôt et sont plus fréquents dans la forme conjonctive ; et, de plus, ils me semblent pouvoir dépendre d'autres localisations de la sclérose ; tels sont, surtout, la pollakiurie pour la prostate et le signe de la temporale pour l'artério-sclérose.

Ces derniers signes, très importants pour nous donner une idée de l'état du tissu conjonctif en général, me semblent l'être moins au point de vue de l'insuffisance rénale. Mais ils ne doivent pas moins nous mettre sur nos gardes en ce qui concerne le danger qui menace les divers organes, et rendre l'alimentation de moins en moins offensive pour eux.

Ces signes du petit brightisme peuvent bien devancer l'albuminurie. quand il s'agit de la forme conjonctive ; mais, même pour cette forme, ils ne font que nous l'indiquer. Elle existe déjà. Mais, le plus souvent, ils devancent les œdèmes et les épanchements. Mais dès que l'un de ces deux symptômes apparaît, le régime lacté exclusif s'impose ; et il devra être maintenu, au moins par périodes. jusqu'à leur disparition. Il sera donné, pendant quelques jours, un peu insuffisant, puis on en viendra au régime lacto ovo-végétarien.

Enfin, je l'ai dit, soit par l'aggravation isolée de chacun des deux processus, le conjonctif et l'épithélial, soit, le plus souvent, par leur réunion en même temps que par leur aggravation, les reins, après avoir été seulement en hypofonction, deviennent réellement insuffisants, et l'on se trouve en présence de l'urémie et de ses accidents.

Ces accidents, du reste, sont précédés par certains symptômes, des plus importants à connaître parce qu'ils ne sont souvent que l'aggravation des précédents. Je signale notamment, suivant Dieulafoy : la céphalée persistante, les troubles respiratoires, les troubles cardiaques, les hémorragies et les troubles digestifs. Ces symtômes, du reste, sont assez variés, et en examinant chacun d'eux on pourra assez souvent les rapporter, soit à la lésion rénale, soit aux lésions d'autres organes. Mais, quelle qu'en soit la cause présumée, leur constatation doit imposer un régime lacté, fortement insuffisant au début, et le faire prolonger longtemps.

Lui seul, en présence de ces troubles, auxquels se joignent toujours quelques signes du petit brigthisme peut éviter les grands accidents de l'insuffisance rénale, de l'urémie, devant laquelle la diététique, si puissante jusque là, doit s'effacer pour faire place à des agents thérapeutiques agissant promptement.

Je me contente de donner ici les indications suivantes, selon Dieulafoy. Dans l'urémie cérébrale (convulsive, délirante ou comateuse), ainsi que dans l'urémie dyspnéique, il faut s'adresser aux émissions sanguines locales ou générales, suivant la gravité. L'urémie gastro-intestinale, si elle se traduit par des vomissements, commande surtout une alimentation purement hydrique et au besoin glacée Quand, au contraire, elle produit de la diarrhée, je suis d'avis de la respecter, au moins pendant quelques jours, en la considérant comme une réaction salutaire de l'organisme, comme une suppléance de la fonction rénale (1).

Grâce à ces médications énergiques, on pourra, au moins dans certains cas, lutter efficacement contre ces accidents. Mais leur apparition n'en indique pas moins une grande insuffisance du rein, qui dans ces cas, le plus souvent, est due à une altération de ses deux tissus, l'épithélial et le conjonctif. Dès lors. le régime lacté exclusif est de rigueur : et il faudra le continuer pendant des mois, sauf à l'interrompre pendant quelques jours par un régime ovo-végétalien.

. Dans ces conditions, le régime lacté devant être de longue durée, je conseille de prendre les précautions que j'ai indiquées, quand il doit être ainsi prolongé, et on les trouvera

---

(1) Voir ce que j'ai dit au sujet de ces flux intestinaux et de ces vomissements, à la page 32 de ce volume.

notamment dans l'exposé de ce régime (page 595) et dans celui de la maladie mitrale (page 683).

Ce n'est qu'après et en tâtonnant, qu'on pourra essayer d'en venir au régime lacto-ovo-végétarien. Mais même si celui-ci ne provoquait pas le retour de l'albuminurie, il ne faudrait pas moins revenir de temps en temps au régime lacté exclusif, soit, par exemple, dix jours par mois ; et le faire reprendre, comme au début, à la première menace des accidents.

Rein amyloïde. — Son alimentation de choix est le régime lacto-ovo végétarien, tant qu'il n'y a pas d'insuffisance rénale ; et quand celle-ci apparaît, il faut s'inspirer de ce que j'ai dit sur les néphrites chroniques (page 721), ainsi que dans l'aperçu général qui terminera les maladies de l'appareil urinaire (p. 733).

Tuberculose rénale. — La granulie rénale peut apparaître en dehors d'une granulie généralisée, mais elle prête aux mêmes considérations diététiques que cette dernière ; (voir p. 295).

Au contraire, la tuberculose rénale chronique demande quelques explications :

Si elle existe en même temps que la tuberculose pulmonaire, on prescrira le régime hyperorganique, mais il devra être demandé au lait, aux œufs et à leurs composés. Il faudra donc éviter l'emploi des viandes crues ou cuites.

Si, au contraire, elle est primitive, ou du moins si la tuberculose est limitée aux organes urinaires, on pourra s'en tenir à la ration normale sans faire de la surnutrition. Il faut, en effet, ménager le rein et retarder autant que possible son insuffisance. Le régime ne devra pas dépasser, comme qualité, le lacto-ovo-végétarien en dehors des complications. Mais le régime lacté exclusif et suffisant sera de rigueur dans les cas de pyurie et dans ceux d'hématurie. Enfin, le régime sera momentanément rendu insuffisant, s'il y a des périodes douloureuses, sauf à le rendre suffisant dès la fin des douleurs.

Syphilis rénale. — Elle peut apparaître en même temps que les accidents secondaires ; et elle a alors pour siège le tissu épithélial. L'aspect macrographique du rein et ses lésions rappellent le rein blanc.

Elle peut aussi n'arriver que beaucoup plus tard, dans la longue période tertiaire ; et, dans ce cas, elle est plutôt localisée sur le tissu conjonctif qu'elle sclérose.

Mais qu'il s'agisse de l'une ou de l'autre de ces deux formes, dès que le diagnostic sera porté, il faudra instituer le régime lacté. Celui-ci sera d'abord exclusif, et un peu insuffisant s'il s'agit de la forme épithéliale. Puis, après la disparition de l'albumine qui constitue le symptôme le plus saillant, et qui peut nous donner les meilleures indications sur l'évolution de l'affection, on pourra en venir au régime ovo-lacté ou lacto-ovo-végétarien.

Enfin, quand la guérison pourra être considérée comme complète, pour remédier à la déglobulisation produite par le mercure, il faudra prescrire un régime légèrement hyperorganique et peut être aussi compléter ce régime par quelques préparations de fer (voir la syphilis en général, p. 644).

(Pour la prescription du régime lacté et lacto-ovo végétarien, voir ce volume, pp. 595 et 625.)

Kystes du rein. — Le danger des kystes du rein est surtout dans l'insuffisance rénale, dont j'ai étudié les causes, les conséquences et les indications diététiques en traitant des néphrites chroniques et dans l'aperçu général qui terminera ce chapitre. Je crois inutile d'y revenir.

Je me contente de donner ici les indications suivantes :

1° Le régime devra se rapprocher d'autant plus du régime lacté exclusif, et même momentanément insuffisant, que l'insuffisance rénale paraîtra plus prononcée.

2° Ce régime sera de rigueur pendant les hématuries et les périodes douloureuses.

3° Les grands accidents urémiques qui peuvent se produire à la fin de l'évolution de cette affection seront combattus par les moyens que j'ai indiqués en parlant des mêmes accidents dans les néphrites chroniques.

Cancer du rein. — Il est plus souvent unilatéral. Dès qu'il sera soupçonné, par des hématuries, des douleurs ou une augmentation de volume de l'organe, il faudra adopter un régime lacté ou un régime qui s'en éloigne le moins possible. On ne saurait hésiter, car même l'hypothèse de cancer ne serait-elle pas justifiée, souvent ce régime n'en sera pas moins indiqué. Le cancer, en effet, avec les principaux caractères que je viens d'indiquer, peut être confondu avec le rein tuberculeux, avec la syphilis primitive du rein, avec le rein kystique et avec son kyste hydatique; mais dans toutes ces affections, le régime lacté trouve son utilité (voir aussi le cancer en général, p. 643).

De plus, le **diagnostic** étant assuré, après une période de régime lacté destinée à mettre l'organisme dans les meilleures conditions de résistance, le rein devra être enlevé.

Kyste hydatique du rein. – Le plus souvent, la présence d'un kyste hydatique dans un rein provoque dans son tissu un processus de sclérose du tissu conjonctif et l'atrophie des glomérules. Il y a donc lieu de donner une alimentation, qui, comme le régime lacté ou le lacto-ovo-végétarien, retarde autant que possible le processus scléreux, et qui d'autre part, en diminuant les produits à excréter peut éloigner le moment de l'insuffisance rénale. Ce régime pourra aussi donner le temps à l'autre rein d'accomplir son évolution compensatrice, et permettre aussi au rein atteint de commencer son travail de régénération. On sait, en effet, que sous l'influence de l'atrophie d'un rein produite par le kyste hydatique qui agit surtout mécaniquement, l'autre rein s'hypertrophie, et que même le rein malade peut augmenter la partie qui reste saine. Or, il est évident que ces deux processus de compensation se faisant lentement, il y a tout intérêt à retarder autant que possible l'insuffisance réelle du rein.

Une ponction, en précisant le diagnostic, permettra de le faire, même si le kyste se reforme. Or, le régime qui ménagera le mieux les reins, le sain et le malade, pendant cette période, sera, comme je l'ai dit, le régime lacto-ovo-végétalien, en en venant au régime lacté exclusif, en cas de douleur et d'hématurie.

Lithiase rénale. Coliques néphrétiques. — Le régime de la lithiase rénale et de la colique néphrétique a été exposé à propos de la lithiase urique (page 147); et je crois inutile d'y revenir

Cystites. — Qu'elle soit aiguë ou chronique, la cystite réclame le régime lacté exclusif, au moins pendant la période la plus aiguë de la première et aussi pendant les retours aigus de la seconde. Après ces périodes, on pourra, vu la longueur du traitement, dans les formes chroniques, en venir à un régime ovo-lacté et faiblement végétalien On pourra aussi le rendre hyperhydrique et hyposalin, avec certaines eaux minérales et notamment celles de Capvern ou de Vittel, etc.

Dans les *cystites calculeuses*, le régime restera le même; et ces eaux, en y ajoutant celle de Contrexéville, le compléteront heureusement en le rendant également hyperhydrique et hyposalin (pp. 409 et 442).

Pyélite, Piélo-néphrite, Néphrite suppurée. — Quelles soient seulement infectieuses, ou en même temps calculeuses, toutes ces affections réclament le régime lacté exclusif, au moins pendant leurs périodes aiguës. Je l'ai souvent dit, c'est ce régime qui ménagera le mieux les deux principaux éléments du rein, le conjonctif et l'épithélial : et qui aussi, par la petite quantité des déchets, expose le moins le rein à devenir insuffisant. Ces affections sont de celles pour lesquelles, vu leur longueur et par crainte du dégoût du lait, je conseille des périodes inter-calaires de 3 à 5 jours sur 15, pendant lesquelles je donne un régime composé par des œufs et des légumes frais blanchis.

Après la disparition du pus dans les urines, on pourra en venir au régime lacto-ovo-végétalien, mais en étant prêt à revenir au lait exclusif à la première indication.

Anurie calculeuse. Hydronéphrose. — L'anurie peut être la conséquence : 1° de la compression produite par une tumeur abdominale quelconque ; 2° de l'obstruction de l'uretère produite le plus souvent par un calcul ; 3° elle peut être d'origine hystérique Fait important, il y a une telle synergie entre les deux reins et leurs dépendances, que quand l'écoulement de l'urine est arrêté dans un uretère, par sympathie, l'écoulement est souvent aussi arrêté dans l'autre.

Mais quelle qu'en soit la cause, et même sans que nous l'ayons précisée, l'anurie commande la suppression de toute alimentation. Celle-ci ne doit comporter que quelques morceaux de glace que le malade laissera fondre dans la bouche. Il ne faut même pas penser à l'alimentation rec'ale. Ce régime sera continué jusqu'à la fin de l'anurie, et cela même après l'opération, si elle est pratiquée. Sans lui donner la même importance qu'aux anuries calculeuses, qui arrivent à exiger une intervention chirurgicale, la même réserve s'applique à ces anuries passagères ou mieux à ces hypouries, qui suivent souvent les coli ques néphrétiques Il faut attendre que le cours des urines soit bien rétabli pour reven r au régime lacté. Il vaut mieux, pendant les premiers jours, donner des crèmes ou des fromages frais, ou des fruits cuits très sucrés, qui sont nutritifs, sans beaucoup d'eau. Ce n'est qu'après que l'on peut en venir à la quantité de boisson correspondant aux besoins. On pourra même prescrire un régime hyperhydrique, quand on sera sûr que les voies urinaires et surtout les uretères sont redevenus perméables.

L'*hydronéphrose* est le plus souvent due à la compression de l'uretère et rarement à un calcul. Elle commande les mêmes indications que l'anurie calculeuse. Son évolution est plus lente ; et elle peut être soupçonnée sinon reconnue par son volume. Vu sa cause. elle ne peut céder qu'à une intervention chirurgicale ; et après l'opération, elle donnera lieu aux mêmes indications que l'anurie calculeuse.

Périnéphrites. — Qu'elles soient primitives, ce qui est rare, ou qu'elles soient consécutives à une lésion rénale (néphrites calculeuses ou tuberculeuses), l'inflammation du tissu cellulo-adipeux périrénal constitue surtout une affection fébrile, et son alimentation est celle que j'ai indiquée pour la fièvre (voir page 207).

Mais. de plus, s'il y a participation du rein, il faudra donner la préférence au régime lacté (page 595).

Hématurie. Hémoglobinurie. Mélanurie. — Sous l'influence du paludisme, j'ai pu voir, selon les cas, le *sang en nature* passer dans les urines et en quantité relativement abondante. C'était véritablement une *hématurie.* Dans ces cas, les malades accusent le plus souvent une douleur spontanée au niveau des reins. et celle-ci est fortement exagérée, même par une pression légère. Cette hématurie ne se prolonge guère plus de vingt quatre heures après l'accès, mais elle peut reparaître avec lui. Je ne l'ai vue que dans de forts accès. Je la considère comme étant une véritable hémorragie due à une congestion rénale.

L'hémoglobinurie paludéenne est plus fréquente ; et elle peut être observée même chez des sujets exempts de paludisme. Elle est caractérisée par le passage de l'hémoglcbine dans les urines. Elle est due à la dissolution des hématies, produisant ainsi une hémoglobinhémie. Dans l'hématurie, la lésion initiale est bien dans les reins ; dans l'hémoglobinurie, elle est au contraire dans le sang

Enfin, dans certains cas, j'ai constaté des urines noires, ne contenant que quelques éléments figurés du sang, et ne donnant pas au spectroscope les caractères de l'hémoglobine. Ces urines étaient en même temps albumineuses et bilieuses. Il m'a semblé que cette matière qui colorait le linge en noir, comme le mœléna, était due à une transformation de l'hémoglobine, mais arrêtée avant d'être le pigment biliaire.

Quoi qu'il en soit, l'hématurie indique une lésion rénale et, par conséquent, le régime lacté. Il devra être continué jusqu'à ce que la quinine ait triomphé des accès.

Quant à l'hémoglobinurie et à la mélanurie, leur lésion initiale, je l'ai dit, est dans le sang, et elle ne peut être attribuée qu'à un agent capable de détruire les globules rouges, et peut-être à une moindre résistance de ces derniers.

. Le régime qui me paraît convenir le mieux est un régime riche en albuminoïdes, en matières salines de l'organisme et notamment en fer.

Hématurie chyleuse. — Il s'agit ici d'une affection parasitaire, dont le parasite vit dans les reins. Elle est nettement à paroxysmes ; et ceux-ci apparaissent sans cause appréciable et disparaissent sans traitement. Dans les quelques cas que j'ai vus, j'ai donné le régime lacté dès l'apparition de l'accès, et je l'ai continué encore pendant plusieurs jours. Je ne crois pas que ce régime puisse diminuer la durée ou l'importance de l'accès ; mais il me semble que c'est celui qui doit le mieux favoriser le retour du rein *ad integrum* après la lésion qui a donné lieu à l'hémorragie.

Rein flottant. — Ce n'est que lorsque par son déplacement le rein donne lieu à de l'anurie, ou au moins à de vives douleurs, qu'il donne naissance à des indications spéciales pour la diététique. Il faudra, dans ces cas, adopter la pratique que j'ai indiquée pour l'anurie (page 731). En dehors de ces accidents, le rein flottant ne me paraît demander qu'une alimentation basée sur le régime type et bien dosée.

Aperçu général sur l'insuffisance rénale. — En résumé, quelle que soit la cause des lésions rénales, qu'il s'agisse des lésions inflammatoires de l'épithélium ou du tissu conjonctif, ou bien qu'il s'agisse d'une altération de ces tissus due à la dégénérescence amyloïde, au cancer, à la syphilis, à la tuberculose, à un kyste ou à sa lithiase, le principal et parfois l'unique danger de ces lésions, est, nous l'avons vu, l'insuffisance rénale, qui conduit à l'intoxication de l'organisme par défaut d'élimination des produits auto-toxiques

Or, cela étant, voyons quelles sont les origines de ces produits toxiques, ensuite quelles peuvent être les causes de l'insuffisance rénale et enfin quels sont les moyens propres d'abord à éviter cette dernière et au besoin à y remédier.

A. 1° Les produits toxiques peuvent avoir une origine exogène. Telles sont certaines substances minérales : le mercure, le plomb, l'arsenic, et en général toutes les matières salines, qui peuvent, par leur exagération, irriter le rein par lequel elles s'éliminent en grande partie. Il faut placer parmi ces dernières : l'emploi répété des purgatifs salins, même à doses seulement laxatives; l'usage immodéré du chlorure de sodium, et aussi celui des légumes riches en ces matières et notamment en oxalates. Le régime végétarien, lui même, si l'on ne dépouille pas les légumes herbacés d'une partie de leurs sels par le blanchiment pourrait aussi avoir des inconvénients. Entrent aussi dans un bon rang parmi ces agents toxiques ou simplement irritants, les épices, poivre, moutarde, piment, et leurs divers composés. On peut citer aussi certains médicaments ayant une action presque élective sur ces organes, comme la cantharide, le phosphore et même la théobromine donnée en trop grande quantité. Il faut y joindre les produits toxiques provenant des aliments avariés ou seulement avancés, notamment ceux d'origine animale : gibier, poissons, charcuterie; et enfin certains aliments sains, notamment les viandes riches en purines.

2° Les produits endogènes sont : d'abord les ptomaïnes intestinales qui peuvent être augmentées par les aliments altérés et même seulement par un régime trop carné; les toxines dans le cas de maladies microbiennes, dont les unes très actives, agissent dans quelques jours comme celles des fièvres éruptives, de la fièvre typhoïde de la diphtérie, etc., et dont les autres n'agissent qu'avec le temps, comme celles de la tuberculose et des pyogènes; les produits de combustion et d'hydratation incomplètes dont les quantités sont considérablement augmentées sous l'influence de la surnutrition. Parmi ces produits se trouvent l'acide urique, des produits xanthiques et aussi les oxalates.

B. L'insuffisance rénale peut dépendre :

1° D'une disposition native; et celle-ci peut faciliter l'insuffisance, soit par la diminution du volume total des organes, soit par une malformation d'un quelconque de ses tissus, conjonctif, épithélium, vaisseaux ou nerfs.

Plus j'étudie l'influence héréditaire, surtout dans l'arthritisme, et plus je constate quelle influence marquée elle peut avoir sur l'insuffisance ou le perfectionnement fonctionnel de certains organes. J'ai souvent indiqué, parmi les influences héréditaires, la tendance que reçoit le tissu conjonctif des hérédo-arthritiques à se scléroser. Cette influence, au moins sous forme d'hérédité dissemblable, se retrouve assez souvent pour les reins.

2' D'une mauvaise évolution de la naissance à l'état adulte, et même après cet âge. On sait que le volume du rein, rapporté au kilogramme du poids du sujet, est plus grand chez le nourrisson que chez l'adulte. Le rein se développe relativement moins que le reste de l'organisme. Il s'adapte aux besoins de ce dernier, besoins qui varient avec l'âge. On peut donc admettre que sous une influence quelconque, cette adaptation ne s'effectue pas d'une manière exacte, et que le développement du rein la laisse sur la limite de la suffisance.

3° A ces causes de l'insuffisance rénale viennent s'ajouter celles d'ordre pathologique, et qui peuvent provenir : de l'altération de l'épithélium, de l'artério-sclérose, de la sclérose périartérique, de la sclérose diffuse.

4° Enfin, l'insuffisance rénale peut aussi dépendre du développement, au sein du tissu rénal, de produits étrangers gênant la fonction de ses divers éléments anatomiques, soit mécaniquement, soit par une des modifications énumérées ci-dessus. Tels sont les produits kystiques : le cancer, la tuberculose et la lithiase.

C. Les moyens propres à éviter l'insuffisance rénale, à ralentir sa marche ou à éviter ses dangers sont les suivants :

1° Une bonne éducation des organes urinaires et spécialement de la vessie. Une éducation mal dirigée de cette dernière se répercutera forcément sur le rein. Il est important de bien régler le nombre et autant que possible les heures des mictions (1).

2° Eviter soigneusement, par un bon choix des aliments,

____

(1) Contribution à l'hominiculture. Education urinaire. (Congrès de l'Association française pour l'avancement des sciences de Toulouse, 1910.)

les produits toxiques ou irritants d'origine exogène, que j'ai indiqués.

3° En bien dosant l'alimentation au point de vue de la quantité, surtout en ce qui concerne les albuminoïdes Ceux ci, autant que possible, doivent être en quantité seulement suffisante pour couvrir les dépenses en ces substances, et ne pas remplacer les ternaires. Il ne faut pas oublier que si les ternaires sont dans les proportions voulues, ils sont en totalité transformés en acide carbonique et en eau ; et que, par conséquent, leurs produits ne peuvent irriter les reins.

Au contraire, les albuminoïdes. même quand ils sont utilisés en totalité, laissent toujours, pour chacun de leur gramme, environ 0^{gr}30 d'urée, qui s'élimine par cette voie. L'urée est peu irritante ; mais dès que les albuminoïdes sont en excès, il se forme de l'acide urique, des produits xanthiques et des albumoses qui le sont beaucoup.

L'alimentation mal dirigée peut donc jouer un rôle considérable dans l'insuffisance rénale ; et, au contraire, une alimentation, bien dirigée, comme qualité et comme quantité, constitue le meilleur moyen pour l'éviter même avec des reins nativement un peu faibles.

4° C'est aussi surtout par une alimentation bien dirigée que l'on ralentira l'évolution des lésions quelles qu'elles soient, qui menacent le rein d'insuffisance.

Dans ces cas, c'est un régime lacto-ovo-végétalien qui doit faire la base de l'alimentation, en ayant soin de blanchir les légumes au moins le plus souvent. Toutefois tant que l'insuffisance rénale ne sera révélée par aucun signe marquant, on pourra, pour rendre le régime moins rigoureux. tolérer du poisson frais ou de la viande de basse-cour, deux ou trois fois par semaine.

Dans le cas où l'insuffisance rénale est confirmée, il faut sans tarder en venir au régime lacté exclusif et au début insuffisant.

Enfin, quand l'insuffisance s'accuse par les accidents graves, il faut suppléer à la fonction rénale par les sudations si la peau a conservé ses fonctions, et surtout par la muqueuse intestinale, dont des travaux récents ont établi la suppléance comme organe d'élimination. Cette fonction de suppléance sera sollicitée par des purgatifs végétaux ; et enfin, on aura recours aux émissions sanguines si les dangers sont promptement menaçants.

MALADIES DES ORGANES GÉNITAUX

Blennorrhagie. — Même *limitée à l'urèthre,* chez *l'homme,* l'infection blennorrhagique exige une modification du régime ordinaire, dont les principales indications sont les suivantes :

1° Régime lacto-ovo-végétarien avec prédominance lactée (page 625);

2° Pendant la période aiguë, le faire insuffisant ;

3° Suppression des épices, de la bière et du café, et diminution des matières salines (voir régime hyposalin, 4ᵉ volume, page 442) ;

4° Régime hyperhydrique, grâce à des décoctions végétales calmantes ou laxatives. Toutefois, après la période aiguë, lorsque l'urèthrite est traitée par les balsamiques, je donne un régime hypohydrique (page 385) pour diminuer l'urine et rendre plus active l'action des balsamiques.

Chez la *femme*, la vulvite, l'uréthrite et la vaginite exigent le même régime.

Le régime insuffisant sera continué pour les deux sexes jusqu'à la fin de la période aiguë. On le rendra suffisant ensuite, en s'adressant aux mêmes aliments, jusqu'à la guérison complète.

Epididymite. — Elle exige le même régime et rendu encore plus insuffisant à cause du séjour au lit (voir page 7). Il sera aussi plus rigoureusement lacto-ovo-végétarien (p 625). De plus, assez souvent, l'affection provoque de la fièvre ; et il faudra en tenir compte (4ᵉ volume, page 207).

Cystite. — C'est le gonocoque qui est son agent pathogène le plus fréquent. Cette affection, à l'*état aigu,* réclame le séjour au lit et le régime lacté exclusif p. 595). Il y aura avantage aussi à le rendre hyperhydrique (p. 409) et hyposalin (p. 442). Le lait sera donné en six fois ; mais en quantité telle qu'il reste insuffisant en tenant compte même du séjour au lit. Ce régime sera continué tant que durera la période aiguë. La constipation sera évitée par des laxatifs végétaux, et par des lavements abondants et émollients. Après la période aiguë, on en viendra au régime ovo-lacté (p. 610) pour quelques jours, et ensuite à un régime lacto-ovo-végétalien avec prédominance lactée, qui devra être continué pendant au moins un ou deux mois (p. 625).

J'ajoute que l'alimentation sera la même pour toutes les cystites. Pour celles qui sont chroniques, qu'elles l'aient été d'emblée, comme pour les calculeuses, ou qu'elles le soient devenues après une période aiguë, comme dans la gonococcique, il y aura lieu d'adopter comme régime ordinaire le régime lacto-ovo-végétarien, en le coupant au moins tous les quinze jours d'une période lactée pure de 4 à 5 jours (voir aussi les cystites, p. 730).

Néphrites blennorrhagiques. — Il s'agit ici d'une néphrite épithéliale ; et celle due au gonococque ou à ses toxines donne lieu aux mêmes indications diététiques que les autres néphrites parenchymateuses (voir ce volume, p. 721).

Blennorrhagie ano-rectale. — Mêmes indications diététiques que pour l'uréthrite et la vulvo-vaginite de même nature (p. 737).

Conjonctivite blennorrhagique. — Le plus souvent, elle ne condamne qu'à la chambre Il faudra donc en tenir compte pour diminuer son alimentation et bien la doser. Il sera encore utile de faire de l'antisepsie intestinale par les purgatifs et un régime lacté de quelques jours. Chez le nourrisson, cette affection provoque souvent la fièvre, ne serait-ce que par le manque de sommeil. Il y aura donc lieu d'en tenir compte pour la quantité de lait à lui donner (voir ce volume, pp. 207 et 249).

Métrite. — Salpingite. — Ovarite. — Qu'elles soient dues au gonocoque, ce qui a lieu souvent, ou à un autre agent pathogène quelconque, ces affections sont le plus souvent fébriles, et il faudra leur appliquer le régime de ces affections avec une grande rigueur (voir ce volume, p. 207).

Il y aura souvent avantage à s'adresser au lait (p. 592) pour assurer l'antisepsie intestinale, qui prend ici une grande importance. Après la période fébrile, il faudra faire du régime lacto-ovo-végétarien (p. 625), au moins jusqu'à la guérison complète.

Périmétrite et péritonite. — Aggravation des affections précédentes, la périmétrite et la péritonite exigent un régime des plus sévères, qui doit être même simplement hydrique pour la péritonite. Or, quelle qu'en soit la cause, la péritonite, ainsi que la périmétrite qui en est une menace, donnent lieu aux mêmes indications diététiques que j'ai déjà exposées à propos de la péri-appendicite (voir ce volume, p. 82).

Rhumatisme blennorrhagique. — J'en ai déjà traité à propos des rhumatismes infectieux (voir p. 715).

Endo-péricardite blennorrhagique. — Les indications diététiques pour les inflammations de l'endocarde et du péricarde sont sensiblement les mêmes, quel que soit leur agent pathogène (voir ce que j'ai dit pour l'alimentation de ces affections, p. 682 de ce volume).

Névrite périphérique, névralgie, myélite, méningite blennorrhagique. — Les deux premières de ces localisations du gonocoque restent le plus souvent apyrétiques ; mais surtout la troisième, la myélite, condamne souvent le malade à la chambre Il faudra donc tenir compte de cette condition pour régler son alimentation comme quantité. De plus, il y aura avantage, selon la gravité de l'affection, à s'adresser au lait, au moins en le combinant avec les œufs et les végétaux. Enfin je conseille de rendre le régime, quel qu'il soit, en même temps hyposalin (voir p. 442) et hyperhydrique (p. 409.

Quant à la méningite, elle présente une grande gravité qu'elle tire surtout de l'organe atteint ; et son régime doit être celui de toutes les méningites (voir leur régime plus loin).

CHANCRE MOU. — Par lui-même, le chancre mou n'exige qu'une alimentation bien dosée au point de vue normal. Mais il est souvent suivi d'adénites suppurées, qui condamnent au lit (p. 7) ; et qui, assez souvent, provoquent un léger mouvement fébrile (p. 207). Il y aura donc lieu de tenir compte de ces deux conditions qui toutes les deux exigent une diminution de l'alimentation.

INTOXICATIONS

ALCOOLISME. — Dans la forme *aiguë* (ivresse) il faut vider l'estomac en provoquant des vomissements ; et dans les cas graves, compléter l'action des vomissements par son lavage. On assurera l'antisepsie intestinale par un purgatif et un régime lacto-végétarien les jours suivants. On ne reviendra au régime mixte qu'après quatre à cinq jours.

Dans l'*intoxication chronique*, l'alcool agit surtout sur le tissu conjonctif et le conduit à la sclérose. Sous son influence, tous les organes peuvent être atteints. Mais c'est le foie, qui recevant le plus directement l'action de l'alcool, est le plus influencé ; puis viennent les artères. Les alcools chargés d'essence, absinthe, anis, etc., semblent avoir une action plus spéciale sur les centres nerveux. L'abus du vin se combinant souvent avec la suralimentation, à l'action de l'alcool se joint celle de l'infection intestinale et souvent aussi celle de la surnutrition. C'est l'influence combinée du vin et de l'infection intestinale qui m'a paru intervenir le plus souvent dans les cirrhoses hypertrophiques.

L'alimentation sera surtout lactée. Elle aura pour base le régime lacto-ovo-végétalien, mais avec prédominance du lait ; et, en plus, avec de fréquentes périodes lactées exclusives. En somme, la lésion principale étant les scléroses, je renvoie à ce que j'ai dit sur le régime de ces lésions (voir ce volume, p. 134).

Troubles mentaux. — **La** démence et le délire alcoolique exigent la même alimentation, en la rendant aussi plus rigoureuse. Ainsi que je l'ai dit pour d'autres affections, je ne crois pas que l'on puisse avec ce régime guérir les différentes formes chroniques de l'alcoolisme. Mais j'espère que l'on pourra au moins les améliorer.

Mais une question se présente. Faut-il, dans les formes graves, supprimer l'alcool d'une manière complète ? Je ne le pense pas, au moins au début du traitement. On pourra le ramener à à la quantité que j'ai admise pour la ration moyenne d'entretien, soit environ 40 grammes d'alcool par jour. Peut-être même pourra-t-on tout à fait, au début, en tolérer une quantité un peu plus grande. Il faudra procéder par tâtonnements. Mais je crois que la diminution et la suppression doivent se faire lentement et non brusquement. C'est là, du reste, une pratique à laquelle j'ai été conduit pour toutes les intoxications chroniques.

Intoxication par l'opium, *par la morphine et par l'héroïne*. — *L'empoisonnement aigu* exige une alimentation fort insuffisante pendant quelques jours, mais surtout végétalienne. L'opium et la morphine produisent la constipation ; et le lait donné immédiatement ne pourrait que l'augmenter. On remédiera à la constipation par des purgatifs et des laxatifs ; et on donnera ensuite un régime hyperhydrique (p. 409) de manière à laver l'organisme.

L'empoisonnement chronique par l'opium (mangeurs et fumeurs d'opium) la *morphinomanie* et l'*héroïnomanie* comportent le même régime que l'alcoolisme chronique. C'est le régime lacté et ses modifications qui conviennent le mieux dans ces différentes intoxications. De plus, il faudra rendre le régime nettement hyperhydrique (voir ce volume, p. 409). Cette dernière condition me paraît d'autant plus importante que l'opium, la morphine et l'héroïne me semblent agir plus sur les éléments nobles que sur le tissu conjonctif ; et que, dans ces conditions, le lavage de l'organisme me paraît devoir être plus utile que dans les scléroses. Enfin, pour favoriser le régime hyperhydrique, on le rendra en même temps hyposalin (p. 442) et surtout hypochloruré (p. 463).

De même que pour l'alcool, et en y insistant encore davantage, je considère qu'il est préférable de faire le *sevrage* lentement. Je l'ai pratiqué brusquement, il y a quelque dix ans, mais en provoquant des accidents tels que plusieurs fois ils m'ont fait hésiter à continuer. J'hésiterais maintenant à suivre la même voie. Ces accidents me semblent aujourd'hui pouvoir être expliqués par ce que nous savons sur les anticorps. Tous les toxiques, en effet, provoquent de la part de l'organisme l'élaboration de certaines substances destinées à neutraliser leur action ; et si ces substances élaborées par l'organisme ne sont elles mêmes pas toxiques, c'est parce qu'elles sont neutralisées elles-mêmes par le toxique, leur antigène. Or, il me paraît possible que, lorsque l'organisme a pris l'habitude d'élaborer ces anticorps, il puisse continuer à le faire, même en l'absence de l'antigène. Ces anticorps deviendraient ainsi toxiques. Ce n'est là, certes, qu'une hypothèse, mais qui expliquerait les faits. Ce qui est certain, c'est que la diminution graduelle diminue ces graves accidents. Reste la difficulté de l'application pratique de la diminution graduelle. Elle est sûrement plus grande que la suppression brusque. Mais je pense que cette difficulté pratique n'est pas insurmontable. Le succès exige évidemment beaucoup de persévérance et aussi de savoirfaire aussi bien de la part du médecin que de celle des parents. Mais ce sont là des conditions qui ne sont pas au dessus du sens pratique du corps médical et du dévouement des parents.

SATURNISME. — *Intoxication aiguë.* — Les indications diététiques sont celles de la gastrite aiguë et même suraiguë :
alimentation liquide lactée et hydrolactée (voir ce volume,
p. 384), puis ovo-lacté (pp. 594 et 610) et enfin lacto-ovo-végétarienne, avec prédominance des légumes (p. 625) pour éviter
ou au moins diminuer la constipation due au plomb.

Saturnisme chronique. — Son début est toujours marqué
par de la déglobulisation, et celle-ci persiste pendant toute son
évolution. Il n'y a pas de saturnisme sans elle. Le régime sera
donc légèrement hyperorganique (voir ce volume, p. 276). Mais
vu l'action sclérogène du plomb, il faudra demander les aliments
organiques surtout au lait ainsi qu'aux œufs, et éviter ceux
riches en purines. De plus, vu également son action sur la fibre
lisse, se manifestant surtout par la constipation, il faudra
faire une large part aux végétaux contenant beaucoup de cellulose et de trachées végétales.

Lorsque la fibre lisse aura été atteinte (*colique de plomb*),
c'est également ce même régime qui conviendra le mieux. Le
pain complet ou du moins riche en son, sera celui du malade ;
et il devra s'y tenir longtemps.

Les *paralysies*, les *névrites*, les *névralgies* indiquent la
même alimentation. Tous ces malades doivent être soumis au
régime lacto-ovo-végétarien avec prédominance des végétaux
cellulosiques. Il en sera de même pour toutes les *manifestations encéphalopatiques* : délire, convulsions et paralysie générale, ainsi que pour l'*hystérie* et la *goutte saturnine*. Enfin,
pendant le *coma* saturnin, comme dans le coma diabétique,
il faudra s'en tenir à une diète hydrique (voir ce volume,
p. 361).

L'alimentation du saturnin, quelle que soit la période de
son intoxication, sera donc inspirée par les indications suivantes :

1° Le plomb est déglobulisant ; il faut donc donner au saturnin un régime légèrement hyperorganique.

2° Mais en même temps ce toxique ayant une action marquée sur la fibre lisse, qu'il contracture, action qui se manifeste surtout par la constipation, il faut être réservé pour
l'emploi du régime lacté exclusif qui conduit au même résultat. Cette action du lait sera corrigée par les végétaux riches
en cellulose et en trachées végétales.

3° On évitera aussi parmi les aliments ceux qui portent à la constipation, comme le riz, et ceux riches en tannin, comme les artichauts, le coing et les nèfles.

4° Le plomb ayant aussi une action sclérogène des plus marquées, se traduisant surtout par les néphrites interstitielles, la goutte et certaines formes encéphalopatiques, il faudra éviter les aliments riches en purines, surtout les viandes. On évitera aussi l'infection intestinale et la surnutrition, qui agissent aussi sur le tissu conjonctif et dans le même sens.

5° A toutes les périodes de cette intoxication, il y aura avantage, quelle que soit la ration organique, à rendre ce régime en même temps hyperhydrique (p. 409), hyposalin (p. 442), surtout en ce qui concerne le chlorure de sodium.

6° Enfin, dans le dosage des aliments organiques et minéraux, il faudra tenir compte des conditions propres au malade (âge, sexe, genre de travail, température ambiante) (voir le 3° volume), et aussi des conditions que la maladie lui impose (séjour au lit ou à la chambre, 4° volume, p. 7).

HYDRARGIRISME. — L'*intoxication aiguë*, accidentelle ou criminelle. se manifeste par la triade : stomatite, diarrhée et anurie. C'est le régime lacté qui convient le mieux, et il y a tout avantage à le faire exclusif pendant quelques jours. Comme aliment liquide, il est facilement ingéré, ce qui est rendu nécessaire à cause de la stomatite. Il est indiqué en même temps pour la diarrhée, et enfin aussi par l'anurie. Le lait, en effet, est l'aliment qui ménage le plus le rein.

En même temps, vu l'anurie, le régime sera rendu fortement hypohydrique (voir ce volume, p. 385). Tant que la sécrétion urinaire ne sera pas rétablie, il y aura avantage de laisser persister la diarrhée. L'intestin. dans ces cas, supplée à la fonction rénale. On devra aussi favoriser les sueurs dans le même but. Il faudra donc, en cas d'anurie, ne donner que du lait coupé et le tout en petite quantité. Mais la sécrétion urinaire rétablie, le lait deviendra, au contraire, pour les raisons ci-dessus, le régime de choix ; et, de plus, au lieu d'un régime hypohydrique on en viendra à un hyperhydrique (voir ce volume, p. 409).

Intoxication médicamenteuse. — Elle se révèle surtout par la stomatite et la diarrhée. Il est rare, à moins de grosse imprudence du malade, d'avoir à constater de l'anurie. Mais une albuminurie légère n'est pas rare. La sécrétion urinaire n'étant pas supprimée, c'est au régime lacté exclusif qu'il faudra s'adresser, et le conserver tant que la diarrhée n'aura pas disparu et tant que la stomatite exigera un aliment liquide.

On en viendra ensuite à un régime ovo-lacté (pp. 594 et 610) et ce n'est que lentement que l'on en arrivera au régime lacto-ovo-végétarien (p. 625), en choisissant les végétaux, pendant quelque temps, parmi ceux qui exposent le moins au retour de la diarrhée, racines, purée, riz et pâtes d'Italie.

Intoxication professionnelle. — Quelle que soit sa manifestation, cette intoxication, au début de son traitement, demande le régime lacté exclusif (p. 595); et après quelque temps, le régime lacto-ovo-végétarien. On pourra aussi, je pense avec avantage, le rendre hyperhydrique (voir ce volume, p. 409).

INTOXICATION PAR LE PHOSPHORE. — Pour l'*intoxication aiguë* il faut employer le plus tôt possible les vomitifs et le lavage de l'estomac. Ce dernier sera fait, pour aller plus vite, d'abord avec de l'eau ordinaire; et ensuite, dès qu'on pourra l'avoir avec une solution de permanganate de potasse à 1 pour 100, ou de sulfate de cuivre à 1 pour 1.000. L'eau de Vichy ou toute autre eau alcaline aurait l'inconvénient de donner lieu à la formation d'hydrogène phosphoré. Après ces lavages, répétés plusieurs fois, et l'administration de l'essence de térébenthine (8 grammes par jour) le régime sera purement hydrique (p. 362), le premier jour. On en viendra ensuite au petit lait privé du beurre le plus possible. Celui-ci pourrait, en effet, dissoudre le phosphore. Après quelques jours, le petit lait sera remplacé par du lait, mais au moins fortement écrémé. Enfin, après ce dernier, on passera aux œufs et aux végétaux. Mais le régime lacto-ovo-végétarien (p. 625), et même rendu un peu insuffisant, devra être conservé pendant quelque temps. Nous savons, en effet, que sous l'influence du phosphore, la plupart des organes sont atteints de dégénérescence graisseuse, foie, cœur, rein, etc.; ce qui les met forcément en état d'insuffisance fonctionnelle. Or, vu cette insuffisance, il ne peut y avoir que des avantages à ramener leur travail à son minimum. Je me suis déjà expliqué sur l'heureuse influence du *repos de l'organe* (voir p. 640).

Dans *l'intoxication chronique*, se manifestant surtout par la déminéralisation osseuse (nécrose et fragilité osseuse), le régime, au début du traitement, sera également constitué surtout par le petit lait contenant la lactose et la caséine, et par des végétaux surtout riches en chaux. Puis, l'alimentation reviendra graduellement au régime mixte, en insistant toujours sur les mêmes végétaux. On se rappellera que la cuisson dans l'eau leur laisse lès sels de chaux, tandis que la cuisson dans les corps gras les leur enlève en grande partie (4° volume pp. 447 et suivantes).

INTOXICATIONS EN GÉNÉRAL. — *Empoisonnements par l'arsenic, par la cocaïne, par le tabac, par l'oxyde de carbone, par l'ergot de seigle, par les substances alimentaires, par les diverses substances minérales, les alcaloïdes et les glucosides; et en général par tous les autres toxiques.*

En dehors des indications diététiques que je viens de donner, d'une manière spéciale, pour quelques empoisonnements aigus ou chroniques, je crois pouvoir donner les suivantes relativement aux toxiques que je viens d'énumérer et même en général pour tous les toxiques.

A. *Dans les formes aiguës :*

1° Si l'intoxication est récente, et que l'on puisse supposer que ce toxique est encore dans la cavité gastrique, on administrera, l'agent ou un des agents, s'il y en a, pouvant le neutraliser en modifiant sa composition chimique, ou au moins une substance l'isolant mécaniquement. Les substances neutralisantes ou isolantes varient, bien entendu, avec chaque toxique.

2° Immédiatement après, on provoquera les vomissements par l'administration d'un vomitif, ipéca, apomorphine, et on les facilitera par l'ingestion abondante d'eau chaude. Si les vomitifs manquent, même en les attendant, on provoquera le vomissement en titillant la luette avec une plume ou à défaut avec le doigt.

3° Dès qu'on le pourra, on lavera l'estomac avec une solution neutralisant ce toxique, s'il y en a. Mais en attendant de l'avoir, on commencera par faire ce lavage, pour aller plus vite, avec l'eau ordinaire et à la température de la chambre, puis avec de l'eau tiède.

4° Après avoir ainsi vidé et lavé l'estomac, surtout si un certain temps s'est écoulé entre l'ingestion du toxique et les premiers vomissements, on donnera un purgatif en choisissant de préférence ceux d'origine minérale, si la nature du toxique ne les contre-indique pas.

5° L'action du purgatif sera activée par un lavement au sel de cuisine ou au sulfate de soude, donné une heure après.

6° Dès que le purgatif aura franchi l'estomac, soit en général une demi-heure après. on donnera s'il y a lieu la substance physiologiquement antagoniste; telle que la belladone contre l'ergot de seigle, la pilocarpine, l'émétine, et réciproquement.

Je rappelle, à ce propos, une condition de succès sur laquelle j'ai insisté (1), *mais en m'en tenant encore au point de vue purement expérimental.* D'après mes expériences la dose de la substance antagoniste doit être calculée, d'après la quantité dú toxique que l'on suppose avoir été absorbée. Si cette dernière est le double de la dose mortelle, la dose de l'antagoniste, pour réussir, devrait aussi être la double de celle, qui, s'il était donné seul, produirait également la mort. Mais, je le répète, ces données ne sont pas encore sorties du domaine purement expérimental. Néanmoins il me semble qu'il y aurait un gros intérêt d'abord à poursuivre des expériences dans cette voie, et ensuite à chercher à appliquer leurs résultats à la clinique.

Jusque là, l'alimentation du malade sera purement hydrique (p. 362). Mais, de plus, à moins de contre indications prove·nant de la nature du toxique, il faudra adopter un régime hyperhydrique et le continuer pendant quelques jours (p. 409). On y arrivera soit avec des décoctions végétales, données tiè·des, soit avec des eaux minérales à faible minéralisation, comme Evian, Vittel, Martigny, etc. La quantité totale de liquide ingérée dans ces conditions devra atteindre au moins trois litres d'eau, et si on le peut l'élever jusqu'à quatre litres, le premier et le deuxième jour. On y arrivera en variant les liquides : décoctions végétales diverses, eaux minérales, et simplement eau sucrée. Bien entendu, s'il n'y a pas de contre-indication, une partie de ce liquide pourra être remplacée par du lait.

(1) De l'antagonisme dans le domaine expérimental : (Société de Biologie, 23 juillet 1910, p. 196).

Ce régime favorisera l'élimination urinaire, qui nous le savons est la voie d'élimination la plus importante des substances toxiques. Mais, de plus, il augmentera aussi la quantité de liquide contenu dans l'organisme, et il diminuera ainsi l'action du toxique. Je crois avoir montré, en effet, que la toxicité est en rapport non avec la quantité du toxique contenu dans l'organisme, mais avec le titre auquel le met la quantité d'eau que cet organisme contient (1). D'où cette conséquence, que sans diminuer la quantité de toxique que contient un organisme, on diminuera l'action du toxique, si on diminue le titre de sa solution, en augmentant la quantité de liquide contenu dans l'organisme. Doubler la quantité de ce liquide, équivaut à diminuer de moitié la quantité du toxique. Le régime hyperhydrique, a donc un double avantage : il favorise l'élimination et il diminue le titre du toxique.

Après ces quelques jours de régime hyperhydrique, on ramènera les liquides à la ration ordinaire, basée on le sait sur cette donnée, que les urines ne devront pas descendre au dessous de 15 grammes par kilogramme du poids réel. Il faudra tenir les urines plus près de 20 grammes que de 15. C'est avec le lait que cette condition sera le plus facilement remplie. Sauf, les contre-indications qui pourront résulter de la nature du toxique ou des lésions qu'il aurait produites, on peut établir comme règle générale, que toute intoxication devra être suivie d'une période de régime lacté exclusif, plus ou moins longue.

Le lait, en effet, est l'aliment qui fatigue le moins les organes digestifs, et aussi les reins. Or, il y a peu d'empoisonnements sans que ces organes ne soient plus ou moins atteints. De plus, il favorise l'élimination du toxique en rendant facile le régime hyperhydrique. C'est aussi l'aliment qui épargne le plus le travail du cœur, qui également subit souvent l'influence des toxiques. Enfin, c'est aussi le lait qui rend le plus facile le dosage de l'alimentation.

Après ce régime *lacté* ou *hydro-lacté* (p. 381) dont la durée sera fixée par les troubles résultant du toxique, on en viendra

(1) Action comparée de la strychnine sur les grenouilles normales et sur celles dont le poids a été diminué par la ventilation (Société de Biologie, 5 décembre 1903, p. 1545).

successivement aux régimes ovo-lacté (p. 610), puis lacto-ovo-végétarien (p. 625), en suivant les indications que j'ai données pour chacun d'eux et en s'inspirant pour leur durée des particularités de chaque cas.

MALADIES CUTANÉES

C'est en remontant, autant qu'on peut le faire, à l'étiologie de chacune de ces affections que nous pourrons doser son régime d'une manière utile. L'étiologie nous fixera sûrement mieux à cet égard que la forme de l'affection Or, en partant de l'étiologie, je crois pouvoir donner les indications suivantes qui trouveront leurs applications au moins dans les cas les plus nombreux.

A. AFFECTIONS CUTANÉES CONGÉNITALES : *Ichtyose. Kératose pilaire. Nœvi, etc.* — L'alimentation a peu de prises sur ces affections. Cependant il sera toujours utile d'établir un bon dosage de la ration. De plus, sachant l'influence considérable qu'ont l'infection intestinale et l'alimentation carnée sur les maladies cutanées, je conseille, d'abord, d'éviter la suralimentation et la surnutrition pendant le nourrissage, et plus tard de laisser l'enfant au régime lacto-ovo-végétarien (page 625).

Dans un cas d'ichtyose, non congénital, il est vrai, mais remontant à la période d'allaitement, chez un sujet de dix-huit ans, j'ai obtenu une telle amélioration par le régime lacté d'abord, et ensuite le régime lacto-ovo-végétarien bien dosé, qu'il me semble que même certains cas congénitaux de cette affection pourront être améliorés par ce régime.

B. AFFECTIONS DE CAUSES EXTERNES NON PARASITAIRES. — Ces affections généralement peu graves et de courte durée, telles que les *érythèmes solaires*, les *gelures*, etc., n'exigent guère qu'un bon dosage de l'alimentation; et d'abord un peu insuffisante, si elles provoquaient de la fièvre.

C. AFFECTIONS CUTANÉES PARASITAIRES. — Celles de ces affections qui sont dues aux parasites animaux, telles que la *gale* et la *phthiriase*, par elles-mêmes ne donnent lieu à aucune indication diététique; et il en est de même pour la plupart de celles qui sont dues aux parasites végétaux, tels que le *favus*, la *tricophytie*. Toutefois, il me paraît utile de bien doser leur alimentation au point de vue organique et minéral, pour éviter d'autres manifestations cutanées qui viendraient les compliquer.

D. AFFECTIONS CUTANÉES MICROBIENNES. — Groupe considérable qui demande à être divisé. Il me paraît devoir comprendre, en effet :

1º Les dermatoses dues aux microbes spécifiques :

a) Celles d'origine *tuberculeuse* (voir, quelle que soit la forme, l'alimentation de la tuberculose dont elle relève : 4ᵉ volume, page 295).

b) Celles d'origine *syphilitique* (voir ce volume, la syphilis en général, page 644).

c) Celles relevant du *cancer* ou de toute affection maligne (voir le cancer en général, page 643).

d) La *pustule maligne*. Manifestation de la bactéridie charbonneuse, qui reste souvent locale chez l'homme ; mais qui peut se généraliser. Elle n'exige qu'un régime bien dosé dans le premier cas ; mais peut provoquer un mouvement fébrile et elle exige alors une diminution de l'alimentation en rapport avec l'élévation de la température (page 207).

e) Les dermatoses *lépreuses*, quand elles constituent les seules localisations. Elles seront peu modifiées par le régime. Néanmoins, j'estime qu'il y aura encore avantage à bien doser l'alimentation et à choisir les aliments parmi ceux qui irritent le moins les organes d'élimination, et notamment la peau. Enfin, il faudra surveiller les voies digestives au point de vue de l'infection.

Mais quelle soit tégumentaire ou nerveuse au début, la lèpre devient souvent mixte après quelques années. Or l'alimentation pour les lépreux tire son importance surtout de la durée, toujours assez longue de leur affection. Il me paraît difficile qu'une alimentation bien dosée et bien choisie ne puisse pas exercer une heureuse influence dans une affection qui peut se prolonger pendant plus de dix ans Je crois donc pouvoir conseiller : 1º une alimentation bien dosée ; 2º autant que possible lacto-ovo-végétarien ; 3º la surveillance des fonctions intestinales et des urines pour modifier l'alimentation en conséquence.

f) Farcin et morve. — Les manifestations purement cutanées du bacille de Löffler, qui constituent le *farcin,* donnent rarement lieu à la fièvre. Elles ne commandent qu'un dosage bien fait de l'alimentation. Mais la généralisation de ce bacille, la *morve*, comporte toujours une élévation marquée de la température ; et par conséquent, à cet égard, son régime dépend de celui des maladies fébriles (voir ce volume, page 207).

g) Bouton de Biskra, impétigo, ecthyma, perlèche. — Pour toutes ces affections, on s'en tiendra aux indications diététiques générales.

h) Dermatoses dues aux microbes pyogènes : acné, furoncle, anthrax, etc. — Qu'elles soient apyrétiques ou fébriles, on s'inspirera des indications générales. Toutefois, il y aura lieu de surveiller beaucoup l'état du tube digestif pour éviter son infection. Celle-ci, en effet, joue souvent à l'égard de ces dermatoses le rôle de cause prédisposante.

E. Dermatoses dues a l'infection intestinale. — Par leur origine, ces dermatoses se rapprochent beaucoup de celles du dernier sous-groupe, que j'ai attribuées aux microbes pyogènes. L'infection intestinale peut agir seulement par les produits solubles qui diminuent la défense de l'organisme en augmentant le pouvoir pathogène de ces pyogènes. Mais elle peut aussi intervenir plus directement, en exaltant la virulence des microbes intestinaux et en conduisant à l'infection sanguine. Les pyogènes, en effet, se trouvent dans le tube digestif ; et après avoir pénétré dans le torrent sanguin, ils peuvent devenir eux-mêmes la cause de ces dermatoses. D'où la nécessité, pour toutes ces affections, d'éviter l'infection intestinale ou de la combattre si elle existe. On sait que c'est le régime lacté, bien dosé, aidé des purgatifs, qui remplit le mieux cette indication (voir ce volume, page 592) ;

F. Dermatoses dues a la surnutrition. — On voit souvent apparaître sous cette influence, et surtout quand il s'agit de la surnutrition carnée, le *pityriasis*, le *lichen*, le *psoriasis* (p. 508), le *prurigo*, l'*eczéma*, les *séborrhées*, l'*acné*, le *couperose*, etc. Pour quelques-unes de ces manifestations cutanées, il semble que les produits de la surnutrition sont en cause ; tels sont le pityriasis, le psoriasis, etc. Mais pour d'autres à forme humide, les séborrhées, l'acné, l'eczéma, il s'y joint toujours une infection microbienne due le plus souvent aux pyogènes.

Le régime sera celui des maladies de surnutrition. J'y ai longuement insisté ; je n'y reviendrai pas (voir ce volume, page 113 et suivantes).

G. Dermatoses de causes trophiques. — Les dermatoses réunies dans ce groupe sont dues à un trouble de la nutrition.

Sous son influence, les échanges sont modifiés; et il en résulte un processus soit d'hypertrophie, soit d'atrophie, et parfois aussi d'hétérotopie. Dans ce dernier cas, ces produits de nouvelle formation peuvent revêtir un caractère plus ou moins grand de malignité; et nous trouvons ainsi des formes de transition, entre les dermatoses les plus bénignes, comme la *verrue*, le *chéloïde*, jusqu'aux plus graves, comme le *sarcome mélanique* et l'*épithélioma*.

Dans certaines de ces affections, et ce sont les plus nombreuses parmi celles que j'envisage, le processus morbide reste limité à l'épiderme et au derme; dans d'autres, il peut atteindre le tissu cellulo-adipeux voisin; enfin, dans quelques autres, l'affection est plus générale, et le tissu conjonctif et fibreux de presque tout l'organisme y participe. Tel est le cas de la *sclérodermie généralisée*.

On admet généralement que ces troubles locaux de la nutrition sont sous l'influence du système nerveux. Mais probablement cette influence nerveuse doit être elle-même sous une influence auto-toxique.

Mais quelle que soit la pathogénie de ces dermatoses, limitées au derme ou envahissant d'autres tissus ou régions, il me paraît toujours probable qu'elles dépendent, d'une manière plus ou moins directe, d'un vice de la nutrition; et comme celle-ci est en grande partie sous l'influence de l'alimentation, je considère comme utile de tenir compte de cette influence. En présence d'une quelconque de ces affections, on dosera donc l'alimentation selon les besoins, en tenant compte de toutes les causes qui les modifient; et, de plus, on composera le régime avec les aliments qui favorisent le moins le microbisme intestinal. Ce régime aura au moins l'avantage de mettre l'organisme dans les meilleures conditions de résistance et de lui éviter les complications.

MALADIES DU SYSTÈME NERVEUX

MALADIES DE LA MOELLE ÉPINIÈRE. — *Ataxie locomotrice progressive.* — La lenteur d'évolution de cette affection, en dehors même de toute autre cause, me paraît donner à l'alimentation une réelle importance. Connaissant le rôle considérable que joue le régime sur l'état de la nutrition, il me paraît difficile d'admettre qu'une alimentation, bien ou mal réglée, puisse se prolonger pendant une dizaine d'années, durée fréquente dans cette affection, sans influencer son évolution en bien ou en mal. Cette influence me paraît d'autant plus probable que souvent les malades sont des hérédo-arthritiques, qu'eux-mêmes avant d'être atteints ont été des surnouris ; et enfin, que fréquemment aussi ils ont abusé des mets salés ou trop relevés par des épices, et de l'alcool, ne serait-ce que dans les boissons de table. Beaucoup de tabétiques ont un passé, pendant lequel ils se sont piqués de faire honneur aussi bien à un bon dîner, arrosé de vins généreux, qu'à leurs devoirs de galant homme. Cela étant, il me paraît utile de donner quelques indications diététiques dont les principales me paraissent être les suivantes :

1° Dès les premiers signes, même douteux, représentés le plus souvent par les douleurs fulgurantes, ou par toute autre faisant craindre l'affection, il faudra doser l'alimentation au double point de vue des albuminoïdes et des ternaires ; et si le sujet présente, ne serait-ce que de l'embonpoint, rendre ce régime momentanément insuffisant à ces deux points de vue.

2° Il faudra demander les albuminoïdes surtout au lait, aux œufs et aux végétaux ; et les ternaires, plutôt aux hydrates de carbone qu'aux corps gras.

3° Pour ces dosages, il faudra tenir compte de toutes les conditions qui peuvent faire varier les besoins de l'organisme, âge, sexe, profession, température ambiante, etc.

4° Il faudra aussi s'occuper des matières salines, et les ramener à leur minimum, en diminuant fortement le chlorure de sodium.

5° L'eau alimentaire sera aussi réglée, de manière à ce que l'urine arrive dans les environs de 20 centimètres cubes par kilogramme du poids réel.

6° Il faut veiller sur l'infection intestinale et la diminuer par un régime lacto-végétarien et au besoin seulement lacté.

Ces précautions diététiques prises, après une quinzaine de jours de ce régime, on fera faire une analyse complète des urines ; et l'on se guidera sur ses résultats pour faire subir au régime les modifications qu'elle aura indiquées. L'attention se portera sur : l'urée, qui ne devra pas dépasser 0 gr. 30 par kilogramme de poids normal ; sur l'azote urinaire non uréique, qui ne devra pas dépasser 0 gr. 01 du même poids ; sur les matières salines totales, qui ne devront pas dépasser 0 gr. 25 par kilogramme ; sur la densité, qui ne devra pas dépasser 1.025, et enfin sur la quantité totale, qui devra approcher de 20 centimètres cubes par kilogramme du poids réel et ne les dépasser que légèrement.

De plus, à ces indications concernant l'alimentation, je puis ajouter les suivantes : que ce menacé de l'ataxie doit supprimer l'usage du tabac, celui du café ou de tout autre excitant du système nerveux, et ne satisfaire qu'avec une grande réserve ses désirs génésiques.

Si l'affection se confirme pendant ce régime, il faudra le rendre encore plus exclusivement lacto-ovo-végétarien ; et même l'entrecouper, pendant dix jours par mois, par exemple, par une période de régime lacté exclusif. On surveillera ce régime par des analyses d'urine au moins mensuelles en opérant sur un mélange des urines de trois jours consécutifs ; on évitera la constipation et tous autres troubles digestifs. On réglera les heures de repos au lit, et on favorisera le sommeil en allégeant le repas du soir. Enfin, on exigera des exercices physiques en rapport avec l'âge et les autres conditions d'existence du malade.

Un bon dosage de l'alimentation trouvera encore son utilité, même dans les périodes les plus avancées de l'affection. J'en ai encore obtenu des bénéfices chez des sujets déjà condamnés au lit par des arthropaties et l'atrophie musculaires des membres inférieurs et même lorsqu'ils présentaient les paralysies des sphincters et de vastes eschares.

Peut-on grâce à ce régime, même strictement suivi, espérer voir l'affection retrocéder ? Je ne le pense pas. Mais j'ai lieu de croire, d'après quelques observations personnelles, que, bien établi chez des sujets même arrivés à une période déjà avancée, ce régime peut d'abord retarder l'évolution de l'affection et ensuite épargner aux malades de nombreuses complications qui viennent rendre son existence encore plus malheureuse. Souvent, en effet, aux symptômes propres à l'ataxie, viennent se joindre des troubles digestifs, qui, outre les douleurs qu'ils provoquent, ont pour conséquence de rendre l'organisme moins résistant en rendant l'alimentation insuffisante, et aussi d'augmenter les ptomaïnes en provoquant l'infection intestinale.

Parfois aussi l'affection se complique de gravelle, de cystite, calculeuse ou non, d'affection cardiaque, d'emphysème, de congestion hépatique et des nombreuses manifestations de l'arthritisme. Or, il y a lieu de supposer qu'un régime bien composé pourra éviter ou atténuer ces complications; et par cela retarder l'évolution de l'ataxie, la rendre moins pénible et prolonger l'existence du malade, en évitant les complications qui si souvent arrêtent l'affection dans son cours.

Maladie de Friedreich et heredo-ataxie cérébelleuse. — L'hérédité joue un rôle prépondérant dans l'étiologie de ces deux maladies ; et, de plus, elles sont presque fatalement progressives. Mais dans la première, les lésions initiales semblent avoir pour siège le tissu conjonctif et la névroglie de la partie postero-latérale de la moelle : cordon de Goll, faisceau de Burdach, faisceau cérébelleux direct et faisceaux latéraux ; tandis que dans la seconde, la lésion initiale et dominante serait l'atrophie partielle ou totale du cervelet, et l'atrophie des éléments nobles.

Sans que l'on puisse compter influencer beaucoup l'évolution de ces affections par l'alimentation, j'estime qu'il ne pourra y avoir que des avantages à la régler au point de vue des albuminoïdes et des ternaires, en se rapprochant d'un régime peu excitant des éléments nerveux, soit lacto-ovo-végétarien (p. 625). De plus, le régime devra être rendu hyperhydrique (p. 409). Enfin, je pense qu'il y aura avantage à faire analyser les urines et à s'inspirer de ces analyses pour régler l'alimentation (voir 2e volume, pp. 375 et 383, pour les conditions que doivent remplir les urines).

Syringomélie. — C'est la substance grise de la moelle qui est atteinte. La région antérieure l'est la première, donnant lieu aux troubles de sensibilité; la région postérieure se prend ensuite et enfin la zone sympathique, provoquant ainsi des troubles de la motilité et trophiques. Mais la lésion initiale principale, au moins pour la plupart des cas, siège dans la névroglie (malformation et gliomes), et dans certains autres, le tissu conjonctif des artères. Ainsi s'explique le caractère progressif de cette affection.

Les lésions de la névroglie et du tissu conjonctif, si sensibles aux produits de combustion et d'hydratation incomplètes, font un devoir de les éviter par un régime bien réglé sous tous les

rapports et autant que possible exempt de purines. C'est le
régime lacto-ovo-végétarien (p. 625) qui me paraît remplir le
mieux ces indications. L'analyse complète des urines fixera sur
les modifications qu'il y aurait à apporter au point de vue
des quantités.

Atrophie musculaire progressive. — Ce sont sûrement les
cornes antérieures qui sont d'abord atteintes ; et, par une évolution toute physiologique, les racines antérieures le sont ensuite. Mais, de plus, la névroglie et le tissu conjonctif vasculaire
prennent part au processus anatomique. Toutefois, il semble
bien que ce sont les cellules antérieures elles-mêmes qui sont
le siège initial de la lésion, la névroglie et le tissu conjonctif
ne l'étant qu'après. Le siège initial dans les cellules pourrait
expliquer les arrêts que l'on constate quelquefois dans l'évolution. Les atrophies musculaires, qui constituent les lésions
les plus apparentes, n'occupent réellement qu'un rôle secondaire dans le processus anatomique de l'affection ; et les
moyens dirigés contre elles, quoique ayant une utilité indiscutable, ne représentent cependant qu'une médication de symptômes. La maladie n'est pas aux muscles, mais dans les cornes antérieures. Les muscles ne servent qu'à sa manifestation.

Par sa lésion initiale parenchymateuse, l'atrophie musculaire progressive me paraît devoir retirer quelque bénéfice
d'une alimentation bien dosée et hyperhydrique (p. 409). Tout
porte à croire que la cause de l'affection réside dans un vice de
la nutrition générale ou dans la malfonction d'un organe
quelconque, ayant pour résultat l'élaboration d'une substance
qui exerce une action élective sur la cellule motrice. Or, il me
semble que dans l'ignorance où nous sommes encore de la nature
et de l'origine de cet agent toxique, le mieux que nous puissions faire est de rendre la nutrition la plus normale possible ;
et comme la névroglie et le tissu conjonctif sont pris en second lieu, il me paraît formellement indiqué d'éviter autant
que possible la formation des produits qui favorisent les scléroses de ces deux éléments anatomiques. Je pense donc que
l'on pourra tirer quelques bénéfices d'un régime lacto-ovo-végétarien (p. 625) et même de longues périodes lactées, si l'on peut
assister au début des lésions, avant que la névroglie et le tissu
conjonctif soient atteints. Mais, même après, la longue durée de
l'affection pourra permettre à un régime bien dosé de produire de bons résultats.

Sclérose en plaques. — Sclérose latérale secondaire et primitive. — Tabès dorsal spasmodique. — Sclérose latérale amyotrophique. — Je réunis ces différentes affections dans la même étude au point de vue diététique, parce que, malgré leurs différences symptomatiques et aussi le siège de leur altérations anatomiques, elles ont ce caractère commun que leur lésion initiale est pour toutes dans le tissu conjonctif. Toutes sont des scléroses. Le siège de la lésion, il est vrai, est irrégulièrement distribué pour la première, et au contraire limité à un système fonctionnel, aux cordons latéraux, pour les autres. Pour la dernière même, à la lésion du faisceau pyramidal s'ajoute la lésion des cornes antérieures, conduisant à l'atrophie musculaire ; mais, je le répète, quel que soit le siège de la lésion, il s'agit d'une sclérose. Or, quoique je considère toutes les scléroses, et notamment celles des viscères, comme ayant une évolution fatalement progressive, les considérations dans lesquelles je suis entré à leur propos, en parlant de l'arthritisme, me portent à penser que l'alimentation a sur leur évolution une influence des plus marquées, en ce sens quelle peut l'activer ou la retarder.

Pour toutes je conseille donc une alimentation bien dosée, exempte de purines ; et, par conséquent, se rapprochant autant que possible, sinon d'une manière complète, du régime lacto-ovo-végétarien (p. 625) (voir l'alimentation dans la sclérose, 4e volume, page 134).

Poliomyélite infectieuse. — Paralysie spinale atrophique de l'enfance. — Paralysie spinale aiguë et paralysie générale spinale antérieure de l'adulte. — Quoique avec une symptomatologie différente, ces polyomyélites ont la même lésion initiale que l'*atrophie musculaire progressive.* Elles siègent sur les cornes antérieures, et probablement elles commencent par les cellules motrices. Ces poliomyélites sont donc parenchymateuses ; et les lésions névrogliques et conjonctives ne sont que consécutives. Mais, de plus, contrairement à ce qui a lieu pour l'atrophie musculaire progressive, nous sommes ici assez bien fixés sur l'étiologie. Les poliomyélites sont d'origine microbienne ; et, au moins, le plus souvent, seulement toxiniques.

Cette étiologie est précieuse à connaître. Ces affections, en effet, s'imposent à notre attention ; et, dès lors, la possibilité

de leur action sur la moelle ainsi que sur d'autres organes
nous étant connue, il nous appartient d'éviter cette action ou
au moins de la diminuer, dans la limite du possible. Or, il me
paraît évident que, dans ces conditions, il peut être utile
d'abord d'établir un régime qui soit aussi peu offensif que
possible, et ensuite de favoriser le lavage de l'organisme par
un régime hyperhydrique (p. 409). Le régime lacté, additionné
d'une certaine quantité de décoction végétale, sera celui qui conviendra le mieux. On l'établira donc, avant la fin de l'affection,
si on le peut, et on le continuera encore pendant quelque temps
après la chute de la fièvre. Quant aux quantités, on se basera
sur les besoins du malade.

Myélites diffuses aiguës et chroniques. — Contrairement
aux affections précédentes, les *myélites diffuses* ont pour lésion
initiale le *tissu conjonctif* et peut-être la *névroglie.* De plus,
pendant que pour les précédentes, le processus anatomique
restait localisé sur la substance grise et de préférence sur les
cornes antérieures, dans celles-ci toutes les parties de la
moelle peuvent être atteintes. Mais elles ont un point commun avec les précédentes, c'est quelles sont aussi d'origine
microbienne.

Leur processus peut être *aigu* ou *chronique* ; mais au fond
il reste le même. La forme chronique, du reste, assez souvent
a commencé par être aiguë.

Au point de vue diététique, nous retrouvons ici les indications que j'ai déjà souvent formulées contre la sclérose conjonctive et névroglique (voir 4ᵉ volume, page 134). Pour les
formes aiguës, je conseille le régime lacté (p. 595) ; et pour les
chroniques, vu la longueur du traitement, je pense que l'on
pourra se contenter du régime lacto-ovo-végétarien (p. 625).

Myélites syphilitiques aiguës et chroniques. — Les lésions
sont les mêmes que pour les myélites précédentes ; et j'estime
que leur alimentation pendant le traitement devra rester la
même. Mais comme dans toutes les affections syphilitiques,
après le traitement mercuriel qui est très déglobulisant, il
faudra pendant quelque temps donner un régime hyperorganique (p. 276), mais en s'adressant aux œufs et au lait (voir le
traitement de la syphilis en général, page 644).

Méningites rachidiennes aiguës et chroniques. — Elles ne
sont le plus souvent que secondaires et leur alimentation est

dominée par celle de l'affection dont elles dépendent, telle que la carie vertébrable, les tumeurs, les eschares du sacrum, etc. Leur alimentation sera donc celle de ces affections.

MALADIES DU BULBE RACHIDIEN ET DE LA PROTUBÉRANCE ANNULAIRE. — *Polio-encéphalite inférieure chronique (paralysie glosso-labio-laryngée). — Polio-encéphalite supérieure chronique (ophtalmoplégie nucléaire progressive). — Polio-encéphalites aiguës et subaiguës. — Tubercules. — Gommes syphilitiques. — Hémorrhagies. — Ramollissement. — Sclérose diffuse ou systématique. — Compressions de causes diverses.*

Deux séries importantes de causes se partagent l'étiologie de ces affections : les *infections* et les *produits résultant des vices de la nutrition.* Leurs lésions siègent aussi sur deux catégories d'éléments anatomiques : les cellules nerveuses et les filets nerveux d'une part, et d'autre part, le tissu conjonctif et la névroglie. Dans cette dernière catégorie, il faut comprendre les lésions vasculaires, dont le point de départ est souvent le tissu conjonctif endo ou péri-vasculaire. Ces deux séries d'éléments anatomiques peuvent sûrement, selon les cas, être influencés par les deux séries de produits qui se partagent l'étiologie. Il se pourrait que les produits infectieux agissent plus facilement et plus activement sur les éléments nerveux eux-mêmes ; et qu'au contraire, les produits résultant d'une nutrition vicieuse exercent leur action sur la névroglie et le tissu conjonctif. C'est là une hypothèse probable, à laquelle on est conduit par l'analogie, en s'inspirant de l'action de ces mêmes produits sur le tissu conjonctif d'autres organes. Mais rien ne prouve que ces mêmes produits, du reste très variables par leur composition, n'agissent pas sur les éléments nerveux, et réciproquement que les produits infectieux n'agissent pas aussi sur la névroglie et le tissu conjonctif.

Mais quelle que soit l'importance de ces divers facteurs étiologiques sur les lésions de ces deux séries d'éléments anatomiques, la nature de ces facteurs me semble devoir inspirer les indications suivantes au point de vue de la diététique.

1° Doser l'alimentation en tenant compte de toutes le conditions qui peuvent modifier les besoins (âge, sexe, profession, température ambiante, séjour du malade au lit ou à la chambre).

2° Exclure de l'alimentation les produits pouvant exercer

une action excitante ou dépressive, sur les éléments nerveux : café, thé, cacao, kola, coca, alcools, essences aromatiques, absinthe, anis, truffes, poivre, gingembre, moutarde, vin généreux, aliments de haut goût en général.

3º Exclure aussi de l'alimentation les substances pouvant favoriser la formation des produits de combustion ou d'hydratation incomplètes, telles que celles qui sont riches en purines, et surtout les viandes de boucherie, gibiers, charcuteries, ou leurs différentes préparations.

4º Surveiller les matières salines, et ne pas les laisser dépasser le taux normal. Les réduire en diminuant le chlorure de sodium et au besoin par le blanchiment des légumes.

5º Favoriser l'élimination des produits infectieux, et celle des déchets organiques, même normaux, par un régime légèrement hyperhydrique (voir p. 409) ; de telle manière que l'urine arrive dans les environs de 20 centimètres cubes par kilogramme du poids réel (décoctions végétales ou eaux minérales faiblement minéralisées, Evian, Capvern, Vittel, etc.).

6º S'il existe quelques preuves de surnutrition chez le sujet, pléthore, obésité, diabète gras, goutte, gravelle, etc., établir un régime en rapport avec chacune de ces manifestations.

7º Surveiller l'état de la nutrition par des analyses assez fréquentes de l'urine, en comparant les substances éliminées avec celles ingérées.

8º Surveiller l'intestin au point de vue de l'infection et de la régularité des selles.

9º A ces indications qui sont communes à toutes ces affections, il peut venir s'en ajouter d'autres qui sont propres à quelques-unes d'entre elles, telles sont : la necessité d'user de la sonde dans certains cas de paralysie glosso-labio-laryngée et celle de ramener l'alimentation fortement au-dessous des besoins pendant les périodes fébriles.

10º Pour tous ces malades, il sera souvent avantageux d'ordonner quatre repas, pour alléger les deux principaux repas.

11º Ce régime, par son ensemble, se rapproche du régime lacto-ovo-végétarien mitigé par l'adjonction, deux ou trois fois par semaine, d'un plat de poisson blanc ou de viande de basse-cour (p. 621).

Maladies du cervelet. — La plupart des indications que je viens de donner pour le bulbe et la protubérance sont applicables aux maladies du cervelet.

Pour quelques-unes des manifestations morbides de cet organe, il faudra s'inspirer de ce que j'ai dit relativement à la cause de ces manifestations, telles sont celles qui relèvent de la tuberculose (voir p. 275), du cancer (p. 643), de la syphilis (p. 644). Pour celles qui dépendent de la névroglie (gliomes) ou de son tissu conjonctif (sclérose, fibrome, myxomes), on peut leur appliquer exactement les indications données pour le bulbe et la protubérance.

La plupart de ces maladies condamnent les malades au repos (hémiplégie, vertiges); et il faudra en tenir compte dans le dosage de l'alimentation. Enfin les vomissements ou l'état nauséeux peuvent conduire à l'alimentation par la voie rectale dans le premier cas, ou à l'alimentation par la sonde dans le second.

MALADIES DE L'ENCÉPHALE. — *Congestion cérébrale.* — Qu'elle soit légère, grave ou apoplectique, la congestion exige toujours, au moins une diminution considérable de l'alimentation. Elle doit être purement liquide; potages légers pour la forme légère, et diète purement hyperhydrique pour les deux autres. Celle-ci sera faite de préférence avec des décoctions laxatives ou même purgatives, tisane de pruneaux, de casse, de tamarin, souvent additionnées de séné.

Ce régime sera continué jusqu'à la disparition des symptômes relevant des formes graves et apoplectiques ; et si cette dernière a été accompagnée d'hémorrhagies, on s'inspirera de l'alimentation dans l'hémorrhagie cérébrale dont je vais m'occuper.

Pendant la convalescence, on prescrira un régime lacto-ovo-végétarien (voir p. 625). légèrement insuffisant ; qui, ensuite, tout en étant mis en rapport avec les besoins, restera, comme qualité, celui que le malade devra toujours conserver.

Hémorrhagie cérébrale. — Ramollissement cérébral. — Embolie. - Athérome. — Syphilis cérébrale. — Aphasie. — Cécité verbale. — Surdité verbale.

Toutes ces manifestations morbides dépendent de deux processus anatomiques : les lésions artérielles et les lésions du cœur gauche. Or, ces deux séries de lésions, à leur tour, siègent dans le même tissu, le tissu conjonctif, et reconnaissent, quoique avec des différences en plus ou en moins, les deux mêmes ca-tégories d'influences : les produits de combustion et d'hydrata-tion incomplètes et les produits microbiens, toxines et pto-maïnes. Pour les lésions artérielles, ce sont les premiers, sauf pour la syphilis, qui me paraissent les plus importants ; et pour les lésions cardiaques, à cause des embolies, ce sont surtout les seconds.

Ce sont naturellement ces deux causes qui doivent inspirer les premières indications diététiques Celles-ci sont communes à toutes ces manifestations ; et j'ajoute qu'elles occupent une place importante, peut-être la plus importante, sauf pour la syphilis, aussi bien dans le traitement préventif que dans le cu-ratif.

D'autres indications sont propres à quelques-unes de ces manifestations. L'hémorrhagie et surtout l'embolie peuvent avoir un début brusque, et ont une période qui exige un ali-mentation presque purement hydrique. L'athérome, au con-traire, s'annonce toujours par des symptômes qui donnent à l'alimentation un rôle considérable comme agent préventif.

Il est rare qu'en même temps que l'artérite cérébrale (endo-artérite, péri-artérite ou endo péri-artérite) il n'existe pas de l'artério-sclérose plus ou moins généralisée et aussi des scléroses viscérales. Or, tout ce que j'ai dit, à propos des mala-dies de surnutrition et notamment à propos des scléroses (p 134), est applicable à l'artérite cérébrale.

Je me contenterai donc de rappeler les principales de ces in-dications, en commençant par celles qui s'imposent au moment de l'*hémorrhagie* et de l'*embolie*.

1° Au début des accidents, le régime doit être purement hy-drique ; et de même que dans la forme apoplectique de la con-gestion cérébrale, être composé par des décoctions laxatives ou purgatives, tisane de pruneaux, de casse, de tamarin, de rhu-barbe, additionnées de séné, si l'on veut les rendre plus actives.

Je tolère dans ces conditions, après le premier jour, quand le mieux s'accentue, quelques tasses de bouillon. C'est une concession que l'on peut faire à la famille et aux habitudes ; et, si le mieux continue, on ajoutera au bouillon gras ou au bouillon maigre, des fécules de céréales, de pommes de terre, de manioc (tapioca) ou même des purées légères, pommes de terre, carottes, etc.

Pendant toute cette période, l'alimentation doit être largement insuffisante. Son principal but doit être d'abaisser la tension sanguine et d'assurer l'élimination des produits toxiques et des déchets organiques, en favorisant la diurèse et la diaphorèse, en même temps que par les selles liquides qui seront provoquées par le traitement.

Ces aliments liquides pourront être donnés, dans les premiers jours, par petites tasses, toutes les deux heures, et même pendant la nuit si le malade ne dort pas. Ce ne sera que lorsque le malade aura repris sa connaissance que l'on pourra régler ses repas d'une manière régulière. On en admettra quatre par jour, et l'on ne donnera que des tisanes pendant la nuit.

Je ne m'oppose pas à ce que, pendant cette période, on donne du lait; mais je ne crois pas qu'il doive constituer une partie importante de l'alimentation. Je suis encore moins partisan du régime lacté exclusif, même comme régime insuffisant. Ce régime, en effet, et c'est là en même temps un de ces avantages et un de ces inconvénients, constipe. Or, il est capital, surtout au début de l'affection, d'obtenir des selles fréquentes; c'est même là un point important du traitement.

Aussi, c'est surtout aux végétaux qu'il faudra s'adresser dès que l'état du malade permettra de l'alimenter. Ce sont les fruits cuits, au besoin rendus laxatifs par l'addition de séné, qui rempliront le mieux cette indication. Pendant quelque temps, l'alimentation sera donc composée par des potages gras, maigres ou au lait et par des fruits cuits, auxquels on adjoindra quelques légumes bouillis.

Ce sera là le régime intermédiaire qui conduira au régime lacto-ovo-végétarien (p. 625), qui doit être celui de tout malade déjà atteint par l'artérite de l'encéphale, par l'athérome ou par les lésions cardiaques le menaçant d'embolie.

Quant à la valeur en albuminoïdes et en calories de ce régime, il sera fixé d'après les conditions propres à chaque malade, et aussi modifié au fur et à mesure que ces conditions seront elles-mêmes changées.

Par des analyses, on s'assurera que les quantités normales de matières salines sont plutôt diminuées qu'augmentées; et, au contraire, que l'eau est suffisante pour assurer environ 20 centimètres cubes d'urine par kilogramme de poids réel.

L'artérite de l'encéphale et les lésions cardiaques, d'une part, existent souvent chez les surnourris, et, d'autre part, elles coïncident souvent avec d'autres lésions. Or, on devra s'inspirer de ces deux séries d'indications pour modifier l'alimentation. S'il s'agit de sujets obèses, ce qui a souvent lieu, il faudra établir un régime propre à modifier lentement cet état (p. 118). Il en sera de même s'il s'agit du diabète (pp. 134 et 531), de la goutte (p. 180) ou des mucorrhées (p. 175).

Enfin, il sera peut-être nécessaire d'en venir, au moins pour des périodes plus ou moins longues, au régime lacté exclusif (p. 595), s'il s'agit de lésions cardiaques occasionnant des œdèmes ou s'il s'agit de lésions rénales.

Ces mêmes régimes, avec les modifications que je viens d'indiquer, seront ceux des *hémiplégies* ou de toutes les manifestations morbides consécutives, soit à l'*artérite encéphalique*, soit à l'*athérome*, soit à l'*embolie*.

Enfin, s'il s'agit d'une affection *syphilitique ;* et que, très heureusement, le malade soit considérablement amélioré par le traitement spécifique, comme celui-ci aura dû être des plus actifs et produire une forte déglobulisation, on pourra, quoique avec prudence, conseiller pendant quelque temps un régime légèrement hyperorganique (p. 276). L'examen du sang devra diriger l'alimentation pendant cette période.

Encéphalite aiguë. Abcès du cerveau. — Voir pour l'alimentation celle des maladies fébriles (p. 207), et s'inspirer aussi des maladies au cours desquelles l'encéphalite aiguë s'est développée.

Encéphalite chronique de l'adulte. — La sclérose de l'encéphale est toujours liée, soit à une sclérose de la moelle épinière, et son alimentation sera celle de cette dernière affection, soit à une lésion des méninges, et dans ce cas l'alimentation sera celle de la paralysie générale (voir cette affection plus loin).

Encéphalite chronique de l'enfance. Hémorragie, ramollissement, porencéphalie, sclérose lobaire, maladie de Little. — Les principales indications sont les suivantes :

1° S'il n'y a pas de contre-indication, faire allaiter l'enfant par sa mère ; je ne vois pas de contre-indication dans les difficultés de l'accouchement pourvu qu'elles ne proviennent pas, par exemple, d'un vice de conformation du bassin, ce qui indique toujours un mauvais état de santé. Mais il y a contre-indication, si l'on peut faire intervenir dans l'étiologie une infection de la mère au cours de la grossesse et surtout au moment de l'accouchement. Il en est de même d'une albuminurie un peu prononcée.

2° A défaut de l'allaitement maternel, on aura recours à l'allaitement au sein, et autant que possible avec un lait du même âge.

3° L'allaitement sera réglé au point de vue des quantités d'après les conditions qui font varier les besoins de l'enfant (voir 2° volume. pp. 389 et suivantes), suivant sa croissance, et aussi suivant la nature des selles.

4° L'allaitement au sein sera continué pendant longtemps; je ne craindrais pas de le faire exclusif jusqu'à la fin de la deuxième année, mais au moins jusqu'à dix-huit mois.

5° Le sevrage sera fait suivant les règles indiquées (voir 2° volume, p. 555); et en les rendant, si c'est possible, encore plus rigoureuses.

6° L'alimentation restera ensuite assez longtemps composée par du lait, des œufs et des fruits cuits.

Nous aurons ainsi déjà un régime lacto-ovo-végétarien (p. 625) qu'il faudra continuer, en ajoutant des légumes et en dosant les quantités suivant les besoins. On aura soin de donner toujours l'eau en quantité suffisante pour éliminer les déchets organiques.

Ce régime me paraît être celui qui atténuera le mieux les accidents résultant des lésions existantes; et aussi celui qui évitera le mieux les maladies intercurrentes qui ne pourraient que les aggraver.

Tumeurs cérébrales. — Leurs principales causes sont le *cancer*, la *syphilis*, la *tuberculose*, les *parasites* et les *anévrysmes*; l'alimentation qui leur convient a été indiquée pour les trois premières. (V. ce volume : cancer, p. 643; syphilis, p. 644, et tuberculose, p. 295.)

Quant aux deux autres, du reste, très rares et d'un diagnostic souvent difficile, leur alimentation sera fixée par les conditions générales du malade. Ces affections, par elles-mêmes, ne donnent lieu à aucune indication spéciale.

Syphilis cérébro-méningée. — Quels que soient le siège et la nature de la lésion, et aussi quelles que soient leurs manifestations, artérite cérébrale, lésions scléro-gommeuses ou troubles cérébraux, l'alimentation du malade sera inspirée : 1° par les indications communes à tous les malades ; 2° ensuite par celles que j'ai données pour la syphilis (p. 644), et enfin par celles dépendant de l'état particulier de chaque sujet (p. 7).

Méningites aiguës. — Quel que soit l'agent microbien dont elles relèvent, les méningites aiguës entrent, au point de vue de l'alimentation, dans les affections fébriles ; et c'est surtout d'après les indications propres à ces données que l'on devra fixer l'alimentation. J'en ai traité longuement (p. 207) et je crois inutile d'y revenir. Je crois cependant devoir faire remarquer que, vu la presque constance des vomissements et de la constipation, le lait n'est pas à conseiller. Les vomissements de lait sont pénibles et la constipation en serait accrue. On s'adressera donc de préférence aux bouillons de légumes ou au bouillon gras; et si l'on tient à donner du lait, on ne le donnera que fortement coupé avec des décoctions végétales et autant que possible laxatives.

Méningites chroniques. — Pachyméningites. — Hémorragies méningées. — Leur alimentation ne relève que des indications générales pouvant assurer un dosage en rapport avec les dépenses et en donnant la préférence à un régime surtout lacto ovo-végétarien (p. 625).

Hydrocéphalie. — A l'hydrocéphalie congénitale convient une alimentation surtout lactée et lacto-ovo-végétarienne, donnée en rapport avec des besoins bien calculés. Peut-être trouverait-on quelques avantages à donner en même temps un régime hypohydrique (p. 385) et aussi hyposalin (p. 442) ou du moins hypochloruré (p. 463).

Quant à l'hydrocéphalie acquise, elle condamne à un régime suffisant mais hypohydrique (p. 385) et surtout lacté (p. 595).

Système nerveux périphérique. — *Polynévrites en général.* — Elles demandent : un régime plutôt insuffisant au point de vue des aliments organiques et surtout albuminoïdes; insuffisant également pour le chlorure de sodium et les autres matières salines, mais, par contre, hyperhydrique (p. 409). Ces indications générales restent les mêmes que la polynévrite dépendent d'une intoxication ou d'une infection. Il faudra, de plus, en tenant compte de la diversité des conséquences de ces affections, doser l'alimentation suivant les besoins. Toutes ces indications seront le plus facilement remplies avec le régime lacté sucré (p. 595) au début, et lacto-ovo végétarien (p. 625) ensuite.

NÉVRALGIES EN GÉNÉRAL. — *Migraines. Névralgie du trijumeau ; cervico-occipitale, cervico-brachiale. Névralgie du nerf phrénique, intercostale, sciatique, lombaire.*— Quelles que soient les fibres nerveuses qui soient douloureuses, leurs troubles fonctionnels et leurs lésions ensuite, relèvent toujours des mêmes causes, qui sont le plus souvent des infections ou des intoxications, et pour quelques cas plus rares de la compression. Or, ces étiologies étant connues, comme dans toutes affections reconnaissant les mêmes causes, on conçoit les avantages que peut donner un régime peu toxique, hyposalin, hyperhydrique (voir ce volume, pp. 442 et 409). Ce dernier facilitera l'élimination des produits toxiques ou infectieux. Le régime hyposalin, et notamment hypochloruré (p.   ), facilitera l'action du régime hyperhydrique en favorisant la diurèse, et en diminuant la durée du séjour de l'eau dans l'organisme. Enfin un régime peu toxique, lacté pur (p. 595) ou lacto-végétarien (p. 625), diminuera autant que possible l'action des substances infectieuses ou toxiques sur les éléments nerveux périphériques.

PARALYSIES EN GÉNÉRAL. — *Paralysie faciale, paralysie des nerfs moteurs de l'œil, du nerf radial. Paralysies radiculaires, paralysie du trijumeau.* — Tandis que les névralgies reconnaissent le plus souvent pour causes les intoxications ou les infections, les paralysies relèvent fréquemment aussi d'une influence *a frigore*, d'un traumatisme, ou d'une compression. Il semble donc que ces affections ne sauraient être influencées par le régime. Néanmoins, tout en laissant à l'influence *a frigore* l'importance que lui accordent la plupart des auteurs, il me paraît probable que cette cause doit pouvoir trouver des influences ou prédisposantes ou adjuvantes dans l'état de la nutrition et du milieu intérieur qui en est la conséquence. Assez souvent les paralysies qui ne relèvent pas d'une intoxication (saturnine) ou d'une infection (diphtérie), coexistent avec une exagération de l'acide urique, avec des troubles intestinaux, des dyspepsies ou de la constipation, avec l'insuffisance de certains organes, foie ou reins, ou enfin avec des manifestations les plus nettes de l'arthritisme. Or, cela étant, tout en admettant l'action *a frigore* dans ces cas, je le répète, il me paraît probable que ces différentes influences lui ont préparé le terrain.

J'estime donc qu'en présence d'une de ces affections, il faudra constater l'état de la nutrition, et établir une alimentation en rapport avec ses indications. D'après ce qui précède, que la paralysie dépende d'une intoxication, d'une infection ou de toute autre cause, le régime devra être assez souvent *hypoorganique* au début (p. 118), et presque toujours *hyposalin* (p. 442) et *hyperhyrique* (p. 409).

TROUBLES TROPHIQUES. — *Trophonévrose faciale. Sclérodermie. Asphyxie locale.* — La cause de ces troubles trophiques nous est inconnue. Mais il me semble que leur évolution nous conduit à cette hypothèse, qu'ils apparaissent et poursuivent leur évolution sous l'influence d'un produit endogène, dû à la malfonction d'un organe, et agissant, soit sur une partie seulement de l'organisme, comme dans la trophonévrose faciale, l'asphyxie locale et dans les formes partielles de la sclérodermie, soit sur la totalité de l'organisme comme dans la sclérodermie généralisée. Dans quelques cas, les produits en cause paraissent agir électivement sur la fibre lisse pour la contracturer ou la paralyser comme dans la trophonévrose faciale et l'asphyxie locale ; et dans d'autres sur le tissu conjonctif, comme dans la sclérodermie.

Certes, je ne crois pas que l'on puisse compter beaucoup sur l'alimentation pour améliorer ces diverses affections. Mais je pense qu'il doit toujours y avoir certains avantages à maintenir le tube digestif et la nutrition dans de bonnes conditions. Je suis depuis plusieurs années une sclérodermie généralisée. La maladie suit son évolution ; mais il me semble que le régime presque ovo-lacté (p. 610) adopté par le malade, a retardé sa marche ; et qu'il a dû contribuer à lui éviter toute complication.

C'est donc le régime surtout ovo-lacté, auquel on ajoute quelques purées de légumes et des fruits cuits, qui me paraît convenir le mieux dans ces états, en s'assurant que les quantités d'urine restent suffisantes pour l'élimination. Cette alimentation n'aurait-elle aucune influence sur ces affections elles-mêmes, elle aura toujours l'avantage d'éviter les troubles digestifs et nutritifs qui ajoute aient leurs inconvénients à ceux de ces affections et qui ne pourraient que les aggraver.

NÉVROSES. — *Epilepsie.* — Les vices de l'alimentation et surtout la surnutrition carnée peuvent donner lieu à des accidents épileptiformes que l'on peut facilement confondre avec l'épilepsie. Or, ces accès guérissent par un dosage bien fait de l'alimentation. J'ai vu des faits semblables chez des jeunes enfants, chez des enfants pendant la deuxième enfance, chez des adolescents et même chez des adultes. Des accès de nuit avec morsure de la langue et qui se rapprochaient de plus en plus, ont pu disparaître par le seul dosage de l'alimentation au point de vue de la quantité et de la qualité (voir la pléthore, p. 113),

Ces succès, je l'avoue, inespérés, dont quelques-uns remontent à plus de quinze ans, et pour lesquels la guérison s'est maintenue, m'ont conduit à faire du dosage de l'alimentation pour tous les cas d'épilepsie que j'ai à traiter (voir ce volume, p 117).

J'ordonne d'abord le régime lacté exclusif (p. 595) et insuffisant pendant cinq jours ou une semaine, en évitant la constipation par des laxatifs. Puis, en passant par une période ovo-lactée (p. 610), je viens à un régime lacto-ovo-végétarien (p. 625), mais en le laissant un peu insuffisant; et après une semaine, je reviens au régime lacté sucré exclusif mais suffisant. J'alterne ensuite ces deux régimes pendant des mois. Or, outre les cas de guérison, quand il ne s'agit que d'accès épileptiformes, qui, cependant, avaient tous les caractères de véritables accès épileptiques. j'ai toujours vu les malades retirer quelques avantages de cette alimentation. Ils sont au moins débarrassés de nombreux symptômes provenant d'une alimentation vicieuse, et qui s'ajoutaient à leur mal. De plus, souvent l'épilepsie elle-même subit quelques améliorations. Les accès sont moins fréquents, moins intenses, moins longs, et les malades en restent moins impressionnés.

Les succès obtenus par le dosage de l'alimentation dans les

accès épileptiformes sont de ceux qui m'ont donné le plus de satisfaction, parmi ceux que m'a procuré cette méthode.

Voir un sujet, qui, d'après tous les renseignements fournis par les parents, vous paraît être voué à cette terrible affection, être témoin de la douleur de la famille qui ne se fait plus d'illusion sur la marche fatale que la maladie va suivre, et assister ensuite à la disparition et sans retour des accès, par une seule modification du régime; c'est là, je le répète, une bien grande satisfaction. C'est aussi, et je me permets d'y insister, une preuve bien évidente des dangers de la surnutrition azotée. Car, on ne saurait en douter, si ces accès ont disdisparu sous l'influence seulement d'un bon dosage de l'alimentation, c'est qu'ils étaient produits par l'exagération de l'alimentation.

Je pose donc comme un principe invariable, qu'il est indispensable de soumettre tous les épileptiques à une alimentation bien dosée et telle que je viens de l'indiquer pour la nature des aliments. Je ne crois pas qu'elle puisse leur nuire; et sans pouvoir compter souvent sur la disparition des accès, ce régime, je le crois, leur sera toujours plus ou moins utile.

Hystérie. — Parmi les troubles les plus constants de cette névrose essentiellement protéiforme, figurent surtout ceux de la nutrition. L'organisme hystérique dépense peu surtout en ce qui concerne les albuminoïdes. Or, cette diminution des dépenses qui est prouvée par le dosage de l'urée d'une part, et par la résistance au jeûne ou au moins à l'alimentation insuffisante d'autre part, n'est pas chez les hystériques, une adaptation au défaut des apports, car cette diminution des dépenses subsiste même quand les apports dépassent les besoins, mais bien la conséquence d'un état spécial de leur organisme, et probablement. je le pense, plus spécialement de leur système circulatoire. Celui ci, on le sait, peut atteindre, par moments et par place, une vaso-constriction telle que l'on peut piquer profondément les régions où elle existe sans produire d'hémorrhagie. Dans d'autres cas, ces mêmes régions peuvent présenter une vaso-dilatation telle qu'elle conduit à la congestion. Ces vaso-constrictions et ces vaso-dilatations doivent être sûrement de cause endogène. Elles doivent dépendre de

49

produits solubles quelconques élaborés dans des conditions spéciales qui nous sont inconnues.

Mais quelles que soient les conditions sous l'influence desquelles sont élaborées ces substances, il paraît indiscutable qu'il ne peut y avoir que des avantages à ce que :

1° L'alimentation soit mise en rapport avec les besoins pour éviter surtout la formation des produits de combustion et d'hydratation incomplètes ;

2° A ce que les aliments donnés contiennent le moins possible de substances nuisibles, telles que les purines ;

3° A ce que les fonctions digestives se fassent assez bien, pour éviter l'infection intestinale ;

4° Enfin, en surveillant la ration minérale, eau et matières salines. Beaucoup d'hystériques, en effet, exagèrent ces dernières.

J'estime donc que dès que les signes de l'hystérie, même dans ses formes les plus légères, apparaissent, il sera utile de mettre en rapport l'alimentation avec les dépenses constatées par les analyses ; et de s'adresser au régime lacto-ovo-végétarien (p. 625), en se montrant même réservé pour des légumes secs. Mais, de plus, il faudra tendre à augmenter les dépenses par des exercices physiques accomplis en plein air ; par des bains pris au-dessous de la température normale ; et au besoin, aux déplacements rapides qui augmentent la radiation cutanée. La bicyclette a de plus l'avantage de comporter l'effort musculaire. On peut considérer comme utile toute augmentation des dépenses de l'organisme ; et, bien entendu, il faudra que l'alimentation soit augmentée en proportion.

Est-ce à dire que grâce à ce régime et à ces moyens, on pourra triompher de cette affection ? Je ne le pense pas. Je dois même déclarer que les résultats obtenus par le dosage de l'alimentation sont loin de ceux que je viens de signaler pour les accès épileptiformes et même pour l'épilepsie. Mais cependant, de même que pour l'épilepsie non guérie par le régime, une alimentation bien dosée aura toujours l'avantage de débarrasser l'hystérique de tous les troubles dépendant d'un défaut d'hygiène alimentaire. Enfin, je reste convaincu, qu'avec le temps, surtout pour les jeunes sujets qui seraient ainsi surveillés dès le début, une alimentation scientifiquement dirigée pourrait avoir des résultats encore très appréciables ; et il me semble que nous devons chercher à les obtenir avec d'autant plus de soin que nous ne pouvons que fort peu compter sur les divers autres moyens de traitement.

Hypnotisme. — *Léthargie.* — *Catalepsie.* — *Somnambulisme.* — Sans pouvoir être confondu avec l'hystérie, l'hypnotisme, sous quelques formes qu'il se manifeste, présente avec cette dernière, on ne peut le nier, de nombreux points de contact. Je pense donc qu'on peut appliquer à l'hypnotique ce que je viens de dire pour l'hystérique; et cela qu'il s'agisse de la léthargie, de la catalepsie ou du somnambulisme. Il est indispensable de savoir comment se fait la nutrition de ces hypnotiques, ce qui sera indiqué par une analyse des urines faite dans de bonnes conditions; et aussi de savoir comment ils utilisent, ce qui peut être évalué par des pesées comparatives après un certain temps d'un régime bien dosé. C'est d'après ces données, qu'il faudra régler l'alimentation, d'abord au point de vue quantitatif, pour les azotés, les ternaires, les matières salines et l'eau; et ensuite au point de vue qualitatif, en s'en tenant autant que possible au régime lacto-ovo-végétarien (p. 625 . De même que pour les hystériques, je ne crois pas que les divers hypnotiques puissent par ce régime compter sur le retour de leur système nerveux à l'état normal; mais je pense qu'ils pourront au moins être débarrassés de certains troubles digestifs et nutritifs qui accompagnent ceux dépendant exclusivement de leur névrose.

Neurasthénie. — Il y a une dizaine d'années, quelques faits cliniques m'avaient déjà conduit à cette conclusion, que certains cas de neurasthénie relèvent du dosage de l'alimentation. Consulté par quelques-uns de ces malades, qui en même temps qu'ils accusaient des signes les plus nets de la neurasthénie, présentaient des troubles dépendant aussi sûrement des vices de l'alimentation, je cherchai par un régime méthodique à combattre ces divers troubles, en ne pensant, toutefois. pouvoir améliorer l'état du malade que par la suppression de ces derniers. Or, ce ne fut pas sans une agréable surprise, que je vis disparaître non seulement les troubles digestifs et nutritifs, mais aussi tous ceux propres à la neurasthénie. Encouragé par ces faits, j'ai fait du dosage de l'alimentation la base du traitement de la neurasthénie; et, plus je vais, et plus je constate que nombreux sont les cas qui ne sont dus qu'à un vice de l'alimentation ou de la nutrition. Du reste, quand on interroge et qu'on examine ces malades, il est rare qu'on ne trouve pas quelques preuves d'une mauvaise hygiène alimentaire. Aussi, en ce moment, j'avoue que je ne saurais guère traiter un neurasthénique sans suivre l'état de sa nutrition par des analyses fréquentes de ses urines et sans régler son alimentation d'après elles.

Les principes de ce dosage sont ceux que j'ai déjà souvent exposés.

1° Savoir comment se fait la nutrition en faisant doser l'urée, l'azote urinaire total et au moins l'acide urique, l'acide phosphorique, l'acide sulfurique et les chlorures.

2° Savoir aussi la quantité totale de matières salines et la quantité d'eau urinaire, en rapport avec l'eau et les matières salines alimentaires.

Ces données acquises :

1° Tenir compte de toutes les conditions propres au malade et capables de faire varier ses dépenses, pour fixer les azotés, les calories totales, les matières salines et l'eau.

2" Autant comme commodité pratique que pour des raisons scientifiques, commencer par un régime lacté sucré exclusif (p. 595) et insuffisant de quatre, six ou huit jours suivant le cas.

3° Toutefois si le malade est constipé, il faut consacrer quelques jours à combattre la constipation par quelques purgatifs légers, mais répétés deux ou trois fois, à trois ou quatre jours d'intervalle, et par des laxatifs dans les intervalles.

4° S'il y a de l'embarras gastrique, ce qui arrive souvent, il faudra également le combattre avant de commencer le régime lacté.

5° Après le régime lacté et une courte période de régime ovo-lacté (p. 610), on en viendra à une période d'une semaine d'un régime lacto-ovo-végétarien (p. 625), qui sera elle-même suivie d'une période de régime lacté sucré exclusif.

6° Ce n'est que peu à peu que l'on passera de l'insuffisance de l'alimentation à un régime correspondant aux dépenses, et toujours en suivant le résultat de l'alimentation par le dosage des urines et les pesées.

7° Un certain nombre de neurasthéniques ont de l'embonpoint, et le traitement de l'obésité (V. ce vol., p. 118) pourrait être combiné avec l'alimentation de la neurasthénie. Il n'y aura que des avantages à le faire. D'autres, au contraire, ont un poids inférieur à la normale. Or, même pour ceux-là, il ne faudra pas craindre de commencer par un régime insuffisant; mais on le maintiendra moins longtemps.

Bien entendu, le dosage de l'alimentation n'exclut pas les autres moyens employés contre cette affection. L'éloignement des affaires, la sortie d'un milieu pénible, la vie au grand air s'accompagnant d'exercices ou mieux encore de travaux manuels ou corporels, le massage, l'hydrothérapie, conservent toute leur utilité. Mais dans la plupart des cas, ils ne conduisent guère à un bon résultat sans le dosage de l'alimentation ou n'agissent que beaucoup plus lentement.

Je dois bien avouer que ce ne sera pas toujours sans difficulté que ce régime sera accepté par les malades. Beaucoup, au contraire, sentant leur énergie et leurs forces être diminuées, ne viennent demander au médecin qu'un moyen de les fortifier Nous devons donc nous attendre à quelque résistance de leur part, quand nous voudrons les mettre à un régime insuffisant. Mais, comme toujours, vu cette sensation de faiblesse, ils ont déjà eu recours, sans succès, à la suralimentation et aux excitants, nous pouvons au moins leur proposer un autre régime, puisque le dernier ne leur a pas réussi. En insistant, du reste, on arrivera le plus souvent à les convaincre. Or, j'ose promettre à mes confrères qui s'inspireront de ces idées, des succès qui tout d'abord les surprendront, mais qui les rendront de plus en plus fermes dans cette voie. J'espère aussi que, leur conviction faite, ils sauront à leur tour mettre dans les conseils donnés aux malades un ton de conviction communicative, qui, sûrement, triomphera des hésitations de leur malade.

Astasie. — Abasie. — Névropathie cérébro-cardiaque. — Paralysie agitante. — Chorée de sydenham. — Tétanie. — Crampes professionnelles. — Pour ces différentes affections, dont les étiologies et aussi les symptomatologies sont bien différentes je ne vois aucune indication spéciale à donner au point de vue diététique. Néanmoins, je pense qu'on ne pourra trouver que des avantages à établir un bon dosage de l'alimentation. Le malade y gagnera toujours d'éviter les troubles de la digestion ou de la nutrition, et d'en être débarrassés si ces troubles existaient. On devra au moins éviter un régime carné (p. 485), et établir le régime en s'adressant de préférence au lait, aux œufs et aux végétaux.

ALIÉNATION MENTALE

Folies des névroses. — *Folie neurasthénique, folie épileptique, folie hystérique.* — Au point de vue qui m'occupe ici, je détache d'abord ces trois formes distinctes d'aliénation mentale, parce que leur alimentation a été déjà étudiée avec les névroses dont elles ne représentent qu'une forme, une complication ou une période plus avancée de leur évolution.

Après un début exclusivement constitué par les signes de la neurasthénie, de l'épilepsie ou de l'hystéric, on voit parfois s'ajouter à ces signes ceux de l'aliénation mentale. Ces derniers peuvent même l'emporter dans l'expression symptomatique de l'affection ; mais néanmoins le plus souvent. en laissant aux signes du début une valeur suffisante pour qu'on retrouve le fond de la maladie. Or, l'influence marquée, dans certains cas, du dosage de l'alimentation sur l'évolution au moins de la neurasthénie et de l'épilepsie. et quoique d'une manière moins marquée sur celle de l'hystérie, conduit tout naturellement à un même régime, quand ces affections se sont compliquées de troubles psychiques. Evidemment, l'apparition de ces troubles indique un état plus grave et plus avancé du processus morbide. Mais ces troubles psychiques, au moins au début, peuvent n'être que fonctionnels ; et il se pourrait que de même que dans quelques cas nous avons vu les éléments nerveux, dont dépendaient surtout la neurasthénie et l'épilepsie, revenir à l'état normal, il se pourrait, dis-je, pour la même raison, qu'il en fût de mêm·· des éléments nerveux dont dépendent les troubles psychiques. Or, j'insiste sur ce point, par cela seul que les troubles cérébraux ont été précédés par ceux de ces névroses, nous devons considérer comme probable qu'ils dépendent de la même cause, et que le même régime pourra améliorer ces derniers comme les premiers.

Je renvoie donc pour le régime de ces folies à ce que j'ai dit sur les névroses dont elles constituent soit une complication, soit une période plus avancée de leur évolution ; et, si l'on n'a pas la bonne fortune de voir l'affection rétrocéder, au moins, grâce à ce régime, aura-t-on pu retarder, dans la limite du possible, son aggravation.

Polioencéphalites. — *Mélancolie.* — *Manie.* — *Délires aigus.* — *Folies périodiques.* — *Folies circulaires.* — Les expressions symptomatiques de ces différentes formes des troubles cérébraux, quelque éloignées qu'elles soient les unes des autres, présentent cependant ce caractère commun qu'elles ont des périodes d'exacerbation et d'apaisement. Pour les deux dernières formes, l'apaisement temporaire va même jusqu'à la disparition complète. De là se dégage, pour moi, d'abord cette conception que les périodes d'exacerbation sont sous la dépendance de troubles fonctionnels; et ensuite que, s'il s'agit de troubles fonctionnels, il est très probable qu'ils dépendent de produits solubles circulants, que ces produits soient d'origine exogène ou endogène. Ces produits, quelle que soit leur origine, peuvent agir directement sur les éléments nerveux, en diminuant leur pouvoir fonctionnel ou en l'exagérant, ou bien n'agir sur eux que d'une manière indirecte, en diminuant leurs échanges ou en les activant Mais l'action directe ou indirecte de ces produits ne me semble pas moins des plus probables ; et, dès lors, apparaît la possibilité d'éliminer ces produits et aussi d'éviter, dans une certaine mesure, leur formation.

Leur élimination sera naturellement favorisée par un régime hyperhydrique (voir ce volume, p. 409), et il me paraît probable qu'une alimentation, bien dosée au double point de vue qualitatif et quantitatif, sera une des conditions importantes pour éviter ou diminuer leur formation. Or, de tous les régimes, c'est le régime lacté sucré (p. 595) exclusif qui me paraît le mieux remplir ces indications ; et qui, en même temps, rend le dosage le plus facile. Au besoin même on pourra, pour augmenter la diurèse, y joindre une décoction végétale. Je considère donc que pour toutes ces formes d'aliénation mentale, c'est le régime lacté et ses modifications qui représentent l'alimentation de choix. Mais, et c'est là un point important, encore faudra t-il fixer sa quantité en s'inspirant des besoins bien calculés du malade et des conditions dans lesquelles se fait sa nutrition.

Le lait me paraît donc être le meilleur des aliments pour tous ces sujets. Mais comme ce régime doit être suivi pendant longtemps, je pense qu'on pourra l'entrecouper par les périodes assez longues ovo-végétariennes, en donnant la préférence aux fruits cuits et au légumes verts blanchis.

Bien entendu, je ne pense pas que l'on puisse ainsi guérir ces différentes formes de folies, et que l'on puisse rendre les malades qui les présentent à leurs occupations ; mais on peut espérer au moins éloigner les exacerbations, et peut-être les atténuer. Beaucoup de familles seraient encore heureuses d'arriver à ce résultat.

Ces différentes folies ont des périodes de rémission ; et je pense qu'il faudrait en profiter pour occuper les malades à des travaux manuels ou corporels appropriés à leurs goûts. Pour ceux qui, pour une raison quelconque, ne pourraient pas accomplir ces travaux, il faudrait au moins les faire marcher au grand air, de manière à exercer leur système musculaire. Tous ces exercices, en effet, favorisent les actes digestifs et nutritifs. Ils les régularisent, et assurent ainsi aux divers éléments anatomiques un bon milieu intérieur qui facilite leurs échanges.

Ces aliénés devront être occupés toute la journée à des travaux physiques, se succédant méthodiquement, pour ne jamais les laisser livrés à leurs propres et seules réflexions. Ces exercices prépareront une bonne digestion ; et il se pourrait que celle-ci, aidée par une bonne nutrition, put donner quelques heureux résultats.

POLIOENCÉPHALITES (suite). — *Incomplets.* — *Dégénérés.* — *Imbéciles.* — *Idiots.* — *Leucoencéphalites.* — *Paranoïas.* — *Encéphalites totales.* — *Paralysie générale.* — *Démences précoces, séniles ou terminales.* — Je réunis dans ce groupe certaines *polioencéphalites*, des *leucoencéphalites* et des *encéphalites totales*. C'est qu'en effet, il est établi pour certaines de leurs manifestations et probablement pour d'autres, qu'aux lésions propres aux éléments nerveux, cellules nerveuses ou éléments de conduction, il s'y joint des lésions de la névroglie et du tissu conjonctif. Ces lésions, de la névroglie et du tissu conjonctif, peuvent n'apparaître qu'assez tard, ou, au contraire, appartenir aux premières périodes fœtales de la formation des centres nerveux ; mais ce sont elles qui donnent à ces affections leur caractère d'incurabilité et d'évolution progressive fatale. Toutes ces expressions symptomatiques ont des lésions anatomiques indiscutables. Elles siègent sur les éléments nerveux, qui sont plus ou moins atrophiés ; mais en même temps, je l'ai dit, sur la névroglie et le tissu conjonctif, soit interstitiel ou des vaisseaux. Le plus souvent même, il semble que ce sont ces lésions qui jouent le rôle le plus important.

Dans tous ces cas, il faudra donc viser, en même temps, l'élimination des produits qui pourraient influencer les éléments nerveux, et aussi ceux qui agissent sur la névroglie et le tissu conjonctif; et je renvoie pour les premiers à ce que je viens de dire sur les polioencéphalites, et, pour les seconds, à ce que j'ai dit sur la sclérose (voir ce volume, page 134).

Résumé général pour les maladies mentales. — 1º Quelle que soit la forme que revête l'aliénation mentale, il faut d'abord se rendre compte des conditions dans lesquelles se fait la nutrition; et on s'adressera, dans ce but, à l'analyse complète des urines et à des pesées successives du sujet. après un dosage bien fait quantitativement de l'alimentation.

2º Les analyses devront porter sur les matières salines comme sur les organiques.

3º L'alimentation sera dosée d'après toutes les conditions qui pourront faire varier les besoins du malade.

4º On fera de fréquentes périodes de quatre à six jours de régime lacté sucré exclusif, qui donne le moins de purines, et qui diminue le microbisme intestinal.

5º En dehors de ces périodes, le régime lacto–ovo–végétarien me paraît être celui qui doit convenir le mieux à la plupart de ces malades.

6º Toutefois, vu la grande variété de ces affections, on devra le modifier, bien entendu, selon les indications particulières à chacune d'elles.

Les aliments végétaux seront représentés par des fruits cuits et des légumes frais; et, selon les indications, ces derniers seront privés d'une partie de leurs sels de potasse par leur cuisson dans l'eau, ou de leurs sels de chaux par leur cuisson dans les corps gras (voir ce volume, pp. 442 et suivantes). ou servis avec leurs sels naturels.

7º Enfin, au régime lacté et au régime lacto ovo-végétarien, on joindra des décoctions végétales. si l'on veut rendre le régime hyperhydrique (p. 409); et d'après certaines indications tirées de l'état du malade, les décoctions végétales devront être avantageusement remplacées par des eaux minérales, choisies d'après chaque cas spécial.

Observations diététiques sur les aliments donnés aux malades et principalement sur ceux qui leur sont plus spécialement destinés.

Pain. — On trouvera toutes les indications le concernant dans le 3° volume, pages 462 et suivantes. J'ajoute que pour celui destiné aux malades, il suffit qu'il corresponde *au pain blanc moyen* et qu'il soit fait de la veille; le pain du jour se digère moins bien.

Biscuits, Gâteaux, Pâtes. — Voir pour leur composition et leur valeur nutritive le 3° volume, page 478. On s'inspirera de ces indications pour les prescrire. Les pâtes se digèrent généralement bien ; mais elles ne laissent pas de résidu intestinal. Elles sont peu propres pour lutter contre la constipation.

Farines et Fécules. — Souvent données aux malades du premier âge (voir le 2° vol., pp. 562 et suivantes ; voir aussi, dans le 3° vol., les céréales, pp. 460 et suivantes). Les farines ont les mêmes avantages et les mêmes inconvénients que les pâtes alimentaires. Les fécules ne sont que des hydrates de carbone.

Pain complet ou pain de son. — La farine blutée, à partir de 28 °/₀ et au dessus sert à faire le *pain de luxe.* En enlevant moins de son par le blutage, on obtient un pain moins assimilable, mais plus riche en phosphore et en azote. Ce pain surtout favorise davantage les fonctions motrices de l'intestin. C'est cette dernière qualité qui le fait prescrire souvent contre la constipation. C'est un des meilleurs moyens pour triompher de cette dernière, quand elle due à la paresse intestinale.

Pain déchloruré. — Dans la fabrication des divers pains on ajoute de 8 à 10 grammes de chlorure de sodium par kilogramme, et quelquefois même davantage. Or, le pain *déchloruré*, et qu'il vaudrait mieux appeler *hypochloruré*, diffère seulement du pain ordinaire, en ce qu'il est fait sans cette addition. Mais il contient toujours le chlorure contenu dans la farine, soit de 0ᵍʳ50 à 0ᵍʳ80 par kilogramme. L'absence du sel ne nuit en rien à la panification.

Pain de gluten. — Ce pain est préparé plus spécialement pour les diabétiques. Il a pour but de diminuer autant que possible les féculents et d'augmenter les albuminoïdes, soit pour le pain, le gluten. La composition de ces pains est très variable (voir le 3ᵉ vol. p. 479). Tandis que dans la farine de froment les féculents dépassent souvent 70 °/₀ et que les azotés ne dépassent guère 10 °/₀, dans les farines préparées pour faire le pain de gluten, les hydro-carbonés arrivent seulement à 50 et même à 15 °/₀, tandis que le gluten arrive au moins à 35 °/₀ et même dépasse 70 °/₀.

Mais la discussion à laquelle je me suis livré à propos de l'alimentation des diabétiques me semble enlever beaucoup d'importance à ce pain (p. 531 et 561).

Pain de soja (voir le 3ᵉ vol., p. 495). — La farine naturelle de soja ne contient environ que 40 °/₀ d'hydrates de carbone ; mais on peut encore en enlever une partie à la farine destinée à faire le pain des diabétiques, de telle manière qu'elle n'en contienne guère que 10 °/₀.

Pain d'amandes. — Ne contient guère que 1 °/₀ d'hydrates de carbone, et au contraire plus de 20 °/₀ de substances azotées et plus de 50 °/₀ de corps gras (voir pp. 560 et suivantes, 3ᵉ vol.).

Pain d'aleurone. — Pain fabriqué avec les farines provenant de certaines plantes oléagineuses. Il ne contient guère plus de 10 °/₀ de substances azotées, presque pas de matières grasses ; mais plus de 65 °/₀ d'albuminoïdes.

Ces trois pains, comme celui de gluten, sont faits pour les diabétiques ; mais les observations présentées pour le pain de gluten lui sont applicables (p. 561).

Laits divers (voir le 2ᵉ vol., pp. 325 et suivantes, le 3ᵉ vol.. p. 397, et le 4ᵉ vol., p. 592 ; voir surtout le 4ᵉ vol., p. 244, pour les maladies fébriles).

Fromages. — Ils ne constituent un aliment que pour les convalescences avancées. Les fromages frais doivent être donnés avant les autres (pour leur valeur nutritive et leur composition, voir le 3ᵉ vol., p. 411).

Œuf (voir ce volume pour la composition des divers œufs, p 610). — L'œuf, surtout celui de poule, constitue un excellent aliment. On peut le donner cru, mais j'aime mieux le donner cuit. C'est à la coque qu'il est le mieux accepté par le malade et aussi qu'il est le mieux digéré (voir ce vol., p. 614). C'est le plus souvent le premier aliment solide que l'on donne aux convalescents.

Composés de lait et d'œufs : Crèmes et flans, lait de poule. — Les deux premiers sont généralement bien acceptés par les malades et aussi bien digérés. Ils ont une valeur nutritive très élevée. Ils contiennent, en effet, beaucoup d'albuminoïdes, par la caséine et par l'albumine du jaune de l'œuf ; beaucoup de corps gras, par le beurre et ceux de l'œuf ; et enfin beaucoup d'hydrates de carbone, par la lactose et le sucre que l'on y ajoute.

Ces composés constituent de bons aliments dans le régime ovo-lacté, mais il faut savoir qu'ils sont très nutritifs.

Quant au *lait de poule*, fait le plus souvent avec un jaune d'œuf et du sucre, mélangé soit à du lait, soit seulement à de l'eau chaude, il constitue un aliment d'urgence. Confectionné avec de l'eau, il comprend seulement des aliments ternaires et se digère facilement. Mais fait avec le lait, il devient un aliment très nutritif ; et, par conséquent, il ne saurait convenir qu'après la fièvre et même à une période assez avancée de la convalescence.

Sucre (voir le 3e vol., p. 622). — Il joue un rôle assez important dans l'alimentation des malades fébricitants. Ils en reçoivent, en effet, avec les tisanes, les potions, le lait et les fruits cuits. Cette quantité, dans ces cas, je l'ai expliqué, n'est pas négligeable. Nous verrons aussi qu'il peut être absorbé en quantités appréciables par la voie rectale. C'est le sucre de canne ou de betterave qui est le plus souvent employé, mais on peut aussi utiliser la glycose.

Miel (voir le 3e vol., p. 623). — Ne contient guère que des hydrates de carbone dans les environs de 70 %. Bon aliment, à ce titre, que l'on peut donner en nature au début des convalescences, notamment aux enfants Les 100 grammes donnent sensiblement 100 calories. Il devrait être plus employé qu'on ne le fait depuis quelque temps.

Cacao, chocolat. — Le cacao (voir p. 634 du 3e vol.) constitue un aliment souvent trop riche et aussi de digestion peu facile Il ne peut être donné qu'à une période avancée de la convalescence. Il est riche en même temps en azote, en corps gras, en hydrates de carbone et en matières salines. Mais il est aussi riche en purines 1 gr 30 %. Il faudra donc se montrer très réservé dans son emploi, dans toutes les affections dans lesquelles on doit éviter l'exagération d'acide urique, soit celles de surnutrition et les scléroses.

Le chocolat (p. 624 du 3ᵉ vol.) est un peu moins riche en azote et en corps gras, mais beaucoup plus en hydrates de carbone, de telle sorte que, tandis que 100 grammes de cacao donnent 455 calories, 100 de chocolat en donnent 511. Sa richesse en purines est sensiblement la même que celle du cacao. Les observations présentées pour ce dernier lui sont donc tout à fait applicables. Ni l'un ni l'autre ne sont des aliments de malades, au sens propre du mot. Ils ne peuvent être utilisés qu'avec de bons organes digestifs, et chez des malades soumis au régime hyperorganique.

Sucreries : Bonbons divers au sucre, nougat, sucre d'orge. — Toutes ces sucreries ne doivent être données que dans les périodes avancées des convalescences. Elles sont riches en hydrates de carbone ; et grâce à eux donnent toutes plus de 350 calories pour 100 grammes.

Fruits cuits. — Ce sont surtout : les pruneaux, les abricots secs, les poires, les pommes, etc. (3ᵉ vol., p. 330 ; voir ensuite chaque fruit séparément). Préparés en compote ou en marmelade, au moment de les prendre, je considère ces fruits comme des aliments de choix au début des convalescences. Ils sont antiseptisés par la cuisson, assez riches en hydrates de carbone, de digestion facile, et la plupart légèrement laxatifs ce qui constitue pour eux un précieux avantage.

Confitures. — J'en suis moins partisan. Elles sont généralement trop riches en sucre. Je ne leur trouve aucun avantage sur les fruits cuits. On peut cependant en faire usage chez des convalescents. Quelques-unes, telles que celle de coing, de nèfle et de goyave sont astringentes et se prennent avec avantage dans les entérites. Celle de tamarin et de casse, au contraire, sont plutôt laxatives.

Sirops (groseille, grenadine, limon, etc.). — Peuvent parfois remplacer les tisanes. Mais, sauf dans des cas spéciaux, l'eau doit être donnée tiède.

Bouillons. — Le bouillon résultant de la cuisson de diverses viandes dans l'eau, en même temps que de certains légumes, a été fortement attaqué depuis quelques années. Cependant j'ai cru devoir le conserver dans l'alimentation des malades, et j'en ai donné les raisons ainsi que ses indications (voir ce vol., Alimentation dans les maladies fébriles, pp. 331 et suivantes).

Le bouillon destiné aux malades est fait le plus souvent avec la viande de bœuf, ou de veau, ou de poulet. Mais on utilise aussi, pour faire du bouillon, le mouton, le porc, le dindon et l'oie. Mais ces trois dernières viandes servent surtout à faire des soupes dont la valeur nutritive est due surtout aux légumes cuits en même temps que la viande. Cette dernière ne sert presque que de condiment Enfin, dans certaines conditions, on utilise divers bouillons de conserve. Ces bouillons peuvent être conservés à l'état liquide ou être réduits à l'état pâteux, comme l'extrait de Liébig.

Pour ces divers bouillons, voir les indications suivantes :

Bouillon de bœuf et de veau (voir pour sa préparation, sa composition et sa valeur nutritive, le 3ᵉ volume, pages 361, 364, 366 et suivantes, et le 4ᵉ volume, page 235).

Bouillon de mouton (voir 3ᵉ volume, page 377).

Bouillon de porc (voir 3ᵉ volume, page 378).

Bouillon de poule (voir pour sa préparation, sa composition et sa valeur nutritive, le 3ᵉ volume, page 421 et suivantes).

Bouillon de dindon et d'oie (voir 3ᵉ volume, pages 424 et 427).

Bouillon de conserve (voir 3ᵉ volume, page 325).

Extrait de Liebig (voir 3ᵉ volume, page 329)

Bouillon de légumes (voir 3ᵉ volume, pages 94 et 373 .

Soupes. — C'est l'aliment le plus souvent donné dès qu'on dépasse le bouillon (voir 3ᵉ volume, page 232).

Elles ne sont constituées, du reste, que par les divers bouillons précédents additionnés de fécules, de pâtes ou de légumes, soit entiers, soit mis en purée.

Ces soupes sont préparées à l'instant même où le malade doit les prendre. Mais, exceptionnellement, on peut se servir de soupes de conserve (voir le 3ᵉ volume, page 325).

Jus de viande. — Je le considère, comme je l'ai dit, plutôt comme un agent thérapeutique que comme une alimentation (voir le 3ᵉ volume, pages 301 et 347). — 100 grammes de viande ne donnent guère, dans les conditions ordinaires, que 30 grammes de jus. Sa composition, pour 100 grammes, d'après Gautier, est la suivante : globuline, 4 gr. 33; albumines, 1 gr. 20; peptones, 3 gr. 47; collagènes, 0 gr. 49; matières organiques, ferments, etc., 0 gr. 45; sels, 1 gr. 35; eau, 88 gr. 81. Le jus de viande ne me paraît trouver son utilité, je lai dit, que dans la tuberculose.

Poudre de viande. — On en trouve deux qualités : 1º la *poudre de viande ordinaire*, faite avec la viande de cheval ; et 2º la *poudre de beefsteak*, faite avec la viande de bœuf. Les deux ont la même valeur nutritive ; mais la seconde est plus acceptable comme goût. Les deux représentent quatre fois leur poids de viande fraîche. 25 grammes de poudre corresponuent donc à 100 grammes de viande, soit à la portion ordinaire. Elles renferment 13 à 14 % d'azote utile, et sont peptonisées quatre fois plus vite que la viande dont elles proviennent On peut donner, surtout la poudre de beefsteak, dans du bouillon fortement parfumé par des légumes, ou mieux encore dans des purées. Mais le plus souvent, ces poudres sont utilisées dans l'alimentation par la sonde, par les fistules stomacale ou jéjunale, ou par la voie rectale. (Voir plus loin les voies anormales d'alimentation.)

Somatoses — Ce sont des produits intermédiaires entre les albumines et les peptones. Il en existe différentes qualités dans le commerce. En général, elles contiennent, pour 100 gr., 80 grammes d'albumine, 2 grammes de peptone et 6 grammes de matières salines. Leur valeur en albuminoïdes est cinq fois supérieure à celle de la viande. Mais contrairement à ces dernières, elles ne contiennent pas de corps gras, ce qui diminue beaucoup leur valeur calorifique.

Les albumines qui les composent en grande partie sont plus ou moins rapprochées des peptones, de sorte qu'une partie ne peut plus revenir à l'état de sérine, et qu'elle n'est plus utile que comme agent de calorification. Mais l'autre partie peut servir d'albumine de constitution ; et à cet égard, les somatoses peuvent rendre de réels services.

Elles sont utilisées comme les poudres de viande, et souvent comme goût, sont mieux acceptées que ces dernières.

Peptones. — Transformation des différentes albumines, les rendant solubles et absorbables. D'après le mode de préparation, on doit distinguer : 1º celles obtenues par l'action de la vapeur et de la chaleur ; 2º celles obtenues par la digestion tartrique ; 3º les chlorhydropepsiques et 4º les pancréatiques. Ces deux dernières doivent avoir la préférence ; et chacune d'elles, selon les cas particuliers.

Ces différentes peptones sont liquides ou solides. Les premières représentent trois fois leur poids de viande ; et les secondes, six fois. Elles sont toutes employées surtout dans l'alimentation par les sondes (buccale ou nasale), par les fistules gastrique ou jéjunale, mais le plus souvent par la voie rectale. Elles sont absorbées, mais au moins une bonne partie ne peut servir que comme aliment de calorification.

Poissons. — Ne peuvent être donnés que dans les convalescences avancées. Ce sont les poissons blancs et maigres qui doivent être donnés de préférence, soit : bar, brochet, dorade, merlan, morue fraîche, sole (voir 3e volume, page 445). On les sert souvent frits ou grillés, mais la cuisson dans l'eau pourrait leur enlever des ptomaïnes, s'ils n'étaient pas absolument frais.

Abats. — On donne souvent le *ris* et la *cervelle* aux convalescents. L'un et l'autre sont très riches en corps gras, et le ris représente la substance animale la plus riche en albuminoïdes. Les deux sont, en outre, d'une altération facile. A ces divers points de vue, je ne les considère pas comme des aliments de malades. Il en est également ainsi du *foie* et du *rognon*, qui sont les organes les moins sains de tout organisme. Du reste, d'une manière générale. j'estime que les abats doivent être écartés de l'alimentation au moins pendant la première partie de la convalescence (voir le 3e volume, pages 343, 349, 355 et 357).

Volailles. — Parmi les viandes, ce sont celles de volailles que l'on prescrit les premières ; et parmi les volailles, c'est le plus souvent, le poulet. Comme aliment solide, le poulet se place sur la même ligne que le poisson ; les deux viennent après l'œuf. C'est au moins là un usage consacré par une longue pratique. Quand on n'est pas absolument sûr de la fraîcheur du poisson, il faut s'en tenir exclusivement à la volaille. Le pigeon n'est donné que plus tard ; et à plus forte raison le canard et l'oie, qui sont très riches en corps gras.

Toutes ces volailles doivent se donner rôties au début. Ce n'est que dans les convalescences avancées qu'on les servira en ragoût.

Gibier. — A la condition d'être d'une fraîcheur irréprochable, le *gibier à plumes* perdreaux, grives, cailles, etc., se place sur la même ligne que les volailles ; et, comme elles, ils doivent être donnés rôtis (voir 3e volume, page 443).

Le *gibier à poils* : lapins, lièvres, etc , me paraît devoir être exclu de l'alimentation des malades. Rôti, il est généralement trop sec pour être de digestion facile ; et servi en sauces relevées, ce qui a lieu le plus souvent, ils sont encore moins en rapport avec l'état des organes digestifs pendant les convalescences (voir 3ᵉ volume, page 438).

Batraciens, reptiles, crustacés, mollusques. — Dans ces différentes catégories d'aliments, je n'en vois aucun qui puisse être donné d'une manière utile aux malades avant une convalescence avancée.

La *grenouille*, le *crocodile* (Cochinchine), *l'iguane* (Guyane) et la *tortue* doivent être réservés à l'homme sain. Il en est de même des crustacés, *crevettes*, *homard* et *langouste*. Quant aux mollusques, il ne peut y avoir de doute que pour les *huîtres*, et même pour elles, je ne crois pas qu'il y ait avantage à les donner avant la fin de la convalescence, soit après les œufs, les poissons blancs et la volaille (voir le 3ᵉ volume : batraciens, p. 443 ; reptiles, p. 444 ; crustacés, p. 451, et mollusques, p. 456).

Viandes de boucherie. — Je ne crois pas qu'il soit prudent de donner ces viandes avant la chute de la fièvre. Toute affection fébrile me paraît les contre-indiquer. On ne les fera entrer dans l'alimentation qu'après les œufs et la volaille, et s'être assuré que les deux sont bien digérés. C'est par l'*agneau* que j'ai l'habitude de commencer (voir 3ᵉ volume, page 385). Il devra être servi rôti et chaud Les côtelettes rendent le dosage facile (voir page 387). Le poids de leurs parties molles, en effet, varie de 20 à 75 grammes. On peut donc commencer par les petites.

Quant aux autres viandes, le mouton, le bœuf et le veau, elles ne doivent pas être considérées comme des aliments de malade, sauf dans les régimes hyperorganiques. Toutes ces viandes sont digérées plus facilement rôties qu'en ragoût (voir le 3ᵉ volume : pour le mouton, pages 346 à 377 et 385, et pour le bœuf, 3ᵉ volume, pages 338-361 et 380-393).

La viande de porc (voir 3ᵉ volume, page 378), celles de cheval, d'âne et de mulet doivent être réservées aux sujets bien portants, ou à ceux qui suivent un régime hyperorganique.

Charcuteries. — Toutes doivent être exclues du régime des fébricitants ; et n'entrer dans l'alimentation qu'à la fin des convalescences. Je ne crois pas, du reste, que ce soit avec avantage (3ᵉ vol., p. 331).

Légumes. — Dès la fin de la fièvre, si les œufs et les fruits cuits sont bien supportés, on peut donner les *légumes frais* : carottes, pommes de terre, haricots verts, petits pois, céleri, chicorée cuite, etc. ; ces légumes seront donnés chauds, bouillis ou frits, et dans le premier cas, en salade, au lieu de les servir en liaison. Les légumes secs, soit en purée, soit avec leur écorce, ne seront donnés qu'à la fin de la convalescence. On pourra les donner plutôt comme potages.

Pour les légumes frais, voir le 3ᵉ volume de la page 497 à la page 569, et pour les légumes secs, 3ᵉ volume, de la page 482 à la page 497.

Fruits. — Parmi les fruits frais, à partir de la chute de la fièvre, et après avoir donné les fruits cuits, on peut permettre aux malades : l'abricot, la banane, la cerise, la figue, la fraise, la mandarine, l'orange, la pêche, la poire, le raisin et la sapotille (voir, pour les fruits, 3ᵉ vol., de la p. 569 à la p 618).

J'ai déjà parlé des fruits secs et cuits qui devront être servis avant les frais.

Épices. — Les aliments du malade doivent être peu relevés. Les quantités de sel seront réglées d'après la nature de la maladie. Toutefois, à la fin de la convalescence, il peut y avoir quelques avantages à user de l'estragon, du persil, de l'ail, et aussi de quelques épices : cannelle, girofle, etc. (voir 3ᵉ vol., pp. 625 et 627).

Beurre. — Il ne sera donné qu'en tenant compte de sa valeur nutritive.

Boissons de table. — Même pendant la fièvre on peut permettre le vin en tisane. C'est le vin rouge qui est le plus souvent utilisé dans ce cas. Mais on peut aussi, et peut-être de préférence, donner le vin blanc sec et le vin doux. En général, je suis peu partisan des vins mousseux, notamment du champagne. Je ne vois pas l'utilité que peut leur donner l'acide carbonique.

Comme boisson pendant les repas, le vin, le cidre, la bière, ne doivent être donnés qu'après la chute de la fièvre, et après les œufs. Quant au choix à faire entre ces trois boissons, on s'inspirera des habitudes du malade et de ses goûts actuels. Il faut savoir qu'après une maladie, même pour les personnes habituées au vin rouge, c'est le vin blanc sec qui est le mieux accepté (voir le 3e vol., de la p. 637 à la p. 658).

LES CURES

Petit lait. — Le petit lait est le lait dépouillé en presque totalité de la caséine et du beurre. Il ne contient donc que la lactose, les matières salines et l'eau. Vu sa composition, il peut rendre des services quand on on veut donner un régime hyperhydrique et en même temps salin et sucré (voir les régimes hydrique et salin). De plus, au point de vue salin, il a l'avantage de contenir tous ceux qui nous sont nécessaires, et sensiblement dans les proportions qui nous conviennent le mieux.

Cure de raisins. Cure de citrons. Cure de fraises. Cure de céleris. Cure de fruits. — Malgré les nombreux travaux qui ont été faits sur ces différents modes de traitement des maladies, et notamment les deux importants rapports de Taillens [1] et de Linossier [2] dans la section de diététique, du congrès international de physiothérapie, il me paraît difficile de déduire les indications cliniques de ces cures. Elles ne peuvent entrer dans la pratique qu'après avoir été mieux étudiées et mieux méthodisées qu'elles ne l'ont été jusqu'à présent. Il faudrait pour les prescrire, en s'appuyant sur des données scientifiques, connaître exactement la composition de ces fruits, non seulement au point de vue alimentaire, mais aussi au point de vue des autres substances auxquelles peut revenir une action véritablement médicamenteuse. De plus, il me paraît indispensable de fixer le reste du régime; et jusqu'à présent ce côté a été peu étudié. Ces cures ne me paraissent pas être encore sorties de la période purement empirique; et j'avoue que je ne vois pas d'indications auxquelles elles puissent satisfaire mieux que tout autre régime. Je suis grand partisan de faire entrer les fruits dans le régime, et même de leur y faire une part importante : je suis bien convaincu que quelques-uns d'entr eux, par exemple, ont des propriétés laxatives et d'autres astrin-

[1] *Les cures de fruits*, par Taillens. Rapport du IIIe congrès international de physiothérapie de Paris, 1910, p. 420.
[2] *Les cures de fruits*, par Linossier. Même congrès, p. 435.

gentes ; et que, par conséquent, chacun d'eux doit être préféré dans certaines affections. Mais je ne saurais conseiller de s'en rapporter d'une manière exclusive à un quelconque de ces fruits, en les prescrivant soit comme aliment, soit comme agent thérapeutique. Enfin, je fais remarquer que, s'ils sont prescrits seulement à ce dernier point de vue, ils relèvent de la thérapeutique et non de l'alimentation.

J'arrive donc à ces conclusions :

1° Que les différents fruits qui servent à faire des *cures* me paraissent, en général, très utiles comme aliments, ne serait-ce que par leur nature végétale ; mais qu'il me paraît difficile et sans grand bénéfice de constituer avec eux une alimentation complète (fruitarien).

2° Qu'en ce qui concerne leur utilisation comme agents thérapeutiques, il est nécessaire de mieux préciser leurs indications.

ALIMENTATION PAR LES VOIES ANORMALES

Voies extra-digestives. — *Voie veineuse.* — Elle ne peut être utilisée que pour les *régimes hydriques* et les *régimes salins*. Mais, vu les dangers de l'injection d'eau pure qui détruit très rapidement les hématies, il ne faut pas l'employer.

Les dangers diminuent beaucoup pour les solutions salines et notamment pour les chlorurées. Aux titres de 7 à 8 pour 1.000, ces dernières peuvent être injectées même à doses dépassant 500 centimètres cubes, sans autres dangers que ceux inhérents à toute opération faite sur les veines. Toutefois, je ne crois pas que cette voie, sauf dans quelques cas pressants, comme dans les grandes hémorrhagies, ait de gros avantages sur la voie hypodermique ou la voie rectale. Mais dans les cas que je viens d'indiquer, elle peut être précieuse, parce que mieux que les autres, elle assure l'entrée de la solution injectée dans le système sanguin. Il peut également en être ainsi dans certaines affections avec un fort collapsus comme dans les cas de choléra et les accès pernicieux algides, dans lesquels on doit craindre que l'absorption par la voie rectale et même par la voie hypodermique se fasse mal. Mais en dehors de ces cas, les autres voies sont préférables, parce que leur technique est plus facile, et qu'elles peuvent être répétées un assez grand nombre de fois sans difficulté.

Quant à l'injection, par cette voie, des aliments de nature organique, je ne crois pas que jusqu'à présent elle ait donné des résultats permettant de lui faire une place dans la pratique.

Voie sous-cutanée. — Elle peut satisfaire, au moins à la plupart des indications des régimes *hydrique, hyperhydrique, salin* et *hypersalin.*

L'injection *d'eau pure* présente les mêmes inconvénients que par la voie veineuse ; mais, toutefois, fortement atténués par cette circonstance que l'eau entre plus lentement dans le torrent sanguin : et que, par conséquent, en se mélageant avec le sérum normal, elle devient rapidement une solution à 2, 4, et 6 pour 1.000, moins offensante pour les hématies.

Les *solutions salines*, notamment celles de chlorure de sodium à 7 à 8 pour 1.000, sont rapidement absorbées et en totalité. Elles peuvent être injectées en quantités atteignant facilement 500 centimètres cubes, et aussi être répétées à de courts intervalles.

Il est probable que les autres matières salines nécessaires à l'organisme pourraient également être introduites par cette voie. Les injections du sérum Quinton, qui contient la plupart de ces matières et qui ont été faites si souvent, sont là pour prouver au moins la possibilité de cette absorption.

Voilà pour l'eau et les matières salines. Parmi les *hydrates* de *carbone*, ceux qui sont solubles, comme la glycose, la saccharose peuvent aussi être absorbés ; et même être utilisés par l'organisme. Mais leur pénétration par cette voie est douloureuse ; et, malgré les soins d'asepsie, ces substances provoquent souvent des escarres. Il est donc dangereux d'y avoir recours. On doit, par conséquent, y renoncer, surtout étant donné que ces mêmes sucres, nous allons le voir, sont absorbés facilement et sans inconvénient par la voie rectale.

Les *graisses* peuvent aussi être absorbées, mais en quantité beaucoup moindre, si bien que la partie résorbée est négligeable.

D'après les données fournies par Perrier (1), qui a étudié

(1) PERRIER. — Sur l'alimentation par la voie sous-cutanée (Congrès pour l'avancement des sciences de Paris, section des Sciences mécicales, séance du 6 août 1909).

Je reproduis, d'après lui, les indications bibliographiques suivantes :

cette question sur l'indication de Bouchard, l'absorption des corps gras injectés par la voie sous-cutanée a été expérimentée successivement par : Menzel et Perko (1) (1869. ; Karst (2) (1875); Kruegg (3) (1875); Withaker (4) (1876); Pick (5) (1879); Leube (6) (1895) ; Blum (7) (1896); Voit (8) (1897); Koll (9) (1897); Marianni (10) (1897) ; et enfin, de nouveau, par Leube (11) en 1898.

D'après ce dernier, les graisses peuvent être absorbées et utilisées par l'organisme. Mais Perrier, à qui j'emprunte ces renseignements, après des recherches les mieux conduites, arrive à cette conclusion, que les lapins n'absorbent guère que $0^{gr}50$ d'huile d'olive par kilogramme de leur poids Or, c'est là une quantité tout à fait insuffisante

Nous verrons, du reste, que la voie rectale, pour ces substances, n'est guère plus avantageuse.

Quant aux substances *albuminoïdes*, Laborde (12), qui, après la plupart des auteurs précédents, a étudié cette question également dans le laboratoire du professeur Bouchard, en 1900, est arrivé, comme eux à cette conclusion générale que cette voie ne peut pas donner des résultats pratiques; et que, de plus, elle peut être dangereuse.

Laborde a expérimenté l'albumine de l'œuf, la caséine, la globuline, les albumoses et les peptones. Or, ses principales conclusions ont été les suivantes :

« 1° Les injections de matières albuminoïdes par la voie

(1) MENZEL et PERKO. — *Viener med. Wochenschr.*, 1809, n° 3.

(2) KARST. — *Berliner Klin. Wochenschr.*, 1875, n° 34.

(3) KRUEGG. — *Vienner med. Wochenschr.*, 1875, n° 34.

(4) WITHAKER. — *The Chimie*, 1876.

(5) PICK. — *Deutsche med. Wochenschr*, 1879, n° 3.

(6) Voir LEUBE. — *Ueber subcutane Ernaehrung, verlandlungen des XIII Congress, für univ. Medicin in München*, 1895. S. 418.

(7) BLUM. — *Prologen, eine neue Klasse von lobuchen ungerinubaren albumino-substanzen. Berliner. Klin. Wochenschr.*, 1896, n° 27.

(8) F. VOIT. — *Deutsches Archiv. f. Klin. med.*, Bd. LVIII, S. 521, 1897.

(9) KOLL. — *Die subcutane Fetternaehrung stabilitanschrift, Vurtzburg.* 1897.

(10) MARIANNI. — *Thèse de Paris*, 1897.

(11) LEUBE. — *Ueber Künstliche Ernaehrung Handbuch der Ernaehrungs therapie von E., von Leyden*, 1898.

(12) LABORDE. — *Société de Biologie*, 4 août 1900, p. 792. De l'alimentation sous-cutanée par les matières albuminoïdes.

« sous-cutanée sont toujours suivies de lésions du rein qui se
« traduisent par la présence d'albumine, et souvent du sang
« dans les urines.

« 6° Enfin, au point de vue du but principal de ces recher-
« ches, c'est à-dire de l'alimentation sous-cutanée par les albu-
« minoïdes, ces substances ne paraissent pas devoir réparer
« les pertes de l'organisme et, par suite, ne sont pas suscep-
« tibles d'applications thérapeutiques. »

Conclusions pour la voie sous-cutanée. — 1° Elle peut être
très utile pour l'eau et les matières salines.

2° Mais elle est douloureuse et dangereuse pour les hydrates
de carbone. Elle est négligeable au point de vue des corps gras.
Enfin, elle est inutile et dangereuse pour les albuminoïdes.

Voie trachéenne et pulmonaire. — Sans y attacher beaucoup d'importance au point de vue pratique, je rappelle que
l'eau est facilement et rapidement absorbée par la voie trachéenne, à la condition de l'injecter dans la trachée. On a même
pu faire pénétrer par cette voie des solutions de quinine. Dans
des expériences faites avec le Dr Lagriffe, nous avons pu faire
absorber des quantités notables d'eau distillée, en l'injectant
à des lapins par cette voie ; et cela, à la condition d'aller lentement, sans provoquer des phénomènes d'asphyxie. Il serait
donc possible que, dans certains cas, cette voie pû rendre
quelques services, au moins pour l'absorption de l'eau pure.

ALIMENTATIONS EXTRA-BUCCALES. — Les voies de pénétration
des aliments qui restent à étudier appartiennent toutes aux
voies digestives. Je réunis sous ce nom *l'alimentation par la
sonde œsophagienne*, celle de la *sonde par la voie nasale*,
l'alimentation gastrique, *l'alimentation jéjunale*, et enfin *la
voie rectale*.

Alimentation par la sonde œsophagienne — Elle s'impose
notamment dans les rétrécissements de l'œsophage, et aussi
dans certains cas de vomissements incoercibles. J'ai dit que
c'est un de ces derniers cas qui a conduit Debove à la suralimentation dans la tuberculose pulmonaire. Dans les conditions
auxquelles satisfait l'alimentation par la sonde œsophagienne,
les fonctions digestives de l'estomac et du reste de l'intestin

sont supposées bien conservées. Ces organes peuvent, par conséquent, recevoir les divers aliments organiques et minéraux, et les utiliser, d'une manière générale, comme à l'état normal On peut donc faire suivre, grâce à la sonde œsophagienne, les mêmes régimes, que si le malade les suivait par la voie naturelle.

Le régime de ces malades sera donc fixé d'après les conditions dans lesquelles il vit, et aussi la nature de la maladie qui nécessite la sonde. La seule indication qui soit propre à ce mode d'alimentation est d'ordre tout à fait pratique Il nécessite, en effet, que les aliments donnés par cette voie puissent facilement traverser la sonde œsophagienne.

Les malades s'habituent facilement à l'usage de la sonde. Beaucoup s'en servent eux-mêmes sans le secours de personne. Il est bon, avant chaque injection, de procéder à un lavage avec de l'eau bouillie tiède ou de l'eau légèrement alcalinisée. L'injection alimentaire est faite ensuite lentement. Sauf les cas où l'introduction de la sonde est douloureuse ou difficile, il faut en faire trois par jour, correspondant aux heures des trois principaux repas Chaque injection doit être calculée de telle manière que le total de celles faites dans la journée comprenne tous les aliments minéraux et organiques qui correspondent à la ration telle que l'exigent les conditions propres aux malades. Le volume peut, habituellement, dépasser 500 centimètres cubes, mais ne doit guère dépasser un litre. On peut facilement, avec le lait, les œufs, les purées de légumes surtout de légumes secs, les poudres de viande, la somatose ou les peptones, obtenir une valeur nutritive suffisante, en restant pour chaque repas, largement au-dessous d'un litre comme volume.

Quant à la composition de cette alimentation, je le répète, elle doit varier avec les indications propres à chaque cas.

Alimentation par la sonde nasale. — Lorsque pour une cause quelconque, on ne peut pas passer sur la cavité buccale, la sonde peut être introduite par la voie nasale. Mais, bien entendu, le calibre de la sonde doit être fortement réduit. On se sert habituellement d'une sonde uréthrale. Elle doit être au moins d'un calibre moyen.

Les indications devant régler la valeur nutritive de l'alimentation faite par cette voie, restent les mêmes. Elles dépendent toujours des besoins du malade, modifiés par son affection.

L'étroitesse de la sonde commande seulement que l'injection ne comprenne que des aliments liquides ou à l'état de purée étendue.

De même que pour la sonde œsophagienne, dans certains cas, tels que dans les retrécissements cicatriciels de la partie supérieure de l'œsophage, il n'est pas nécessaire d'introduire la sonde jusque dans l'estomac. Il suffit de faire arriver l'injection au-dessous de l'obstacle de l'œsophage ; et celui-ci assure lui-même le passage des aliments à travers le cardia.

Les aliments à utiliser pour composer ces mélanges alimentaires sont les mêmes que ceux injectés par la sonde œsophagienne : lait, œufs, purées de légumes ou de fruits, poudre de viande, somatose, peptones, etc.

Alimentation par la voie gastrique directe. — Lorsque les rétrécissements de l'œsophage sont infranchissables, grâce à ses admirables résultats, l'asepsie chirurgicale permet, sans de trop gros dangers, d'établir une *bouche stomacale*, pour l'introduction directe des aliments dans cette cavité. La bouche stomacale permet une occlusion mécanique.

Dans ces cas, l'injection alimentaire doit être préparée comme précédemment et avec les mêmes aliments. Quant à sa composition et à sa valeur nutritive, elle dépendra des conditious propres au malade et à son affection.

Alimentation par la voie jéjunale directe. — Dans le cas de cancer de l'estomac et notamment de la région pylorique, on peut pratiquer une *bouche jéjunale*. Cette fistule, comme celle pratiquée sur l'estomac, permet l'introduction directe du mélange alimentaire dans l'intestin. La nature des aliments et leur valeur nutritive sont soumis aux mêmes règles que pour les voies précédentes.

Observations générales sur les voies extra-buccales précédentes. — La sonde *œsophagienne* et la sonde *nasale* ne suppriment, de l'acte digestif, que la mastication et l'insalivation. Or, le défaut de la première est corrigé par le choix des aliments pris parmi les liquides ou les purées ; et quant à la seconde, nous savons qu'elle peut être remplacée surtout par le pancréas. L'alimentation par ces deux voies peut donc être considérée comme ne diminuant que faiblement le pouvoir digestif.

Il en est à peu près de même pour l'alimentation par la *gastrotomie*. Toutefois, il se pourrait qu'une opération pratiquée sur l'estomac ne fût pas sans inconvénient pour l'intégrité de ses fonctions. Quant à l'alimentation par le *jéjunum*, elle laisse les fonctions de l'estomac en dehors de l'acte digestif. Néanmoins, le pancréas, le foie et le liquide intestinal, pouvant dans ces cas conserver leur activité, la digestion peut se faire encore dans des conditions suffisantes. Les trois catégories d'aliments organiques peuvent ainsi être digérées et absorbées ; et à plus forte raison en est-il de même de l'eau et des matières salines.

Cependant, il me paraît évident, que vu d'abord que chacun de ces modes d'alimentation, et notamment celui par jéjunum, exclut certaines fonctions digestives, et vu ensuite la gravité des affections qui, le plus souvent, condamnent à ces voies, il y a lieu de surveiller la manière dont se fait la digestion et l'absorption par des examens coprologiques assez rapprochés, et aussi de bien doser les divers aliments, en limitant leurs quantités aux besoins de chacun d'eux. Dans aucune autre condition, il sera plus nécessaire de ne pas imposer à ces organes un travail inutile.

Voie rectale. — De toutes les voies exceptionnelles d'alimentation, c'est celle qui est le plus employée. Elle peut l'être, du reste, même lorsque l'on doit renoncer aux autres ; et de là sa grande importance. Mais je pense que pour le faire de la manière la plus utile, il est indispensable de savoir exactement quels sont les services qu'elle peut rendre pour chacune des diverses catégories d'aliments. Procédons donc d'abord à cette étude.

Utilité de cette voie. — Cette utilité est indiscutable, surtout, si comme je l'ai fait, dans ce traité, on comprend, parmi les aliments, l'eau et les matières salines. Quoique à un degré moindre, elle l'est aussi pour les aliments de nature organique.

Eau. — L'eau est facilement absorbée par la muqueuse du rectum et du côlon, si bien que la quantité que l'on peut faire pénétrer dans l'organisme par cette voie peut facilement atteindre 1 litre. L'expérimentation et la clinique nous ont définitivement fixés à cet égard.

Or, cette voie de pénétration peut rendre des services soit

dans les cas où la voie buccale doit être abandonnée d'une manière complète, soit qu'elle ne vienne que s'ajouter à elle. Elle est d'une application au moins aussi facile et aussi efficace que la voie hypodermique ou que la voie veineuse.

Ce premier point me paraît donc indiscutable, que la voie rectale peut rendre des services dans tous les cas exigeant les régimes hydriques. Mais il est évident que si l'eau pure donnée par cette voie a les mêmes avantages que lorsqu'elle l'est par les autres, elle conserve aussi les mêmes inconvénients. Parmi ceux-ci figure celui d'être fortement déglobulisante. Sauf des indications spéciales, il y aura donc lieu de la donner en solutions salines.

Matières salines. — Le *chlorure de sodium* est aussi facilement et rapidement absorbé, au moins jusqu'au titre de 10 p. 1.000. Il l'est encore mieux aux titres au-dessous. En ce qui le concerne, je rappelle rapidement les conclusions que j'ai exposées plusieurs fois (voir 2e volume, p 470, et 4e volume, p 463) :

1° Les solutions chlorurées sensiblement au-dessous de 8 °/₀₀, soit de 2 à 5 °/₀₀, sont déglobulisantes et diurétiques. Elles ne remédient que tout à fait momentanément au défaut de liquide de l'organisme.

2° Les solutions entre 6 et 8 °/₀₀ ne sont plus déglobulisantes d'une manière appréciable ; et elles restent diurétiques dans la proportion des quantités de la solution injectée. Elles remédient mieux que les précédentes au défaut de liquides, sans être très efficaces.

3° Les solutions à 8 °/₀₀ ne sont plus déglobulisantes, et elles n'augmentent que peu la diurèse.

4° Toutes ces solutions surtout jusqu'à 6 °/₀₀ conviennent donc quand il s'agit de favoriser la diurèse, comme dans les cas de lavage de l'organisme.

5° Les solutions au-dessus de 8 °/₀₀ excitent les organes hématopoétiques. Elles augmentent la leucocytose d'abord et le nombre des hématies ensuite. De plus, elles ne sont pas diurétiques ; et elles tendent même à retenir une certaine quantité d'eau dans l'organisme. Elles conviennent donc dans les cas de grandes pertes liquides, comme dans les flux intestinaux abondants et dans les hémorragies. Dans ce dernier cas, les solutions fortes ont donc un double avantage : d'abord celui de remédier d'une manière plus durable au défaut de liquides, et ensuite celui de réparer les pertes pour les éléments figurés du sang.

C'est donc en s'inspirant de ces données que l'on devra fixer le titre de la solution dans ces différents cas.

6° Outre l'action importante que peut avoir le chlorure de sodium d'enlever à l'eau son action déglobulisante et d'exciter les organes hématopoétiques, on peut lui demander celle de remplacer les matières salines nécessaires à l'organisme ; et c'est évidemment dans cette pensée qu'on l'ajoute toujours aux lavements alimentaires. Cette addition se trouve ainsi de nouveau justifiée, quand toute autre alimentation est supprimée.

Mais dans ces cas, je rappelle qu'il ne doit pas être nécessaire de faire absorber ainsi de 20 à 25 grammes de chlorure de sodium, quantité qui l'est avec l'alimentation ordinaire. J'ai indiqué que la quantité qui est suffisante pour couvrir les besoins en chlorures ne dépasse pas 5 grammes ; et qu'en tous cas, on peut être sûr de faire face à ces besoins en élevant cette quantité à 10 grammes. C'est donc cette dernière quantité que je conseille de répartir dans les lavements qui seraient donnés pour alimenter les malades.

Mais, de plus, il me paraît préférable dans ces conditions, au lieu d'élever les quantités de chlorure de sodium, de faire entrer dans ces lavements les différentes matières salines qui nous sont nécessaires. On pourra, tout au moins, faire entrer toutes celles qui peuvent lui être fournies à l'état soluble. Le sel complet trouverait ici toute son utilité (voir ce volume, page 436).

Je ne sais si toutes les matières salines entrant dans ce composé salin seraient absorbées ; mais il me paraît probable qu'au moins quelques-unes d'entre elles doivent l'être. Il y aurait donc un réel avantage à les mettre à la disposition de l'organisme. D'après les explications que j'ai données (voir 2° volume, p. 470), le chlorure de sodium ne saurait les remplacer.

Ne serait-ce qu'au point de vue de la ration minérale, la voie rectale peut donc, d'une manière sûre, rendre de sérieux services.

Voyons maintenant ceux que cette voie peut rendre pour les subsances organiques.

Hydrates de carbone. — Tous les hydrates de carbone sont

absorbés en plus ou moins grande quantité ; mais c'est la glycose qui paraît l'être le plus. Puis vient la saccharose, et en proportions sensiblement moindres, la dextrine, l'amidon et les différentes fécules. L'alcool, en solutions étendues et en quantités ne dépassant pas 10 grammes, l'est aussi d'une manière presque complète.

Toutefois même la glycose doit être en solution peu concentrée. Elle est irritante dans le cas contraire. Mais on peut arriver facilement à 10 et même à 20 °/₀ (1). L'amidon peut être utilement employé eu titre de 50 et 75 grammes pour 250 grammes d'eau.

Cela étant, un lavement de 250 grammes pourrait donc tenir en solution de 25 à 50 grammes de glycose, donnant de 100 à 200 calories, soit une moyenne de 150, en tenant compte du déchet rectal. En donnant trois lavements par jour, ce qui fournirait un total de 400 à 500 calories, ce serait déjà un résultat fort appréciable.

Les corps gras sont moins facilement absorbés. Cependant ceux qui sont émulsionnés naturellement, comme le beurre dans le lait ou le jaune d'œuf, le sont encore dans des proportions qui ne sont pas négligeables. M. Labbé estime que cette quantité dans la journée peut être évaluée à 100 ou 200 calories, soit entre 10 et 20 grammes de corps gras. L'huile, même quand elle n'est pas absorbée, aurait l'avantage de diminuer l'action irritante des lavements.

Ces 150 calories en moyenne, ajoutées aux 450 fournies par les hydrates de carbone nous donnent un total de 600 calories, soit déjà presque la moitié de celles qui sont dépensées par l'homme moyen alité dans un appartement à la température de 15 à 18°.

Substances albuminoïdes. — S'il ne s'agissait que des matières minérales et des ternaires, les lavements en augmentant leur nombre, pourraient presque faire face aux dépenses de l'organisme au moins pendant quelques jours ; et c'est là un point important à retenir, parce qu'il établit bien nettement l'utilité des lavements alimentaires au moins dans certains cas

___

(1) Baumgarten. — *Zeitschr. f. aerztl. Fortidung an.*, par *Revue thérapeutique*. (*Bulletin général de thérapeutique* 1907, t. I, p. 792.)

et à certains points de vue. Mais il en est autrement pour les substances albuminoïdes. Celles-ci injectées dans leur état naturel, non seulement s'absorbent peu, mais elles pourraient même devenir nuisibles. Elles seraient éliminées en nature et parfois en altérant les reins.

C'est là l'opinion de R. Fr. D. Boyd et J. Robertson (1), qui, après avoir analysé le contenu intestinal et les urines, ont pu constater que non seulement il y avait peu d'albumine absorbée, mais qu'aussi il n'y avait pas de rapport entre la quantité injectée et celle éliminée.

C'est aux mêmes résultats que sont arrivés Castaigne et Chiray (2). Ces expérimentateurs ont utilisé les diverses matières azotées animales, et les ont données par les différentes voies, y compris la rectale. Or, ils ont dû constater que ces albumines s'éliminent en nature et qu'elles sont toxiques. Ce dernier caractère ne disparaîtrait qu'à la condition d'injecter en même temps que les albumines, de la pancréatine active.

Mais si les albumines naturelles ne trouvent aucune utilité par la voie rectale, il paraît en être autrement pour ces mêmes albumines, quand elles sont modifiées dans le sens de la peptonisation. Leur absorption serait même d'autant plus active qu'elles se rapprochent davantage des peptones Dans cet état, ces substances albuminoïdes sont sûrement absorbées, et aussi utilisées par l'organisme ; et ce qui le prouve, c'est que l'urée est augmentée. Mais cette augmentation de l'urée, dans les cas où les albuminoïdes arrivent à l'organisme dans des quantités insuffisantes pour couvrir ses dépenses. prouve aussi que ces substances ne servent pas à remplacer les albumines usés. but dans lequel on les donne ; mais qu'elles sont seulement utilisées pour faire du calorique. Somatoses et peptones ne répondent donc qu'au même but que les ternaires. Il en serait de même de la gélatine, qui, elle aussi, ne servirait qu'à ce titre.

Il semble donc résulter des différentes recherches faites sur ce point, et notamment de celles de Linossier, que même les

(1) *Therap. Monatsch.*, 1907, n° 10. (Travail analysé dans le *Bulletin de thérapeutique*, t I, 1908, p. 546.

(2) Castaigne et Chiray. — De l'alimentation extra-gastrique. (Congrès français de médecine de Paris, octobre 1907.) *Presse médicale*, 1907, 19 octobre, p. 684.

albuminoïdes absorbés seraient impropres à remplacer les protoplasmas usés. Les somatoses et les peptones obtenues par des procédés artificiels ne pourraient pas dans l'organisme être de nouveau déshydratées pour revenir d'abord à l'état de sérine et passer ensuite à celui des diverses albumines protoplasmiques.

Cette impossibilité est-elle absolue? S'il en était ainsi, nous serions conduits à éliminer toutes les substances albuminoïdes des lavements, puisqu'elles n'agiraient que comme les ternaires. Les faits les plus scientifiquement établis, il est vrai, semblent parler dans ce sens. La voie rectale ne peut pas absorber les albuminoïdes en leur laissant leur caractère d'aliments de constitution (1ᵉʳ volume, page 276). Mais à côté de ces faits, je le répète, scientifiquement étudiés, se placent des faits cliniques, et qui parlent d'une manière éloquente en sens contraire. Je cite les faits suivants que j'emprunte à M. Labbé (1). De Meckel, grâce à des lavements alimentaires, a soutenu un malade pendant six mois; Catillon (2), pendant huit mois; et Daremberg (3), pendant quatorze mois. Or, comment admettre que pendant ces longues périodes, ces malades n'aient jamais utilisé les albuminoïdes donnés en lavements pour réparer leurs pertes protoplasmiques? En admettant que ces malades, condamnés au repos, n'en aient dépensé que 0ᵍʳ50 par kilogramme; c'est encore 30 gr. par jour et 900 grammes par mois, soit aussi environ 5 kilogrammes, 7 kilogrammes et plus de 10 kilogrammes pour les observations précédentes! Il me paraît aussi scientifiquement impossible que ces malades aient trouvé la totalité de ces albuminoïdes dans leur réserve. Il faut donc admettre, en ce qui concerne les albuminoïdes :

1º Que d'une manière générale, ces substances sont peu absorbées par la voie rectale ;

2º Que données à l'état d'albumine naturelle, comme l'albumine de l'œuf, non seulement elles sont peu absorbées, mais que la partie qui l'est, s'élimine souvent à l'état d'albumines hydratées pouvant présenter des inconvénients ;

3º Que la somatose et les peptones, ainsi que la gélatine,

(1) Marcel Labbé. — *Régimes alimentaires.* J.-B. Baillière et fils, p. 290.
(2) *Gazette hebdomadaire*, 1879.
(3) *Bulletin de thérapeutique*, 1900.

sont absorbées en partie, et qu'elles sont utilisées au moins pour faire du calorique ;

4° Mais qu'au moins certains malades, grâce à des conditions particulières qui nous échappent, peuvent utiliser une partie des albuminoïdes absorbées par cette voie pour réparer leurs protoplasmas usés ;

5° Enfin, et comme conclusion pratique, que ces derniers faits nous conduisent à faire entrer, dans les lavements alimentaires, les albumines modifiés dans le sens de la peptonisation. soit les somatoses, et les peptones.

Valeur nutritive des lavements alimentaires. — Ce qui précède nous conduit enfin à ces conclusions :

1° Que la voie rectale peut rendre de grands services dans l'application du régime purement hydrique et aussi du régime hyperhydrique ;

2° Que par cette voie, ces régimes conservent très probablement les mêmes avantages et aussi les mêmes inconvénients que par la voie gastrique ;

3° Que cette voie peut aussi rendre des services au point de vue de la ration saline en général. Toutes les matières salines qui nous sont nécessaires, à la condition de les injecter à l'état soluble, doivent pouvoir être absorbées ;

4° Il en est surtout ainsi du chlorure de sodium et de ses solutions aux divers titres. Je viens d'expliquer l'importance de ces titres ;

5° Que cette voie peut également rendre des services au point de vue des agents calorifiques. Certains hydrates de carbone, glycose, saccharose, alcool, sont absorbés dans de notables proportions ;

6° Que quoique à un degré moindre, les corps gras émulsionnés naturellement, jaune d'œuf et beurre dans le lait, peuvent aussi être absorbés et utilisés dans des proportions appréciables ;

7° Qu'il vaut mieux ne pas donner les albumines à l'état naturel ;

8° Mais que les albumines modifiées dans le sens de la peptonisation peuvent être absorbées et utilisées au moins comme agents de calorification ;

9° Qu'enfin, il est possible qu'au moins certains malades puissent les utiliser comme albuminoïdes de constitution ; et que, vu surtout cette possibilité, il convient de les faire entrer dans la composition des lavements alimentaires.

Composition. — En tenant compte de ces indications, on doit donner aux lavements alimentaires, selon le but que l'on se propose, la composition suivante :

1° Au point de vue des *régimes hydriques*. On peut donner facilement des injections rectales de 200 grammes et 300 grammes. Ces quantités pourront même être facilement dépassées. On les répétera au besoin trois fois par jour, à 6 heures d'intervalle. On se servira de l'eau ordinaire bouillie, devenue tiède, soit à 35° à 40°. On devra l'additionner de trois à cinq gouttes de laudanum, si le lavement était difficilement gardé.

2° Pour les *solutions chlorurées*, les titres pourront aller de 2 grammes à 10 grammes °/oo, selon le but que l'on se propose (voir ce qui précède); et les quantités de ces solutions seront les mêmes que pour l'eau pure. Dans des cas pressés, comme dans les hémorrhagies, ces quantités pourront être dépassées et arriver à 500 centimètres cubes. Mais, d'une manière générale, la technique est ici si simple que je préfère donner plusieurs lavements à 2 ou 3 heures d'intervalle que de n'en donner qu'un équivalent à leur totalité.

Les solutions chlorurées peuvent aussi, si c'est utile, être additionnées de quelques gouttes de laudanum.

3° Pour les *autres matières salines*, la plupart pourront être injectées à l'état soluble, au titre de 1 à 5 °/₀. Les divers bouillons de légumes concentrés et filtrés pourraient aussi être utilisés dans ce but (voir p. 373). Il en est de même du bouillon de viande (voir 3ᵉ volume, p. 361). Mais celui-ci est moins riche en matières salines, et contient des substances organiques à éviter.

4° Pour les *hydrates de carbone*, c'est la glycose qu'il faut choisir, et, à son défaut, le sucre de canne. J'ai déjà indiqué que le titre de la solution ne doit pas dépasser 10 grammes pour 100 grammes d'eau. En donnant un lavement de 300 centimètres cubes, on injecte donc 30 grammes de sucre. On peut se servir de l'eau pure bouillie comme excipient. Mais le sucre n'enlevant pas à l'eau sa propriété déglobulisante, si l'on veut éviter cet inconvénient, il vaut mieux employer la solution chlorurée à 7 °/oo. On pourrait aussi employer au même titre le sel complet soluble. On donnerait ainsi un lavement utile au double point de vue de la calorification et des matières salines.

5° Si l'on veut ajouter des *corps gras*, et il peut y avoir intérêt à le faire, on pourra prendre le lait comme excipient, ou bien ajouter un jaune d'œuf à l'eau simple ou à la solution saline. Il faut tenir compte que 300 grammes de lait contiennent déjà 12 grammes de beurre ; et que si l'on donne trois lavements, on en injectera 36 grammes. Or, vu la faible absorption des corps gras, je ne crois pas qu'il soit nécessaire d'en injecter autant ; et surtout d'y ajouter un ou plusieurs jaunes d'œuf. J'estime donc que pour les corps gras, il faut s'adresser ou au lait ou aux jaunes d'œufs, mais qu'il est inutile d'ajouter ces derniers au premier. Chaque jaune fournit environ 5 grammes de corps gras. On se basera sur cette indication pour en fixer le nombre.

Le lait me paraît avoir l'avantage de fournir, en même temps que la matière grasse, des matières salines qui correspondent assez bien à celles qui nous sont nécessaires. De plus, il fournit de la lactose au titre moyen de 5 %. Enfin, il fournit de la caséine au titre de 3 % environ, et qui me paraît être un des albuminoïdes les mieux préparés pour l'absorption.

6° Pour toutes ces raisons, c'est au lait que je donne volontiers la préférence comme excipient. En le sucrant de 5 grammes de glycose %, chaque 100 grammes de lait fournirait, je l'ai dit souvent, 100 calories, si tout était absorbé ; et même en limitant l'absorption aux sucres et à la moitié des corps gras, nous arrivons encore à un total de 60 calories environ. Un lavement de 250 grammes, qui est facilement gardé, fournirait donc ainsi 150 calories ; et en le répétant trois fois par jour, 450 calories. Or, je considère cette quantité comme très appréciable dans de nombreux cas ; et déjà comme suffisante pour mériter aux lavements alimentaires de rester dans la pratique.

7° J'ajoute en faveur du lait comme excipient, qu'on peut se le procurer facilement, et qu'enfin il est d'un prix peu élevé.

8° Dans le cas où l'on voudrait s'adresser au bouillon de légumes (voir ce volume, p. 373 ou au bouillon de viande voir 3ᵉ volume, p. 361) et donner en même temps un corps gras, on devrait s'adresser aux jaunes d'œufs en ne dépassant pas quatre par jour.

9· Enfin, pour essayer de remédier aux pertes en albuminoïdes, on ajoutera à l'excipient choisi, au lait ou aux bouillons, dans chaque lavement, de 5 à 10 grammes de somatose ou de peptone. Il est bien possible que ces albumines hydratées ne soient pas utilisées pour remplacer les protoplasmas usés; mais outre qu'une certaine partie peut l'être, ainsi que des faits cliniques semblent le prouver, elles serviront toujours comme agents de calorification.

10° Les bouillons de légumes, surtout ceux de légumes secs, contiennent de la légumine, et les bouillons de viande de la gélatine. Or, il est possible que la légumine soit absorbée et utilisée soit comme agent de constitution, soit seulement au point de vue de la chaleur; et quant à la gélatine, elle le sera à ce dernier point de vue.

Les lavements contenant des substances organiques devront être additionnés de 3 à 5 gouttes de laudanum.

Technique. — Tout lavement alimentaire doit être précédé d'un lavement évacuateur abondant. Celui-ci sera constitué soit par de l'eau pure, soit par de l'eau émolliente (graine de lin ou racine de guimauve) soit au besoin additionnée de 5 à 10 grammes de sulfate de soude ou de sel de cuisine. Quand la personne est sujette à la constipation, on pourra se servir d'une infusion de séné à 5 ou 10 grammes. Ce n'est que 30 minutes ou une heure après que ce lavement aura été suivi d'effet que l'on donnera le lavement alimentaire, surtout s'il contient des substances organiques.

Position du malade. — Le malade sera couché sur un côté; le membre inférieur qui est au-dessous sera placé dans l'extension, et celui qui est au-dessus fortement fléchi. La tête sera rapprochée du genou de ce membre de manière à faire saillir le siège.

Instrument. — On se servira d'une longue canule, préalablement enduite de vaseline, qui sera introduite lentement, sans effort, à une profondeur, pour l'adulte, de 0ᵐ30 à 0ᵐ40 centimètres.

Avant l'introduction, on en aura chassé l'air en laissant écouler une partie du liquide.

Il est préférable, pour donner le lavement, de se servir d'un bock et non d'un irrigateur. Le bock, tenu à la main par la personne qui donne le lavement, permet de régler la pression à volonté, en l'élevant plus ou moins au-dessus du gros intestin, tandis que l'irrigateur est un instrument aveugle. L'élévation du bock ne doit guère dépasser 1 mètre à la fin de l'injection.

Dès que l'injection est terminée, le robinet du bock est fermé, la sonde est retirée, et le malade se place dans le décubitus dorsal et y reste. Il est fréquent qu'il ait quelques efforts à faire pour garder le lavement, dès qu'il dépasse 200 centimètres cubes.

Nombre. — Selon les cas, on donnera deux ou trois lavements, en les espaçant autant que possible de 6 heures dans ce dernier cas.

Volume. — Si l'on veut que les lavements soient bien supportés pendant longtemps, surtout s'ils contiennent des matières organiques, il faut les donner peu abondants. J'estime qu'il ne faut guère dépasser 300 centimètres cubes, mais il faut préparer 100 grammes de plus en tenant compte de la quantité qui reste dans le tube.

Valeur nutritive du lavement. — Comme on le voit, d'après ce qui précède, on ne peut guère compter sur la voie rectale pour faire face d'une manière complète aux besoins de l'organisme, même quand ces besoins sont diminués par le séjour au lit. Si, dans quelques cas, on a pu obtenir cet heureux résultat, il faut le reconnaître, ces cas restent des rares exceptions. Il semble que l'on ne peut que dans de bien faibles proportions compter sur l'alimentation albuminoïde. Il faut donc s'attendre à ce que les dépenses en ces aliments soient couvertes presque exclusivement par les réserves de l'organisme. Mais il en est déjà autrement pour les agents de calorification. Certes, il ne faut guère compter, non plus, couvrir ces dépenses d'une manière complète. Mais n'est-ce pas déjà un point important que de pouvoir couvrir la moitié ou même le tiers de ces dépenses? J'estime que par les hydrates de carbone, par les corps gras et les albuminoïdes, on doit pouvoir, dans la moyenne des cas, je l'ai dit, faire absorber une quantité de ces aliments arrivant à 500 ou 600 calories. Or, je le répète, si ce bénéfice peut être continué ne serait-ce qu'un mois et même quinze jours, je le considère déjà comme des plus importants.

Mais, de plus, l'utilité de la voie rectale s'affirme et à un degré beaucoup plus marqué encore pour ce qui regarde la ration minérale. Je suis convaincu que grâce à cette voie, à la condition de bien l'utiliser, on peut, dans un cas pressant et grave, comme dans les hémorrhagies, obtenir de sa part une suppléance presque complète pour l'eau et les matières salines. A plus forte raison pourra-t-elle rendre des services, à ce point de vue, quand il ne s'agira que de remédier en partie à ces besoins.

Applications cliniques. — Ces applications ont déjà été indiquées dans le cours de ce volume. Je donne ici seulement les suivantes :

Régimes hydrique et hyperhydrique. — 1° Tous les cas dans lesquels les voies digestives supérieures sont condamnées au repos, ou qu'elles sont devenues difficilement franchissables ; 2° les cas dans lesquels il faut augmenter la diurèse pour favoriser le lavage de l'organisme ; 3° certains cas dans lesquels on voudrait favoriser la déglobulisation.

Régimes salin et hypersalin. — Pour les cas dans lesquels il est utile de reconstituer les matières salines du sérum sanguin, hémorrhagies et selles profuses, la voie rectale peut suppléer la voie gastrique non seulement pour le chlorure de sodium, mais aussi probablement pour toutes les matières salines.

Alimentation ternaire. — Dans tous les cas où les voies digestives naturelles sont condamnées au repos, dans ceux ou elles ne sont plus perméables, enfin dans ceux où leur insuffisance est très prononcée, la voie rectale peut fournir une suppléance assez prolongée dans les proportions, peut-être de la moitié, mais au moins d'un tiers et d'un quart, à la condition de diminuer les dépenses de l'organisme par le repos au lit.

Alimentation albuminoïde. — Ce n'est malheureusement que dans des cas exceptionnels, dépendant probablement de dispositions individuelles que la voie rectale peut aider d'une manière importante les voies digestives naturelles. Mais il est possible que l'étude attentive de ces cas, en nous montrant ce qu'ils ont de particulier, puisse nous permettre de procurer ces conditions aux sujets qui ne les ont pas naturellement.

L'injection simultanée des liquides digestifs naturels, pepsine, pancréatine, trypsine, et des albuminoïdes a été déjà souvent employée; et elle semble avoir donné quelques bons résultats. Mais ces résultats ne sont pas assez constants. C'est là une étude à continuer, en la faisant porter d'abord sur les divers liquides digestifs, ensuite sur les divers albuminoïdes; et enfin en présence des divers excipients.

CONCLUSIONS GÉNÉRALES. — Arrivé à la fin de cette étude, je conclus donc :

1° Qu'après les différents travaux qui nous ont éclairé, au moins sur de nombreux points concernant l'absorption par la voie rectale des diverses substances minérales ou organiques qui entrent dans notre alimentation, on ne saurait conserver aucun doute sur sa grande utilité ;

2° Mais qu'il est nécessaire, de compléter les travaux ayant trait à l'absorption des divers aliments et surtout relativement aux conditions qui la favorisent, pour pouvoir méthodiser scientifiquement l'emploie de cette voie ;

3° Que malgré les lacunes à combler, ce que nous savons déjà, nous permet d'en faire des applications cliniques des plus utiles et correspondant à certains besoins bien déterminés ;

4° Mais, et c'est là un point sur lequel, en terminant, je me permets d'insister, la composition des lavements alimentaires doit varier, comme les besoins, avec chaque cas. Il ne saurait donc y avoir une formule unique de lavement alimentaire, pas plus qu'il ne saurait y avoir une ration unique. La composition de ces lavements doit être basée, d'abord sur les besoins à satisfaire pour chaque cas particulier, et ensuite sur ce que nous savons sur la possibilité d'absorption des diverses substances entrant dans la composition de l'alimentation. Dépasser beaucoup le pouvoir absorbant du gros intestin, c'est forcément faire de l'infection ; et, par conséquent, nuire à l'intégrité de sa muqueuse et la priver ainsi inconsidérément de la fonction que nous avons le plus d'intérêt à ménager.

Les lavements alimentaires doivent donc avoir la composition la plus simple. Ils doivent ne contenir que les substances dont l'utilité correspond à un besoin déterminé ; et, de plus, soit par la nature des substances qui les composent soit par la quantité de chacune d'elles, soit enfin par son volume total, il doivent être maintenu dans les limites du pouvoir absorbant, relatifs à chacune de ces substances.

ALIMENTATION DES MALADES EN COMMUN

Je reproduis d'abord. le régime actuel de la plupart des hôpitaux de Paris, régime qui, du reste, a servi de modèle à presque tous les hôpitaux de province ; et je donnerai ensuite celui proposé par la Société médicale des hôpitaux de Paris, sur un rapport de M. Chauffard, et qui est déjà mis en usage, au moins à la Pitié et aux Enfants-Malades.

Je donne ces deux régimes en les prenant dans le *Traité des régimes alimentaires*, de M. Labbé (pp. 273 et suiv.).

RÉGIME DES HÔPITAUX DE PARIS

« Ce régime prévoit quatre modes d'alimentation :

« I. **Diète absolue.** — Le malade à ce régime ne reçoit que
« des liquides non alimentaires et des tisanes.

« II. **Diète simple.** — Le malade reçoit quatre bouillons
« gras de 0 lit. 25 chaque, soit 1 litre de bouillon par jour.

« III. **Régime des potages.** — Le malade reçoit : 500 gr.
« de bouillon de viande ; 600 grammes de potage gras ; 0 l. 120
« de vin ou bien 1 lit. 50 de lait par jour.

« IV. **Alimentation solide.** — Cette alimentation com-
« prend quatre degrés différents, allant depuis le plus léger
« jusqu'au plus abondant.

« PREMIER DEGRÉ. — Le malade reçoit :

		Hommes	Femmes
« *Pour la journée .*	Pain......................	120 gr.	100 gr.
	Vin rouge.................	0 l. 24	0 l. 18

« Les malades au premier degré, ainsi que ceux du
« deuxième degré, peuvent recevoir, en remplacement du
« vin : 1 litre de lait ou bien 0 lit. 50 de bière. L'indication
« doit être mentionnée sur le cahier de visite.

« *Petit déjeuner ..*	(Avant la visite.) Lait.................	0 l. 25
« *Déjeuner........* (11 heures)	1º Bouillon gras (avec 20 gr. de pâtes)..	0 l. 30
	2º Viande rôtie, volaille ou poisson....	120 gr.
	ou œuf............................	nº 1
« *Dîner..........* (5 heures.)	1º Bouillon gras (avec 20 gr. de pâtes).	0 l. 30
	Viande rôtie, volaille ou poisson......	120 gr.
	ou œuf..........................	nº 1

« DEUXIÈME DEGRÉ. — Le malade reçoit :

		Hommes	Femmes
« Pour la journée.	Pain......................	240 gr.	200 gr·
	Vin......................	0 l. 24	0 l. 18
« Petit déjeuner...	Soupe maigre ou lait...............		300 c.c.
« Déjeuner.......	1° Soupe grasse ou maigre avec 30 gr. de pain........................		0 l. 30
	2° Viande rôtie ou bouillie ou poisson ou œuf........................		120 gr. n° 1
	3° Légumes, pommes de terre.........		120 gr.
	ou riz au lait ou au gras..........		20 —
	ou légumes de saison.............		120 —
	ou confitures...................		50 —
	ou pruneaux....................		60 —
	ou poires au sirop..............		100 —
« Diner...........	Comme le déjeuner		

« TROISIÈME DEGRÉ. — Les malades au troisième degré re-
« çoivent un peu plus de pain, de vin et de viande.

« QUATRIÈME DEGRÉ. — Le malade reçoit :

		Hommes	Femmes
« Pour la journée .	Pain......................	480 gr.	400 gr.
	Vin......................	0 l. 48	0 l. 36
« Petit déjeuner...	Bouillon gras ou maigre, avec 30 gr. de pain........................		0 l. 30
« Déjeuner........	1° Bouillon gras ou maigre, avec 30 gr. de pain........................		0 l. 30
	2° Viande rôtie, ou bouillie, ou accommodée, ou abats, ou poisson.......		180 gr.
	3° Légumes frais ou pommes de terre.		240 —
	ou légumes secs.................		80 —
	ou macaroni....................		75 —
	ou riz........................		40 —

« Il peut être donné **2** œufs en remplacement de la viande
« ou des légumes.

« Diner..........	1° Bouillon avec pain...............	0 l. 30
	2° Viande rôtie ou abats...........	180 gr.
	ou viande bouillie, ou accommodée, ou poisson.................	240 —
	3° Légumes comme au déjeuner. »	

Ce régime, au moment où il a été mis en vigueur, en 1867,
sur la proposition de Husson, constituait un progrès des plus
appréciables ; et le principal reproche qui puisse lui être

adressé, c'est, qu'en général, il est trop abondant. L'administration des hôpitaux, dans un sentiment des plus louables, s'était montrée et elle est restée trop généreuse. Je dois ajouter, que. sur la demande du médecin, des modifications et surtout des additions sont facilement accordées. Mais évidemment. les quantités et la nature des aliments, notamment en ce qui concerne les viandes, se ressentent des opinions sur l'hygiène alimentaire à l'époque où elles ont été fixées. Avec M. Labbé, j'estime que les viandes y occupent une trop grande place, et que les albuminoïdes en général (112gr8, d'après Labbé) ainsi que la valeur en calories (3.028, d'après Labbé) sont trop élevés.

Ce sont, au moins en partie. ces raisons qui, je le suppose, ont conduit le corps médical des hôpitaux à modifier ce régime. Celui qu'il a proposé et déjà mis à l'essai, est le suivant :

L'alimentation des malades adultes comprend 7 régimes. De plus, l'alimentation pendant la croissance a été divisée ainsi qu'il suit : A. Nourrissons ; — B. Les sevrés ; — C. Les petits enfants (au-dessous de 8 ans); — D. Les grands enfants ; — E. Régime lacté ; — F. Régime des convalescents ; — G. Régime de suralimentation.

Régime des adultes.

« I. Régime lacté intégral. — Hommes, 3 litres; femmes, 2 l. 50.

« II. Régime lacto-végétarien..
- Lait........................ 2 litres.
- Œufs........................ n° 4
- Potages au lait, 2 de.......... 0 l. 30 chaque.

« On pourra remplacer 2 œufs par : légumes verts cuits.......................... 0 l. 16
Ou purées féculentes variées....... 0 l. 15
Ou pâtes alimentaires............. 40 ou 20 gr.

« III. Régime des convalescents. — Pour les fébricitants : lait, bouillon, potages, tisanes vineuses.

Après la fièvre :

« Pour toute la journée.... ......
- Pain à volonté.
- Vin, 0 l. 200.

		Quantités	
		avant	après
		la préparation.	
« Repas avant la visite.........	Lait ou café au lait. { lait .	0 l. 20	
	café.	0 l. 10	
	Ou potage au lait ou au bouillon..............		0 l. 30

| « *Repas de midi...* | 1o Poulet rôti ou côtelette . | 0 k. 200 | 0 k. 100 |
| | 2o Pommes de terre ou légumes secs............... | 0 k. 080 | 0 k. 150 |

« *Repas du soir*. ..	1o Potage au lait ou au bouillon................	»	0 l. 30
	2o Poisson blanc maigre...	0 k. 240	0 k. 160
	Ou œufs.	»	no 2
	Ou cervelle............	0 k. 200	0 k. 120
	3o Ou fruits cuits en compotes...................	»	0 k. 100
	Ou riz au lait.........	0 k. 400	0 k. 200
	4o Lait, 1 litre ; ou vin, 0 l. 20 ; ou bière, 1 litre.		

« IV. Régime normal. — (Pour les sujets bien portants, les serviteurs des hôpitaux, les impotents, les déments, etc.)

		Quantités	
		avant la préparation.	après
« *Repas avant la visite*..........	Soupe au lait ou au légumes..................		0 l. 30
	Ou café au lait. { Lait. . 0 l 20 Café.. 0 l. 10 }		0 l. 30
« *Repas du matin*.	1o Viande rôtie ou abats hachis...............	0 k. 200	0 k. 100
	2o Légumes secs..........	0 k. 080	0 k. 150
	Ou légumes de la saison.	0 k. 240	0 k. 130
« *Repas du soir*...	1o Soupe grasse ou maigre.	»	0 l. 30
	2o Viande rôtie ou bouillie accommodée.........	0 k. 200	0 k. 100
	Ou poisson............	0 k. 240	0 k. 160
	3o Légumes frais ou pommes de terre..............	0 k. 240	0 k. 160
	Riz au gras...........	0 k. 040	0 k. 20
	Ou pâtes alimentaires ..	0 k. 040	0 k. 12

« Pain à discrétion par petites tranches.

		Hommes.	Femmes.
« Boisson....	Vin.	0 l. 30	0 l. 25
	Ou lait ou bière..........	1 litre	1 litre.

Outre ces quatre régimes, Chauffard en a admis un pour les *dyspeptiques*, un pour les *suralimentés* et un pour les *diabétiques*.

Quant aux régimes pour la période de croissance, je l'ai dit, Chauffard en a admis quatre d'après la différence d'âges : 1o Nourrissons ; 2o Sevrés ; 3o Enfants au dessous de 8 ans, et 4o Enfants plus âgés. De plus, à ces quatre régimes, il en a

ajouté trois autres : 5° le *régime lacté ;* 6° le *régime des convalescents*, et 7° le *régime des suralimentés.*

Ce régime réalise sûrement un progrès sur le précédent. Les
viandes de boucherie ont disparu du régime des convalescents ; et surtout pour les enfants. Chauffard a fait entrer dans
leur alimentation une plus grande variété d'aliments en les
choisissant parmi ceux qui conviennent le mieux à cet âge.
Mais, avec M. Labbé, je dois constater que surtout le régime
normal, qui est celui des impotents et des déments, doit être
souvent trop élevé, au moins pour ces deux catégories de
malades. Enfin, malgré les régimes spéciaux et la variété des
aliments, qui constituent pour le régime de Chauffard de
sérieux progrès, il me paraît laisser encore une trop large place
à l'uniformité. Or, voyons, si sans trop compliquer le service
de la cuisine et en utilisant les données précédentes, on pourrait s'approcher davantage des besoins alimentaires pour chaque
malade.

Principales indications pour l'alimentation dans les hôpitaux.

Conditions générales. — On a pu voir combien sont déjà
nombreuses les conditions à remplir pour fixer l'alimentation
d'un malade, en tenant compte de toutes les indications qui,
d'un jour à l'autre, doivent la faire varier ; et cependant, dans
tout ce qui précède, je n'ai envisagé que le malade isolé et
entouré des soins de la famille. Une alimentation, pour être
méthodiquement réglée, même dans ces conditions, exige donc
une attention quotidienne de la part du médecin, et, de la part
de la famille, une exécution scrupuleuse. Néanmoins, je l'ai
dit, à ces deux conditions toutes les indications peuvent être
remplies. Mais les difficultés s'accroissent encore, quand il
s'agit de satisfaire à toutes les indications individuelles de
malades nombreux, qui doivent être soignés en commun, avec
un personnel, dans des locaux et avec un matériel forcément
restreints. Deux conditions de tendance différente, et on pourrait dire presque opposées, sont à satisfaire : L'une tend à simplifier le service de l'alimentation pour réduire au minimum le
personnel chargé de ces soins en faisant donner le meilleur
rendement à ses efforts ; et l'autre tend à donner à chaque malade le régime qui lui convient le plus spécialement. De ces

deux tendances, l'une tend vers l'*uniformité*, et l'autre vers la *spécialisation*. Remplir ces conditions, la pratique l'a démontré, n'est pas facile ; et l'on est forcé, au moins dans de nombreux cas, de se contenter d'un à peu près. chacune de ces deux conditions se faisant de mutuelles concessions.

J'ai pu être témoin plusieurs fois de l'insuffisance même des plus grands dévouements, quand il s'agit de soigner en commun des malades assez nombreux, si l'on veut s'occuper de chacun d'eux comme s'il était seul. Deux fois, pendant la guerre de 1870. et une fois au Cambodge, en 1885. j'ai eu à organiser des ambulances avec un personnel infirmier improvisé, et ne connaissant pas le service des hôpitaux. Dans les trois cas, j'avais dû prendre des sœurs chargées d'une école ou d'un pensionnat pour les soins de la lingerie et de l'alimentation, sa préparation et sa distribution Je trouvai chez toutes le plus grand dévouement. Toutes se multiplièrent, comme on le fait dans les familles, pour soigner les malades, qui, heureusement dans les premiers jours, ne dépassaient pas la dizaine. Elles couraient continuellement du lit de chacun d'eux à la cuisine, et de la cuisine au lit du malade pour préparer sa tisane et le plat de son choix et le lui rapporter. Mais il fallait le temps de les préparer. De plus, il aurait fallu que la cuisine eût vingt fourneaux. De sorte que malgré la plus grande activité et beaucoup de fatigue, pendant les premiers jours, le service des malades laissa beaucoup à désirer ; et que les sœurs elles-mêmes, le constatant, étaient découragées. Je fis aussitôt, dans ces trois cas, un ordre de service pour les salles, pour la pharmacie et pour la cuisine ; et ces mêmes sœurs qui s'étaient trouvées insuffisantes pendant les premiers jours pour soigner une dizaine de malades, purent avec les mêmes ressources, dans les mêmes locaux, dans la même cuisine, avec moins de dépenses et avec moins de fatigue, donner leurs soins d'une manière beaucoup plus utile à un nombre de malades de cinq à dix fois plus considérable. L'uniformité des régimes et des soins, au moins comme règle générale, avait remplacé leur spécialisation.

Il faut donc qu'il soit bien entendu que dans les ambulances et les hôpitaux civils et militaires l'uniformité des divers services de l'alimentation, tout en laissant une place à la spécialisation, doit représenter la règle, et cette dernière l'exception.

Sans pouvoir trop préciser, l'*uniformité* réclame pour elle

les heures des repas ; dans une certaine mesure, la même valeur
nutritive pour les adultes du même sexe ; et surtout la même
composition de ces régimes, à la condition de les varier d'un
jour à l'autre. Elle s'applique, à la condition aussi de faire
plusieurs catégories, surtout aux malades des services de chirurgie et à ceux des services de médecine n'étant plus condamnés au lit.

La *spécialisation* du régime, au contraire, réclame pour elle
d'abord tous les fébricitants ; ensuite les enfants jusque vers
l'âge de 15 ans ; enfin, les affections, assez nombreuses, pour
lesquelles l'alimentation est un agent thérapeutique.

Mais, de plus, même pour les malades soumis à l'uniformité
du régime au point de vue de la nature des aliments qui le
composent, nous le verrons, il est encore facile de tenir compte
des besoins individuels dépendant du poids, par exemple, par
l'addition d'une certaine quantité soit de pain, soit de lait, et
le mieux, des deux à la fois dans les proportions voulues.

Administration des hôpitaux. — Pour la bonne administration des hospitalisés, il faut donc, je reviens à cette idée, que
dans l'intérêt même du malade, l'uniformité des régimes
reconnue nécessaire et leur spécialisation se fassent des concessions réciproques. Or, en pratique, l'uniformité des régimes
est représentée plutôt par le règlement, soit par l administration
des hôpitaux ; et leur spécialisation par le corps médical. Il faut
donc qu'il y ait une entente complète, inspirée par l'intérêt
des malades, entre la direction des hôpitaux et leurs médecins.

Dans les hôpitaux de l'Armée et aussi dans ceux de la Marine,
cette entente est devenue facile, puisque c'est le corps médical qui fournit en même temps les administrateurs et les
médecins. Qu'il s'agisse d'ambulances ou d'hôpitaux, l'administration accordera facilement les concessions que le corps
médical demandera à l'uniformité du régime, en faveur de sa
spécialisation, parce qu'elle en comprend l'utilité. Après une
longue lutte, le service de santé des deux armées a conquis
l'administration des hôpitaux ; et il ne faudrait pas voir dans
la ténacité du corps médical pour l'obtenir seulement une
question d amour-propre. Cette conquête était demandée pour
les malades. C'est dans leur intérêt qu'elle a été entreprise et
qu'elle a été faite. Or, c'est dans la même pensée que je vou-

drais que la même mesure s'étendît aux hospices civils. Certes, je sais bien que les Commissions administratives des hospices ne s'inspirent que de l'intérêt des malades ; et que, dans cette pensée, elles se montrent favorables aux demandes faites par le corps médical. Mais, néanmoins, il me semble qu'elles ne sont pas assez *médicales*. L'élément médical y est presque toujours en minorité. Or, il me semble que la logique voudrait qu'il y fût toujours en majorité. Chaque groupement hospitalier a ses médecins et ses chirurgiens honoraires ; et n'apparaît-il pas que ces membres du corps des hôpitaux, qui pendant les années les plus actives de leur vie médicale ont soigné les malades dans un hôpital, ont acquis par cela même quelque droit à entrer dans l'administration de ce même hôpital? Ils connaissent le personnel qu'il dessert ainsi que ses ressources pécuniaires ; et, mieux que tous autres, ils me paraissent propres à concilier les intérêts matériels avec les soins qu'exige la santé des malades. Je sais bien que l'on fait valoir que les qualités qui font le bon médecin ne sont pas les mêmes que celles qui font le bon administrateur. Je sais aussi que même une partie du corps médical des hôpitaux partage cette manière de voir. Mais ces mêmes raisons, on les a fait valoir pendant long-temps contre le corps médical des deux armées ; et il s'est trouvé que, mis à l'épreuve, les membres de ces deux corps se sont montrés tout aussi bons administrateurs que bons médecins. Du reste, en ce qui concerne le corps médical en général, il faut bien qu'on revienne de cette idée, qu'il ne valait que par ses connaissances professionnelles. Depuis quelque trente ans, on le voit prendre une place de plus en plus importante dans l'administration des communes, des départements et même de l'Etat ; et je crois que toujours il a figuré dans ces différentes situations, et qu'il y figure encore avec honneur. Or, cela étant, il me paraît difficile d'admettre que les membres de l'honorariat du corps des hôpitaux, qui représentent sûrement une élite de notre corps, soient d'avance et de parti pris déclarés insuffisants pour administrer un hôpital, quand surtout la partie la plus importante de cette direction est forcément d'ordre hygiénique et médical.

Nature des aliments. — Pour les *nourrissons*, autant que possible, il faut chercher l'allaitement maternel ; et pour le conserver il faut hospitaliser la mère en même temps que l'enfant. Si l'on ne peut donner l'allaitement maternel, il faut au moins obtenir l'allaitement au sein. Ces règles ne peuvent avoir, comme exceptions, que les affections contagieuses soit de la mère soit du nourrisson, et tout spécialement la syphilis de l'une ou de l'autre. Si l'on est condamné à l'allaitement artificiel, on le fera avec du lait stérilisé. Le plus employé est celui de vache. Mais dans quelques autres cas, il peut être préférable de s'adresser à celui d'ânesse ou de chèvre (voir la comparaison des laits, 1ᵉʳ volume, p. 139, 2ᵉ volume, p. 323, et 3ᵉ volume, p. 397).

Sevrage. — Pendant cette période, si l'enfant est malade le mieux est de revenir au régime lacté exclusif en donnant la préférence, si on le peut, au lait de la mère, d'une nourrice, et enfin au lait qui était utilisé avant le sevrage (voir 2ᵉ volume, p. 555).

Après le sevrage. — Pendant les premières années qui suivent le sevrage, c'est encore le lait et ses différentes compositions qui feront le fond de l'alimentation de l'enfant malade. On pourra toutefois, selon la gravité et la période de l'affection, y joindre tous les aliments qui servent à faire le sevrage (voir le 2ᵉ volume, p. 562; voir aussi l'alimentation normale pendant la troisième année, 2ᵉ volume, p. 582).

A partir de 4 à 5 ans, on pourra joindre les fruits cuits aux aliments précédents, c'est-à-dire aux divers laits, aux fécules, aux pâtes et aux œufs (voir l'alimentation normale de cet âge, 2ᵉ volume, p. 622).

Jusque vers l'âge de 7 ans inclus, il faudra s'en tenir à ces aliments pendant la maladie. Je crois aussi que l'on pourra remplacer le lait par le bouillon ou les soupes grasses ou maigres. Mais la convalescence assurée, on en viendra aux fruits cuits, aux légumes verts et secs (voir l'alimentation normale de cet âge, 2ᵉ volume, p. 623).

A partir de 8 ans, on pourra se montrer moins strict pour ce régime, pendant la convalescence. Mais dans le cours de la maladie, il faudra s'en tenir encore au lait, aux bouillons ou aux potages, et, en somme, aux divers aliments composant le régime lacto-ovo-végétarien (voir l'alimentation normale de cet âge, 2ᵉ volume, p. 625).

Adolescents et adultes. — A partir de 15 ans et pour les

deux sexes, la nature des aliments a été indiquée dans les différentes maladies. Mais, on a pu le voir, ce sont surtout les aliments composant le régime lacto-ovo-végétarien qui devront constituer le fond de l'approvisionnement des hôpitaux. En dehors même des affections qui exigent ce régime comme moyen thérapeutique, ce sera encore celui qui souvent conviendra le mieux aux autres jusqu'à la convalescence.

Quant aux aliments d'origine animale, autres que le lait et les œufs, quels qu'ils soient, ils ne devront entrer dans l'alimentation, si ce n'est par le bouillon, au maximum que pour un repas par jour et pour un plat pour ce repas. De plus, les quantités ne devront jamais dépasser 100 grammes de partie comestible (voir l'alimentation normale des adolescents et de l'adulte dans le 2ᵉ volume, pp. 334 et suivantes).

Vieillards: — Pour cet âge, la viande doit être exclue, d'une manière à peu près complète, de l'alimentation. Il faudra au moins ne la donner que rarement et en petites quantités, en s'adressant à celles de basse-cour, au poisson si on peut l'avoir frais, et seulement pendant leur convalescence. C'est donc encore le régime lacto-ovo-végétarien et ses variétés qui conviennent le mieux à ces malades (voir l'alimentation des vieillards à l'état normal, 2ᵉ volume, p. 654).

Boissons de table. — Il ne peut en être question que vers l'âge de 5 ans ; et encore devra-t-on s'en montrer très réservé jusqu'à 7 ans. On donnera la boisson en usage dans la famille. A partir de 8 ans, on pourra comprendre la même boisson de table dans le régime, mais seulement pendant la convalescence.

VALEUR NUTRITIVE DE L'ALIMENTATION — Cette valeur doit toujours être fixée en même temps : 1° pour les *albuminoïdes*, et 2° pour la *valeur totale en calories* (voir le 2ᵉ volume pour les albuminoïdes, p. 57, et pour la valeur en calories, p. 130). On trouvera de plus des indications suffisantes à cet égard pour chaque affection, mais je donne en plus ici les suivantes, en ce qui concerne les hôpitaux :

1° La ration d'entretien la plus élevée des malades vivant dans les hôpitaux doit être calculée d'après celle d'entretien à l'état normal, mais en diminuant cette dernière environ d'un quart. Ceux de ces malades dont les besoins sont cependant les plus élevés doivent, en effet, pratiquement être assimilés aux malades isolés qui sont seulement *condamnés à garder la chambre* (voir p. 10). Cette ration correspond ainsi sensiblement à 1^{gr}20 d'albuminoïdes et à 30 calories,

On pourrait donc accepter cette dernière ration comme la *ration d'entretien normale des malades;* et les régimes ci-dessous pourraient correspondre aux 3/4, à la 1/2 ou au 1/4 de cette ration. Mais je crains de compliquer ainsi les calculs. Le régime d'un malade correspondant au quart de cette ration, ne serait que le quart des trois quarts de la ration normale. J'aime donc mieux rapporter les régimes des malades directement à la ration à l'état de santé ; et admettre que le quart ou la demie de la ration des malades correspondra bien au quart, à la demie ou aux trois quarts de la ration à l'état de santé ; mais que les trois quarts constitueront la ration maxima des malades.

C'est donc en partant de cette donnée générale, qu'il faudra comprendre les expressions de *quart, demie* et *trois quarts* de la ration. Voyons maintenant les applications que l'on peut faire de ces données aux divers âges.

1° En ce qui concerne les *nourrissons.* Le point de départ pour fixer leur alimentation est la ration à l'état normal (voir le 2e volume, pp. 418. 422, 463 et 505). Mais celle-ci doit être modifiée suivant que l'enfant est alité ou non (voir ce volume, p. 7), suivant qu'il a de la fièvre ou non (voir 4e volume, p. 249), et enfin suivant la nature de la maladie.

Les quantités de lait correspondant aux besoins ainsi calculés seront fixées tous les jours par le médecin ; et j'estime que le lait devrait être demandé à la cuisine avant chaque prise, et non distribué une fois seulement le matin pour toute la journée. Le lait perd facilement de sa bonne conservation dans les salles de malades. Le mode d'administration et la quantité ont été indiqués pour la plupart des maladies.

Pendant le sevrage. — Les indications restent les mêmes, puisque, je l'ai dit, l'enfant est ramené au régime lacté.

A partir de la 3e année jusqu'à l'âge adulte, on aura comme point de départ les régimes types que j'ai donnés pour la ration d'entretien à l'état normal (voir 2e volume, pp. 582 et suiv.). On fera ensuite subir à ces régimes d'abord la réduction commandée par l'état du malade, alité ou non (p. 7), et ensuite celle indiquée par la nature de l'affection et la période à laquelle elle est arrivée (fièvre ou convalescence). (Voir les maladies fébriles, p. 249.)

Mais faudra-t-il calculer la valeur nutritive de l'alimentation exactement pour chacun d'eux ? Faudra-t-il multiplier assez les régimes-types pour que l'alimentation de chacun d'eux corresponde exactement à un de ces régimes ? Je ne le pense pas. Nous trouvons ici un des cas dans lesquels la spécialisation de l'alimentation doit faire des concessions à l'uniformité du régime nécessaire dans un hôpital pour faciliter le service de la cuisine.

Du reste, pendant la période fébrile, qui demande le plus de soin au point de vue de l'alimentation, celle-ci étant surtout liquide, lait, bouillon ou potages, il est facile, sans compliquer le service de la cuisine, de donner la quantité qui nous paraît utile ; et les malades étant vus tous les jours, les quantités pourront être fixées suivant l'évolution de leur affection. De plus, après la fièvre, grâce aux trois ou quatre régimes-types admis dans les divers hôpitaux, il sera également facile de donner au malade une alimentation qui de nouveau corresponde à nos vues. En partant d'un régime-type, si nous le trouvons un peu inférieur, on ajoutera à ce régime du pain ou du lait, ou les deux à la fois ; et l'on arrivera ainsi facilement à donner la quantité d'albuminoïdes et de calories que l'on croit convenir à chaque malade selon son affection et la période de cette dernière (voir pour la graduation des régimes, le 2ᵉ volume, p. 353).

Régime des hospitalisés. — *Régimes-types* — Depuis 1867, les hôpitaux de Paris, je l'ai dit, ont admis quatre régimes-types ; mais, de plus, le dernier comprend quatre *degrés*. Ces régimes sont les suivants : 1° *diète absolue ;* 2° *diète simple ;* 3° *régime des potages*, et 4° *alimentation solide*.

Pratiquement, les trois premiers correspondent à la période fébrile, ou à quelques rares cas particuliers, et ils relèvent des considérations que je viens de donner.

Les hôpitaux de la marine ont admis six régimes : 1° la *diète ;* 2° la *soupe ;* 3° le *quart de la ration ;* 4° la *demie de la ration ;* 5° les *trois-quarts*, et 6° la *ration entière*. Les deux premiers correspondent aussi à la période fébrile, et je ne m'y arrêterai pas. Les autres correspondent à la convalescence.

Or, ces expressions de quart, de demie et de trois-quarts de la ration parlent mieux à l'esprit que celles de premier, de deuxième et troisième degré. Elles peuvent, en outre, avoir l'avantage de la précision, à la condition, du reste facile à remplir, de leur donner une valeur nutritive en rapport exact avec leur nom. La ration entière correspondant, comme je l'ai dit, à la ration moyenne d'entretien, soit environ 90 à 100 gr. d'albuminoïdes et 2.200 à 2.400 calories, la demie devra fournir 45 à 50 grammes d'albuminoïdes et 1.100 à 1.200 calories, et le quart environ 25 grammes d'albuminoïdes et 600 calories.

Les expressions quart et demie de la ration acquièrent ainsi de la précision ; et c'est là, on conçoit, un sérieux avantage.

C'est donc à ces divisions des régimes hospitaliers que je donne la préférence, mais à la condition, je viens de le dire, que leur valeur nutritive corresponde à leur nom.

C'est ainsi déjà trois régimes types pour les convalescents, ou du moins pour les malades devant recevoir une alimentation solide et arrivant comme valeur nutritive au moins au quart de la ration d'entretien.

Mais, de plus, le pain et le vin pouvant se prescrire séparément, on peut déjà faire varier la valeur de chacun de ces régimes, en donnant par exemple, la demie de pain et de vin et le quart pour le reste du régime ; ou réciproquement, par exemple, le quart de pain sans vin, avec la demie pour le reste des aliments. En outre, la valeur nutritive peut être aussi augmentée grâce aux aliments légers dont la prescription est autorisée ; et parmi ces aliments se trouvent surtout le lait, les laitages, et les fruits cuits. Enfin, comme les deux repas sont prescrits séparément, on peut donner la demie le matin et seulement le quart le soir. On le voit donc, grâce à ces trois régimes et surtout à la latitude de les combiner et de les modifier, on peut facilement doser l'alimentation comme on le veut.

Les deux premiers régimes, la *diète* et la *soupe*, je l'ai dit, sont presque exclusivement ceux des fébricitants ; et le premier, en plus, celui de quelques affections des voies digestives. Or, on trouvera ce qui concerne ces divers cas, d'abord à propos de chacune de ces affections, et aussi en ce qui concerne les maladies fébriles. (Pour ces affections, voir ce volume, p. 207 ; les indications générales, p. 226 ; pour les adultes : alimentation par le bouillon et les potages, p. 232 ; l'alimentation par le lait, p. 244 ; alimentation pendant la convalescence, p. 242.)

Régimes spéciaux. — Les trois régimes précédents, à partir du quart de la ration s'adressent aux convalescences plus ou moins avancées ; et il est facile, je l'ai indiqué, grâce à eux et à leurs modifications, de doser l'alimentation comme l'on veut. Ces trois régimes correspondent à l'alimentation ordinaire. Mais, en plus, pour satisfaire à toutes les indications relevant de la diététique des malades hospitalisés, telles que je viens de les exposer, il faut que l'administration accepte les régimes suivants :

1° Le *régime lacté exclusif* dont la quantité et le nombre de prises devront-être prescrits pour chaque malades et chaque jours (voir ce régime à l'état normal, 2ᵉ volume, pp. 623 et suiv., et 4ᵉ volume, p. 595).

2° Le régime *ovo-lacté*, en indiquant la quantité de lait, le nombre d'œufs et les heures des prises (4ᵉ volume, p. 610).

3° *Le régime ovo-végétalien*. — En pouvant varier : le nombre d'œufs et la nature de l'aliment végétal. Ce dernier pourra être représenté par le pain en variant les quantités ; par des fruits cuits, en précisant la nature et la quantité ; ou par un légume en indiquant les quantités, et en plus, en disant s'il doit être blanchi ou non, frais ou sec, et parfois aussi son mode de préparation (4ᵉ volume, p. 432).

4° *Le régime lacto-ovo-végétalien*. — En indiquant : la quantité de lait, le nombre d'œufs et la quantité ainsi que la qualité des végétaux. La composition de ces derniers pourra être la même que pour le régime ovo-végétalien (4ᵉ volume, p. 610 et pour la valeur des végétaux 3ᵉ volume, pp. 482 et suivantes).

5° *Les divers régimes hydriques* qui comprennent, nous le savons.

Le régime hydrique pur (p 362/ avec les indications spéciales à chaque cas ; le *régime hypohydrique* (p. 385), comportant surtout la réduction ou la suppression de la boisson de table et des tisanes ; enfin, le *régime hyperhydrique* (p. 409), en indiquant, s'il doit être fait avec des décoctions végétales ou des eaux minérales.

6° *Les régimes salins* (p. 432) notamment *chlorurés*, qui comprennent : *les régimes hyposalin* (p. 442) *et hypochloruré*

(p. 463 pour lesquels on pourra indiquer le blanchiment des légumes, et la cuisson sans sel et même le pain sans sel.

Le régime *hypocalcique* (p. 460), exigeant la cuisson prolongée des aliments dans les corps gras, huile ou beurre ; les régimes *hypersalin* (p. 472) *et hyperchloruré* (p. 475], en incorporant les matières salines dans les aliments, notamment dans les soupes et les purées, ou bien en les servant séparément au malade en même temps que les aliments (voir ce volume, p. 436).

Tous ces régimes représentent des concessions faites par *l'uniformité à la spécialisation*. Mais il me semble, que, grâce à leur admission dans le règlement administratif des hôpitaux, il n'est pas de malade qui ne puisse trouver dans ces établissements l'alimentation absolument appropriée à son affection. Or, cette admission serait-elle de nature à compliquer beaucoup le service de la cuisine ? Je ne le pense pas, et voici pourquoi.

1° Dans les services de médecine, ce sont les fébricitants qui dominent ; et ce n'est que rarement que pendant la période fébrile, ces régimes devront être utilisés.

2" Dans les services de chirurgie et des maladies cutanées, ainsi que dans ceux des vénériens, ce n'est qu'exceptionnellement que l'on devra y avoir recours Le régime le plus souvent prescrit, quelle que soit sa valeur nutritive, sera le régime végétarien tel que je l'ai compris, et correspondant au quart, à la demie ou aux trois quarts.

3° Beaucoup de convalescents de ces services pourront aussi se contenter des mêmes aliments, à la même condition d'en régler les quantités, au quart, à la demie ou au trois quarts de la ration.

On le voit donc, en envisageant la nature des maladies, les cas de ces régimes seront relativement rares. Mais, de plus, ces régimes sont-ils de nature, par la préparation des aliments qui les composent, à les rendre d'une exécution difficile ?

De nouveau, je ne le pense pas.

Le régime lacté est entré depuis longtemps dans la pratique de tous les hôpitaux. Les œufs sont faciles à se procurer partout et aussi rapidement préparés. Les fruits, qui constituent la première étape dans le régime végétalien, font déjà souvent partie de l'alimentation des malades. Quant aux légumes, frais et secs, ils sont, tout aussi bien que les aliments précédents, d'un approvisionnement et d'une préparation faciles. Il suffira de donner, une fois pour toutes, quelques indications au personnel de la cuisine pour cette dernière.

Quant aux régimes hypohydrique, hyposalin, hypochloruré, hypersalin et hyperchloruré, il suffira aussi d'indiquer au personnel de la cuisine les soins qu'ils exigent. En ce qui concerne le régime hyperhydrique, du reste, qu'il soit fait avec des décoctions végétales ou avec des eaux minérales, il relève de la pharmacie.

Comme on le voit, la préparation de ces divers régimes ne demande qu'un peu d'attention ; et, par conséquent, avec un personnel hospitalier au courant de son service, elle est des plus faciles.

NOMBRE ET HEURES DES REPAS. — Pour les *nourrissons*, autant que leur maladie le permet, il faut continuer à espacer les tétées de 3 en 3 heures, en commençant à 7 heures du matin, comme je l'ai indiqué (2e volume, p. 513). Si l'affection nous force à changer ces heures, on y reviendra dès que l'état de l'enfant nous y autorisera.

Période du sevrage et année suivante. — Pendant cette période, la maladie nous faisant revenir à l'allaitement, les indications restent les mêmes que précédemment.

De 4 à 15 ans, on devra admettre quatre repas : Le premier déjeuner à 7 h. 1/2 en été et à 8 heures en hiver, le dîner à midi. le goûter à 3 h. 1/2 et le souper à 7 heures. Après 15 ans et pour les adultes, les heures restent les mêmes, mais le goûter est en général supprimé.

Ce sont là les heures qui conservent le mieux nos habitudes ; et qui aussi conviennent le mieux au service des salles. Dans beaucoup d'hôpitaux, le deuxième déjeuner et le dîner sont devancés. Le repas du soir a lieu à 6 heures ; et souvent, pour la commodité du personnel hospitalier, il est devancé jusqu'à 5 h. 1/2. Or, dans les hôpitaux, l'intérêt des malades doit passer avant celui du personnel valide.

Les heures précédentes des repas donnent pour le service de la salle les commodités suivantes :

1° Avant le premier déjeuner, fait à 7 h. 1/2 en été et à

8 heures en hiver, le personnel infirmier de la salle a le temps de mettre un peu d'ordre dans les lits, de vider les divers vases à déjections qui ne doivent pas être gardés; et autant que le temps le permet, d'aérer la salle. De plus, le lait, qui entre dans la plupart des premiers déjeuners, a pu arriver à la cuisine, de manière à l'avoir frais et non d'être condamné à servir celui de la veille. La cuisine a, de plus, eu le temps de préparer les autres déjeuners : soupe, panades, café au lait, etc. ;

2° A 8 heures en été et à 8 h. 1/2 en hiver, le déjeuner est fait, et les infirmiers ont pu enlever les ustensiles qui ont servi à le prendre. C'est l'heure de la visite qui doit commencer autant que possible, exactement à l'heure, pour se terminer au plus tard à 10 heures. Les prescriptions diététiques sont immédiatement relevées et totalisées sur une feuille, l'*extrait*, qui est portée aussitôt à la cuisine. On peut compter que cet extrait, qui doit lui servir de guide, y arrive vers 10 h. 1/2.

C'est de 10 heures à midi que doit se faire la grande propreté de la salle. Celle-ci, du reste, doit commencer dès la fin de la visite. Tous les vases à déjections, y compris ceux dont on a conservé le contenu pour être présenté au médecin, sont vidés ; les lits sont refaits ; la salle est balayée, et aussitôt aérée de nouveau si le temps le permet. Ce service doit être terminé au moins à 11 h. 1/2, pour laisser la poussière tomber, et pour éviter qu'elle ne se mêle aux aliments.

Pendant ce temps, la cuisine a préparé les aliments en suivant l'extrait, de telle manière que ceux-ci puissent arriver dans la salle à midi. Ils y seront distribués aussitôt en ayant soin de les servir chauds.

D'une manière générale, on distribuera d'abord le pain et le vin; puis, dans une seconde tournée, les soupes ; dans la troisième, le plat azoté pour ceux qui en ont deux ; dans une quatrième, le plat de légumes ; et enfin, dans une cinquième, le dessert.

Il serait à souhaiter que les assiettes fussent changées au moins une fois, et même deux fois pour les malades ayant un dessert.

Le lait est généralement distribué en même temps que le vin ; les régimes ovo-lactés et lacto-ovo-végétaliens le sont en même temps que les régimes ordinaires; et quant aux régimes hyposalins, hypochlorurés, hypersalins et hyperchlorurés, ils ont été préparés à la cuisine, et sont servis en même temps que les autres. Enfin, je l'ai dit, le régime hyperhydrique dépend de la pharmacie.

Le service du dîner terminé, il est fait un rapide balayage. A 3 h. 1/2, on distribue le goûter, qui est presque toujours constitué par du lait.

Enfin, autant que possible, vers 7 heures, doit avoir lieu le repas du soir, qui est servi comme celui de midi. Si ce repas ne peut être fait à 7 heures, il faut au moins ne pas le faire avant 6 heures.

Approvisionnement. — Tous les aliments destinés aux hôpitaux doivent être de première qualité. Le lait doit être souvent analysé; les œufs pris par petites quantités pour les avoir plus frais. Les fruits frais et les légumes frais doivent être au plein de leur saison; et les fruits, ainsi que les légumes secs, de parfaite conservation. Le poisson offre peu de garantie, quand on est loin de la mer. Les volailles, au contraire, peuvent être trouvées de bonne qualité à peu près partout. Quand à la viande de boucherie, elle doit être tout à fait de première qualité.

Si l'administration de l'hôpital était surtout médicale, je ne trouverais nullement déplacé de voir un de ses membres assister de temps en temps à la réception des aliments, soit de ceux achetés tous les jours, soit de ceux pris comme provision. Cette surveillance est assurée dans les hôpitaux militaires; et les malades ne pourraient que gagner a ce qu'elle le fut dans les hospices civils.

Service de la cuisine. — 1° Pour que le service médical puisse fixer facilement les régimes en tenant compte de leurs différentes valeurs nutritives, il est indispensable qu'il y ait entente entre lui et le service de la cuisine. Ce dernier devrait faire les *portions*, correspondant à chacun des régimes-types que j'ai admis. Or, je pense que l'on pourrait accepter les quantités suivantes.

Pain. — Le régime type, correspondant aux besoins de la ration moyenne d'entretien, comprend au maximum 400 gram-

mes de pain, sur lesquels 50 grammes pour la soupe. Je pense
donc que la ration entière du malade ne doit pas dépasser
cette quantité de 400 grammes. Les 3/4 correspondent ainsi à
300 grammes, la 1/2 à 200 grammes et le 1/4 à 100 grammes. La quantité délivrée à chacun des deux principaux repas
devra donc être la moitié des précédentes. Mais, je l'ai dit, le
service médical doit pouvoir prescrire les 3/4 de pain, avec
seulement la 1/2 pour le reste du régime.

C'est le pain de la veille qui devra être servi; et quant à sa
qualité, je pense que les fonctions de l'intestin ne pourront
que gagner à ce que le blutage ne soit pas poussé au delà du
30 %.

Boissons de table. — En France, c'est surtout le vin qui
est donné dans les hôpitaux. Il devra être franc de goût et
contenir environ 10% d'alcool. Sa ration entière sera de 40 gramm-
mes d'alcool; les 3/4, de 30 grammes; la 1/2, de 20 grammes;
et le 1/4, de 10 grammes, dernière quantité qui est suffisante,
quand le vin n'est donné que pour un repas. Le vin sera servi
le plus souvent coupé au moins de moitié d'eau.

Si le cidre ou la bière remplaçait le vin, il serait donné en
quantités correspondantes, en se basant sur leur richesse en
alcool.

Pour les *aliments d'origine animale*, viandes de boucherie,
volailles et poissons, sauf pour le lait et les œufs, la ration
entière, mais qui n'est donnée qu'exceptionnellement, devrait
être fixée à 100 grammes; les 3/4, à 75 grammes; la 1/2, à
50 grammes; et le 1/4, à 25 grammes.

Les *œufs* seront donnés au nombre d'un ou de deux par repas.
Quant au *lait*, s'il est sucré, à 60 grammes environ, on ne doit
pas dépasser 2 litres un quart, qui fournissent environ 2.250 calories et 80 grammes d'azotés. Les *trois quarts* , régime qui
sera souvent le plus élevé pour les malades hospitalisés, correspondent donc à 1 litre trois quarts de ce lait; la *demie*,
à 1 litre environ, et le *quart*, à un demi-litre.

Légumes secs. — La portion entière des légumes secs, lentilles, haricots, pois chiches et pois verts, pourra correspondre à
50 grammes; et les régimes au-dessous à 35 grammes, à 25 gr.
et à 12 grammes. Le quart de ces légumes correspond à la
quantité suffisante pour faire un potage.

Les *légumes frais* ont des valeurs bien différentes, vu surtout leur déchet qui est très variable. Selon les indications que l'on trouvera à leur propos dans le 3ᵉ volume, on pourra fixer leur portion à 100 grammes à l'état cru, et pour quelques-uns à 200 grammes.

Pour ces légumes, vu leur faible valeur nutritive, il n'y aurait lieu que d'admettre les 3/4 et la 1/2.

Pour les *fruits cuits*, pruneaux, poires, pommes, abricots, qui doivent entrer largement dans l'alimentation des hospitalisés, la portion entière pourrait ainsi être fixée à 100 grammes à l'état cru; à 75 grammes, pour les 3/4; à 50 grammes, pour la 1/2; et à 25 grammes, pour le 1/4. Mais on descendra rarement au-dessous de la 1/2. On trouvera la valeur nutritive de ces aliments dans le 3ᵉ volume, et en même temps que leur déchet.

Les confitures seront données dans les mêmes proportions.

On peut aussi conserver les mêmes quantités pour la plupart des *fruits frais*, qui doivent toujours être donnés seulement à l'état de complète maturité et de parfaite conservation.

Préparation des aliments. — La cuisson, à moins d'indications spéciales, doit toujours être complète.

Les *viandes*, si elles sont bouillies, le seront dans les conditions que j'ai indiquées (voir 3ᵉ volume, pp. 388 et suiv.). C'est le *bœuf* qui sera choisi pour faire le *bouillon* (p. 361). La viande ayant servi à le préparer pourra être mise en ragoût, pour lui rendre une partie des corps gras qu'elle a perdus. Mais ces ragoûts ne seront servis, autant que possible, qu'aux malades recevant les 3/4 de la ration et dont les fonctions digestives sont en bon état. Du reste, sous cette forme de ragoûts et en les variant, la viande bouillie sera facilement utilisée pour le personnel hospitalier.

La *volaille* sera servie rôtie. Le *poisson*, s'il est de petit volume, sera servi frit; s'il est de gros volume, au contraire, et surtout s'il est gras, il vaudra mieux le faire bouillir. Il sera plus sûrement antiseptisé et privé d'une partie de ses ptomaïnes ou leucomaïnes, s'il en contient.

Les *légumes* seront toujours au moins blanchis, surtout s'ils sont destinés aux dyspeptiques. Autant que leur nature et les habitudes le permettront, ils seront servis au naturel, en salade. Ils ne seront pas préparés en sauce ou en liaison. Comme les viandes et le poisson, ils seront servis chauds.

Les *fruits* seront bien cuits, bien présentés, mais préparés à l'eau et non au vin et sans être trop relevés.

Quant aux *corps gras* servant à la préparation des aliments ou entrant dans leur composition, il faudra tenir compte des habitudes de la population que dessert l'hôpital. Cependant, je crois qu'il sera préférable, en dehors de cette considération, d'employer le beurre. D'après ce que j'ai dit, il paraît être de plus facile digestion que les graisses (voir 3ᵉ vol., p. 631). Quant aux légumes mangés en salade, c'est avec l'huile d'*olives* qu'ils devront être préparés : on se montrera sobre pour le sel et le vinaigre, et on exclura le poivre.

SERVICE DE TABLE. — La vaisselle en métal doit disparaître des hôpitaux. Elle est toujours plus ou moins plombifère et d'un nettoyage difficile, vu surtout les rayures que font les couteaux en coupant les aliments. Les *assiettes* doivent être en faïence un peu forte, pour les rendre moins fragiles ; et j'ai dit qu'il est à désirer qu'on les change au moins une fois, et mieux deux ou trois fois à chaque repas.

Les *verres* doivent être cylindriques ou légèrement coniques. Ils seront un peu épais et sans pied pour les rendre moins fragiles.

La *cuiller* et la *fourchette* devront être en *ruolz*. Quand la journée d'hôpital coûte environ 2 francs par jour dans la plupart des hôpitaux, on peut bien dépenser 5 francs pour donner à un malade un service de table n'ayant pas d'odeur et ne provoquant pas le dégoût.

Il est aussi indispensable de fournir un *couteau* convenable à chaque malade. Il est pénible de voir un malade aux prises avec sa viande, s'il n'a pas un couteau de poche lui appartenant. Dans ce cas, du reste, celui-ci ne tarde pas à être malpropre.

La cuiller, la fourchette et le couteau devraient être enlevés après chaque repas, passés à l'eau bouillante et au savon, puis lavés, nettoyés et essuyés avec grand soin.

Chaque malade devrait avoir sa *serviette*, qui serait changée, selon le cas, une ou deux fois par semaine. Ces serviettes seraient numérotées. Pour les malades qui mangent à une table commune, chacun d'eux la placerait dans le tiroir situé en face de sa place. Pour les malades qui prendraient leurs aliments au lit, la serviette serait enlevée en même temps que la vaisselle, et elle lui serait remise avant chaque repas. Pour ces derniers malades, et surtout pour ceux dont l'alimentation dépasse la soupe et le lait, il est à désirer qu'on les munisse d'une table pour lit, leur permettant de prendre leur repas commodément. Ces tables seraient en bois blanc, facilement lavées au savon ; et qui, par conséquent, grâce à un brossage assez fréquent, pourraient être maintenues dans un état de propreté appétissant.

Telles sont les modifications qu'il me paraît nécessaire d'obtenir en ce qui concerne le matériel destiné à l'alimentation du malade. Le service des hôpitaux a déjà beaucoup fait pour améliorer son matériel en ce qui concerne la literie, les tables de nuit, etc. Ce que je demande est peu de chose comme dépense, eu égard à celles qu'il a déjà faites pour les modifications ci-dessus ; et je suis convaincu qu'elles apporteraient au séjour dans les hôpitaux une amélioration qui serait grandement appréciée par les malades.

Les aliments donnés à nos malades sont de bonne qualité ; souvent ils sont bien préparés ; ce qui leur manque pour être appétissants, ce qui est nécessaire pour les malades, c'est d'arriver de la cuisine bien présentés, d'être bien servis et de pouvoir être pris dans une vaisselle et avec un service de table qui ne leur enlèvent rien de ces qualités.

TABLE DU QUATRIÈME VOLUME

ALIMENTATION

DES MALADIES GROUPÉES PAR APPAREIL

TABLE RÉSUMÉE DES QUATRE VOLUMES

PREMIER VOLUME

DEUXIÈME VOLUME

TROISIÈME VOLUME

PREMIÈRE PARTIE

DEUXIÈME PARTIE

QUATRIÈME VOLUME

DES RÉGIMES

ALIMENTATION

DANS LES MALADIES GROUPÉES PAR APPAREILS

TABLE ANALYTIQUE DES QUATRE VOLUMES

C

D

N

Imprimerie M. BONNET, 2, Rue Romiguières. — Toulouse.

9 782329 497426